DICTIONNAIRE

HISTORIQUE

225

DE LA MÉDECINE

ANCIENNE ET MODERNE.

IMPRIMERIE DE FÉLIX LOCQUIN,
RUE NOTRE-DAME-DES-VICTOIRES, N° 16.

DICTIONNAIRE

HISTORIQUE

DE LÁ MÉDECINE

ANCIENNE ET MODERNE.

PAR DEZEIMERIS,

DOCTEUR-MÉDECIN, BIBLIOTHÉCAIRE DE LA FACULTÉ DE MÉDECINE
DE PARIS, MEMBRE LA SOCIÉTÉ MÉDICALE D'ÉMULATION DE LA
MÊME VILLE, ET DE LA SOCIÉTÉ DE MÉDECINE DE GAND.

TOME III. — 1ʳᵉ PARTIE.

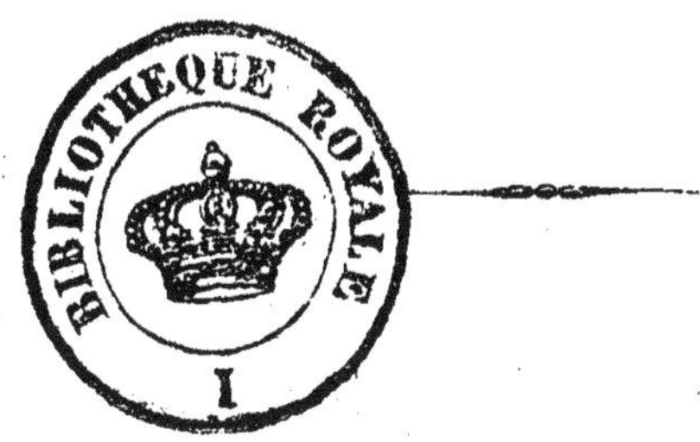

A PARIS,

CHEZ BÉCHET JEUNE, LIBRAIRE,

PLACE DE L'ÉCOLE-DE-MÉDECINE, Nº 4;

A BRUXELLES,

AU DÉPÔT GÉNÉRAL DE LA LIBRAIRIE MÉDICALE FRANÇAISE.

1836.

DICTIONNAIRE

HISTORIQUE

DE LA MÉDECINE

ANCIENNE ET MODERNE.

H

HAGENBUT, HAYNPOL ou HANBUT, plus connu sous le nom mal latinisé de CORNARIUS (Janus), l'un des principaux restaurateurs des lettres et de la médecine grecques, naquit à Zwickau en 1500. L'éducation de son premier âge fut peu soignée, celle qu'il reçut dans les écoles peu fructueuse; mais bientôt une ardeur incroyable pour l'étude s'empara du jeune Hagenbut. A dix-huit ans il se rendit à Leipzig, où deux années de travail sous un maître habile le mirent en état de devenir maître à son tour. Il donna des leçons publiques de grammaire grecque, il expliqua les poètes et les orateurs grecs, et attira autour de lui un grand concours d'auditeurs. A vingt-un ans il fut nommé professeur de philosophie à Wittemberg. Pour obéir à ses parens, il se donna quelque temps à l'étude de la théologie, mais il l'abandonna bientôt pour celle de la médecine. A vingt-trois ans il était licencié en cette science. Selon Zeumer (Vit. profess. ienens.), il aurait pris le grade de docteur dans l'université de Pavie; circonstance dont Baldinger ne dit rien, non plus que divers autres biographes.

Dégoûté de la vaine *garrulité* des médecins arabes et de l'insupportable prolixité des commentateurs, Cornarius résolut de puiser une connaissance approfondie de la médecine dans les sources grecques. On n'aurait pu trouver alors dans toute l'Allemagne un seul exemplaire grec des œuvres d'Hippocrate, et des versions latines, il n'existait que celles des Aphorismes et des prognostics. Quelques mauvaises traductions d'un petit nombre de traités de Galien étaient tout ce qu'on possédait de cet auteur; Cornarius résolut de courir le monde pour se mettre à la recherche de ces précieux trésors de l'antiquité. Il parcourut la Livonie, le Holstein, le Mecklenbourg; il voyagea en Belgique, en Angleterre, en France, en Suisse, et il se préparait à passer en Italie, lorsqu'il trouva à Bâle, chez le célèbre imprimeur Froben, un exemplaire de l'édition grecque d'Hippocrate publiée par les Aldes, et les œuvres de plusieurs autres médecins grecs.

La seule traduction latine qui existât alors des œuvres d'Hippocrate était celle de Calvo, publiée à Rome en 1535, et elle n'avait point franchi les Alpes. Les sollicitations et les encouragemens d'Erasme déterminèrent Cornarius à en entreprendre une nouvelle. Elle lui coûta quinze années de travail, mais il se créa par ce grand et difficile ouvrage un titre de gloire solide.

Revenu dans sa patrie, Cornarius eut d'abord le physicat de Nordhausen, puis il fut médecin pensionné de la ville de Francfort-sur-le-Mein. En 1542, le Landgrave Philippe l'appela à Marbourg pour y occuper la chaire de médecine. Il fut recteur magnifique de l'académie l'année suivante, et il demeura à Marbourg jusqu'en 1546, qu'il rentra à Zwickau, sa ville natale. Appelé à Iéna, en 1557, comme professeur, il fut bientôt nommé doyen de la faculté. Une attaque d'apoplexie mit fin à ses jours le 16 mars 1558.

Cornarius a composé quelques ouvrages, mais c'est sur les services qu'il a rendus à son siècle et à la postérité par la traduction de la plupart des médecins grecs que reposent ses titres à la gloire et à notre reconnaissance.

Universæ rei medicæ epigraphe seu enumeratio. Basileæ; apud Frobenium, 1529, 1534, in-4. Apud Joh. Herragium, 1551, in-8.

' Medicina, sive medicus, liber unus. Basileæ, apud Michaëlem Martini Stellam, 1556, in-8. Apud Oporinum, 1568, in-8. Accedunt orationes duæ: *altera Hippocratis, altera de rectis medicinæ studiis amplectendis.*

Hippocratis epistolas interpretatus est et edidit. Coloniæ, 1544, in-8.

Hippocrates, sive, doctor verus oratio; extat cum operibus Hippocratis à se latinè versis, et editis Basileæ, apud Oporinum, 1543, in-fol. Basi-

leæ, apud Michaëlem Martini Stellam, 1556, in-fol.

De rectis medicinæ studiis amplectendis , oratio. Marpurgi , apud Christoph. Egenolphum, 1543, in-8.

De peste, libri duo, Basileæ, apud Joh. Heryagium, 1551, in-8.

De conviviorum veterum Græcorum et hoc tempore Germanorum ritibus, moribus, ac sermonibus : item de amoris præstantiâ et de Platonis ac Xenophontis dissensione libellus. Basileæ, apud Oporinum, 1548, in-8.

Interpretatio latina, ex Græco, physiognomicorum Adamantii sophistæ. Basileæ, apud Rob-Winter, 1544, in-8.

Interpretatio Aëtii Amideni, lib. IV. Medicinæ suæ, ex veteribus contractæ. Basileæ, apud Froben., 1535, 1542, 1549, in-fol.

Interpretatio latina Anatolii de re rusticâ. Basileæ, apud Frobenium, 1540, in-8.

Artemidori Daldiani Philosophi Græci V Libros latinè interpretatus est. Quos excudit Frobenius, Basileæ, anno 1544.

Vulpecula excoriato, sive refutatio historiæ Leonhardi Fuchsii de Plantis. Francof., apud Egenolphum, 1543, in-4.

Nitra ac brabyla pro vulpeculâ excoriatâ asservandâ. Ibidem., apud eumdem, 1545, in-4.

De utriusque alimenti receptaculis, dissertatio, contra quam sentit Plutarchus. Extat, cum Adamantii sophistæ physiognomicon libris à se latinè conscriptis. Basileæ, apud Rob-Winter, 1544, in-8.

Interpretatio latina ex Græco selectorum de re rusticâ, XX libris comprehensorum. Basileæ, apud Frobenium, 1538, in-8.

Galeni, de difficultate respirationis, lib. III interpretatus est. De compositione medicamentorum, localium. Basileæ, 1537, in-fol.

Marcelli, de medicamentis empiricis, suæ integritati plerisque locis restituit.

Pauli Æginetæ libros VII. De re medicâ, in latinum vertit : adjectis annotationibus.

Pedacii Dioscoridis libros V. De materiâ medicâ castigavit, in latinum transtulit, et emblemata singulis capitibus adjecit, addit. venenum ejaculantibus lib. II. Basileæ, apud Frobenium, 1557, in-fol.

In dictum Hippocratis : vita brevis, ars vero longa est, oratio. Ienæ, 1557, in-8.

Hippocratis coi libelli aliquot ad artem medicam præparatorii. Basileæ, in-4.

De podagræ laudibus, oratio. Patavii, 1553, in-8.

Galeni libri de uteri dissectione, fœtus formatione, et semine, qui nunquam anteâ latinè ab hominibus visi sunt. Basileæ , 1536, in-fol.

Sur ces diverses traductions de Cornarius voyez les articles des auteurs traduits.

(Teissier.—Bayle.—Manget.—Baldinger.)

HAGENDORN (Ehrenfried), né à Volau, en Silésie, le 22 janvier 1640, étudia la médecine à Leipzig et à Iéna, soutint des thèses dans ces deux universités, et fut reçu docteur dans la dernière en 1667, s'établit à Gœrlitz, dans la Haute-Lusace, et y pratiqua l'art de guérir

avec distinction, fut membre de l'académie des curieux de la nature, médecin de trois électeurs de Saxe, et mourut d'apoplexie,
non en 1694 comme le dit Jœcher, mais le 27 février 1692, comme
on l'apprend dans son éloge par Samuel Ledel; inséré dans les
Ephémérides des Curieux de la nature.

Dissertatio, præside Jac. Thomasio, de Gemmis. Leipzig, 1661, in-4.

Diss. præs. Jo. Theod. Schenck, de macie puerorum ex fascino. Iéna, 1667, in-4.

Martini Rulandi, patris, secreta spagirica, sive plerorumque medicamentorum rulandinorum genuinæ descriptiones cum scholiis edita. Iéna, 1676, in-12.

Tractatus physico-medicus de Catcchu, sive terra japonica, in vulgus sic dicta. Iéna, 1679, in-8.

Cynosbatologia. Iéna, 1681, in-8, 191 pp., fig.

Historiæ medico-physicæ. Arnst, 1690, in-8.

Observationum et historiarum medico-practicarum rariorum centuriæ tres, quibus annexa analecta quædam ad historias nonnullas illustrandas. Francfort et Leipzig, 1698, in-8.

Hagendorn a fourni, en outre, au recueil de l'*Académie des curieux de la nature,* un grand nombre d'observations, qui toutes sont indiquées dans la *Bibliothèque de Manget,* et dont plusieurs sont reproduites dans cette utile compilation.

(Kestner.—Manget.—Jœcher.)

HAGUENOT (Henri), doyen de l'université de Montpellier et de
la société royale des sciences de la même ville, était né le 26 janvier 1687. Il eut dans ses études des succès précoces, et il n'avait
pas encore atteint l'âge de vingt ans quand il fut admis à la société
royale, comme élève; il en était membre en 1711. Une chaire fut
créée en 1715 à la faculté de médecine pour Jean-Henri Haguenot,
le père, il la céda bientôt à son fils, qui l'occupa pendant un demi-
siècle avec distinction. Parvenu à quatre-vingts ans, il cessa de voir
des malades et quitta l'université en conservant le titre de profes-
seur-doyen-vétéran. Il fut nommé l'un des syndics perpétuels de
l'Hôtel-Dieu Saint-Eloi. Il fit don à cet hôpital de sa bibliothèque,
qui était assez considérable, afin que les élèves en médecine y trou-
vassent tous les moyens d'instruction réunis. Haguenot mourut âgé
de plus de quatre-vingt-huit ans, le 11 décembre 1775.

Mémoire sur le mouvement des intestins dans la passion iliaque. Dans les *Mémoires de l'Acad. royale des Sciences,* pour l'année 1713, p. 351.
— Expériences faites sur des animaux vivans.

Mémoire sur l'hydrophobie. Dans les *Mémoires de la Soc. royale des Sc. de Montpellier.*

Mémoire concernant une nouvelle méthode de traiter la vérole. Montpellier, 1734, in-8.—Traitement par

les frictions mercurielles que l'on en-
tremêle avec l'usage des bains.

*Mémoire sur le danger des inhu-
mations dans les églises.* Montpellier,
1748, in-4. — Ce mémoire avait déjà
été imprimé dans les *Séances publiques
de la Soc. royale des Sc. de Montpellier.* Il se retrouve dans un recueil intitulé: *Mélanges curieux et intéressans
de divers objets relatifs à la physique,
à la médecine et à l'histoire naturelle,*
par M. H***, docteur en méd. de l'A-
cadémie des Sc. de Montpellier, etc.
Avignon. 1771, in-12.

*Tractatus de morbis externis capi-
tis.* Avignon, 1750, in-12.

*Otia physiologica, de circulatione,
de pulsu arteriarum et de motu musculorum.* Avignon, 1753, in-4.

(Desgenettes, *Éloges des académiciens de Montpellier,* etc.)

HAHN (Sigismond), père de Jean Godefroy, praticien et médecin pensionné à Schweidnitz, en Silésie, était né dans cette ville le
23 novembre 1664, avait fait ses études médicales à Leipzig et à
Leyde, et reçu le bonnet doctoral en 1689. Il fut quelque temps
premier médecin du prince royal de Pologne, Jacques Sobiesky,
et mourut le 6 octobre 1742. Sigismond Hahn s'est distingué entre
les partisans les plus déclarés de l'emploi médical de l'eau froide à
l'intérieur et l'extérieur.

Disputatio de visu, præs. D. Rivino.
Leipzig, 1686, in-4.

*Dissertatio inauguralis de melan-
choliá hypochondriacá.* Leyde, 1689,
in 4.

Peterswælder Gesundbrunnen.
Schweidnitz, 1732.

Schidia cyrtonosi.... avec un opuscule
de J.-G. Hahn.

*Psychrolusia veterum renovata ;
jam recocta,* oder *wieder aufge-
wærmtes alt kalt Baden und Trinken.*
Leyde, 1738, in-4.

Haller attribue à Sigismond Hahn
l'ouvrage suivant, qui est de Jean Sigismond, son second fils:

*Unterricht von Kraft und Würk-
kung des frischen Wassers.* Breslau,
1745, in-8.

(Adelung. — *Comment. de reb. in
med. gest.*)

HAHN (Jean-Godefroy de), fils du précédent, naquit à Schweidnitz, en Silésie, le 18 janvier 1694. Il montra de bonne heure d'heureuses dispositions. Après de bonnes études faites dans le gymnase de
sa ville natale, il se rendit, en 1714 à Leipzig, où il eut l'avantage
d'être admis dans la maison du célèbre Jo. Burckard Mencken, et
d'y lier connaissance avec Mascov, Kapp, Richter, Triller et autres
savans, dont elle était le rendez-vous. En 1715, il soutint, sous la
présidence de Schacher, une première thèse, et il en présida une
seconde l'année suivante; dont il était l'auteur, et qui fut soutenue
par son frère, pour obtenir le grade de maître en philosophie. Il

entra dans la faculté de philosophie en 1718, et fut reçu docteur en médecine la même année. Il partit peu de temps après pour sa ville natale, mais avec l'intention de revenir se fixer à Leipzig. Sa famille en décida autrement et le retint. En 1719 il s'établit à Breslau, et c'est là qu'il passa sa vie, partageant son temps entre les soins d'une pratique fort étendue et les travaux du cabinet, pour lesquels il conserva toujours beaucoup de goût. Quand la Silésie passa sous la domination du roi de Prusse, un collége de médecine fut constitué à Breslau, et de Hahn en fut nommé doyen. Le roi lui conféra en même temps des titres de noblesse et la dignité de conseiller aulique. Dans les dernières années de sa vie, il fut tourmenté par des douleurs abdominales et par une hématurie opiniâtre. Il venait de partir pour aller chercher du soulagement à ses souffrances aux eaux de Carlsbad, quand il fut obligé, dès le premier jour de son voyage, de s'arrêter à Schweidnitz, et il n'alla pas plus loin. Il mourut subitement au lieu même où il était né, le 1er mai 1753. De Hahn était très-versé dans la littérature grecque, et son érudition n'était point bornée à la médecine. Ses ouvrages sont peu nombreux et ont principalement pour objet la variole et l'histoire de cette maladie.

Dissertatio philosophica de manu hominem a brutis distinguente. Leipzig, 1716, in-4.

Diss. philos. de medicinâ Germanorum veterum. Leipzig, 1717, in-4.

Dissertatio medica inaug. de Tæniâ. Leipzig, 1717. in-4.

Febrium continuarum, quæ anno 1729, Wratislaviæ populariter grassatæ sunt, recensio, occasione catarrhi febrilis, per Europam epidemici adornata. Accedit dissertatio de aeris inspirati in pulmones effectu. Breslau et Leipzig, 1731, in-4.

Variolarum antiquitates nunc primum e Græcis erutæ, accedit de Mesuæ Syri scriptis ad celeberrimum J. A. Fabricium epistola. Brigæ, 1733, in-4.

De Cyrtonosi, quæ Glissonis rachitis est, tabulæ aliquot antiquæ. Breslau, 1735, in-4.

Carbo pestilens a carbunculis sive variolis veterum distinctus. Breslau, 1736, in-4.

Denkmahl Michael Gottlieb von Liebenau's Breslauischen Raths herrns. Breslau, 1737, in-4.

Historia podagræ eminentissimi cardinalis Comitis a Sinzendorf, episcopi vratislaviensis. Nuremberg, 1751, in-4, et dans le tome IX des *Act. nat. curios.*

Avertissement sur le nouveau système de la petite vérole. Breslau, 1751, in-4.

Variolarum ratio exposita. Breslau, 1751, in-4.

Morbilli variolarum vindices. Breslau, 1753.

Præsens a Carolinis auxilium in pertinaci faciei spasmo visum destruente ; in Act. Acad. nat. curios. t. VI.

Epidemia verna , quæ Vratisla-

viam A. 1737 gravissimè adflixit, descripta. In Act. Acad. nat. curios. t. X.

(*Comment. de reb. in med. gestis.* — Adelung, — Meusel.)

HAHN (Jean-David), médecin et chimiste distingué, né à Heidelberg le 9 juillet 1729, commença ses études médicales dans l'université de cette ville, les continua dans celle de Leyde et y fut reçu docteur en 1751. En 1753 , il fut nommé professeur ordinaire de philosophie, de physique expérimentale et d'anatomie à l'Université d'Utrecht , de botanique et de chimie en 1759. On l'appela à Leyde en 1774, pour y occuper la chaire de médecine. Hahn mourut le 19 mars 1784. Il n'a mis au jour que des opuscules académiques, qui ont peu d'étendue, mais dont quelques-uns sont intéressans. Le plus remarquable est celui relatif à l'emploi des substances vénéneuses comme médicamens. Après un aperçu historique sur l'introduction de ces moyens dans la thérapeutique, il expose la doctrine des contre-poisons, et indique les auteurs qui ont le mieux écrit sur la toxicologie. Il s'élève avec force contre l'abus qu'on faisait alors de ces remèdes héroïques , et taxe son siècle d'être *toxicophile.* Dum illius venenorum præconii et ostentationis effectum perpendo, dit-il, quæ quippe tirones artis et jejunos magistros maximè movent, atque audaciam et temeritatem evehunt; gravi sollicitudine afficior, nec dubitare amplius possum, quin clamosa rerum virulentarum celebratio et frequens usus humano generi longè plus noceat quam prosit. Du reste Hahn ne prétend point proscrire l'usage circonspect des poisons en médecine.

Voici les titres de ses ouvrages :

Diss. de efficacia mixtionis in mutandis corporum voluminibus. Leyde, 1751, in-8.

Diss. de consuetudine. Leyde, 1751, in-4.

Sermo academicus de scientia naturali , ab observationum et experimentorum sordibus repurganda. Utrecht, 1753, in-4.

Isaaci Waatsii logica latine versa et contracta , in usum auditorum. Utrecht, 1754, in-8.

Oratio de verâ logicâ eâque singulis disciplinis primâ. Utrecht, 1756, in-4.

Diss. mechanica de potentiis oblique agentibus. Utrecht, 1755, in-4.

Oratio de chemiæ cum botanicâ conjunctione utili et pulchrâ. Utrecht, 1759, in-4.

Explicatio quæstionum mathematicarum de maximo et minimo in scientiâ machinali. Utrecht, 1761, in-4.

Diss. de igne. Utrecht, 1765 , in-4.

*Oratio de mutuo matheseos et che-
miæ auxilio.* Utrecht, 1768, in-8.

Oratio de medico speculatore.
Leyde, 1775, in-4.

Oratio de usu venenorum in medi-
cina. Utrecht, 1773, in-4. *Editio no-*
va. Leipzig, 1775, in-8.

(Meusel, *Lexikon.* — Marx, *die*
Lehre von den Giften.)

HAIGHTON (John), chirurgien distingué de Londres, docteur en médecine et membre de la société des médecins, vivait à la fin du dernier siècle et au commencement de celui-ci. Il a écrit un certain nombre de mémoires, qui sont peu étendus, mais intéressans, et pour lesquels il mérite d'être connu :

The history of two cases of the frac-
tured Olecranon ; with some Remarks.
In Medical commentaries, 1785, t.IX,
p. 382.

An Attempt to ascertain the powers
concerned in the act of vomiting. Mé-
moirs of med. Soc. of London, 1789,
tome II, p. 250. — *Two experiments*
on the mechanism of vomiting, sup-
plementary to a paper lately read be-
fore this society. Ibid., p. 512.—Selon
Haighton, le vomissement ne saurait
avoir lieu, ni par les seules contractions de l'estomac, ni par celles des
parois de la cavité abdominale, il faut
que les unes et les autres concourent
ensemble pour le produire.

A case of original deafness ; with
the appearance on dissection. Mem.
of med. Soc. of London, tome III, p.1,
1792.

Experiments made on the laryn-
geal and recurrent branches of the
eight pair of nerves ; with a view to
determine the effects of the division of
those nerves on the voice. Mem. of
med. Society of London, tome III,
p. 422.

Case of hydrophobia. In London
med. Journal, tome VI, p. 361.

An experimental inquiry concerning
the reproduction of nerves. In Philosoph. transact. 1795, p. 190, *et in* Medical facts and obs., tome VII, p. 155.

An experimental inquiry concerning
animal impregnation. In Philosoph.
transact. 1797, p. 159.

A case of tic douloureux, or pain-
ful affection of the face, successfully
treated by a division of the affected
nerve. In Medical records and researches selected from the papers of a private medical association. Londres,
1798, p. 19.

An inquiry concerning the true and
spurious Cæsarian operation, in which
their distinction are insisted on, prin-
cipally with a view to forme a more
accurate estimate of success ; to wich
are annexed some observations on the
cause of the great danger. In Medical
records and researches selected from
the papers of a private medical association. Londres, 1798, p. 242.

La bibliothèque de la Société médico-chirurgicale de Londres conserve
un manuscrit de Haighton, intitulé :

Lectures on physiology and natural
philosophy, in-8, sous la date de 1796.

(Reuss, *das gelehrte England.* —
Rob. Watt. — *A Catalogue of the li-*
brary of the med. and chir. Soc. of
London.)

HALLÉ (Jean-Noel), savant professeur de la faculté de médecine de Paris, naquit dans cette ville en 1754. Au sortir de ses études, il suivit à Rome son père, directeur de l'académie de peinture,
et il eut l'avantage d'obtenir dans cette capitale du monde, l'amitié
du savant père Jacquier. De retour à Paris, il résolut de se livrer à
l'étude de la médecine. Il eut pour guide un des médecins les plus
renommés de l'époque, Anne-Charles Lorry, son oncle. Ses progrès
furent rapides et brillans ; il se présenta, en 1776, devant la faculté
de médecine de Paris, subit la série des examens et soutint les différens actes dont se composait la licence. Ce fut à cette époque que
fut fondée la société royale de médecine, au grand regret de la faculté, qui voyait dans la mission donnée à cette académie de hâter
les progrès de l'art de guérir une atteinte portée à ses privilèges. Une
polémique ardente s'établit entre les partisans de ces deux corps
savans, et l'on ne put appartenir à la société royale sans encourir
la haine de la faculté. Hallé fut élu membre de la nouvelle académie au mois de décembre 1778. Le titre de protégé de Vicq d'Azyr,
fit repousser Fourcroy de la régence ; on ne put la refuser à Hallé
parce qu'il acquitta les frais de réception, mais il ne put jamais
remplir les fonctions de régent. Quand la nouvelle faculté de médecine fut fondée en 1794, Hallé y fut chargé de l'enseignement de
la physique médicale et de l'hygiène. Le plan qui lui avait été tracé
s'agrandit à tel point entre ses mains, que vingt-cinq ans de la vie la
plus laborieuse n'ont pu suffire pour l'exécuter. Appelé à faire partie
de l'institut dès la formation de cette société savante, Hallé en fut un
des membres les plus zélés et les plus actifs. Suppléant de Corvisart
à la cour, en qualité de premier médecin ordinaire de l'empereur,
Hallé le remplaça comme titulaire dans la chaire de médecine
au collège de France. Dans les dernières années de sa vie, Hallé fut
tourmenté par les douleurs d'un calcul dans la vessie. L'état général
de sa santé devait faire redouter les suites de l'opération de la taille,
qu'il réclamait. On résista long-temps à ses instances ; enfin l'opération fut pratiquée par Béclard, et Hallé succomba peu de temps
après, le 11 février 1822.

*De præcipuis morborum mutatio-
nibus et conversionibus, tentamen medicum, auctore A.C. Lorry ; editionem
post auctoris fata curavit J. N. Hallé.*
Paris, 1784, in-12.
Recherches sur la nature et les ef-
*fets du méphitisme des fosses d'ai-
sance,* imprimées par ordre du gouvernement. Paris, 1785, in-8. — Ce mémoire se trouve dans la collection de
ceux de la Soc. royale de médecine
pour 1782.

Rapport (*suivi de soixante-trois observations et deux Supplémens*) *sur les effets d'un remède proposé* (par Pradier) *pour le traitement de la goutte, fait à la Faculté de médecine de Paris, par une commission nommée par ordre du ministre de l'intérieur.* Paris, 1810, in-8.

Observations sur les phénomènes et les variations que présente l'urine, considérée dans l'état de santé. Mém. de la Soc. royale de médecine , 1779.

Détails des expériences faites pour déterminer les propriétés et les effets de la racine de dentelaire dans le traitement de la gale. Mém. de la Société royale de médecine, 1779.

Observations sur deux ouvertures de cadavres qui ont présenté des phénomènes très-différens de ceux que semblait annoncer la maladie. Mém. de la Soc. royale de médecine. 1780-1781.

Mémoire sur les effets du camphre donné à haute dose, et sur la propriété qu'a ce médicament d'être le correctif de l'opium. Mémoires de la Société royale de médecine, 1782-1783.

Observations sur les parties volatiles et odorantes des médicamens tirés des substances végétales et animales. Extrait d'un mémoire de Lorry. Mémoires de la Société royale de médecine, tome II et tome V.

Réflexions sur la fièvre secondaire et sur l'enflure dans la petite-vérole. Mémoires de la Société royale de médecine, 1784-85.

Réflexions sur le traitement de la manie atrabilaire, comparé à celui de plusieurs autres maladies chroniques, et sur les avantages de la méthode évacuante dans ces maladies.

Mémoires de la Soc. royale de médecine, 1786.

Rapport sur l'état actuel du cours de la rivière de Bièvre. Mémoire de la Société royale de médecine, 1789.

Indications relatives au plan ou carte de la Bièvre. Mémoires de la Société royale de médecine, 1789.

Procès-verbal de la visite faite le long des deux rives de la Seine, depuis le Pont-Neuf jusqu'à la Râpée et la Garre, le 14 février 1790. Mémoires de la Soc. royale de médecine, 1790.

Observation d'une atrophie idiopathique simple, c'est-à-dire qui n'a été précédée par aucune maladie primitive ou antérieure, et n'a été accompagnée d'aucun accident et d'aucun symptome étranger. Mémoires de l'Institut (Académie des Sciences), t. I, 1798.

Rapport sur l'examen de la méthode de préserver de la petite-vérole par l'inoculation de la vaccine. Mémoires de l'Institut, tome V, 1804.

Histoire de plusieurs vaccinations pratiquées à Lucques , dans les mois de juin et juillet 1806. Mémoires de l'Institut, tom. VIII, 1807.

Exposition des faits recueillis jusqu'à présent concernant les effets de la vaccination, et examen des objections qu'on a faites en différens temps, et que quelques personnes font encore contre cette pratique (avec Berthollet et Percy). Mém. de l'Institut, t. XII, 1816.

Extrait du rapport fait à la classe des sciences physiques et mathématiques de l'Institut national , au nom de la commission chargée de vérifier l'efficacité de la gélatine animale dans le traitement des fièvres intermittentes.

Séance du 4 nivôse an.XII. *Bibliothèque médicale*, tome III, pp. 333 à
372.

*Observations - sommaires sur une
maladie qu'on peut nommer Anæmie,
ou privation de sang, qui a attaqué
tous les ouvriers d'une galerie dans
une mine d'Anthracite ou charbon de
terre en exploitation à Anzin, Frênes
et Vieux-Condé , près Valenciennes ,
et qui a été suivie et traitée sur quatre
de ces ouvriers , à l'hospice de l'École-
de-Médecine , à Paris.* 1802, in-8.
Extrait dans la *Bibliothèque médicale*,
tome VI, pp, 195 à 2o3.

*Observations additionnelles sur l'a-
næmie, ou privation de sang, qui a
attaqué les ouvriers de la mine d'Anthracite, d'Anzin, près Valenciennes.*
Paris, 18o3, in-8. Extrait dans la
Bibl. méd., tome VI, p. 342-46.

*Extrait du mémoire de M. Hallé
sur les irrégularités que la vaccine a
présentées à Lucques, dans le cours
de l'année 18o6;* dans le *Bulletin de
la Société de la Faculté de médecine
de Paris*, tome XV, premier cahier
(1807)

*Observation sur une perforation de
l'œsophage, coincidant avec plusieurs
autres lésions organiques ;* dans le
*Journal de médecine , chirurgie et
pharmacie*, tome XX, cahier de février 18o8, et dans la *Bibl. médicale ,*
tome XX.

*Observation sur une perforation ul-
céreuse du diaphragme ;* dans le *Bulletin de la Société de l'École-de-Médecine de Paris.* Paris, 18o8, cahier
numéro 7.

*Discours prononcé à la séance pu-
blique de la Faculté de médecine de
Paris , le 4 novembre* 1816. Paris,
1816, in-4 ; inséré en partie dans la
Bibliothèque médicale. 1816, tome LI,
pp. 178 à 195.

*Rapport de la Faculté de médecine
de Paris sur une épidémie qui a régné
pendant cinq mois dans l'arrondisse-
ment de Gourdon, département du Lot;*
par MM. Desgenettes et Hallé. *Bulletin de la Faculté de médecine de Paris , et de la Société établie dans son
sein.* 1816.

*Note sur un moyen de prévenir la
dégénérescence cancéreuse des engorgemens du sein. Nouveau journal de
médecine, chirurgie, pharmacie, etc.*
Juin, 1819.

Hallé a fourni, à la partie *Médecine*
de l'*Encyclopédie méthodique*, les importans articles : *Air, Afrique, Alimens, Europe, Hygiène,* etc., et au
Dictionnaire des sciences médicales ,
divers articles faits en commun avec
Nysten ou Thillaye.

Il fut le principal rédacteur du *Co-
dex medicamentarius parisiensis*, publié à Paris en 1818.

On lui doit la traduction de l'opuscule de Goodwin sur la *Connexion
de la vie avec la respiration* (Paris,
1798), une édition des *Recherches de
Borden sur la position des glandes ,*
et quelques notes et une notice sur
Tissot, pour une édition des œuvres
de ce médecin.

C'est d'après les leçons de Hallé,
recueillies avec assez de négligence,
que fut publié, en 18o6, l'ouvrage intitulé, *Hygiène,* ou *l'art de conserver
la santé,* in-8.

(Desgenettes, *Éloge de Hallé.* —
Cuvier, *Éloge.*

HALLER (ALBERT DE), le plus grand physiologiste des temps modernes, et l'un des médecins les plus savans qui aient vécu en aucun temps, était de Berne, où il naquit le 16 octobre 1708. Il montra dès son enfance des talens et un amour du travail qui ne sont pas de cet âge. Aussitôt qu'il sut écrire, il rangea par ordre alphabétique tous les mots qu'il apprenait et dont on lui donnait l'explication. Il composa ainsi une espèce de vocabulaire chaldaïque, hébraïque et grec, auquel il a souvent eu recours dans un âge plus avancé. A dix ans il composa des vers latins et allemands qui étonnèrent ses maîtres; il se vengea ainsi de la dureté de son précepteur en peignant dans une satire latine tout le ridicule de son pédantisme. A douze ans il avait extrait du dictionnaire de Moreri, et surtout de celui de Bayle l'histoire des hommes les plus célèbres dans les sciences. On lui avait donné une leçon à traduire en latin; il la rapporta traduite en même temps en grec avec la plus grande pureté.

Son père, qui tenait tout son bien de sa place, mourut peu de temps après, et le laissa, à l'âge de treize ans, presque sans fortune.

Jusqu'à l'âge de quinze ans, Haller se livra entièrement à la littérature et à la poésie. Il éprouva à Bienne un malheur imprévu : le feu ayant pris à la maison dans laquelle il demeurait, il n'eut que le temps de se sauver avec ce qu'il avait de plus précieux, c'est-à-dire avec ses poésies. Relisant quelque temps après les vers qu'il avait ainsi dérobés aux flammes, et surtout plusieurs satires, genre pour lequel il avait le goût le plus vif et le talent le plus décidé, il se détermina à les y livrer de nouveau, et il fut assez courageux pour faire ce sacrifice à la bonté de son cœur.

Un secret penchant le détermina à étudier la médecine. Il partit dans ce dessein pour Tubingue en 1723. Elie Camerarius et Georges Duvernois y enseignaient alors avec célébrité, ce fut d'eux qu'il reçut les premières leçons d'anatomie et de médecine.

En 1724, Georges-Daniel Coschwitz, professeur dans la faculté de Halle en Saxe, avait cru découvrir un conduit salivaire derrière la langue. Duvernois se joignit à son disciple pour démontrer que ce prétendu conduit n'existait ni dans l'homme ni dans les quadrupèdes.

Entraîné dans une partie de plaisir où lui et ses camarades s'enivrèrent, il résolut de ne plus boire de vin, et il s'en priva pour toujours.

La grande célébrité dont jouissait alors l'université de Leyde y conduisit Haller en 1725.

Pendant que Boërhaave enseignait la médecine et la botanique, Albinus, tout jeune encore, démontrait déjà l'anatomie; ils donnèrent à Haller des marques particulières de bienveillance. Mais ce qui lui inspira surtout le goût de l'anatomie et la passion du travail, ce fut le superbe cabinet de Ruysch, où au milieu de tant d'organes préparés d'une manière surprenante, il aperçut un vieillard nonagénaire, desséché par les ans, mais toujours laborieux et actif. Animé par de si beaux modèles, Haller travailla avec tant d'ardeur que sa santé en fut dérangée. Un voyage fait dans la Basse-Allemagne avec deux de ses compatriotes le rétablit, et peu de temps après son retour à Leyde, le grade de docteur lui fut conféré à l'âge de dix-huit ans. Il choisit pour sa thèse le sujet qu'il avait déjà discuté à Tubingue conjointement avec Duvernois. Il fit voir dans des planches très-exactes la veine qui avait été prise pour un conduit excréteur.

Après avoir été reçu docteur, Haller quitta la Hollande pour voyager en Angleterre. Il y vit Hans-Sloane, Douglas et Cheselden. Tandis que son esprit s'éclairait dans le commerce de ces grands hommes, ses études de médecine se perfectionnaient dans la visite assidue des hôpitaux avec des médecins expérimentés, et par la pratique de la chirurgie, qu'il se rendit familière. En quittant l'Angleterre, il vint en France, où les Geoffroy, les Jussieu s'attachèrent à lui dès qu'ils l'eurent connu. Le Dran fixa son attention par ses leçons et ses opérations chirurgicales. Winslow surtout, qui fut son maître, fut toujours un de ses amis les plus chers, et le modèle qu'il proposait le plus souvent à ses disciples : la passion naturelle de Haller pour la vérité lui faisait distinguer ce savant entre tous les autres, parce que celui-ci se déclara toujours l'ennemi des systèmes, et parce qu'il se bornait à peindre fidèlement dans ses écrits ce qu'il avait observé avec perspicacité dans ses habiles dissections.

Haller aurait voulu prolonger son séjour à Paris, mais il se vit obligé en quelque sorte de s'en échapper. Il s'occupait à la dissection avec un prosecteur nommé Lagarde, lorsqu'un particulier, voisin de son appartement, eut la témérité de faire une ouverture au mur de séparation. Il poursuivit Haller en justice, et le contraignit de rester caché long-temps. Haller s'exprime de la manière suivante : *Hanc discendi opportunitatem maligna curiositas operarii turbavit, qui effosso pariete, quid agerem speculatus, meum nomen ad viros publicæ securitati præfectos detulit; ut graves pœnas, fortè tri-*

remes effugerem , latendum mihi fuit , et deserenda cadavera. Biblioth. anat. t. 2, p. 196.

Avant de retourner à Berne son projet était d'aller en Italie; la faiblesse de sa santé l'ayant empêché de faire ce voyage, il partit pour la Suisse, où il passa quelque temps auprès du célèbre Jean Bernouilli, professeur de mathématiques à Bâle. Il s'y livra entièrement à ce nouveau genre d'étude et ne quitta Bernouilli que quand il put rédiger lui-même les leçons de son illustre maître.

De retour à Berne en 1729, Haller se livra à l'exercice de la médecine avec toute l'activité qui lui était naturelle, et avec le succès qui l'accompagnait partout.

On refusa à Haller la place de médecin d'un hôpital qu'il sollicitait en 1734. Une injustice de ce genre n'a rien qui doive étonner, mais on sera sans doute plus surpris d'apprendre que, les administrateurs qui l'avaient commise, eurent le courage de la réparer peu de temps après, en lui donnant cette même place qu'il remplit avec distinction jusqu'en 1736.

Ses talens pour l'anatomie étaient trop marqués, pour que la république de Berne ne fût pas tentée de les mettre à profit. Elle fit construire, en 1734, un amphithéâtre pour les démonstrations d'anatomie dont il fut nommé professeur.

Ce fut à peu près à cette époque qu'il publia son recueil d'odes et d'épîtres en vers allemands. On y trouve les traits qui le caractérisèrent toujours, une grande sensibilité, de la noblesse, de l'élévation et de la philosophie. On peut dire que Haller est le premier qui ait fait marcher d'un pas égal les talens du poète avec ceux de l'anatomiste.

A des talens aussi décidés pour la poésie, Haller joignait des connaissances très-étendues dans la bibliographie et dans l'histoire. Il eut occasion de les développer en 1735. Ayant été nommé alors chef de la bibliothèque publique de Berne, il dressa un catalogue raisonné de tous les livres que cette collection renferme , et il rangea suivant un nouvel ordre, plus de 5000 médailles anciennes, dont il fit une table chronologique.

En 1736, la régence de Hanovre lui offrit une chaire d'anatomie, de botanique et de chirurgie à Gottingue. La promesse qu'on lui fit de fournir à toutes les dépenses nécessaires pour l'exécution des grands projets qu'il avait formés, l'engagea à accepter les trois places.

Haller commentait et expliquait tous les ans à ses élèves les instituts de Boërhaave : ces leçons eurent le plus grand succès, et en 1739 il se décida à les publier en 6 volumes in-12. On y découvre le germe des grandes vues de Haller sur la physique du corps humain.

Il avait déjà oublié ses talens pour la poésie, il semble même qu'il n'ait pas daigné en conserver les moindres agrémens. Au lieu d'un style noble et fécond, il a employé dans ses ouvrages sur les sciences, une latinité sèche, quelquefois embarrassée et à laquelle il faut même être accoutumé pour l'entendre. Mais on est bien dédommagé de cette légère peine par la profondenr des idées, par l'enchaînement des réflexions et par l'immensité de l'érudition dont ses productions sont remplies.

Haller a cultivé la botanique avec passion, il est en effet difficile d'être voisin des Alpes, où la nature est si belle, sans devenir un de ses admirateurs. Les herborisations étaient pour lui un délassement aussi agréable qu'il lui était nécessaire. Son ami Gesner l'accompagnait souvent dans ses voyages.

Il commença en 1724 ses excursions dans les Alpes, et il forma lui-même un herbier très-complet duquel il a extrait les plantes qu'il a décrites.

En 1742, Haller fit paraître le fruit de ses voyages en deux volumes in-folio, ornés d'un grand nombre de belles planches. Enumeratio methodica stirpium Helvetiæ indigenarum. L'absence ou la présence des étamines du calice de la corolle ou des graines, le nombre des étamines comparé à celui des pétales, le nombre des cotylédons, celui des graines en leur nudité, tels sont les caractères dont il s'est servi. Déjà en 1736, il avait donné une méthode pour étudier la botanique, dans laquelle il a recommandé l'ordre naturel.

Pour rendre son ouvrage plus complet, il y a joint un exposé historique de tout ce qui avait été écrit sur les plantes des Alpes, depuis Othon Brunfels jusqu'à lui.

Ce beau livre, dit Sennebier, est le fruit de quatorze ans de travaux. Je ne parle plus des voyages périlleux qu'il suppose, mais je vois son infatigable auteur lire et relire les ouvrages de deux cent soixante-huit botanistes, citer chronologiquement et d'une manière détaillée chacun de ces auteurs, lorsqu'ils parlent des deux mille cinq cents espèces de plantes appartenant à la Suisse, deviner souvent celles dont il trouve les noms et les descriptions, à travers des noms différens qu'on leur assigne, et souvent des peintures fausses qu'on en fait, indiquer avec autant d'exactitude que de brièveté les usages médicinaux de chacune d'elles, et joindre à tous ces détails la plante elle-même soigneusement conservée, dans des planches que l'exactitude et la beauté des figures rendent comparables à tout ce qui a paru de meilleur dans ce genre.

Ce qui étonne le plus, en examinant les productions très-nombreuses de Haller, c'est le passage rapide d'un objet à un autre. Profond et sublime dans plusieurs genres, il est partout au niveau des plus grands maîtres et quelquefois il les surpasse.

Ayant pris soin de faire dessiner et graver les pièces d'anatomie les mieux préparées qui avaient servi à ses leçons, il publia de 1743 à 1753 une suite de belles planches en 8 cahiers, qui donne la description de quelques organes particuliers et l'anatomie complète du système artériel.

Cet ouvrage, supérieur à celui de Cowper, et qui ne le cède en rien à celui d'Albinus, contenant d'ailleurs des explications détaillées et des notes très-savantes, n'a d'autre défaut que la forme du texte qui ne consiste qu'en notes explicatives, ce qui fatigue beaucoup le lecteur.

Haller réunit ses observations et ses vues sur les monstruosités, dans un ouvrage qui fut publié à Gottingue en 1745. Il y a beaucoup de méthode dans cet ouvrage : on y trouve dans des sections différentes l'exposition des monstres qui ont des parties sur-ajoutées, et de ceux auxquels il parait en manquer quelques-unes. En 1735 il avait déjà publié dans un programme des vues sur cette matière.

Nous ne pouvons mentionner ici une foule de travaux sur des sujets divers d'anatomie, qui feraient la gloire d'un autre homme que Haller, mais qui ne peuvent ajouter à la sienne. Il est temps de passer à ses ouvrages de physiologie.

Haller avait suivi deux cours de Boerhaave, et transcrit fidèlement ses leçons ; son manuscrit était devenu célèbre et on le sollicitait de le publier. Jaloux de la gloire de son maître, Haller collationna ce manuscrit avec les cahiers de quatre disciples distingués de ce grand homme; il rassembla leurs différentes leçons, compara les changemens que les années y avaient apportés, combina toutes les différences qui pouvaient subsister ensemble, et fit ainsi, avec les pensées successives de Boerhaave un tout bien lié, composé dans un style uniforme, débarrassé des fautes des copistes ou des inadvertences de son premier auteur : ce sont les *prælectiones in institutiones medicinæ.*

Haller ne pouvait être un simple éditeur de cet ouvrage ; il était

trop pénétrant pour n'en pas apercevoir les défauts, trop savant
pour les laisser sans correction, et trop ami du vrai pour leur donner une nouvelle consistance en les imprimant. Il s'attacha donc à
faire connaître les sources où son maître avait puisé, et il y ajouta
toutes les découvertes qu'on avait faites depuis lui. Cet ouvrage se
fait remarquer par une immense érudition, que Haller seul était capable d'y mettre. Il est d'ailleurs fort supérieur pour le fond à tout
ce qui avait été publié jusqu'alors en physiologie. Le prodigieux
succès qu'il obtint souleva la haine des envieux. Nortwick fut leur
organe; il attaqua Haller avec l'emportement d'un furieux, mais
Haller se défendit en détruisant honnêtement toutes les objections,
et en continuant de publier son ouvrage, dont chaque volume était
attendu avec un nouvel empressement. Le même ouvrage suscita à
Haller un adversaire plus célèbre, et l'engagea dans une dispute
scientifique qui fit beaucoup plus de bruit. Hamberger, professeur
de physiologie à Iéna, avait renouvelé, dans une thèse soutenue
en 1727 sur le mécanisme de la respiration, l'ancienne opinion
qu'on avait eue sur l'usage des muscles intercostaux internes, et sur
l'existence de l'air entre la plèvre et les poumons, et il avait ajouté
à ces erreurs anciennes quelques erreurs de son invention. Haller, traitant cette matière dans ses commentaires, attaqua les idées
d'Hamberger avec tous les égards possibles; mais aussi avec des raisons triomphantes. Le pédantisme académique fut choqué d'avoir
tort, et il éclata par une réponse injurieuse. Haller combattit Hamberger avec des expériences, et Hamberger composa contre elles
sept programmes remplis de fiel. Haller lui opposa de nouveau la
nature d'une manière si pressante, qu'il lui fut impossible de parer
le coup de son vigoureux adversaire, mais il s'abandonna à la rage
la plus violente, et il se permit les expressions les plus odieuses. Haller
laissa son adversaire vaincu s'agiter sur l'arène, et il cessa de lui
répondre parce qu'il cessait d'être attaqué par des raisons, ou par
quelque chose qui en eût l'apparence. Haller ayant même été invité
à faire réimprimer les pièces qu'il avait publiées dans cette dispute,
en retrancha toutes les personnalités, et eut la satisfaction de
savoir que Hamberger et ses adhérens avaient fini par rendre justice
à sa modération et à la solidité de ses écrits.

Après s'être servi pendant plus de quinze ans, pour ses leçons,
des institutions de Boerhaave, Haller sentit enfin le besoin de publier sous une forme nouvelle, un enseignement qui ne pouvait plus
trouver place dans le cadre vieilli de l'ouvrage de son maître. Il mit

au jour, en 1747, ses *Primæ lineæ physiologiæ*, ouvrage où tout est exact et concis, et dont l'apparition annonça au monde médical que désormais la physiologie serait une science positive.

Dix ans après, parut la grande, l'immortelle physiologie de Haller, ouvrage fort au-dessus de tous les éloges qu'on pourrait en faire, et à l'égard duquel on peut dire que jamais, en aucun temps, et dans aucune science, on ne vit paraître un traité qui représentât d'une manière aussi complète la somme de tous les faits observés, de toutes les notions acquises, qui fût aussi complètement dégagé de tout esprit d'hypothèse, et dont l'auteur aussi érudit que savant se fit un devoir, et fut en état, comme Haller, de rapporter chaque découverte, chaque remarque utile à son véritable auteur. C'était un phénomène remarquable de voir l'auteur rester libre de tout système, au milieu de tant de systèmes imaginés pour expliquer les mystères de la vie humaine. Il décrit naïvement les faits, et il les décrit tous sans aucune prédilection, parce que dès qu'ils sont vrais, ils font tous partie intégrante de la science qu'il traite. Il était convaincu que les hypothèses servent moins à éclairer l'esprit qu'à flatter l'amour propre et à égarer la raison, que la vérité et les préjugés les accréditent, qu'elles font redouter l'expérience qui est leur tombeau, et qu'il arrive à ceux qui ont le malheur de les préférer à l'observation de la nature, ce qu'éprouvent tant d'hommes que les romans dégoûtent de l'histoire.

On a reproché à Haller d'avoir prodigué l'érudition dans sa physiologie, comme dans ses commentaires sur Boerhaave. Ce reproche prouve moins un défaut réel dans ces ouvrages, qu'une grande légèreté chez ceux qui l'ont fait. Combien Haller n'eût-il pas abrégé son travail s'il avait retranché de ses ouvrages les utiles citations qu'on y trouve! Mais combien ne lui doit-on pas de reconnaissance pour avoir présenté ce tableau rapide des anciennes découvertes sur chaque matière, pour avoir fait honneur à chacun des services qu'il avait rendus, pour avoir conduit si commodément aux sources de la science ceux qui veulent en profiter. Il n'est point un compilateur sans génie qui entasse tout ce qu'il trouve sans discernement; les ouvrages de Haller seraient imparfaits sans son érudition. S'il va puiser à toutes les sources, et s'il rapporte de toutes parts les faits déjà vus et les remarques déjà faites, il n'en est pas moins riche en idées qui lui appartiennent, il les répand dans ses ouvrages avec prodigalité, et il n'y paraît jamais économe que de mots.

Entre toutes ces idées, propres à Haller, qui ont agrandi la science

ou enrichi son domaine, il faut remarquer d'une manière particulière, à cause de l'influence qu'elles ont eue sur la médecine tout
entière, ses découvertes et ses vues sur l'irritabilité, sur cette force
inconnue, cachée dans l'organisation des animaux, entièrement dis-
tincte de l'élasticité et de toute autre force commune aux corps
inorganiques, et dont quelques esprits moins réservés que lui ont
voulu faire l'unique principe de toute vie. Haller eut à ce sujet,
avec Whytt, Lamure, Lorry, Lecat et d'autres, une discussion dont
l'amour de la vérité était le motif de part et d'autre, et où l'on trouve
d'ailleurs ces égards et cette retenue que tous les hommes et surtout les savans se doivent réciproquement.

Mais il est temps de reprendre la vie de Haller. En laissant de
côté pour un moment ses travaux littéraires, nous ne cesserons point
de trouver pour lui des titres de gloire dans ce qui nous reste à
dire.

La régence d'Hanovre voulut faire usage de l'habileté, et tirer
parti du génie de Haller, et celui-ci chercha à se servir de la confiance dont on l'honorait pour enrichir l'université de plusieurs établissemens utiles. On fonda par ses conseils un beau théâtre d'anatomie. On établit un jardin botanique, et on bâtit dans le voisinage
une maison à Haller pour lui en faciliter la direction. L'université
dut à son zèle et à ses soins l'établissement d'une école où de jeunes
élèves s'exerçaient à faire des dessins anatomiques et botaniques,
avec la précision et l'exactitude que ce genre exige ; la création
d'un cabinet de préparations anatomiques; celle d'un collège de
chirurgie, dont il fut nommé directeur, et celle d'une école pour
les sages-femmes. Enfin c'est à Haller qu'on doit la création de la
société royale des sciences de Gottingue, qui fut sous sa présidence,
et qui est restée depuis une des académies les plus célèbres de
l'Europe. Une création de Haller, qui n'est pas indigne de figurer
à côté de celles qui viennent d'être indiquées, ce fut la publication
du journal littéraire de Gottingue, que son active collaboration
maintint long-temps au premier rang des recueils du même genre.
Nous ne parlerons pas des titres et distinctions honorifiques qui
vinrent de toutes parts chercher le professeur de Gottingue, ni des
tentatives inutiles que firent plusieurs souverains pour l'appeler et
le fixer dans leurs états.

Haller avait passé dix-sept ans dans l'université dont il faisait la
gloire, remplissant avec un zèle qui ne se démentit jamais, les pénibles fonctions de plusieurs professorats réunis. Les grands ouvrages

qu'il avait entrepris lui faisaient souhaiter de pouvoir disposer plus librement de son temps. L'état de sa santé le sollicitait encore de rentrer dans sa patrie. L'humidité des environs de Gottingue lui était nuisible. Il se trouvait presque privé de l'usage d'une main. Il craignait lui-même de voir diminuer son ardeur pour le travail. Il obtint au mois de mars 1753, de la régence d'Hanovre, l'agrément d'aller en Suisse, où il se fixa pour toujours.

Ce n'est pas ici le lieu de présenter Haller redevenu citoyen de la république qui lui avait donné la naissance, occupant successivement les places les plus importantes du gouvernement, avec le zèle des meilleurs patriotes, avec les lumières et l'habileté de celui qui n'aurait jamais été qu'administrateur ou homme d'état. Les ouvrages qu'il publia sur l'économie politique prouvent qu'il en avait fait une étude profonde, et qu'il y avait porté la même justesse d'esprit et la même profondeur qui caractérisent toutes ses autres productions.

Haller reprit bientôt la suite de ses occupations littéraires, et depuis lors il étonna le monde par le nombre et l'immensité des ouvrages qu'il publia. Il suffira d'en voir l'indication dans la bibliographie qui suivra cet article, pour partager l'étonnement de ses contemporains.

Mais parmi ces ouvrages, il en est cinq dont nous ne pouvons nous dispenser de parler ici, car on ne connait que bien imparfaitement, quand on les ignore, le prodigieux savoir de l'homme qui les composa. Ces ouvrages sont les commentaires de Haller sur le *Methodus studii-medici* de Boerhaave, et ses *Bibliothèques* de botanique, d'anatomie, de chirurgie et de médecine pratique. Faire le recensement de tout ce qui a jamais été écrit sur les sciences médicales, classer tous ces ouvrages par ordre chronologique, indiquer à l'égard de chacun d'eux ce qu'il renferme d'original, et qui ne se trouve pas dans les ouvrages antérieurs, porter un jugement sur son mérite, telle est l'effrayante tâche que Haller osa s'imposer, et dans l'accomplissement de laquelle on peut dire qu'il a surpassé, nonseulement tout ce qui s'était fait avant lui en histoire et en bibliographie médicale, mais tout ce que possédaient alors dans le même genre les sciences dont la littérature était le mieux cultivée.

La vieillesse fit sentir de bonne heure ses incommodités à un homme usé par tant de travaux ; il essuya plusieurs maladies graves, et tomba dans un épuisement qui mit fin à ses jours le 12 décembre 1777, il était âgé de soixante-neuf ans.

Pour suffire à tant d'ouvrages, la vie de Haller avait dû être très-occupée. La lecture des livres nouveaux qui lui étaient envoyés de toutes parts, était le seul délassement qu'il se permît. Il couchait dans sa bibliothèque, et quelquefois il passait plusieurs mois sans en sortir : il y prenait toujours ses repas, et lorsque sa famille s'y rendait pour les partager avec lui, il réunissait tout ce qu'il avait de plus cher au monde. L'anecdocte suivante, donnera une idée de son ardeur pour le travail. Peu de temps après son retour de Gottingue à Berne, en montant l'escalier de l'Hôtel-de-Ville, il tomba et se cassa le bras droit. Le traitement en fut confié à un chirurgien habile. Haller l'oublia bientôt pour ne s'occuper que d'y suppléer; et dès le lendemain son chirurgien le trouva au milieu de ses livres, écrivant facilement avec la main gauche. Son amour excessif pour l'étude avait influé non-seulement sur son caractère, mais encore sur tout ce qui l'environnait; sa maison était devenue le sanctuaire des sciences, tout y était consacré à leur culte. Des élèves assemblés en grand nombre sous ses yeux dans sa bibliothèque et dans son amphithéâtre, ses enfans, sa femme elle-même, qui avait appris à dessiner et à peindre afin de se rendre utile, ses amis et ses concitoyens, se faisaient un devoir de contribuer à ses travaux. Cette impulsion s'était communiquée de proche en proche; lui seul recueillait tout, suffisait à tout, animait tout.

Haller était membre de vingt-trois académies; c'est-à-dire que toutes les sociétés savantes de l'Europe avait tenu à honneur de le compter parmi leurs membres.

Voici la liste des ouvrages de Haller :

Dissertatio experimenta et dubia de ductu salivali Coschwiziano. Leyde, 1727, in-4 ; et dans les *Disput. anat. select.*, vol. I, et dans les *Oper. anat. minor.*, tom. I.

Versuch Schweitzerischer Gedichte. Berne, 1732, in-8 (anonyme); éd. augment. *ibid*, 1734; *ibid.*, 1743; Gottingue, 1748, in-8 ; 1751, in-8; *ibid.*, 1749, 1751, 1752, 1758, in-8; édition plus complète, Gottingue, 1768, in-8; onzième et dernière édition soignée par l'auteur, Berne, 1777, in-8; réimpressions : Dantzick (Berlin), 1743, in-8; Zurich, 1750, in-8; 1758, 1762, 1765, in 8; Vienne, 1765, in-8; Berne ou Ulm, 1772, in-8; en allemand et en français, Zurich, 1750, in-8; en français, par V. T. Tschärner, Gottingue, 1750, in-8; Zurich, 1750, in-8; Leyde, 1752, in-12; Zurich, 1758, in-8; corrigée et augmentée, Berne, 1760, in-12; Paris, 1760, in-8; Berne, 1775, in-8. — Plusieurs des pièces contenues dans ce recueil ont été réimprimées séparément, et traduites en diverses langues.

Dissertatio anatomica de musculis diaphragmatis. Berne, 1733 in-4; Leipzig, 1738, in-4 ; Leyde, 1738, in-4. Se trouve aussi dans les *Opusc. anatom.*, et dans les *Oper. anatom. min.*, t. I. Inséré dans la deuxième édition de J. Swammerdam : *Tractatus de respiratione usuque pulmonum.* (Leyde, 1738, in-4.)

Oratio subitanea, quod veteres eruditione modernos antecellant. Berne, 1734, in-4.

Vom Nachtheile des Witzes. Berne, 1734, in-8 ; et dans les *Kleine teutsche Schriften*, t. I.

Vom Nutzen der Demuth. Berne, 1734, in-8.

Descriptio fœtûs bicipitis ad pectora connati, ubi in caussas monstrorum ex principiis anatomicis, inquiritur. Zurich, 1735, in-8. *Editio auctior, cum tabu. œn.* Hanovre, 1738, in-4. *Auctior recus. in opusc. anat.* Dans les *Lib. II de Monstris*, et dans les *Opp. anat. minor.*, t. III.

De methodico studio botanices absque præceptore, diss. inauguralis quum primum anatomes, botanices et chirurgiæ professionem publ. ord. in Academia Georgia Augusta rego jussu caperesset. Gottingue, 1736, in-4 Insérée avec des augmentations dans les *Opusc. botan.* (1749, in-8)

Oratio quod Hippocrates corpora humana inciderit. Gottingue, 1737, in-4; et dans les *Opusc. anat.*, et dans les *Oper. anat. minor.*, tome III.

Diss. de vasis cordis propriis. Gottingue, 1737, in-4. Insérée avec des additions dans les *Disp. anat. select.*, t. II; et dans les *Opp. anat. minor.*, t. I.

Dissertatio de motu sanguinis per cor. Gottingue, 1737, in-4; et dans les *Disp. anat. select.*, t. II; et dans les *Opp. minor. anat.*, t. I.

Programmata II. De veronicis Alpinis. Gottingue, 1737, in-4.

Prog. de pedicularibus helveticis. Ibid., 1737, in-4.

Prog. de valvula Eustachii. Gottingue, 1738, in-4 ; Leipzig, 1739, in-4; et dans les *Disp. anat. select.*, t II; et dans les *Opp. minor. anat.*, t. I.

Programma de vulnere sinûs frontalis. Gottingue, 1738, in-4; et dans les *Opusc. pathol.*

Observationes botanicæ ex itinere hercynico. Gottingue, 1738, in-4. — *Recus in opusc. botan.*

Programma de allantoide humana. Gottingue, 1739 in-4; et dans les *Disp. select.*, t. V; et dans les *Opusc. anat. min.*, t. II.

Programma observationes in fœmina gravida factæ. Gottingue, 1739, in-4 ; et dans les *Disp. anat. select.*, t. V; et dans les *Opp. minor.*, t. II.

Programma de vasis cordis observationes iteratæ. Gottingue, 1739, in-4; et dans les *Disp. anat. select.*, t. II; et les *Opp. minor.*, t. II.

Hermanni Boerhaave, prælectiones Academicæ in proprias institutiones rei medicæ; edidit et notas addidit. vol. I. *Chylificatio.* Gottingue, 1739. — *Auctarium ad vol. I, ex codicibus nuper acceptis.* Gottingue, 1740. — *Unà recus.* Gottingue, 1740, in-8. — Vol. II. *Arteria, cor, pulmo, sanguis, glandula, cerebrum.* Gottingue, 1740. — Vol. III. *Lien, hepar, renes, musculi, cutis, nutritio.* Gottingue, 1741. — Vol. IV. *Tactus, gustus, olfactus, visus, auditus, sensus interni, vigilia, somnus.* Gottingue, 1743. — Vol. V, pars 1. *Respiratio, loquela, semen masculinum.*—*Pars 2. Menstrua, conceptus.* Gottingue, 1744. — Vol. VI. *Pathologia, semeiotica, hygiène, therapeutica : accedit index totius operis.* Gottingue, 1744, in-8. — Les premiers volumes furent réimprimés avec augmentations et corrections. Gottingue, 1744 et 1745; autres éditions : Turin, 1742-1745 ; Venise, 1743-1745; Altorf, 1744-1747; Naples, 1755; Leyde, 1758 ; traduit en partie en français par Jules Offrai de la Métrie. Paris, 1743-1747, in-12 , 6 vol.; traduit en allemand avec des additions par J. P. Eberbard. Halle, 1754, in-8.

Iter helveticum, anni 1739, et *Iter hercynicum*, anni 1738. Gottingue, 1740, in-4. *Cum 2 tab. æn;* et dans le *Opusc. botan.*

Programma: strena anatomica, Gottingue, 1740, in-4 ; et dans les *Opusc. anat. ;* et les *Opp. minor.*, t. III.

Diss. observationes de ductu thoracico, in theatro Gœttingensi factæ. Gottingue, 1741, in-4 ; et dans les *Disp. anat. select.*, t. I. Insérées avec des additions dans les *Oper. anat. minor.*, t. I.

Programma, tabula nova diaphragmatis. Gottingue, 1741, in-fol.; et in *Fasc. I*, *iconum anatom.* et dans les *Opp. minor.* , t. I.

Programma de generatione et usu caloris in corpore humano. Gottingue, 1741, in-4.

Programma observationes myologicæ. Gottingue, 1742 , in-4.

Programma duorum monstrorum anatome. Gottingue, 1742, in-4.; augmenté dans les *Opusc. anat.*, et fondu dans *Lib. II de monstris.*

Programma de fele capite semi duplici. Gottingue, 1742 , in-4 ; et dans les *Opusc. anat.*, et les *Lib. II, de monstris.*

Programma de valvula coli. Gottingue, 1742 , in-4 ; et dans les *Disp. anat. select.*, t. I, et les *Opp. minor*, t. I.

De membrana pupillari diss. Dans les Mém. de la Soc. roy. des Sciences d'Upsal, dans les *Opusc. anat.*, et dans les *Oper. minor. anat.*, tome I.

Programma I et II, de omento. Gottingue, 1742, in-fol.; et dans *Fasc. I, iconum anatom.*, et les *Opp. minor.* , t. I.

Enumeratio methodica stirpium Helvetiæ indigenarum , quam omnium brevis descriptio et synonymia, compendium virium medicarum, dubiarum declaratio, novarum et rariorum uberior historia et icones continentur. Tom. I et II. Gottingue, 1742, in-fol, *Cum XXIV tabb. aen.*

Diss. de vera nervi intercostalis origine. Gottingue, 1743, in-4 ; et dans les *Disp. anat. select.*, t. II, et les *Opp. minor.* t. I.

Diss. de arteriis bronchialibus et œsophageis. Gottingue, 1743, in-4 ; et dans les *Disp. anat. select.*, t. III.

Iconum anatomicarum, quibus præcipuæ partes corporis humani exquisita cura delineatæ continentur. Fasciculus I. Gottingue, 1743. — *Fasc. II.* Gottingue, 1745. — *Fasc. III.* Gottingue, 1747 — *Fasc. IV.* Gottingue, 1749. — *Fasc. V.* Gottingue, 1752. — *Fasc. VI.* Gottingue, 1753. — *Fasc. VII.* Gottingue, 1754. — *Fasc. VIII, et ultimus.* Gottingue, 1756, in-fol.

Brevis enumeratio stirpium horti Gottingensis. Accedunt animadversiones aliquæ et novarum descriptiones. Gottingue, 1743, in-8.

De nervorum in arterias imperio.
Gottingue, 1744, in-4; dans les *Diss.
select.* tom. IV; et dans les *Opp. minor.*, tom. I.

*Flora Jenensis Henrici Bernhardi
Ruppii, ex posthumis auctoris schedis,
et propriis observationibus aucta et
emendata.* Gottingue, 1745 (1744),
in-8.

*Consultationes medicæ, sive sylloge
epistolarum cum responsis Hermanni
Boerhaave, in Britannia primum editæ, nunc aliquot exemplis auctiores.
Accesserunt ejusdem de calculo libellus et introductio ad praxin clinicam.*
Gottingue, 1744, in-8 ; ibid. auctior,
1752, in-8.

Programma de fœtu humano septimestri sine cerebro edito. Gottingue,
1745, in-4.

Programma de generatione monstrorum mechanica. Gottingue, 1745,
in-4. — Ce Programme et le précédent se trouvent aussi dans les *Opusc.
anat.*, et dans l'*Historia monstrorum.*

Programma de viis seminis observationes. Gottingue, 1745, in-4 ; et dans
les *Disp. anat. select.*, tom. V. *In Philos.
transact. Nr.* 494, et dans les *Opp. minor.*, tom. II.

Programma de allii genere naturali. Gottingue, 1745, in-4 ; et dans les
Opusc. botan.

*De respiratione experimenta anatomica, quibus aëris inter pulmonem
et pleuram absentia demonstratur, et
musculorum intercostalium internorum
officium asseritur. Pars. I et II.* Gottingue, 1746-1747, in-4; dans les
Opusc. anat., et dans les *Opp. minor.;* dans le traité *de la respiration.*
Lausanne, et séparément. Lausanne,
1761, in-8.

Disputationes anatomicæ selectæ;
collegit, edidit et præfatus est. Gottingue, 1746-1751. *VII vol. in-4.
Index,* 1752.

*Hermanni Boerhaave prælectiones
publicæ de morbis oculorum, ex codice Mspto editæ.* Gottingue, 1746,
in-8. *Editio auctior.* Gottingue, 1750,
in-8; Venise, 1748, in-8; Paris, 1748,
in-12; en français, Paris, 1749, in-12;
en allemand, 1751, in-8.

*Primæ lineæ physiologiæ in usum
prælectionum Academicarum.* Gottingue, 1747, in-8. *Editio aucta.*
Gottingue, 1751, in-8. *Editio auctior,* Gottingue; 1765, in-8; Venise,
1754, in-8 (d'après l'édit. de 1751);
Lausanne, 1771, in-8 (d'après l'édit.
de 1765); Édimbourg, 1767, in-8.
Traduction française, par Pierre Tarin. Paris, 1752, in-8 (d'après la première édition); par Bordenave. Paris, 1768, in-12 (d'après l'édition de
1751); en italien, par Bornetti. Venise, 1765, in-8 (d'après la même
édition); en anglais, par Samuël
Mihles. Londres, 1754, in-8; 1772,
in-8 (d'après la même édition); en
allemand (en partie par l'auteur lui-même, en partie par Tribolet, d'après
l'édition de 1765), sous ce titre:
*Erster Umriss der Geschæfte des korperlichen Leben, für die Vorlesungen
eingerichtet.* Berlin, 1770, in-8. —
Après la mort de l'auteur, Henri-Auguste Wrisberg donna la quatrième
edition originale de l'ouvrage, qu'il
enrichit de nombreuses additions (Gottingue, 1780, in-8). C'est sur celle-ci que fut faite la traduction allemande
de Conrad-Frédéric Uden (Berlin,
1782, in-8, deux parties). La traduction allemande la plus récente est
la suivante : *A. V. Haller, Grundriss
der Physiologie für Vorlesungen ;*

*nach den vierten Lateinischen mit Ver-
besserungen und Zusœtzen des hrn.
Hofraths Wrisberg, in Gottingen ver-
mehrten Ausgabe von neuem ubersetzt, und mit Anmerkungen versehen,
durch hrn. Hofrath Sœmmerring in
Mainz , und mit einige Anmerkungen
begleitet und besorgt, von P.F. Meckel,
Prof. in Halle.* Berlin , 1788, in-8. Re-
travaillé sous le titre de : *Haller's
Grundriss der Physiologie für Vorlesungen , mit den verbesserungen von
Wrisberg, Sœmmerring und Meckel;
von D. von Leveling, dem Jüngern ,
Ister Theil.* Erlang , 1794 (1795). —
2 ter *Theil.* Erlang , 1795, in-8 ;
deuxième édition, Erlang, 1800, deux
parties , in-8.

Opuscula botanica recusa et aucta.
Gottingue , 1749, in-8. *Cum tabb.
œn.*

*Programma I et II, de rupto in
partu utero.* Gottingue, 1749, in-4 ;
et dans les *Opusc. pathol.*

Programma de gibbo. Gottingue ,
1749, in-4.

*De aortœ et venœ cuvœ gravioribus
morbis.* Gottingue, 1749.

*Programma de valvulis vesicæ fel-
leœ.* Gottingue, 1749, in-4.

Programma de morbis pectoris. Gottingue, 1749, in-4.

*Programma de quibusdam uteri
morbis.* Gottingue, 1749, in-4.

Programma de herniis congenitis.
Gottingue , 1749, in-4.

Programma de ossibus vitio natis.
Gottingue, 1749, in-4.—Tous ces Pro-
grammes se trouvent aussi dans les
Opusc. pathol.

*A Short Narrative of the kings
Journey to Gottingen.* Gottingen ,
1749, in-4.

*Opuscula anatomica de respiratio-
ne, de monstris , aliaque minora.* Gottingue , 1751 , in-8.

*Herm. Boerhaave Methodus studii
medici , cum amplissimis auctariis.*
Amsterdam , 1751 , in-4, 2 parties ;
Venise , 1753, in-4. — Pereboom a
fait pour cet ouvrage un index indispensable, mais bien incomplet.

Oratio de amœnitatibus anatomes.
Gottingue , 1751 , in-4.

*Experimenta quœdam circa corpus
callosum, cerebellum , duram menin-
gem , in vivis animalibus instituta.*
Gottingue , 1751 , in-4.

*Prüfung der Sekte die an allem
zwerfelt; aus dem Franzosischen des
Hrn Formey; mit einer weitlaufigen
Vorrede.* Gottingue , 1751 , in-8. La
préface parut seule, traduite en français, à Neufchâtel, 1755, in 8.

*Lettre à M. de Maupertuis, avec
sa réponse.* Gottingue , 1751 , in-8.

Oratio de hermaphroditis. Gottingue , 1751 , in-4, et *in Oper. minor.,*
tome II.

*Enumeratio plantarum horti regii
Gottingensis.* Gottingue, 1753, in 8.

Programma de morbis colli. Gottingue, 1753, in-4.

Programma de calculis felleis. Gottingue, 1753 , in-4.

*Programma de partibus corporis hu-
mani præter naturam induratis.* Gottingue , 1753, in-4.

*Programma herniarum observatio-
nes.* Gottingue, 1753, in-4.

Programma de morbis uteri. Gottingue, 1753, in-4.

Programma de renibus monstrosis.
Gottingue , 1753 , in-4.

Les six Programmes précédens se
retrouvent dans les *Opusc. pathol.*

Progr. de renibus coalitis. Gottingue, 1753.

Programma de fabricis monstrosis. Gottingue, 1753, in-4; et dans le traité *De monstris.*

Opuscula pathologica partim recusa, partim inedita, quibus sectiones cadaverum morbosorum potissimum continentur. Accesserunt experimenta de respiratione, quarta parte aucta. Lausanne, 1755, in-8; Venise, 1755, in-8; Naples, 1755, in-8. En anglais : Londres, 1755, in-8; avec de nombreuses additions dans les *Oper. minor. t. III.*

De motu sanguinis factorum experimentorum corollaria. In Comment. soc. Gottingensis. 1754. Recusa et plurimis experimentis aucta in *Oper. minor.*, tome I; trad. en franç., par Tissot : Lausanne, 1756, in-12; en anglais : Londres, 1757, in-8.

Disputationes chirurgicæ selectæ; collegit, edidit, præfatus est. Vol. I. Lausanne, 1755; — vol. II. Lausanne. 1755; — vol. III. Lausanne, 1755; — vol. IV. Lausanne, 1755; — vol. V. Lausanne, 1756, in-4; *cum figg. aen.* Abrégées et traduites en français, par H. J. Macquart, sous ce titre : *Collection de Thèses chirurgicales sur les points les plus importans de la chirurgie thérapeutique et pratique;* recueillies et publiées par M. de Haller; rédigées en français. par M.... Paris, 1757, in-12, 5 vol. Traduction allemande abrégée, par F. A. Weiz. Leipzig, 1777-1787, 5 vol. in-8.

Sammlung kleiner Schriften. Berne, 1756, in-8; Berne, 1771, in-8, sous ce titre : *Erster Theil kleiner Hallerischen Schriften.*

Disputationes practicæ selectæ. Vol. I. Lausanne, 1756; vol. II, III,

IV, V, VI, VII. Lausanne, 1758, 1760, in-4. Traduction allemande abrégée, avec des remarques, sous ce titre : *Hern A. Haller's Sammlung akademischer Streitschriften, die Geschichte und Heilung der Krankheiten bettreffend, von Lorenz Crell.* Tomes I et II. Helmstadt, 1779; tome III. *Ibid.*, 1780, in-8. Continué sous ce titre : *A. V. Haller's Beytræge zur beforderung der Geschichte und Heilung der Kranken, aus dessen Sammlung praktischer Streitschriften in einen vollstændigen Auszug gebraucht, und mit Anmerkungen versehen, von demselben 6 Bænde.* Berlin und Stettin, 1781-1784, in-8.

Elementa physiologiæ corporis humani. 1757-1766, *VIII, voll.* 4. Naples, 1763, in-4; Venise, 1765, in-4, En allemand, par J. S. Halle. Berlin, 1759-1776, in-8, 8 volumes. Une partie de cet ouvrage a été traduite sous ce titre : *La génération, ou Exposition des phénomènes relatifs à cette fonction naturelle;* trad. de la *Physiologie* de M. de Haller; avec des notes etc. A Paris, 1774, 2 vol. gr. in-8. Haller avait entrepris de donner une deuxième édition de sa *Physiologie* sous le titre suivant : *De præcipuarum corporis humani partium, fabricâ et functionibus, libri XXX, opus quinquaginta annorum.* Vol. I, II, III. Berne, 1777; — vol. IV, V, VI, VII, VIII. *Ibid*, 1773, in-8.

Experimenta priora de respiratione et nova alia in novum ordinem disposita, omissis omnibus eristicis, quatuor in commentationes divisa, inscripta : Mémoires sur la respiration. Lausanne, 1758, in-8. En latin, et très-augmenté, dans les *Oper. minor.* tome II.

*Authentische Acten, das neu er-
richtete Waisenhaus betreffend, von*
1755 zu 1757. Zurich, 1758, in-8;
et dans les *Kleine teutsche Schriften*,
Th. I.

*Deux mémoires sur la formation
du poulet.* Lausanne, 1758, in-12;
et *in Oper. minor.*, tome II.

*Deux mémoires sur la formation
des os.* Lausanne, 1758, in-12, et *in
Oper. minor.*, tome II.

*Expériences sur les parties sensi-
bles et irritables.* IV parties. A Lausanne, 1759, in-12.

*Novarum plantarum descriptiones
ad societatem regiam Gottingensem
missæ.* 1760, in-4.

*Ad enumerationem stirpium helve-
ticarum emendationes et auctaria.*
Berne, 1760; Pars. II : *Cum Miscellaneis societatis privatæ excusa.* Turin,
1760; Pars III: Bâle, 1761, in-4,
et dans les *Act. Helvet.* p. *V*; Pars. IV:
Berne, 1761, in-8, et dans les *Act.
Helvet.* p *VI*; Pars. V : Bâle, 1763;
Pars VI : *Ibid.*, 1765, in-4. Une nouvelle édition des première, seconde
et quatrième parties parut à Bâle, en
1765, in-8.

*Enumeratio stirpium quæ in Hel-
vetia rariores proveniunt.* Lausanne,
1760, in-8.

*Adversus illustris Antonii de Haen
difficultates Apologia.* Ibid, 1761, in-
8; Berne, 1761, in-8; Lausanne,
1762. En allemand, par H. K. Hirzel.
Zurich, 1761, in-8.

*Opera minora emendata aucta et
renovata Anatomica ad partes corporis humani vitales animales naturales.*
Tom. I Lausanne, 1762; *T. II.* Ibid.,
1766; *T. III. et ultimus.* Ibid, 1768.

Relation des travaux économiques.
A Roche, 1764, in-4. En allemand,

dans les *Kleine teutsche Schriften.*

*Expériences sur l'évaporation de
l'eau salée;* dans les Mémoires de
l'Académie des sciences de Paris. En
allemand, sous ce titre : *Kurzer Auszug und Beschreibung der Salzwerke
im Amte Aelen.* Berne, 1765, in-8;
et dans les *Klein. teutsch. Schriften.
Th. 2.* En franç.: *Description des salines
du gouvernement d'Aigle;* traduite par
de Leuze à Yverdun. Nouvelle édition,
sous ce titre : *Des Herrn von Haller
Bemerkungen über Schweizerische
salzwerke, mit Nutzbaren allgemeinen
Anwendungen auf die gesammte Salz-
werkskunde, durchgesehen, berech-
tiget, und mit vielen Zusætzen; herausgegeben von Karl Christian Langsdorf.*
Leipzig und Francfort, 1789, in-8.

*Historia stirpium indigenarum Hel-
vetiæ, tomus III, cum iconum volumine.* Berne, 1768, in-fol.; ouvrage
entièrement neuf.

*Nomenclator ex historia plantarum
indigenarum Helvetiæ excerptus.* Ibid.,
1765, in-8.

Principium artis medicæ collectio.
Lausanne, 1768-1774, 11 vol. in-8.

Kleine teutsche Schriften. Berne,
1771-1772, 3 parties, in-8.

*Bibliotheca botanica, quæ scripta ad
rem herbariam facientia a rerum
initiis recensentur, tomus I. Tempora
ante Tournefortium* Zurich, 1771.
*Tomus II, a Tournefortio ad nostra
tempora* Ibid., 1772, in-4.

*Usong eine morgenlændische Ge-
schichte.* Berne, 1771, in-8; Leipzig,
1771, in-8; Berne, 1772, in-8;
Berne, 1775, in-8; Berne, 1777,
in-8; réimprimé à Francfort-sur-le-
Mein, 1772, in-8. En français : Lausanne, 1772, in-8; Paris, 1772, in-8.
En anglais (par Joseph de Planta):

Londres, 1772, in-8; autre traduction anglaise, faite sur la première édition : Londres 1773, in-8. Traduction hollandaise : Rotterdam, 1773, gr. in-8. Traduction italienne, faite sur la première version française, dans la *Bibliotheca galante* (Florence, 1776, in-8), t. VIII, IX, X et XI.

Briefe über die wichtigsten Wahrheiten der Offenbarung. Berne, 1772, in-8; *ibid.* (ou plutôt Leipzig, 1772), in-8; *ibid.*, 1773, in-8; en français : Yverdun, 1773, in-8; en hollandais : Amsterdam, 1773, in-8; en suédois : Stockholm, 1778, in-8.

Alfred, König der Angelsachsen. Gottingen *und* Berne, 1773, in-8; réimprimé à Bâle et ailleurs, 1773, in-8; en français : à Lausanne, 1775, in-8.

Additamenta ad J. Scheuchzeri Agrostographiam, Zurich, 1774, in-8.

Fabius und Cato ein Stück der römischen Geschichte. Berne, 1774, gr. in-8.

Bibliotheca anatomica. Tom. I, Zurich, 1774; tom. II, *ibid.*, 1777, in-4.

Bibliotheca chirurgica, qua scripta ad artem chirurgicam facientia a rerum initiis recensentur. Tom. I, *tempora ante an.* 1710, Berne et Bâle, 1774; tom. II, *ibid.*, 1775, in-4.

Briefe über einige Einwürfe noch lebender freygeister weder die Offenbarung. Première part., Berne, 1775. *Vermehrt und verändert, ibid.*, 1777; deuxième et troisième part., *ib.*, 1777, in-8.

Bibliotheca medicinæ practicæ, qua scripta ad partem medicinæ practicæ facientia a rerum initiis ad ann. 1775 *recensentur. Tomus I ad ann.* 1533, Berne et Bâle, 1776.— *Tomus II ab ann.*1534 *ad ann.*1647; *ibid.*, 1777.

— *Tomus III ab ann.*1648 *ad ann.* 1685; *ibid.*, 1779 (c'est le docteur Tribolet qui a été l'éditeur de ce volume) — *Tom.IV ab ann.* 1686 *ad ann.* 1707. *Ex auctoris schedis restituit, auxit et edidit Joach. Dieter Brandis D. Medicus Hilde- siensis; ib.*, 1788, in-4.

MÉMOIRES DANS LES JOURNAUX ET OUVRAGES SUIVANS.

Descriptio Androsaces minimi et Xeranthemi; in commercio litterario Norico, 1731. — *Descriptio saxifragæ foliis integris et tridentatis hirsutis. Ibid,* 1732.— *Descriptio veronicæ alpinæ bugulæ facie. Ibid.— Descriptio orchis palmatæ alpinæ spica densa albo viridi. Ibid.,* 1733.— *Descriptio Hedysari Alpini et Veronicæ Alpinæ frutescentis majoris. Ibid.,* 1734. — *Astrugali Alpini spica speciosa. Ibid.—Phthisici juvenis incisio, ibid., et in Haller opusc. pathol. — Observationes anatomicæ. Ibid. — Orchis petalis caudatis. Ibid. — Melampyrum floribus hiantibus. Ibid. — Descriptio Staeheliniæ. Ibid. — De aortæ descendentis situ. Ibid.—Constitutionis variolosæ historia. Ibid.,* 1736, et dans les opusc. pathol. *Exomphalus congenitus. Ibid.—Cherleria cum icone. Ibid.— Descriptio Alchimillæ minimæ Alpinæ muscosæ. Ibid.*

Observationes aliquot botanicæ. Ib., 1744.

Observationes botanicæ ex itinere hercynico, 1738. *In Opusc. botan.*

De membrana pupillari dissertatio in Actis soc. reg. Upsal., pour l'année 1742. En suédois, dans les mémoires de l'Académie des Sciences de Stockholm, pour l'année 1748, et dans les

Opuscul. anatom., ainsi que dans les *Oper. minor.*, t. 1.— *Amethystinæ novum genus;* dans les *Actes d'Upsal.*

Morbi aliqui rari; dans la *Hamburgischen vermischten Bibliotek,* ainsi que dans les *Opuscul. pathol.*

De ovarii steatomate et de pilis ibidem inventis. — Cyanus foliis radicalibus, partim integris, partim pennatis bracteo calicis ovali, flore sulphureo. — De scirrho cerebelli. — De fabrica morbosa in cadaveribus reperta historiæ aliquot. — Vetulæ dissectio et arteriæ ossescentes. — Vena cava a crusta polyposa arctata. — Experimenta quædam ad respirationem pertinentia.—Observationes de viis seminis; toutes ces observations se trouvent dans les *Transactions philosophiques,* et en partie dans les *Opusc. pathol.*

Röm om en hinna som finner på foster och nyfœdde barn; dans les mémoires de l'Académie des Sciences de Stockholm, t. IX (1748). *Om sættet hurn ben formeras i menniskans kropp på owanliga stæller,* tome XI (1750). *Om Laxens Parning och Alfelse sætt,* tome XII (1752).— *Ræn om de Kænsloœgande Delar i Menniskans kropp,* tome XIV (1753). — *Om de reteliga delar i Menniskans kropp. ibid.*

Experimenta contra cerebelli et corporis callosi prærogativas; dans le nouveau *Magasin français* (1750).

Observationes botanicæ et plusculæ plantæ novæ; in comment. Societ. reg. Gœtting., tome I. — *De cordis motu a stimulo nascente novum experimentum; ibid.,* et dans les *Oper. minor.,* tome 1; en français: avec les *Mémoires sur les parties sensibles et irritables.* Lausanne, 1754-1755; en allemand, dans l'*Allgemeinen Maga-*

zin, th. III. — *Oratio de utilitate societatum litterarium. Ibid.* En allemand, dans les *Kleinen teutschen Schriften,* th. II.— *De partibus corporis humani sensibilibus et irritabilibus. Ibid.,* tom. II (1752), et dans les *Oper. minor.,* t. I. En français, par Tissot (Lausanne, 1754, in-12; 1756, in-12). En italien, par J. B. Petrini (Rome, 1755, in-4), dans le *Recueil de Fabri* (Bologne, 1755, in-8), dans le *Hamburg. Magazin,* th. III, et augmenté dans les *Kleinen teutschen Schriften,* Th. I, et dans les mémoires de l'Académie des Sciences de Stockholm.—*Observationes botanicæ novarumque plantarum descriptiones. Ibid.,* t. III (1753). *De motu sanguinis factorum experimentorum corollaria. Ibid.,* (1753), et dans les *Oper. minor.* En français, par Tissot (Lausanne, 1756, in-12); en anglais (Londres, 1757, in-8.— *De herbis pabularibus; in novis comment. Societ. Gotting.* (1769). En français et en allemand, dans les *Bernischen ökon. Sammlungen,* et dans les *Kleinen teutschen Schriften. — De vento stati temporis rupensi; ib.*(1770) En allem., dans les *Kleinen teutschen Schriften.—De nervis cordis divinatio ad tabulam Anderschii. Ibid.* (1771) — *De partibus corporis humani sentientibus sermo III. Ibid.* (1772) — *De partibus corporis humani irritabilibus. Ibid.* (1773) — *De lue boum. Ibid.* et séparément. Gœttingue, 1773, in-4; en allemand: Berne, 1773, in-8, et dans le recueil de la soc. économique.— *Tritici historia. Ibid.* (1774) — *Historia hordei, avenæ, secalis. Ibid.* (1775)—*Sermo de opii efficacia in corpus humanum. Ibid.* (1776) — *Morborum graviorum exempla. Ibid.* (1777).

Experimenta spectantia ad sanguinis motum turbatum per respirationem ; dans les mé...ires de l'Acad. des Sciences de Paris. 1753.—*Deux mémoires sur la formation des os. Ib.,* 1753.—*Observations sur les yeux des poissons. Ilid.,* 1762.—*Plantæ monstrosæ descriptio et icon. Ibid.,* 1774.

Experimenta de partibus sentientibus et irritabilibus, quorum corollaria sunt sermones de partibus irritabilibus dictis ; in oper minor., t. I. En français, par Tissot (Lausanne, 1756, in-12).

Orchideæ classis fusa historia cum synonymia. 1755 et 1759 *Gættingam missa, in Actis Helvet.,* P. IV.

De motu sanguinis experimenta missa Gættingam; in oper. minor., t. I. En français, sous ce titre : *Deux mémoires sur le mouvement du sang, et sur les effets de la saignée, fondés sur des expériences faites sur les animaux.* Lausanne, 1756, in-8. En anglais, Londres, 1757, 2 parts, in-8.

De formatione pulli in ovo; in oper. anat. minor., t. II. En français, sous ce titre : *Deux mémoires sur la formation du poulet.* Lausanne, 1758, in-12.

De oculis animalium observationes anatomicæ, Gættingam, annis 1765 et 1766 *missæ; in oper. minor.,* t. III.

Annotationes de cerebro avium et piscium; in Comment. Acad. Harlem, P. X (1765), *et in oper anatom.,* t. III.

Il existe encore divers autres mémoires dans des journaux français et allemands, par exemple, dans les *Miscellan. Taurinensibus,* et dans la *Bibliothèque raisonnée,* etc.

Haller a mis des préfaces aux ouvrages suivans :

Weinmann's Kræuterbuch. Nuremberg, 1745, in-fol.

Historia morborum qui Vratislaviæ, annis 1699, 1700, 1701, 1702, *grassati sunt.* Lausanne, 1747, in-4.

Gættingische Zeitungen von gelehrten Sachen auf das Jahr. 1747, et dans les *Kleinen teutschen Schriften.*

Werlhof's Gedichte. Hannover, 1749, in-8.

Sammlung neuer und merkwürdiger Reisen. Gættingen, 1750, 11. vol, in-8.—C'est Haller qui dirigea la publication de tout ce recueil ; la préface se trouve aussi dans ses *Kleinen teutschen Schriften.*

Büffon's allgemeine Historie der Natur, Th. I. Hamb. und Leipzig, 1750, in-4. *Von dem Nutzen und der Nothwendigkeit der Hypothesen,* et dans les *Kleinen teutschen Schriften.* En tête de la deuxième partie (1751, in-4), Haller a mis une préface : *Ueber Büffon's System von der Zeugung,* trad en franç. sous le tit. de *Réflexions sur le système de la génération de M. de Buffon, traduites d'une préface allemande de M. de Haller.* À Genève (Paris), 1751, in 8. Elle se trouve aussi dans ses *Kleinen teutschen Schriften,* et dans les *Züricherischen vermischten Nachrichten.* En latin, dans G. Heuermann *Physiologia.* Kopenh, 1751, in-8, et dans les *Op. minor.,* de Haller.

Onomatologia medica completa, oder *medicinisches Lexicon, u. s. w.* Ulm, 1757, in-8.

Rœsels Werk von den Fræschen. Nuremberg, 1758, in-fol., et dans les *Kleinen teutschen Schriften.*

Pharmacopæa helvetica. Bâle, 1771, in-fol.

La plupart de ces préfaces ont été réimprimées dans le *Tagebuch,* etc., cité plus bas.

Articles de botanique et de physiologie, dans le *Dictionnaire raisonné universel d'histoire naturelle*, par Valmont de Bomare. Yverdun, 1768-1769, 12 vol. in-8.

Haller a fourni aussi beaucoup d'articles à l'encyclopédie publiée par de Félice, et une multitude d'extraits ou d'articles critiques dans les *Gœttengischen gelehrten Anzeigen*, dont il fut, tant qu'il vécut, un des plus actifs collaborateurs. Plusieurs de ces articles ne furent insérés qu'après sa mort dans ce recueil scientifique.

Après la mort de Haller furent publiés les ouvrages suivans :

Vorlesungen über die gerichtliche Arzneynissenschaft, aus einer nach gelassenen lateinischen Handschrift ubersetzt. 1ster *Band*, Berne, 1782. 2ten *Bandes* 1ster *und* 2ter *Theil; ibid.,* 1784, in-8.

Tagebuch seiner Beobachtungen über sich selbst; zur Charakteristik der Philosophie und Religion dieses Mannes; publié par J. G. Heinzmann. Deux parties: Berne, 1787, in-8. — La première partie, et la plus considérable de l'ouvrage, renferme les extraits non médicaux fournis aux annonces scientifiques de Gottingue. Tous ces extraits ne s'y trouvent point néanmoins, et la plupart n'y sont qu'en abrégé, de même que les préfaces indiquées ci-dessus. L'autre partie contient des fragmens pris dans le journal tenu par Haller depuis 1734.

Des Herrn von Haller Tagebuch der medicinischen Litteratur der Jahre 1745 *bis* 1774 *; gesammelt herausgegeben und mit verschiedenen Abhandlungen aus der Geschichte und Litteratur der Medicin begleitet von D. J. J. Rœmer und D. P. Usteri.* 1ster *Band*, Berne, 1789; 2ter *und* 3ter *Band ib.,* 1791, in-8. En tout 4 part.

Epistolæ Halleri ad H. P. Levelingium scriptæ, quas edidit, præfatus est, notisque illustravit H. M. Leveling. Erlang, 1795, in-8.

Haller avait lui-même mis au jour :

Epistolarum ab eruditis viris ad Albertum Hallerum scriptarum, P. I. *Latinæ*, vol. I. *Epistolæ* 194, *ab ann.* 1727 *ad ann.* 1739. Berne, 1773. — Vol. II. *Epistolæ* 195, *ad* 404 *scriptæ, ab ann.* 1740 *ad* 1748 *; ibid.,* 1773. Vol. III, *Epistolæ, ab ann.* 1749 *ad* 1755 *; ibid.,* 1774 — Vol. IV, *ab ann.* 1756 *ad* 1760 *; ibid.,* 1774.—Vol. V, *ab ann.* 1761 *ad* 1768 *; ibid.,* 1774.— Vol. VI, *et ultimum ab ann.* 1769, *ad ann.* 1774 *; ibid.,* 1775, in-8.

(Senebier, *Eloge de Haller.* — Tscharner, *Eloge.* — Vicq-d'Azyr, *Eloge.*—Condorcet, *Eloge.*—Meusel, *Lexikon.* — *Operum Alberti von Haller Catalogus, ad calcem epist. ad Hall. script.*)

HAMBERGER (George-Erhard) naquit à Iéna, le 21 décembre 1697, de Georges-Albert Hamberger, professeur de mathématiques et de physique, et de Sophie-Catherine Spitzia. Son père lui donna les premiers élémens de la géométrie. Sidelius et A. S. Gesner furent ses maîtres dans ses études. Dès ses plus jeunes années, Hamberger sentit une véritable passion pour la médecine. Il échappait à l'œil de ses parens pour aller assister aux démonstrations anatomiques de Slevogt, et il recherchait l'amitié du jardinier de l'université pour apprendre à connaître les plantes. A 17 ans, il entra dans la carrière des exercices académiques. Il fut en état, dès l'année suivante, de faire un cours de mathématiques, et des leçons de physique deux ans après. Son père s'était opposé long-temps à ce qu'il étudiât la médecine; il y donna enfin son consentement. Hamberger fut reçu docteur en 1721. Deux ans après, il fut nommé adjoint du professeur de philosophie, professeur extraordinaire de médecine en 1726, médecin pensionné du canton d'Iéna en 1729, et professeur ordinaire en 1731. Il refusa les offres qui lui furent faites pour l'attirer dans d'autres universités, fut nommé conseiller aulique du duc de Saxe en 1733, professeur ordinaire de physique en 1737; il y joignit les chaires de botanique, d'anatomie et de chirurgie en 1744. Quatre ans après, il fut élevé au rectorat de la faculté, et depuis lors il enseigna la chimie et la médecine pratique. Il mourut le 22 juillet 1755.

Hamberger fut un des partisans les plus décidés des doctrines iatro-mathématiques. La circulation du sang s'explique, selon lui, par les lois de l'hydraulique et de l'hydrostatique. Les oreillettes du cœur n'ont pas besoin d'une force musculaire particulière; leur figure géométrique explique suffisamment l'action qu'elles produisent. Etant rhomboïdales et pyramidales, la plus petite masse de fluide les dilate, en vertu du changement dont leurs angles sont susceptibles et de la souplesse de leurs parois. Le sang artériel est fort différent du veineux; sous le rapport de sa pesanteur spécifique, il est beaucoup plus pesant. C'est pourquoi le sang pénètre dans les veines pendant la sistole; il y monte comme dans des tubes capillaires, sans que les valvules contribuent à favoriser cette ascension, et se rend au cœur avec une vélocité progressivement croissante. Les valvules n'ont d'autre usage que de donner aux veines la force nécessaire. Hamberger cherchait à démontrer par des expériences et des calculs que les courbures des artères diminuent l'afflux du sang, et que la vélocité de ce fluide décroît d'autant plus que la branche se détache du tronc sous un angle plus ouvert.

La théorie des sécrétions, donnée par Hamberger, est tout ce qu'on peut imaginer de plus hypothétique. Une condition première de leur production est le ralentissement de la circulation du sang, produit par trois causes, savoir: la capacité des branches des artères réunies ensemble plus grande que celles du tronc, les angles qu'elles forment avec ce tronc, et le rétrécissement de quelques vaisseaux.

Le passage des particules sécrétées du sang dans les vaisseaux sécrétoires, a lieu lorsque l'impulsion que ces particules ont reçue du cœur, et l'attraction qu'exerce sur elles la paroi des artères qu'elles parcourent, leur impriment une direction diagonale qui coïncide avec la direction des vaisseaux sécrétoires. Les seules particules attirées vers ces derniers sont celles dont la pesanteur spécifique se rapproche le plus de celle du vaisseau sécrétoire.

La théorie d'Hamberger sur le mécanisme de la respiration fut le sujet d'une dispute célèbre entre Haller et lui. Hamberger expliquait l'inspiration par la destruction de l'équilibre entre le fluide atmosphérique et l'air qu'il admettait entre les poumons et la plèvre. Il prétendait que les muscles intercostaux diffèrent, quant à leur manière d'agir; selon lui, les externes relèvent les côtes, et les internes les abaissent. Haller prouva qu'il n'y a point d'air entre les poumons et la plèvre, et mit hors de doute la véritable action des muscles intercostaux. Hamberger, dans huit programmes successifs, soutint ses erreurs avec beaucoup d'acharnement et peu de politesse; mais son redoutable adversaire, sans quitter jamais le ton de l'urbanité et de la modestie, l'accabla sous le poids d'expériences concluantes et de raisons irréfutables.

Diss. sistens leges perspectivæ ad situm plani transparentis mutatum applicatas. Iena, 1719, in-4; Iena, 1747, in-4.

*Diss. inaug.(Præs. J.A. Wedelio)de malignitate in morbis.*Iena,1721,in-4.

Diss. phys. de sole splendorem amittente, cœlo nubibus non tecto. Iena, 1722, in-4.

De primis fluidorum phænomenis. Iena, 1723, in-4, cum fig.

Diss. de experimento ab Hugenio, pro causa gravitatis explicanda, invento. Iena, 1723, in-4; Iena, 1747, in-4.

De frigore morbifico. Iena, 1725, in-4.

Epistola gratulatoria ubi de phænomenis, quæ similitudinem actionum fluidorum, etc., *agitur.* Iena, 1725, in-4.

Diss. chym. penetrationem salis alcalini in interstitia salis acidi per experimenta demonstrans. Iena, 1726, in-4.

Prog. auspicale de camphora per spiritum nitri fusa, quo ad publicas suas lectiones medicas invitat. Iena, 1727, in-4.

De partialitate acus magneticæ. Iena, 1727, in-4.

Diss. de respirationis mechanismo et usu genuino. Iena, 1727, in-4; Iena, 1747, in-4.

Elementa physices, methodo mathematica in usum auditorum conscripta. Iena,1727, in-8. *Editio secunda, aucta.* Iena, 1735, in-8. *Editio tertia.* Iena, 1741, in-8. *Editio quarta, una cum præfatione priori editioni jam adjecta, de cautione in experimentis recte formandis et applicandis adhi benda, et responsione ad dubia objecta.* Iena, 1750, in-8. *Editio quinta.* Iena, 1761, in-8.

Uberior dilucidatio legum suarum adhæsionis et transitus ignis ex uno corpore in aliud, qua simul ad ea, quæ nuper contra disputata sunt respondetur. Iena, 1728, in-4.

Diss. mathem. med. de venæsectione, quatenus motum sanguinis mutat, contra ernditorum dubia defensa. Iena, 1729, in-4; Iena, 1747, in-4; Iena, 1746, in-4.

Diss. (Auctore resp. J.P. Süssmilch) de cohæsione et attractione corporum. Iena, 1732, in-4.

Diss. de origine fontium soterico rum. Iena, 1733, in-4.

Leopoldi Pilati, S. R. J. Baronis Epistola de conciliandis annis Juliano et tropico, una cum annotationibus. Iena, 1734.

Diss. de medicamentis emollientibus. Iena, 1737, in-4; Iena, 1757, in-4.

Diss. de causis ascensûs vaporum. Iena, 1743, in-4.

Diss. qua diastoles cordis a sanguine, per venas redeunte, non perfici asseritur. Iena, 1744, in-4.

Diss. de modo agendi medicamentorum in genêre. Iena, 1744, in-4.

Diss. de humoribus generatim. Iena, 1744, in-4.

Propemticon inaug. primum, quo ad dubia Halleri contra mechanismum pectoris mota respondetur. Iena, 1745. —*Secundum de eodem argumento.* Iena, 1745. *Tertium usque ad octavum.* Iena, 1746, in-4.

Diss. de similitudine signorum indicationis et mortis, in febribus acutis proxime instantis. Iena, 1745, in-4.

De inflammationum pathologia. Iena, 1745, in-4.

De modo agendi medicamentorum terreorum. Iena, 1745, in-4.

De hæmorrhoidibus. Iena, 1745, in-4.

De viis mensium insolitis. Iena, 1745, in-4.

De incrassantibus. Iena, 1746, in-4.

De spina ventosa. Iena, 1746, in-4.

De medicamentis resolventibus. Iena, 1746, in-4.

De inflammationum verarum diagnosi. Iena, 1746, in-4.

De morborum per morbos curatione. Iena, 1746, in-4.

De luxationibus et subluxationibus. Iena, 1746, in-4.

De atonia. Iena, 1746, in-4.

De hepate obstructo multorum morborum caussa. Iena, 1746, in-4.

De tumore abdominis post partum non cessante. Iena, 1746, in-4.

De meteororum actione in corpus humanum. Iena, 1746, in-4.

Progr. I-V, de cyprino monstroso. Iena, 1746, in-4.

De ruptura intestini jejuni. Iena, 1746, in-4.

Dissertation sur la mécanique des sécrétions dans le corps humain. Bordeaux, 1746, in-4. — Mémoire couronné.

De paregoricis. Iena, 1747, in-4.

De anodinis stricte sic dictis. Iena, 1747, in-4.

De morte subitanea, evacuationem simultaneam aquæ in ascite per paracenthesin subsequente. Iena, 1747, in-4.

De hypnoticis et narcoticis. Iena, 1747, in-4.

De sulphure. Iena, 1748, in-4.

De respirationis mechanismo et usu genuino, dissertatio, unà cum scrip-

tis, quæ vel illi opposita sunt, vel ad controversiam de mechanismo illo agitatam pertinent. Accedunt his notæ, in quibus ad argumenta dubia et criminationes respondetur, et sententia in dissertatione proposita ab oppugnationibus vindicatur. Iena, 1748, in-4.

Sendschreiben an Herrn Hofrath Haller in Gœttingen, wegen einer in den gœttingischen gelehrten Zeitungen befindlichen Recension der Hambergerischen Vorrede zum Wedelichen Tentamine botanico. Iena, 1748, in-4.

Diss. exponens unius pulsationis prædicata, quatenus est actio. Iena, 1748, in-4.

De attrahentibus. Iena, 1749, in-4.

De opio. Iena, 1749, in-4.

De emeticorum agendi modo et usu. Iena, 1749, in-4.

De purgantibus. Iena, 1749, in-4.

De exanthematibus, speciatim de purpura. Iena, 1749, in-4.

Prog. I-X, de aëre corporibus incluso. Iena, 1749-1750, in-4.

Diss. de dolore in genere. Iena, 1750, in-4.

De vigiliis. Iena, 1750, in-4.

De rigiditate fibrarum. Iena, 1750, in-4.

De nutritione. Iena, 1750, in-4.

Prog. I-IV, de perversa valetudinis cura. Iena, 1750-1751, in-4.

Diss. de siti. Iena, 1751, in-4.

De scirrho. Iena, 1751, in-4.

De natura febris. Iena, 1751, in-4.

De scorbuto frigido. Iena, 1751, in-4.

De calore et frigore corporis humani, atque modo agendi remediorum refrigerantium et calefacientium. Iena, 1751, in-4.

De anxietatibus. Iena, 1751, in-4.

De convulsionum natura. Iena, 1751, in-4.

De atoniæ caussis in genere. Iena, 1751, in-4.

De fœtu in utero materno liquorem amnii deglutiente. Iena, 1751, in-4.

Physiologia medica de actionibus corporis humani sani doctrina, mathematicis atque anatomicis principiis superstructa. Iena, 1751, in-4.

Diss. exhibens pathologiam diarrhoeæ. Iena, 1752, in-4.

De frigore symptomatico. Iena, 1752, in-4.

De ulcerum pathologia. Iena, 1752, in-4.

De obstructione. Iena, 1753, in-4.

De suffocatione. Iena, 1753, in-4.

De tremore. Iena, 1754, in-4.

De gangræna. Iena, 1754, in-4.

Diss. sistens observationes quasdam clinicas. Iena, 1754, in-4.

De inflammationum theoria. Iena, 1754, in-4.

De aëris in corpori humano hærentis elastici effectibus, tam naturalibus quam præternaturalibus. Iena, 1755, in-4.

Diss. de apoplexia. Iena, 1755, in-4.

De atonia. Iena, 1755, in-4.

Præfatio de praxi medica rationali addiscenda et proponenda, Gerardi van Swieten commentario in Boerhaavii Aphorismos, de cognoscendis et curandis morbis. Hildburghausen, 1747, in-4.

Observatio de singulari impedimento-respirationis a vulnusculo, mylo- et genio-hyoidei musculorum. In Act. Acad. Natur. Curios. vol. III, p. 285.

Vorrede zu G. W. Wedel's Tentamen botanicum. Iena, 1747, in-4.

Abhandlung von der Erzeugung der Wærme im menschlichen Körper; dans les *Schriften der teutschen Gesellschaft zu Iena.*

Après la mort de Hamberger, les ouvrages suivans furent publiés d'après les manuscrits qu'il avait laissés :

Elementa physiologiæ medicæ. Iena, 1757, in-8 ; *ibid.,* 1769, in-8.'— Hamberger avait commencé lui-même cet abrégé de sa grande physiologie. La mort l'ayant arrêté après qu'il eut fait le septième chapitre, Kessel fut chargé de continuer l'ouvrage. Le continuateur lui-même n'en vit pas la fin : il mourut, et ce fut Faseilus qui acheva l'ouvrage et y mit une préface.

Methodus medendi morbis , edidit ac simul de præstantia theoriæ Hambergeri præ eæteris, præfatus est Ern. God. Baldinger. Iena, 1761, in-8.

Semiotische Vorlesungen über Jodok Lommens medicinische Wahrnehmungen herausgegeben von Joh. Dav. Graun. Lemgo, 1767-70, in-8 , 4 vol.

(*Comment. de rebus in med. gestis.* — Meusel , *Lexikon.* — Sprengel. — Fischer.)

HALLORAN (Sylvester O'), chirurgien irlandais, né en 1728, mort à Limerick en 1807, a écrit deux ouvrages assez estimés sur l'histoire de son pays, qu'il n'est pas de notre sujet d'indiquer ici. Il est connu des médecins comme auteur des ouvrages suivans :

A new treatise on the glaucoma or cataract. Dublin, 1750, in-8 ; 1753, in-8.— L'auteur expose, dans la préface, les opinions des Grecs et des Arabes, et celles des modernes, sur la cataracte. Elle a pour siége le cristallin, et ne diffère pas du glaucome. La cataracte membraneuse n'est autre que la capsule devenue vide par la résorption du cristallin. L'humeur aqueuse se reproduit en fort peu de temps. Critique de Hilmer et de Taylor, et de la méthode opératoire de Saint-Yves.

A complete treatise on gangrene and sphacelus; with a new method of amputation. Londres, 1765, in-8. — O'Halloran ne tente point la réunion immédiate après l'amputation ; il ne cherche à réunir qu'au bout de huit ou neuf jours.

A treatise on different disorders of the head from external injuries. Londres, 1793, in-8, et dans les *Transactions of the royal irish academy,* tome IV. — Les principes de O'Halloran sur les indications du trépan sont justes et appuyés sur une longue expérience personnelle de l'auteur.

(Haller.—Beer.—Rob. Watt.—Usteri.)

HAMILTON (Alexandre), docteur en médecine, membre de la société royale d'Edimbourg, professeur d'accouchemens à l'université de la même ville, et membre du collége royal des médecins, mourut à Blandfield, près d'Edimbourg, au mois de juin 1802. Reçu docteur en médecine depuis 1737, il exerçait son art avec distinction depuis plus de 35 ans, quand il commença à écrire.

Hamilton fut un des meilleurs auteurs anglais sur l'obstétrique ; non que ses ouvrages se fassent remarquer par rien de neuf ou de propre à l'auteur, mais parce qu'ils sont écrits dans un bon esprit et que les paradoxes n'y abondent pas, comme dans quelques autres ouvrages anglais de la même époque. Hamilton était partisan du forceps ; mais il n'admettait point l'usage de cet instrument, quand la tête était au détroit supérieur.

Diss. de morbis ossium ipsam substantiam afficientibus, ex causis internis oriundis. Edimbourg, 1737.

Projet d'une nouvelle méthode pour rétablir le cours des règles des femmes lorsqu'elles sont supprimées. *Journal de médecine,* tome IX, p. 232.—Cette méthode consiste dans une compression des artères crurales.

Elements of the practice of midwifery. Londres, 1775, in-8, 293 pp.

A treatise of midwifery ; comprehending the management of female complaints and treatment of Children in early infancy. Edimbourg, 1780, in-8 ; *ibid.,* 1781, in-8.

Outlines of the theory and practice of midwifery. Edimbourg, 1784, in-8.

A set of anatomical tables ; with explorations, and abridgment of the practice of midwifery, by W. Smellie, a new edition, corrected and revised ; with notes and illustrations. Edimbourg, 1786, in-8.

Treatise on the management of female complaints, and of children in early infancy. Edimbourg, 1792-1797, in-8 ; *5th edit. revised and enlarged, by D. James Hamilton.* 1805, in-8. *6th edit enlarged ; with hints for the treatment of the principal diseases of infants and children.* 1809, in-8. Traduit de l'anglais par F. T. D., et revu par le citoyen J. M., médecin. Paris, 1798, in-8. — Ouvrage fait à l'usage, non des médecins, mais des gens du monde et des sages-femmes. Il y a néanmoins quelques observations intéressantes.

Letter to Dr William Osborne, on certain doctrines contained in his essays, on the practice of midwifery. Edimbourg, 1792, in-8.

Case of an inverted uterus ; with practical remarks on its reduction. Medical commentaries, 1791, t. XVI, p. 315.

(Reuss, *das gelehrte England.*—Osiander.—Rob. Watt.)

HAMILTON (David), écuyer, médecin de la reine d'Angleterre, membre de la Société royale de Londres, a vécu à la fin du 17e siècle et au commencement du 18e. Il est auteur d'un petit ouvrage dont voici le titre :

Tractatus duplex, prior de praxeos regulis, alter de febre miliari. Accessit febris miliaris historiarum fasciculus. Londres, 1710, in-8 ; Ulm, 1712, in-8.—Dans le premier traité, l'auteur expose : 1° Quels sont les devoirs du médecin ; 2° quelles sont les véritables règles de l'art, et avec quel soin on doit examiner les maladies ; 3° ce qu'il faut observer pour ordonner les remèdes à propos. Ce dernier article comprend trois règles: la première est de ne se fier ni à la saveur ni à l'odeur des médicamens pour juger de la vertu qu'ils peuvent avoir, mais de s'en rapporter uniquement à l'usage et à l'expérience; la deuxième, de choisir les remèdes les plus simples, et entre les plus simples, ceux qui sont le plus appropriés à la nature de la maladie; la troisième, de ne combiner, dans les compositions médicamenteuses, que des substances qui s'associent bien, et non des agens qui se détruisent l'un l'autre. Ces diverses remarques sont entremêlées d'observations particulières de maladies.

Il y a deux choses à distinguer dans le *Traité de la fièvre miliaire :* la théorie, qui est fort mauvaise, et la partie pratique, qui est d'un bon observateur. Suivant Hamilton, la fièvre miliaire vient d'une sérosité acide et surabondante, portée par le sang à la circonférence du corps, où elle produit les vésicules. Dix-sept observations détaillées terminent l'ouvrage, et n'en sont pas la partie la moins utile.

(*Bibliothèque britannique.—Journ. des Savans.*)

HAMILTON (Robert), né à Edimbourg en 1721, y fit ses études médicales, et fut reçu docteur en 1738. Attaché au service maritime, il voyagea sur divers bâtimens, et fut quelque temps médecin de l'hôpital militaire de Port-Mahon. En 1748, il s'établit à Lynne, dans le comté de Norfolk, où il resta fixé jusqu'à sa mort, qui arriva le 9 novembre 1793.

Thoughts on establishing a fund for sick soldiers and their wives. Londres, 1783, in-8.

A description of the influenza ; with its distinction and method of cure. Londres, 1782, in-8.

Remarks on the means of obviating the fatal effects of the bite of a mad Dog, or other rabid Animals ; with Observations on the method of cure when Hydrophobia occurs, and the opinions relative to the worming of Dogs refuted ; illustrated by exemples. Ispwich, 1785, in-8. *An enlarged edition.* Londres, 1798, 2 vol. in-8.

The duties of a Regimental surgeon considered ; with Observations on his general califications, and Hints relative to a more respectable practice, and better regulations in that department. Wherein are interspersed many medical Anecdotes and subjects discussed, equally interesting to every practitioner. Londres, 1788, 2 vol. in-8 ; deuxième édition : 1794, 2 vol. in-8.

Practical Hints on Opium, considered as a Poison. Ipswich, 1791, in-8.

Observations on scrofulous afections, with remarks on schirrus, cancer, and rachitis. Londres, 1791, in-8.

Rules for recovering persons recently drowned. Londres, 1795, in-8.

Observations on the marsh remittent fever : more particularly in regard to its appearance and return every autumn, after the inundation from the sea, on lest january 1795, and the sire succeding years, at Lynn and its environs ; also on the watercanker, or cancer aquaticus of van Swieten. With remarks on the leprosy. Londres, 1801, in-8. Ouvrage posthume : *With memoirs of the author's life.*

Letters on the cause and treatment of the gout, in which some digressive remarks on other medical subjects are intespersed. Lynn, 1806, in-8 , ouvrage posthume.

Account of a suppression of urine , cured by a puncture made in the bladder through the anus. In Philosoph. transact. 1776, p. 578. *Abridg.,* tome XIV, p. 143.

Case of obstinate epilepsy, successfully treated by profuse bleeding. In Medical commentaries. 1780, t. VII , p. 336.

Account of a successfull method of treating inflammatory diseases by mercury and opium. Med. comment. , tome IX, p. 191.

Case of angina pectoris, from which it would appear that the diseases is sometimes hereditary. Med. comment., tome IX, p. 307.

History of a case in which an epis-taxis ocurred vicarious to the menstrual Discharge. Med. comment. 1786, tome XI, p. 337.

A remarkable case of nostalgia, affecting a native of Wales and occurring in Britain. Med. Comment., tome XI, p. 343.

Remarks on the influenza that appeared in spring 1782. In Memoirs of med. soc. of London. 1789, tome II , p. 418.

Account of a Distemper, by the common people in England vulgarly called the Mumps. Transact. of R. soc. Edimb., 1790, tome II, p. 59.

A case of a diseased testicle succes fully treated. In London med. journ., tome IV, p. 172.

Several instances of the good effects of opium in mortifications. London med. journal, tome V, pp. 75 et 190.

A case of hydrophobia. Lond. med. journ., tome VII, p. 1.

Case of worms discharged through an opening in the navel. London med. journ., tome VII, p. 4.

(Reuss , *das gelehrte England.* — Rob. Watt.)

HAMILTON (William), médecin distingué, mourut à St-Edmond's-Bury, le 4 septembre 1808 , âgé de 36 ans, selon Robert Watt, ou de 44 , selon Suard. Ces deux biographes se trompent certainement; car Halmilton fut reçu docteur en médecine à Edimbourg en 1779, et il ne pouvait guère avoir alors moins de vingt ans. Hamilton est auteur d'une bonne monographie sur la digitale pourprée.

Diss. de sanguine humano. Edimbourg, 1779, in-8.

Observations on the preparation , utility and administration of the digitalis purpurea, or a foxglove , in dropsy of the chest, consumption, hæmorrhage, scarlet fever , measles , etc , including a sketch of the medical history of this plant, and an account of the opinions of those authors who have written upon it during the last thirty years. Illustrated by cases. Londres , 1807, in-8. Trad. franc., Paris, 180.., in-8.

HANDEL (George-Théodore-Christophe), né en 1769, fit ses études médicales à l'université de Marbourg, y fut reçu docteur en médecine et en chirurgie l'an 1791, devint bientôt après professeur extraordinaire dans la même université, servit ensuite dans les troupes françaises, en qualité de médecin militaire à l'armée du Rhin, et mourut à Idstein le 9 février 1801. Il a publié un certain nombre d'opuscules qui n'ont pas une grande valeur, et que nous aurions passés sous silence si on ne les avait indiqués ailleurs sans dire le cas qu'on en doit faire.

Diss. de indole, signis diagnosticis, caussisque febris ardentis, monumentis præsertim veterum superstructa, pro solemniter capessendo in utraque medicina doctoris gradu. Marbourg, 1791, in-8, 57 pp. — La *Gazette de Salzbourg* donne une idée peu favorable de cette *Dissertation.*

Specimen pharmacopœæ militaris Franco-Gallicæ conscriptum et typis mandatum a cive D. G. Th. Ch. Handel. Strasbourg, l'an VI de la liberté (1797), in-8, 54 pp.

Das Wissenswertheste vom uralten Matlen-oder Wiesbade fur die sich dessen bedienenden Kurgæste aufgesetzt und zum Drucke befœrdert von Bürger Dr. Q. Th. Ch. Handel. Mayence, l'an VII de la république française, in-8, 52 pp.

Ueber die jetzige Pockenepidemie, und die ausgezeichnete Wirkung einiger Hausmittel in derselben. Francfort-snr-le-Mein, 1800, in-8, 40 pp.

Ueber die gegenwærtig, unter dem Rindwiehe, grassirende Klauenseuche, das damit gevœhnlich verbundene Maulwehe, und die hin und wieder herrschende Lungenfœule. Francfort-sur-le-Mein, 1801 (1800), in-8, 32 pp.

Arzneyvorrath für unbemittelte Bürger-Familie. Hadamar, 1801, in-8, 130 pp.

Pharmacopœa laconica, in eorum usum præprimis, sanitati qui prospiciunt militum reipublicæ emeritorum Franco-Galliæ, elaborata a cive D. G. Th. Handel. Hadamar, 1801, in-8, 44 pp. — L'auteur dédie au premier consul Bonaparte son œuvre, qu'il dit être *le fruit d'une longue réflexion et d'une expérience réitérée.*

Leichte und sichere Heilungsart des bœsartigen Trippers. Hadamar, 1801, in-8, 66 pp. — L'auteur adopte l'opinion de Tode sur la différence absolue de la gonorrhée et des affections syphilitiques. Il recommande d'une manière toute particulière le rob de genièvre.

Kenntniss und Cur der venerischen Chankers. Hadamar, 1801, in-8, 36 pp. — Hacker n'a point connu cet opuscule de Handel, quoiqu'on en trouve un extrait dans un journal dont il s'est souvent servi, la *Gazette de Salzbourg.*

Die Wirksamkeit des Phosphorus in der Epilepsie, in Hufeland's journal der practischen Heilkunde, 1799, n. 3.

Handel a inséré en outre quelques articles dans divers journaux.

(*Med. chir. Zeitung.* — Meusel.)

HARDER (Jean-Jacques), observateur distingué, naquit à Bâle

le 17 septembre 1656. Il fit ses études médicales sous Bauhin et Glaser, vint se perfectionner en France dans l'anatomie et la chirurgie, et après avoir été reçu docteur dans sa patrie, il y fut fait professeur de rhétorique en 1678, de physique en 1686, d'anatomie et de botanique en 1687, et de médecine théorique en 1703. Il fut trois fois recteur de l'université, et une fois doyen en philosophie. En 1683, il fut reçu dans l'académie des *Ricovrati* de Padoue, et en 1687, il entra sous le nom de Paeon dans celle des Curieux de la nature. En 1694, l'empereur Léopold lui conféra la dignité de comte palatin. Le margrave de Bade Dourlac, dont il était le médecin depuis 1682, le nomma en 1707 son conseiller aulique. Il jouit des mêmes honneurs à la cour de Wittemberg, et des faveurs de divers autres princes. Harder mourut en 1711, à l'age de 55 ans.

Dissertatio de ictero nigro. Bâle, 1673, in-4.

Dissertatio de empyemate. Bâle, 1675, in-4.

Dissertatio de asthmate. Bâle, 1676, in-4.

Dissertatio de nostalgiâ, hoc est de tristitiâ et tabe ex cupiditate redeundi in patriam, vulgo Heimwehe. Bâle, 1679, in-4.

Prodromus physiologicus, naturam explicans humorum nutritioni et generationi dicatorum. Basiliæ, apud Jacobum Berrschium, 1679, in-8.

Examen anatomicum cochleæ terrestris domiportæ, cum appendice de partibus genitalibus cochlearum. Cum figuris. Bale, 1679, in-8.

Pæonis et Pythagoræ, id est Joannis Jacobi Harderi et Joannis Conradi Peyeri exercitationes anatomicæ et medicæ familiares bis L; hecatombe, non Hecatæ, sed illustri Academiæ naturæ Curiosorum sacra. Bâle, 1682, in-8.

Epistolæ aliquot de partibus genitalibus cochlearum ; generatione item insectorum, ad Antonium Felicem Abbatem Marsilium, et Lucam Schroec-

kium. Exstant cum Antonii Felicis epistolâ de ovis cochlearum. Augsbourg, 1684, in-12.

Dissertatio succincta, de Rupicaprarum interaneis et ægagropilis. Extat in appendice ad annum 1. Decur. 2. Ephem. medico-physicarum Acad. Nat. Curios. Germ. Norimbergæ, apud Wolffgangum Mauritium Endterum. 1683, in-4.

Observ., de Puellâ rene dextro cum succenturiato carente. Exstat in ephem. Acad. nat. Cur. Germ. Decur. 2. An. 1. N. 35. Unà cum scholiis ad eam.

Ex anatome Urinæ incontinentiâ laborantis. Ib. Decur. 2. Ann. 2, in scholiis ad observat. N. 185.

Observatio de molæ generatione et differentiis. Ibid. Ann. eod. N. 185.

Apiarium observationibus medicis et experimentis refertum, scholiis et iconibus illustratum, cum responsione ad invectivas J. Baptistæ de Lamzweerde. Bâle, 1687, in-4. — *Thesaurus observationum medicarum rariorum.* Bâle, 1736, in 4.

Dissertatio de chylificatione. Bâle, 1688, in-4.

Diss. de naturalis et præter natu-

ralis sanguificationis in humano corpore historiá. Bâle, 1690 in-4.

De noxis cicutæ terrestris, ad virum celebratis. J. J. Wepferum. Misc. Acad. nat. Curios. Dec. II, an 3.

De viperarum morsu dissertatio. Misc. Acad. nat. curios. Dec. II, an 4.

De anatome muris alpini. Misc. Acad. nat. Curios. Dec. II, an 4.

Obs. de mingendi difficultate, cum uriná purulentá. Misc. Acad. nat. Curios. Dec II, an 4.

De glandulis scirrhosis cum pylori et pancreatis scirrho insigni. Misc. Acad. nat. curios. Dec. II, an 6.

Enterocele ex intestini coli prolapsu. Misc. Acad. nat. curios. Dec II, an 6.

De corpusculis in duodeno conspicuis. Misc. Acad. nat. Curios. D. II, an 6.

De dysenteriá post febrim continuam malignam. Misc. Acad. nat. Curios. Dec. II, an 6.

De anatome erinacei terrestris. Misc. Acad. nat. Curios. Dec. II, an 6.

De mesenterii tumore in cervo. Misc. Acad. nat. Curios. Dec. II, an 6.

Sinus frontalis in vitulo. Misc. Acad. nat. Curios. Dec. II, an 9.

Polypus gelatinæ similis. Misc. Acad. nat. Curios. Dec. II, an 9.

Cor et pericardium monstrosa. Misc. Acad. nat. Curios. Dec. II, an 9.

De glande sclopeto emissa pulmonis lobum alterum cum œsophago perforante, cui natura felicem medelam paravit. Misc. Acad. nat. Curios. Dec. II, an 9.

De glandulis intestini duodeni. Misc. Acad. nat. Curios. Dec. III, an 1.

De polypo cordis portentoso. Misc. Acad. nat. Curios. Dec. III, an 2.

De motibus epilepticis in primipará. Misc. Acad. nat. Curios. Dec. III, an 2.

De motibus convulsivis alternis diebus recurrentibus. Misc. Acad. nat. Curios. Dec. III, an 2.

De fluore albo mulierum seu lymphá varii coloris naturalibus copiose fluente. Misc. Acad. nat. Curios. Dec. III, an 2.

De muliere vermivomá. Misc. Acad. nat. Curios. Dec. III, an 2.

De puellá novenni prægnante. Misc. Acad. nat. Curios. Dec. III, an 2.

De uvulæ defectu. Misc. Acad. nat. Curios. Dec. III, an 2.

De funesta uteri ruptura ipso partûs tempore. Misc. Acad. nat. Curios. Dec. III, an. 5 et 6.

Constitutio epidemica Basileensis anni 1698. Misc. Acad. nat. Curios. Dec. III, an. 7 et 8.

Constitutio epidemica Basileensis anni 1699. Misc. Acad. nat. Curios. Dec. III, an. 7 et 8.

Obs. ex anatomiá a gravi dorsi vulnere defuncti. Misc. Acad. nat. Curios. Dec. III, an 9 et 10.

De liene triplici. Misc. Acad. nat. curios. Dec. III, an. 9 et 10.

Constitutio epidemica anno 1700 et 1701. Ephem. Acad. nat. Cur. Cent. I et II. Append.

Glandula nova lachrymalis uná cum ductu excretorio in cervis et damis a D. Joh. Jac. Hardero anno proxime elapso detecta et in binis litteris ad *** *descripta, in* Act. Eruditor. Lips. 1694, p. 49.

De viscerum præcipuorum structurá et usu. Bâle 1686, in-4.

De sanguinis motu vitali. Bâle, 1694, in-4.

De chyli secretione et distributione, Bâle, 1698, in-4.

De cerebri humani structurá naturali. Bâle, 1710, in-4.

(Manget. — Haller.)

HARDY (James), médecin à Barnstople, dans le Devonshire, s'est fait connaître par des recherches sur la colique de plomb, et par des vues sur l'origine et la nature de la goutte. Suivant Hardy, la colique du Devonshire n'est autre que la colique de plomb. Elle est causée par la mauvaise habitude qu'on a de se servir, pour conserver le cidre et le transporter, de vases de terre vernissés, dans lesquels on l'agite et le laisse séjourner plus ou moins de tems, ce qui ne peut se faire sans que cette boisson se charge d'une certaine quantité de plomb fourni par le vernis du vase. Cette quantité est même assez considérable pour qu'on puisse en constater la présence par des expériences chimiques, et c'est ce qu'a fait l'auteur dans des essais souvent répétés.

Il ne faut point que le sujet de l'ouvrage de James Hardy le fasse confondre avec un autre Hardy, médecin de Rouen, professeur de chimie dans cette ville, et membre correspondant de la Société royale de médecine, qui a aussi écrit et vers la même époque (en 1785), sur les sophistications du cidre et les moyens de les reconnaître. L'ouvrage de James Hardy a pour titre :

A candid examination of what has been advanced on the colic of Poitou and Devonshire, with remarks and experiments intended to ascertain the true causes of the gout. Londres, 1778, in-8.

Answer to Dr Riollay's letter on the origin of the gout. Londres, 1780, in-8.

(Reuss. — Rob. Watt. — *Journal encyclop.*)

HARMANT (N), conseiller médecin ordinaire de Stanislas, roi de Pologne, agrégé ordinaire du collége royal de Nancy, professeur de chimie, médecin de l'hôpital de St.-Stanislas, sous-directeur de l'académie des sciences, arts et belles-lettres de Nancy, mort en 1777, auteur des opuscules suivans :

Eloge de Bagard, premier médecin du roi de Pologne, etc. Nancy, 1773, in-8.

Mémoire sur les funestes effets du charbon allumé, avec le détail des cures et des observations faites à Nancy sur le même sujet ; lu dans une séance publique de l'Académie des sciences de la même ville. Nancy, 1775, in-8, 80 pp. — Pia fit réimprimer ce Mémoire dans la quatrième partie de l'ouvrage intitulé : *Établissemens en faveur des noyés.*

(Ersch. — Eloy.)

HARPER (Andrew), médecin anglo-américain, du fort Nassau, à la Providence, chirurgien de la garnison anglaise à l'île de Bahama, a fait probablement ses études médicales en Europe, et était sans doute à Londres à l'époque où furent publiés dans cette ville les deux opuscules qui l'ont fait connaître. La vie de l'auteur est restée ignorée depuis, et nous n'avons d'autre motif de le supposer mort que l'espace de temps qui s'est écoulé depuis ces publications.

A treatise on the real cause and cure of insanity; in which the nature and distinction of this disease are fully explained, and the treatment established on new principles. Londres, 1789, in-8, 69 pp.

The OEconomy of Health; or a medical essay, containing new and familiar instructions for the attainment of health, happiness and longevity. Londres, 1789, in-8.

(*Med. chir. Zeitung. — Hufeland, Bibliothek.*)

HARRIS (GautiER), auteur d'un ouvrage long-temps célèbre, sur les maladies des enfans, naquit à Glocester, vers l'an 1651. Il fut reçu bachelier en médecine le 10 octobre 1670. Ayant embrassé la religion catholique en 1673, il fut obligé de quitter l'université. Il passa en France, vint à Douay, puis à Paris. Avant de rentrer dans sa patrie, il prit le bonnet doctoral dans une faculté de France. Il se fixa à Londres, où il eut bientôt une clientelle considérable. L'ordre ayant été signifié, en 1678, aux catholiques romains de sortir de cette ville, Harris eut à choisir entre sa fortune et sa religion; il préféra la première, et repassa au protestantisme. Il fut alors plus recherché que jamais. Il fut nommé médecin du roi Guillaume III, qui monta sur le trône en 1688, et fut reçu dans le collége royal de médecine, dont on le nomma censeur en 1689. L'époque de sa mort est incertaine. Ses ouvrages ne répondent pas par leur mérite à la vogue de leur auteur et à la réputation dont ils ont long-temps joui.

A farewell to popery. Londres, 1679, in-4.

Rational discours of remedies. Londres, 1683, in-4.

Pharmacopœa anti-empirica, or a treatise on chymical and galenical remedies. Londres, 1683, in 4.; *ibid.,* 1683, in-8; 1684, in-8.

De morbis acutis infantum. Londres, 1689, in-8. — *De morbis acutis infantum : editio secunda, priori auctior cui accessit liber, observationes de morbis aliquot gravioribus medicas complectens; annexis etiam quibusdam de luis venereæ origine, naturá et curatione.* Londres, 1705, in-8; Genève, 1696, 1699, in-4; Amsterdam, 1715, in-8, Rotterdam, 1720, in-8; Amsterdam, 1736, in-8. En français, par J. Devaux: Paris, 1720, 1730, in-8, 1738, 1754, in-12.

Dissertatio de Peste; cui accessit descriptio inoculationis variolarum. Londres, 1721, in-8.

Remarks on the affairs and trade of England and Ireland. Londres, 1698, in-4.

Observationes medicæ. Londres, 1720, in-8.

Dissertationes medicæ et chirurgicæ,

habitæ in amphitheatro collegii medi-corum Londinensium a Gualthero Har-ris. Londres, 1725, in-8.

The great and wonderful Work, of God. Londres, 1727, in-4. — Har-ris avait traduit du français le *Traité des maladies vénériennes*, de Blégny, et le *Cours de chimie*, de N. Lemery. (Kestner. — Haller. — Eloy.)

HARSU (JACQUES DE), né à Genève en 1730, maître en chirurgie, docteur en médecine, membre du Conseil des deux cents en 1764, correspondant de la Société royale de médecine de Paris, mort en 1784, s'est fait connaître par ses recherches et ses observations sur les vertus médicales de l'aimant. Les seuls écrits qu'il ait mis au jour sont relatifs à ce sujet. En voici les titres :

Lettres (huit) sur les effets médicaux de l'aimant. Dans le *Journal encyclopédique*, 1777-1779. — *Lettres sur le même sujet.* Dans la *Gazette de Santé.* 1780.

Recueil des effets salutaires de l'aimant dans les maladies. 1782, in-8. (Senebier, *Hist. litt. de Genève.* — Ersch.)

HARTENKEIL (JEAN-JACQUES), le fondateur du plus ancien et d'un des meilleurs journaux de médecine qui existent, *la Gazette de Salzbourg*, naquit à Mayence le 28 janvier 1761. Il fit ses humanités à l'école des jésuites de cette ville. Il suivit quelque temps le cours d'anatomie de Ittner, puis il se rendit à l'université de Wurzbourg, célèbre alors par son professeur Siebold, par son hôpital Julius, par son amphithéâtre anatomique, etc. Il y passa deux années, gagnant d'abord l'estime et bientôt toute l'affection de ses maîtres Siebold, Brunninghausen, Hesselbach, etc. Il quitta Wurzbourg en 1781 pour venir à Strasbourg, d'après les conseils de Siebold, et muni de lettres de ce chirurgien célèbre, pour Lobstein, Spielmann, Ostertag et Pfeffinger. Il partit de Strasbourg en 1782 dans l'intention d'aller à Vienne. Siebold le retint à Wurzbourg, et le recommanda à l'évêque de Salzbourg qui lui avait demandé un sujet jeune et distingué dont il pût faire son chirurgien, en lui laissant la liberté de faire auparavant un voyage scientifique en France et en Angleterre. Après deux années de séjour à Wurzbourg, Hartenkeil prit le grade de docteur en 1784, et soutint à cette occasion une thèse remarquable sur le calcul de la vessie.

Muni de bonnes recommandations, Hartenkeil partit pour venir en France au printemps de 1785. Il fut reçu dans la maison de Desault et profita avec tout le zèle possible des moyens d'instruction que lui offrait la capitale de France, pendant dix-sept mois qu'il y séjourna. Au mois de juillet 1786, l'évêque de Salzbourg qui était aux eaux de Spa, étant tombé malade, envoya une estafette à Hartenkeil pour l'appeler auprès de lui. Il y demeura pendant toute la saison des bains. Le lord Cameelford, dont il fit connaissance chez l'évêque, lui donna des lettres pour J. Hunter, pour Pott et pour d'autres hommes célèbres, il en eut de Desault, de Sabatier, de Louis, etc. Il partit pour Londres où il fut mis ainsi en relation immédiate avec Banks, Hunter, Simmons et tout ce qu'il y avait d'hommes distingués ench irurgie et en médecine.

Hartenkeil revint en Allemagne au mois de juin 1787, il passa quelque temps à Mayence près de son vieux père, et se rendit au mois d'août de la même année à Salzbourg, où il entra en fonctions de chirurgien de l'évêque, avec le titre de conseiller aulique. Il fut chargé en même temps de faire des cours pour les chirurgiens et pour les sages-femmes. Il commença dès-lors à préparer la publication du journal dont il avait depuis long-temps conçu le projet et le plan. Ce fut en 1790 que commença cette publication, et c'est un beau titre de gloire pour Hartenkeil de l'avoir soutenu pendant dix-huit ans au premier rang de tous les recueils périodiques de l'époque, d'en avoir fait le plus riche répertoire qui existe, et le plus judicieux de la littérature médicale de tous les pays, durant cette période de temps. Hartenkeil eut encore le mérite de faire tout ce qui était en son pouvoir pour organiser l'enseignement et l'exercice de la médecine militaire et civile dans l'évêché de Salzbourg. Cet homme distingué mourut le 7 juin 1808, n'ayant pas encore achevé la quarante-huitième année de son âge. On peut lire des détails intéressans sur son caractère dans une notice que son successeur Jean-Nepomucène Ehrhart à mis en tête du volume de la *Gazette de Salzbourg* avec lequel commence sa rédaction.

Diss., præs. K. Casp. Siebold, de vesicæ urinariæ calculo. Wurzbourg, 1785, in-4, 150 pp., 4 pl. — Très-bonne monographie.

Bern. Siegfr. Albini historia musculorum hominis. Cum figur. VIII. Editio altera notis aucta. Francfort et Leipzig (Bamberg), 1784, in-4 : avec un nouveau titre, Bamberg et Wurzbourg, 1796, in-4.

Ueber Laudon's Krankheit und Tod, ein medicinische Fehde. Teutschland (Salzbourg), 1792, in-8.

Unterricht für die Hebammen des Erzstifts Salzburg; neue (mit des Herrn Verfassers Erlaubniss) veränderte Ausgabe von prof. Ficker's Unterricht für die Hebammen. Salzbourg, 1797, in-8.

Schreiben an die Viehbesitzer in

Lungan im Betreffe der unter dem Rindviehe daselbst ausgebrochenen Seuche, die in einer Lungenentzündung bestelt. Salzbourg, 1797, in-8.

Medicinische-chirurgische Zeitung herausgegeben von D. J. J. Hartenkeil und D. F. X. Mezler. Salzbourg, 1790-93, in-8, 16 vol. *Herausgegeben von Hartenkeil,* 1794-1808, 56 vol. *Ergænzungsbænde.* 1798-1810 (1790-1808), in-8, 11 vol. *Universal repertorium zu den Jahrgængen,* 1790, 91, 92, 93 und 1794, *der medicinische*

chirurgische Zeitung. Salzbourg, 1795, in-8. *Universal repertorium zu den Jahrgængen,* 1795, 96, 97, 98, 99, 1800, *und zu den wier Ergänzungsbænden,* etc. *Ibid.,* 1801, in-8.

Hartenkeil a publié avec Sœmmerring: *Aug. Schaarschmidt's Anatomische Tabellen. Mit Zusætzen vermehrte und mit Register versehene neue Auflage.* Francfort-sur-le-Mein, 1803, in-8, 2 vol.

(*Med. Chir. Zeitung.*—Meusel.)

HARTMANN (Jean), le premier professeur qui ait occupé une chaire publique de chimie dans une université d'Europe, naquit à Amberg, capitale du Haut-Palatinat. Créé maître en philosophie à Marbourg en 1591, et bientôt après nommé professeur de mathématiques dans la même université, il fut élevé au grade de docteur en médecine l'an 1606. Ce fut quelques années plus tard qu'il fut chargé de l'enseignement public de la chimie, science à peine connue de nom à cette époque, et qu'il commença à faire sortir du chaos de l'alchimie. Partisan du paracelsisme épuré, Hartmann fit des applications utiles de la chimie à la médecine. Ses ouvrages eurent une grande célébrité. Dans les dernières années de sa vie il fut archiâtre de la cour de Cassel; sa mort arriva le 7 décembre 1631.

Praxis chymiatrica; à Joanne Michaële et Georgio Everhardo Aut. fil. edita. Lipsiæ, apud Gottofr., Grossium 1633, in-4. Francofurti, apud Cap. Rotetium. 1634, in-8. Huic editioni adjectus est, propter affinitatem materiæ, tractatus novus de oleis variis chimicè destillatis. Genevæ, apud Petrum Choüet, 1647, in-8. Huic editioni adjecti sunt propter materiæ affinitatem tres tractatus novi : I, de oleis variis chymice destillatis; II, Basilicæ antimonii Hameri Poppi Thallini; III, Marci Cornacchini methodus, quâ omnes humani corporis affectiones ab humoribus, copia vel qualitate peccantibus chymicè et galenicè curantur. Apud Samuel Choüet, 1649, in-8; apud eumdem, 1659, in-8; et postea apud Leonard Choüet et socium, in-8, 1682; Lugduni Batavorum, apud Jacobum Voorn, 1663, in-12. Quæ editio recognita et præ omnibus hactenus editionibus emendata est. Francorfuti, apud Johann. Arn. Cholin. 1671, in-4; Noribergæ, apud Wolffgang Maurit. Endterum et Johann. Andr. Endteri hæredes, 1677, in-4. Indefesso Labore et pari chymiatriæ experientiâ ab innumeris istis mendis et falsatione typographicâ revendicata ; necnon occasione prætermissæ ab authore morborum theoriæ, unâ cum eorum signis diag-nosticis, causis et prognosticis, præ-cipuarumque totius corporis partium anatomicâ descriptione illustrata atque compluribus arcanis experimentis et secretioribus præparationibus, locuple-tata a Johan. Heskia Cardilucio. Cui, eodem Cardilucio authore, accessit zo-diacus medicus sive libellus de concor-dantiâ rerum medicarum cum zodiaco cœlesti ; seu duodecim domibus solis et lunæ, earumque virtutibus influentia-libus multifariis, præcipuè tamen qua-druplicibus, juxta quatuor trigonos seu qualitates elementares, videlicet ocream, igneam, terream et aqueam, totidemque præcipuas hominum com-plexiones, nimirum sanguineam, cho-lericam, melancholicam et phlegma-ticam. In quo legitima simplicium col-lectio, efficax præparatio, specifica mixtio, atque opportuna administra-tio ostenditur tam pro medicaminibus ac vegetabilibus parabilibus quàm ip-sorum vehiculis appropriatis.

Diatribe de usu medicomicrocosmi, i. e. Disquisito quomodo et qualia è corpore humano vivente, ejusque ma-nente integritate, medicamenta in usum medicum transferri queunt. Antehac in Academia Marpurgensi dictata, nunc vero evulgata à Zacharia Bren-delio. Erfurt, ap. Joh. Reiffenberge-rum, 1635, in-fol.

Disputationes chymico-medicæ, sub ejus præsidio ab aliquot medicinæ candidatis et studiosis publicæ cen-suræ expositæ, Marpurgi. Apud Pau-lum Egenolphum, 1611, in-4. Secun-da deinde editio aliquot disputationi-bus auctior. Erfurt, 1614, in-4. *Cui quoque accessit philosophus, seu, na-turæ consultus medicus.*

Philosophus, sive, Naturæ-con-sultus medicus : Oratione publicâ ini-tio professionis suæ ab authore factus et productus. IV. Kal. Aprilis, 1609. Accessit programma publicum ad phi-losophiæ et veræ medicinæ studiosos, futuræ professionis chymiatricæ con-silia et rationes indigitans; Marpurgi. Apud Paulum Egenolphum, 1609, in-8. *Tractatus physico-medicus de opio, in lucem editus à Joh. Georgio Pelshofero.* Wittebergæ, apud hære-des Clem. Bergeri, typis Johan. Roh-neri, 1635, in-8 ; *ibid.*, 1658, in-8.

Epistolæ variæ medicæ. Exstant cum cistâ medicâ Johannis Hornungi. Noribergæ, apud Sim Halbmagerum, 1625, in-4.

Oswaldi Crollii Basilicam chymicam plurimis selectis et secretissimis propriâ manuali experientia approbatis des-criptionibus et usu remediorum chy-micorum auxit.

Opera omnia medico chymica. In quibus praxis ejus chymiatrica : Notæ in Basilicam Crollii, et Beguini ty-rocinium; disputationes chymico-me-dicæ, quibus accessit philosophus, sive naturæ consultus medicus, initio professionis chymiatricæ ab ipso pro-positus ; tractatus de opio ; miscel-lanea medico-chymica ; et introduc-tio in vitalem philosophiam, conti-nentur. Partim antehac seorsim im-pressa, partim verò jam ex authoris MSS. nondum antea editis collecta et in unum volumen congesta, atque pluribus aucta à Conrado Johrenio. Francofurti ad Mœnum, apud viduam Seylerianam, 1664, in-fol.

(*Lindenius renovatus.* — Manget. —Wiegleb, *Geschichte der Chemie.*)

HARTMANN (Peter-Emmanuel), né à Halle en 1727, y fit ses études et y fut reçu docteur en médecine l'an 1751. En 1762, il fut nommé professeur extraordinaire de médecine à l'université de Helmstadt, et l'année suivante il passa, en la même qualité, dans l'université de Francfort-sur-l'Oder. Il mourut dans cette ville le 1er décembre 1791. Les seules productions d'Hartmann sont des programmes académiques ou des dissertations soutenues sous sa présidence, parmi lesquelles on remarque celles sur les eaux minérales de la Silésie.

Diss. inaug. de sudore unius lateris, cum præfatione, de quibusdam febribus sudatoriis malignis. Halle, 1751, in-4.

Diss. duplex peripneumoniæ genus. Halle, 1756, in-4.

Diss. Æthiopis antimonialis et auripigmentalis conficiendi adhibendique rationes. Halle, 1759, in-4.

Diss. Martis cum Mercurio conjunctio usibus practicis commendata. Halle, 1759, in-4.

Diss. de æstimatione medica tormentorum. Helmstadt, 1762, in-4.

Observationes ad cicutæ, mercurii sublimati et phosphori usum internum. Helmstadt, 1763, in-4.

Progr. obs. in puellæ septennis cadavere. Francfort-sur-l'Oder, 1765, in-4.

Anatomes practicæ specimina. Francfort-sur-l'Oder, 1765, in-4.

De calculis in vesicula seminali aliisque notatis anatomicis. Francfort-surl'Oder, 1765, in-4, et dans les *Nov. act. acad. nat. Curios.*, tome III.

Plantarum prope Francofurtum ad Viadrum sponte nascentium Fasc. I Francfort-sur-l'Oder, 1767, in 8.

Diss. de salice laurea odorata Linnæi. Francfort, 1769, in-4.

Diss. insignis cicutæ Stœrckianæ efficacia medica. Francfort, 1772, in-4.

Diss. de mercurio dulci martiali ejusque præparatione et usu medico. Francfort, 1774, in-4.

Diss. de Joannis Langii, medici Leobergensis olim celeberrimi studiis botanicis. Francfort, 1774, in-4.

Prog. nonnulla de arteria umbilicali sine pari. Francfort, 1777, in-4.

Diss. resp. Alberti, fontes silesiaci medicati martiales simplices. Francfort-sur-l'Oder, 1777, in-4.

Diss. opificum quosdam morbos purpuramque purulentam exponens. Francfort, 1777, in-4.

Diss. de florum zinci usu interno. Francfort, 1778, in-4.

Diss. antinephritica uvæ ursinæ virtus meritò suspecta. Francfort, 1778, in-4.

Diss. de acidi vitriolici virtute calculum pellente. Francfort, 1778, in-4.

Diss. de borace ammoniacali. Francfort, 1779, in-4.

Diss. de fontibus alcalino martialibus silesiacis, speciatim salzbornensibus et veteraquensibus. Francfort, 1780, in-4.

Diss. de acidulis alcalino martialibus silesiacis, carolinianis et skarsinensibus. Francfort, 1780, in-4.

Diss. de decursu variolarum naturalium, et tutissima eos tractandi methodo. Francfort, 1780, in-4.

Diss. de contagio naturali ab insiti-

vis variolis circumspecte arcendo.
Francfort, 1780, in-4.

Diss. de ileo cognoscendo et curando.
Francfort, 1781, in-4.

*Diss. de clysmatum frigidorum in
ani procidentia usu.* Francfort, 1781 ,
in-4.

*Diss. de virtute salicis laureæ an-
thelmintica.* Francfort, 1781 , in-4.

*Diss. resp. Kurz de Ducatuum
Münsterbergensis et Wohlani acidulis
alcâlino martialibus.* Francfort-sur-
l'Oder, 1781, in-4, 26 pp.

*Diss. resp. Wolf de acidulis alcali-
no-martialibus principatus saganensis.*
Francfort-sur-l'Oder, 1784, in-4.

*Diss. iconum botanicarum Gessëri-
Camerarianarum minorum nomenclator Linnæanus.* Francfort, 1781, in-4.

*Diss. super sulphure antimoniali
aurato liquido quæstiones aliquot chi-
micæ.* Francfort, 1782, in-4.

*Diss. de sedo acri Linnæi, ejusque
virtute in cancro aperto et exulcerato.*
Francfort-sur-l'Oder, 1784, in-4.

*Programma de arcanorum medica-
mentorum martialium circumspecto
usu necessario.* Francfort-sur-l'Oder ,
1786, in-4.

C'est Hartmann qui a revu , corrigé et enrichi d'additions importantes
l'ouvrage suivant : *J. Henrici Schulzii
prælectiones in dispensatorium Bran-
denburgicum.* Hallé, 1753, in-8.

(Haller.—Bœhmer.—Meusel, *Lexikon.*)

_HARTMANN (Philippe-Charles), mal surnommé Pancrace-
Louis par Meusel et Ersch, qui en ont fait deux auteurs différens, et
par Callisen, qui a suivi Meusel, naquit à Heiligenstadt, capitale
de l'Eichsfeld le 20 janvier 1773. Il pratiqua la médecine à Vienne
de 1799 à 1803, devint médecin de l'infirmerie de Mauerbach, près
de Vienne, en 1803, professeur de médecine et de clinique au lycée
d'Olmütz en 1806, enfin professeur de pathologie et de matière
médicale à l'Université de Vienne, en 1811. Hartmann a occupé
cette chaire avec distinction jusqu'à sa mort arrivée le 5 mars 1830,
à la suite d'une attaque d'apoplexie.

*Glücseligkeitslehre für das phy-
sische Leben der Menschen, oder die
Kunst, das Leben zu benutzen, und
dabey Gesundheit, Schœnheit, Kœr-
per- und Geistes-Stærke zu erhalten
und zu vervolkommen.* Dessau et
Leipzig, 1801, in-8; *ibid.,* 1808,
in-8 ; Leipzig, 1810, in-8.

*Analyse der neuern Heilkunde.
— Analyse des Brownschen Systems.
Erster Theil.* Vienne, 1802, in-8,
312 pp.—*Zweiter Theil. Ibid.,* in-8 ,
467 pp.

*Sicherungsanstalten und Verwah-
rungsmittel gegen ansteckende Ner-
ven- und Faulfieber.* Olmütz, 1810,
in-8.

*Die Theorie des ansteckenden Ty-
phus und s. Behandlung.* Vienne,
1812, in-8.

*Theoria morbi seu pathologia ge-
neralis, quam prælectionibus publicis
accommodavit.* Vienne, 1814, in-8 ;
ibid., 1828, in-8. *Theorie der Krankheit frei aus den Latein übersetzt von
Verfasser.* Vienne, 1823, in-8.

Pharmacologia dynamica usui aca-

demico adcommodata. Vienne, 1816, in-8; *ibid.,* 1829, in-8, 2 vol.

De mente humana; vita physica altiore. Vienne, 1816, in-8.

Der Geist des Menschen in seinen Verhæltniss z. physischen Leben. Vienne, 1820, in-8.

Outre ces ouvrages, Hartmann a inséré un assez grand nombre d'articles dans divers journaux, notamment dans celui de Hufeland, et dans la *Gazette de Salzbourg.*

(Meusel.—Ersch.—*Med. chir. Zeitung.*)

HARTMANN (Philippe-Jacques), médecin érudit et historien laborieux, naquit à Stralsund, dans la Poméranie, le 26 mars 1648. Il commença ses études médicales et théologiques à Kœnigsberg en 1669, et y obtint la maitrise en 1672. Il passa alors en France, fut reçu docteur en médecine à l'université de Valence; en 1678, il visita la Hollande et l'Angleterre, et revint l'année suivante occuper à Kœnigsberg une chaire extraordinaire de médecine. En 1685, l'adémie des Curieux de la nature le reçut au nombre de ses membres; il fut nommé professeur ordinaire d'histoire en 1689, adjoint de la faculté de médecine en 1691, et professeur ordinaire de médecine en 1701. Il se démit alors de la chaire d'histoire. En 1705, il fut nommé membre de la société des sciences de Berlin; il mourut en 1707. Jœcher donne, d'après Arnold, la liste des ouvrages de P.-J. Hartmann; nous n'indiquerons que ceux dont l'objet est du domaine de ce dictionnaire.

Succincta succini prussici historia et demonstratio. Francfort, 1677, in-8; Berlin, 1699, in-4.

Diss. de generatione spirituum, eorumque affectionibus in genere. Kœnigsberg, 1681, in-4.

Diss. de sanguine alimento ultimo Kœnigsberg, 1682, in-4.

Exercitationum anatomicarum de originibus anatomiæ. I. Kœnigsberg, 1683, in-4.

Exercitat. de orig. anat. II. Kœnigsberg, 1683, in-4.

Exercit. de orig. anat. III. Kœnigsberg, 1683, in-4.

Exercit. de orig. anat. IV. Kœnigsberg, 1683, in-4.

De iis quæ contrà peritiam veterum anatomicam afferuntur in genere.

Exercit. I. Kœnigsberg, 1685, in-4.

De iis, quæ contrà peritiam anatomicam veterum afferuntur in specie. Exerc. I. Kœnigsberg, 1689, in-4.

Exercitatio II. Kœnigsberg, 1693, in-4.

Exerc. III. Kœnigsberg, 1693, in-4.

Exerc. IV. Kœnigsberg, 1693, in-4.

Ces neuf *Dissertations* ont été réunies avec deux autres de J. H. Schulze, sous ce titre:

Fasciculus dissertationum ad historiam medicam, speciatim anatomes spectantium, quem ob raritatem non minus ac utilitatem prodire curavit D. Ern. Godofr. Kurella. Berlin, 1754, in-8. — Haller s'exprime ainsi sur celles d'Hartmann: *Docta certe scripta et magna cura ex veterum monu-*

mentis decerpta, etsi passim putes, desiderium ornandorum veterum aliquantum a stricto sensu veri cl. virum abduxisse.

De phocá, s. vitulo marino. Kœnigsberg, 1683, in-4.

De Xiphiá. Kœnigsberg, 1693, in-4, et *in Ephem. Acad. nat. Curios. Dec. III, an 2, app.*

De generatione viviparorum ex ovo. Kœnigsberg, 1699, in-4. *Recus. in Haller, Disp. anat. select.,* tome IV.— Thèse remarquable contenant beaucoup d'observations et d'expériences.

De bile, sanguinis ultimi alimenti excremento. Kœnigsberg, 1700, in-4.

Synopsis primæ partis artis medicæ, de sanitate. Kœnigsberg, 1701, in-4.

Exercitatio de generatione mineralium, vegetabilium, et animalium in aere, occasione annonæ et telæ, cœlitus delapsorum anno 1686 in curoniá. Nuremberg, 1689, in-4. *Append. ad Miscell. Acad. nat. Curios. Dec. II, an 7.*

Hartmann a fourni un grand nombre d'observations au recueil de l'*Académie des Curieux de la nature;* nous les indiquerons, parce que la plupart sont des faits curieux d'anatomie pathologique, humaine ou comparée.

In Miscell. Acad. nat. Cur. Dec. II, anno 4.

Observatio 72. De lumbrico in rene canis sanguineo.

Observatio 73. Vermes vesiculares sive hydateodes in caprearum omentis, et in pulmonibus alterius furfuracea.

Anno 5. Observatio 61. De anatome puellæ diarrhœá confectæ.

Observatio 62. De anatome phrenetici.

Observatio 63. De anatome herniosæ asciticæ.

Observatio 64. De anatome asciticæ.

Observatio 65. De anatome tabidi.

Observatio 66. De anatome anasarcá enecti.

Observatio 67. De anatome hydrope uteri extinctæ.

Observatio 68. De anatome hydrope et molá uteri afflictæ.

Observatio 69. De anatome infantis cui abcessus congenitus.

Observatio 70. De anatome infantis scirrho viscerum defuncti.

Observatio 71. De anatome calculo vesicæ enectæ.

Observatio 72. De anatome ascitici.

Observatio 73. De anatome pueri calculo vesicæ enecti.

Observatio 74. De anatome puerperæ partús difficultati succumbentis.

Observatio 75. De anatome matronæ febre confectæ.

Observatio 76. De anatome monstrosi crediti fœtús.

Observatio 77. De anatome ascitici et herniosi.

Anno 7. Observatio 17. De anatome caponis inediá enecti.

Observatio 18. De anatome carduelis famc peremtæ.

Observatio 19. De anatome canis diarrhœá afflictæ.

Observatio 20. De anatome ovillorum uterorum embryis intùs sceletis.

Observatio 21. De anatome ventriculorum tophis intùs concretis.

Observatio 22. De anatome renum et partium adjacentium non rectè se habentium.

Observatio 23. De anatome vesicularum fellis et partium adjacentium non rectè se habentium.

Observatio 24. De anatome glandiorum.

Observatio 25. *De anatome lienum.*

Observatio 26. *De anatome porcellæ hermaphroditæ creditæ.*

Observatio 27. *De anatome vitulæ hermaphroditæ.*

Observatio 28. *De anatome ventriculorum intus latitantibus aciculis.*

Observatio 29. *De anatome gallinæ iliacæ.*

Observatio 30. *De anatome scirrhorum.*

Observatio 31. *De anatome uteri suilli fœtibus disparis magnitudinis.*

Observatio 32. *De anatome turturis pinguedine suffocatæ.*

Observatio 33. *De anatome gruis pinguedine suffocatæ.*

Observatio 34. *De anatome canis morbidi.*

Observatio 35. *De anatome canis in partu mortuæ.*

Observatio 36. *De anatome picæ glandariæ epilepsiâ enectæ.*

Observatio 37. *De anatome fringillæ epilepticæ.*

Observatio 38. *De anatome gallinæ herniosæ.*

Observatio 39. *De anatome vesicæ monstrosæ.*

Observatio 40. *De ventriculi piscis siluri, Wess dicti.*

Anno 9, *Observatio* 9. *De anatome pueri tabidi.*

Observatio 10. *De anatome profluvio sanguinis per alvum, et cordis anxietate laborantis.*

Observatio 11. *De anatome apoplexia defuncti.*

Observatio 12. *De anatome monstrosorum ureterum.*

Observatio 13. *De anatome arthritici præ pinguedine mortui.*

Observatio 14. *De anatome ex gangrænâ vesicæ defunctæ.*

Anno 10, *Observatio* 156. *Oscheodidymo-hydro-sarcocele.*

Observatio 157. *Abortus et molæ.*

Observatio 158. *Pueri ferâ tussi laborantis viscera.*

Observatio 159. *Atreta.*

Observatio 160. *De anatome nephriticæ et pectacholæ.*

Observatio 161. *De anatome apoplectici.*

Observatio 162. *De anatome monstri.*

Observatio 163. *Colon occlusum.*

Decur. 3, *anno* 2. *Observatio* 185. *De anatome pueri asthmatici.*

Observatio 186. *De anatome tremuli, febre, diarrhœa, et bulimo confecti.*

Observatio 187. *De anatome galli et gallinæ apoplecticorum.*

Observatio 188. *De anatome juvenis asthmatici.*

Observatio 189. *De anatome canis hydropici.*

Observatio 190. *De liene suillo hydropico.*

Observatio 191. *De Gallinæ utero hydropico.*

Observatio 192. *De herniâ pulli Gallinacei.*

Observatio 193. *De vesicularibus vermibus in mure.*

Observatio 194. *De hepate gallinaceo pingui.*

Observatio 195. *De liene suillo gemino.*

Anno 3. *Observatio* 121. *De anatome ex febre mortui valvulis cordis cartilagineis.*

Observatio 122. *De anatome nephritici.*

Observatio 123. *De anatome in puerperio defunctæ.*

Anno 4. *Observatio* 83. *De partu posthumo.*

Observatio 84. De abortâ cum mola.

Observatio 85. De impotente et stupida.

Observatio 86. Ex anatome apostemate hepatis defuncti.

Anno 5 et 6. Observatio 205. De anatome pueri phthisici, latentibus in corde polypis.

Observatio 206. De molâ.

Observatio 207. De anatome pueri hydropici et phthisici.

Observatio 208. De anatome septuagenariæ, quæ, profluvio sanguinis laborans, per muliebria vermem excreverat.

Observatio 209. Testis gemelliparæ tumor singularis.

Anno 7 et 8. Observatio 38. De genitalibus vitulæ monstrosis.

Anno 9 et 10. Observatio 102. Ex anatome à partu difficili defunctæ.

Observatio 103. Ex anatome hœdi hermaphroditi.

Observatio 104. De utero ovillo hydropico.

Observatio 105. Ex anatome puellæ triennis mesenterio in tumorem sanguinolento suppuratum conglobato.

Observatio 189. Ex historiâ et anatome gemellorum coalitorum. Anno 1702. Mense Mart. in Prussia natorum.

Observatio 190. De sceleto gemellorum coalitorum Janiformi.

Observatio 191. Ex uteri ovilli, collo in ligamentum coalito, fœtuque adulto emortuo anatome.

Observatio 192. De duobus abortibus humanis uviformibus.

Observatio 193. De secundinæ abortibus ovo cotyledoniformi.

(Jœcher.—Manget—Haller.)

HARVEY (Gédéon), fameux médecin anglais, naquit dans la province de Surrey. Après avoir étudié la médecine à Leyde et à Paris, il prit dans une faculté de France le bonnet de docteur. Muni de ce titre, il se fit agréger au collége de La Haye; mais l'amour de la patrie le rappela en Angleterre, où il fut nommé médecin ordinaire de Charles II. Il occupa le même poste sous Guillaume III. Il fut en outre médecin de la Tour de Londres, et jouit d'une grande vogue. Harvey mourut vers 1700. Comme écrivain il s'est fait connaître par les traits satiriques, les sarcasmes mordans qu'il lança contre les médecins de son temps. Dans un ouvrage intitulé *le Conclave des Médecins*, il les partage en six classes, selon qu'ils sont partisans du fer, du lait d'ânesse, du quinquina, des eaux minérales, de la saignée ou des purgatifs. Il désigne ces sectes par les noms de *ferrea, asinaria, jesuitica* (le quinquina portait en Angleterre le nom de poudre des jésuites), *aquaria, laniaria* et *stercoraria*. Les ouvrages de Gédéon Harvey, montrent, comme tant d'autres, qu'il est plus facile de critiquer la mauvaise médecine que d'en faire de bonne.

New principles of philosophy. Londres, 1663, in-4.

A discourse of the Plague. Londres, 1665, in-4; 1673, in-8.

Morbus anglicus ; or the anatomy of consumption , containing the nature , signs , subjects , prognostics , preservation , and method of curing consumptions , cough , and spitting of blood, to which is added some brief discourses on melancholy, madness , and distraction , occasioned by love , etc. Londres, 1666, 1672, 1673, in-8.

The great Venus unmasked ; or , a perfect discovery of the French disease and virulent running of the reins ; with the several methods of curing them. Londres, 1666, in-8; *ibid.,* 1672, in-8.

Little Venus unmasked ; or a perfect discovery of the French Pox ; comprising the opinions , of most ancient and modern physicians ; with the author's judgment, etc. Londres, 1670, in-8; *ibid.,* 1685, in-8.

De febribus tractatus theoreticus et practicus. Londres, 1672, in-8; en anglais: Londres, 1674, in-8.

A new treatise of the scorbutic pox; a second treatise of the mangy pox altered of a heretic pox ; and an appendix of the venereal gout. Londres, 1675, in-8.

Disease of London; or a new discovery of the scurvy. Londres, 1675, in-8; *ibid.,* 1685, in-8.

The family physician and house apothecary. In 4 parts. Londres, 1678, in-8.

Casus medico-chirurgicus ; or a most memorable case of a nobleman deceased. Londres, 1678, in-8.

The conclave of physicians ; detecting their intrigues , frauds , and plots against their patients. With a discourse on the jesuites Bark. Londres, 1683-86, in-8.

The art of curing the most dangerous Wounds , by the first intention. Londres, 1685, in-12.

The french Pox, with all its kinds, causes , signs , the running of the reins , schankers , bubo gleets , and their cures. Appendix of observations never yet discovered by any. Londres, 1685, in-8.

Of the small Pox, and malignant fever; with the various methods of curing them ; and a discourse on the scurvy. Londres, 1685, in-8.

Ars curandi morbos expectatione item de vanitatibus, dolis, et mendaciis medicorum. Accedunt his præcipue supposita, et phænomena, quibus veterum recentiorumque dogmata de febribus, tussi, phthisi, asthmate, apoplexia, calculo renum et vesicæ , ischuria et passione hysterica convelluntur, aliaque verisimiliora traduntur Londres, 1694, in-12; Amsterdam, 1695, in-12; 1698, in-8. En anglais : Londres, 1689, in-8; *ibid.,* 1693, in-8. En latin, avec des notes de Stahl : Paris, 1730, in-8, 2 parties.

Treatise on the small Pox and Measles. Londres, 1696, in-8.

Particular discourse on opium diacodium , and other heeping medicines. Londres, 1696, in-8.

Discourse on the vanities of philosophy and physic. Londres, 1699, 1700 et 1702, in-8.

(Rob. Watt. — Haller.—Matthiæ.)

HARVEY (Guillaume), naquit à Folkstone, dans le comté de Kent, en 1578. Après avoir fait ses études médicales dans sa patrie, il voyagea pour son instruction en France, en Allemagne, en Italie, et il se fixa à Padoue, où la célébrité de Fabrizio d'Aquapendente attirait alors beaucoup d'étrangers. Après avoir étudié sous ce grand maître, il prit le bonnet de docteur à vingt-quatre ans, le 25 avril 1602. Il revint dans son pays et s'établit à Londres. En 1604 il entra dans le collége de médecine, et fut nommé médecin de l'hôpital Saint-Barthélemy.

Nommé régent en 1613, ce fut dans le cours de ses leçons qu'il exposa pour la première fois sa doctrine de la circulation du sang. Son mérite commença alors à se faire connaître; et le roi le nomma un de ses médecins en 1623.

Sa doctrine de la circulation, qu'il avait laissée mûrir quelques années, fut enfin livrée à la presse en 1628. Malgré le rang que Harvey tenait dans son état, et l'accueil favorable que ses confrères firent à son système, les préjugés contre tout innovateur étaient alors si forts que, dans une lettre de cette époque qui s'est conservée, il se plaint à un ami de ce que sa pratique a considérablement diminué depuis la publication de son ouvrage. Il fut dédommagé de cette humiliation par l'estime et la faveur de Charles Ier. L'intérêt que le roi prit à ses travaux fut très-utile à ses recherches sur la génération; il fit mettre à sa disposition un grand nombre de biches pleines pour les disséquer. Il lui donna une autre marque de sa bienveillance en le nommant pour accompagner le duc de Lennox dans ses voyages. La guerre civile éclata. Harvey, attaché à Charles Ier par devoir et par affection, le suivit dans ses voyages, et fut nommé en 1645, par le roi, garde du collége de Merton. Sa maison de Londres fut pillée. Ce qu'il en regretta le plus, c'est la perte de ses papiers, qui contenaient beaucoup d'observations anatomiques, principalement sur la génération des insectes. Harvey ne posséda pas long-temps la présidence du collége de Merton; Oxford se rendit au parlement; Harvey revint à Londres, et il vécut d'une manière très-retirée tantôt dans la capitale, tantôt a Lambeth, ou dans la maison de ses frères à Richemont, en 1651. Ce fut dans cette retraite que son ami Georges Ent vint lui arracher en quelque sorte son ouvrage sur la génération, qu'il n'aurait jamais publié. Au mois de décembre de cette année, le collége des médecins éleva en son honneur une statue dans la salle d'exercice avec cette inscription :

Gulielmo Harveio,
Vivo monumentis suis immortali

Hoc insuper, collegium medicorum londinense
Posuit.
Qui enim sanguini motum,
Ut et
Animalibus ortum dedit, meruit esse
Stator perpetuus.

Harvey fit don au collége d'une salle d'assemblée qu'il avait fait bâtir dans le jardin, et d'un cabinet fourni de livres de choix et d'instrumens de chirurgie : il refusa la présidence du collége qu'on lui avait offerte. Il continua cependant d'assister à ses assemblées, et, en 1656, il lui assura une rente de 56 livres sterling à perpétuité. Le but de cette donation était l'institution d'une fête annuelle dans laquelle on devait prononcer un discours latin en l'honneur des bienfaiteurs du collège. Cette somme devait servir au salaire de l'orateur et à pensionner le garde de la bibliothèque. Dans le même temps, il résigna au docteur Scarborough sa charge de professeur. Il succomba aux progrès de l'âge et des infirmités, le 3 juin 1658, à quatre-vingts ans. Un faux bruit se répandit qu'il n'avait pu supporter les maux de la vieillesse, et surtout la perte subite de la vue, et qu'il avait mis fin à ses souffrances par le poison. Le docteur Wilson rapporte qu'Harvey vit approcher la mort avec tranquillité; et quand il fut près de sa fin, il rassembla les facultés de son ame et se tâta le pouls, observant avec une attention philosophique les approches successives de la dissolution, et qu'il mourut ainsi calme et résigné. Il fut inhumé à Hempsted, dans le comté d'Essex, où on lui éleva un monument.

Nous n'aurions pas fait l'histoire de Harvey si nous ne faisions celle des découvertes qui ont immortalisé son nom. Mais il est nécessaire de jeter un coup d'œil rapide sur les progrès que ses prédécesseurs avaient faits dans les recherches qui furent l'objet de ses travaux.

Autant qu'il est possible d'entendre le langage confus et contradictoire des anciens physiologistes, les premiers paraissent avoir pensé que les veines ayant leur origine dans le foie, organe de la sanguification, étaient les seuls vaisseaux qui continssent du sang; qu'il y avait dans ces vaisseaux un mouvement de flux et de reflux irrégulier, et que les artères, venant du cœur, contenaient les esprits animaux qui avaient été élaborés dans cet organe; que tel était l'état de santé; mais que dans les maladies, le sang forçait quelquefois le passage dans les artères. Ce système, énoncé dans les œuvres hippocratiques, fut principalement soutenu par Érasistrate. Galien approcha le premier de la véritable doctrine, en démontrant que les artères contenaient toujours du sang dans l'animal vivant; que le ventricule gauche du cœur en contenait aussi, et même que la contraction des artères chassait le sang dans les veines. Il n'ignora pas que le sang, versé par les gros troncs veineux dans les cavités droites du cœur, passait (en partie) du ventricule droit dans la veine (artère) pulmonaire, et dans les divisions de ce vaisseau dans les poumons ; mais il s'arrêta là. Il admettait que le sang qui se trouvait dans le ventricule gauche y était venu directement du ventricule droit, en passant à travers les *porosités* de la cloison qui les sépare. L'opinion de Galien eut une autorité inviolable pendant quatorze siècles. Vesale confirma l'assertion de Galien que les artères contiennent toujours du sang. Il prouva, par des expériences sur les artères que le cours du sang se fait dans ces vaisseaux, du cœur vers les extrémités; que ce mouvement est rapide et violent, et que quand le cœur se contracte, les artères se remplissent. Il observa que, dans une artère coupée, le mouvement du sang cessait au-dessous de la section, et qu'on pouvait l'y rétablir en mettant un tube à la place du morceau de vaisseau qu'on avait coupé: il dit aussi que si l'on fait une ligature à une veine, la partie la plus proche du cœur s'affaisse; et cependant, contradictoirement à tous ces faits, il suppose avec les anciens que le sang se meut du cœur dans tout le corps au travers des veines.

Quelque temps auparavant, Servet, dans un ouvrage théologique, avait nié le passage du sang du ventricule droit dans le ventricule gauche; il avait reconnu que, du premier de ces ventricules le sang passe dans l'artère pulmonaire et va se distribuer dans le poumon, non pour le nourrir, mais pour y être élaboré et purifié par un esprit qu'il reçoit de l'air respiré, et par l'exhalaison d'une matière fuligineuse qu'il expire. Il avait soutenu enfin, et c'est ici surtout qu'il avait dépassé Galien, il avait soutenu que le sang passe des artères pulmonaires dans les veines de même nom, et de là dans le cœur gauche. Cette partie importante du vrai système n'était cependant point fondée sur l'expérience; c'était seulement pour Servet une hypothèse ingénieuse qu'il lui eût été difficile de soutenir, puisqu'il ignorait la force du cœur pour pousser le sang, et l'action de ses valvules pour diriger l'exercice de cette force. En 1569, Realdo Colombo décrivit plus exactement le passage du sang du côté droit au côté gauche du cœur par les poumons, et démontra le véritable usage des valvules du cœur, mais en adoptant les autres erreurs de Galien, et notamment en niant comme lui la nature musculaire de cet organe.

Césalpin, douze ans après, établit un système qui approche encore plus de la vérité, quoique mêlé d'erreurs et d'incohérences. Il suppose, d'après Aristote, deux sortes de sang, l'un servant à l'accroissement du corps, l'autre à sa nutrition. Le premier vient du foie dans la veine cave, d'où il est attiré par la chaleur du cœur dans le ventricule droit. De là, d'après les principes de Colombo, Césalpin suit le cours du sang au travers du poumon, où il suppose qu'il ne reçoit point une nature spiritueuse du contact de l'air, mais qu'il est seulement échauffé par ce fluide. Cette chaleur produit une effervescence qui distend le cœur et les artères. Pendant cette distension, le sang et les esprits vitaux sont portés par les artères dans toutes les parties du corps. Dans le même temps l'aliment surabondant sort des veines par les anastomoses, le cœur et les artères deviennent flasques jusqu'à une nouvelle effervescence ; et ce mouvement alterne est la cause du pouls. Plus loin Césalpin dit que les ramifications de l'extrémité des artères communiquent avec les veines, et que, pendant le sommeil, le sang et les esprits vitaux vont des artères dans les veines, ce qu'il imagine d'après la tuméfaction des veines et la diminution du battement des artères pendant cet état. Il ajoute enfin que quand les veines sont fermées par des ligatures, le sang retourne à sa source, de peur qu'intercepté par ces veines, son cours ne soit entièrement détruit. On voit que quoique Césalpin admît la circulation, il n'avait aucune idée de sa constance et de sa rapidité, il n'en connaissait ni les causes réelles, ni les véritables conséquences.

Si l'on ajoute à ces notions la connaissance des valvules des veines, dont la science était redevable à l'école de Fabrizio, on aura un exposé complet de l'état où Harvey trouva la doctrine de la circulation du sang.

On ne peut nier que les élémens fondamentaux de cette doctrine ne fussent trouvés, mais il restait certainement un pas à faire pour y arriver, et un pas fort difficile ; car ce génie éclairé, étendu et pénétrant, qui sait former un système simple, lié et démontré, d'un chaos de faits confus et de raisonnemens contradictoires, est certainement la faculté la moins commune et la plus précieuse de l'esprit humain.

Au mérite éminent du fond , l'ouvrage de Harvey sur la circulation joint le mérite de la forme. L'auteur éclaire d'abord la route en écartant les erreurs de l'antiquité; il décrit ensuite le mouvement du cœur dans un animal vivant ; il montre sa structure musculaire, les contractions alternatives des ventricules et des oreillettes , l'effet qu'elles doivent avoir de chasser le sang avec force dans les artères , déterminé dans cette direction par le mécanisme des valvules. Enfin il établit tout le système de la circulation. Il termine ce traité par des observations originales sur la différence de structure du cœur dans différens animaux, et à différentes périodes de la vie.

Nous n'indiquerons point ici les nombreux adversaires que suscita à Harvey la publication de sa découverte, ni les défenseurs qu'il trouva. Nous renverrons pour cela à un mémoire inséré dans les *Acta philosophorum* d'Heumann, et dont nous donnerons le titre à la fin de cet article.

L'ouvrage de Harvey sur la génération, renferme, à côté d'hypothèses et de raisonnemens métaphysiques qu'on n'aurait pas attendus de l'inventeur de la circulation , une foule d'observations exactes et curieuses de physiologie, et des faits intéressans sur l'avortement , les accouchemens laborieux, et sur diverses maladies de l'utérus.

Exercitatio anatomica de motu cordis et sanguinis in animalibus. Francfort, 1628, in-4; Leyde, 1639, in-4.—*Exercitationes duæ anatomicæ de circulatione sanguinis ad Joh. Riolanum fil.* Rotterdam, 1649, in-12.—*Cum refutationibus Æ. Parisani et Primerosii.* Leyde, 1639 ; Padone, 1643, in-12 ; 1646, in-4; Lyon, 1647, in-4. Avec Spigel : Amsterdam, 1645, in-fol.; avec une préface de Sylvius (Deleboe), Rotterdam , 1648 , in-12. *Cum duplici indice..... accessit diss. de corde doct. Jac. de Back (præf. Sylvii).* Rotterdam, 1654, in-12 ; 1660, 1671, in-12 ; Genève, 1685, in-fol. ; Glascow, 1751, in-12. *Edent B. S. Albino.* Leyde, 173-, in-4, et dans diverses collections. Trad. en anglais : Londres, 1653, in-8.

Exercitationes de generatione animalium , quibus accedunt quædam de partu , de membranis ac humoribus uteri , et de conceptione. Londres , 1651, in-4; Amsterdam, 1651, in-12; 1662, in-12; Padoue, 1666, in-12 ; La Haye, 1680, in-12. Trad. en anglais 1653 , in-8.

Anatomical account concerning Thomas Parr , who died at the age of 152 *years and* 9 *months.* Philosop. transact., 1669. *Abridg.,* tome I, p. 319.

Opera omnia... a colleg. med. Londin. edita 1766, in-4.

(Pope Blount, *Censura author.,* etc. —Aikin, *Biographical memoirs ,* etc. — *Von der Harvei Wiederlachern und Patronem. In* Heumann's act. philos. 1719, 10ᵉ cahier.—Haller.)

HARWOOD (sir Busick), né à Newmarket, fit ses classes à l'u-
niversité de Cambridge. Après un apprentissage de quelques années
chez un apothicaire, il acheva ses études médicales à Londres. Il
passa bientôt aux Indes orientales, où la guérison d'une blessure
grave qu'avait reçue un prince du pays, lui acquit de la fortune et
de la vogue. L'état de sa santé l'ayant forcé de revenir en Angleterre,
il fut admis dans la société des antiquaires et dans la société royale
de Londres. En 1785, il fut nommé professeur d'anatomie de l'u-
niversité de Cambridge. Ce n'est qu'en 1790, qu'il reçut le grade
de docteur en médecine, dix ans plus tard il fut choisi pour professer la médecine domestique au collége Downing; il fut fait
chevalier en 1806, et il mourut le 10 novembre 1814.

A synopsis of a course of lectures on anatomy and physiology. Londres, 1787, in-8.

A system of comparative anatomy and physiology. Fasciculus I., with 15 plates. Londres, 1796, in-4.
(Reuss.—Rob. Watt.)

HASENEST (Jean-Georges), né à Windsheim, le 12 mai 1688,
y commença ses études médicales et fut les continuer à Altdorf où
il reçut le doctorat en 1710. Deux ans après il fut nommé médecin
pensionné de sa ville natale, et en 1717, médecin du prince de
Hohenlohe-Schilling; en 1723 il se rendit à Erlang en qualité de
médecin pensionné de la ville et du canton de Brandenburg-Bay-
reuth; il quitta ce poste en 1726 pour revenir à Windsheim, et
laissa Windsheim pour Neustadt en 1730. Cinq ans plus tard il reçut le titre de conseiller et médecin du Margrave d'Anspach; il y
joignit celui de médecin pensionné d'Anspach en 1636 , et celui de
conseiller aulique en 1747. Hasenest mourut le 22 octobre 1771.

Oratio de oculi humani fabricâ, quâ musis windshemiensibus vale-dixit. 1708, in-4.

Diss., præs. Hoffmanno, specimen disquisitionis anatomico-pathologicæ. Altorf, 1710, in-4.

Diss., præs. Brunone, super Hippocratis aphorismum 50, *sectionis V.* Altorf, 1710, in-4.

Diss. de intertrigine, Altorf, 1710, in-4.

Zuflucht derer, die mit Gliederge-brechen und mehrern Krankheiten ge-plagt sind, das ist, zwar mattes, aber doch in Herrlichen Præben als ein gnadengeschenke Gottes, befun-dene Mark-Burgbernheimer Wildbad. Nuremberg, 1729 , in-4. *Mit einer Vorrede vom superint. Sponsel neu aufgelegt. Ibid.,* 1768, in-4.

Der medicinische Richter, oder acta physico-medica forensia collegii medici onoldini, von 1735 bis auf dermahlige Zeiten Zusammengetragen. Première partie : Anspach, 1755, in-4 ; deuxième partie, 1756 ; troisième partie, 1757 ; quatrième partie, 1759. — Haller s'exprime ainsi sur ce recueil : « Rei gestæ historia, collegii medici judicium, auctoris epicrisis, severior in universum.» Wachsmuth en porte le même jugement : « Continet hic utilis liber plures sectiones medico-forenses, et judicia à collegio medico lata scientiâ debitâ suffulta, in quibusdam particulis autem severitate mixta : ubivis tamen consulenda. »

(Haller. — Wachsmuth, *Diss. de lethal. vuln.* — Meusel.)

HASENHOERL (JEAN-GEORGES), dont Van Swieten changea le nom en celui de Lagusio quand il alla en Toscane, naquit à Vienne le premier mai 1729. Il fit ses études dans l'université de sa ville natale et y fut reçu docteur en 1756. Il devint médecin de l'hôpital espagnol de Vienne, puis conseiller et médecin du grand duc de Toscane, Léopold, plus tard proto-médecin de la Toscane. L'empereur François II en fit son médecin en 1792 ; il le nomma en 1795 conseiller de la cour impériale et royale à Vienne. Hasenhoerl mourut le 20 décembre 1796. Il a peu écrit, mais ses ouvrages, fruit de l'observation, offrent de l'intérêt.

Diss. de abortu, ejusque observatione. Vienne, 1756, in-4.

Historia medica morbi epidemici sive febris petechialis, quæ ab anno fere finiente 1757 ad annum 1759 Viennæ grassata est. Vienne, 1760, in-8.

Historia medica trium morborum, qui anno 1760 frequentissimè in nosocomio occurrebant, adjuncta est notabilium observationum anatomicarum decas. Vienne, 1761, in-8.

(Meusel, Lexikon. — *Comment. de reb. in med. gest.*)

HAVERS (CLOPTON), anatomiste anglais, membre de la société royale de Londres, qui vécut dans la seconde moitié du XVIIe siècle et au commencement du XVIIIe, s'est fait connaître par des recherches sur la structure des os, qui ont eu long-temps de la célébrité, mais qui contiennent plus d'hypothèses que d'observations. L'ouvrage où sont exposées ces recherches est divisé en cinq discours, qui avaient été lus successivement à la société royale. Le premier traite de la stucture de l'os, et du périoste ; il y a des observations exactes sur cette membrane fibreuse et les vaisseaux qui s'y distribuent ; le deuxième est rempli par des hypothèses singulières sur l'accroissement et la nutrition ; le troisième est relatif à la moelle, à la membrane et aux vésicules médullaires ; le quatrième traite des glandes synoviales, auxquelles le nom de Havers a été long-temps attaché; le cinquième des cartilages, notamment de ceux des côtes, à l'occasion desquels il parle du mécanisme de ces os dans la respiration. L'ouvrage de Havers contient des remarques sur diverses maladies des os et de leurs dépendances, il a pour titre :

Osteologia nova or some new observations of the bones and the parts belonging to them; with the manner of the accretion and nutrition; and a discourse of the cartilages. in-8; Ulm; Londres, 1691, in-8; ibid.; 1729, in-8. En latin : Ulm et Francfort, 1692, in-8; Amsterdam, 1731, in-8; Leyde, 1734, in-8.

Extraordinary bleeding at the glandula lachrymalis. In Philos. transact. 1694. Abridg., t. III, p. 618.

Discourse of concoction of the food. In Philos. transact. 1699. Abridg. t. IV, p. 400.

Havers fut l'éditeur de l'ouvrage suivant : *Anatomy of bodies of man and woman, from M. Spacher and J. Remhielin.* Londres, 1702, in-fol.

(Gœlicke.—*Act. erud. lips.*—Manget. — Haller. — Rob. Watt.)

HAYGARTH (John), docteur en médecine, membre de la société royale de Londres, de la société des sciences, et de la société royale de médecine d'Edimbourg, de l'académie américaine des arts et des sciences, praticien à Chester et ensuite à Bath, fut un médecin de réputation dans le dernier tiers du siècle passé, et au commencement de celui-ci. Il écrivait encore en 1813; nous ignorons l'époque de sa mort. Haygarth avait tenu note de la plupart des observations qu'il avait eu occasion de recueillir dans sa longue pratique, et leur nombre s'élevait à 10,549. C'est d'après ces matériaux précieux qu'il voulait publier l'histoire clinique d'un certain nombre de maladies; il l'a fait pour la goutte et le rhumatisme, et de manière à faire regretter que ce travail d'un habile praticien n'ait pas été poussé plus loin.

Experiments on the cerumen or Ear-Wax, in order to discover the best method of dissolving it, when causing Deafness. Med. obs. and inquiries, tome IV, p. 198, 1770.

A case of angina pectoris, with an attempt to investigate the cause of the disease by dissection and a hint suggested concerning the method of cure. Medical transact. by the college of physicians in London, t. III, p. 37.

Bill of mortality for Chester for the year 1772. *In* Philos. transact., 1774, p. 67.

Bill of mortality for Chester for the year 1773. Philos. transact., 1775, p. 85.

Bill of mortality for Chester for the year 1773. Philos. transact., 1778, p. 85.

On the apparent effects of mercury in cases that were supposed hydrocephalus. Medical observations and inquiries, tome VI , p. 58.

Account of the influenza , as it appeared at Chester in 1775. Med. obs. and inquir., tome VI, p. 389.

Account of a newly invented machine for impregnating water or other fluids with fixed air. Mem. of the litterary and philosophical society of Manchester, tome I, p. 41.

Observations on the population and diseases of Chester in the year 1774. *In* Philos. transact., 1778, p. 131.

An inquiry how to prevent the small pox; and proceedings of a society for promoting general inoculation , at stated periods, and preventing the natural small pox in Chester. Chester, 1785, in-8.

Mode of preventing the dreadfull consequences of the bite of a mad Dog. American museum year 1789 aug., p. 111.

Cure for the bite of a mad dog. Massasuchetts magazin year 1789 , aug., p. 511.

A sketch of a plan to exterminate the casual small pox from great Britain and introduce general inoculation. To which is added a correspondence on the nature of variolous contagion , and on the best means of preventing the small pox , and promoting inoculation at Geneva. Londres , 1793, in-8, 2 vol.

On the imagination , as a cause and as a cure of disorders in the human body, exemplified by fictitious tractors and epidemical convulsions. Londres, 1799, 1800, in-8.

Description of a glory. Mem. of the litterary and philosoph. soc. of Manchester, tome III, p. 463.

Of fever from the venereal poison. Med. and physic. Journ., tome III, p. 198, 1800.

Letter to D' Percival , on the prevention of infectious fevers, and an address to the college of the physicians of Philadelphia , on the prevention of the american pestilence. Bath, 1801, in-8.

A clinical history of diseases ; part 1st., being a clinical history of the acute rheumatism; 2d. A clinical history of the nodosity of the joints. Londres, 1805, 1813, in-8, 2 part. — Ces ouvrages sont le fruit de près d'un demi-siècle de l'expérience d'un bon observateur qui, pour se rendre raison des résultats de sa pratique, et en tirer profit, tient un journal exact de tout ce qu'il observe. On trouve un extrait du mémoire sur le rhumatisme dans les *Annales de Kluyskens.*

Letter, addressed to the Right Rev. D. Gorleus , on the education of the poor. 1812, in-8.

On the discrimination of chronic Rheumatism, from gout and Rheumatism , scrofula , nodosity , white swelling , and other powerfull diseases of the joints and muscles. Med. transact. by the college of physicians in London, tome IV, p. 294, 1813.

(Reuss.—Rob. Watt.)

HAZON (Jacques-Albert), l'historien de la faculté de médecine de Paris, naquit dans cette capitale le 22 juin 1708. Il se destina d'abord à l'état ecclésiastique ; il fit une année de théologie dans les anciennes écoles de Sainte-Barbe. Mais la crainte de n'être pas digne du sacerdoce le détourna de ce premier projet ; il quitta l'étude de la théologie et se décida pour celle de la médecine. Il fut aidé dans ses études par Vernage, son parent. Hazon fut reçu docteur le 12 octobre 1734. Il porta dans l'exercice de son art la plus active et la plus noble philanthropie. Il distribuait aux pauvres les sommes qu'il recevait des riches auxquels il donnait des soins. C'était près des premiers qu'il était toujours le plus empressé, il les visitait à toute heure et prenait soin qu'ils ne manquassent de rien. Aussi les occupations ne lui manquèrent-elles jamais. Cette manière de vivre jointe à des austérités fort au-dessus de ce qu'aurait pu supporter une constitution naturellement faible comme l'était celle de Hazon, lui occasiona une affection inflammatoire à laquelle il succomba le 10 avril 1779.

Diss. præs. H. Th. Baron, fil. an solvendis pertinacibus sanguinis in cerebro congestionibus jugularis venæ sectio ? Aff. Paris, 1734, in-4.

Diss. præs. J. A. Hazon, resp. Barth. Murry an uteri inflammationi post partum venæ sectio e brachio ? Aff. Paris, 1736, in-4.

Diss. præs. J. A. Hazon, resp. P. Jos. Macquer, an in calculo renum et vesicæ, pro naturâ calculi, ætate, et temperamento ægrotantis, remedium alkalino saponaceum anglicum ? Aff. Paris, 1742, in-4. — Hazon a fait lui-même l'analyse de sa thèse, dans son *Histoire de la Faculté.* Le collége des médecins du Tyrol, dit il, ayant consulté la Faculté sur le lithontriptique anglais, ou le remède connu sous le nom de mademoiselle Stephens, la Faculté répondit qu'il n'y avait pas des expériences assez multipliées, pour en assurer l'efficacité. Mais deux ans après, elle fit soutenir dans ses écoles une thèse composée par le président, et soutenue par Macquer. Cette thèse donnait à connaître l'utilité des remèdes savonneux, lorsque les pierres sont d'une certaine espèce :

celles, par exemple, dont le sable est friable, celles dont le grain est d'une couleur rouge ou jaune peuvent être, selon l'auteur de la thèse, dissoutes par un long usage du remède alcalin savonneux ; mais le grain noir semblable au machefer, et le crétacé éludent absolument l'action du remède. Si le malade est délivré de la pierre, le remède savonneux devient d'une nécessité absolue, pour le préserver de nouvelles concrétions. L'auteur cherche encore à établir que l'âge avancé, où les humeurs tournent à l'alcali, favorise beaucoup l'action du remède. Il y eut deux éditions de cette thèse dans la même année : la seconde est plus complète, en ce qu'elle contient deux observations de guérisons opérées à Paris par le dissolvant, sous les yeux de l'auteur. Les malades avaient tous les symptômes de la pierre ; la sonde en assurait l'existence, et le remède alcalin savonneux ayant dissous ces pierres, les avait fait sortir par graviers et même par écailles. Ces deux malades avaient passé l'âge de 70 ans ; l'un d'eux avait une jaunisse invétérée dont il guérit en même temps, par le même remède. Haller a inséré la thèse de Hazon dans le tome IV de ses *Disp. chirurg.*

Quæst. medicæ resp. P. J. Morisot Deslandes, an diæta omnibus necessaria, magis vero Lutetiæ Parisiorum incolis? Aff. Paris, 1755, in-4. Insérée dans le *Recueil périodique d'Obs. de méd.* tome III, p 165, et traduite en français, même volume. p. 243.

Observation sur une affection iliaque dont une femme a été attaquée pendant sa grossesse, et qui a résisté à tous les remèdes ordinaires Recueil périod., tome IV, p. 110.

Observation sur une pierre trouvée après la mort dans la vessie d'un homme qui avait pris le remède savonneux vingt ans auparavant. Tome IV, p. 363.

Observation sur un ulcère chancreux guéri au sein d'un homme par un charlatan, avec les funestes suites de cette guérison. Tome V, p. 464.

Observation sur un hoquet périodique. Tome V, p. 39.

Observation sur une rupture du cœur. Tome IX, p. 516.

Observation sur une hydropisie du cerveau. Tome XII, p. 451.

Observation sur un serrement ou bredissure de la mâchoire, à la suite d'un traitement vénérien. Tome XIV, p. 145.

Observation sur une incontinence d'urine, à la suite d'une couche, et d'un lait répandu sur la vessie. T. XV, p. 145.

Observation singulière sur une tumeur carcinomateuse : traitement de cette tumeur par la ciguë; suite et conjecture relative à ce traitement. Tome XVII, p. 533.

Observation sur les bons effets du quinquina dans une petite-vérole gangréneuse. Tome XX, p. 343.

Eloge historique de l'Université de Paris. Paris, in4. — Ce discours fut prononcé avec appareil le 11 octobre 1770. L'année suivante, la Faculté permit l'impression. Il y eut deux éditions de cet ouvrage : la première parut en latin et en français, in-4 de 90 pp.; l'autre, en français, in-4 de 67 pp.—Cet Eloge ayant été dénoncé comme entaché de jansénisme, le conseil d'état du roi rendit l'arrêt suivant, le 18 août 1771 : « Le roi s'étant fait rendre compte d'un imprimé distribué dans les différens colléges de l'Université, ayant pour titre : *Eloge historique de l'Université de Paris,* prononcé le 11 octobre 1770, dans les écoles de médecine, par un docteur de cette Faculté, à l'occasion d'un acte de Vesperie ; Sa Majesté ayant reconnu que l'auteur a l'indiscrétion de louer, par préférence et sans réserve, des personnes qui ont donné dans des écarts que l'Université elle-même ne saurait approuver; de ne citer, en parlant de la Faculté de théologie, comme ayant été recommandables par le zèle, les lumières et une doctrine irréprochable, que des docteurs qui ont mérité la censure de cette Faculté, ou qui ont été exclus de son sein à cause de leur opposition constante aux décisions de l'Eglise ; que ce discours renferme d'ailleurs plusieurs traits faux, déplacés, dictés par l'esprit de parti, injurieux à la mémoire d'hommes illustres, et notamment à celle d'un des augustes prédécesseurs de Sa Majesté, à qui ses vertus ont mérité le surnom glorieux de *Père du Peuple ;* et voulant prévenir les impressions funestes que le débit d'un pareil ouvrage pourrait produire : oui le rapport; le roi étant en son conseil, a ordonné et ordonne que l'imprimé ayant pour titre : *Eloge historique de l'Université de Paris*, latin et français, avec des remarques, etc., sera et demeurera supprimé. Fait très-expresses inhibitions et défenses à tous imprimeurs, libraires et autres, de réimprimer ou faire réimprimer ledit *Eloge* ou *Discours* ; comme aussi de vendre, débiter, ou autrement distribuer les exemplaires qui en restent, à peine de 5o liv. d'amende, et telle autre peine qu'il appartiendra. Et sera , le présent arrêt, lu, affiché et publié partout où besoin sera. Fait au conseil d'état, etc. » Hazon fut suspendu de ses fonctions de docteur régent, jusqu'au moment où de Malesherbes entra au ministère.

Eloge historique de la Faculté de médecine de Paris. Discours pour les lauriers académiques ; traduit du latin,

prononcé aux écoles de médecine, le 16 octobre 1770. Paris, 1777, in-4.

Notice des hommes les plus célèbres de la Faculté de médecine en l'Université de Paris, depuis 1110 jusqu'en 1750 (inclusivement); extraite (en plus grande partie) du manuscrit de feu M. Thomas-Bernard Bertrand, communiqué par son fils ; rédigée par Jacques-Albert Hazon, etc. : ouvrage que le rédacteur a partagé en trois temps ou époques; savoir : depuis le milieu du 12e siècle jusqu'au milieu du 15e; depuis le milieu du 15e jusqu'à la fin 16e ; et depuis le commencement du 17e jusqu'au milieu du 18e, avec un Discours ou Tableau de la Faculté à la tête de chaque époque, etc., etc. ; pour servir de suite et de complément à l'*Histoire abrégée de la Faculté* (sous le titre d'*Eloge historique, etc.*). Paris , 1778 , in-4.

(Andry. — Hazon.)

HEBENSTREIT (ERNEST-BENJAMIN-THÉOPHILE), né à Leipzig le 10 février 1758, fit ses études dans l'université de cette ville, et y prit le grade de docteur en médecine. Nommé professeur extraordinaire d'anatomie et de chirurgie en 1785, il fut assesseur de la faculté de médecine en 1789. Plusieurs sociétés savantes s'associèrent Hebenstreit: la société économique de Leipzig, en 1782, la société d'agriculture de Paris, ne 1787, la société royale des sciences de Gottingue en 1788. Il était depuis quelques années médecin pensionné de la ville de Leipzig, quand il mourut le 12 décembre 1803.

Dissertatio de vegetatione hiemali. Leipzig, 1777, in-4.

Diss. de corporum animalium fabricâ, animalium facultatibus accomodata. Leipzig, 1778, in-4.

Curæ sanitatis apud veteres exempla. Leipzig, 1779, in-4.

Dissertatio curæ sanitatis publicæ apud veteres exempla. Leipzig, 1783, in-4.

Programma de aquæ naturâ aereâ, secundum recentiorum chemicorum experimenta. Leipzig, 1785, in-4.

Lehrsætze der medicinischen Poli

zeywissenschaft. Leipzig, 1791, in-8 , 262 pp. — Ouvrage fait dans un fort bon esprit, écrit avec ordre et concision, et enrichi d'une littérature assez étendue.

Doctrinæ physiologicæ de turgore vitali brevis expositio. Leipzig, 1795 , in-4. — Développement des idées déjà émises par l'auteur sur une propriété vitale non étudiée avant lui.

Benjamin Bell's Abhandlung von den Geschwüren und deren Behandlung, etc. Leipzig, 1792, in-8, 316 pages. — *Zusætze zu Benjamin Bell's Abhandlung von den Geschwüren und dessen Behandlung, gesammelt und herausgegeben von Dr Ernst. Benj. Gottl. Hebenstreit.* Leipzig, 1793, in-8, VIII-336 pp. — Enrichi des notes de Bosquillon, et de celles que Heben-streit y ajouta , le traité de Bell est devenu un excellent ouvrage.

System der Wundarzneykunst für Felwundærzte, nebst einem Anhange, welcher die Grundsætze der medicinischen Kriegspolizey und des medicinischen Kriegsrechts enthælt. Vienne , 1791, in-8. — Ce volume avait déjà paru à Leipzig en 1790 : il fermait la troisième partie du *Manuel de médecine militaire,* traduit de l'anglais d'Hamilton.

Hebenstreit a traduit en allemand un grand nombre d'ouvrages dont plusieurs ont été enrichis par lui d'additions importantes.

(*Med. chir. Zeitung.* — Meusel. — Usteri, *Repertorium.* — *Comment. de reb. in med. gest.*)

HEBENSTREIT (Johann-Ernst), médecin littérateur, médecin érudit, médecin poète, et médecin légiste, anatomiste, naturaliste et voyageur, vit le jour à Neustadt-sur-l'Orla, le 15 janvier 1702. Son père Jean David, archidiacre de Neustadt, lui donna les premiers élémens des langues et des belles lettres. Le jeune Hebenstreit suivit aussi les écoles de la ville, et s'y fit remarquer par des succès précoces. Il eut dès son enfance une véritable passion pour les lettres grecques, et faisait avec une étonnante facilité des vers grecs et latins. En 1716, il fut envoyé au gymnase de Weimar, où la libéralité de J. Fréd. Herbenstreit, ministre évangélique de cette ville, lui fournit les moyens de passer quatre années. En 1720, il se rendit à Jena pour y suivre les exercices de l'université; mais ne trouvant pas les moyens d'y subsister, il alla à Leipzig l'année suivante, où il savait que l'université possédait des moyens de subvenir aux besoins des jeunes gens d'espérance qui manquaient de fortune. Son espoir ne fut point déçu. Il obtint ce qu'il demandait , et il trouva dans Aug. Quir. Rivinus un protecteur et bientôt un ami. En 1727, il eut le grade de Maître-ès-arts et en philosophie, et trois ans après il fut reçu docteur en philosophie. Disciple particulier de Rivinus, et directeur depuis plusieurs années du jardin botanique de Gaspard Bose , Hebenstreit avait

déjà la réputation de botaniste habile, et il passait pour être
profondément instruit dans toutes les branches des sciences naturelles. Il fut choisi par Frédéric-Auguste II, roi de Pologne, pour
faire, avec un certain nombre de naturalistes de son choix, un
voyage scientifique en Afrique. Muni de recommandations des rois
de France et d'Angleterre, il partit le 23 octobre 1731, avec Christ.
Aug. Ebersbach, Christ. Gottl. Ludwig, Zach. Gottl. Schulze, J. H.
Buechner et Christ. Schubert. Après avoir traversé une partie de
l'Allemagne, de la Suisse et de la France, ils arrivèrent à Marseille
le 17 décembre. Une partie de l'Egypte ayant déjà été explorée par
Tournefort, ils devaient se diriger vers le côté septentrional de
l'Afrique, ou la Barbarie, se diriger vers les déserts, puis parcourir
la côte occidentale jusqu'au cap de Bonne-Espérance. Ils mirent en
mer le 24 janvier 1732, sur un vaisseau faisant voile pour Alger,
et après une traversée dangereuse, ils mirent le pied sur le sol afri-
cain le 26 février. Leurs explorations et leurs voyages commencèrent aussitôt; et cette expédition promettait d'heureux résultats
aux sciences naturelles; mais la mort du roi qui l'avait ordonnée,
interrompit au bout de moins de deux ans, un voyage qui en devait durer trois. Hebenstreit fut de retour à Dresde au mois d'octobre 1733. De Dresde il se rendit à Leipzig, où il fut chargé
aussitôt de l'enseignement de la physiologie. Il entra en exercice le
22 novembre de la même année, par un discours sur les antiquités
romaines qu'il avait trouvées en Afrique. En 1737, il eut la chaire
d'anatomie et de chirurgie, en 1746, celle de pathologie, et deux
ans après, celle de thérapeutique, vacante par la mort de Platner.
Il fut en même temps doyen de la faculté de médecine, et *polyatre*
de la ville.

Hebenstreit mourut le 5 décembre 1757. Il avait été nommé
membre de l'Académie des Curieux de la nature avant son départ
pour l'Afrique; à son retour, il fut élu membre de l'Académie royale
des sciences de Marseille.

Hebenstreit est un des médecins qui aient eu la connaissance la
plus profonde de la médecine grecque et romaine; il en a laissé,
dans ses *Antiquités de la thérapeutique*, un monument solide. Il
tient un rang distingué parmi les poètes latins modernes. S'il y a
une grande exagération à comparer son poème *de Homine sano et
œgroto* à celui de Lucrèce, cet ouvrage prouve du moins qu'il avait
une prodigieuse facilité à versifier; car il en a composé une partie
en jouant aux échecs, et en se laissant assez peu distraire de son

jeu pour vaincre habituellement son adversaire. On ne peut point ne pas être étonné de la facilité avec laquelle Hebenstreit parvient à mettre en vers les détails techniques les plus minutieux et les plus *impoétiques*, et y parvient sans être obligé de chercher de longues circonlocutions, ou même en pressant beaucoup les matières. Il a fallu pour cela beaucoup de talent et un grand usage de la langue des Romains.

Diss. (*præs. J. C. Leschwiz*) *de continuanda Rivinorum industria in emendando plantarum charactere.* Leipzig, 1726, in-4.

Diss. physica de ordinibus conchyliorum methodica ratione instituendis. Leipzig, 1728, in-4.

Diss. med. inaug. (*præs. J. B. Küchlero*) *de viribus minerarum et mineralium medicamentosis.* Leipzig, 1730, in-4.

Diss. de sensu externo facultatum in plantis indice. Leipzig, 1730, in-4.

Diss. qua definitiones plantarum, quum summis auspiciis serenissimi potentissimique polonorum Regis, Africam occidentalem versus, iter susciperet exhibet, perennem sui memoriam esse cupiens. Leipzig, 1731, in-4.

Progr. de organis piscium externis. Leipzig, 1733, in-4.

Oratio auspicalis, qua devotam majestati Augusti magni Africam sistit, et antiquitatum romanarum per Africam repertarum memoriam recolit. Leipzig, 1733, in-4.

Oratio de indicatione medica. Leipzig, 1733, in-4.

Diss. (*auct. resp. C. F. Sartorio*) *de usu hydrargyri interno, ad menten recentiorum.* Leipzig, 1733, in-4.

Diss. (*auct. resp. C. G. Springsfeld*) *de partium coalescentia morbosa.* Leipzig, 1738, in-4.

Diss. de dentitione secundâ juniorum. Leipzig, 1738, in-4.

Prog. de methodo cerebrum incidendi. Leipzig, 1739, in-4.

Prog. de arteriarum corporis humani confiniis. Leipzig, 1739, in-4. Recus. in Halleri Disp. anatom. Vol. II, p. 35.

De usu partium carmen, seu physiologia metrica, ad modum Titi Lucretii Cari de rerum natura, in gratiam auditorum concinnata. Leipzig, 1739, in-8.

Prog. de rarioribus quibusdam ossium momentis. Leipzig, 1740, in-4.

Prog. de venis corporis humani. Leipzig, 1740, in-4.

Prog. de methodo plantarum ex fructu optima. Leipzig, 1740, in-4.

Prog. de vaginis vasorum. Leipzig, 1740, in-4. Recus. in Halleri disp. anatom., vol. II, p. 27.

Prog. de diploë ossium. Leipzig, 1740, in-4.

Pathologia metrica, sive de morbis carmen, in gratiam auditorum cincinnatum. Leipzig, 1740, in-8.

Prog. de medici cadavera secandi religione. Leipzig, 1741, in-4.

Prog. de medicis archiatris et professoribus. Leipzig, 1741, in-4.

Diss. (*auct. resp. J. G. Ungebauer*) *de pulsu inæquali.* Leipzig, 1741, in-4.

Prog. de vasis sanguiferis oculi. Leipzig, 1742, in-4. Recus. in Halleri Disp. anatom., vol. IV, p. 99.

Prog. de insectorum natalibus. Leipzig, 1743, in-4, *cum fig.*

Diss de capitonibus laborioso partu nascentibus. Leipzig, 1743, in-4.

Prog. de mediastino postico. Leipzig, 1743, in-4. *Recus. in Halleri disp. anatom.*, vol. IV, p. 517.

Prog. de corpore delicti, medici secantis culpa incerto. Leipzig, 1743, in-4.

Diss. de oculo lacrymante. Leipzig, 1743, in-4.

Museum Richterianum, continens fossilia, animalia, vegetabilia marina, illustrata iconibus et commentariis D. J. E. H. Accedit (J. F. Christii) de gemmis sculptis antiquis liber singularis. Leipzig, 1743, in-4.

Prog. de venis communicantibus. Leipzig, 1744.

Prog. quo historiæ naturalis insectorum institutiones proponit. Leipzig, 1745, in-4.

Diss. de exercitationibus adolescenti aetati salutaribus. Leipzig, 1745, in-4.

Diss. sistens historiæ naturalis fossilium caput de terris. Leipzig, 1745, in-4.

Prog. de fœtu vegetabili. Leipzig, 1747, in-4.

Diss. exhibens funiculi umbilicalis humani pathologiam. Leipzig, 1747, in-4, *cum fig. Recus. in Halleri disp. anatom.*, vol. V, p. 671.

Prog. de ordine gemmarum. Leipzig, 1747, in-4.

Diss. de metaschematismo morborum. Leipzig, 1747, in-4.

Prog. s. παλαιολογιας therapiæ, qua veterum de morbis curandis placita, recentiorum sententiis æquat, specimen I: de officio medici clinici Leipzig, 1748, in-4.

Prog. spec. II: de officio medici forensis. Leipzig, 1748, in-4.

Prog. spec. III: de morborum prophylaxi. Leipzig, 1748, in-4.

Prog. spec. IV: de diæta prophylactica in genere. Leipzig, 1748, in-4.

Prog. spec. V: de diæta prophylactica ad morbos primarum viarum. 1748, in-4.

Prog. spec. VI: diætu prophylactica ad morbos viarum remotiorum. Leipzig, 1748, in-4.

Disp. sist. παλαιολογιας therap. spec. VII: de tempore in morbis. Leipzig, 1748, in-4.

Prog. sistens παλαιολογιας therapiæ spec. VIII: de temporibus febrium propriis. Leipzig, 1748, in-4.

Prog. quo Ε' υπερμηγιας αγαθου ιατρου celebri exemplo beati. J. Z. Platneri sistit, et ad orationem anniversariam memoriæ ejus sacram invitat. Leipzig, 1748, in-4.

Prog. ad recolendam memoriam anniversariam Silversteinio-Pulnickavianam. Leipzig, 1749, in-fol.

Prog. sist. παλαιολογιας ther. spec. IX, quo vim vitæ ad judicandos morbos sistit, et scholam disputatoriam super motibus naturæ criticis indicit. Leipzig, 1749, in-4.

Diss. sist. παλαιολογιας ther. spec. X: de motibus criticis in genere. Leipzig, 1749, in-4.

Diss. spec. XI: de symptomatibus signisque criticis. Leipzig, 1749, in-4.

Diss. spec. XII: de motu cordis et arteriarum secundum tempora morborum varia. Leipzig, 1749, in-4.

Diss. spec. XIII: de fluxu intestinorum critico. Leipzig, 1749, in-4.

Diss. spec. XIV: de diuresi critica. Leipzig, 1749, in-4.

Diss. spec. XV: de excretionibus cutaneis. Leipzig, 1749, in-4.

Diss. spec. XVI: de sputo critico. Leipzig, 1749, in-4.

Diss. spec. XVII : de hæmorrhagiis criticis. Leipzig, 1749, in-4.

Diss. spec. XVIII : de morbis criticis. Leipzig, 1749, in-4.

Diss. spec. XIX : de indicatione formanda. Leipzig, 1749, in-4.

Diss. spec. XX : de indicationibus. Leipzig, 1749, in-4.

Diss. spec. XXI : sistens indicationem mutantem fluida. Leipzig, 1750, in-4.

Prog. spec. XXII : de indicatione mutante solida. Leipzig, 1750, in-4.

Prog. spec. XXIII : de indicatione vitali. Leipzig, 1750, in-4.

Prog. spec. XXIV : de indicatione evacuatoria. Leipzig, 1750, in-4.

Prog. spec. XXV : de cognoscendis medicamentorum facultatibus. Leipzig, 1750, in-4.

Prog. spec. XXVI : de fonte auxiliorum dialectico. Leipzig, 1751, in-4.

Prog. spec. XXVII : de fonte auxiliorum therapeutico medico. Leipzig, 1751, in-4.

Anthropologia forensis, sistens medici, circa rem publicam causasque dicendas officium, cum rerum anatomicarum ac physicarum, quæ illud attinent, expositionibus. Leipzig, 1751, in-8.

Exegesis nominum græcorum, quæ morbos definiunt. Erklærung griechischer Wœrter von Krankheiten des menschlichen Kœrpers. Leipzig, 1751, in-4 ; Leipzig, 1761, in-4.

Diss. sist. παλαιολογιας therap. spec. XXVIII : de fonte medicamentorum remotas vias purgantium. Leipzig, 1752, in-4.

Prog. spec. XXIX : de antispaticis. Leipzig, 1752. in-4.

Prog. spec. XXX : de alterantibus. Leipzig, 1752, in-4.

Prog. περι αναφονησεις de declamatione, antiquæ gymnasticæ parte. Leipzig, 1752, in-4.

Prog. sist. παλαιολογιας therap. spec. XXXI : de fonte auxiliorum chirurgico. Leipzig, 1753, in-4.

De homine sano et ægroto carmen, sistens physiologiam, hygienen, therapiam, materiam medicam. Præfatur de antiqua medicina carmen, subnectuntur similes poëtarum sententiæ ; accedunt singula quædam carmina. Leipzig, 1753, in-8 ; Leipzig, 1759, in-4.

Prog. sist. παλαιολογιας spec. XXXII et ultimum, quo chirurgiam efficaciorem eorum, quæ vel auferenda vel reponenda sunt. Leipzig, 1754, in-4. Ces trente-deux programmes ou dissertations de paléologie thérapeutique, ont été réunis par Gruner, sous ce titre : *Palæologia therapiæ, qua veterum de morbis curandis placita potiora, recentiorum sententiis æquantur, accedit ejusdem ordo morborum caussalis. — Nunc primum Junctim edidit, præfationem, vitam auctoris, notulasque qualescumque, indicem rerum adjecit D. Chr. Godofr. Gruner,* etc. Halle, 1779, in-8.

Prog. de læsionibus ex dispositione vulnerati morbosa letiferis. Leipzig, 1755, in-4.

Prog. de obsequio principum erga medicos. Leipzig, 1755, in-4.

Prog. misericordiæ limites in exercenda arte. Leipzig, 1756, in-4.

Un titre commun : *Ordo morborum caussalis,* fut donné aux sept programmes suivans : 1) *De methodo morbos ordinante.* Leipzig, 1754. 2) *De genere morborum ad artis usum constituendo.* 1754. 3) *De charactere ad genera morborum optimo.* 1755. 4) *De notio-*

nibus simplicioribus ad morbos ex soli-dis. 5) *De notionibus simplicioribus ad morbos ex fluidis.* 6) *Limites generum morbi.* 1756. 7) *De incerto morborum genere.* 1756, in-4. Ces programmes se trouvent dans la collection de Gruner, indiquée plus haut.

Les sept dissertations dont les titres suivent furent réunies sous celui-ci: *Aætiologia chemica, s. expositio caussarum sani et ægroti hominis, secundum principia chemica, dissertatiunculis clarissimorum quorumdam juvenum exposita, cum indice necessario.* Leipzig, 1757, in-4. 1) *De calore et caussa sanitatis ad rationes chymicas.* Leipzig, 1756. 2) *De salium actione, ut caussa sanitatis ex rationibus chymicis.* 1756. 3) *De calore ut caussa morbi et novæ valetudinis.* 1756. 4) *De salium actione, ut caussa morbi.* 1756. 5) *De medicamentis, ut menstruum agentibus.* 1756. 6) *De contraria medicina ad leges chymicas, præcipue salium*, 1756. *De similibus similium deficientium medicina*, 1757, in-4.

Prog. Aëtii Amideni, lib. IX, cap. *XXVII, exhibens tenuioris intestini morbum, quem ileon et chordapsum dicunt, una cum veterum super hac ægrotatione sententiis.* Leipzig, 1757, in-4.

Tentamen philologicum medicum super Aëtii Amideni synopsis medicorum veterum libris octo, post illos, quos Aldus Manutius Venet, 1734 evulgavit, qui supersunt nondum editis, ex Msto Günzii, sistens libri seu sermonis noni aliquot capita, græce et latine. Leipzig, 1757, in-4.

Hebenstreit a mis des préfaces aux ouvrages suivans:

Nicol. Bœrner's Physik oder vernünftigen Abhandlung natürlicher Wissenschaften. Leipzig, 1735, in-8. *Ehr. Gottl. Schwencken's gesunden Landleben.* Leipzig, 1751, in-8. *Anton. Hein's Pharmacia rationalis.* Leipzig, 1747, in-4.

(*Comment. de rebus in med. gestis.* —Ernesti, *Memoria Hebenstreitii.* — Bœrner, *Nachrichten.* — Gruner, *Præf. ad palæol. therap.* — Meusel, *Lexikon.*)

HEBERDEN (Guillaume), l'un des bons observateurs du siècle dernier, naquit à Londres en 1710, et y fit ses premières études. Vers la fin de l'an 1724, il fut envoyé à Cambridge, où, après six années d'études académiques au collége St.-Jean, il fut associé à ce collége. Depuis, il se livra à l'étude de la médecine, partie à Cambridge, partie à Londres. Après avoir reçu le grade de docteur, il exerça environ dix ans l'art de guérir à Cambridge, faisant chaque année des cours sur l'histoire et l'usage des médicamens. En 1746, il fut associé au collège royal des médecins de Londres. Deux ans après, il quitta Cambridge pour se rendre dans la capitale, et devint membre de la société royale. Heberden fut pendant plus de trente ans un des praticiens les plus répandus de Londres; son âge avancé lui prescrivant le repos, il commença alors à se retirer peu à peu de la pratique. Il passait l'été dans une maison qu'il avait à Vindsor à 20 milles de la ville, l'hiver il rentrait à Londres et voyait encore des malades. Ce fut à son instigation que les membres du collége royal des médecins se déterminèrent à publier des mémoires, parmi lesquels on en trouve plusieurs d'Heberden. Il fut nommé en 1778 correspondant de la société royale de médecine de Paris. Il convient de parler d'une habitude qu'il s'imposa au début de sa pratique et à laquelle il se conforma toute sa vie, car il serait à désirer qu'elle fût plus répandue qu'elle n'est ; la médecine y gagnerait infiniment. Il tenait un journal exact de tous les cas qui se présentaient dans sa pratique, avec tous les détails ou renseignemens qu'il recueillait près des malades, et le précis de ses observations ; puis, faisant chaque mois l'examen de ses cahiers, il en recueillait tout ce qu'il y trouvait de propre à éclairer la nature de quelque maladie, à établir les propriétés de quelque médicament, et mettait ces extraits dans un bon ordre. C'est de ce vaste et précieux recueil qu'il tira, à l'âge de 72 ans, les *commentaires* qu'il nous a laissés sur l'histoire et le traitement des maladies, et dans la composition desquels il s'est interdit de rien dire qui ne fût dans ses recueils, aimant mieux laisser incomplète et inachevée l'histoire des maladies sur lesquelles il avait des matériaux originaux à exploiter, que de tirer des livres ce qui lui manquait pour la compléter, ou de s'en rapporter à ses souvenirs, ce qu'il n'a fait que dans un très-petit nombre de cas, pour lesquels il était sûr de sa mémoire.

Tous ces détails sur sa vie, c'est de lui-même qu'on les tient. Il remit ses *commentaires* à un de ses fils, qui était médecin, pour être publiés après sa mort. En 1801, Heberden, âgé de plus de quatre-vingt dix ans, cessa de vivre. Sa mort fut celle d'un sage.

Antitheriaca ; an essay on Mitridatium and Theriaca. Londres, 1745, in-8.

Of a very large human calculus. In philos. Transact., 1750, Abridg., tom. X, p. 103.

Of a stone voided without help from the Bladder of a Woman at Bury. Philos. Transact. 1750, Abrigd, t. X, p. 219.

Of the different quantities of Rain which appear to fall at different heights, over the same spot of ground. Philos. Transact. 1769, Abrigd. t. X, p. 659.

Of the influence of cold on the Health of the inhabitants of London. Philos. Transact. 1796, Abrigd., tom. XVIII.

Remarks on the Pump Water of London, and on the methods of procuring the purest Water. Med. Transact. published by college of physicians of London. 1768, t. I.

Observations upon the ascarides. Med. Transact. publ. by college, etc. t. I, p. 45.

Observation on the Nigth Blindness. Med. Transact., by the coll. tom. I, pag. 60.

Observations on the chicken Pox. Med. Transact. publ. by the coll. t. I, p. 427.

An the epidemical cold in June and July 1767. Med. Transact. publ. by the coll. T. I, p. 473.

Observations on the hetic fever. Med. Transact. publ. by the coll. 1772, t. II.

Remarks on the pulse. Med. Transact. publ. by the college, etc., t. II, p. 18.

Some account of a disorder of the Breast. Med. Transact. publ. by the coll. t. II, p. 59.

Observations on the deseases of the Liver. Med. Transact. publ. by the coll. t. II, p. 123.

Observations on the nettle Rash. Med. Trans. publ. by the coll. t. II, p. 173.

An account of the noxious effects of some fungi. Med Transact. publ. by the coll. t. II, p. 217.

Letter concerning angina pectoris; with a case and dissection. Med. Trausact. publ. by the coll. 1785, t. III.

The method of preparing the Ginseng root in China. Med. Trans. publ. by the coll. t. III, p. 34.

Observations on the Measles. Med. Transact. publ. by the college, etc., t. III, p. 389.

Account of the influenza, as it appeared in 1775. *In* Medical observations and inquiries, t. VI, p. 349.

Commentarii de morborum historiâ et curatione. Londres, 1802, in-8. — *Recudi curavit S. Th. Sœmmerring.* Francfort-sur-le-Mein, 1804, in-8. L'ouvrage avait été publié en anglais en même temps qu'en latin (Londres, 1802, in-8). Il renferme la plupart des articles indiqués auparavant.

(Heberden. — Maty. — Rob. Watt.)

HECKER (Auguste-Frédéric), un des écrivains les plus féconds de l'Allemagne médicale moderne, né à Kitten, en Saxe, le 1er juillet 1763, étudia la médecine à Halle et fut reçu docteur en 1787. Trois ans après, il fut nommé professeur ordinaire de médecine à l'université d'Erfurt. En 1799, le prince de Hohenzollern Sigmaringen l'honora du titre de conseiller. En 1805, il fut appelé à Berlin pour y occuper une chaire au collége medico-chirurgical; il fut en même temps nommé conseiller du roi de Prusse. Il mourut le 11 octobre 1821.

Les nombreux ouvrages de Hecker se partagent en trois classes : ouvrages sur l'histoire de la médecine; on n'y trouve pas une érudition bien profonde, mais ils offrent de l'intérêt et sont écrits avec jugement; ouvrages périodiques : on y remarque des vues mieux arrêtées et un plan mieux suivi que dans la plupart des journaux; enfin ouvrages sur la médecine pratique, ils ne sont pas d'un homme supérieur qui fait avancer la science, mais d'un écrivain laborieux et instruit, qui l'expose telle qu'il la trouve, avec netteté et précision. Voici les titres de ces ouvrages.

Diss. qua morbum syphilliticum et scrophulosum unum cumdemque morbum esse, evincere conatur. Halle, 1787, in-8, 45 pp.

Theoretisch-praktische Abhandlung über den Tripper; ein Versuch zu Vereinigung der Meynungen der Aerzte über diese Krankheit. Leipzig, 1787, in-8.

Auswahl der medicinischen Aufsætze und Beobachtungen aus den Nürnbergischen gelekrten Unterhandlungen; aus dem lat. übers. und mit Zusætzen vermehrt. Erster Band, Welcher die Jahre 1731-1734 enthælt. Halle, 1787, in-8; 2ter Band, 1788, in 8.

Therapia generalis, oder Handbuch der allgemeinen Heilkunde. Berlin, 1789, in-8, Gotha et Erfurt, 1805, 1812, 1816, in-8.

Archiv. für die allgemeine Heilkunde. 1ster. Band. Berlin, 1790, in-8. *Mit. I Kupf. 2ter. Band,* 1792, in-8.

Deutliche Anweisung, die venerischen Krankheiten genaue zu erkennen und richtig zu behandeln. Zur Empfehlung einer Zweckmæssigen Kurart, und zur Verbannung einer groben Empirie, für angehende Aerzte, Wundærste und unerfahrne in der Arzneywissenschaft. Erfurt, 1791; *ibid.,* 1802, in-8 ; *ibid.,* 1815, in-8 ; trad. en français par Jourdan, avec des notes par Alyon, Paris, 1811, in-12.

Ueber die Werrichtung der Kleinsten Schlagadern und einiger aus einem Gewebe der feinsten Gefæsse bestehenden Eingeweide, der schild-und Brustdrüse, des Milzes, der Neben-Nieren und der Nachgeburt. Erfurt, 1790, in-8.

Progr. medicinæ omnis ævi fata tabulis exposita. Erfurt, 1790, in-4.

Therapia generalis chirurgica, oder Handbuch der allgemeinen chirurgischen Heilkunde, fur angehende Aerzte und Wundærzte. Erfurt, 1791, in-8; trad. en français, par Roché. Paris, 1804, in-8.

Beytrag zur Kenntniss der Krankheiten der Gelehrten. Erfurt, 1791, in-8.

Grundriss der physiologia pathologica, oder Lehre von dem Bau, der Mischung und den Verrichtungen des menschlichen Koerpers und seiner Theile in wiedernaturlichen Zustande, 1ster Theile. Halle, 1791, in-8 ; *2ter Theil. ib.,* 1799, in-8.

Journal der Erfindungen, Theorien und Wiedersprüche in der Natur-und Arzneywissenschaft, n° 1-44. Gotha, 1792-1809, in-8, 11 vol. *Neuestes journal.* Gotha, 1810-1812, in-8, 2 vol.

Nachtrag zu den Erfurter gel. Zeitung VII, St. 1791, *zu dem Archive für die allgemeine Heilkunde 2ter Band, und zu allen Zeitungen, Journalen, Bibliotheken und so weiter, die hrn. Weickards medicinische Fragmente und Erinnerungen* (Frankf. 1791.) *und das Nachtrag zu den Fragmenten nach Verdiensten recensiret haben, und noch recensiren werden. Ein Beytrag zur Kenntniss der Krankheiten der Gelehrten, durch einen merkwürdigen Fall erlæutert.* Erfurt, 1791, in-8.

Tabellen über die Geschichte der Medicin. Erfurt, 1791, in-8.

D. de exanthemate miliari et pemphigo. Erfurt, 1791, in-4.

Allgemeine Geschichte der Natur und Arzneykunde. 1ster Theil. Leipzig, 1793, in-8.

*Magazin für die pathologische Anatomie und *Physiologie*. Altona, 1796, in-8.

Neues Archiv für die allgemeine Heilkunde. Erfurt, 1793, in-8.

Etwas über die Behandlung der Blutflüsse; nach der Brownischen Lehre ; in Hufeland's Journal der prackt. Heilkunde B. 9., St. 1, Nr. 2 (1800).

Von der Schwierigkeit, die Dosen einiger wirksamen Arzneymittel genau zu bestimmen. Ibid., St. 2, Nr. 3 (1800).

Ueber angina polyposa und asthma acutum periodicum Millari; in Beziehung auf die Wichmann-und Lentinischen Aufsætze über diesen Gegenstand. Ibid., St. 3, Nr. 1 (1800).

Die Pocken sind ausgerottet? 2. Abtheilungen. Erfurt, 1802, in-8.

Kunst die Krankeiten der Menschen zu heilen, nach den neuesten Verbesserungen in der Arzneywissenschaft 1ster, und 2ter *Theil.* Erfurt, 1804, in-8. 2ter *verbesserte Ausgabe.* Erfurt, 1805, in-8; *ibid*, 1809, in-8; *ibid.*, 1813-1814, in-8, 4 vol.

Uber die gengenwærtige Verhæltnisse der ausübenden Heilkunde zu ihrer Theorie. Erfurt, 1805, in-8.

Therapia generalis, oder Handbuch der allgemeinen Heilkunde. Erfurt, 1805-1810, in-8.

Die Kunst, unsere Kinder zu gesunden Staatsbürgern zu erziehen und ihre gewæhnlichen Krankheiten zu heilen. Erfurt, 1805, in-8.

Kurzer Abriss der Pathologie und Semiotik; zur Grundlage seiner Vorlesungen beym collegio medico-chirurgico zu Berlin entworfen. Berlin, 1806, in-8.

Medicinisch - praktisches Taschenbuch für Feldærzte und Wundærzte teutscher Armeen. Erfurt, 1806, in-8;

ibid., 1814, in-8; trad. en français par B. Brossier et M. F. Rampont. Paris et Strasbourg, 1808, in-8.

Anleitung zum zweckmæssigen gebrauche der einfachen und zusammengesetzten Arzneymittel, welche in der pharmacopæa castrensi Barussica enthalten sind; eine Beylage zu dem medicinish-praktischen Taschenbuche für Feldærzte und Wundærzte teutscher Armeen. Erfurt, 1806, in-8.

Wodurch reift die Chirurgie dem Grade ihrer gegenwærtigen Vollkommenheit entgegen? Berlin, 1806, in-8.

(Avec C. Knappe) *Kritische Jahrbücher der Staatsarzneykunde für das neunzehnte Jahrhundert.* 1sten Bandes 1ster und 2ter *Theil.* Erfurt, 1806. 2ten *Bundes* 1ster *Theil.* Erfurt, 1808, in-8.

Welches ist das wahre Zweck medicinisch-chirurgischer Lehranstalten ? Welche art des Unterrichts kann ihu befærdern? Eine Rede, am 13ten *Stiftungstage der kœnigl. medicinisch-chirurgischen Pepiniere zu Berlin am* 2ten *August.* 1807 *gehalten.* 1807, in-8.

Kurzer Abriss der Therapie; zur Grundlage seiner Vorlesungen bey dem Konigl. Collegio medico-chirurgico zu Berlin entworfen. Erfurt, 1807, in 8.

Ueber die Nervenfieber, welche in Berlin im Jahre 1807 *herrschten, nebst Bemerkungen über die reitzende stærkende und schwæchende Kurmethode; eine Einladungsschrift zu seinen Vorlesungen im Winter* 1807 *bis* 1808. Erfurt, 1807, in-8.

Kurzer Abriss der Chirurgia medica; zum Gebrauch seiner Vorlesungen bey dem kœnigl. Collegio medico-chirurgico in Berlin. Erfurt, 1808, in-8-

Die Heilkunst auf ihnen Wegen zur Gewissheit, oder die Theorie, Systeme und Heilmethode von Hippocrates bis auf unsere Zeiten. Berlin, 1808, in-8; Erfurt, 1815, in-8. *Herausgegeben von Bernhardi.* Erfurt et Gotha, 1819, in-8. — C'est l'introduction de son *Traité de Médecine pratique.*

Abriss der Pathologie und Semiotik, der Therapie und der Chirurgia medica, zum Gebrauch seiner Vorlesungen. Drey Abtheilungen. Erfurt, 1808, in-8.

Ueber die Natur und Heilart der Faulfieber, nebst Bemerkungen über einige verschiedenheiten, Eintheilungen und Kurmethoden der Fieber überhaupt. 2te Einladungsschrift. Voran ein Beytrag zur Beantwortung der Frage : soll in Berlin eine Universitæt seyn? Erfurt, 1809, in-8.

Die Geschichte des sauerstoffes, als Heilmittel gegen das venerische Uebel. In dem journal der Erfindungen u. s. w. St. 34. Nr. 1 (1804).

Ueber die grosse Verschiedenheit der venerischen Krankheits-Formen durch einen merkwürdigen Fall, der eine ganz neue Form darstellt, erläutert, nebst Bemerkungen über die Natur und Behandlung der venerischen Uebel ueberhaupt. In Hufeland's Journal der pract. Arzneykunde, B. 26, St. 4 (1807).

Program von den Entzündungen im Halse, besonders von der Angina polyposa und dem Asthma acutum. Berlin, 1809, in-8.

Gedanken über die Natur und Ursachen des Weichselzopfs, zur Berichtigung der Theorie von dem Zusammenhange zwischen den örtlichen und allgeimeinen Krankheiten, ihren Me-

tastasen und Krisen. Einladungschrift. Erfurt, 1810, in-8.

Manuel de médecine pratique militaire. Breslau, 1808, in-8.

Von den Krankheiten mit den Scharlachauschlag. Leipzig, 1818, in-8.

Vom Wirkungen und Erfolge der Heilmittel. Leipzig, 1810, in-8.

Annalen der gesammten Medicin, als Wissenschaft und Kunst, zur Beurtheilung ihrer neuesten Erfindungen, theorien, Systeme und Heilmethoden. Berlin, 1810, in-8.

Praktische Arzneymittellehre. Erfurt, 1814, in-8.

Lexicon medicum theoretico-practicum reale oder allgemeines Wörterbuch der gesammten theoretischen und praktischen Heilkunde für Aerzte, Wundærzte und Geschæftsmænner aus allen Stænden, denen eine Erlauterung wünschenswerth seyn kann. enthaltend eine planmæssige, möglichst vollstændige Darstellung unserer Kenntnisse in der Anatomie, Physiologie, medicinischen Lander-und Völkerkunde, Pathologie, semiotik, Heilmittellehre, Diætetik, allgemeinen und speciellen Therapie, Chirurgie, Entbindungskunst, polizeilich - gerichtlichen Medicin un Thierarzneïkunde in ihrem ganzen gegenwærtigen Umfange. Vienne, 1817; Gotha, 1822, 3 tom. en 6 vol., in-8. — La continuation de ce dictionnaire, entreprise par H. A. Erhard, en 1824, a été interrompue en 1830, après la publication de la première partie du tome V.

Vollstaendiges Handbuch der kriegsarzneykunde. Gotha, 1816, in-8.

(Meusel. — *Med. chir. Zeitung.* — *Journal der Erfindungen.*)

HECQUET (Philippe), médecin renommé de son temps pour sa science, pour sa piété, et en même temps pour son ardeur dans la dispute, était né à Abbeville le 11 février 1661. Il vint à Paris à l'âge de 17 ans, et fit son cours de philosophie au collége des Grassins. Un goût prononcé pour l'état ecclésiastique le fit pencher d'abord pour la théologie, dont il prit des leçons en Sorbonne et à Navarre; mais les conseils d'un oncle, médecin distingué, le décidèrent enfin pour la médecine. Il en commença l'étude à Paris en 1682; il alla prendre ses degrés à Rheims au mois de juillet 1684, et le 6 août suivant, il se fit agréger au collége des médecins d'Abbeville. Il ne resta pas long-temps dans sa ville natale, où il ne trouvait pas les ressources que réclamait son goût prononcé pour l'étude. Il revint à Paris. Dès qu'il voulut se livrer à la pratique, la Faculté, qui veillait avec une attention jalouse à ne laisser personne empiéter sur les droits et priviléges de ses membres, le lui fit interdire; pour se soustraire à ces tracasseries, il se fit agréger à la chambre royale; mais cette chambre qui subsistait sous l'appui de Daquin, premier médecin du roi, fut ébranlée elle-même et croula bientôt. Hecquet était sur le point de se décider à retourner à Abbeville, lorsqu'il fut appelé en 1688, à prendre la place de médecin des religieuses du Port-Royal-des-Champs, que la mort de Hamon venait de laisser vacante. Les jeûnes et les macérations auxquels il se livra dérangèrent gravement sa santé. Ses amis le pressaient de revenir à Paris; la mort de la supérieure qui l'avait appelé à Port-Royal, arrivée le 26 novembre 1693, l'y détermina. Hecquet résolut de prendre ses degrés à la faculté de Paris. Il se mit donc sur les bancs à l'âge de plus de 33 ans, au mois d'octobre 1694, sortit de licence le 3 septembre 1696, et reçut le bonnet de docteur le 15 janvier 1697. Depuis lors, la Faculté l'honora comme un de ses membres les plus chers; il fut élevé, malgré lui, au décanat, en 1712. La réputation d'Hecquet comme praticien s'étendit rapidement; il était appelé de toutes parts en consultations; les grands recherchaient ses conseils avec empressement; mais c'est surtout aux indigens qu'il aimait à montrer son zèle, en leur prodiguant ses soins et sa bourse. Au commencement de 1727, Hecquet, devenu très-infirme, se retira chez les religieuses carmélites du faubourg St.-Jacques, dont il était le médecin depuis 32 ans. Il y passa le reste de ses jours dans les austérités de la pénitence, et y mourut le 11 avril 1737. Rollin lui fit une belle épitaphe.

Hecquet fut un écrivain très-fécond. Ses ouvrages prouvent qu'il avait du savoir et qu'il n'était pas dépourvu de quelques vues pratiques d'une certaine portée; mais ils sont tous d'une prolixité rebutante, tous entachés de l'esprit d'hypothèse le moins réservé, tous remplis de ce qu'il y avait de plus inutile et de plus faux dans la doctrine des iatro-mathématiciens sur la trituration, sur l'atténuation des fluides par le jeu mécanique des solides, sur la nécessité d'évacuer et d'humecter pour entretenir ou rétablir la liberté des ressorts dans l'économie, etc. En vertu de ses doctrines, il y avait peu de malades dans l'affection desquels Hecquet ne trouvât la double indication de les vider de sang et de les remplir d'eau; et l'on prétend que c'est lui que Lesage fait figurer si plaisamment dans son Gil-Blas, sous le nom du docteur Sangrado.

An functiones à fermentis. Thèse du 26 janvier 1695.

An chronicorum morborum medicina in alimento. Thèse du 13 octobre 1695.

An morbi à serosá colluvie. Thèse du 12 janvier 1696.

An remediorum curta suppellex. Thèse du 6 février 1698.

Préface latine du recueil des ouvrages de Baglivi imprimés à Lyon, en 1704.

An impeditæ transpirationi sanguis missio. Thèse du 7 février 1704.

Explication physique et mécanique des effets de la saignée, et de la boisson dans la cure des maladies, avec une réponse aux mauvaises plaisanteries que le journaliste de Paris (M. Andry) *a faites sur cette explication de la saignée.* On trouve aussi dans cet ouvrage la *Thèse sur la saignée,* traduite par Hecquet, et la *Thèse sur la boisson,* 1707, in-12, à Chambéry (ou plutôt en France).

De l'indécence aux hommes d'accoucher les femmes, et de l'obligation aux femmes de nourrir leurs enfans; pour montrer par des raisons physiques, de morale et de médecine, que les mères n'exposeraient ni leur vie, ni celle de leurs enfans, en se passant ordinairement d'accoucheurs et de nourrices. Trévoux, 1708, in-12.

Traité des dispenses du Carême, dans lequel on découvre la fausseté des préceptes qu'on apporte pour les obtenir, en faisant voir par la mécanique du corps les rapports naturels des alimens maigres avec la nature de l'homme; et par l'histoire, par l'analyse, et par l'observation, leur convenance avec la santé. — Ce traité parut en 1708, fut réimprimé en 1709; ensuite en 1715. 2 vol. in-12; avec des corrections et additions, entre autres deux *Dissertations,* l'une sur les macreuses, l'autre sur le tabac, etc. en 1741, 2 vol. in-12.

De la digestion des alimens, pour montrer qu'elle ne se fait pas par le moyen d'un levain, mais par celui de la trituration ou du broyement, contre l'article 13 *des Mémoires de Trévoux, janvier,* 1710. Paris, 1710, in-12. — Ce sont des remarques sur la *Dissertation* de Vieussens, le père, docteur de la faculté de médecine de Montpellier.

An morbi à solidorum tritu. Thèse du 28 janvier 1712.

De la digestion des alimens, et des maladies de l'estomac, suivant le système de la trituration ou du broyement, sans l'aide du levain ou de la fermentation, dont on fait voir l'impossibilité en santé et en maladie. Paris, 1712, in-12.

An ut virginitatis, sic virilitatis certa indicia. Thèse du 5 janvier 1713. La même, traduite en français.

De purgandâ medicinâ à curarum sordibus; ubi detecto evacuantium fuco, purgationum fraudes et imposturæ, scandalo artis, et artificis opprobrio futuræ, revelantur; datoque partium mechanismo, purgandi leges, tempora, ratione emendatæ restituuntur, etc. Paris, 1714, in-12. — On trouve à la tête de cet ouvrage:

Proloquium de tolerandis medicinæ novis libris, ubi de illorum utilitate aut damno, de censurâ illorum aut judicio.

Novus medicinæ conspectus, ubi ex sanguinis circuitus anomaliis, secretionum errata, miscellanea succorum et humorum adulteria deducuntur, etc.; *pars prima quæ physiologica est; pars secunda, quæ pathologica est, accedit appendix de peste,* etc. Paris, 1722, 2 vol. in-12.

Traité de la Peste, où, en répondant aux questions d'un médecin de province sur les moyens de s'en préserver ou d'en guérir, on fait voir le danger des barraques ou des infirmeries forcées; avec un problème sur la peste. Paris, 1722, in-12.

An Creatoris et naturæ legum imago carnis privii lex. Thèse du 18 mars 1723.

Observations sur la saignée du pied, et sur la purgation au commencement de la petite-vérole, des fièvres malignes, et des grandes maladies. Preuve de la décadence dans la pratique de la médecine, confirmée par de justes raisons de doutes sur l'inoculation. Paris, 1724, in-12.

Hippocratis aphorismi ad mentem ipsius, artis usum, et corporis mechanismi rationem expositi. Paris, 1724, in-12, 2 vol.; trad. en français par J. Devaux. Paris, 1725, in-12, 2 vol..

Lettre en forme de dissertation pour servir de réponse aux difficultés sur le livre de la saignée du pied, etc. A Paris, en 1725, in-12.

Lettres d'un médecin de Paris à un médecin de province, sur un miracle arrivé sur une femme (la dame La Fosse) du faubourg Saint-Antoine. 1725, in-4. — Il y a eu deux autres Lettres du même sur ce sujet, contre le ministre Saurin: elles n'ont pas été imprimées.

Réflexions sur l'usage de l'opium, des calmans et des narcotiques; pour la guérison des maladies, en forme de lettre. Paris, 1726, in-12.

Réponse à la question: Si les médecins peuvent et doivent prendre part aux affaires de l'Eglise? In-12.

Remarques sur l'abus des purgatifs et des amers, au commencement et à la fin des maladies; et sur l'utilité de la saignée dans les maladies des yeux, et dans celles des vieillards, des femmes et des enfans, en forme de lettre; avec deux lettres latines; l'une sur la génération des insectes, l'autre sur le muscle utérin, découvert par M. Ruysch. Paris, in-12, 1727 ou 1728.

*An quos morbos non sanat chirur-
giæ ferrum, sanat chymicus ignis.*
Thèse du 8 mai 1732.

*Le brigandage de la médecine dans
la manière de traiter la petite-vérole
et les plus grandes maladies par l'émétique, la saignée au pied, et le kermès
minéral: avec un traité de la meilleure
manière de traiter les petites-véroles,
par des remèdes et des observations
tirés de l'usage.* A Utrecht (Rouen),
en 1732, in-12.

*Le brigandage de la médecine, etc.;
deuxième partie, où, après avoir prouvé ce brigandage par les effets, l'on
donne le plan de Mémoires académiques, pour ramener la médecine à
ses règles, et la contenir dans ses lois:
avec une lettre apologétique touchant
le brigandage de la médecine, etc.*
Utrecht. (Rouen), in-12.

*Le brigandage de la médecine ré-
formé, ou la saignée du pied, le tartre émétique et le kermès minéral dis-
ciplinés.* Troisième partie, à Utrecht
(Rouen).

*Le brigandage de la chirurgie, ou
la médecine opprimée par le brigandage de la chirurgie.* En 1738, in-12.
Après la mort de l'auteur : *Avec le
brigandage de la pharmacie, etc.,* et
la lettre déjà imprimée : *Sur ce que
c'est que le brigandage de la médecine,*
contre la lettre 72 des *Observations
sur les écrits modernes.*

*La médecine théologique, ou méde-
cine créée telle qu'elle se fait voir ici
sortie des mains de Dieu, créateur de
la nature, et régie par ses lois, etc.;*
avec la plupart des *Thèses* de l'auteur.
Paris, 1733, 2 vol. in-12.

*Le naturalisme des convulsions, de
l'épidémie convulsionnaire.* En 1733,
première partie. *Le naturalisme des
convulsions, démontré par la physique,
par l'histoire naturelle, et par les évé-
nemens de cette œuvre, et démontrant
l'impossibilité du divin qu'on lui attribue dans une lettre sur les secours
meurtriers.* 1733, deuxième partie. *Le mélange dans les convulsions
confondu par le naturalisme.* 1733
troisième partie, à Soleurre (Rouen).
*La cause des convulsions finie, et
l'œuvre des convulsions tombée.*
Utrecht (Rouen), in-12. *Réponse à la
Lettre à un confesseur, touchant le devoir des médecins et des chirurgiens au
sujet des miracles et des convulsions.*
Utrecht (Rouen), 1733, in - 12,
*Lettre sur la convulsionnaire en extase,
ou la vaporeuse en rêve.* 1736,
in-12. *La Suceuse convulsionnaire,
ou la Psylle miraculeuse.* 1736,
in-12. *Réponse à la Lettre d'un docteur en médecine de la faculté de....,
sur l'écrit précédent.* 1736, in-12.
Le naturalisme des quatre requêtes.
1736, in-12. *Réponse des médecins au défi que leur font les convul-
sionnaires, dans la justification des
requêtes, etc.* 1736, in-12.

*La médecine naturelle vue dans la
pathologie vivante, dans l'usage des
calmans et des différentes saignées des
veines et des artères, etc.* Paris,
2 vol. in-12, 1737. Après la mort
de l'auteur. Il y a à la fin du deuxième volume, le livre d'Hippocrate,
De Flatibus, traduit en français, par
M. Vergne, médecin à Poissy, mort
en 1740 ou 1741.

*La médecine, la chirurgie et la phar-
macie des pauvres; par feu M. Hecquet.*
Paris, 1740, 3 vol. in - 12, avec
la *Vie de l'auteur,* par M. de Saint-
Marc. M. l'abbé Perault a eu soin de
la première édition de cet ouvrage:

la deuxième, corrigée et augmentée,
est due aux soins de M. Boudon, médecin. Elle a paru en 1742, en 3 vol.
in-12. La *Vie de l'auteur* est aussi cor-

rigée et augmentée : il faut consulter
cette *Vie* sur les ouvrages manuscrits
laissés par Hecquet.

(Gouget.—Andry.)

HEER (Henri Van), ou Henricus ab HEERS était d'une famille patricienne de Tongres, où l'on peut supposer qu'il naquit
vers l'an 1570. On ne sait pas où il fit ses études ; mais on sait qu'il
acquit une grande connaissance de la philosophie, des mathématiques et de la médecine. Il voyagea beaucoup, et il paraît qu'il
parcourut l'Allemagne, l'Italie, l'Espagne, la France, l'Angleterre,
et qu'il poussa jusque dans l'Islande. Il entendait les langues de tous
ces pays-là, et il savait parfaitement le latin, le grec et l'hébreu.
Ayant pris quelque part le bonnet de docteur en médecine, il fut
pendant plus de trente ans médecin des princes Ernest et Ferdinand
de Bavière, électeurs de Cologne. Sa demeure ordinaire était à Liège,
où il exerça la profession de médecin au moins depuis l'an 1605.
Tous les ans il allait passer quelques semaines à Spa, dont il a beaucoup vanté les eaux. Il exerça au moins durant huit ans la fonction
de médecin ordinaire dans l'hôpital de Bavière, fondé en 1606 par
les libéralités du prince Ernest, de Martin Diddenius, doyen de
St.-Pierre de Liège, et de quelques philanthropes. On croit que
Henri de Heers mourut vers l'an 1636. Valère André le qualifie :
Vir omnigenæ eruditionis, lectionis indefessæ, judicii atque in-
genii acerrimi ; mais, soit que Van Heers ait été un peu négligent,
soit que sa pratique l'ait trop occupé, ses talens ont été presque
ensevelis avec lui, et il ne reste de sa façon, que les opuscules suivans :

Spadacrene, hoc est, fons Spadanus ;
ejus singularia ; bibendi modus ; medi-
camina bibentibus necessaria. Leodii,
Arnoldus de Corswaremiâ. 1614, in-
12. — Sous ce titre : *Spadacrene ; de*
Spadano, vicinisque fontibus acidis,
et eorum ad sanitatem servandam re-
cuperandamve, bibendi modo. Liège,
1622, in-12 ; Leipzig, 1645, in-12.
Sous ce titre : *Spadacrene, hoc est,*
fons Spadanus accuratissimè descrip-
tus ; acidas bibendi modus ; medica-
mina oxypotis necessaria, et observa-

tionum medicarum oppidò rararum li-
ber unicus. Authore Henrico ab Heers,
Tungro, Ser. Principis Ferdinandi
Colon. Electoris, Principis Leodiensis,
etc. Medico cubiculario. Leyde, Franc.
Maïadus et Adrianus Wyngaerden,
1645, in-16, 159 et 254 pp. Sous le
même titre : *Secunda Batava editio,*
correctior et auctior. Leyde, Ad. Wyngaerden, 1647, in-16, 159 et 254
pp. (il y a lieu de douter si cette édition diffère de la précédente). Sous ce
titre : *Spadacrene, hoc est, fons Spa-*

danus, accuratissimè descriptus, acidas acidulasque bibendi modus : medicamina necessaria ut et observationes medicæ oppido raræ in Spa et Leodii animadversæ ; cum medicamentis aliquot selectis, et, ut volunt, secretis. Editio novissima, auctior. Leyde, Petrus Vander Aa, 1685, in-16, 2 vol.; Leyde, 1689, in-16, 2 vol. (Si toutefois c'est ici une nouvelle édition.) L'auteur traduisit lui-même cet ouvrage en français, et en donna deux ou trois éditions, qui parurent de son vivant. Il s'en fit d'autres après sa mort. Enfin, Chronet en fit paraître une nouvelle édition, revue, corrigée, et augmentée, à La Haye, 1739, in-12, sous le titre de *Spadacrene*, ou *Dissertation physique sur les eaux de Spa*; par Henri de Heer, docteur en médecine. Jean-Baptiste Van Helmont ayant publié les *Paradoxa de aquis Spadanis*, et son *Supplementum de Spadanis fontibus*, Leyde, 1624, in-12, où il attaquait le Spadacrene, Van Heer lui répondit par un opuscule intitulé : *Deplementum supplementi de Spadanis fontibus; sive vendiciæ pro suâ Spadacrene : in quibus etiam atroph, certissimum Paracelsi remedium, sincerè explicatur.* Leyde, Arnoldus de Corswaremiâ, 1624, in-12. Notre auteur y tombe rudement sur son adversaire, qu'il nomme, suivant la signification de son nom : *Os inferni*. Il lui attribue d'avoir soutenu qu'il n'y a point d'acide dans les eaux de Spa. « Je lui ai si bien répondu, dit-il dans son *Spada-*

crene, qu'il a abandonné sa folle opinion. » Mais Chronet remarque que l'on ne trouve point cette opinion dans les œuvres de Van Helmont : que les premières brochures de ces deux antagonistes, publiées avec le *Spadacrene* en 1622, ne sont qu'un amas d'invectives réciproques, et qui ne méritent aucune attention ; enfin, que Van Helmont, au commencement de son traité *de Lithiasi*, suppose manifestement de l'acide dans les eaux en question, et le regarde comme le principal agent minéralisateur de ces eaux. [*Observationes medicæ, oppidò raræ in Spa et Leodii animadversæ ; cum medicamentis aliquot selectis ;* avec le *Spadacrene* dans plusieurs éditions, entre autres, dans celle de Liège, 1622, et dans celle de Leyde, 1685 (Ici : *Cui accessit ejusdem Spadacrene in publicum emissa a Joanne Michaëlis*), avec l'ouvrage de Jean-Baptiste Van Helmont, intitulé : *Propositiones notatu dignæ, depromptæ ex ejus disputatione de magneticâ vulnerum curatione Parisiis editâ; quibus subnectuntur Henrici ab Heer considerati022es ; et judicia doctorum medicorum.* Leodii, Arnoldus de Corswaremiâ, 1624, in-12 ; séparément, *ibid.*, 1631, in-12; Leipzig, Andreas Kühnen, 1645, in-12 ; traduit en français par M. Chronet, et imprimé à la suite du *Spadacrene.* La Haye, 1739, in-12.

(Swertins. — Val. André. — Merklin, *Lindenius renovatus.* — Paquot.)

HEERKENS (Gerard-Nicolas), poète, philosophe et médecin, né dans les environs de Groningue, vers 1725, mort vers 1803, était membre de l'académie des Arcades et correspondant de celle des inscriptions et belles lettres. Il est auteur des ouvrages suivans :

De valetudine literatorum poema. Leyde, 1749, in-8.

Satyra de moribus Parisiorum et Frisiæ. Leyde et Groningue, 1750, in-4.

De officio medici poema, dedicatum cardinali Angelo Mariæ Quirini. Groningue, 1752, in-8.

Marii Curulli Groningensis satyra. 1758, in-8. (Pseudonyme.)

Iter Venetum. Venise, 1760, in-8 de 33 pp. en vers.

Gerardi Heerkens, clenemerii, notabilium libri duo. Groningue, 1765, in-8. — *Notabilium libri III et IV.* Groningue, 1770, in-8.

Anni rustici januarius. Groningue, 1767, in-8.

Empedocles, sive physicarum epigrammatum, libr. V. Groningue, 1783, in-8.

Aves frisicæ. Rotterdam, 1787, in-8. de 298 pp. — Description en vers de dix oiseaux.

Icones. Utrecht, 1787, in-8. — Des exemplaires portent la date de Paris, 1788; mais l'édition est la même; les titres seuls furent changés par le libraire d'Utrecht, qui, craignant que le style satyrique de l'auteur ne lui suscitât des tracasseries de la part de personnages puissans, chercha à donner le change sur le lieu de la publication du livre.

De valetudine literatorum libri III. Groningue, 1790, in-8. — Saxius ne peut pas dire si c'est un ouvrage nouveau, ou seulement une édition nouvelle de celui que Heerkens avait publié sous le même titre, en 1749.

Italicorum libri tres. Groningue, 1792, in-8.

(Saxii *Onomasticon literarium,* pars *VIII.* — Barbier, *Diction. des Anonymes.*)

HEISTER (Laurent), anatomiste habile, savant médecin, et l'un des plus célèbres chirurgiens du dernier siècle, naquit à Francfort-sur-le-Mein, le 18 septembre 1683. Quoique ses parens, qui tenaient auberge, fussent étrangers aux sciences, ils surent apprécier les heureuses dispositions que montra leur enfant dès ses jeunes années, et ils donnèrent tous leurs soins à son éducation. Après avoir fait d'excellentes humanités, appris les langues vivantes, la musique, le dessin, la peinture, Heister alla étudier la médecine à Giessen en 1702. Il y fut le disciple particulier de Georges-Christophe Moeller, qui le prit en amitié. Ce professeur ayant été appelé l'année suivante à Goslar, Heister l'y suivit et demeura quatre ans chez lui, l'accompagnant dans ses visites, dans ses voyages aux eaux thermales des environs, l'aidant dans sa pratique, et se rendant à Giessen toutes les fois qu'on devait y faire des démonstrations anatomiques sur le cadavre. Il s'occupait beaucoup en même temps de l'étude de la botanique. En 1706, Heister alla à Amsterdam, où il eut l'avantage inappréciable non-seulement d'être admis chez Ruysch, mais même de devenir son aide d'anatomie et son ami particulier. Vers le milieu de l'année suivante, il voulut profiter des leçons d'expérience que pouvait lui donner l'exercice de la chirurgie militaire, à la guerre qui se faisait alors dans le Brabant. Il revint à Amsterdam vers la fin de 1707. L'année suivante il prit le grade de docteur en médecine à l'université d'Harderwick. Il s'établit peu de temps après à Amsterdam, dans l'intention d'y rester fixé. Mais en 1710, il fut sollicité d'aller occuper à l'université d'Altdorf la chaire que la mort dePancrace Bruno venait de laisser vacante. Il n'en prit possession qu'après avoir fait un voyage en Angleterre. Les travaux importans d'anatomie et de chirurgie qu'il mit au jour lui acquirent en peu de temps de la célébrité. Il fut nommé membre de l'académie des Curieux de la nature, de celle des sciences de Berlin, de la société royale de Londres. Après dix années passées dans l'université d'Altdorf, il céda aux instances qu'on faisait près de lui pour l'attirer dans celle de Helmstadt. C'est là que s'est passée la longue vie académique de Heister, dans les chaires de chirurgie, d'anatomie, de botanique, de pathologie et enfin de médecine pratique. C'est là qu'ont vu le jour une multitude de dissertations soutenues sous sa présidence, sur presque toutes les branches de la science; là qu'il publia ses grands ouvrages de botanique, de médecine, et surtout de chirurgie; là enfin que vinrent le chercher les honneurs et les distinctions. Heister mourut le 18 avril 1758. Voici la longue liste de ses ouvrages :

Diss. inaug. medica de tunicâ choroidea. Hardervick, 1708, in-4. Recus. in Fasc. Disp. Leyde, 1745, in-8 ; Helmstadt, 1746.

Prog. de veritatis inveniendæ difficultate in physica et medicina. Altdorf, 1710, in-4.

Oratio inaug. de hypothesium medicarum fallacia et pernicie. Altdorf, 1710, in-4. *Editio altera, adjecto progr. invitat.* Altdorf, 1720, in-4.

Progr. ad anatomen, etc. Altdorf, 1711, in-4.

Diss. de masticatione. Altdorf, 1711, in-4.

Diss. I-III, de cataracta in lente crystalliana. Altdorf, 1711-1713, in-4; corrigées et augmentées sous le titre suivant :

Tractatus de cataracta, glaucomate et amaurosi, in quo multæ novæ opiniones et inventa contra vulgatas medicorum, chirurgorum, nec non mathematicorum sententias continentur. Altdorf, 1713, in-8. *Editio emendata.* Altdorf, 1721, *cum fig. aen.*

Diss. de amaurosi salivatione curata. Altdorf, 1713, in-4. Ajoutée depuis au *Traité de la cataracte.*

Diss. de gastro et enteroraphe. Altdorf. 1713, in-4.

Diss. de chirurgiæ novæ adumbratione. Altdorf, 1714, in-4.

Progr. ad anatomen cadaveris feminini. Altdorf, 1714, in-4.

Progr. quo inquiritur: an sanguinis circulus veteribus fuit incognitus? etc. Altdorf, 1714, in-4.

Diss. de nova methodo curandi fistulas lacrymales. Altdorf, 1716, in-4.

Compendium anatomicum, veterum recentiorumque observationes brevissime complectens. Altdorf, 1717, in-4. *Edit. II Auctior.* Altdorf, 1719, in-8; Amsterdam, 1723, in-8; Freyberg, 1726, in-4; Altdorf, 1727, in-8; Venise, 1730, in-8; Altdorf, 1732, in-8; Breslau, 1733, in-8; Altdorf, 1737, in-8; Altdorf, 1741, in-8; Amsterdam, 1748, in-8; Vienne, 1761, in-8. En allemand: Nuremberg, 1721, in-4; 1741, in-8; 1749, in-8; 1750, in-8; Breslau, 1733, in-8; Vienne, 1770, in-8. En anglais: Londres, 1721, in-8; Londres, 1752, in-8. En français, traduite par J. B.*** Paris, 1724, in-8. Trad. par J. Devaux: Paris, 1729, in-12; avec des *Essais physiques,* par Senac. Paris, 1735, 3 vol. in-12; Paris, 1753, 3 vol. in-12.

Apologia et uberior illustratio systematis sui de cataracta contra Woolhousii cavillationes et objectiones itemque parisiensis eruditorum diarii iniquam censuram. Altdorf, 1717, in-8.

Progr. III, de utilitate anatomes in theologia. Altdorf, 1717-1718, in-4.

Diss. de vera glandulæ appellatione. Altdorf, 1718, in-4.

Diss. de valvula coli, opposita Cl. Joh. Bapt. Bianchi dissertationi de supposita huc usque intestinorum val- vula. Altdorf, 1718, in-4. *Recusa in Halleri Disp. anatom.* Tome I, p. 533.

Chirurgie, in welcher, alles was zur Wundarzney gehœret, nach der neuesten und besten Art, gründlich abgehandelt und in vielen Kupfertaffeln die neu erfundenen und dienlichsten Instrumente, nebst den bequemsten Handgriffen der chirurgischen Operationen und Bandagen deutlich vorgestellet worden. Nuremberg, 1718, in-4; Nuremberg, 1724, in-4; Nuremberg, 1731, in-4; Nuremberg, 1745, in-8; Nuremberg, 1747, in-4; Nuremberg, 1779, in-4. En latin, sous le titre: *Institutiones chirurgicæ,* etc. Amsterdam, 1739, in-4; Amsterdam, 1750, in-4; Venise, 1740, in-4; Naples, 1759, in-4. En espagnol, sous ce titre: *Instituciones cirurgicas, ó cirurgia completa universal,* etc., *traducida por D. Andr. Garc. Vazquez.* Madrid, t. I, 1747; tome II, 1748; tome III, 1749; tome IV, 1750, in-4, fig. En anglais: Londres, 1748, in-4; en français, par Paul: Paris, 1771, 2 vol. in-4 ou 4 vol. in-8.—Paul a ajouté un volume de supplément aux deux éditions. Trad. ital., 1765, in-4.

Vindiciæ sententiæ suæ de cataractu, etc., *adversus ultimas animadversiones atque objectiones diarii pariensis eruditorum et Woolhousii ejusque asseclarum.* Altdorf, 1719, in-8.

Diss. de superfluis et noxiis quibusdam in chirurgia. Altdorf, 1719, in-4.

Progr. de cognitione Dei ex ventriculi functione et fabrica. Altdorf, 1719, in-4.

Diss. de cognitione Dei ex intestinis tenuibus. Altdorf, 1719, in-4.

Diss. de fœtu ex utero matris mor-

tuæ mature exscindendo ubi simul observatio singularis rupturæ uteri in partu exhibetur. Altdorf, 1720 , in-4.

Diss. de optima cancrum mammarum extirpandi ratione. Altdorf,1720, in-4.

Progr. de cognitione Dei ex intestinorum crassorum fabrica et usu. Helmstadt, 1720, in-4.

Progr. de inventis anatomicis hujus seculi. Helmstadt, 1720, in-4.

Oratio de incrementis anatomiæ sæculi XVIII. Helmstadt, 1720, in-4.

Diss. de morbis adolescentum et puerorum , ad Hippocr. aphor. III , 29. Helmstadt, 1720, in-4.

Progr. an circulus sanguinis veteribus cognitus fuerit? Helmstadt, 1721, in-4.

Progr. de cognitione Dei ex musculis et mirabili corporis motu. Helmstadt, 1721, in-4.

Progr. de cognitione Dei ex nervis. Helmstadt, 1721, in-4.

Diss. de trichiasi oculorum. Helmstadt, 1722, in-4.

Diss. de fortuna medici. Helmstadt, 1722, in-4.

Diss. de collectione simplicium. Helmstadt, 1722, in-4.

Progr. quo ostenditur ex pulmonum infantis innatatione vel submersione in aqua nullum certum infanticidii signum desumi posse. Helmstadt, 1722, in-4.

Progr. de fœmina occisa cum partui proxima esset. Helmstadt, 1723, in-4.

Progr. de cognitione Dei ex partibus generationi dicatis. Helmstadt, 1724, in-4.

Diss. de rachitide. Helmstadt, 1725, in-4.

Progr. ad præcedentem Disp. quo infantes pro a diabolo suppositis ha-

bitis rachiticos fuisse ostenditur. Helmstadt, 1725, in-4.

Diss. de Manna, et speciatim de securo ac proficuo ejus usu in variolis confluentibus. Helmstadt, 1725, in-4. Par le répondant *Jul. Bulitz.*

Progr. de cognitione Dei ex mirabilibus ossium articulationibus et motibus. Helmstadt, 1727, in-4.

Diss.de partu tredecimestri legitimo. Helmstadt, 1727, in-4.

Progr. de cognitione Dei ex partibus genitalibus mulierum. Helmstadt, 1727, in-4.

Progr. de cognitione Dei ex partibus genitalibus virorum. Helmstadt, 1728, in-4.

Progr. de cognitione Dei ex mammis mulierum. Helmstadt, 1728, in-4.

Diss. de adparatu alto sive methodo calculum vesicæ sub osse pubis extrahendi. Helmstadt, 1728 , in-4. — Trad. par Franç. Sanchez. 1751.

Diss. de anatomes subtilioris utilitate. Helmstadt, 1728, in-4.

Diss. de animi defectione. Helmstadt, 1728, in-4.

Diss. de fibrarum debilitate. Helmstadt, 1728, in-4.

Diss. de chirurgorum erroribus in curandis morbis venereis. Helmstadt, 1728, in-4.

Diss. de Kelotomiæ abusu tollendo (*vom Missbrauch des Bruchschneidens*). Helmstadt, 1729, in-4.

Diss. de medicamentis cardiacis. Helmstadt, 1729, in-4.

Diss. de medicinæ utilitate in jurisprudentia. Helmstadt, 1730,in-4.

Schediasma de studio rei herbariæ emendando, cum profess. botan. hortique academici curam susciperet. Helmstadt, 1730, in-4.

Index plantarum rariorum atque

officinalium, quas hoc anno 1730 *in hortum academiæ Juliæ intulit; una cum constitutione novarum aliquot plantarum generum.* Helmstadt, 1730, in-4.

Diss. de medico, naturæ domino. Helmstadt, 1730, in-4.

Diss. de medicamentis Germaniæ indigenis, Germanis sufficientibus. Helmstadt, 1730, in-4.

Diss. sistens observationes medicas miscellaneas theoretico - practicas. Helmstadt, 1730, in-4.

Diss. de chirurgia cum medicina conjungenda. Helmstadt, 1731, in-4.

Diss. de fallaci pulmonum infantis experimento in crimine suspecti infanticidii. Helmstadt, 1731, in-4.

Designatio plantarum, quibus hoc anno 1731 *hortum academiæ Juliæ auxit.* Helmstadt, 1731, in-8.

Diss. de foliorum utilitate in constituendis generibus, iisdemque facile cognoscendis. Helmstadt, 1732, in-4.

Diss. de aquis medicatis Pyrmontanis. Helmstadt, 1732, in-4.

Diss. de medico nimis timido. Helmstadt, 1733, in-4.

Enumeratio plantarum, quibus anno 1733 *Hortum Acad. Juliæ auxit. Num. IV.* Helmstadt, 1733, in-8.

Diss. de clavo hæmorrhoidali. Helmstadt, 1734, in-4.

Epistola de morte Silii Italici, *celebris poetæ et oratoris ex clavo insanabili.* Helmstadt, 1734, in-4.

Diss. quo ratione paralysis anatomica sistitur. Helmstadt, 1735, in-4.

Diss. de calendario artuum. Helmstadt, 1736, in-4.

Compendium institutionum sive fundamentorum medicinæ cui adjecta est methodus de studio medico optime instituendo et absolvendo, una

cum scriptoribus medicinæ studioso hodie maxime necessariis. Helmstadt, 1736, in-4. *Editio II auctior et emendatior.* Helmstadt, 1745, in-4; Genève, 1748, in-8; Amsterdam, 1748, in-4; Leyde, 1749, in-8; Leyde, 1764, in-8.

Diss. de anatomes majori in chirurgia quam medicina necessitate. Helmstadt, 1737, in-4.

Diss. de perturbatione animi atque corporis. Helmstadt, 1738, in-4.

Diss. de hernia incarcerata suppurata sæpe non lethali. Helmstadt, 1738, in-4.

Diss. de medicinæ mechanicæ præstantia. Helmstadt, 1738, in-4.

Diss. de pipere. Helmstadt, 1740, in-4. *Resp.* G. C. Pfeffer.

Diss. de ossium tumoribus. Helmstadt, 1740, in-4.

Diss. sistens meditationes et animadversiones in novum systema botanicum sexuale Linnæi. Helmstadt, 1740, in-4.

Diss. de nominum plantarum mutatione utili ac noxia. Helmstadt, 1740, in-4. *Cum figura Piperodendri.*

- Diss. de aurantiis eorumque eximio usu medico. Helmstadt, 1741, in-4.

Diss. de arteriæ cruralis vulnere periculosissimo feliciter curato. Helmstadt, 1741, in-4.

Diss. de medicinæ sectæ empiricæ veteris et hodiernæ diversitate. Helmstadt, 1741, in-4. *Par le répondant* M. A. Kayser.

Diss. de ossium vulneribus rite curandis. Helmstadt, 1743, in-4.

Diss. de mutationibus corporis humani naturalibus ab ortu usque ad obitum. Helmstadt, 1744, in-4.

Diss. de vulneribus machinarum ignivomarum. Helmstadt, 1744, in-4.

Diss. de rheumatismo. Helmstadt, in-4.

Diss. de cydoniis eorumque eximio usu medico. Helmstadt, 1744, in-4.

Diss. de labris leporinis. Helmstadt, 1744, in-4.

Diss. de genuum structura eorumque morbis. Helmstadt, 1744, in-4.

Diss. de peste. Helmstadt, 1744, in-4.

Diss. de tumoribus cysticis singularibus. Helmstadt, 1744, in-4.

Diss. de hydrocele. Helmstadt, 1744, in-4.

Diss. de aquæ laudibus in medicina nimiis. Helmstadt, 1745, in-4.

Diss. de lithotomiæ Celsianæ prestantia. Helmstadt, 1745, in-4.

Compendium medicinæ practicæ, cui præmissa est dissertatio de medicinæ mechanicæ præstantia. Amsterdam, 1745, in-8; Venise, 1748, in-8. En allemand, sous ce titre : *Practisches medicinisches Handbuch* etc. Leipzig, 1763, in-8 ; Nuremberg, 1767, in-8. En espagnol, sous ce titre : *Compendio de toda la medicina practica, traducido y añadido, por A. G. Vazquez.* Madrid, 1752, 2 vol. in-8.

Diss. de tunica oculi choroidea. Helmstadt, 1746, in-4.—C'est la thèse inaugurale de Heister, considérablement augmentée, et soutenue par J. S. Leincker.

Epistola de pilis, ossibus et dentibus, in variis corporis humani partibus præter naturam repertis. Helmstadt, 1746, in-4.

Diss. sistens novum schema systematis circa divisionem medicamentorum. Helmstadt, 1747, in-4.

Diss. an chirurgus adolescens sit optimus. Helmstadt, 1747, in-4. Par le soutenant C. J. J. Cramer.

Kleine Chirurgie oder Wundarzney, in welcher ein kurzer doch deutlicher Unterricht und Begriff dieser Wissenschaft gegeben, auch die næthigste hierzu gehörige Werkzeuge in Kupfer vorgestellet worden. Nuremberg, 1747, in-8. Leipzig, 1749, in-8 ; Nuremberg, 1767, in-8. En latin : Amsterdam, 1743, in-8; Genève, 1748, in-8.

Systema plantarum generale ex fructificatione, cui annectuntur regulæ de nominibus plantarum a celeb. Linnæi longe diversæ. Helmstadt, 1748, in-8.

Diss. de arte gymnastica nova. Helmstadt, 1748, in-4.

Diss. de asthmate scirrhoso hactenus neglecto. Helmstadt, 1748, in-4.

Diss. de medico vulneratum curante a sectione cadaveris non excludendo. Helmstadt, 1748, in-4. Par le soutenant C. T. H. von Hagen.

Diss. de prolapsu uteri cum inversione, extra partus tempus ex terrore orto. Helmstadt, 1750, in-4.

Diss. de venæ sectionum abusu apud Gallos. Helmstadt, 1750, in-4.

Diss. de nuce Been. Helmstadt, 1750, in-4. Par le soutenant U. F. B. Brückmann.

Designatio librorum, dissertationum, aliorumque exercitationum academicarum, quas deversis temporibus ab anno MDCCVIII ad annum MDCCL edidit. Helmstadt, 1750, in-4.

Diss. de generibus plantarum medicinæ ergo potius augendis quam minuendis. Helmstadt, 1751, in-4.

Diss. de partu mirabili fœtus vivi in somno matris profundo. Helmstadt, 1751, in-8.

Diss. de apoplexia magis chirurgicis, quam aliis medicamentis curanda. Helmstadt, 1752, in-4.

Diss. de summè necessaria inspectione cordis vasorumque majorum sub legali infantum sectione. Helmstadt, 1752, in-4.

Progr. quo ad lectiones invitat, atque simul iniquum lipsiensium judicium , de nova suarum institutionum chirurgicarum editione latina Amstelodamensi in commentariis suis novis de rebus in scientia naturali et medicinæ gestis relatum , retundit atque enervat. Helmstadt, 1752, in-4.

Diss. de inflammatione. Helmstadt, 1753, in-4.

Diss. de partu tridecimestri legitimo. Helmstadt, 1753, in-4.

Descriptio novi generis plantæ Africanæ rarissimæ ex bulbosarum classe, cui in honorem seren. principis Brunswick et Lunebourg Ducis Caroli Brunsvigiæ nomen adposuit. Brunswick , 1753, in-fol. En allemand : Brunswick, 1757, in-fol.

Medicinische chirugische und anatomische Wahrnehmungen. Rostock, 1753. — *2ter Band Herausgegeben von Wilh. Friedrich Cappel.* Rostock, 1770, in-4.

Diss. de ingenti brachii inflammatione, gangræna et sphacelo, feliciter curatis. Helmstadt, 1755, in-4.

Diss. de causis, cur febris petechialis incolas regionis Hadelensis sæpius, quam Wursatensis, invadat. Helmstadt, 1755, in-4.

Diss. de fonte medicato prope Helmstadium nuper detecto, ejusque salubri usu. Helmstadt, 1755, in-4.

Diss. de theoria atque therapia molesti febrium essentialium symptomatis cujus signum est anxietas. Helmstadt, 1755, in-4.

Diss. de vomica pulmonum pleuropneumoniam excipiente. Helmstadt, 1757, in-4.

Nachricht von dessen neuen anatomischen Entdeckungen; z. B. des Hymenis , der vasorum menstruosorum, etc., dans les Breslauischen Sammlungen. 2ter Versuch.—Nachricht von dessem Controvers mit dem Hrn. Woolhouse wegen des Staars ; même recueil: Von dessen Controvers mit dem Hrn. Bianchi wegen der valvula coli ; même recueil: 6ter. Versuch. — Von einigen von denselben zu Altdorf 1719 verrichteten operationibus chirurgicis sonderlich aber von der Mense Jannuar. 1711 zu Stollberg gethanen Extirpation eines Augengewæchses, même recueil : 15ter. Versuch.

Curatio oculi scirrhosi ; in Annalibus Academiæ Juliæ semestr. I. — Obs. barometricæ anni 1722 ; ibid. semestr. IV. — Observationes anatomicæ de aneurismatibus veris in pletore maximis, ibid. — Obs. barometricæ de anno 1723, ibid., sem. X. — Obs. de calculis variis corporis humani ; ibid.—Obs. qua partus tredecimestris pro legitimo habitus proponitur et simul partu nullum certum tempus in universum tribui posse ostenditur ; semestr. XV.

Dans les éphémérides de l'Académie des curieux de la nature, on trouve de Heister les observations suivantes :

Cent. I-II.

Observatio 196. De cataractâ et de mirâ paralysi.

Observatio 197. De homine pilis omnibus destituto.

Observatio 198. Observationes anatomicæ variæ.

Cent. III et IV. Observatio 188. De chartâ masticata sclopeto majori (Flinte vulgo) explosâ, cranii perforati et mortis subitaneæ causâ.

Observatio 189. De tumore cystico,

meliceris dicto avellanæ magnitudinis ex palpebrâ superiori feliciter extirpato.

Observatio 190. *De tonsillarum nova et accuratiore delineatione ac descriptione.*

Observatio 191. *De instrumenti novi pro tonsillarum abscessibus aperiendis descriptione.*

Observatio 192. *De observationibus singularibus in monstroso bicipiti vitulo.*

Observatio 193. *De infante ano clauso nato, cum defectu intestini recti.*

Observatio 194. *De uracho in eodem infante usque ad umbilicum raro exemplo aperto et pervio reperto.*

Observatio 195. *De singularibus vermibus in equo repertis.*

Observatio 196. *De vermibus in columbis singularibus.*

Observatio 197. *De cane, cui lienem extirpavi.*

Cent. V et VI. Observatio 82. *De admirandâ cerebelli structurâ.*

Observatio 83. *De pylori ventriculi novâ delineatione ac descriptione.*

Observatio 84. *De tympanitidis variâ sede, ex cadaverum dissectione petita, ejusque variâ curandi methodo.*

Observatio 85. *De epiplocele duplice in eodem subjecto.*

Observatio 86. *De dissectione mulieris inter spasmos brevi defunctæ.*

Centur. VI. Observatio 24. *De tunicâ allantoide, vasorumque ejus nova delineatione.*

Observatio 25. *De cane liene orbato continuatio.*

Observatio 26. *Vasa lactea intestinis crassis equi reperta, et fibræ annulares in ejusdem equi ductu thoracico detectæ.*

Observatio 27. *De venæ umbilicalis in fœtu verâ insertione, et canalis venosi accuratiori descriptione, errorumque quos autores circa hæc commiserint emendatione.*

Observatio 28. *De dissectione duorum cadaverum melancholicorum, qui aquæ submersione sibimet ipsis mortem intulerant; ubi imprimis quædam singularia curiosa circa ductus felleos cysticos et pancreas describuntur.*

Centur. VII. Observatio 28. *De ossibus sesamoïdeis.*

Centur. VIII. Observatio 62. *De cancro exulcerato labri inferioris sectione curato.*

Observatio 63. *Nova et accurata glandulæ thyroideæ, glandularum bronchialium et asperæ arteriæ cum præcipuis ramis in magnitudine naturali delineatio.*

Observatio 64. *De singulari et pulchrâ distributione venæ azygos sive sine pari.*

Observatio 65. *De cancro uteri externo.*

Observatio 66. *De vaginæ uteri prolapsu singulari post partum difficilem.*

Observatio 67. *De magna excrescentiâ ex intestino recto feliciter ablata.*

Observatio 68. *De fistulâ lacrymali nova Anelli methodo à nobis sanata.*

Observatio 69. *De membrana hymene.*

Observatio 70. *De humore oculi aqueo utrum ante uveam an post illam sit copiosior.*

Observatio 71. *De ventriculo enormis magnitudinis.*

Les *Act. Acad. Nat. Curios.* contiennent, de Heister, les articles suivans : Vol. V. *Observatio de plantis quibusdam perennibus, quæ vulgo pro annuis habentur.* — *De gangræna et sphacelo pedis cortice peruviano curatis.*—Vol. VII. *Obs. de piperodendro, arbore rarissimá.* — *De piperodendri arbore florente.*—*De corticis peruviani frustraneo usu in sphacelo.* — Vol. X. *Quatre observations.*

La plupart des volumes du *Commercium litterar. Noric.* contiennent des articles de Heister.

Dans le tome **XXXVIII** des *Transactions philosophiques*, se trouve : *Epistola ; continens historiam calculi in vesicâ sponte fracti et per urethram feliciter excreti.*

Heister a publié les ouvrages suivans, avec des préfaces de sa façon.

Joh. Bohnii tractatus de vulnerum renunciatione. Amsterdam, 1710, in-8.

Le traité des opérations de chirurgie de Dionis, trad. en allemand, corrigé et augmenté par lui.

J. H. Burckhardi epistola ad—GG. *Leibnitzium, quâ characterem plantarum naturalem — ostendit — cum Heisteri præfatione, quâ de origine plantarum methodi hujusque inventoribus, de methodis ipsis eorumque veris auctoribus agit, et deinde quod auctor hujus epistolæ inventor sit methodi sexualis, ac sic simul hujus Burckhardi, Joach. Camerarii et Joach. Jungii, trium excell. botanicorum Germanicorum, merita in methodum botanicam vulgo hucusque neglecta, ostendit, aliaque ad historiam rei herbariæ et botanicam ipsam illustrandam, unà cum duobus novis plantarum generibus, Jungia et Burckhardia eorumque iconibus proponit.* Helmstadt, 1750, in-8.

Anatomisches - chirurgisches Lexicon. Berlin, 1753, in-4.

Turner's syphilis, oder praktische Abhandlung von der Venusseuche, etc., 2 part. Zelle, 1754, in-8.

. (*Comment. de rebus in med. gestis.*— Baier.—Bœrner.—Baldinger.—Adelung.—Meusel.—Haller.)

HELIODORE, chirurgien grec, qui pratiqua son art à Rome, sous l'empire de Trajan, et qui dut y jouir d'une grande réputation, puisque Juvénal le cite comme un poète cite un nom qui doit être connu de tout le monde. Quoique mentionné plus d'une fois par Galien et par Paul d'Egine, et mis largement à contribution par Oribase, il était presque oublié parmi les modernes, quand la publication de quelques fragmens de ses œuvres vint rajeunir sa célébrité et donner des regrets sur la perte de presque tout ce qu'il avait écrit. Les seuls lambeaux qui s'en soient conservés sont les fragmens sur les fractures, les luxations; les lacs et les machines que lui avait empruntés Oribase pour en former en grande partie les livres 44, 45, 46 et 47 de ses *Collectanées*. Le discernement et le goût du compilateur forment un préjugé favorable pour les écrits d'Héliodore, et l'examen de ces restes nouvellement exhumés confirme la bonne opinion qu'on en avait prise.

On trouve ces fragmens dans la collection de Cocchi ; *Græcorum chirurgici libri.... ex collectione Nicetæ.*

Peyrilhe a tiré de cette collection et rassemblé en quelques pages la plus grande partie de ce qui s'y trouve qui appartienne à Héliodore.

HELLMANN (JEAN-GASPARD), né à Halle en Westphalie, le 22 mai 1736, fut chirurgien pensionné et assesseur du collége de médecine à Magdebourg. Il mourut dans cette ville, le 20 mars 1793. Le seul ouvrage d'Hellmann qu'indique Meusel est celui dont nous allons donner le titre. Ce n'est point un mince opuscule, comme le suppose l'auteur de la *Biographie médicale*, mais une monographie de la cataracte, formant un volume de 368 pages in-8°. Après avoir donné une notice sur Daviel, l'inventeur de la méthode que son ouvrage a pour principal objet de faire connaître et de défendre, Hellmann étudie quelques particularités de la structure de l'œil, et la pathogénie de la cataracte. Il passe à l'étude des signes de cette maladie et de ses diverses espèces ; il fait ensuite l'histoire de la méthode d'opérer par extraction, et expose les procédés de Daviel, Thurant, Garengeot, Poyet, Lafaye, Sigwart, Warner, Young, Tenon, Acrel, Berenger, Ten Haaf, Palucci, Grandjean, Wenzel, Lobstein, Guérin, etc. ; il propose ses modifications et donne des préceptes sur le manuel opératoire, et sur les soins à donner après l'opération. Viennent ensuite cinquante observations détaillées d'opérations faites par l'auteur, dont trente-deux sont des cas de succès complet. Dans dix cas, il a obtenu un succès médiocre, et dans les huit autres le résultat a été tout-à-fait défavorable. Voici le titre de l'ouvrage de Hellmann :

Der graue Staar und dessen He- *tungen.* Magdebourg, 1774, in-8.
rausnehmung nebst einigen Beobach- (Richter, *Bibliothek.* — Meusel.)

HELLWIG (CHRISTOPHE DE) naquit le 15 juillet 1663, à Cologne-sur-la-Losse, ville de Thuringe, où son père Gaspard Hellwig, qui devint plus tard pasteur à Frubinger, était alors diacre. Après avoir terminé ses études scholastiques, Christophe Hellwig fut envoyé par son père, en 1681, à l'université de Iéna. Il y prit d'abord des leçons de philosophie, puis ensuite il s'appliqua à l'étude de la médecine. Après trois ans, il alla auprès de son frère Jean-Otton Hellwig qui était alors conseiller de l'électeur Palatin et son médecin. Christophe l'accompagna dans les voyages auxquels sa place l'obligeait, et sut profiter des cours de médecine qui se faisaient dans les différentes villes où ils passaient. Son frère ayant été appelé à devenir conseiller intime du duc Frédéric de Gotha, Christophe retourna à Iéna, puis après à Erfurt, où il continua avec soin ses études, et y soutint diverses dissertations en 1685. Il y subit les examens d'usage en 1688, alla ensuite à Weissensée, puis a Franckenhausen en 1693, et pratiqua son art dans ces deux villes avec un grand succès. En 1693, il fut reçu docteur en médecine. En 1696, il obtint le physicat de Tenstaedt, qu'il occupa jusqu'en 1712. A cette époque, il s'établit à Erfurt. Helwig mourut le 21 mai 1721. Ses ouvrages sont :

Diss. de chlorosi seu febre alba virginum. 1693, in-4.

Sendschreiben wegen des sogenanten Honig-thaues. Langensalza, 1699, in-4.

Der kurtze auf hundert Jahre gestellte curiœse Calender, nehmlich von An 1701 bis 1801. Francfort et Leipzig, 1701, in-8; Francfort et Leipzig, 1714, in-8.

Sendschreiben vom lapide philosophorum. Tannstaedt, 1708, in-8.

Sendschreiben von der wahren solutione auri sine igne et corrosivo. Iéna, 1702, in-8.

De chlorosi, von der Jungfer-Krankheit, Liebes-fieber, bleiche Sucht und Missfarbe, wie solche zu erkennen und curiren, nebst einer kurzen Vorrede von dem Lobe der Frauenzimmern. Leipzig, 1702, in-12. — C'est la traduction allemande de la thèse indiquée plus haut.

Sendschreiben von kalten Fieber und auro mercuriali. Leipzig, 1702, in-8.

Anmuthige Berg-Historien, worinnen die Eigenschaften und Nutz der Metallen, Mineralien, Erden, Edel- und andrer Steinen beschrieben, nebst curiœsen Relationen, was vor denck- *wuerdige Sachen am unterschiedenen Orten ueber und unter der Erden, vornehmlich in der Beaumanns-Hœhle und Brockels-Berge zu sehen.* Leipzig, 1702, in-12.

Sendschreiben von opio. Leipzig, 1703, in-8.

Neu angelegter und zur Medicin kurzgefasster Thier-Garten, oder Beschreibung derer Thiere Eigenschafften, Artzneyen, etc. Francfort et Leipzig, 1703, in-8.

Sendschreiben vom Lob, Nutz und Gebrauch des Theriacs und Mithridats. Mulhausen, 1704, in-8.

Curiœse Beschreibung unterschiedlicher rarer und schœner physikalischer, medicinischer, chymischer, und œkonomischer Dinge. Francfort et Leipzig, 1704, in-8.

Regulœ de formulis medicamentorum conscribendis das ist von Receptschreiben. Francfort et Leipzig, 1707, in-8; Francfort et Leipzig, 1712, in-8.

Curiœses und nuetzliches Frauenzimmerapotheken, darinnen die bewæhrten Artzneyen wider die Krankheiten, so wohl lediger, als verheyratheter Weibes-Persohnen zu finden, und welche meistentheils vom

Frauenzimmer selbst, mit leichter Mühe und wenige Kosten præpariret werden kœnnen. Leipzig, 1702, in-12; Leipzig, 1720, in-12.

Curiæser und wohlerfahrner, vormahls englischer, etzo aber teutscher Hauss-artzt. Francfort et Leipzig, 1709, in-4.

Chirurgia in nuce. Mulhausen, 1709, in-8.

Praxis medica, oder richtige Anweisung, wie ein angehender practicus medicinæ durch gœttlichen Beystand, citò, tutò, feliciter und jucundè ohne theuere Recepte, auch grossen Kosten die Krankheiten derer menschlicher Leiber curiren, solche auch und ihre Symptomata erkennen, und die Ursachen, woher sie entspringen, ausfinden mœge. Leipzig, 1710, in-8.

Thesaurus pharmaceuticus, oder Apoteker-Schatz. Leipzig, 1710, in-8.

Neu eingerichtetes Lexicon pharmaceuticum, oder Apoteker-Lexicon. Francfort et Leipzig, 1710, in-8.

Neu eingerichtetes Lexicon anatomico chirurgicum. Leipzig, 1715, in-8.

Curiæses Reise- und Hauss-Apothecken. Francfort et Leipzig, 1711, in-8; Francfort et Leipzig, 1712, in-8.

Exotica curiosa, oder kuertzliche und nuetzliche Beschreibung derer auslændischen Dinge, welche aus dem dreyfachen Naturreiche, in fremden Lœndern gefunden werden. Francfort et Leipzig, 1711, in-8.

Casus et observationes medicinales anatomicæ, chirurgicæ, etc., rariores, selectæ et curiosæ, oder curiosæ und nuetzliche Anmerkungen von allerhand raren und auserlesenen medicinischen, anatomischen, chymischen, chirurgischen und physikalischen Dingen, samt einen Register. Francfort et Leipzig, 1711, in-8.

Neu eingerichtetes Lexicon medicochymicum, oder chymisches Lexicon. Francfort et Leipzig, 1711, in-8.

Allzeit fertiger und vermehrter Hauss-Verwalter. Francfort et Leipzig, 1712, in-8; Francfort et Leipzig, 1719, in-8. Publié sous le nom de Gaspard Schrœder.

Vollkommenes teutsch-und lateinisches physikalisch-und medicinisches Lexicon. Hanovre, 1713, in-4.

Neu entdeckte Heimlichkeiten des Frauenzimmers. Francfort et Leipzig, 1714, in-8; Francfort et Leipzig, 1715, in-8; Francfort et Leipzig, 1719, in-8; Francfort et Leipzig, 1725, in-8.

Chirurgisches Lexicon. Francfort et Leipzig, 1715, in-8. Sous le nom de Gaspard Schrœder.

Dreyfacher, als Thueringisch-Meissnischen und Nierdersæchsischer teutsch-und lateinischer Apoteker-Tax. Francfort et Leipzig, 1714, in-8.

Das bey jetzigen zeiten neu eingerichtetes Pest Apoteckgen. Francfort et Leipzig, 1714, in-8.

Grund- und Lehrsœtze der ganzen edlen Medicin. Leipzig, 1715, in-8.

Auserlesenes teutsch - medicinisches Recept-buch. Francfort et Leipzig, 1715, in-8.

Nosce te ipsum, vel anatomicum vivum, oder Kurzgefasstes, doch richtig gestelltes anatomisches Werk. Francfort et Leipzig, 1715, in-fol.; Francfort et Leipzig, 1720, in-fol.

Medicus clinicus, oder der Wohlerfarne Hauss - und Land - Artzt. Francfort et Leipzig, 1715, in-8.

Compendium medicinæ renuncia-toriæ, oder curiœser und nuetzlicher Begriff von denen tœdtlichen Wunden. Leipzig, 1715, in-8.

Wohlpracticiter Feldscheerer. Francfort et Leipzig, 1715, in-8.

Ces trois derniers ouvrages ont été réimprimés ensemble, avec quelques additions, sous le titre suivant:

Medicus clinicus, oder wohler-fahrner Hauss-und Land-Artzt. Leipzig et Erfurt, 1722, in-8.

Geheimer medicus. Francfort et Leipzig, 1715, in-8.

Das in der Medicin gebrœuchlichste Regnum animale oder Thier-Reich. Francfort et Leipzig, 1716, in-8.

Neu und curiöse Schatz-Kammer œkonomischer Wissenschaften. Francfort et Leipzig, 1718, in-8.

Armer Leute sicherer und geschwin-der Hauss-medicus. Francfortet Leipzig, 1719, in-8.

Curiœser Kinder-Jungfer-und Wei-ber-Spiegel. Francfort et Leipzig, 1720, in-8.

Monatliche Krœuter-Lust. Zittau, 1721, in-8.

Hellwig a publié les *Curiosa physica* et les *Arcana majora*, de son frère, Jean Otton; une traduction allemande de la *Nova medicina spirituum curio-sa*, de Séb. Wirdig (1707); une édi-tion de la *Bauren-Physik*, de Paulini (1711); un recueil allemand d'opus-cules d'alchimie, intitulé : *Fasciculus unterschiedlichen alten raren und wahren philosophischen Schriften vom Stein der Weisen* (Leipzig et Brême, 1719, in-4); la *Flora fran-cica rediviva oder Krœuter-Lexicon*, traduction allemande de l'ouvrage écrit en latin par Franck de Francke-nau (Leipzig, 1713, in-8); une édition de l'*Evangelische Kunst, Arzney-und naturforschende Welt-Feld-Lund-Stadt-Hausshaltung-und Nahrungs-Postille* de Jean Hiskias Cardilucius (Leipzig, 1715, 3 vol. in-8), et beau-coup d'autres traductions.

(Motschmann, *Erfordia litterata.*—Jœcher.—*Biogr. méd.*)

HELMONT (Jean-Baptiste Van), le plus puissant adversaire du galénisme, le coryphée des animistes, et l'un des médecins et des chimistes du commencement du 17ᵉ siècle qui ont mêlé le plus d'ob-servations neuves et de vues ingénieuses aux hypothèses gratuites, aux erreurs, aux extravagances dont ils ont rempli leurs ouvrages. Van Helmont, seigneur de Merode, de Royenborch, d'Orchot, de Pellines, etc., etc., naquit à Bruxelles en 1577. Il n'avait que trois ans quand la mort lui enleva son père; mais sa mère prit un soin particulier de son éducation. Ce fut à l'université de Louvain qu'il fit ses études. Il y eut de brillans succès, et l'on voulut lui conférer à 17 ans la maîtrise en philosophie. Il s'examina sérieusement pour se rendre compte de ce qu'il avait appris dans les écoles. « Contraxi » me in calculum, dit-il, ut saltem meo judicio cognoscerem quantus » essem philosophus. » Le résultat de cet examen fut peu favorable:

il trouva qu'il n'avait meublé son esprit que de mots et n'avait appris que l'art de disputer avec adresse et acharnement. Il refusa le titre qu'on voulait lui donner. « Cum nil solidi, nil veri scirem, ti-
» tulum magistri artium recusavi, nolens ut mecum morionem pro-
» fessores agerent, magistrum septem artium declararent, qui nondum
» essem discipulus. » Voulant désormais s'appliquer à la recherche de la vérité et à l'étude de la vraie science, il quitta les écoles. On lui offrit un riche canonicat. Il le refusa; car, dit-il : « deterrebat me
» S. Bernardus, quod peccata populi comederem. » Incertain de la carrière qu'il devait suivre, il implora le seigneur Jésus de lui faire connaître celle dans laquelle il pourrait le mieux le servir. Il ajoute aussitôt, sans dire si ce fut pour obéir à l'inspiration qu'il avait demandée, qu'il alla entendre dans l'école que les Jésuites venaient d'établir à Louvain malgré le roi, malgré les magistrats, malgré l'université, et contre la défense expresse du pape, les leçons du fameux Martin del Rio sur la magie. « Pro messe, dit-il, solos sti-
» pulos inanes rapsodiaque pauperrima collegi, judicio priva. » Il s'appliqua à la lecture des stoïciens, de *Sénèque* et d'*Epictète*. Il admira les épreuves et les austérités du régime pythagorique, et il fut tenté de se faire capucin ; car, dit-il, « paucis mutatis, videbam
» capuccinum esse stoïcum christianum »; mais un songe ou une vision survenue fort à propos lui montra « quod stoïcismus me, inanem et
» tumidam bullam, inter abyssum inferni, et mortis imminentis ne-
» cessitatem, detineret. » Il y renonça. Il aurait incliné à étudier le droit; mais les institutions des hommes sont si fragiles et leurs opinions si intéressées!.. Il lut Dioscoride, et il trouva que la multitude des livres qu'on avait faite depuis cet auteur sur la même matière n'avait pas agrandi d'une ligne le champ des connaissances qu'il possédait sur les vertus médicinales des plantes. Entraîné vers les sciences naturelles et médicales, il lut Fuchs et Fernel, où il vit, dit-il, comme dans un tableau raccourci, la médecine tout entière. Ce coup-d'œil fut peu favorable à notre science, et l'impression qu'il en reçut est peu flatteuse: « subrisi mecum. » Enfin il lut les œuvres d'Hippocrate, assez pour retenir par cœur les aphorismes, il lut deux fois tout Galien, tout Avicenne, et peut-être six cents auteurs grecs, arabes ou modernes, annotant avec soin, faisant des extraits, et classant ses recueils; mais hélas en relisant son travail, il n'eut pas lieu de s'applaudir sur son courage. « Tandem
» collectam supellectilem retegens, cognovi meam egestatem, pi-
» guitque me insumti laboris atque annorum. » Il avait appris à dis-

cuter sur toutes sortes de maladies, et il était incapable de guérir
ou la gale, ou un mal de dents. « Subiit mihi tum in mentem, quod
» ars medendi inventum esset imposturâ plenum. » Réfléchissant
alors aux désastres que devait entraîner l'exercice d'un art aussi incertain, aussi trompeur, il s'écria, dans l'amertume de son cœur :
« Bone Deus! quousque eris mortalibus succensus? Qui hactenus
» ne unam veritatem, medendo tuis scholis reclusisti? An tibi placet
» holocaustum Moloch? Vis tibi vitas pauperum, viduarum et pu-
» pillorum, sub miserrimâ morborum incurabilium torturâ, et
» desperatione consecrari? Quomodo ergo non cessas tot familias
» perdere, per medentium incertitudinem et ignorantiam? » Se je-
tant alors la face contre terre, il supplie le Très-Haut de lui départir
les lumières nécessaires pour exercer avec profit pour ses semblables l'ardente charité dont il est animé pour eux. Il eut alors une
vision qui lui fit comprendre que lui, que l'objet de sa prière, que
le monde entier n'était rien aux yeux de celui qu'il invoquait;
mais il y reconnut en même temps l'ordre qui lui était enjoint de
devenir médecin. Il y travailla avec toute l'ardeur d'un enthousiaste et la constance d'un fanatique. « Per triginta solidos annos,
» dit-il, subsequentesque ordine noctes laboravi, meis impensis,
» ac vitæ detrimentis, ut vegetabilium et mineralium naturas, atque
» proprietatum cognitiones adipiscerer : interim non sine oratione,
» lectione, scrutinio rerum, errorum meorum trutinâ, et experientiis
» diurnalibus conscriptis vixi. »

Vers l'an 1600, et après avoir été reçu docteur en médecine à
Louvain en 1599, s'il faut en croire plusieurs biographes, Van
Helmont partit en compagnie de beaucoup d'amis pour aller voyager dans les Alpes, la Suisse et la Savoye. Il était de retour en
1602. Les recherches et les opérations chimiques l'occupèrent alors
tout entier. Il voyagea encore en Espagne, en France; il était à
Londres en 1604, d'où il revint dans l'hiver de 1605. Il fit un riche
mariage à Wilvorde, près de Bruxelles. Ce fut alors surtout qu'il
s'enfonça plus que jamais dans les recherches alchimiques, et qu'il
devint *philosophe par le feu, philosophus per ignem,* comme il
se plaisait à être nommé. Avec les remèdes merveilleux qu'il composait, il guérissait chaque année, c'est lui qui nous le dit, des
myriades de malades, dont l'état avait mis en défaut les ressources de
la médecine ordinaire. Van Helmont mourut le 30 décembre 1644, en
pleine connaissance. Il avait annoncé dans une lettre écrite la veille à
un de ses amis à Paris, qu'il n'avait plus que 24 heures à vivre; et peu

d'instans avant d'expirer, il transmettait à son fils ses dernières volontés relativement à la publication de ses ouvrages; circonstances qui démentent l'assertion de Guy Patin, que Van Helmont serait mort dans un état de phrénésie, pour n'avoir pas voulu se laisser saigner. Un exposé, même abrégé des idées de Van Helmont demanderait beaucoup plus de place que n'en comporte cet article, je me bornerai donc à indiquer quelques principes généraux qui caractérisent sa manière de voir et de raisonner en médecine.

J'ai déjà dit, mais il faut le répéter, parce que c'est là-dessus que se fonde le titre de gloire le plus solide de Van Helmont, que nul n'avait plus contribué que lui à la chute du galénisme dégénéré des écoles de son temps. Tant qu'il se tient au rôle de critique, Van Helmont montre une sagacité, une justesse d'esprit, une force de raison vraiment admirables. Bacon n'a pas mieux dévoilé la stérilité de la méthode syllogistique ou aristotélique dans l'étude des sciences, et toute la physique hypothétique sur laquelle reposait la physiologie d'alors croule sous ses attaques comme sous celles des plus puissans promoteurs de la physique expérimentale. Mais quand il veut édifier à son tour, la scène change. D'après la tournure d'esprit qu'on lui connaît par les passages que nous lui avons empruntés pour écrire sa vie, on devine que ce n'est pas aux observations recueillies par les sens qu'il demandera les secrets de l'organisme sain ou malade. C'est dans le sein de la divinité, où il se plonge par une sorte d'extase, qu'il va chercher la lumière dont il veut éclairer la médecine. Sa folie est de tout spiritualiser, et de voir des êtres intelligens partout où il voit coordination de phénomènes vers une fin. Et comme il voit cette coordination non-seulement où elle existe, mais même où elle n'existe pas, il a semé les êtres intelligens et agissans avec une inconcevable profusion.

Tous les corps de la nature, dit-il, renfermant en eux-mêmes un principe particulier, *aura*, qui, existant dans la semence bien avant la fécondation, préside à l'arrangement, à la combinaison des premiers élémens de l'embryon, dirige la formation du nouvel être, et ensuite demeure en lui jusqu'à la fin de la vie... L'archée résulte de la réunion de l'*aura vitalis*, qui est la matière de la génération, avec l'image seminale, *imago seminalis*, qui sert de *noyau* à cette matière, et qui la féconde. La semence que nous voyons n'est que l'enveloppe de l'archée.

L'archée n'est point l'ame intelligente, au sens de l'auteur, cependant il lui donne, l'intelligence et même au plus haut degré :

car cet être est « plenâ insignitum scientiâ et potestatibus necessariis rerum in suâ destinatione agendarum. C'est l'archée qui dispose chaque organe à sa place dans l'embryon, et rien n'est plus plaisant que cette description du travail et du mouvement qu'il se donne : « perambulat sui seminis latebras omnes et recessus, incipit que materiam transformare juxtà imaginis suæ entelechiam. Hic enim cor locat, ibi verò cerebrum designat, atque ubique immobilem habitatorem præsidem ex universali sui monarchiâ determinat juxtà exigentiæ, partium, et destinationum fines. » On voit que Van Helmont n'admet point un seul archée, mais autant d'archées qu'il y a d'organes particuliers, et un archée général qui les dirige et les surveille tous. Il faut entendre l'auteur : præses demum ille, manet curator, rectorque internus finium, in obitum usque. Alter verò fluctuans, nulli assignatus membro intuitum servat, super particulares membrorum naucleros, lucidus, at ferians nunquam. Lorsqu'il y a maladie dans un organe, et par suite phénomènes sympathiques dans les autres, c'est que l'archée de cet organe se révolte, s'arroge une puissance qui ne lui appartient pas, et force les autres à lui obéir. Par exemple, dans l'hystérie : quoties uterus, ascendentali imaginationis regimine turgidus, thymosin patitur, particulares viscerum archeos in sui obsequium rapit.

Au milieu de toutes ces extravagances, on trouve une foule d'observations exactes, profondes, de vues judicieuses sur beaucoup de points de physiologie et de pathologie ; mais il n'est pas possible de les indiquer ici.

Nous ne pouvons parler non plus des découvertes importantes que Van Helmont fit en chimie ; c'est dans les histoires spéciales de cette science qu'on doit en chercher l'exposé et l'appréciation.

Dagereat of the nicuwe Opkomst der Geneeskonst in verborgen Grond-Regulen der nature. Leyde, 1615, in-4.

De magnetica vulnerum naturali et legitimâ curatione, contra Johannem Roberti soc. Jesu theologum. Parisiis, apud victorem le Roy, 1621. *Extat etiam cum theatro, sympathetico aucto Noremberga, apud. And Endterum, et Wolfgang iun. Hæredes,* 1662, in-4.

De aquis Spadanis. 1624.

Supplementum de Spadanis fontibus. Leodii. Apud Leon. Stræl, 1624, in-8.; Antverpiæ, 1642, in-16.

Febrium doctrina inaudita. Antuerpiæ. Apud Vid. Johan. Chobbari, 1642, in-12.

Opuscula medica inaudita; I de Lithiasi, II de Febribus, III de Humoribus Galeni, IV de Peste, coloniæ Agrippinæ. Apud And. Jodocnm Kalkogen, 1644, in-8. *Extant etiam cum ejusdem Authoris operibus omnibus.*

Ortus medicinæ, id est, initia physicæ inaudita. Progressus medicinæ novus, in morborum ultionem, ad vitam longam ; edente autoris filio Francisco Mercurio ab Helmont. Amstelodami, apud Lud. Elzivirium, 1648, 1652, in-4 ; Venetiis, ap. Juntas, et Johannem Jocobum Hertz, 1651, in-fol. *Hæc editio emendatius multò et primum auctius cum indice rerum et verborum locupletissimo prodiit* Lugduni apud Joh. Anthenium Huguetan et Guilielmum Barbier, 1667, in-fol. *In quâ quartâ editione præter quædam authoris fragmenta adjecti fuerunt indices tractatuum de lithiasi, febribus, humoribus et peste, qui in aliis desirabantur.* Francofurti, apud Joannem Justum Erythropilum, 1682, in-4. *Hæc editio prodiit sub titulo operum omnium ; ut et alia posterior quæ lucem vidit.* Halniæ, apud Hieron. Christ. Paulli, 1707, in-4. *Quibus adjuncti de novo tractatus aliquot posthumi ejusdem authoris, maximè curiosi pariter ac perutilissimi, antehac non in lucem editi ; qualis est ille de virtute magnâ rerum ac verborum. Unà cum introductione atque clavi Mich. Bern. Valentini, atque indicibus rerum ac verborum ut locupletissimis, ita et accuratissimis.*

Ce recueil contient :

1. *Vaticinium de authore, poemate expressum.*
2. *Promissa autoris.*
3. *Confessio autoris.*
4. *Studia autoris.*
5. *Venatio scientiarum.*
6. *Causæ et initia naturalium.*
7. *Archeus faber.*
8. *Logica inutilis.*
9. *Physica Aristotelis et Galeni ignara.*
10. *Elementa.*
11. *Terra.*
12. *Aqua.*
13. *Aër.*
14. *Progymnasmata meteori.*
15. *Gas Aquæ.*
16. *Blas meteoron.*
17. *Vacuum naturæ.*
18. *Meteorum anomalum.*
19. *Terræ tremor.*
20. *Complexionum atque mistionum elementalium figmentum.*
21. *Imago fermenti imprægnat massam semine.*
22. *Astra necessitant, non inclinant, nec significant de vità, corpore, vel fortunis nati.*
23. *Formarum ortus.*
24. *Magnum oportet.*
25. *Natura contrariorum nescia.*
26. *Blas humanum.*
27. *Endemica.*
28. *Spiritus vitæ.*
29. *Calor efficienter non digerit, sed excitativè.*
30. *Triplex scholarum digestio.*
31. *Sextuplex digestio alimenti humani.*
32. *Pylorus rector.*
33. *Tartari historia.*
34. *Tartari vini historia.*
35. *Inventio tartari in morbis temeraria.*
36. *Alimenta tartari insontia.*
37. *Tartarus non in potu.*
38. *Custos errans.*
39. *Imago mentis.*
40. *Demens idea.*
41. *Sedes animæ.*
42. *A sede animæ ad morbos.*
43. *Jus duumviratus.*
44. *Mentis complementum.*
45. *Scabies et ulcera scholarum.*
46. *Ignota actio regiminis.*
47. *Duumviratus.*

48. *Tractatus de animâ.*

49. *Distinctio mentis a sensitivâ animâ.*

50. *De animæ nostræ immortalitate.*

51. *Nexus sensitivæ et mentis.*

52. *Asthma et tussis.*

53. *Latex humor neglectus.*

54. *Cauterium.*

55. *Volupe viventium morbus antiquitùs putatus.*

56. *Pleura furens.*

57. *Tria prima chymicorum principia, neque eorumdem essentias de morborum exercitu esse.*

58. *De flatibus.*

59. *Catarrhi deliramenta.*

60. *Victûs ratio.*

61. *Pharmacopolium ad dispensatorium modernum.*

62. *Potestas medicaminum.*

63. *Præfatio.*

64. *Ignotus hospes morbus.*

65. *Ignotus hydrops.*

66. *Puerilis humoristarum vindicta.*

67. *Respondet author.*

SUR LES MALADIES.

1. *Introductio diagnostica.*

2. *In puncto vitæ subjectum inhæsionis morborum.*

3. *Progreditur ad morborum cognitionem.*

4. *De ideis morbosis.*

5. *De Morbis Archealibus.*

6. *Ortus imaginis morbosæ.*

7. *Aditus præclusus ad Condum viscerum.*

8. *Confirmatur morborum sedes in animâ sensitivâ.*

9. *Morborum phalanx et divisio.*

10. *Recepta injecta.*

11. *Quædam imperfectiora.*

12. *In verbis, herbis, et lapidibus est magna virtus.*

13. *Butler.*

14. *De interjectis materialibus.*

15. *Injaculatorum modus intrandi.*

16. *De conceptis.*

17. *Vis magnetica.*

18. *De sympatheticis mediis.*

19. *De inspiratis.*

20. *Suscepta.*

21. *Retenta.*

22. *Præfatio.*

23. *De tempore.*

24. *Vita longa, ars brevis.*

25. *Mortis introitus in naturam humanam decus virginum.*

26. *Thesis.*

27. *Demonstratur thesis.*

SUPPLÉMENT.

1. *De Spadanis fontibus, paradoxa sex.*

2. *Supplementum paradoxorum numero criticum.*

3. *Intellectus Adamicus.*

4. *Imago Dei.*

5. *Externorum proprietas.*

6. *Humidum radicale.*

7. *Aura vitalis.*

8. *Vita multiplex in homine.*

9. *Fluxus ad generationem.*

10. *Lunare tributum.*

11. *Vita.*

12. *Vita brevis.*

13. *Vita æterna.*

14. *Mortis occasiones.*

15. *De magnetica vulnerum curatione.*

16. *In sole tabernaculum.*

17. *Infantis nutritio ad vitam longam.*

18. *Arcana Paracelsi.*

19. *Mons domini.*

20. *Arbor vitæ.*

OPUSCULES INÉDITS.

1. *De lithiasi.*
2. *De febribus.*
3. *Scholarum humoristarum passiva deceptio ac ignorantia.*
4. *Tumulus pestis.*

Apologia adversus doctrinæ novitatem prætendentes. Lugduni apud Deenet. 1655, in-8.

Tractatus de magnâ virtute verborum et rerum Francofurti, 1659. — *Extat etiam cum ejusdem authoris operibus omnibus unà editis. Francofurti, ap. Johannem Justum Erythropilum,* 1682, in-4.

Fundamenta medicinæ recens jacta sub unum conceptum et intuitum breviter contracta de causis ac principiis morborum constitutivis jam à temporibus Hippocratis medici, XII. *Seculorum oblivione sepultis, hactenusque inter Christianos ignotis ultimis vero his nostris diebus à Deo veritatis singulari suâ gratiâ ac mortales ægros misericordiâ, miraculi instar, noviter unàque cum totius physicæ medicinæque hucusque incognitæ initiis, progressu ac fine, manifestatis orbique Christiano apertis ac evulgatis. Ulmæ, apud Georg. Wilhelmum Kühn,* 1680, in-12.

(*Lindenius renovatus.* — Rixner und Siber, *Leben und Lehrmeinungen berühmter Physiker,* etc. — Buisson, sur Van Helmont, *Bibl. med.* — Rouzet, *Notice biogr. sur Van Helmont,* Revue méd. — Littré, *du système de Van Helmont,* Journal hebdomadaire.)

HELVÉTIUS. (ADRIEN), fils du grand partisan de l'alchimie Jean-Frédéric Helvétius, et lui-même homme à secrets, naquit vers l'an 1661, probablement à La Haye, et certainement en Hollande. Dès qu'il eut achevé ses premières études, il se rendit à Leyde, où il suivit les cours de médecine. A l'âge de vingt ans, il prit le parti de voyager, et se rendit à Paris, sans aucun dessein de s'y établir. Mais les succès qui suivirent ses essais de pratique, lui attirèrent la confiance et la protection du célèbre Colbert. Le dauphin, fils de Louis XIV, ayant été attaqué de la dysenterie, Daquin, premier médecin du roi, fit appeler Helvétius en consultation. On employa le remède dont il faisait un secret, et qui avait déjà quelque vogue; il eut le succès le plus complet. Le père Lachaise ayant obtenu d'Helvétius qu'il fît connaître ses remèdes au père Beize, qui allait en mission, sous la promesse du secret, les effets de ces remèdes, et surtout ceux de l'ipécacuanha parurent si surprenans, que le confesseur du roi se crut obligé de lui en parler. Grace à un si puissant appui auprès du monarque, Helvétius vendit au prix de mille louis d'or le secret qui consistait à employer contre la dysenterie un remède déjà connu, l'ipécacuanha. Helvétius fut depuis revêtu des titres d'écuyer, de conseiller de sa S. M. T. C., de médecin inspecteur général des hôpitaux de la Flandre française, et du duc d'Orléans, régent du royaume. Helvétius mourut à Paris le 20 février 1727, âgé de 65 ans.

Méthode pour guérir toutes sortes de fièvres, sans rien faire prendre par la bouche, découverte donnée au roi, par Adr. Helvétius. Paris, 1694, in-12 ; en latin, Leipzig. 1695, in-12. — L'auteur ayant remarqué que le quinquina pris par la bouche causait des nausées, des défauts d'appétit, des inflammations, etc., imagina une nouvelle manière de le préparer pour le prendre sous forme de clystère.

Traité des pertes de sang, avec leur remède spécifique ; nouvellement découvert par Adr. Helvétius. Paris, 1697, in-12. — Ce remède consiste en une préparation composée de deux onces d'alun de roche épuré, fondues dans une cuiller d'argent, avec une demi-once de sang dragon en poudre, L'auteur a joint à ce Traité une lettre qu'il avait écrite à M. Régis, en 1691, et qui roule sur la nature du chancre, et sur la manière de traiter ce mal.

Dissertation sur les bons effets de l'alun. Paris, 1704, in-12.

Traité des maladies les plus fréquentes, et des remèdes spécifiques pour les guérir ; avec la méthode de s'en servir pour l'utilité du public et le soulagement des pauvres. 1704, in-12, 318 pp.; édit. fort augmentée, Paris, 1724, 2 vol. in-12; sixième édition, Paris, 1739, in-12, 2 vol., 501 et 482 pp. — On possède également cet ouvrage en allemand, en flamand et en anglais..

Recueil de Méthodes sur diverses maladies. La Haye, 1710, in-12.

Méthode pour traiter la vérole par les frictions et par les sueurs. La Háye, 1716, in12.

Remède contre la peste. Paris, 1721, in-12.

HELVETIUS (Jean-Claude-Adrien), fils du précédent, naquit à Paris le 18 juillet 1685, fit ses études au collége des Quatre-Nations, et fut reçu docteur en médecine à l'âge de 22 ans. Son père lui acheta en 1713 une charge de médecin par quartier du roi Louis XIV. En 1715, l'Académie des sciences de Paris l'admit au nombre de ses membres pour la partie de l'anatomie. Le jeune Helvétius ayant été consulté en 1719 dans une maladie dangereuse de Louis XV, et son opinion, qui prévalut, ayant eu un succès aussi frappant qu'inespéré, le duc d'Orléans ne voulut plus qu'il s'éloignât du jeune monarque. Lorsque la cour se transporta à Versailles, le duc l'engagea à aller s'y fixer, en lui offrant une pension de 10,000 livres. En 1720, il acheta de Boudin la charge de médecin ordinaire du roi. Jean-Claude-Adrien Helvétius fut ensuite conseiller d'Etat, premier médecin de la reine de France, inspecteur général des hôpitaux militaires de Flandre, membre de l'Académie des sciences de Berlin, de la Société royale de Londres et de 'Institut de Bologne. Ce fut à la cour, sans doute, que son ambition prit naissance, et ce fut là aussi qu'il prit ce goût pour les titres honorifiques et cette habitude d'intrigue, qui ne le quitta qu'à la mort.

Depuis long-temps il méditait le projet de se rendre chef de la médecine en France. Il usa d'intrigue pour y parvenir ; mais la Faculté vit ses projets et les déjoua. Helvétius mourut le 17 juillet 1755, à l'âge de 70 ans. Voici les titres de ses ouvrages :

Idée générale de l'économie animale, et observation sur la petite-vérole. Paris, 1722, in-8.

Besse en fit une critique très-amère dans la *Lettre à M****, auteur du nouveau livre sur l'*Economie animale*, etc. Paris, 1723, in-12.

Helvétius répondit à cette critique par l'ouvrage suivant : *Lettre à M***, au sujet de la Lettre critique de M. Besse contre l'Idée générale de l'économie animale, et Observation sur la petite-vérole.* Paris, 1725, in-8.

, Cette réponse donna lieu à un ouvrage de Besse intitulé : *Réplique aux Lettres de M. Helvétius, au sujet de la critique de son livre de l'Economie animale, et Observations sur la petite vérole, par M. Besse, docteur-régent de la faculté de médecine de Paris, et premier médecin du roi, de la maison de Saint-Louis et de celle de Saint-Cyr, tom. I.* Amsterdam, 1726. — Helvétius, qui était courtisan, et qui par conséquent aimait les coups d'autorité, vint à bout d'empêcher la publication de la seconde partie.

Eclaircissement concernant la manière dont l'air agit sur le sang dans les poumons ; pour servir de réponse aux objections contenues dans une *Lettre de M. Michelotti à M. de Fontenelle ;* par M. Helvétius, premier médecin de la reine, conseiller-médecin ordinaire du roi, docteur-régent de la faculté de Médecine de Paris, médecin inspecteur des hôpitaux militaires, de l'Académie royale des Sciences. Paris, Barois, 1728, in-4 — A la fin de cet Eclaircissement se trouve la lettre suivante : *De structurâ glandulæ epistola, Cl. Adr. Helvetius, reginæ galliarum Archiatri, regi christianissimo à consiliis, ejusque medici perpetuo ordinarii, Doctoris medici Parisiensis, regiæ scientiarum Academiæ socii, regiorumque nosocomiorum Castrensium præfecti generalis ad clariss. vivum jacobum Benignum Winslow, doctorem medicum Parisiensem, anatomes, chirurgiæ, et scholarum professorem, regiæ scientiarum acad. soc., ac linguarum Germanicæ, Belgicæ et Suecicæ regium interpretem.*—Les *Eclaircissemens sur la manière dont l'air opère sur le sang* furent approuvés par Winslow et M. de Mairan ; et le *Traité sur la structure des glandes*, par Bincaume et Malact.

L'Histoire d'une opération césarienne faite avec succès par Michel. Mémoires de l'Académie des Sciences, 1731.

Il publia encore :

Méthode donnée par M. Helvétius, conseiller d'état, etc., etc., suivant laquelle les personnes charitables doivent conduire les pauvres malades de la campagne attaqués de fièvres intermittentes. 1746, in-8. — Ce traité est suivi de méthodes pour guérir les fièvres continues simples, les fièvres inflammatoires du cerveau, les fièvres malignes, les fièvres inflammatoires du foie et des intestins, la dysenterie, la

leucophlegmasie et les pâles couleurs.
» *Principia physico-medica in tiro-*
num medicinæ gratiam conscripta à
Joanne-Claudio-Adr. Helvetius, regi à
sanctioribus consiliis, Reginæ Archia-
tro, nosocomiorum regiorum milita-
rium præfecto, doctore medico Pa-
riensi, è regia scientiarum Academia,
et regii nancieanorum medicorum col-
legii honoris socio. Parisiis, apud viduam Pierres, 1752, 2 vol. in-8. —
Dans cet ouvrage, approuvé par Lorry, Helvétius propose ses idées avec
plus de modestie que de coutume.

Lettre de M. Helvétius, conseiller
d'état, etc., à MM. les doyens et syn-
dics des facultés de médecine et des
colléges des médecins du royaume de
France, au sujet des formules de méde-
cine faites pour les hôpitaux militaires.
In-4 de 32 pages, avec une approbation des commissaires nommés par la
faculté, et le décret fait à ce sujet.
Ces deux dernières pièces en latin et en
français.

Observation sur le poumon de
l'homme. Mémoires de l'Académie des
Sciences, 1718.

Observations sur l'inégalité des
vaisseaux sanguins, et sur le changement qui arrive au sang en passant
par le poumon. Mémoires de l'Académie des Sciences, 1718.

Sur la digestion. Mémoires de l'Académie des Sciences, 1719. — Dans ce
Mémoire, Helvétius s'élève contre
l'opinion de ceux qui veulent expliquer la digestion par la simple trituration des alimens. Il attribue à l'estomac deux bandes ligamenteuses ou ten-
dineuses, qu'il compare à celles du
colon; elles occupent toute la lon-
gueur du corps de l'estomac. Il assure
que les fibres du fond de l'estomac dé-
crivent plusieurs cercles autour d'un
point qui paraît comme le centre de
cette partie. Il a décrit quelques bandes
musculeuses en forme d'écharpe sur
le cardia, qui se divisent en patte d'oie
vers le fond de l'estomac.

Observation pour prouver la quan-
tité de salive qui peut s'échapper pen-
dant la mastication. Mémoires de
l'Académie, 1720.

Sur la structure interne des intestins
grêles. Mémoires de l'Académie des
Sciences, 1721.

(Paquot. — Andry.)

HENDY (James), docteur en médecine de la faculté d'Edimbourg,
où il fut reçu en 1774, médecin général de la milice, et l'un des
médecins du dispensaire général de la Barbade. Ayant fait ses
études dans la Grande-Bretagne, à une époque où l'on s'y occupait
avec ardeur des recherches sur le système lymphatique, il dut
sans doute à cette circonstance le goût qu'il prit pour ce sujet, et
c'est à cela qu'on doit attribuer la direction de ses travaux, qui s'y
rapportent entièrement. On peut même remarquer que cette prédilection décidée pour le système lymphatique, dont nous venons de
parler, paraît n'être pas sans quelque influence sur la manière de
décrire la maladie dont l'auteur s'est occupé. Si l'on compare ses

descriptions avec celles d'autres observateurs, on voit que Hendy, en traçant le tableau de la maladie des Barbades, a fait ressortir avec un soin particulier tout ce qui peut contribuer à faire considérer la maladie comme une affection du système lymphatique.

Tentamen physiologicum de secretione glandulari. Edimbourg, 1774, in-8. — La table du *Thesaurus diss. Edin.* de Smellie, semblerait attribuer à Hendy une autre dissertation de la même année, soutenue par Th. Sarden, et intitulée : *De atmospheræ naturâ et effectibus quibusdam;* mais il se peut que ce soit une simple faute typographique.

An Essay on glandular secretion, containing an experimental inquiry into the prevention of pus, and a critical examination into an opinion of M. John Hunter's, that the blood is alive. Londres, 1775, in-8.

Treatise on the glandular disease of the Barbadoes; proving it to be seated in the lymphatic system. Londres, 1784, in-8; trad. en franç., par Jos.-L.-J.-Fr.-Ant. Allard, et inséré dans les *Mém. de la Soc. méd. d'émulation de Paris,* tom. IV.

J. Rollo publia des remarques critiques sur cet ouvrage:

Remarks on the disease lately described by D' Hendy under the appellation of the glandular disease of Barbadoes. Londres, 1785, in-8.

Hendy répliqua:

Vindication of the opinions and facts contained in a treatise on the glandular disease of Barbadoes. Londres, 1789, in-8 ; *ibid.,* 1790, in-8.

(Reuss. — Rob. Watt. — *Journ. de méd.*)

HENKEL (Joachim-Frédéric), et non pas Jean-Frédéric, comme le nomme l'auteur de la *Biographie médicale,* d'après Meusel ; l'un des chirurgiens et des accoucheurs les plus distingués de l'Allemagne, au dernier siècle, naquit le 4 mars 1712, à Holland, petite ville de la Prusse. Il commença l'étude de la chirurgie d'abord sous son père, puis sous Marggraff, de Kœnigsberg; il vint la continuer ensuite à Berlin. Nommé chirurgien de compagnie, dans un régiment d'infanterie qui était en garnison à Berlin, il passa peu de temps après de ce poste dans le régiment des gardes du corps du roi, à Postdam. Plus tard il voyagea en Hollande et en France, aux frais du roi, pour se perfectionner dans la chirurgie et la médecine. Après deux ans passés à Paris, Henkel fut nommé chirurgien en chef du régiment des gardes. Ce régiment ayant été licencié en 1740, Henkel passa avec le même titre dans celui des gendarmes de Berlin. En 1745, il fut prendre à Francfort-sur-l'Oder le grade de docteur en médecine. A son retour, il fut chargé de l'enseignement public de la chirurgie, et bientôt l'étendue de sa pratique l'obligea à donner sa démission de chirurgien militaire. Après la mort de Meckel, il fut nommé directeur de la clinique d'accouchemens de Berlin. Henkel n'a rien ajouté à l'art des accouchemens, mais il contribua à propager en Allemagne les principes de Rœderer et de Fried. Il mourut le 1er juillet 1779. Henkel était membre correspondant de l'académie royale de chirurgie. Ses recueils d'observations chirurgicales renferment des faits curieux :

Epistola gratulatoria de nonnullis singularibus circa nervos opticos; in Nesselringii Diss. inaug. qua historia et examen methodi Foubertianæ administrandi lithotomiam super acu triquetra exhibetur. Halle, 1738, in-4.

Diss. inaug. de cataracta crystallina vera. Francfort-sur-l'Oder, 1744, in-4.

Erste Sammlung medicinischer und chirurgischer Anmerkungen. Berlin, 1744. — *2te Sammlung, nebst einer Kurzen Beantwortung einer Schmæhschrift, welche unter dem Titul : Sendschreiben an einen alten erfahrnen und gelehrten Medicum u. s. w. wider ihn zum Vorschein gekommen ist.* Berlin, 1747.—*3te Sammlung.* Berlin, 1748. — *4te Sammlung.* Berlin, 1749.—*5te Sammlung ; nebst beygefügter bescheidener Wiederlegung und Vertheidigung dessen, was der Hr. D. A. G. Marggraf wieder ihn ausgestellet hat.* Berlin, 1750. — *6te Sammlung.* Berlin, 1751. — *7te Sammlung.* Berlin, 1760. — *8te Sammlung.* Berlin, 1763, in-4.

Anmerkungen von wiedernaturlichen Geburten, zur Verbesserung der Hebammenkunst. Berlin, 1751, in-4.

Anweisung zum verbesserten chirurgischen Verbande. Berlin, 1756, in-8. *Nebst 14 Kupfern; 2te und verbesserte*

Auflage. Berlin und Stralsund, 1767, in-8.

Abhandlung von Beinbrüchen und Verrenkungen. Berlin, 1759, in-8. Mit Kupf.

Abhandlung von der Geburtshülfe. Berlin, 1761, in-8. Mit Kupfern. *2te Auflage.* Berlin, 1774, in-8. Mit Kupfern. *3te Auflage.* Berlin, 1774, in-8. Mit Kupf. Traduction libre de l'ouvrage de Rœderer : *Elementa artis obstetricæ.*

Abhandlung von der Wirkung der æusserlichen Arzeneyen an und in dem menschlichen Körper. Berlin, 1765, in-8. *Anhang dazu.* Berlin, 1765, in-8.

Neue medicinische und chirurgische Anmerkungen. 1tes Stück. Berlin, und Stralsund, 1769. — *2tes Stück.* Berlin, 1772, in-8. Mit Kupfern.

Abhandlung der Chirurgischen Operationen. 1tes Stück : *vom grauen Staare.* Berlin, 1770. — *2tes Stück: von der Thrænenfistel und Durchbohrung der Knochen.* Berlin, 1771. — *3tes Stück : vom Steinschneiden u. der Mastdarmfistel.* Berlin, 1771. — *4tes Stück. Von den Brüchen.* Berlin, 1772, — *5tes Stück : von den Næhten und einigen dazu gehærigen Krankheiten.* Berlin, 1773. — *6tes Stück : von Abnehmung der Glieder, dem Nasenge-*

wæchse , der Oeffnung der Luftröhre, und dem Krebs an der Brust. Berlin, 1774. — *7tes Stück : von der Oeffnung der Brust, der Oeffnung des Unterleibes , dem sogenannten Wurm am Finger, und dem einwærts gekehrten Augenliede.* Berlin, 1775. — *8tes und letztes Stück : von allen noch übrig ge-*

bliebenen Operationen. Berlin, 1775, in-8. Alb. Mit Kupfern.

Abhandlung von den Fussgeburten, worinnen eine Hebamme grosse Geschicklichkeit besitzen muss. Berlin, 1776, in-8.

(Boerher, *Nachrichten.* — Meusel, *Lexikon.* — Osiander.)

HENNING (Jean-George-Frédéric), né à Koswig, dans le pays de Zerbst, le 6 février 1763, était en 1821 conseiller aulique et médecin praticien à Bernbourg. Nous ne trouvons point la date de sa mort; mais il ne figure pas dans le dictionnaire des médecins vivans de Callisen. Il est auteur des ouvrages suivans :

Beobachtungen über den Werth und die Wirksamkeit einiger Arzneymittel. Stendal, 1789, in-8 , 118 pp. — Observations intéressantes sur l'action et les propriétés de divers médicamens.

Medicinische Fragmente, aus meiner Erfahrung gezogen. Zerbst, 1799, in-8.

Ideen über die Erbkrankheiten. Zerbst, 1800, in-8.

Beytræge zur praktischen Arzney-

kunde. Gotha, t. I, 1802; t. II, 1804, in-8.

Uber die krænkliche Laune. Zerbst, 1810, in-8.

Kleine medicinische Abhandlungen und Wahrnehmungen aus dem Gebiete der Erfahrung. Stendal , 1812, in-8.

Ideen über Idiosynkrasie, Antipathie und krænkliche Reizbarkeit. Stendal, 1812, in-8.

(Usteri, *Repertorium.* — Meuzel.)

HENRY (Thomas), apothicaire à Manchester, membre de la société royale de Londres de la société des médecins de la même ville, correspondant de la société philosophique américaine de Philadelphie, secrétaire de la société littéraire et philosophique de Manchester, est plus connu comme chimiste que comme médecin ; nous croyons néanmoins devoir indiquer ses ouvrages.

Experiments and observations on the proportion , calcination , and medical uses of magnesia alba; also on Quick Lime, absorbents, vegetable infusion prepared with Lime , and Sweating of fixed air. Londres, 1773, in-8.

A Letter to Dr Glass; containing

a reply to his examination of M. Henry's Strictures. Londres; 1774, in-8.

Ant account of a method of preserving Water at sea from putrefaction , and of restoring to water its original pleasantness and purity, by a cheap and easy process; on impregnating Water in large quantities with fixed air

and process for the preparation of arti-
ficial Yeast. Warrington, 1781, in-8.

Memoirs of the Life of Albert Hal-
ler. Warrington, 1783, in-12.

An account of an Earthquake felt
at Manchester and other places. Philosoph. Transact., 1778. Abridg.,
tom. XIV, pag. 330.

A case of a Head-Ach attended
with uncommon symptoms. In Memoirs of the medical society of London, 1779, tom. I, art. XXI, pag.
294-306.

Account of an improved method of
preparing magnesia alba. Transact.
of med. Soc. of London, 1772, t. II,
pag. 226.

Henry a traduit en anglais les *Es-*
sais de physique et de chimie, de Lavoisier (Londres, 1776, in-8), et les
Recherches sur l'air atmosphérique et
la constitution des acides (Warrington,
1783.)

(Reuss. — Rob. Watt.)

HERBINIAUX, chirurgien, accoucheur et lithotomiste à Bruxelles, dans la seconde moitié du 18ᵉ siècle; connu par sa prédilection pour l'usage du levier dans les accouchemens, et par l'ardente dispute qu'il eut à ce sujet avec Baudelocque. Dans la première édition de son traité sur les accouchemens laborieux, il se
permit des critiques virulentes et raisonnées contre Levret et Baudelocque. Celui-ci consacra dans son art des accouchemens un
très-long chapitre à lui répondre sur le même ton, mais avec
beaucoup plus de solidité. La réplique d'Herbiniaux, fut encore
plus aigre que n'avait été son attaque, l'ardeur de la dispute a été
un mauvais conseiller pour le choix du principe et l'expression du
dogme, aussi n'est-ce pas là qu'il faut chercher les véritables règles
sur l'indication et l'emploi du levier. On y trouve néanmoins des
observations intéressantes, telles que devait nécessairement en fournir la pratique obstétricale fort étendue, d'Herbiniaux. Son ouvrage
contient aussi une lettre de Titsingh, dans laquelle cet accoucheur
hollandais réclame contre la méthode d'appliquer le levier, que lui
avait attribuée Camper.

Camper n'avait point dit que Titsingh appliquait le levier sur
l'apophyse mastoïde ainsi que le rapporte M. Velpeau, et ce n'est
point contre cette méthode que Titsingh réclame ; tout au contraire
il fait connaître que c'est précisément celle-là qu'il adopte et non
celle que lui avait prêtée Camper, qui consistait à appliquer le levier
sur la mâchoire inférieure et jusqu'au menton.

Voici le titre des ouvrages d'Herbiniaux :

Parallèle des différens instrumens, *pratiquer la ligature des polypes dans*
avec la manière de s'en servir, pour *la matrice.* 1771, in-8.

Traités sur divers accouchemens laborieux, et sur les polypes de la matrice; ouvrage dans lequel on trouve la description d'un nouveau levier, imité de celui de Roonhuysen, mis en parallèle avec le forceps, ainsi que d'un nouvel instrument pour la ligature des polypes, approuvé par l'Académie royale de chirurgie de Paris. Bruxelles, 1782, in-8, 2 vol. de 439 et 291 pp.; nouvelle édition, augmentée par les réfutations des critiques de MM. Alphonse Leroy et et Baudelocque. Bruxelles, 1792, in-8, 2 vol.—C'est dans le *Journal de médecine* (Tome LVIII et LXI) qu'avaient été insérées les critiques d'Alphonse Leroy sur l'ouvrage d'Herbiniaux. Ces critiques avaient plus de justesse et de solidité que n'en ont d'ordinaire celles du professeur de Paris sur tout ce qui touche à l'art des accouchemens.

HEREDIA (GASPARD-CALDÉRA DE), médecin de Séville, portugais d'origine, homme érudit et praticien renommé, vivait au milieu du 17ᵉ siècle. Manget et la Biographie médicale, copiant une faute typographique de Nicolas-Antonio, le font vivre un siècle plus tôt. Il est auteur des ouvrages suivans :

Tribunal medico magicum et politicum : sive ejus prima pars. Leyde, 1658, in-fol.; Strasbonrg., 1663, in-fol. — Si ce titre, donné par Nicolas Antonio, est exact, il n'y a que l'édition de 1663 qui soit complète, et ce doit être d'après celle-là que Haller indique le contenu des trois parties dont se compose l'ouvrage.

Tribunalis medici illustrationes practicæ : hoc est febrium et symptomatum exactissima curatio etiam à veteribus tradita, a se illustrata, ac totius operis illustrationes et observationes practicæ, cum plerisque aliis selectis, quæ in tribunali medico desiderabantur. Accessit liber aureus de facile parabilibus e veterum et recentiorum observatione comprobatis, et ex arcanis naturæ chimico artificio et artis magisterio eductis. Anvers, 1663, in-fol.

Quand Nicolas Antonio écrivait sa *Bibliothèque,* Heredia avait en portefeuille plusieurs ouvrages tout prêts pour l'impression, soit sur la médecine, soit sur la politique, notamment un intitulé : *Theatrum honoris,* écrit en espagnol, dont l'objet était de combattre le préjugé reçu sur le duel.

(Nic. Antonio. — Haller.)

HEREDIA (PIERRE-MICHEL DE), l'un des plus célèbres médecins espagnols du 17ᵉ siècle, était premier professeur de médecine à l'université de Alcala de Henarez, et doyen de la faculté de médecine. Après avoir pratiqué l'art de guérir pendant un demi-siècle, et enseigné pendant vingt-six ans, il fut appelé à la cour de Philippe IV, pour prendre soin de la santé du monarque. Il mourut vers l'an 1662, laissant manuscrits divers ouvrages qui furent mis au jour par Pierre Borea d'Astorga, son ancien disciple, médecin de la famille royale.

Opera medica. Anvers, 1690, in-fol., 4 vol. — Le premier volume contient un traité *De differentiis febrium.* Le deuxième, *De morbis popularibus,* avait paru séparément en 1688, in-fol. Le troisième, *De morbis acutis, somno, vigilia, delirio ejusque causis* avait paru à Lyon, 1685, in-fol., et fut réimprimé à Anvers, 1691. Le quatrième, *De adfectibus particularibus et de mulierum et utero gerentium morbis.* Lyon, 1665 et 1685, in-fol. (Nic. Antonio. — Haller.)

HENSLER (Philippe-Gabriel), l'un des médecins les plus érudits de l'Allemagne, et le plus infatigable scrutateur de la médecine du moyen âge, naquit le 11 décembre 1733 à Oldensworth dans le Holstein. Peu de temps après sa naissance, son père, ministre de l'Evangile, mourut à Preezen, laissant à sa veuve six enfans à élever. Philippe-Gabriel fut envoyé aux écoles de Husum et de Schleswig. Il se voua ensuite par nécessité à la théologie qu'il étudia à Gottingue, sous Mosheim, Walch et Michaelis. A son retour de l'université, il fut précepteur dans le Holstein et le Danemarck; mais n'étant pas satisfait de la théologie, il y renonça et retourna à Gottingue pour y étudier la médecine. Reçu docteur, il exerça à Preezen, puis à Segeberg, alliant sans cesse la lecture des auteurs classiques, pour lesquels il avait un goût décidé, avec les travaux du praticien. En 1769, il fut nommé à la place de médecin pensionné d'Altona, vacante par la mort de Unzer. Sa pratique y fut heureuse, et il se distingua toujours par son humanité, par sa modestie et par ses bons procédés envers ses collègues, non moins que par l'étendue de ses connaissances. Hensler travailla à l'établissement de l'hôpital d'Altona, à la composition de la pharmacopée danoise, et à l'amélioration du système monétaire du Danemarck. Il était lié avec les savans de son siècle, jouissait de la protection bienveillante de deux ministres, et protégeait lui-même tous les jeunes gens studieux. En 1775, il fut nommé archiatre du roi de Danemarck. Il refusa une place de professeur qui lui fut offerte à Gottingue; mais il en accepta plus tard une à Kiel, lorsqu'il vit que sa santé commençait à s'affaiblir. C'est dans cette université que Hensler, entièrement voué à ses nouvelles fonctions, ne cessa de faire des cours de médecine très-suivis, qu'il n'interrompit pas même durant les plus violens accès de goutte, et durant d'autres affections dont il fut tourmenté, s'arrachant souvent de son lit pour ne point frustrer l'attente de son auditoire. Hensler succomba à une goutte anomale très-cruelle, jointe à un asthme convulsif, le 31 décembre 1805.

Poetischer Versuch vom Gefühle. London (Gottingue), 1758, in-4.

Tentaminum et observationum de morbo varioloso satura. Gottingue, 1762, in-4.

Briefe über das Blatterbelzen. Altona, 1765, 1766, in-8, II part.

Beytrag zur Geschichte des Lebens und der Fortplanzung der Menschen auf dem Lande. Altona, 1767, in-4.

Anzeige der hauptsächlichste Rettungsmittel, derer, die auf plötzliche Unglücksfälle leblos geworden sind, oder in naher Lebensgefahr schweben. Altona, 1770, in-8; neue Ausgabe durch D. Scherf, 1780.

Sammlung einiger über die Krankheit und den Tod des Hrn. Grafen von Bernstorff an den D. Hensler abgelassen Briefe. Altona, 1772, in-8.

Observata in cadavere viri ictero variisque morbis lente euecti. In Act. Soc. med. Hauniensis, 1777, t. I.

Ueber Krankenanstalten. Hambourg, 1785, in-4.

Geschichte der Lustseuche, die zu Ende der XV Jahrhunderts in Europa ausbrach. Erster Band. Altona, 1783, in-8, 14-335 pp. *Access. excerpta.* in-8, 134 pp. — *Geschichte der Lustseuche. Der zweiten Bandes zweites Stück.* Hambourg, 1789, in-8. (*Ueber den westindischen Ursprung der Lustseuche*, etc.) La première partie de ce deuxième volume n'a point paru. — L'intérêt de cet ouvrage ne se borne point à celui de la question qui y est agitée; mais il est de la plus grande importance pour l'histoire de la médecine au moyen âge, que personne n'a plus étudiée que

Hensler. Au reste, de tous ceux qui ont été écrits sur l'histoire de la syphilis, il n'y en a point, depuis celui d'Astruc, qui puisse lui être comparé pour l'étendue des recherches et la solidité de la critique.

Vom abendlændischen Aussatze im Mittelalter, nebst einem Beytrage zur Kenntnits und Geschichte des Aussatzes. Hambourg, 1790, in-8; *ibid.*, 1794. — Cet ouvrage mérite les mêmes éloges que le précédent.

De herpete seu formicá veterum labis venereæ non prorsus experte, programma, quo nonnullorum medicinæ candidatorum promotiones indicat decanatu que 1800 et 1801 gesto se abdicat. Kiel, 1801, in-8.

Hensler a publié encore un bon nombre d'articles dans divers journaux. Il a pris part à la composition de divers ouvrages d'histoire ou d'économie politique, qui ne peuvent être indiqués ici, et à quelques ouvrages de médecine, parmi lesquels les deux suivans doivent être cités:

Bericht und Bedenken, die Kriebelkrankheit betreffend, etc. Copenhague, 1772, in-8.

Pharmacopœa danica, regia auctoritate à collegio medico hauniensi conscripta. Francfort et Leipzig, 1786, in-8.

*Allgemeine Therapie. Zum Druck, befordert von D*r* K. Gottl. Kühn.* Leipzig, 1817, in-8.

(Heinrich, professeur d'éloquence à l'Université de Kiel, a fait l'éloge de Hensler: *Memoria Philippi-Gabrielis Hensleri, celeberr. med. doct. et profess. et reg. archiatri, celebrata Aca-*

demiæ senatus Kiloniensis rogatu et auctoritate. Kiel, 1806, in-4. — Demangeon, *Notice sur Hensler; Maga-sin encyclopédique*, 1807. — Hamberger et Meusel.)

HÉRISSANT (François-David) naquit le 29 septembre 1714 à Rouen, où ses parens se trouvaient accidentellement, pour suivre un procès. De retour à Paris, le père du jeune Hérissant ne négligea rien pour l'éducation de son fils. Il le destinait au barreau; mais un penchant irrésistible pour d'autres études en décida autrement. A l'âge de onze ans, Hérissant présenta un jour à Winslow, ami et médecin de la maison, un oiseau disséqué avec tant d'adresse et d'intelligence, que l'illustre anatomiste arracha à la famille du jeune prosecteur son consentement à le laisser suivre ses goûts et étudier la médecine. Après lui avoir ainsi ouvert la carrière, Winslow l'y soutint de sa protection. Il le chargea plusieurs fois de le remplacer dans ses leçons d'anatomie au jardin du roi; il lui procura l'appui et l'amitié de Réaumur, et tous deux le firent entrer à l'académie des sciences le 20 mars 1748, en qualité d'adjoint anatomiste; il devint associé anatomiste en 1761, et pensionnaire anatomiste en 1769. Les mémoires présentés par Hérissant à cette société savante sont presque les seuls travaux qu'il ait mis au jour. Les premiers, adressés par lui à l'académie avant qu'il lui appartînt à aucun titre, sont un Mémoire sur le mécanisme de la respiration, et une observation sur un enfant né avec un bec de lièvre, qui avait eu pendant sa vie la faculté de remplir sa bouche d'eau et de la faire sortir par le nez sans ouvrir la bouche. L'ouverture du cadavre montra le palais percé de deux trous et l'absence des cornets des fosses nasales. En 1748, Hérissant donna un mémoire sur la structure des cartilages des côtes de l'homme et du cheval, pour servir à l'explication mécanique des mouvemens du thorax (avec 2 pl.). Dans le cours de la même année, il lut des observations anatomiques sur les mouvemens du bec des oiseaux (avec 1 pl.), et prouva, contre l'opinion reçue, que dans la plus grande partie des oiseaux le demi-bec supérieur est mobile comme l'inférieur. En 1749, Hérissant donna un fort bon mémoire intitulé: *Recherches sur les usages d'un grand nombre de dents du canis carcharios*, avec 3 pl. Devenu membre associé de l'académie, Hérissant lut un mémoire sur la situation de l'estomac dans l'oiseau appelé coucou, et il en déduisit la raison de la non-couvaison dans cette espèce d'oiseaux. Il présenta des recherches sur les organes de la voix des quadrupèdes et de celle des oiseaux avec 6 pl. (1753); de nouvelles recherches sur la conformation de l'émail des dents, et sur celle des gencives (avec 3 pl.); des éclaircissemens sur l'ossification (1758); sur les maladies des os, avec 7 planches (1758); sur l'organisation, jusqu'alors inconnue, d'une quantité considérable de productions animales, principalement des coquilles des animaux, avec 3 pl. (1766). Plus tard il s'occupa du phénomène étrange de la reproduction de la tête des limaçons, et démontra la réalité de cette merveille, en présentant à l'académie un limaçon dont la tête, qui avait été coupée, était conservée dans l'alcool, et auquel il en était revenu une seconde garnie de tous ses organes. Cette expérience fut suivie de la dernière qu'ait publiée Hérissant; savoir de celle de trois crapauds qu'il enferma vivans en présence de l'académie des sciences, dans trois boites, lesquelles furent sur le champ enveloppées d'un bloc de plâtre assez épais, et gardés dans l'appartement même de l'académie des sciences. Ces boites ne furent ouvertes qu'au bout de 18 mois, et deux des animaux furent trouvés vivans.

Hérissant mourut, âgé de près de 59 ans, le 21 août 1771. Pour faire connaître tous ses écrits, nous n'avons à ajouter aux mémoires qui viennent d'être indiqués que les thèses suivantes :

Ergo ab impulsu sanguinis in arteriam pulmonalem respiratio spontanea. Paris, 1741, in-4.

Ergo secundinæ fœtui pulmonum præstant officia. Paris, 1743, in-4.

An vero in empyemate, necessaria, licet rarò prospera, paracentesis ? Paris, 1762, in-4.

(Desessarts. — Ersch. — Querard.)

HERISSANT (Louis-Antoine-Prosper) naquit à Paris le 27 juillet 1745, de Jean-Thomas Hérissant, imprimeur du cabinet du roi. Il fit ses études au collége de Beauvais, et obtint, en rhétorique, le grand prix des colléges de la capitale. Il conserva, en embrassant la carrière de la médecine, son goût pour la littérature. Disciple de Thomas, il affectionnait particulièrement l'éloge académique, et il s'exerça plus d'une fois en ce genre. L'académie d'Amiens ayant proposé pour sujet de prix l'éloge de Ducange, Hérisssant mérita les honneurs de l'accessit. Il avait composé dans le même temps l'éloge de Duret pour un concours de la faculté de médecine; mais, quoique son discours fût achevé en temps convenable, il ne le remit pas. Son ouvrage le plus remarquable en ce genre est l'éloge de Gonthier d'Andernach, couronné par la faculté de médecine, et qui a un mérite réel. Admis au baccalauréat au mois de mars 1768, Hérissant soutint ses thèses au mois de novembre de la même année, et fut reçu docteur en médecine. Il était connu pour s'occuper avec ardeur des sciences naturelles, et l'on avait jeté les yeux sur lui pour fournir, dans la nouvelle édition de la *Bibliothèque historique de France* du père Lelong, la partie relative à l'histoire physique. La bibliographie qu'il composa pour cet objet, et qu'il augmenta plus tard, est le principal ouvrage qu'il ait laissé. Il avait entrepris le catalogue d'un jardin formé à Châtillon, près Paris, par Cochin, ancien échevin de la capitale, catalogue systématique et raisonné, qui devait former un véritable traité de botanique; la mort l'empêcha d'y mettre la dernière main; il passa presque achevé dans celles de Coquereau qui devait le publier, mais qui ne l'a point fait, quoi qu'en disent la Biographie universelle et la Biographie médicale. Un autre ouvrage entrepris par Hérissant, qui aurait eu plus d'intérêt, et qui reste encore à faire, c'était l'histoire de la Faculté de médecine de Paris, pour laquelle on avait mis à sa disposition les matériaux laborieusement amassés par Bertrand. Atteint de la petite vérole, le 6 août 1769, il mourut quatre jours après, n'ayant encore que vingt-quatre ans, et s'étant fait déjà une réputation solide de savoir et de talent. Ses ouvrages ont pour titres :

Typographia, carmen. Paris, 1764. in-4.

Éloge de Ducange (pseudonyme). Amiens, 1764, in-12.

Éloge de Gonthier d'Andernach, couronné par la Faculté de médecine de Paris. Paris, 1765, in-12.

An a terrâ substantiâ intra poros cartilaginum appulsâ ossium durities? Aff. Paris, 1768, in-4.

An corpora quæ lentè extenuata sunt, lentè reficienda? quæ vero brevè, celeriter? Aff. Paris, 1768, in-4.

Bibliothèque physique de la France, ou liste de tous les ouvrages, tant imprimés que manuscrits, qui traitent de l'histoire naturelle de ce royaume, avec des notes critiques et historiques, par feu Louis-Antoine-Prosper Hérissant, médecin de la Faculté de Paris, ouvrage achevé et publié par M.... (Coquereau), docteur régent de la même Faculté. Paris, 1771, in-8.

(Coquereau, *Éloge historique de M. Hérissant.*)

HERNANDEZ (François), médecin du roi d'Espagne Philippe II, fut envoyé par ce monarque aux Indes-Occidentales pour y étudier tout ce que les trois règnes de la nature y présentaient d'objets inconnus aux Européens, pour en faire l'histoire, et en faire prendre les dessins. Il s'acquitta de cette mission avec autant de zèle que de savoir. Soixante mille ducats furent dépensés par lui pour faire

graver sur bois tous les objets qui lui parurent mériter d'être représentés, et les immenses mémoires qu'il composa ne forment pas
moins de 17 volumes in-folio, en comptant deux volumes de tables,
que l'on conserve dans la bibliothèque de l'Escurial. Pour mettre
ce vaste recueil à la portée de tout le monde, Philippe chargea
Nardo Antonio Reccho, médecin du roi et archiatre général du
royaume de Naples d'en faire un abrégé. L'académie des *Lyncei*
entreprit de le perfectionner et de le mettre au jour. Cette publication éprouva de longs retards; enfin, après avoir été trois quarts
de siècle dans l'obscurité, cet ouvrage parut sous le titre suivant :

Rerum medicarum novæ Hispaniæ thesaurus, seu plantarum, animalium, mineralium mexicanorum historia ex Francisci Hernandez, novi orbis medici primi relationibus in ipsá mexicana urbe conscriptis a Nardo Antonio Recchio monte corvinato Cath. majest. medico et Neap. regni archiatro generali jussu Philippi II Hisp. Ind. etc., regis, collecta ac in ordinem digesta a Joanne Terrentio Lyncæo constantinens. Germ. Philos. Medico notis illustrata nunc primum in naturalium rerum studiosorum gratiá lucubrationibus Lynceorum publici juris facta.

Quibus jam excussis accessere demum alia quorum omnium synopsis sequenti paginá ponitur. Opus duobus voluminibus divisum, Philippo IV regi catholico Magno Hispaniarum utriusque Siciliæ et Indiarum etc. monarchæ dicatum. Rome, 1649, in-fol.

Sur les manuscrits de Hernandez avait été faite la traduction qui parut à Mexico sous ce titre: *Plantas y animales de la nueva Espana y sus virtudes por Francisco Hernandez , y de latin en romance, por Fr. Francisco Ximenez.* Mexico, 1615.

(Nicolas Antonio.—Hernandez.)

HEROPHILE, le créateur de l'anatomie humaine et le chef d'une
école médicale qui eut de la célébrité, naquit à Calcédoine, ville
de Bithynie, vers la cent-neuvième olympiade, environ trois cent
quarante-quatre ans avant l'ère chrétienne; il fut disciple de Praxagoras de Cos, et vécut à Alexandrie, dans le musée entretenu par
les Ptolémées, pour la gloire et l'accroissement des sciences. Faut-il
réfuter l'accusation portée par Celse et par Tertullien, et souvent
répétée depuis contre Hérophile, d'avoir disséqué des hommes vivans. Herophilus ille, dit Tertullien, medicus an lanius, qui sex-
centos dessecuit, ut naturam scrutaretur; qui hominem odiit, ut
nosceret, nescio an omnia interna ejus liquido explorarit, ipsâ morte
mutante quæ vixerant, et morte non simplici, sed ipsâ inter arti-
ficia exsectionis. Tout ce que prouve cette accusation, c'est que
Hérophile étant, avec Érasistrate, le premier qui eût disséqué des
cadavres humains, la nouveauté d'une pareille hardiesse frappa

fortement les esprits, et fit publier toutes sortes d'exagérations pour rendre odieux des hommes qu'on regardait comme coupables d'une horrible profanation. Les écrits d'Hérophile étant perdus depuis long-temps, il nous est impossible de juger de l'étendue de ses connaissances en anatomie, et son mérite, en ce genre, ne nous est connu que par les éloges qu'il a reçus de Galien, qui ne les prodiguait pas. On sait seulement qu'il étudia le système nerveux avec beaucoup plus de soin qu'on n'avait fait, et les dénominations données par lui à un grand nombre de parties qui les conservent encore, prouvent qu'il avait beaucoup vu en anatomie. Il paraît avoir eu connaissance des vaisseaux chylifères, et cet échantillon suffit pour donner une idée de sa perspicacité et de son industrie.

Le caractère le plus saillant de la pathologie d'Hérophile, autant qu'elle nous est connue, c'est de placer la source principale des maladies dans les humeurs. Ce médecin s'attacha beaucoup plus qu'on n'avait fait à l'étude de l'état des artères, et créa une doctrine du pouls, dont le principal défaut fut d'être, dès sa naissance, trop subtile et trop recherchée. Herophile fut grand partisan des vertus spéciales de chaque médicament, et, selon lui, parmi les plantes mêmes qu'on foule chaque jour aux pieds, à peine y en a-t-il qui ne soient pourvues de quelque vertu particulière et précieuse.

Hérophile eut de nombreux sectateurs et fit école. Mais les écrits de ses disciples se sont perdus comme les siens.

On peut voir dans la *Bibliotheca græca* de Fabricius, édition de Harles, un article d'Ackermann sur Hérophile, où se trouve recueilli tout ce qu'on sait de lui et de ses ouvrages.

HERY (Thierry de), chirurgien-barbier, étudia à Paris où il était né, sous Jacques Houllier et Antoine Saillard, médecins de la Faculté de Paris; car à cette époque les chirurgiens-barbiers étaient obligés, par leurs statuts, à faire quatre années de chirurgie dans la faculté, avant de gagner maîtrise. Il suivit l'armée d'Italie en 1537. Il visita Rome ainsi que l'atteste la mention qu'il fait de l'Hôpital des Incurables ou de Saint-Jacques, dans lequel étaient alors en grand nombre les affections syphilitiques. On ne sait point à quelle époque il revint en France. Mais ce fut long-temps avant 1552, autant qu'on en peut juger par le livre qu'il écrivit sur la syphilis. On rapporte qu'étant un jour allé à Saint-Denis, il s'agenouilla devant la statue de Charles VIII; mais un moine lui ayant dit qu'il se trompait et que ce n'était pas l'image d'un saint, taisez-vous, mon père, répondit-il; je sais bien ce que je fais, il est bien saint pour moi, puisqu'il m'a fait gagner trente mille livres de rentes, en apportant la vérole en France.

On lui a attribué à tort l'honneur d'avoir rapporté d'Italie, la méthode du traitement mercuriel dans les maladies syphilitiques, puisque cette méthode était connue en France, et même devenue célèbre par ses succès, avant Thierry de Hery.

L'ouvrage que de Hery publia en 1552, est écrit en français et a pour titre : La Méthode curatoire de la maladie vénérienne, vulgairement appelée *grosse-vairolle*, et de la diversité de ses symptômes, composée par *Thierri de Hery*, licutenant-général du premier barbier chirurgien du roi, à Paris, par Matthieu David. 1552, in-8°.

Il y a recueilli, non sans quelque mérite, la plupart des opinions et des découvertes des médecins italiens sur ce sujet, aussi Amb. Paré non-seulement adopta la doctrine et les méthodes de Hery, mais même ne se fit pas faute, ainsi qu'il le confesse lui-même ingénuement, de transcrire presque tout son traité. *Voy.* Préface du 19ᵉ livre.

Thierry de Hery établit que la guérison des affections syphiliques peut être obtenue par 3 méthodes : 1° l'usage de la décoction de gaïac; 2° l'usage de l'onguent et des emplâtres mercuriels; 3° l'usage des fumigations mercurielles.

Mais il affirme en divers endroits que la seule méthode qui soit efficace, sans danger et sûre dans ses résultats, est celle qui consiste dans l'emploi des onguens.

Il existe dans cet ouvrage, dit Astruc, plusieurs propositions qui sont ou téméraires ou évidemment fausses, ou le produit d'un plagiat manifeste, en voici quelques exemples :

« 1° On peut conjurer le développement de la syphilis, faire avorter la syphilis, lorsqu'elle est imminente et même lorsque le virus a déjà pénétré dans le sang, au moyen d'une espèce d'eau de gaïac et d'un grand nombre d'autres substances distillées au bain-marie. Or, cette eau qu'il appelle *Eau philosophique* est certainement sans aucune efficacité.

2° La salivation peut être déterminée par l'usage abondant du gaïac aussi bien que par le mercure.

3° Chez les sujets malades et les plus affaiblis, on ne doit pas administrer des frictions continues et de tous les jours, mais on doit en faire un usage modéré et par intervalle tous les 2, 3 ou 4 jours.

Au reste de Hery, dans son exaltation à préconiser sa méthode, accumule une foule de raisonnemens puérils, faux, et tombe dans des répétitions continuelles.»

Thierri de Hery mourut dans un âge avancé, en 1599.

C'est par erreur que Houllier l'appelle Theodoricus Thierryus, quand il rapporte l'avoir vu extirper avec beaucoup d'adresse et de succès, un ganglion considérable qui s'était tuméfié à la région de l'aine, chez un habitant du Poitou.

(Astruc, de morb. vener. — *Recherc. sur l'origine de la chir. en France.*)

HERZ (Marc), philosophe et médecin distingué, était né à Berlin, de parens juifs, le 17 janvier 1747. A l'âge de 15 ans, il fut placé comme commis chez un marchand de Kœnigsberg. Un entraînement irrésistible lui fit bientôt quitter le commerce pour l'étude des lettres. Il eut pour maître en philosophie le célèbre Kant, et ses progrès furent tels qu'il mérita d'être choisi, en 1770, pour soutenir la thèse (*de mundi sensibilis formâ et principiis*) dans laquelle Kant émit les premiers principes de son système. Muni des recommandations de son illustre maître pour les philosophes les plus distingués de l'époque, Lambert, Sulzer, Mendelsohn, Herz revint à Berlin. D'après leurs conseils, il entreprit l'étude de la médecine. Il fit ses cours d'abord à Berlin, puis ensuite à Halle, où il obtint le doctorat en 1774. Herz est le premier qui ait fait des leçons de physique expérimentale à Berlin. En 1785, il fut nommé conseiller et médecin du comte de Woldeck; en 1787, Frédéric Guillaume II le nomma professeur de philosophie. Il était aussi médecin de l'hôpital des Israélites. Herz mourut d'une pneumonie le 20 janvier 1803, dans sa 57° année.

Betrachtungen aus der Weltweisheit. Kœnigsberg, 1771, in-8.

Freymuethige Kaffeegespræche zwischen juedische Znuschauerinnen ueber den Juden Pinkus. Berlin, 1772, in-8.

Dissertatio de variâ naturæ energiâ in morbis acutis, atque chronicis. Halle, 1774, in-4.

Versuch ueber die Ursachen der Verschiedenheit des Geschmacks. Mittau, 1776, in-8; Berlin, 1790, in-8.

Briefe an Aerzte. Berlin, premier recueil, 1777, in-8; deuxième recueil, 1784, in-8.

Grundriss aller medicinischen Wissenschaften. Berlin, 1782, in-8.

Versuch ueber den Schwindel. Berlin, 1786, in-8; Berlin, 1791, in-8. — Ce traité sur le vertige est également remarquable sous le rapport psychologique et sous le rapport médical.

Grundlage zu Vorlesungen ueber

die experimental Physik. Berlin, 1787, in-8.

An die Herausgeber des hebræischen Sammlung über die Frühe Beerdigung der Juden. Berlin, 1787, in-8 ; *ibid.,* 1788, in-8.

An den D. Domeier über die Brutal-impfung und deren Vergleichung mit der humanen. Berlin, 1801, in-8.

Herz a inséré un assez grand nombre d'articles dans divers journaux.

(*Med. chir. Zeitung. — Der Biograph. —* Hamberger et Meusel.)

HESSELBACH (François-Gaspard), anatomiste et chirurgien distingué, dont le nom figure honorablement dans l'histoire de la chirurgie des hernies, naquit à Hammelbourg, dans le duché de Fulde, le 27 janvier 1759. Après avoir fait ses études primaires dans sa ville natale, et sa philosophie à Fulde; il se rendit à Wurz-bourg pour étudier la médecine. Il devint le disciple particulier, puis l'aide et l'ami de Siebold. Il s'appliqua avec une véritable passion à l'étude de l'anatomie. L'école de Wurzbourg n'avait point alors de prosecteur, et Siebold, professeur d'anatomie, était chargé lui-même des dissections. Hesselbach le remplaça gratuitement dans ces fonctions pendant six années, puis il devint prosecteur titulaire en 1789, aux appointemens de 300 florins, et de 350 en 1797. A son entrée, le muséum anatomique était fort pauvre et ne renfermait guère que des pièces sèches, consistant la plupart en des os malades; grace au zèle d'Hesselbach, ce muséum possédait, en 1816, 1232 pièces, dont plusieurs fort remarquables et toutes dans un bel état.

Le 14 mai 1807, la Faculté de médecine de Wurzbourg conféra à Hesselbach le titre de docteur, il fut nommé deux ans après, membre correspondant de la Société physico-médicale d'Erlangen, et, le 29 avril 1814, membre de l'académie des curieux de la nature. Il était depuis quelque temps professeur d'opérations chirurgicales et il remplissait les fonctions de chirurgien en chef de l'hôpital Julius, quand il mourut, le 24 juillet 1816.

Verbesserung des Weidmannischen Messers. In d. Salzb. med. chir. Zeitung, 1795, t. I, p. 113, 1 pl.

Vollstændige Anleitung zur Zergliederungskunde des menschlichen Kœrpers. Arnstadt et Rudolstadt, 1805-1808, 2 tomes en 3 parties.

Anatomisch-chirurgische Abhandlung über den Ursprung der Leisten-brüche. Wurzbourg, 1806, in-4. — Anatomie soignée de la région inguinale de l'abdomen, et premier établissement de la distinction des hernies inguinales en externes et en internes.

Neueste anatomisch - pathologische Untersuchung über den Ursprung und das Fortschreiten der Leisten-und

Schenkelbrüche. Wurzbourg, 1812, in-4, 15 pl. *Latinè vertit Ruland,* *ibid,* 1814, in-4. — Cet ouvrage partage avec ceux de Scarpa et d'Astley Cooper l'honneur des progrès qu'a faits, dans ces derniers temps, la chirurgie des hernies, progrès fondés principalement sur une anatomie plus exacte des parties où se font les hernies, et une description plus soignée de l'état des parties herniées.

Beschreibung und Abbildung eines *Instruments zur sichern Entdeckung* *und Stillung einer bey dem Bruch-* *schnitte entstandenen gefæhrlichen* *Blutung.* Wurzbourg, 1815, in-4, 1 pl.

(*Med. chir. Zeitung. — Allg. med.* *Annalen. — Das gelehrte Deut-* *schland.*)

HEUERMANN (George), physiologiste et chirurgien distingué, mort dans la force de l'âge, en 1768, avait été successivement prosecteur à l'Université de Copenhague, médecin des cadets de la marine danoise, en 1754, médecin de l'armée danoise dans le Holstein, en 1762, enfin professeur extraordinaire de médecine, à l'université de Copenhague.

Diss. de linguâ humanâ, præs. B. J. Buchwald. Copenhague, 1749, in-4.

Physiologie : welche eine deutliche Beschreibung derer vornehmster Würkungen und Verrichtungen, so zu dem Leben eines Menschen erfordert werden, in sich enthælt. mit Kupf. Copenhague et Leipzig, 1751-55, in-8, 4 vol. — Ouvrage classique en son temps; on en trouve un extrait dans les *Commentaires de Leipzig.*

Abhandlungen von den Vornehmsten chirurgischen Opérationem am menschlichen Kærper, nebst Abzeichnung der hierzu erforderlichen næthigen und neuen Instrumente. Copenhague, 1754-57, in-8, 3 vol. — Ouvrage bien fait, où l'auteur a répandu un grand nombre d'observations intéressantes. Haller indique les principales.

Vermischte Bemerkungen und Untersuchungen der Ausübenden Arzneywissenschaft. Copenhague et Leipzig, 1765-67, in-8, fig. — Recueil d'observations pratiques plus ou moins intéressantes, la plupart chirurgicales.

(Adelung. — Meusel, *Lexikon.* — Haller, *Tagebuch. — Comment. de rebus in med. gestis.*)

HEURNIUS (Jean), l'un des restaurateurs de la médecine hippocratique au 16ᵉ siècle, naquit à Utrecht le 25 janvier 1543. Il montra si peu de dispositions dans ses premières études, qu'il savait à peine lire à l'âge de onze ans, et qu'à 15 il n'avait pu encore apprendre les règles de la grammaire. Mais à cet âge, l'amour du travail se développa en lui; il y passait les jours et les nuits, et il répara si bien le temps perdu, qu'il devint un des hommes les plus savans de son époque. A dix-huit ans, on l'envoya à Louvain, où il étudia deux ans la médecine. Il vint ensuite à Paris, et assista avec beaucoup d'exactitude aux leçons de Duret. Il s'exerça en même temps à la pratique de la lithotomie sous Colot. A 24 ans, il passa en Italie, et fit un séjour de 4 années à Padoue. Il voulait y prendre le titre de docteur, mais ayant couru risque de la vie, de la part d'un aubergiste ivre, il prit le parti de quitter Padoue. Il se rendit à Pavie, et ce fut là qu'il fut élevé au doctorat, en 1571. Il y demeura deux ans, en qualité de médecin de Nicolas Perrenot de Granvelle, et un professeur de l'Université, charmé de ses talens, voulut l'y fixer en lui donnant la main de sa fille et lui cédant sa chaire; mais les menaces des Italiens, jaloux de voir un étranger faire chez eux un établissement si avantageux, et l'opinion qu'avait Heurnius de leur caractère, l'obligèrent en quelque sorte à s'échapper et à rentrer dans sa patrie après une absence de 12 années. Il s'établit à Utrecht, où il exerça la médecine avec beaucoup de réputation. Quelque temps après il fut fait conseiller de la ville. Mais son goût pour la vie tranquille et studieuse lui fit regarder cet honneur comme une chose fort onéreuse, et, à force de sollicitations, il se fit décharger, quoique avec peine, d'un emploi qui était l'objet de l'ambition de tant d'autres. En 1581, lorsque l'université de Leyde fut fondée, Heurnius y fut appelé pour remplir la chaire de médecine. C'est dans ce poste qu'il passa les vingt dernières années de sa vie, considéré comme une des gloires de cette école. Il est le premier qui ait fait à Leyde des démonstrations anatomiques sur le cadavre humain. Il eut l'honneur d'être six fois recteur de l'Université. Heurnius mourut le 11 août 1601, âgé de 58 ans. Pendant les 3 dernières années de sa vie, il souffrit beaucoup de la pierre; à l'ouverture de son corps, on trouva sept calculs dans la vessie, qui pesaient ensemble quatorze drachmes.

Opera omnia, tam ad theoriam quam ad praxin medicam spectantia, ab Ottone Heurnio F., in duos tomos distributa ac edita. Lugduni Batavorum, apud Raphelengium. 1608, in-4. *Lugduni, apud Joh. Ant. Huguetan, et Marc. Ant. Ravaud.* 1658, in-fol.

Voici les ouvrages que contient ce recueil :

Institutiones medicinæ.

Praxis medicinæ generalis.

Praxis medicinæ particularis, in qua sunt; de morbis capitis, liber;

De morbis oculorum, aurium, nasi, dentium, et oris, liber;

De morbis pectoris, liber;

De febribus, liber;

De peste, liber;

De morbis ventriculi, liber;

De morbis mulierum, liber;

Responsum ad supremam curiam Hollandiæ, nullum esse aquæ innatationem lamiarum indicium;

Oratio de medicinæ origine, Æscula-

pidum, Hippocratis stirpe et scriptis;

De humaná felicitate, liber;

De morbis novis et mirandis, epistola ;

Commentaria in Hippocratis libros II de natura humana,

Jusjurandum ,

Librum de medico,

Legem,

Librum de arte,

Librum de veteri medicina,

Librum de elegantia,

Præceptiones ,

Librum de carnibus, sive principiis,

Librum de purgatoriis remediis,

Libros tres prognosticon,

Libros IV. De victus ratione in morbis acutis.

Aphorismos.

Nous indiquerons les ouvrages qui avaient eu des éditions à part.

Institutiones medicinæ. Accessit modus ratioque studendi eorum, qui medicinæ operam dicarunt. Ludg. Batav., apud Raphelingium, 1592, in-4; 1609, in-12. Hanoviæ, apud Gulielmum Antonium, 1595, in-8. Editio altera priore emendatior et auctior. Operá auctoris filii Othonis Heurnii. Lugd. Batav. 1638, in-16.— Lugduni Batavor. ap. Salomonem Wagenes, 1666, in-12. Quæ editio prioribus longè emendatior et auctior est. (Manget.)

De studio medicinæ benè instituendo, dissertatio. Extat cum H. Grotii et aliorum dissertationibus de studiis instituendis, Amstelodami, apud Lud. Elzevirium, 1645, in-12. Ultrajecti, 1651, in-12.

Praxis medicinæ nova ratio : quâ libris tribus methodi ad praxin medicam aditus facillimus aperitur ad omnes morbos curandos. Lugduni Batavorum, apud Raphelingium, 1587, 1590, in-4. Ibidem, 1599, in-8 ; 1609, in-4. Postea ex accurata recensione Zachariæ Sylvii medici roterodamensis. Roterodami, ap. Arnoldum Leers, 1650, in-8.

De morbis, qui in singulis partibus humani capitis insidere consueverunt. Hic artificiosâ methodo, et incredibili facilitate, morborum ideæ, causæ, et cujusquæ causæ morbificæ partisque ægræ signa, prognoses, et curatio rationalis et empirica graphicè depinguntur. Lugduni Batavorum ap. Raphelingium, 1694, in-4. Post mortem autoris Otto Heurnius F. edidit. Ibid., 1609, in-4.

De morbis oculorum, aurium, nasi, dentium et oris; liber, editus post mortem autoris ab ejus filio Ottone Heurnio. Lugduni Batavorum apud Raphelingium, 1602, in-4.

De morbis pectoris, liber, editus post mortem autoris ab ejus filio, etc. Lugduni Batavorum, apud eumdem, eodem anno et forma.

De morbis ventriculi, liber. Responsum ad nobiliss. et ampliss. præsidem, Johannem Banchemium, et consiliarios supremæ curiæ, Hollandiæ, Zelandiæ, et West-Frisiæ : Nullum esse aquæ innatationem lamiarum indicium.

Oratio de medicinæ origine, Æsculapidum, ac Hippocratis stirpe et scriptis. Edidit post mortem autoris ejus filius Otto Heurnius, Ultrajectinus. Lugduni Batavorum, apud Raphelingium, 1608, in-4.

De gravissimis morbis mulierum, liber. De humana felicitate, liber ; et de morbis novis et mirandis epistola. Edidit, post mortem autorisque filius

Otto Heurnius Lugduni Batav. ap. eumdem, 1607, in-4.

De febribus, liber, Lugd. Batav. apud eumdem, 1598, in-4.

De peste, liber, Lugd. Batav. apud eumdem, 1600, in-4.

In Hippocratis coi de hominis naturâ, libros duos, commentarius. Edidit post mortem auctoris, ejus filius Otto Heurnius. Lugd. Batav. apud eumdem, 1609, in-4.

In Hippocratis coi de victûs ratione in morbis acutis librum primum et secundum, commentarius. Edidit Otto Heurnius. Lugd. Batav., apud Raphelingium, 1609, in-4.

In Hippocratis coi de victûs ratione in morbis acutis librum tertium et quartum, commentarius. Edidit Otto Heurnius Lugd. Batav., 1605, in-4.

Hippocratis coi aphorismi græce et latine, brevi enarratione, fidâque interpretatione ita illustrati, ut ab omnibus facilè intelligi possint. Cum historiis, observationibus, cautionibus, et remediis selectis. Lugduni Batavorum, apud Raphelingium, 1609, in-4. *Lugd. Batav. ex officinâ plantinianâ Raphelingii,* 1609, *apud Joh. Le Maire,* 1623, in-12. *Lugd. Batav., apud eumdem,* 1633, in-12. *Hagæ comitis, apud Adrianum Ulacq,* 1664, in-12. Iena et Leipzig, 1677, in-4.

Hippocratis coi prolegomena, et prognosticorum, libri tres: cum paraphrastica versione, et brevibus commentariis Lugd. Batav., ex officinâ plantinianâ, apud Franciscum Raphelingium, 1597, in-4.

Cet ouvrage contient: *Jusjurandum.—De medico.—Lex. — De arte. —De veteri medicinâ.— Prognosticorum liber primus, secundus, tertius.— De elegantia. — Præceptiones. — De carnibus, sive principiis. —De purgatoriis remediis.*

Notæ, observationes et remedia secreta ad Johannis Fernelii universam medicinam. Extant cum eadem medicinâ universâ ejusdem Fernelii, et quidem in illâ editione, quæ cum Johannis et Ottonis Heurniorum et aliorum præstantissimorum scholiis illustrata prodiit ultrajecti, 1656, in-4. (Manget.)

Commentarius in Hippocratis librum de medicamentis purgantibus. Extat in editione operum ejusdem Hippocratis, quam ad mentem Erotiani distributam edidit Anutius Foësius. Genevæ, 1657, in-fol. (Manget.)

On attribue, mais probablement à tort, à J. Heurn, deux ouvrages d'astrologie et de chimie qui ne valent pas la peine d'être indiqués.

(Nicéron.—Chauffepié.—Manget. Paquot.)

HÉVIN (Prudent), l'un des membres les plus distingués de l'Académie royale de chirurgie, était de Paris, où il avait vu le jour le 15 janvier 1715. Après des études classiques, dont sa manière d'écrire prouve la solidité, il se décida, par goût, à embrasser la même carrière que son père qui était chirurgien. Il fut successivement élève, chirurgien gagnant maîtrise et enfin chirurgien-major de l'hôpital de la Charité. Hévin occupa assez long-temps, et avec la plus grande distinction, la chaire de thérapeutique aux écoles de chirurgie. Il ne brilla pas moins à l'Académie royale de chirurgie, où il fut secrétaire pour la correspondance, et dont il eut l'honneur d'être nommé vice-directeur en 1788. Il mourut le 3 décembre 1789. Les Académies des sciences de Stockholm et de Lyon, et diverses autres sociétés savantes, l'avaient compté au nombre de leurs membres.

Les ouvrages de Hévin portent le cachet d'un esprit fort solide et fort éclairé. Ils sont riches en observations particulières, et dégagés de toute superfluité théorique ; aussi conserveront-ils long-temps la plus grande partie de l'intérêt qu'ils eurent dans leur nouveauté. En voici les titres :

Précis d'observations sur les corps étrangers avalés et arrêtés dans l'œsophage et dans la trachée artère, avec des remarques sur les moyens qu'on a employés ou qu'on peut employer pour les retirer. Dans les Mémoires de l'Académie royale de Chirurgie, tom. I.

Recherches historiques et critiques sur la néphrotomie, ou taille du rein. Acad. roy. de Chir.

Recherches historiques sur la gastrotomie, où l'ouverture du bas-ventre dans le cas du volvulus, ou de l'intussusception d'un intestin. Acad. royale de Chirurgie. — Je possède un mémoire manuscrit de Hévin, sous le même titre, et contenant les mêmes faits, moins ceux de séparation d'une portion d'intestin rendue par les selles et suivie de guérison, ouvrage dont les conclusions sont opposées, sur les points fondamentaux, à celles du mémoire publié.

Cours de pathologie et de thérapeutique chirurgicales de M. Simon ; revu, mis en ordre et augmenté. Paris, 17 , in-8 ; nouvelle édition (sous le nom de Hévin) : Paris, 1784, in-8, 2 vol. ; *ibid.*, 1793, in-8, 2 vol.

(*Moniteur* de 1790.)

HEWSON (WILLIAM), anatomiste fort distingué, né le 14 mai 1739, à Hexam, dans le Northumberland, reçut ses premières leçons de son père, qui était chirurgien. Il eut un second maître à Neucastle, après quoi il visita Londres, Edimbourg et Paris. Revenu dans la capitale de l'Angleterre, il fut choisi par les deux Hunter pour diriger les dissections dans leurs amphithéâtres, et chargé des répétitions de leurs leçons. Il fit bientôt, pour son propre compte, des cours d'anatomie qui furent fort suivis. La société royale l'admit en 1772 au nombre de ses membres. En disséquant un cadavre dont la putréfaction était fort avancée, Hewson se blessa à la main avec la scie dont il se servait pour ouvrir le crâne. Cette blessure fut suivie d'accidens auxquels Hewson succomba à la fleur de l'âge, le 1er mai 1774.

Experimental inquiries into the properties of the Blood, with an appendix relating to the Lymphatic system in Birds, Fishes, and amphibious animals. Londres, 1771, in-12 ; 1772, in-12. — *Experimental inquiries, part. II, containing a description of the Lymphatic system, in human subjects and animals. Illustrated with plates. Together with observations on the Lymph, and the changes whiele it undergoes in some diseases.* Londres, 1774, in-8. — *Experimental inquiries part. III* (Voy. l'art. FALCONER magnus). — Les opuscules compris dans cette collection avaient déjà paru :

An account of the Lymphatic system in Birds. In Philos. transact., 1768, abridg., tom. XII, p. 556. — *The same in amphibious animals. Ibid.*, 1769, p. 633. — *The same in fish. Ibid.*

Experiments on the Blood; with some remarks on its morbid appea- rances. Philos. transact., 1770, Abridg, tom. XIII, p. 64.

On the degree of heat which coagulates the Lymph and the serum of the Blood ; with an enquiry into the causes of the inflammatory crust, or size as it is called. Philos. transact., 1770, Abridg., tom. XIII.

On the figure and composition of the red particles of the Blood commonly called the red globules. Philos. transact., 1773, Abridg., tom. XIII, p. 455.

Letter to D' Haygarth*, on the red particles of the Blood. In* Medical commentaries, 1775, tom. III.

On the operation of paracentesis thoracis proposed for air in the chest; with remarks on Emphysema and wounds of the Lungs. In Medical observations and inquiries, 1767, tom. III, p. 372.

(Reuss. — *Comment. de rebus in med. gestis.* — Rob. Watt.)

HEY (WILLIAM), désigné quelquefois par le surnom de *senior* pour le distinguer de son fils William, chirurgien de l'infirmerie générale de Leeds, membre de la Société royale de Londres et de diverses autres sociétés savantes, mort en 1819, dans un âge avancé, était compté au rang des chirurgiens les plus distingués de l'Angleterre. Ses ouvrages sont peu nombreux et consistent, pour la plus grande partie, en des observations de chirurgie. A. C. P. Callisen s'est trompé en attribuant à William Hey le fils, le principal recueil de ces observations.

Account of an extrauterine fœtus. (Med. obs. and inquiries by a society of Physicians in London.)

Account of a rupture of the bladder from a suppression of urine in a pregnant woman. (Medical observations.

Experiments on fixed air and an account of its utility as a medicine in putrid fevers. (Phil. transact. 1772.)

On the effects of fixed air applied by way of clyster. (Priestley's Experim. on air, vol. I, p. 292.)

Account of the effects of electricity in the amaurosis. (Med. obs. and in-

quiries by a society of Physicians in London, vol. 5, p. 1.)

Experiments to prove that there is no ail of vitriol in water impregnated with fixed air. (*Priestley's Experiments on air,* vol. 1, p. 283.)

On the acidity of fixed air. (*Med. obs. an inquiries by a society of Physicians in London,* vol. III, p. 382.)

Observations on the blood. 1779, in-8.

Account of some luminous arches. (*Phil. transact.* 1790, p. 32.)

A description of the eye of the seal Mem. of the litterary and philosophical Society of Manchester, vol. I,

Practical observations on surgery; illustrated by cases. 1803, in-8. *Edit.*

2 corrected and enlarged ; with additional plates. Londres, 1810, in-8 ; édit. 3, ibid., 1814, in-8. — Les principaux articles de ce recueil sont sur quelques fractures, sur la cataracte, sur la hernie étranglée, le fongus hœmatode, les cartilages libres dans les articulations, les plaies des articulations, l'ischurie, le prolapsus du rectum, le carcinome du penis, l'hypertrophie des mamelles, les abcès du vagin, sur l'amputation, sur l'hydrocèle du cordon spermatique, sur la lithotomie, chez les femmes. La dernière édition est terminée par une observation d'A. Cooper sur une hernie crurale étranglée, avec gangrène de l'intestin.

HIGHMORE (Nathaniel), anatomiste dont le nom conserve sa célébrité, non pas à cause du mérite transcendant de celui qui le porta, mais parce que ce nom fut attaché à l'histoire de certaines parties dont la description rappelle le souvenir du médecin qui s'en occupa d'une manière particulière. Highmore, né dans le Hampshire, en 1613, pratiqua son art à Sherbourne, dans le Dorsetshire, et mourut en 1684.

Il a écrit les ouvrages suivans :

Corporis humani disquisitio anatomica, in quâ sanguinis circulationem in quâvis corporis particulâ, plurimis typis novis, ac ænigmatum medicorum succinctâ dilucidatione ornatum prosecutus est. La Haye, 1651, in-fol. — Haller fait bien connaître cet ouvrage en peu de mots : *Descriptiones partium corporis humani breves, inornatæ, et multum ratiocinii. Icones pleræque clanculum ad Vesalianas fictæ ; neque auctor corpora humana satis frequenter incidisse videtur. Nomina tamen variis inventis suis imposuit, ut sinui maxilari, olim noto, sed per chirurgicam administrationem ab Highmoro illustrato. Porrò cellulosæ lineæ, in quâ rete vasorum testis latet, quam non ausus est satis certo cavam dicere, lienis etiam fabricam venæque lienalis poros ex animalibus pleniùs quam Vesalius dedit. Renum mirificas icones, et valvulas in vasis splenicis depinxit. Venas intercostales incisas lac dedisse : eas venas cum thoracicis externis communicare. Harveii inventa defendit, cui opus suum dedicavit.*

The History of Generation examining the opinions of divers autors, and chiefly of sir K. Digby, and concerning the cure of Wounds by sir

Gilbert Talbott sympathetic powder. Londres, 1651, in-8. et in-12. — *Liber penè ignoratus,* dit encore Haller, *propria tamen aliqua habet et inter ea ovi incubati phœnomena, cum satis bonis primævi embryonis et figuræ venosæ iconibus. Venam umbilicalem ad venam cavam albumen revehere, vitellum in venam portarum suam reddere, etc.* Il suffit de dire, sur la seconde partie de l'ouvrage, que Highmore croit à la vertu de la poudre sympathique. *Exercitationes duæ, 1 de passione hysericâ, altera de hypochondriacâ affectione.* Oxford, 1660, in-12. Amsterdam, 1660, in-12. Londres, 1670, in-4. Iéna, 1677, in-18.

Epistola responsoria ad T. Willis, de passione hystericâ et hypochondriacâ. Londres, 1670, in-4.

Some Considerations relating to Dr Wittie's defence of scarborough Spa; concerning a salt spring, in Somersetshire, and a medical spring in Dorsetshire. In Philos. transact. 1670, Abridg., t. I, p. 419.

HILDEBRAND (Georges-Frédéric), anatomiste, physiologiste, chimiste et physicien distingué, et l'un des écrivains les plus laborieux de son pays, naquit à Hanovre, le 5 juin 1764. Après de bonnes études classiques, faites dans sa ville natale, il se rendit à l'Université de Gœttingue, où les professeurs Wrisberg, Blumenbach, Baldinger, Murray, remarquèrent bientôt ses heureuses dispositions et son ardeur dans toutes sortes d'études. Il mit à profit avec beaucoup de zèle les richesses de la bibliothèque de Gœttingue, et tous ses ouvrages se ressentent de ses recherches d'érudition dans un établissement où elles offrent bien moins de difficultés qu'en aucun lieu du monde. Après avoir pris le grade de docteur, à Gœttingue, Hildebrand voulut voir l'Université de Berlin. Le court séjour qu'il y fit eut une grande influence sur son avenir, car ce fut là qu'il fut connu du duc de Brunswick, qui le nomma, en 1786, professeur d'anatomie au collége médical de Brunswick. Depuis lors, son extrême activité s'exerça à la fois sur de grands travaux d'anatomie, de chimie, de physique, d'hygiène, de physiologie, de médecine pratique, en même temps qu'il se livrait aux soins d'une clientelle nombreuse, et qu'il s'acquittait des pénibles fonctions d'un enseignement qui exigeait jusqu'à quatre et cinq heures de leçons par jour. En 1793, Hildebrand fut nommé professeur de médecine et de chimie à Erlang, et, après le départ de Meyer pour Gœttingue, il eut en outre la chaire de physique. Il mourut à Erlang, le 23 mars 1816, à l'âge de 51 ans.

Les ouvrages d'Hildebrand tiennent un rang distingué parmi les livres classiques de leur époque sur chacune des sciences dont ils traitent; ils sont tous ornés d'une littérature riche et bien choisie.

Dissertatio de pulmonibus. Gœttingue, 1783, in-4.

Handbuch der reinen Groessenlehre. Gœttingue, 1785, 2 vol. in-8.

Anzeige seiner Wintervorlesungen, nebst einer Abhandlung vom lebendigen Kalk. Gœttingue, 1786, in-8.

De motu iridis quædam dissert, et prælectiones habendas indicat. Brunswick, 1786, in-8.

Versuch einer Philosophischen Pharmakologie. Brunswick, 1787, in 8.

Bemerkungen und Beobachtungen über die Pocken in der Epidemie des Jahrs 1787. Brunswick, 1788, in-8.

Lehrbuch der Anatomie des Menschen. Brunswick, tom. I, 1789; II, 1790; III, 1791; IV, 1792, in-8. — Brunswick, 1798-1800, in-8; Brunswick, 1803, in-8. — *Aufl. von E. H. Weber.* Brunswick, 1830-32, in-8, 4 vol. — Cet ouvrage, rajeuni par les additions de Weber, est devenu un des traités les plus complets que nous ayons d'anatomie générale et descriptive. On en promet une édition française, par M. Jourdan, qui va probablement paraitre avant peu.

Geschichte der Unreinigkeiten im Magen und den Gedærmen. Brunswick, 1790, 3 vol. in-8. — Ouvrage bien long pour ce qu'il renferme de positif.

Ueber die Ergiessungen der Saamens im Schlafe. Brunswick, 1792, in-8.

Chemische und mineralogische Geschichte des Quecksilbers. Brunswick, 1793, in-4.

Commentationis de alcali minerali sanguinis humani particul. I. Erlang, 1793, in-4.

Dulcis mercurii laudes, Erlang, 1793, in-8.

Anfangsgruende der Chemie, zum Grundrisse Akademischer Vorlesungen nach den neuen Systeme abgefasst. Erlangen, tom. I, 1794; II, III, 1794, in-8.

Primæ lineæ pathologiæ generalis. Erlangen, 1795, in-8. Trad. en allemand par lui-même. Erlangen, 1797, in-8.

Ueber die blinden Hæmorrhoiden. Erlangen, 1795, in-8. Trad. en français par Marc. Paris, 18 , in-8.

Chemische Betrachtungen der Lohgerberey, ins besondere der vom Herrn. Armand Seguin neuerfundenen Methode, das Leder in wenigen Tage zu gerben. Erlaugen, 1795, in-8.

Ueber die Arzneykunde. Erlang, 1795, in-8.

Lehrbuch der Physiologie des Menschlichen Koerpers. Erlangen, 1796, in-8; Erlangen, 1799, in-8; Erlangen, 1809, in-8. — *Aufl. von Hohnbaum.* Erlangen, 1828, in-8. — Fort bon manuel.

Dissertatio de metallorum nobilium puritate arte paranda. Erlangen, 1796, in-8.

Encyclopædie der gesammten Chemie. Erlangen, 1799-1818, in-8.

Taschenbuch für die Gesundheit auf das Jahr 1801. Erlaugen, 1800, in-12; Erlangen, 1801, in-12; Erlangen, 1803, in-12; Erlangen, 1807, in-8; Erlangen, 1812, in-8., *ibid.,* 1813, in-8°, *ibid.,* 1820, in-8°.

Physikalische Untersuchung des Mineralwassers an Alexanderbade zu Sichersreuth. Erlangen, 1803, in-8.

Anfangsgruende der dynamischen Naturlehre. Erlangen, 1807, in-8., *ibid.,* 1821, in-8.

Erklærung der Abbildungen zur Encyclopædie der Chemie. Erlangen 1807, in-8.

Anfangsgruende der Metallurgie.
Erlangen, 1816, in-8.

Lehrbuch der Chemie als Wissen-
schaft und als Kunst. Erlangen, 1816,
in-8. Cet ouvrage, laissé incomplet par
l'auteur, a été achevé par C.-G.-C.
Bischof.

On trouve de nombreux articles de
Hildebrand dans divers journaux,
la vie de ce médecin a été écrite par
K. Hohnbaum, son gendre, dans un
ouvrage spécial, et par Bischof, dans
le journal de Schweigger. On trouve
encore une notice sur lui dans la
Gazette de Salsbourg, et dans les
Annales générales de Médecine d'Altenbourg.

HILDENBRAND (Jean-Valentin noble de), l'une des célébrités
de l'école de Vienne, né dans cette ville, le 8 avril 1763, fit ses études médicales sous le célèbre Stoll, et fut reçu docteur en 1784.
Nommé au physicat de Weidhofen la même année, il suivit bientôt
après, en qualité de médecin, le comte de Mniezech, en Pologne, où
son mérite lui valut, de la part du roi Stanislas, le titre de conseiller
aulique, en 1787. Nommé en 1793 professeur de médecine pratique à l'université Joséphine de Lemberg, il occupa cette chaire
treize ans, au bout desquels cette Université ayant été réunie à
celle de Cracovie, il y fut chargé du même enseignement, en même
temps qu'il fut directeur de la faculté de médecine. Il fut appelé
à Vienne, dans l'année 1806, pour y être professeur de clinique,
et cinq ans plus tard, il fut nommé directeur de l'Hôpital-général.
Hildenbrand mourut le 31 mai 1818, d'une attaque d'apoplexie.
Il était membre d'un grand nombre d'académies, et avait la réputation d'un des professeurs les plus distingués, et d'un des plus
habiles praticiens de l'Allemagne. Il est du petit nombre de ceux
que l'on connaît en France autrement que par leur nom.

Das Buch für die Wundærzte in
den œsterreichischen Staaten. Leipzig
et Varsovie, 1789, in-8, 66 pp. —
Écrit polémique contre Brambilla,
contre ses règlemens sur la chirurgie,
et contre son discours, dans lequel la
chirurgie est mise au-dessus de la médecine. Opuscule écrit avec justesse,
mais avec un peu trop de vivacité.

Ueber die Macht der Fürsten und
die bürgerliche Freyheit. Vienne,
1793, in-8.

Ein Wink zur nœhern Kenntniss
und sichern Heilart der Hundswuth.
Vienne, 1797, in-8, 96 pp. — Ce
n'est point, comme on le prétend dans
la *Biographie médicale,* une hypothèse frivole d'attribuer la rage spontanée, chez les chiens, à des besoins
génitaux irrités et non satisfaits; et il
n'est pas exact de dire, avec les auteurs du même recueil, que le traitement de l'hydrophobie proposé par
Hildenbrand se compose de l'ammoniaque et des cantharides. Sous le
rapport du traitement, comme sous

celui de la pathologie, l'opuscule du médecin allemand est judicieux et intéressant.

Ueber die Pest. Ein Handbuch für Aerzte und Wundærzte, welche sich dem Pestdienste widmen. Vienne, 1799, in-8, 165 pp. — L'auteur décrit la peste en praticien qui l'a observée. Il ne fonde point, comme on le dit dans la *Biographie médicale*, son opinion sur la contagion de la peste, sur la nature nerveuse de cette maladie. Il lui paraît, d'après les faits, que la peste est plus probablement contagieuse que simplement épidémique.

Ratio medendi, in scholá practicá Vindobonensi. Vienne, 1804-1809, in-8, 2 vol.; traduit en français par Ganthier. Paris, 1824, in-8, 2 vol. —

Institutiones pharmacologiæ, sive materiæ medicæ in usum tironum. Vienne, 1806, in-8.

Initia institutionum clinicarum Vienne, 1807, in-8, en allemand. ibid., 1808, in-8.

Ueber den Ansteckenden Typhus. Nebst einigen Winken zur Beschrænkung, oder gænzlichen Tilgung der Kriegspest, und mehrerer anderer Menschenseuchen. Vienne, 1810, in-8., trad. franç., par Gasc. Paris, 1811, in-8.

Institutiones practico-medicæ, rudimenta nosologiæ et therapiæ specialis, complectentes. T. I. *continens morborum divisiones et systemata. Doctrinam de febribus in genere.* Vienne, 1817, in-8. Les tomes II, III et IV, qui traitent de toutes les maladies fébriles, ont été en grande partie composés par Fr. Hildenbrand, le fils, et publiés à Vienne en 1821 et 1822; une édition nouvelle, en deux gros volumes, a paru en 1833.

(Usteri. — *Allg. Med. Annalen.*)

HILLARY (William), médecin anglais fort distingué, dont on est surpris de ne trouver le nom ni dans les biographies, ni dans Sprengel. Après avoir pratiqué quelque temps la médecine à Bath, Hillary passa dans les colonies anglaises. Il paraît avoir séjourné à la Barbade de 1752 à 1758. A son retour, il se fixa à Londres où il mourut le 27 août 1763.

Rational and Mechanical Essay ou the Small-pox, 1735, in-8, 2ᵉ édit. Londres, 1740, in-8.

An Enquiry into the medical virtues of Lincomb Spa Water, near Bath. Londres, 1743, in-8.

Observations on the changes of the air, and the concomitant epidemical diseases of the island of Barbadoes. Ta which is added a treatise on the putrid bilious, commonly called the yellow Fever, etc. Londres, 1759, in-8, ibid., 1766, in-8. — Hillary

est du nombre des auteurs qui ont fourni des matériaux exacts, mais jusqu'ici bien peu utilisés, à la météorologie médicale. Il donne une topographie abrégée, mais judicieuse, de l'île des Barbades. Il traite ensuite de la fièvre jaune, de la colique des peintres, de la dyssenterie, du tétanos des adultes et des enfans, de la rage, de la nyctalopie, du dragonneau, de l'éléphantiasis et de quelques autres formes de la lèpre.

The Nature, properties and Laws

of motion of fire discovered and de-monstrated by observations and expe-riments. Londres, 1760, in-8. – On trouve un extrait court mais subs-tantiel de cet opuscule dans le pre-mier supplément des *Commentaires de Leipzig.*

An inquiry into the means of im-proving medical Knowledge, hy exa-mining all those methods Which have hindered it in all past ages. To which is added an explication of the motion and action of fire in and upon human Bodies, in containing life and in curing diseases. Londres, 1761, in-8.

(*Comment. de rebus in med. gestis.* —Rob. Watt.)

HIPPOCRATE, deuxième du nom, naquit dans l'île de Cos, vers la première année de la 80ᵉ olympiade. On sait qu'il était de la famille des Asclépiades; mais nul monument digne de confiance n'autorise l'opinion de ceux qui, d'après Soranus ou Tzetzes, le font le dix-neuvième ou le dix-septième descendant d'Esculape, par son père, et le rejeton d'Hercule, par sa mère. Son père Héraclide fut son premier guide dans l'étude de la médecine. Il est fort incertain qu'il ait reçu des leçons de l'inventeur de la gymnastique médicale, Hérodicus. Il n'est pas plus sûr qu'il ait entendu celles du sophiste Gorgias, et encore moins celles de Démocrite, ainsi qu'on l'a répété d'après Soranus, Tzetzes et Suidas.

À une époque indéterminée, mais probablement peu avancée de son âge, il quitta sa patrie pour aller à Thasos, à Abdère, à Larisse, à Melibée, à Cysique, dans la Thessalie, où il passa une partie de sa vie. Il fit de nombreux voyages, visita la plus grande partie de l'Asie, surtout l'Asie mineure. Il parle de la Libye, de Delos, de la Scythie, comme de pays où il a séjourné. Il revint dans sa patrie, où il paraîtrait, d'après Platon et Aristote, s'être livré à un enseignement régulier de son art. Ce fut sans doute alors qu'il rédigea ceux de ses ouvrages dont la composition demandait une expérience consommée dans leur auteur, et les secours d'une expérience de plusieurs siècles, tels que ceux que pouvaient fournir les documens conservés dans l'école médicale de Cos. Hippocrate sut mettre ces secours à profit, et la manière dont il en usa a même été la source d'une assertion que mille motifs autorisent à regarder comme fausse et calomnieuse : elle consiste à prétendre qu'après avoir copié les tablettes votives de Cos ou de Cnide, Hippocrate brûla le temple de la ville et prit la fuite.

On n'est point d'accord sur le lieu et l'époque de la mort d'Hippocrate. Soranus dit qu'il mourut à Larisse, à l'âge de quatre-vingts ans, dans la 102ᵉ olympiade, qu'il fut inhumé entre Larisse et Girtone, et que de son temps on voyait encore le monument qui lui avait été élevé.

On peut considérer comme des fables tout ce qu'on a débité sur le succès avec lequel Hippocrate aurait arrêté les ravages de la peste d'Athènes, qu'il ne vit probablement pas, et contre laquelle la médecine ne montra que son impuissance; sur les présens qui lui auraient été offerts par le roi de Perse pour l'engager à aller faire cesser une peste violente, et qu'il aurait repoussés avec mépris, ne voulant pas aller porter des secours aux ennemis de sa patrie; il faut probablement en dire autant de l'invitation que lui auraient faite les Abdéritains d'aller rendre à leur philosophe Démocrite la raison qu'il avait perdue. Entre ces faits, et beaucoup d'autres qu'il serait superflu de rapporter, mais que Dacier, Leclerc, etc., ont pris la peine de recueillir, les uns sont formellement contredits par les témoignages de l'histoire, les autres, imaginés bien des siècles après celui d'Hippocrate par des écrivains plus ou moins obscurs, qui prétendaient honorer à leur manière la mémoire de ce grand homme, ne valent pas la peine d'être discutés.

Ce qu'il importe de savoir sur Hippocrate, c'est que nous lui devons les premiers et les plus remarquables monumens de la médecine grecque; c'est qu'il instruisit non-seulement son siècle et son pays, mais qu'après avoir fourni à la science si volumineuse et si restreinte à la fois des systématiques grecs, des Arabes et de leurs sectateurs, la plupart des notions positives qu'elle contenait, rajeuni par une étude plus pure et plus approfondie, il fut encore, au siècle de la renaissance des lettres, le maître, le flambeau de l'Europe médicale moderne.

La pureté des OEuvres d'Hippocrate n'a pas subi moins d'altérations que l'histoire des circonstances de sa vie. Plusieurs causes y ont concouru. La plupart de ses écrits légitimes n'étaient, selon l'opinion de l'antiquité, confirmée par Galien (in Hipp. Lib. vi de morb. vulg. Comment. v. § 3 et 4.), que des fragmens, ou des sentences, consignés sur des tablettes et des peaux, non pour être livrés à la publicité, mais pour l'usage particulier de l'auteur. A part le livre des airs, des eaux et des lieux, et deux ou trois autres traités qui sont des œuvres achevées, le reste ne pouvait être regardé que comme les ébauches d'un grand maître. Ce fut après la mort d'Hippocrate que ses fils, particulièrement Thessalus, et son gendre Polybe, mirent à ces ébauches la dernière main. Mais l'esprit créateur qui aurait pu ordonner et mettre en harmonie tous ces élémens, n'était plus là. De là du désordre et des disparates. Thessalus et Polybe se hasardèrent à suppléer ce qui manquait en certains endroits, à terminer les ouvrages restés inachevés ; ils le firent avec leurs idées, qui n'étaient plus celles du grand observateur qui avait séparé la médecine de la philosophie, mais qui étaient au contraire le reflet de celles des écoles philosophiques de leur époque ; de là des contradictions multipliées, et un mélange entre le légitime et le supposé qu'il ne faut pas espérer de debrouiller jamais entièrement.

Une nouvelle source de corruption pour la pureté des œuvres Hippocratiques surgit de l'estime même qu'elles inspirèrent, de l'empressement qu'on mit à se les procurer. La rivalité des rois de Pergame et d'Alexandrie à former à l'envi les uns des autres la plus riche bibliothèque, fit rechercher de toutes parts les ouvrages des auteurs célèbres en tout genre. Le moindre fragment rare ou peu connu fut payé au prix de l'or ; de là, la cupidité des faussaires qui s'efforcèrent de faire prendre pour des ouvrages d'Hippocrate des livres qu'ils avaient eux-mêmes composés. L'abus fut porté au point qu'on sentit enfin le besoin d'employer des critiques à épurer, s'il était possible, la collection des œuvres attribuées au médecin de Cos. Des triages plus ou moins heureux y furent faits, et des rayons privilégiés furent réservés aux écrits les moins suspects d'adultération. Artémidore Capiton et Dioscoride, chargés, sous l'empire d'Adrien, d'une révision des œuvres d'Hippocrate, sont accusés d'avoir poussé l'audace des corrections au-delà de tout ce que des éditeurs se sont jamais permis, et d'avoir corrompu le texte en une multitude d'endroits.

Aussi les *œuvres d'Hippocrate* sont, et depuis plus de dix-sept siècles, dans un état qui en rend la lecture suivie à peine supportable. Un désordre presque perpétuel fatigue la constance du lecteur le mieux éprouvé, et des contradictions flagrantes, dans les faits et dans les doctrines, lui font tomber le livre des mains. Et cependant, nul ne peut nier qu'il n'y ait là les conceptions d'un des plus beaux génies de l'antiquité, les découvertes d'un des plus grands observateurs, les leçons d'un des esprits les plus judicieux et les plus exacts. La difficulté est de tirer de ce chaos des *œuvres* d'Hippocrate, ce qui est *son œuvre* ou digne de l'être. On s'est trop appuyé pour en faire le choix sur des qualités de forme et de langage, caractères trop superficiels et trop variables pour qu'on puisse établir là-dessus quelque chose de bien solide. Ce n'est que dans la pensée d'un aussi profond penseur qu'Hippocrate, c'est dans sa méthode, c'est dans ses doctrines, qu'il faut chercher des caractères auxquels on puisse reconnaître ses productions partout où elles se trouvent, et dont l'absence condamne de supposition celles de tant de sophistes qui s'y trouvent mêlées. C'est d'après ces bases, et en invoquant les lumières que peut fournir une étude attentive de l'histoire de la philosophie, que j'essaye, dans un autre ouvrage, de déterminer quels sont, parmi les écrits attribués à Hippocrate, ceux qui doivent appartenir à des auteurs qui l'ont précédé, ceux qui sont d'une époque plus récente que la sienne, et ceux enfin qui lui appartiennent, ou du moins qu'on peut lui attribuer sans le mettre en contradiction avec lui-même sur des points graves et réfléchis. Quant à présent, voulant donner un aperçu de la médecine d'Hippocrate, il me suffira de ne tenir compte, pour le tracer, que des ouvrages dont la légitimité n'est mise en doute par personne. Mais avant d'essayer de donner une idée de la médecine qu'ils renferment, et pour se mettre en état d'apprécier convenablement le mérite de leur auteur, il est nécessaire de jeter un coup d'œil sur l'état où se trouvait la médecine avant lui.

C'est une erreur fort répandue que l'opinion de ceux qui pensent que l'histoire de la médecine, à proprement parler, ne commence qu'à Hippocrate. Cette erreur est des plus graves; non-seulement elle a empêché qu'on ne se fît une idée juste et raisonnable des services rendus à la science par ce grand homme, et elle a été la cause de cet enthousiasme ridicule et de ces éloges portant à faux dont il a été l'objet, mais elle a fait perdre de vue la source des doctrines philosophiques qui ont dominé pendant des siècles, ou qui dominent encore la médecine. Il importe de la relever.

Malgré l'extrême pénurie des monumens propres à nous faire juger de l'état de la médecine avant Hippocrate, comme de celui des autres sciences, on peut non-seulement établir le fait de son existence, mais encore caractériser assez bien l'esprit dans lequel elle avait poursuivi ses recherches. La nature même de la science, l'immensité de connaissances de détail que supposent les écrits aphoristiques, techniques et chirurgicaux d'Hippocrate, les résultats déduits par ce grand médecin d'une longue série d'observations

portant sur des faits naturellement rares, ou qui ne se reproduisent
que sous des constitutions atmosphériques particulières, prouvent
évidemment que ces ouvrages nous présentent les efforts réunis de
plusieurs siècles. Mais cette opinion est d'ailleurs mise hors de
doute par le témoignage précis d'Hippocrate lui-même : « La Médecine, dit-il (de veteri medicinâ), a découvert des principes fixes
et une route sûre par laquelle on est arrivé depuis plusieurs siècles
à une infinité de vérités précieuses. Celui qui, avec du talent, diri-
gera ses recherches en partant de ces vérités connues, en augmen-
tera le nombre; celui au contraire qui, les rejetant, prend une
autre voie et prétend avoir trouvé des dogmes fondamentaux, se
trompe lui-même et trompe les autres. »

Mais quelle est donc cette voie tracée par l'ancienne médecine
et qu'Hippocrate déclare être la seule qui conduise à la vérité?
C'est celle dont il établit si bien lui-même les principes dans l'ouvrage qu'on vient de citer. C'est l'expérience; c'est l'observation des
malades et la considération de toutes les choses dont l'influence
peut modifier les maladies. Les résultats en furent conservés dans
des inscriptions gravées sur des monumens publics, ou dans des
tables votives, appendues aux colonnes des temples. De là, des
connaissances assez nombreuses pour constituer, bien avant le quatrième siècle qui précéda notre ère, un art déjà assez compliqué.
Pline assure, et il n'est pas le seul, qu'une partie des ouvrages
d'Hippocrate n'est que le recueil des documens trouvés dans le
temple de Cos. Quoi qu'il en soit, cette époque primitive peut se
glorifier de la découverte des moyens les plus puissans que la thérapeutique possède encore aujourd'hui. Elle connut l'usage de la
saignée, des purgatifs, des émétiques, des narcotiques et des principales modifications du régime (1).

(1) Il est indubitable que, de très-bonne heure, quelques hommes doués
par la nature des qualités qui constituent l'observateur, durent se distinguer
de la foule par des connaissances et une habileté supérieures, et que leurs conseils durent être recherchés d'une manière particulière; mais à quelle époque
ce commerce de bienfaisance devint-il une profession particulière? En quel
temps les *périodeutes* commencèrent-ils à porter au lit du malade leurs conseils et leurs médicamens? C'est ce qu'il est impossible de déterminer; mais
il ne le serait pas de montrer que Sprengel place cette époque beaucoup
trop tard, quand il donne les philosophes échappés au désastre de l'institut
de Pythagore, pour les premiers *périodeutes* ou médecins cliniques.

Si l'art de guérir avait toujours marché dans cette voie si sûre et
si naturelle, de quelles découvertes ne se serait-il pas enrichi?
Mais elle est trop longue au gré de l'imagination impatiente de
la plupart des hommes; on s'est élancé loin d'elle, dans la région
des hypothèses, et il a fallu, à diverses époques, toute l'autorité
de quelques génies du premier ordre, pour y ramener les esprits.

Les premiers pas que la médecine voulut hasarder sur le domaine des autres sciences, eurent de fâcheuses conséquences et
menacèrent de la dénaturer complètement. Que dirai-je de ces
premières tentatives étiologiques, empruntées à la théologie, qui,
rapportant à la colère des Dieux le développement des maladies,
ne laissaient voir d'autres moyens de salut que les offrandes dont
on comblait les ministres du culte religieux? Faut-il parler des
miracles du Dieu de la médecine, d'Esculape, et de l'empire que
ses descendans conservèrent si long-temps sur les esprits, grace à
l'ignorance et à la superstition du peuple. Ministres d'une divinité
qu'ils avaient créée, ils furent bientôt les seuls dispensateurs de la
vie et de la santé. Leurs priviléges et leur puissance brisèrent toute
rivalité, étouffèrent toute émulation, et la Grèce n'eut plus d'autres
médecins qu'eux. Ils transmettaient à leurs enfans les connaissances médicales, et surtout l'art des jongleries qu'ils avaient hé-
rité de leurs prédécesseurs dans le temple, sans en dévoiler le
secret à aucun étranger. Cette famille des Asclépiades formait
donc, comme les prêtres d'Egypte, une caste particulière qui se mit
en possession exclusive et sans partage de la pratique de la médecine', et du culte mystérieux de son fondateur. Quand l'exten-
sion rapide de ce culte et la multiplication des temples d'Esculape
ne permirent plus à ses descendans d'en desservir tous les autels,
cette famille privilégiée admit dans son sein, et fit participer à ses
droits, des disciples dont on éprouvait par avance la discrétion et
la fidélité, et qui n'étaient initiés qu'après avoir juré par tous les
Dieux de ne pas profaner les mystères et de ne les dévoiler qu'aux
enfans de leurs maîtres, ou à ceux qui s'engageraient par le même
serment.

Fondée sur un principe absurde, la dépendance des maladies
de la volonté des Dieux, la médecine des Asclépiades ne consistait
qu'en des cérémonies ridicules ou des pratiques insignifiantes, auxquelles la plus grossière superstition pouvait seule trouver une apparence de merveilleux, et qui n'a d'autre titre à être qualifiée

du nom de médecine qu'un usage emprunté aux Grecs et l'habitude qu'on a gratuitement prise de lui prodiguer ce nom.

Sous des apparences bien plus séduisantes, la philosophie fit, pour un temps, presque autant de mal à la médecine. A la vérité, elle devait fournir elle-même un jour les moyens de combattre les erreurs dont elle avait été la source. En développant toutes les facultés de l'esprit et découvrant les lois de la méthode, elle devait travailler de la manière la plus efficace au progrès de notre art; mais ses premiers effets furent d'y mettre des entraves, parce que ses prétentions étaient hors de toute proportion avec ses moyens. Après avoir expliqué l'origine et la nature de l'univers, c'était peu de chose pour les philosophes que d'expliquer le problème de l'existence humaine, dans l'état de santé et dans celui de maladie. La médecine, et la physiologie qui prit alors naissance, formèrent donc une sorte d'appendice à leurs systèmes, à la condition toutefois d'accepter les lois reçues de la physique générale, en dépit de ce que l'observation pourrait y montrer de contradictoire avec les phénomènes de la vie, ou plutôt sans s'occuper le moins du monde de l'observation. Ainsi disparut, au milieu des nuages d'une métaphysique prétentieuse, l'art modeste d'étudier et de guérir les maladies. Ce fut donc, quoi qu'en disent les historiens, une révolution funeste que celle qui fit passer la médecine aux mains des philosophes. On peut prendre une idée de l'esprit qu'ils portèrent dans cette science et du jargon inintelligible dans lequel ils la développaient, en lisant dans la collection même des écrits prétendus d'Hippocrate, le traité *des vents* et celui *des chairs* ou *des principes.* Cette médecine n'a plus rien de médical que le nom. Du reste, il y aurait quelque injustice à confondre tous les philosophes dans une même réprobation, à mettre sur la même ligne les philosophes de l'école ionique ou les éléatiques physiciens, qui du moins ne cherchèrent pas le secret du monde hors du monde lui-même, et les philosophes idéalistes tels que Pythagore, Xénophanes, Melissus et Zénon d'Elée, dont les rêveries furent dans l'antiquité et ont été dans tous les temps la ruine des sciences naturelles.

On voit donc quel contre-sens historique ont commis ceux qui ont imaginé qu'Hippocrate ne sépara la médecine de la philosophie, ainsi que le dit Celse, que parce que l'union de ces deux sciences, pendant un siècle environ, les avait agrandies l'une et l'autre au point qu'un seul homme n'en pouvait plus embrasser l'étendue.

La véritable, l'unique cause de cette séparation, c'est qu'Hippocrate avait parfaitement compris que la médecine qui guérit, la médecine du médecin, n'avait rien de commun avec celle des philosophes. Juste appréciateur des systèmes *a priori*, il les abandonnait à cette classe de savans qui n'avaient rien de mieux à faire qu'à se livrer aux jeux de leur imagination, et il établissait sur ses véritables bases l'étude des sciences naturelles.

« Avant tout, dit-il, les sens doivent s'exercer, et le raisonnement vient après. Car le raisonnement n'est qu'une sorte de *ressouvenir* des faits que l'observation nous a fait connaître.

» La pensée qui s'appuie sur l'observation conduit à la vérité, mais si elle procède d'un raisonnement hypothétique, et seulement vraisemblable, elle jette dans une situation pénible et fâcheuse; car on suit alors un chemin impraticable.

» Tout art doit son origine aux résultats de l'observation de chaque phénomène, médités et réduits à des principes généraux.»

Il suffit de jeter les yeux sur les ouvrages aphoristiques d'Hippocrate, et de prendre l'idée générale la plus superficielle de l'esprit dans lequel ils ont été faits, pour reconnaître qu'il procède selon la méthode expérimentale , et dans une indépendance complète de tout système hypothétique. Mais quand Hippocrate n'aurait pas exposé dogmatiquement, d'une manière beaucoup plus explicite et plus exacte qu'aucun philosophe de l'antiquité, les procédés de l'entendement dans la recherche de la vérité et les principes de la logique des sciences d'observation, les livres des *épidémies* et les ouvrages aphoristiques qui s'y rattachent suffiraient pour démontrer qu'il avait découvert ces principes et deviné Bacon. Étudier un à un *les* faits qui constituent le domaine de la médecine, c'est-à-dire, les cas morbides, les rapprocher selon leurs analogies de cause, de marche, de tendance et de terminaison, exprimer en aphorismes les résultats généraux que l'induction saisit dans ces rapprochemens, telle est la manière de procéder dont on reconnaît les traces indubitables dans les *épidémies*. Je dis les traces et non l'application complète; et je m'explique. Une multitude d'enthousiastes ont prétendu, et jusqu'à ces derniers temps, que les faits contenus dans les *épidémies* pouvaient être considérés comme des modèles d'observations complètes, où l'on trouvait tout ce qu'un observateur profond avait pu saisir d'essentiel et de spécifique dans les faits qu'il avait eus sous les yeux, comme des tableaux d'une exécution parfaite, of-

frant, dans le cadre le plus étroit possible, tous les traits propres
à caractériser les maladies, sans en omettre aucun qui fût essentiel
pour arrêter nettement leur physionomie. Hippocrate n'aurait pas
lieu de s'applaudir de pareils éloges, s'il pouvait les entendre.
Louer ses œuvres sur les qualités qu'elles n'ont pas, c'est donner lieu
de penser qu'on apprécie fort peu celles dont elles brillent. Tant
s'en faut que les observations des épidémies soient des observations
complètes qu'à peine pourrait-on déterminer la maladie d'un sujet
sur vingt de ceux dont il y est parlé. Et qu'on n'imagine point que
cela tient à ce qu'Hippocrate n'avait que des connaissances trop
vagues et trop superficielles sur les maladies pour en distinguer de
particulières et les spécifier. Il décrit ailleurs, avec une exactitude
remarquable, la plupart des affections aiguës, et il a porté le diagnostic de plusieurs maladies qui se ressemblent beaucoup à un
degré de perfection qu'on admire et qu'on a peine à comprendre
de la part d'un médecin qui n'ouvrait pas de cadavres. Sans nul
doute, un grand nombre des malades dont il est parlé dans les
épidémies furent atteints de ces affections qu'Hippocrate connaissait
le mieux. Eh bien! ces maladies ne sont point mentionnées, et dans
le nombre des symptômes qu'on a jugé nécessaire de relater, on
ne voit point figurer ceux qui les caractérisent le mieux, pour Hippocrate lui-même. C'est que dans cet ouvrage le but d'Hippocrate
n'était point, quoi qu'on en ait dit, de *décrire* les maladies. Il avait
un but tout spécial : celui d'envisager les maladies, en général,
sous le point de vue du prognostic. Tout ce qu'il en veut faire connaître, c'est la loi des crises qui en coupent la marche ou qui les
terminent. Faisant abstraction de tout ce qui ne se rapporte pas
directement à cet objet, il note avec un soin minutieux tous les
phénomènes qui se passent dans les excrétions des malades, qui
peuvent annoncer ou qui constituent quelque crise; il remarque
avec une exactitude scrupuleuse en quel jour ces phénomènes se
passent, il n'omet l'indication d'aucun des signes qu'il donne ailleurs comme ayant un rapport quelconque avec les crises. Mais tout
le reste, il le néglige. Les symptômes particuliers d'une pneumonie,
d'une pleurésie, d'une angine, etc. lui importent peu ; dans toutes
ces maladies, qui sont également des maladies aiguës et fébriles,
les crises s'annoncent et se passent de la même manière; tout autre
aspect de ces maladies ne saurait arrêter ses regards en cet endroit.

Voilà, si je ne me trompe, en quel sens doivent être prises les histoires de maladies consignées par Hippocrate dans ses épidémies.

Mais non, je ne me trompe point, car c'est lui-même qui explique ainsi sa pensée au chapitre 4 du premier livre de cet ouvrage, et à la fin du livre du prognostic, où il dit en propres termes : « Ce serait sans fondement qu'on me reprocherait de n'avoir désigné dans ce traité aucune maladie en particulier; les signes communs qu'elles présentent toutes suffisent pour faire reconnaître les époques auxquelles elles se terminent et que j'ai indiquées. »

En voilà assez sur des remarques auxquelles j'ai cru devoir donner quelques développemens parce qu'elles m'ont paru propres à montrer sous leur vrai point de vue les principaux ouvrages d'Hippocrate, et sa manière de philosopher. Elles étaient nécessaires d'ailleurs pour réfuter l'opinion de ceux qui réduisent toute la médecine d'Hippocrate à la science du prognostic, tout son art à une *contemplation de la mort*, comme disait Asclépiade. La médecine d'Hippocrate n'offre ce caractère que dans les ouvrages où il lui a plu de le lui donner; elle offre ailleurs un caractère plus large e plus varié.

Notre auteur une fois connu sous ce rapport, il resterait à indiquer les résultats qu'il a obtenus de sa méthode d'étudier, c'est-à-dire les notions scientifiques et techniques qu'il a possédées; ou, en d'autres termes, à faire un exposé de ce qu'il sut en médecine; c'est l'objet d'un ouvrage étendu, de la publication duquel je m'occupe. Le plan de ce Dictionnaire n'admettant pas de longues dissertations, je me bornerai à quelques considérations générales sur chacune des branches de la science médicale hippocratique, après quoi je placerai un résumé de cette science, fait par l'auteur même, à savoir ses *aphorismes*, non pas dans l'ordre, ou plutôt le désordre où l'on les connaît, mais classés systématiquement.

Anatomie. On a mille raisons de penser qu'avant l'époque du règne d'Alexandre nul n'avait pu disséquer des cadavres humains. Le respect des Grecs pour les dépouilles mortelles de l'homme et la sévérité de leurs lois qui faisaient une obligation d'ensevelir les corps, même des barbares, y mettaient un obstacle insurmontable. Le témoignage de Galien en faveur des connaissances anatomiques d'Hippocrate est de nulle valeur, puisqu'il est contredit par les témoignages des propres ouvrages du médecin de Cos.

Il connaissait les os autant que peut fournir les moyens de les connaître, l'occasion qu'on a d'en trouver quelquefois d'isolés; Mais on invoquerait vainement, pour prouver qu'il eut un sque-

lette, le passage souvent allégué de Pausanias, qui ne prouve rien
de pareil. Ce n'est pas qu'il ne sentit parfaitement la nécessité, qu'il
y a d'avoir une connaissance exacte des parties et de leurs rapports
pour en guérir les dérangemens; il savait même l'avantage qu'il y
a de connaître les variétés qu'elles peuvent offrir dans leur structure, et il donne, à cet égard, à l'occasion des plaies de tête, le
résultat de ses observations sur les variétés des sutures du crâne.
Cette remarque d'Hippocrate et diverses observations analogues
répandues dans le Traité des Fractures, prouvent qu'il avait profité, avec autant de soin que de perspicacité, des occasions que lui
avaient présentées les blessures par lesquelles des parties profondes
étaient mises à nu, pour en étudier les formes et les rapports. A
cet égard, on a lieu d'être étonné, vu l'insuffisance de ses moyens
d'étude, de tout ce qu'il savait sur quelques os, sur leurs articulations, et sur les liens ligamenteux qui les unissent.

Hippocrate ne connut point les muscles, et comprit sous le nom
de chairs ces organes avec le tissu cellulaire, la graisse, etc. Le
nom de muscle se trouve pourtant dans le livre *de l'Art*, appliqué
aux muscles creux, mais l'authenticité en est suspecte. Les noms
des muscles crotaphite et *masseter* qui se trouvent dans le traité
des *Articulations*, prouvent que ce livre est supposé, ou que ce
passage est interposé, car c'est à Aristote et à Praxagoras de Cos,
qu'on doit la découverte de ces muscles.

Tous les vaisseaux sont confondus par Hippocrate sous un nom
commun, il ne distingue point les artères des veines, et il a les
idées les plus fausses sur leur origine et leur distribution, parce
que ces idées, il les tire de l'examen des vaisseaux apparens à la
surface du corps.

Il n'y avait point, à proprement parler, de névrologie pour Hippocrate, puisqu'il ne distingue point des nerfs les tendons et les ligamens.

Pathologie. Nous avons dit que le plus grand mérite d'Hippocrate était d'avoir séparé la médecine de la philosophie, d'avoir tracé
profondément la limite qui sépare le domaine de l'art de celui des
spéculations. Cette remarque s'applique surtout à la manière dont il
traita la pathologie. Il admit à la vérité la théorie d'Empédocle sur les
quatre élémens de toutes choses, correspondant à quatre humeurs
fondamentales dans le corps de l'homme; mais il n'y attacha qu'une
importance médiocre, il déclare même dans le traité de *Priscâ medicinâ*, que cette théorie est fort insuffisante. S'il fait jouer au sang, à

la pituite, à l'atrabile et à la bile jaune, un certain rôle dans l'explication des maladies, il est bien loin de faire rouler la médecine tout entière sur cette base, comme le firent ses successeurs. Quoique ima-
ginée avant Hippocrate et adoptée par lui jusqu'à un certain point,
cette doctrine des quatre humeurs est pour ainsi dire la propriété de
l'école médicale platonicienne, dont Thessalus, Dracon et Polybe,
fils et gendre d'Hippocrate, et auteurs d'une partie des ouvrages
publiés sous son nom, sont les principaux représentans. C'est à eux
évidemment que l'on doit le développement de cette doctrine qui
consiste à trouver une harmonie entre les quatre humeurs et les
quatre saisons de l'année, entre le sang et le printemps, la bile
jaune et l'été, l'atrabile et l'automne, et entre l'hiver et la pituite.

Les vues pathologiques propres à Hippocrate portent un autre
caractère et sont d'une autre importance. Il fut le créateur de la
doctrine des sympathies, non pour avoir cherché à en expliquer le
mécanisme, mais pour en avoir reconnu et constaté l'existence par
une multitude d'observations, et pour en avoir déduit des conséquences pratiques importantes. C'est ainsi, pour citer un exemple,
qu'il sut déduire de la sympathie qui existe entre les mamelles et
l'utérus, le principe de l'application des ventouses au premier de
ces organes pour modérer la ménorrhagie. On peut regarder la sentence suivante, tant de fois citée, comme authentique, quoiqu'elle
se trouve dans un ouvrage apocryphe : *Confluxus unus, conspi-
ratio una, consentientia omnia.*

Dégagé de toute superstition, quoique appartenant lui-même
à la famille sacerdotale des Asclépiades, il bannit de l'étiologie,
l'admission de toute cause surnaturelle et toute influence des
dieux. Il réfuta avec beaucoup de justesse les préjugés reçus sur le
caractère divin de certaines affections et démontra que les maladies
ne sont ni plus ni moins divines les unes que les autres, que toutes
tiennent simplement et nécessairement à une disposition intérieure
de l'organisme ; il parle à la vérité dans un endroit du livre du
prognostic du *quid divinum* qu'il faut admettre dans certaines maladies ; mais il entend tout simplement par là les causes occultes,
inappréciables, qui produisent les épidémies ou qui leur donnent
un caractère particulier de violence, causes à l'égard desquelles les
découvertes de la médecine moderne n'ont encore rien substitué
de clair au *quid divinum* d'Hippocrate.

L'étude des causes prochaines des maladies tient fort peu de
place dans la pathologie d'Hippocrate, mais il en donne beaucoup

à l'étude des influences extérieures. Il expose en quelques pages, dans ses *aphorismes*, les résultats de ses observations sur l'influence des saisons et des constitutions annuelles ou diurnes. Il a consacré à l'étude de l'influence des climats, un ouvrage qui a passé pour un chef-d'œuvre, non-seulement aux yeux des médecins, mais des philosophes, et dont quelques principes fondamentaux ont mérité d'être longuement développés par Montesquieu.

La séméiotique n'existait point avant Hippocrate, elle est sortie de ses mains, telle à peu près qu'elle existait encore vers le milieu du dernier siècle. Nous n'exposerons pas ses idées sur la marche naturelle et presque nécessaire de la plupart des maladies aiguës, sur les crises, sur les jours critiques, sur les périodes ternaires, septenaires, etc., sur les évacuations humorales qui mettent fin aux maladies ; toutes ces choses qui tiennent une grande place dans la médecine hippocratique, en occupent une considérable dans le livre des aphorismes dont nous venons de publier une édition méthodique.

Thérapeutique. — Nous devons faire la même observation à l'égard de la thérapeutique et nous borner à faire remarquer que c'est à Hippocrate qu'on doit la doctrine des indications. Il est encore le premier qui ait signalé d'une manière particulière l'importance qu'il faut accorder à la considération de l'âge, du sexe, du tempérament, de la manière de vivre, etc., du malade, et nul ne l'a surpassé dans la juste appréciation de toutes ces circonstances. Il régla avec beaucoup de justesse et d'habileté le régime alimentaire, et appliqua avec assez de convenance dans beaucoup de cas les moyens thérapeutiques les plus énergiques, tels que la saignée et les purgatifs.

Chirurgie. — Si je voulais faire connaître ici tout le mérite de la chirurgie d'Hippocrate, ce serait le sujet d'un article fort étendu, puisque la partie chirurgicale de ses œuvres égale presque en importance la totalité des autres ; ce dictionnaire ne comporte pas de tels développemens. Mais je me propose de publier très prochainement en un volume à part toute la chirurgie d'Hippocrate.

Ces considérations générales suffisent au but que nous nous proposons en ce moment ; il est temps d'arriver à l'exposition de la médecine d'Hippocrate.

Depuis l'époque où s'imprimait la feuille précédente de ce Dictionnaire où j'annonçais, page 143, devoir placer ici *les Aphorismes*, classés dans un ordre systématique, j'ai publié une édition

latine et française , ainsi classée de cet ouvrage d'Hippocrate. Pour
ne pas le reproduire ici, et pour fournir de nouveaux matériaux à
ceux qui veulent prendre une connaissance étendue de la science
du médecin de Cos, je vais substituer aux aphorismes un recueil
des fragmens de ses écrits qui m'ont paru le plus propre à donner
une idée bien nette de sa médecine pratique. Il a fallu se restrein-
dre dans ce triage , pour ne pas donner à l'article *Hippocrate* une
étendue démesurée. Je crois néanmoins y avoir renfermé ce qu'il y
avait de plus essentiel à faire connaître. Voici ces fragmens , arran-
gés par ordre alphabétique, pour la commodité des recherches.
(J'emploie la traduction de Gardeil, à défaut d'une meilleure.)

ANGINES.

L'esquinancie a lieu, quand, dans l'hiver ou dans le printemps,
une fluxion abondante d'humeurs épaisses se jette sur les veines
jugulaires, qui, à cause de leur grosseur, ont une attraction ; si la
viscosité et la froideur de ces humeurs les y font arrêter, le
souffle et le sang des environs s'arrêtent aussi, à cause des obstacles que le froid leur oppose. Le malade, en conséquence ,
tombe dans la suffocation; la langue devient pesante ; elle prend
une couleur violette, elle s'arrondit. Sa pointe se relève, à cause
du gonflement des veines sublinguales ; celles qui vont à la luette, et
à ce qu'on nomme les piliers qui sont de chaque côté , se gonflent
aussi. Les veines qui communiquent avec la langue, qui devient
sèche, se gorgent et la raréfient; elles s'imbibent comme une
éponge ; c'est ce qui la fait venir ronde,, de plate qu'elle était ; ce
qui la rend livide, lui enlevant sa bonne couleur, et qui lui fait
perdre sa souplesse, en la rendant âpre et dure , à moins qu'on ne
saigne promptement au bras et aux ranines, et qu'on ne purge au
moyen des remèdes fondans , tenus dans la bouche. On prescrira
aussi des gargarismes chauds; on rasera la tête pour y appliquer
des cérats; on en mettra aussi autour du cou, on enveloppera ces
parties avec de la laine, ou avec des éponges imbibées; on fera des
fumigations humides ; on donnera de l'hydromel et de l'eau chaude;
la tisane crémée pour nourriture, quand la crise aura tourné en
bien. Dans l'été, ou dans l'automne, la fluxion étant chaude et nitreuse , à cause du piquant et de l'ardeur de la saison , il se fait des
excoriations et des ulcères, là où le souffle s'accumule : et l'orthopnée se joint à l'esquinancie. Les parties qu'on voit dans la
bouche ne sont pas aussi enflées; les tendons de la nuque occa-

sionnent des rides sous l'occiput, comme dans le tétanos ; la voix est grêle; la respiration est petite, l'inspiration fréquente et laborieuse. Il se fait des ulcères dans la trachée ; le poumon se remplit et ne peut recevoir l'air. Cette esquinancie est plus terrible et plus mortelle, à raison de l'ardeur et de l'âcreté des matières dans cette saison, à moins qu'elles ne se portent d'elles-mêmes vers les parties extérieures du cou. (*Du régime dans les maladies aiguës.*)

Les esquinancies sont funestes; elles emportent le malade promptement, toutes les fois qu'elles ne produisent aucun changement sensible dans le gosier ni au cou, qu'elles occasionnent l'orthopnée, et jettent dans un état violent; la mort arrive, le premier, le second, le troisième ou le quatrième jour, quand la plupart de ces signes se trouvent joints ensemble. S'il y a tumeur et rougeur au gosier, le danger est grand ; mais il est plus éloigné, surtout si la rougeur est forte. Lorsque le gosier et le cou deviennent rouges, le terme est encore plus long. C'est dans ce cas qu'il en échappe quelques-uns, principalement si la rougeur de la poitrine se joint à celle du cou, et que l'érysipèle ne rentre point. (*Prognostic.* 69.)

Ceux chez lesquels l'esquinancie disparaît et se jette sur les poumons, périssent la plupart en sept jours. S'ils passent ce terme, la suppuration s'établit. (Aphorisme 10, section v.)

La rougeur et la tuméfaction qui se manifestent à l'extérieur du cou, dans l'angine, sont d'un bon augure. (Aphorisme 37, section vi.)

Dans l'esquinancie, la tumeur et la rougeur qui surviennent à la poitrine, sont un bon signe; car alors la maladie se porte au-dehors. (Aphorisme 49, section vii.)

Si en même temps qu'il y a de la fièvre, il survient tout-à-coup de la suffocation, sans qu'il paraisse de tumeur dans la gorge, le cas est mortel. (Aphorisme 34, section iv.)

Lorsque dans une fièvre le cou vient à se tourner tout d'un coup, et que le malade a bien de la peine à avaler, sans qu'il paraisse aucune tumeur, le cas est mortel. (Aphorisme 34, section iv.)

La base de la langue et la cavité de l'arrière-bouche s'enflamment. On ne peut avaler ni la salive ni rien autre. Si on s'efforce de boire, on rend le liquide par le nez. Dans cet état, l'on aura une mixtion faite avec la menthe verte, l'ache, l'origan, le nitre et les grenades rouges, le tout pilé ensemble et incorporé avec le miel, pour en oindre la base de la langue à l'endroit où elle est enflée. On fait de plus bouillir des figues dans l'eau, en y ajoutant quelques morceaux de grenade, pour employer cette décoction en gargarisme, quand le malade peut gargariser; sinon, on en fait laver la bouche. La boisson sera de l'eau blanchie avec de la farine. Extérieurement, on applique sur le cou et sur les glandes, un cataplasme fait avec la farine, le vin et l'huile, suffisamment cuits. On met aussi du pain chaud sur ces parties; car il se fait ordinairement du pus dans l'arrière-bouche. Si l'abcès perce de lui-même, le malade est sauvé; s'il ne crève point, il faut tâter avec les doigts pour reconnaître quand il est mûr. On l'ouvre alors avec la pointe d'une lancette qu'on tient du bout des doigts. On guérit ordinairement de cette maladie : elle est en général peu mortelle. (*Traité des malades*. Liv. II.)

On est pris de la fièvre avec des frissons, des douleurs de tête, tumeur aux glandes du gosier, difficulté d'avaler la salive, crachemens de quelques glaires épaisses, et bruit dans le pharynx. En examinant le fond de la bouche, après avoir baissé la langue, vous trouvez que la luette n'est pas grossie, qu'elle est molle; tous les entours sont enduits d'une salive gluante, que le malade ne peut arracher pour la cracher. Il ne peut non plus rester couché; dès qu'il s'étend, il étouffe. Dans cet état, il faut commencer par appliquer une ventouse au cou, puis raser la tête, et en mettre une autre près des oreilles, de chaque côté; les y laisser long-temps et les scarifier. On fait ensuite recevoir la vapeur de vinaigre, dans lequel on a mis du nitre, de l'origan et des graines de cresson. Après avoir pulvérisé le tout, on le mêle avec parties égales d'eau et de vinaigre; on met le mélange dans un pot qu'on recouvre, en y plaçant un tuyau de roseau pour laisser échapper la fumée; on place le pot sur des charbons allumés, de manière que la fumée en puisse sortir lorsqu'il bout. Quand elle s'élève, le malade la reçoit par la bouche qu'il tient ouverte, prenant garde de ne point brûler le gosier. On applique antérieurement des éponges imbibées d'eau chaude, qu'on place sur les glandes maxillaires et autres salivaires. On gargarise avec une infusion d'origan, de sariète, d'ache, de menthe, et un peu de nitre dans l'hydromel aiguisé avec un peu de vinaigre; on écrase légèrement les feuilles des plantes susdites avant de les mettre en infusion : le nitre s'y dissout facilement. L'infusion, quand on s'en sert, doit être tiède. Lorsque la salive reste adhérente, on a une branche de myrte raclée et polie, dont on recourbe le bout : on y attache un peu de laine surge; l'on s'en sert pour regarder au gosier, et pour en détacher les glaires avec précaution. Si le ventre est serré, on met un suppositoire, ou bien on donne des lavemens. On emploie la tisane crémée pour nourriture, l'eau pour boisson. Quand il se fait une tumeur extérieure, que la poitrine se tuméfie dans le haut avec rougeur et inflammation, il y a beaucoup d'espoir de guérison. Alors, dès que l'inflammation se porte au-dehors, on y applique des blètes trempées dans l'eau fraiche. On fait des gargarismes et des lotions de bouche avec de l'eau tiède. On pourra guérir par ces moyens. La maladie est en général mortelle; peu en réchappent. (*Traité des maladies*. Liv. II.)

APOPLEXIE.

Des maux de tête sans fièvre avec des bourdonnemens, vertige ténébreux, embarras dans la langue, et des crampes aux mains, sont des menaces d'apoplexie, d'épilepsie ou de léthargie. (*Coaques*, L. II. C. I. I.)

Dans les maladies atrabilaires, les métastases sont dangereuses; car c'est de là que viennent ordinairement l'apoplexie, la convulsion, la manie et la cécité. (Aphorisme 56, section VI.).

Les apoplexies surviennent principalement depuis l'âge de quarante ans jusqu'à soixante. (Aphorisme 57, section VI.)

Ceux qui sont naturellement fort gras sont plus sujets aux morts subites que ceux qui sont maigres. (Aphorisme 44, section II.)

Lorsque la langue s'embarrasse tout-à-coup, et que quelque partie du corps se paralyse, cela provient de l'atrabile. (Aphorisme 40, section VII.)

Ceux à qui il arrive, au milieu d'une bonne santé, d'être pris tout-à-coup d'un violent mal à la tête, de perdre en même temps la parole et le sentiment, et d'avoir la respiration stertoreuse, périssent dans l'espace de sept jours, à moins que la fièvre ne se déclare. (Aphorisme 51, section VI.)

Si l'homme ivre perd la parole tout d'un coup, il meurt en convulsion, à moins que la fièvre ne survienne ou qu'il ne recouvre la parole au bout de l'espace de temps que dure ordinairement l'ivresse. (Aphorisme 5, section V.)

Il est impossible de guérir une forte apoplexie, et difficile d'en guérir une faible. (Aphorisme 42, section II.)

Quand on perd subitement la parole, c'est le pneuma retenu dans les veines qui fait le mal, soit que l'accident arrive sans cause manifeste à un homme qui se porte bien, soit qu'il vienne de quelque grande cause apparente. Il faut, dans ce cas, saigner du bras droit à la veine interne, et tirer plus ou moins de sang, suivant le tempérament et l'âge du malade. Les symptômes qui se montrent ordinairement dans l'état dont je parle, sont la face rouge, les yeux fixes, un craquement de dents, des battemens d'artères, de la bave, le froid aux extrémités. Ce sont autant de signes du souffle intercepté dans les veines, etc. (*Du régime dans les maladies aiguës*, § 31.)

Une douleur de tête s'empare subitement d'un homme en santé, il perd la parole sur-le-champ, il ronfle; sa bouche est béante. Si on l'appelle, ou si on le remue, il gémit, il ne comprend rien et il rend beaucoup d'urine sans le sentir. Il meurt dans sept jours, si la fièvre n'arrive. Quand elle vient, il recouvre ordinairement la santé. Cette maladie est plus commune dans la vieillesse que dans la jeunesse. Lorsqu'elle prend, on doit faire beaucoup de lotions d'eau chaude, fomenter, verser de l'hydromel dans la bouche. Si on échappe au danger, on ne prendra de nourriture que ce qui est indispensable pour suffire au besoin; l'on usera de quelque errhin, et au bout de quelques jours on purgera par bas. Si on ne purge, on doit craindre la récidive. Cette maladie ne pardonne pas une seconde fois. (*Traité des maladies*. LIV. II.)

Si avec ces secours le malade va mieux, c'est bon signe. Sinon, il ne reste qu'une espérance, savoir : d'ouvrir au sinciput, et après avoir laissé couler le sang abondamment, rapprocher les bords de l'incision, panser et mettre un bandage. Si on n'ouvre, la mort arrive communément le 18ᵉ ou le 20ᵉ jour. (*Traité des maladies*. LIV. II.)

CANCER.

Une femme d'Abdère eut un cancer à une mamelle. Il découlait par le mamelon une sanie sanguinolente. Elle mourut quand l'écoulement cessa. (*Epidémies*. LIV. V.)

Un homme avait un carcinome dur au gosier. J'y appliquai le feu moi-même. Il guérit. (*Epidém*. LIV. VII.)

Dans les cancers occultes, la meilleure médecine est de n'en pas faire. Tout traitement hâte la mort; si l'on s'abstient de tout remède, la vie peut se prolonger long-temps. (Aph. 38, sect. VI.)

CATARRHES.

(La doctrine des catarrhes occupe une grande place dans la pa-

thologie d'Hippocrate : elle donne la clé d'une multitude de passages de ses œuvres, qui seraient inintelligibles pour qui ne la con-
naîtrait pas. Je la développerai ici avec quelque étendue.)

Les glandes sont de nature spongieuse..... Les unes reçoivent et
attirent à elles l'humeur qui vient d'en haut dans les cavités; les
autres attirent celle qui s'exprime en grande quantité dans le lieu
même, ou par le travail des membres qui se passe aux articulations.
Elles empêchent aussi qu'il ne se fasse une surabondance d'humeurs
dans les chairs........ Dans toutes les parties humides, il y a [des
glandes.... Là où il y a des poils, il y a des glandes. Telle est la
liaison des poils et des glandes : celles-ci attirent l'humeur , les
poils en profitent ; ils naissent à la faveur de la nourriture que les
glandes leur procurent, et ils croissent , poussant en dehors ce qu'il
y a de trop en humeurs.

Le crâne forme une grande cavité, où se porte l'humidité de
tout le corps ; elle s'y élève de partout en vapeurs, et la tête la renvoie
à son tour. Les humeurs ne peuvent y rester, n'y trouvant point assez de place , ou bien il faut que la tête en devienne malade.

Le cerveau ressemble à une glande. Il est blanc , il est séparé en
petites masses, comme les glandes. Il procure aussi les mêmes
avantages, dégageant la tête de l'humidité qui y abonde. Le cerveau
débarrasse la tête des humeurs qu'il envoie au-dehors jusqu'aux
extrémités, au moyen des fluxions qu'il fait épancher sur diverses
parties. Observez que le cerveau est plus grand que les autres
glandes. Les cheveux ou les poils qui viennent à la tête sont aussi
plus grands que ceux qui naissent ailleurs. Le cerveau est grand ;
il est logé dans le crâne, où il occupe un grand espace. Il a ses
petites maladies, et il en a de plus grandes que celles d'aucune autre
glande. Il fait des maladies quand il envoie une surabondance d'humeurs aux autres parties. Il y a des écoulemens de la tête qui se
font naturellement, comme des sécrétions, par les oreilles , par les
yeux, par le nez : voilà trois voies. Il y en a encore d'autres au gosier et à l'estomac. Il y a enfin d'autres voies de décharge pour la
tête, qui sont les veines vers la moelle épinière, et les vaisseaux
du sang. Ces voies sont en tout au nombre de sept, donnant toutes
issue hors du cerveau pour le purger des humeurs. Si les humeurs
ne prenaient point quelqu'une de ces voies, il deviendrait malade.
Mais il s'excite de grands troubles toutes les fois que le cerveau
envoie des écoulemens âcres, qui rongent, irritent et échauffent les
autres humeurs. Si la fluxion est considérable, elle ne disconti-

nuera point de couler jusqu'à ce qu'elle soit épuisée. C'est de cet abord continuel d'humeurs vers la tête, qui ne peut les contenir, et de leur écoulement non interrompu vers les parties qui ont à les recevoir, que proviennent, et l'altération des humeurs, et les maladies.

D'abord les maux qui tiennent aux écoulemens par les voies que j'ai appelées naturelles, peuvent incommoder à raison de la seule abondance d'humeurs; mais ils deviennent graves quand les humeurs prennent un caractère âcre. Le cerveau pareillement est, dans ce cas, ou simplement douloureux, hors de l'état naturel, ou bien il est irrité et dans un grand trouble. Alors la connaissance se perd, le cerveau entre en convulsion et y entraîne tout le corps. L'homme ne peut plus parler. Il est suffoqué; il tombe dans l'état que l'on nomme apoplexie. Quoique l'humeur ne soit pas âcre, et qu'elle agisse uniquement par sa grande quantité, le cerveau en est quelquefois affecté au point que la connaissance est troublée. On imagine, et l'on voit des choses étranges; l'on éclate en ris immodérés, et l'on tombe dans des idées tout-à-fait bizarres. Le cerveau éprouve aussi d'autres maladies, telles que le délire et la manie, toutes dangereuses. En général, il est sujet aux mêmes maux que les autres glandes. Il est exposé à être trop tendu, et il résulte alors des changemens considérables dans tout le corps.

L'écoulement par les yeux occasionne des ophthalmies et des gonflemens d'yeux.

Si la fluxion est au nez, elle y occasionne des picottemens incommodes, mais rien de fâcheux. La voie est ici large et suffisante pour l'écoulement, outre que ce qui sort est une humeur claire.

L'écoulement qui se fait par les oreilles parcourt un chemin tortueux et étroit; le cerveau, qui est tout proche, se trouve resserré; il est de plus affecté du mal de l'oreille, succombant avec le temps à la fluxion, il entre en suppuration et donne un pus fétide.

Telles sont les fluxions, dont les écoulemens sont manifestes aux yeux, et qui, dans l'état ordinaire, ne présentent rien de fâcheux.

Lorsque la fluxion se porte au gosier, près le palais de la bouche, ou que la pituite va au ventre, si l'écoulement se fait par le ventre, et se rend par le dos ou par les urines, il n'en résulte point de maladie. Si, au contraire, la pituite reste dans les parties inférieures, elle y occasionne des coliques qui sont des maladies chroniques.

D'autres fois la fluxion se jette sur le gosier, en passant d'abord par le voile du palais : elle occasionne souvent des maladies phthisiques. Le poumon, après s'être rempli de pituite, entre en suppuration, et il est dévoré. Les malades ne peuvent échapper qu'avec peine; et le médecin, s'il est intelligent et habile, connaissant la cause du mal, doit en combiner le traitement d'après cette cause. (Traité des glandes; *passim*.)

Quand le catarrhe se porte à la moelle de l'épine, il en résulte la phthisie dorsale, ou la phthisie aveugle. Si la fluxion coule lentement, elle produit la sciatique et les rhumatismes. Après qu'elle a cessé de couler, l'humeur, venant insensiblement, est repoussée par les parties les plus fortes, qui l'obligent à se réfugier aux articulations. La sciatique et les rhumatismes s'engendrent aussi à la suite des maladies, lorsque ce qui les produisait ayant perdu son mauvais caractère, il en reste quelque chose qui n'est pas mis dehors; l'humeur ne pouvant ni sortir, ni être contenue dans l'intérieur, fait des enflures sous la peau, ou bien, si elle quitte la place, elle se transporte vers les articulations qui cèdent, et elle y excite tantôt la sciatique, tantôt les rhumatismes.

Quand la fluxion se jette sur le nez, qui se remplit d'humeurs épaisses, il faut les atténuer, soit par les fumigations, soit par d'autres remèdes, et ne point les détourner ailleurs; si vous les détournez, elles se porteront quelque autre part, où elles formeront une maladie plus grave.

Lorsque le catarrhe se jette sur les oreilles, il y produit d'abord de vives douleurs, et il s'y fait sentir avec violence. Le mal persiste jusqu'à ce qu'il se soit établi un écoulement. La douleur diminue dès que l'humeur commence à sortir. Durant qu'elle est forte, il faut y faire des applications chaudes, et infuser dans l'oreille quelques gouttes de baume de Galbanum; mettre une ventouse derrière l'oreille droite, si la gauche est malade, ou derrière la gauche quand le mal est à droite. Il ne faut point faire de scarifications : il suffit que la ventouse soit attractive. Si, après ces remèdes, la douleur ne diminue point, on donnera des boissons rafraîchissantes et un purgatif. Point d'émétique : il ne ferait aucun bien. On rafraîchira l'intérieur de toutes manières; l'on changera les remèdes qu'on verra ne pas produire un bon effet: si l'on en a donné qui aient fait empirer le mal, on emploiera les contraires. Dès que l'on aura obtenu quelque bon effet, on y insistera sans rien changer. Lorsque l'humeur se sera fait une issue, et qu'on verra couler un pus sanguinolent fétide, voici ce qu'il faudra faire : On imbibera de quelque remède dessiccatif une éponge qu'on enfoncera dans l'oreille aussi avant qu'il sera possible. On fera prendre par le nez quelque remède attractif, afin de détourner vers cette partie l'humeur qui se portait aux oreilles, et l'empêcher de revenir dans la tête.

Quand le catarrhe se porte aux yeux, ils s'enflamment: ils deviennent enflés. Il faut y remédier d'abord par des applications humides ou sèches. S'ils sont enflammés, n'y mettez rien; mais appliquez un cautère actif dans les parties inférieures, ou bien détournez l'humeur par quelque purgatif, vous gardant bien de faire vomir.

Quand on sent comme des petits graviers qui roulent dans les yeux, il faut faire des linimens qui provoquent abondamment les larmes; humecter et relâcher tout le corps, afin de relâcher aussi les yeux et de procurer un larmoiement copieux, qui dissolve et emporte les petites concrétions. Si le catarrhe ne se porte sur les yeux que peu à peu, y excitant des démangeaisons, on fera des linimens avec des adoucissans, propres à dessécher et à faire couler environ deux onces d'humeurs dans vingt-quatre heures. L'on en usera chaque trois jours. On doit attirer l'humeur par des remèdes doux, pour la détourner des yeux et les dessécher. Les errhins, qui purgent la tête, attirent les humeurs de partout quand ils sont forts; mais s'ils sont faibles et doux, ils l'attirent des yeux seulement et des parties voisines.

Quand la fluxion est dans les chairs et le tissu cellulaire, qui se trouve entre les os et les chairs des yeux, on le connaît en ce que l'écoulement de l'humeur vient de ces parties, qui la laissent suinter par compression. Il s'y fait des ulcères; on a des maux de tête; les yeux larmoient souvent, sans que les paupières s'ulcèrent. L'on n'y sent point alors de démangeaisons; la vue, au lieu de se troubler, est plus perçante; l'humeur, ne venant point du cerveau, n'est point salée, elle est muqueuse. Voici quel est le traitement convenable : On purgera la tête avec des errhins doux: on diminuera la masse des humeurs en donnant des alimens et des remèdes qui lâchent le ventre. Afin de dessécher un peu tout le corps, et de détourner les humeurs, conjointement avec les remèdes pris par le nez, si le mal de tête ne se dissipe pas, il faut faire à la tête des incisions transversales; il les faut profondes, qui aillent à l'os, afin que le catarrhe sorte promptement par plusieurs ouvertures qui pénètrent les chairs jusqu'à l'os. Tel est le traitement dont on peut espérer du succès; s'il ne réussit point, si par ces moyens l'humeur ne s'évacue pas; si la vision reste dans le même état, les yeux deviennent de plus en plus étincelans, et l'on finit par perdre la vue.

Lorsque le catarrhe se jette sur la poitrine, et qu'il y a de la bile, on le connait en ce qu'on ressent des douleurs depuis le flanc jusqu'à la clavicule du même côté. Il y a de la fièvre, la langue est d'un blanc verdâtre à sa base, l'on rend des crachats visqueux. Le danger de cette maladie est au septième ou au neuvième jour. Si les deux côtés sont affectés, il en est de même que lorsqu'un seul côté est malade. C'est tantôt une péripneumonie, tantôt une pleurésie. Ces maladies se forment parce que le catarrhe s'écoule de la tête par les bronches et les artères; le poumon, dont la substance est lâche et sèche, attire à lui toute l'humidité qu'il peut. Si elle se porte à tout le poumon, il augmente de volume de chaque côté, et cela forme la péripneumonie; si, au contraire, elle ne se porte que d'un côté, c'est une pleurésie.

La péripneumonie est beaucoup plus dangereuse; les douleurs en sont plus fortes au flanc et à la poitrine. La langue a beaucoup de cette couleur pâle, verte. Le gosier souffre à raison de la fluxion. Le travail est extrême, et l'oppression est à son dernier point, le septième ou le huitième jour. Si la fièvre ne désempare point le huitième, le malade meurt de faiblesse ou d'oppression, ou de l'une et de l'autre. Si la fièvre, après s'être calmée pendant deux jours, à la suite du neuvième, reprend encore, on meurt ordinairement, ou bien il s'établit une suppuration intérieure : si la fièvre ne reprend que le douzième jour, la suppuration se fera ; si le malade arrive jusqu'au quatorzième, sans fièvre, il est sauvé. Tous ceux en qui la suppuration s'établit, à la suite d'une péripneumonie ou d'une pleurésie, ne périssent point : il y en a qui réchappent. La suppuration arrive quand la pituite se porte au même lieu où se porte aussi la fluxion de la bile. Or, les fluxions de bile seule sont coulantes, et se procurent ordinairement des issues qui les terminent. Lorsque la bile est peu coulante, la suppuration s'établit, et la fluxion ne discontinue point. La suppuration se fait, parce que l'on crache moins qu'il n'arrive d'humeurs au poumon. Ce qui y vient et qui y séjourne, se convertit en pus. Le pus, restant dans le poumon et dans la poitrine, y fait des ulcères et de la pourriture.

Quand l'ulcère est établi, le poumon se fond; on le rend avec les crachats. La toux, par ses secousses, attire encore plus d'humeurs de la tête. Les petits ulcères, formés dans le poumon, s'ouvrent de toutes parts, à cause de son mouvement; en sorte que, quand la tête même ne fournirait plus d'humeurs, les ulcères des poumons suffiraient pour entretenir la maladie.

Les ulcères forment quelquefois un empyème; la maladie peut alors se guérir plus facilement, surtout si l'empyème se manifeste au-dehors, comme on voit quelquefois une ouverture se faire à l'endroit où il a ramolli les chairs. Le crachement de pus diminue à mesure qu'il se ramasse. Quand on remue le corps, on sent le pus fluctuer; on entend même quelque bruit. On doit alors appliquer le feu. La phthisie a lieu lorsque la fluxion se porte en un seul endroit, comme dans l'èmpyème, par la trachée et par les bronches, qui entrent dans la composition du poumon, et que l'humeur y arrive peu à peu, n'apportant conséquemment que peu d'humidité dans le poumon, elle s'y épaissit et se sèche dans les bronches, parce qu'elle n'y vient pas en abondance; mais elle excite la toux, en s'attachant aux bronches dont elle remplit les cavités étroites: elle rend ainsi l'entrée difficile au souffle, d'où il résulte de l'oppression, par le besoin du souffle qui nous manque. On sent alors dans le poumon des picottemens qui n'ont pas lieu lorsque la fluxion y découle de la tête en grande quantité. Si la fluxion devient grande, tout le corps étant surchargé d'humeurs, la phthisie se change en empyème; quand, au contraire, le corps devient sec, les empyématiques passent de l'empyème à la phthisie. Voici à quoi on connaît qu'il y a un empyème. Le malade ressent d'abord des douleurs aux flancs. Lorsque le pus s'est rassemblé, le travail est le même; la toux a lieu, les crachats sont purulens, l'oppression est considérable si l'empyème ne s'ouvre point en dehors, on sent le pus fluctuer, faire même du bruit comme un liquide dans une outre. Quand ces signes ne se montrent point, et que cependant il y a un empyème, on peut le conjecturer par la grande oppression, par la voix rauque; les pieds et les genoux s'enflent, principalement du côté de l'empyème; le thorax se courbe; il y a des lassitudes extrêmes, des sueurs dans tout le corps; on sent alternativement du froid et du chaud; les ongles deviennent crochus; l'on a des ardeurs au ventre: ce sont autant de signes de l'empyème.

Lorsque le catarrhe se jette sur l'épine du dos, il se fait une phthisie dont voici les signes: L'on a des douleurs aux lombes: on sent comme une espèce de vide au devant de la tête. La bile, qui se montre, est alors du plus grand danger, si elle teint les yeux d'une couleur jaune. Les ongles deviennent livides aussi; les sueurs ne sont pas générales; on sue seulement de quelques parties du corps. La fièvre a lieu; les crachats sont livides, tant ceux qui sortent que ceux qui restent dans le poumon. L'on peut tenir cela pour certain à l'égard de ceux que le malade n'expectore point, aussi bien qu'à l'égard de ceux qu'il rend. Ceux qu'il ne rend pas font que la respiration est brûlante, et qu'on entend un grouillement dans le gosier. Le hoquet et la fièvre diminuent, tandis que le crachat reste encore arrêté dans la poitrine. Le ventre se lâche quand le malade s'affaiblit. Lorsqu'on a ces signes dans une péripneumonie ou une pleurésie, elles sont pleines de danger.

On soignera la pleurésie de la manière qui suit : Ne cherchez point à arrêter la fièvre avant le septième jour ; ordonnez, pour boisson, ou de l'oxymel, ou de l'oxycrat. Il faut en donner copieusement, afin de faciliter le crachement en humectant. On fait prendre des remèdes chauds propres à calmer la douleur et à favoriser l'expectoration. Le quatrième jour, l'on met au bain ; le cinquième et le sixième, on fait des onctions ; le huitième, on redonne le bain, afin d'exciter la sueur, à moins que la fièvre ne soit prête à finir. Le cinquième et le sixième, on use de plus des expectorans les plus actifs, jusqu'au huitième jour, quand la maladie va bien. Si la fièvre ne finit pas le septième jour, elle doit se terminer au neuvième, à moins qu'il ne survienne quelque autre signe fâcheux. Lorsque la fièvre a quitté, on ordonne des crèmes, d'abord très-claires. Si le cours de ventre survient, et si le corps est vigoureux, comme celui d'un jeune homme, on supprime la boisson. On donne des crèmes de froment quand la fièvre disparaît. La péripneumonie se traite de même. Dans le cas de l'empyème, on purge la tête avec des errhins qui ne sont pas forts, afin de détourner insensiblement le catarrhe vers le nez, et l'on donne des alimens propres à lâcher le ventre. Quand la maladie est avancée, et que les humeurs commencent à se détourner, on emploie des expectorans, tant en alimens qu'en remèdes, qui fondent et qui excitent la toux ; pour faire expectorer, les alimens doivent être un peu salés et gras ; il faut choisir du vin qui ait du corps, sans craindre d'exciter la toux où elle est utile. On traite les phthisiques de même, à la réserve qu'on ne donne pas autant d'alimens à la fois, ni d'épiceries, et qu'on les fait user de vin trempé, afin de ne pas échauffer le corps (qui est faible) par une trop grande quantité d'alimens, et par du vin pur, capables chacun d'augmenter la chaleur qui excite l'affluence des humeurs.

Lorsque le catarrhe se jette sur le ventre, à travers l'œsophage, il se fait des collections d'humeurs dans le bas, quelquefois même aux parties supérieures. Dès le commencement, s'il y a des douleurs de ventre, il faut purger avec des laxatifs pris séparément ou dans la tisane crémée. On passe aux purgatifs plus forts: on use d'alimens qui lâchent le ventre, tant que la douleur persiste; lorsqu'elle a cessé, on les prend plus substantiels. On continue ce traitement durant plusieurs jours après que la maladie a fini. Si le malade est faible et ne peut le supporter, on le lave d'abord avec la tisane crémée, et, après qu'il a été purgé, on lui donne quelque remède fortifiant.

Lorsque le catarrhe, se portant aux chairs, près des vertèbres, fait une hydropisie, on pratique le traitement suivant: Si le malade est faible, de manière qu'il ne puisse supporter de grandes évacuations, on commence par le laver avec la tisane crémée. Après l'avoir purgé, on lui donne quelque remède corroboratif. Quand la continuité de fluxion à travers les chairs, près des vertèbres, produit l'hydropisie, il faut appliquer le feu aux chairs près du cou. On y fait trois escarres, et, lorsqu'elles sont tombées, on rapproche les bords afin de rendre les cicatrices aussi petites qu'il est possible. Après avoir opposé cette barrière à la fluxion, on doit faire user des errhins pour la détourner vers le nez lorsqu'elle n'est pas très-forte. On tient en même temps le devant de la tête chaud, et le derrière de la tête frais. Après avoir excité de la chaleur dans le devant, on donne des alimens chauds qui ne lâchent point le ventre, afin que la fluxion se dirige entièrement sur le devant de la tête. Si, lorsqu'on a ainsi resserré la fluxion, il y en avait partie qui se fût déjà portée dans le corps, avant qu'on ne lui eût donné la nouvelle direction, on y remédiera de la manière qui suit: La fluxion s'est-elle portée à la peau, on y fait des fumigations; quand elle est à l'intérieur, dans le ventre, et qu'il n'y a point de leucophlegmatie, on purge. S'il y a aussi des eaux à la peau, l'on purge et l'on fumige. On doit toujours avoir soin de vider par la partie la plus proche de l'endroit où est l'amas, soit qu'on purge par bas, soit qu'on émétise ou qu'on évacue par quelque autre voie.

Lorsque le catarrhe produit la sciatique, on doit appliquer des ventouses, et attirer en dehors sans scarifications; donner intérieurement des remèdes chauds, et purger, afin d'ouvrir des voies, et au-dehors par les ventouses, et au-dedans par le moyen des purgatifs chauds. Il arrive, quand une fluxion a été cernée, que, ne trouvant par où s'échapper, elle se jette sur les articulations, qui cèdent, et qu'elle donne la sciatique ou la phthisie dorsale. Il faut, dans ce cas, purger la tête par des errhins doux, jusqu'à ce que l'on parvienne à détourner l'humeur, et user du même régime que ci-devant. On donne l'elaterium pour purger, et l'on tient le ventre libre au moyen du lait. D'ailleurs on ne doit pas négliger les fumigations. (*Des lieux dans l'homme.*)

CHOLÉRA-MORBUS.

Le choléra-morbus est occasionné par l'usage immodéré de la viande, surtout de celle de cochon peu cuite, et des pois chiches, par l'abus du vin, par les ardeurs du soleil, par un fréquent usage des sèches, des crabes, des langoustes, par un usage immodéré des végétaux, notamment des porreaux, des oignons, des laitues bouillies, des choux, de l'oseille crue, par les ragoûts et par les gâteaux au miel, par les fruits, les concombres, les melons, par le lait, par les orobes, par la farine d'orge nouveau, quoique cuite. Cette maladie vient ordinairement dans l'été. (*Epidémies.* Liv. vii.)

Le lutteur Bias, qui était un gros mangeur, eut un choléra-morbus, pour avoir bu trop de vin et mangé trop de viande, surtout de celle de cochon avec du sang de cochon, des ragoûts, de la pâtisserie, des concombres, du melon, du lait et des gâteaux chauds. (*Epidémies.* Liv. v.)

A Athènes, un homme eut un choléra-morbus. Il vomissait et il allait par bas; c'était avec de grandes douleurs, et il n'avait pas de position. Ses yeux étaient ternes, enfoncés. Il avait des convulsions au bas-ventre, et le hoquet. Ce qu'il rendait par bas était plus considérable que ce qu'il vomissait. Il prit l'ellebore en boisson, par dessus le bouillon de lentilles. Il prit encore autant qu'il put d'un second bouillon, à la suite duquel il vomit. Puis le vomissement et les selles s'arrêtèrent; mais il devint froid de tout le corps. Il prit un demi-bain, où il resta jusqu'à ce que le reste du corps fût réchauffé. Il guérit complétement le lendemain. Il avala une légère bouillie de farine cuite avec de l'eau. (*Epidémies.* Liv. v.)

Eutychides eut des roideurs aux jambes, à la suite d'un choléra-morbus. Il passa trois jours et trois nuits à vomir et à rendre par bas des matières bilieuses vertes et fort rouges. Sa faiblesse et le mal étaient extrêmes. Il ne pouvait rien garder, ni liquide ni solide. Quand il urinait, c'était avec beaucoup de peine : il vomissait une espèce de lie; les selles étaient de même nature. (*Épidémies.* Liv. v.)

Dans le choléra sec, lorsqu'il y a tension du ventre, borborygmes, douleurs aux lombes et aux côtés, et qu'il n'y a point de selles, gardez-vous de faire vomir ; mais lâchez le ventre. Vous donnerez promptement des lavemens tièdes, gras ; vous ferez oindre le malade, et le ferez mettre dans un bain chaud, y faisant venir l'eau chaude peu à peu. Si après qu'on sera bien réchauffé on va du ventre, le mal est fini. Il est bon de dormir et de boire du petit vin pur qui soit vieux. On donne aussi de l'huile, afin de calmer et de lâcher le ventre. On ne laisse prendre ni alimens, ni autre chose. Quand le mal persiste, on donne du lait d'ânesse jusqu'à ce que le ventre se lâche. Quand la bile coule, et que cependant il y a de la colique avec des tranchées, des vomissemens, des suffocations, on laisse le malade en repos sans le faire vomir, et on lui fait prendre de l'hydromel. (*Du régime dans les maladies aiguës ; vers la fin.*)

COLIQUE.

Les douleurs fixées au-dessous du nombril s'apaisent au moyen des lavemens émolliens, sinon on en vient à la purgation par bas. (*Des affections.*)

CONVULSIONS.

Les enfans tombent dans des convulsions s'ils ont une fièvre aiguë, et le ventre constipé, s'il y a insomnie, ou des frayeurs, ou des pleurs violens, s'ils changent de couleur, s'ils deviennent rouges, pâles, verts.

Les convulsions arrivent pour de légers sujets dans l'enfance, jusqu'à sept ans ; mais au – delà de cet âge, les convulsions dans les fièvres ne se voient qu'avec le concours des signes les plus fâcheux, tels que chez les frénétiques. (*Prognostic* 81-82.)

La convulsion vient de réplétion ou d'inanition ; il en est de même du hoquet. (Aphorisme 39, section vi.)

Il vaut mieux que la fièvre survienne aux convulsions que *les* convulsions à la fièvre. (Aphorisme 26, section ii.)

CORYZA.

Le catarrhe bronchique et le coryza ne viennent pas à maturité chez les vieillards. (*Aphorismes*, sect. ii, n. 40.)

Timocharis était sujet dans l'hiver à des catarrhes qui se jetaient sur le nez. S'étant livré avec excès aux plaisirs vénériens, la source de ses fluxions tarit. (*Épidémies*, liv. v.)

DÉLIRE.

Ceux qui ont mal en quelque partie du corps, et n'en sentent point de douleur, ont l'esprit dérangé. (Aphorisme 6, section II.)

Si la tristesse et la crainte durent long-temps, c'est une marque que l'on est malade de mélancolie. (Aphorisme 23, section VI.)

Les hémorrhoïdes qui surviennent aux mélancoliques, et à ceux qui sont travaillés de maux de reins, leur sont bonnes et utiles. (Aphorisme 11, section VI.)

Les délires accompagnés de rire annoncent moins de dangers que les délires sérieux. (Aphorisme 53, section VI.)

La dysenterie, l'hydropisie, ou l'aliénation mentale, succédant à la manie, sont favorables. (Aphorisme 5, section VII.)

Dans les maladies mélancoliques, au printemps ou en automne, les dépôts d'humeurs sont suspects ; ils menacent d'apoplexie, de convulsions, de manie ou de cécité. (Aphorisme 56, section VI.)

Les varices ou les hémorrhoïdes qui surviennent aux mélancoliques les délivrent de la folie. (Aphorisme 21, section VI.)

DELIRIUM TREMENS.

Le frisson et le délire, à la suite des excès de boisson, sont fâcheux. (Aphor. 7, sect. VII.)

DYSENTERIE.

Dans le ténesme, on rend par les selles du sang et des mucosités ; l'on ressent de vives douleurs au ventre, surtout lors des efforts pour aller. Il faut humecter, adoucir et lubréfier tant dans les intestins que les matières contenues ; prendre des bains, mais non à la tête. Cette maladie consume beaucoup d'alimens. Les bols alimentaires, en parcourant les intestins, empêchent qu'il ne s'y fasse autant de froissemens des intestins l'un avec l'autre, ce qui est à redouter quand ils sont vides et déchirés intérieurement, au point de laisser couler le sang. Le ténesme provient des mêmes causes que la dysenterie. Il est moins violent, quoique de courte durée, et il ne donne pas la mort. (*Des affections.*)

Les douleurs d'entrailles qui prennent avec fièvre, et avec des déjections de plusieurs sortes, avec inflammation au foie ou à l'hypocondre, qui donnent du dégoût pour la nourriture et beaucoup de soif, sont toujours dangereuses. Celui qui a le plus grand nombre de ces maux, est bientôt mort ; celui qui en a le moins, laisse le plus d'espérance. C'est vers l'âge de cinq ans qu'on est principalement exposé à périr. Viennent ensuite les enfans plus âgés, jusqu'à l'âge de dix ans. Les douleurs d'entrailles utiles ne produisent point ces symptômes. Avec des déjections sanguinolentes, elles finissent le septième jour, ou le quatorzième, ou le vingtième, ou le quarantième, ou durant ce temps. Ces déjections délivrent souvent des maladies qui étaient dans le corps. Si les maladies sont anciennes, il y faut plus de temps; si elles sont récentes, les déjections peuvent en délivrer en moins de temps. Les femmes grosses y sont sujettes jusqu'au terme de leurs couches, et même après. En rendant du sang, mêlé avec des matières, comme des raclures de boyaux, même pendant plusieurs mois, elles conservent leur enfant, à moins qu'il ne s'y joigne quelque autre douleur, ou quelqu'un des signes dont j'ai parlé au sujet de la dysenterie; car, s'il s'y en joint de cette espèce, ils sont funestes pour le fœtus, et ils mettent la mère en danger, toutes les fois qu'après avoir rendu son fruit, et après avoir vidé la matrice, elle n'est pas délivrée de la dysenterie, le jour même ou peu de jours après. (*Prédictions*, liv. ii, n. 36.)

Les dysenteries se terminent par des abcès ou par des tumeurs, à moins que les urines ne deviennent blanches et épaisses, ou que la fièvre tierce n'arrive, ou qu'il ne se fasse une crise par des douleurs, soit aux testicules, soit aux jambes ou à l'ischium. (*Du régime dans les maladies aiguës.*)

Si un sujet dysentérique rend comme des chairs par les selles, le cas est mortel. (Aph. 26, sect. iv.)

Pour la dysenterie, on fait cuire ensemble trois onces de fèves mondées, une douzaine de brins de garence bien raclés; on y ajoute quelque chose de gras, et l'on en fait prendre à cuillerées. (*Du régime dans les maladies aiguës.*)

EMPYÈME.

Ceux chez qui il s'est formé un épanchement dans la poitrine, à la suite d'une pleurésie, guérissent lorsqu'ils expectorent, dans les quarante jours, la matière de l'abcès; dans le cas contraire, la phthisie se déclare. (Aphorisme 15, section v.)

Dans le cas d'empyème, si l'on ouvre le foyer avec le feu ou avec l'instrument tranchant, et que le pus sorte blanc et pur, les malades en réchappent; si le pus est bourbeux et fétide, ils meurent. (Aphorisme 44, section vii.) (Voy. les articles *Catarrhe* et *Fluxions de poitrine.*)

ÉPILEPSIE.

Les enfans affectés d'épilepsie n'en sont guère délivrés que par les progrès de l'âge, par le changement de pays, et par de grandes modifications dans la manière de vivre. (Aphorisme 45, section ii.)

L'épilepsie qui se manifeste avant l'âge de puberté , se guérit quelquefois ; mais si elle persévère jusqu'à vingt-cinq ans, elle ne finit qu'à la mort. (Aphorisme 7 , section v.)

Quant à ceux qui sont affligés de l'épilepsie, il est bien difficile de les guérir, si le mal est de l'enfance et qu'il se soit fortifié avec l'âge ; plus difficile encore, quand il vient dans l'âge fait, comme dans ceux qui y tombent depuis l'âge de vingt-cinq ans jusqu'à quarante-cinq ans ou au-delà ; puis viennent comme plus difficiles encore à guérir ceux qui n'ont aucuns signes avant-coureurs dans la partie par où le mal commence. Mais ceux qui le sentent venir, ou par la tête, ou par les côtés, ou par les mains , ou par les pieds, guérissent avec moins de peine. Il y a encore ici des différences: si le mal commence à la tête, c'est le plus difficile. Vient ensuite celui qui commence par le côté : quand c'est par les mains ou par les pieds, il est très-susceptible de guérison. Le médecin doit l'entreprendre par les mêmes moyens qu'il voit réussir vis-à-vis des jeunes gens vigoureux et laborieux, à moins que l'esprit ne soit un peu aliéné, ou qu'ils n'aient quelque chose d'apoplectique ; car la bile noire se portant à la tête, est ici très-mauvaise. Si elle se porte en bas, dans quelque organe que ce soit, c'est bon. Les hémorrhagies par le bas sont surtout ici très-utiles. Quant à ceux qui ne deviennent épileptiques que dans la vieillesse, ils meurent pour l'ordinaire, ou bien ils guérissent naturellement dans peu de temps. Les médecins ne leur sont d'aucune utilité. (*Prédictions*, liv. II, 21.).

FLUXIONS DE POITRINE.

Dans les douleurs de côtés , de poitrine et des autres parties , il faut considérer les différences qu'elles présentent, car c'est du caractère de la douleur qu'on déduit la connaissance du mal. (Aphorisme 9, section vi.)

La pleurésie qui ne se guérit pas par une expectoration dans l'espace de quatorze jours, se termine par l'empyème. (Aphor. 8 , section v.)

Les crachats, dans toute affection du poumon et de la poitrine, doivent être rendus promptement et facilement, d'une couleur jaune, bien égale; car, si la couleur jaune ou roussâtre a lieu long-temps après le commencement de la douleur, avec beaucoup de toux en crachant, et que la couleur ne soit pas bien mêlée, c'est très-mauvais ; les crachats jaunes, qui ne sont pas bien unis, sont pleins de dangers; les blancs , épais et ronds, ne procurent aucun soulagement; les grisâtres et écumeux sont mauvais; lorsque le mélange est imparfait, et que la crudité est telle que les crachats en soient noirs, ce sont les plus funestes.

Il est mauvais aussi de ne cracher rien, lorsque la plénitude du poumon occasionne, par l'impossibilité de le vider, un râlement dans le gosier.

L'enchiffrenement et les éternuemens qui précèdent les maladies de poitrine, sont toujours mauvais; mais dans les autres maladies fâcheuses, l'éternuement est un bon signe.

Les crachats mêlés d'un peu de sang sont, dans le commencement des péripneumonies, une évacuation très-utile et un signe de bon augure; mais s'ils persistent jusqu'au septième jour, et au-delà, ils sont moins bons. Tout crachat, en général, qui ne calme point la douleur, est fâcheux. Les noirs sont les plus mauvais, comme il a déjà été dit; ceux qui calment les douleurs sont meilleurs.

Toutes les fois que la douleur, dans les péripneumonies, n'est point apaisée, ni par les crachats, ni par les selles, ni par les saignées, ni par les autres remèdes, ni par le régime, il faut croire que la suppuration viendra.

Si la suppuration survient tandis que les crachats sont encore bilieux, cela est très-funeste; soit qu'on rende les crachats bilieux seuls et séparément, soit qu'on les rende avec d'autres purulens, mais surtout si cette suppuration, arrivée avec des crachats bilieux, a commencé le septième jour de la maladie, il y a tout lieu de craindre que la mort surviendra le quatorzième, à moins qu'il ne paraisse quelques bons signes nouveaux, comme serait de supporter légèrement le mal, de bien dormir, d'expectorer sans peine, d'être délivré de la douleur, d'avoir tout le corps d'une chaleur douce et la peau souple, d'être sans soif.

Enfin les urines, les selles, le sommeil, les humeurs, et autres signes, pour être bons, doivent être tels que je les ai déjà décrits. Il faut savoir que, quand ces signes sont bons, le malade qui les aura tous ne mourra point; s'il en a une partie seulement et non pas l'autre, il ne vivra point au-delà du quatorzième jour. Mais au contraire, supporter le mal avec inquiétude, avoir la respiration grande et fréquente, la douleur sans interruption, l'expectoration laborieuse, une soif violente, une chaleur inégale dans le corps, le ventre et la poitrine fort chauds, les mains et les pieds froids; enfin la sueur, le sommeil, les urines, les selles mauvaises, comme je les ai dé-

crites ailleurs, ce sont autant de mauvais signes qu'il faut bien connaître; car si quelqu'un de ces mauvais signes se joint aux crachats
bilieux et purulens, le malade mourra avant le quatorzième jour,
le neuvième ou le onzième. Il faut donc, en ces conjonctures, regarder cette espèce de crachats comme funestes, et annoncer la mort
avant le quatorzième jour. C'est de la comparaison des bons et des
mauvais signes, qu'on doit déduire le prognostic. Telle est la véritable manière de pénétrer dans l'avenir. (*Prognostic 6.*)

Il y a certains dépôts qui ne percent communément que le
vingtième jour, quelquefois le trentième, d'autres fois le quarantième ; il y en a qui s'étendent même jusqu'au soixantième.

On peut juger et croire que la suppuration s'est établie le premier
jour auquel la fièvre a commencé, ou que les premiers frissons ont
paru, lors surtout que le malade se plaint de ressentir un poids,
au lieu d'une douleur aiguë, dans la partie où est le mal ; car c'est
ce qui arrive dans le cas des suppurations : l'on doit s'attendre que
l'abcès percera aux jours que j'ai dit, à compter du commencement
de la maladie.

Pour connaître si la suppuration est dans un côté seulement, il
faut faire tourner le malade sur l'un et l'autre côté, et s'informer
s'il ne souffre que sur un seul, s'il ressent habituellement plus de
chaleur à un côté qu'à l'autre. Lorsqu'il sera couché sur le côté sain,
il lui semblera avoir comme un poids qui le presse par-dessus;
dans ce cas, il y a suppuration au côté dont le poids se fait sentir.

C'est un signe général pour reconnaître les empyiques, que la
fièvre ne cesse point; qu'elle est modérée durant le jour, forte dans
la nuit; qu'il s'y joint des sueurs, de la toux, des picotemens à la
trachée, sans expectoration remarquable. Les yeux deviennent
creux, les joues rouges, les ongles des mains crochus; les doigts
sont chauds, surtout à l'extrémité; les pieds s'enflent; l'appétit se
perd; il survient des phlyctènes sur tout le corps. Toutes les fois
qu'il y a un empyème ancien, ces signes se montrent, et on peut y
croire sans hésiter. Mais les empyèmes récens s'annoncent par les
signes que nous avons dit paraître au commencement des suppurations, en y ajoutant une plus grande difficulté de respirer.

On distingue si les abcès se perceront vite ou tard, par les signes
suivans : Si dans le commencement il y a douleur violente, oppression et toux sans crachats, il faut s'attendre que l'abcès s'ouvrira
le vingtième jour ou même plus tôt; si la douleur est modérée et tout
le reste pareillement, il s'ouvrira plus tard. Mais avant la rupture

de l'abcès, il arrive nécessairement une augmentation de douleur d'oppression et de crachats.

Après la rupture de l'abcès, ceux qui échappent sont ceux dont la fièvre finit le même jour, dont l'appétit se rétablit promptement et dont la soif cesse.

Les déjections du ventre sortent en petite quantité bien liées, on crache sans peine, et sans beaucoup de toux, un pus blanc bien cuit, de couleur égale, point mêlé de pituite. Quand les choses sont ainsi, on est bientôt guéri; si les choses sont autrement, la guérison est d'autant moins éloignée que la différence dans les signes est moins grande.

Il y aura mort si la fièvre ne s'arrête point, ou, si après s'être arrêtée, elle revient avec plus de chaleur, s'il y a du dégoût, de la soif, si le ventre est lâche, les déjections liquides; si les crachats sont du pus vert, plombé, mêlé de pituite, écumeux; ceux en qui tous ces signes se rencontrent meurent. Mais de ceux qui ne les ont pas tous, partie meurent, partie vivent long-temps. Il faut en chercher le prognostic, non seulement dans ces signes, mais aussi dans tous les autres. Toutes les fois que, dans les maladies des poumons, la matière se transporte autour des oreilles, qu'il s'y fait un dépôt, ou aux extrémités inférieures, c'est guérison, et la suppuration en est salutaire.

Voici ce qui est à observer à ce sujet : Quand la fièvre persiste, que la douleur ne s'apaise pas, qu'il n'y a point une expectoration convenable, et que les déjections ne sont ni bilieuses, ni bien mêlées, ni crues; que l'urine n'est ni abondante, ni surchargée de sédiment, et que les autres signes sont de guérison, on peut croire, dans ce cas, qu'il se fera un transport de la matière. L'abcès se fait aux extrémités inférieures lorsque les hypochondres ont été douloureux, aux parties supérieures, lorsque les hypochondres ont été souples et libres de douleurs, et que l'oppression, après avoir persisté pendant quelque temps, a fini sans cause manifeste.

Les dépôts aux jambes, dans les péripneumonies violentes et dangereuses, sont toujours bons. Les plus salutaires sont ceux qui arrivent dans le temps d'un changement des crachats. Si la tumeur et la douleur paraissent lorsque le crachat, au lieu d'être jaune, devient purulent, et qu'il s'expectore facilement, le malade guérira positivement, et le dépôt finira dans peu, sans douleur; mais s'il n'expectore pas de crachats louables, et si l'urine ne dépose pas un bon sédiment, il est à craindre que le dépôt fait aux jambes ne

rende le malade boiteux , et qu'il ne donne beaucoup d'embarras.
Si ces sortes d'abcès disparaissent, et que la matière rentre sans
qu'il se fasse d'expectoration , et la fièvre persistant , cela est terrible : il y a grand danger de délire et de mort.

Les suppurations internes provenant des péripneumonies , sont
funestes, principalement dans la vieillesse; les autres empyèmes
dans la jeunesse. (*Prognostic* 38-55.)

Dans la pleurésie et dans la péripneumonie, on observera d'a-
bord si la fièvre est forte, si la douleur est d'un côté seulement, ou
de tous les deux ; si la respiration est élevée , très-laborieuse ; si la
toux est fréquente, si les crachats sont jaunes ou livides, s'ils sont
petits , écumeux, teints de petits filets de sang , et s'il y a quelque
autre signe important : la conduite à suivre tient à ces diverses circonstances. Quand la douleur est aux parties supérieures, s'éten-
dant jusqu'aux clavicules, aux mamelles, aux épaules, il faut saigner au bras (à la basilique) du même côté que celui où se trouve
la douleur; laisser couler le sang en quantité , avec confiance, suivant la saison de l'année, le tempérament, l'âge , la couleur du
malade; si la douleur est violente, on saigne jusqu'à défaillance :
on donne ensuite des lavemens. Quand la douleur est au-dessous
du diaphragme, et qu'elle est forte, purgez, et entre les purgations ne donnez point de remède. Faites prendre de l'oxymel
après la purgation. On ne purge que le quatrième jour. Pendant
les trois premiers, on donne des lavemens. On se tient sur ses
gardes jusqu'au septième, jusqu'à ce que la fièvre ait quitté. Lorsque le malade sera hors de danger, l'on se conduira comme il suit.
L'on donnera d'abord de la tisane crêmée , en petite quantité , mêlée avec du miel; on la donne plus épaisse, et en plus grande
quantité, mêlée , même deux fois le jour, à mesure que le malade
va mieux, que la respiration est plus aisée, que la douleur se dissipe
entièrement. Dans le cas contraire, on en donne moins, plus claire,
et une seule fois par jour, choisissant toujours le temps où le malade est le mieux. On examinera les urines. On ne doit point, dans
cette maladie, donner la purée à ceux qui guérissent, jusqu'à ce
que les urines et les crachats montrent des signes de coction.
Si les purgations ont produit d'abondantes évacuations, il faut
la donner claire et en moindre quantité. Le malade ne pourrait,
si les vaisseaux étaient tenus dans une entière vacuité, ni dormir, ni suffire à la coction, ni supporter tout le travail de la
crise; il pourra plus facilement, s'il est nourri, surmonter ce

qui s'y opposait, et qui résistait à l'élaboration des matières
crues. Les crachats sont cuits lorsqu'ils ressemblent à du pus.
Les urines sont bonnes lorsqu'elles donnent un dépôt tirant sur
le rouge, de la couleur des orobes. Rien n'empêche, pour soulager des douleurs, d'ajouter des fomentations chaudes sur le côté, ou des onctions avec du cérat; d'oindre même les lombes
et les jambes avec des huiles chaudes ou avec de la graisse; de
fomenter avec la décoction de graine de lin depuis les mamelles
jusqu'aux hypochondres. Mais une péripneumonie violente ne se
guérit point sans évacuations; la force et la violence du mal
étouffent le malade quand il y a de grandes douleurs, de l'oppression, avec peu d'urines, qui sont cuisantes, et des sueurs fâcheuses, tant au cou qu'à la tête, à moins qu'il ne vienne une abondance d'urines épaisses ou de crachats cuits. L'une ou l'autre de ces
évacuations délivre du mal. On fait un bon looch pour les péri-
pneumoniques avec le miel attique, les pignons et le galbanum. On
fait aussi bouillir dans l'oxymel, de l'aurone, du poivre, de l'ellébore noir, pour en donner aux pleurétiques. On prescrit utilement, quand la douleur se fait sentir au foie et dans les parties au-
dessous du diaphragme, une décoction de panais, qu'on fait
bouillir avec de l'oxymel, et qu'on coule. Toutes les fois qu'on
veut pousser par les selles ou par les urines, on donne le miel avec
le vin; quand on veut pousser décidément par les selles, on fait
boire beaucoup d'hydromel coupé avec de l'eau. (*Du régime dans
les maladies aiguës.*)

GOUTTE.

Sur les goutteux, je dis que les vieillards et ceux qui ont des to-
phus aux articulations, ceux qui mènent une vie continuellement
douloureuse, qui sont habituellement constipés, ne peuvent absolument guérir, du moins par aucun moyen humain que je connaisse. Ils sont soulagés par le travail des entrailles, quand il en
survient; et les fontes d'humeurs, qui portent en bas, leur sont
généralement bonnes. Lorsque le goutteux est jeune, qu'il n'a
point de nodosités aux articulations, qu'il est actif, vigoureux,
que son ventre est bien réglé, et qu'il est capable de suivre un régime convenable, prescrit par le médecin, il peut espérer de guérir.
(*Prédictions*, liv. II, 20.)

HÉMOPTYSIE.

Si la trachée-artère est blessée, ou quelqu'une des petites veines qui ont leur orifice au poumon, ou si les bronches trop tendues se déchirent, de manière qu'il se verse du sang de l'un dans l'autre comme il arrive quand elles sont tiraillées et rompues pour avoir pris une grande fatigue, pour avoir trop couru, ou à raison de quelque chute, ou à la suite de coups reçus, d'efforts, de vomissemens, ou d'une violente fièvre, voilà ce qui arrive : L'on a d'abord une toux sèche ; quelque temps après, on rend des crachats salés, sanguinolens, quelquefois du sang pur. Si le mal ne va pas plus loin, c'est bon. Dans le cas contraire, bientôt on crache plus de sang ; certaines fois, le gosier se remplit de sang sans qu'on s'en doute, et on en rend fréquemment de petits grumeaux, qui ont une mauvaise odeur. Il semble qu'on ait comme du duvet qui fait un embarras dans le gosier. Les frissons et la fièvre se manifestent. Ils sont plus forts dans le commencement de la maladie ; ensuite ils s'adoucissent et ils reviennent par temps. On sent quelquefois des douleurs au haut du devant de la poitrine, au dos, aux côtés. Quand le crachement de sang discontinue, on rend beaucoup de salive épaisse. Tels sont les symptômes jusqu'au quatorzième jour. Ensuite, si la maladie ne s'arrête point, la toux arrache de la trachée des espèces de petites peaux qu'on rend avec les crachats semblables aux pellicules des phlyctènes. La douleur se fixe au haut du devant de la poitrine, ou au dos, ou aux côtes. Les hypochondres sont sensibles quand on les touche comme si on y avait une plaie. Dans cet état, il faut maintenir l'intérieur du corps en un grand repos ; s'il prenait de la fatigue, la toux en deviendrait plus forte, les frissons et la fièvre augmenteraient. L'éternuement surtout est fort douloureux. On souffre aussi, quand on se retourne dans le lit. La nourriture doit être ici la même que dans les suppurations internes ; il faut manger peu. L'on use de poissons, tels que l'ange, le pagre ; le grand émisole blanc, et autres pareils, préparés à la grenade et à l'origan ; de la chair de poulet rôtie sans sel, ou de chèvre bouillie. On boit de bon vin vieux, qui soit âpre ; il faut faire des promenades modérées, dans les temps où la fièvre donne du répit. Quand elle est continue, on prend des crêmes d'orge ou de millet. Si on mange des alimens solides, c'est en petite quantité ; on les choisit même qui soient laxatifs. Dans le cas où vous croirez devoir purger, employez le grain de gnide ou le tithymale, et donnez, après la purgation, environ une livre de crème de farine d'orge, grasse. Il faut tenir le malade bien nourri, pour empêcher le corps de s'exténuer. Cette maladie ne demande pas une diète légère. On fait, dans le commencement , de petites promenades qui ne fatiguent point. On y joint des fumigations de temps à autre. Les jours des fumigations , le malade doit n'avoir pris qu'environ une livre de crème faite avec de la farine d'orge , par dessus laquelle il boira de l'eau cuite; le lendemain , il mangera un peu moins que de coutume, et il boira un peu de vin rouge doux astringent. Du reste , on mange deux ou trois fois par jour dans cette maladie. On tient cette conduite pendant tout le temps qu'il n'y a point de cours de ventre. Tandis qu'il y a envie de manger , et que l'estomac se trouve fatigué de ce qu'on prend, si on se prive d'alimens pendant un temps, et qu'on en prenne ensuite trop , la fièvre s'enflamme. Il faut donc avoir l'attention de prendre la nourriture à plusieurs reprises. Quand on en donne beaucoup tout à la fois , et qu'elle incommode, les promenades ne peuvent point rafraîchir les entrailles, qui se trouvent surchargées d'alimens , et le feu de la fièvre en devient fort , moins, à la vérité, pendant l'hiver. Les fautes de ce genre sont de la plus grande conséquence dans l'été. On doit donc mettre la plus grande attention à nourrir les malades convenablement , en la manière que j'ai déjà dite : leur prescrire des promenades modérées, interdire la lutte, ordonner peu d'exercice dans le commencement; augmenter ensuite , mais ne les pousser jamais bien loin. En suivant cette conduite on pourra bientôt guérir. Si les fatigues amaigrissent , il faut les supprimer, et garder le repos. Dans la convalescence, on doit se préserver des courses contre le vent, même à cheval ou en voiture; se garder aussi de crier, de se mettre en colère. Il serait dangereux de retomber dans la maladie. Il faut être en garde contre tout ce qui peut occasionner une rechute. Si le malade ne peut point manger, on a des orobes bien modérés qu'on dépouille de la peau en les faisant griller; on les met en poudre fine, qu'on fait tremper dans l'eau pendant trois fois vingt-quatre heures , la changeant tous les jours. Le quatrième on coule , et on fait sécher le marc qu'on écrase et qu'on passe au tamis. On met aussi en poudre de la graine de lin et de sésame , après les avoir torréfiées. On y mêle de la fine farine d'orge , sans sel; l'on prend de cette poudre d'orobes et de farine de froment , parties égales, un tiers de sésame, et moitié moins de poudre de graine de lin. On fait de ce mélange des crèmes claires pour l'usage du malade. Ensuite on lui fait prendre à dîner de bons alimens rôtis, des meilleurs , et du vin par dessus. On donne aussi du vin dans lequel on a fait infuser des racines qui s'emploient contre les déchirures comme la racine de centaurée ou de serpentaire, qu'on râcle sur le vin pour le charger de la poudre. On fait sucer du tussilage imprégné de miel et de poudre de vipérine. Quand le malade ne peut manger les choses cuites au lait, on lui fait boire abondamment du lait de vache coupé avec un tiers d'hydromel. On parvient par ce moyen à la guérison; mais cette maladie est difficile à traiter. Elle demande beaucoup de soins. Après que le malade est guéri, s'il ne s'observe pas beaucoup lui-même, il retombe dans le même état, et la plupart alors en périssent. Quand l'on guérit, ceci suffira ; mais si on ne guérit point, malgré l'usage du lait et de la bonne nourriture, on se détermine à appliquer le feu à la poitrine ou au dos. Si l'on rencontre le mal, il y a espoir de guérison. (*Des affections internes.*)

Quand il se fait des déchirures dans le poitrine, on a une toux vive, avec des crachats sanguinolens, de temps en temps. Communément la fièvre s'y joint, précédée de froid. On sent une forte douleur au dos, et il semble qu'on ait une pierre sur la poitrine. On y sent continuellement une pointe, comme si l'on était piqué par une aiguille. Il faut aussitôt donner beaucoup de lait, et appliquer le feu, tant au dos qu'à la poitrine. On recouvre ainsi la santé en peu de temps. Du reste, le malade doit garder le plus grand repos. S'il s'agite, s'il va à cheval ou en voiture, s'il porte des fardeaux sur les épaules, il se met en danger de rechuter ; et s'il rechute, il risque d'y périr ; le second mal serait pire que le premier. Lorsqu'on n'applique pas le feu, le traitement se fait au moyen des alimens et des boissons, tels qu'ils s'emploient dans le cas de suppuration interne. Il se réduit à garder le repos, et à prendre une bonne nourriture choisie. En observant ce régime avec soin, on pourra jouir bientôt de la santé. Cette maladie est très-sérieuse. (*Des affections internes.*)

Un crachement de sang écumeux avec douleur à l'hypocondre droit, annonce que le sang vient du foie; ce cas est le plus souvent mortel. (*Coaques*, LIV. II. chap. 18.)

Ceux qui vomissent du sang écumeux, et qui ne sentent point de mal au-dessous du diaphragme, le vomissent du poumon. Si la veine est grosse ils en rendent beaucoup, et ils sont en danger ; mais ceux qui en rendent moins courent moins de risques. (*Coaques.* LIV. II. Chap. 16.)

Vomir le sang, avoir une grosse fièvre, souffrir des douleurs

aux mamelles, dans la poitrine, au dos, sont des signes de mort
prochaine quand ils sont tous réunis. S'ils ne le sont pas tous, et
s'ils ne sont pas violens, la mort viendra plus lentement. L'inflammation se termine au plus tard le quatorzième jour. (*Coaques.
Liv. ii. Chap.* 16.)

Les évacuations spontanées de sang par la bouche sont toujours
fâcheuses, quelle que soit la nature du sang; celles par en bas
peuvent être utiles, si c'est du sang noir que l'on rend. (Aphor. 25,
section iv.)

Si le sang qu'on crache en toussant est écumeux, il vient des
poumons. (Aphorisme 13, section iv.)

HYDROPISIE.

Les hydropisies survenant aux maladies aiguës sont toutes mauvaises, car elles ne délivrent point de la fièvre; elles font accroître
les douleurs et conduisent à la mort. Certaines proviennent des
flancs et des lombes, d'autres du foie. Dans les premières, les pieds
deviennent enflés, et il s'y joint des diarrhées obstinées, qui ne
diminuent point les douleurs des flancs ni des lombes, ni ne vident
l'abdomen. Dans les secondes, il survient un picotement de poitrine, avec une toux sèche sans crachats; les pieds s'enflent, le ventre est serré, le malade ne rend que des excrémens durs, avec
beaucoup de peine. (*Prognostic.* 21.)

Les hydropiques, pour guérir, doivent avoir les viscères sains,
être robustes, faire de bonnes digestions. Il faut qu'il n'y ait pas
d'embarras dans la respiration, qu'ils ne ressentent pas de douleurs, et qu'il y ait une chaleur douce, égale dans tout le corps,
surtout point d'émaciation aux extrémités; il serait moins fâcheux
de les voir enflées. Mais le mieux est qu'on n'y observe ni dépéris-
sement ni enflure, qu'elles restent dans leur état de souplesse et de
sécheresse naturelle; que le ventre soit mou, et cède au toucher;
qu'il n'y ait ni toux ni soif; que la langue ne soit point sèche après
le sommeil ni en autre temps, comme cela arrive souvent aux
hydropiques; qu'ils mangent avec appétit, et qu'après avoir assez
mangé, les alimens ne les fatiguent point; que les remèdes purgatifs opèrent abondamment, et que les selles naturelles soient de
matières molles moulées; que l'urine corresponde au régime, et
au changement de vins; que le travail soit supporté, sans en être
trop fatigué. Voilà le meilleur de tous les états pour un hydropi-
que. Il guérira sûrement.

Si l'état n'a pas été tel en tout, et qu'il le soit en partie, il y a espoir qu'il guérira. Mais celui qui n'a rien de ce que je viens de dire, et qui a tout le contraire, soyez persuadé qu'il est sans ressource. Pour celui qui n'en a que peu, il y a peu d'espérance.

Toutes les fois qu'on a de grandes hémorrhagies et par haut et par bas, et que la fièvre arrive, il y a beaucoup à craindre qu'il ne survienne une hydropisie. Celle-ci est courte et funeste. On peut faire cette prédiction, pourvu que ce ne soit pas au malade.

Lorsque les grandes œdématies s'effacent et qu'elles reparaissent de nouveau, les malades guérissent moins difficilement que ceux en qui l'hydropisie est formée à la suite des hémorrhagies. Ces sortes d'hydropisies trompent les malades : ils se séparent du médecin, et ils meurent sans s'y attendre. (*Prédictions*, liv. II. 13-16.)

HYPOCONDRIE.

On sent dans les viscères comme une épine piquante : on est dans un malaise continuel ; l'on fuit la lumière et les hommes, l'on se plaît dans les ténèbres. D'autres fois on a des frayeurs ; l'esprit est hors de raison. Si le malade se sent toucher, il a des douleurs. Souvent il croit voir des morts. On tombe plus communément dans cet état au printemps. Il faut, pour le combattre, faire boire l'ellébore ; et, après avoir purgé la tête, purger par bas ; donner ensuite le lait d'ânesse ; ne laisser manger que peu, à moins qu'il n'y ait de la faiblesse ; user d'alimens rafraîchissans, laxatifs, point amers ; point de bains chauds, ni de boisson de vin, beaucoup d'eau, peu d'exercices et de promenades du gymnase. En suivant ce genre de vie, on guérit avec le temps. Cet état, si on n'y remédie, devient mortel.

ILÉUS.

Le vomissement qui survient à la passion iliaque est d'un fort mauvais présage. (*Aphor.* 10. Sect. VII.)

Quand la soif se dissipe dans les vomissemens, malgré la continuation des causes capables de l'augmenter, c'est un signe bien pernicieux, principalement lorsque les malades sont avec cela tourmentés d'anxiétés et de veilles (*Coaques*, Sect. III, n. 224.)

Dans les fortes douleurs du ventre, le froid des extrémités annonce toujours un très-grand danger. (*Aphor.* 26. Sect. VII.)

La suppression d'urine, dans l'iléus, annonce une mort prochaine. (*Coaques*, text. 592.)

Le hoquet, la convulsion et le délire sont des signes mortels dans l'iléus. (*Aphor.* 10. Sect. VII.)

Dans la passion iliaque, le ventre est dur, et l'on ne rend rien. On a des douleurs dans le bas-ventre avec fièvre ou soif. On vomit quelquefois de la bile, avec un grand travail. Il faut ici beaucoup humecter, tant l'extérieur que l'intérieur ; prendre des bains d'eau chaude; user de boissons propres à lâcher le ventre et à faire couler les urines; administrer des lavemens s'ils peuvent entrer. Quand on ne peut les introduire, on adapte un tuyau à l'anus, et l'on y introduit de l'air au moyen d'une petite outre remplie de vent. Après avoir ainsi dilaté l'intestin, on ôte le petit tuyau, et l'on donne aussitôt le lavement. S'il passe, et que le malade aille du ventre, il est sauvé. Quand les lavemens ne peuvent pénétrer, on meurt communément le septième jour. Cet état a lieu lorsqu'un amas d'excrémens dans les boyaux est desséché par la chaleur, et que la pituite s'y réunit. Les matières durcies font enfler le ventre. On prend les remèdes qui se donnent en boisson par la bouche, mais on les vomit, et on ne peut recevoir des lavemens. Cette maladie est aiguë, et très-dangereuse. (*Des affections.*)

La femme qui demeurait chez Tisamène fut attaquée d'une passion iliaque, avec des douleurs insupportables: elle vomissait continuellement, elle ne pouvait garder la boisson, elle avait des douleurs aux hypocondres et dans les parties inférieures du ventre ; elle ressentait des tranchées continuelles, elle était sans soif ; elle se plaignait d'une chaleur brûlante, les extrémités étaient perpétuellement froides, elle était tourmentée d'anxiétés et de veilles, les urines étaient en petite quantité et ténues, les déjections étaient crues, ténues et modiques ; elle ne recevait aucun soulagement des remèdes qu'on lui faisait; elle mourut. (*Epidémies*, liv. III, obs. 9e)

La passion iliaque a lieu, quand le haut du ventre est échauffé, et que le bas ventre est refroidi, de sorte qu'il ne peut donner passage ni à la nourriture ni au soufflé; le ventre se constipe. On vomit quelquefois, d'abord des glaires, puis de la bile, enfin des matières fécales : on est fort altéré. On sent des douleurs, surtout aux hypocondres : tout le ventre souffre, il s'enfle. Le hoquet vient. Il y a de la fièvre. C'est une maladie de sept jours. On la soigne en vidant promptement le ventre supérieur. Pour cet effet, on saigne de la tête et du bras. On rafraîchit la région épigastrique près du cardia, en plaçant le malade assis au-devant d'un vase dont l'eau s'évapore : l'on y applique aussi des fomentations tièdes. On met au fondement un suppositoire long de deux doigts , dont le bout a été trempé trois ou quatre fois dans le fiel de bœuf, afin de tâcher d'attirer toutes les matières recuites qui sont dans le rectum. Si l'on y parvient , on donne ensuite des lavémens. Si l'on ne peut faire sortir les matières , on introduit le tuyau d'un soufflet dans l'anus, et l'on souffle dedans pour élargir le boyau et tout le passage des excrémens. Après avoir retiré le soufflet , on donne le lavement qui doit être tout prêt à être administré sur-le-champ, composé de matières propres à lâcher et à dissoudre les excrémens durcis , sans échauffer. Après avoir donné le lavement ; on bouche l'anus avec une éponge. On fait asseoir le malade sur la vapeur de l'eau chaude, en l'exhortant à garder le lavement pendant quelque temps. Si on parvient à le lui faire prendre et à lâcher le ventre, il est sauvé. Dans le premier temps, on lui fait sucer du miel, et boire un peu de bon vin. Lorsque la fièvre survient à la suite de la passion iliaque, le malade est perdu. Il est vraisemblable que le bas-ventre se trouvant lésé, il en périra. (*Tr. des maladies*, liv. III.)

IVRESSE. — COMA.

En Élide , Timocrate, après avoir bu beaucoup de vin, tomba dans un état maniaque, causé par l'atrabile. Il prit une médecine liquide , qui lui fit rendre quantité de bile noire et de pituite , dans le jour. L'évacuation s'arrêta le soir; il fut fort fatigué pendant l'effet de la purgation. Il but de l'eau blanchie avec de la farine , et il ne fit qu'un sommeil qui dura jusqu'au lever du soleil; il semblait ne pas respirer. Ceux qui le voyaient le croyaient mort. Son corps était tendu , et semblait roide. Il se réveilla cependant, et revint ainsi à la vie. (*Epidémies*, liv. v.)

PHTISIE.

Quant aux phthisiques, je renvoie, pour ce qui concerne leur toux et leurs crachats, à ce que j'ai écrit sur les empyèmes. Celui qui doit guérir , rend le crachat facilement : il faut qu'il soit blanc, d'égale consistance, sans mélange de couleur ni pituite ; que les humeurs de la tête coulent facilement par le nez ; que la fièvre ne survienne point, afin qu'on ne soit pas obligé de lui interdire le manger; qu'il n'y ait pas de soif; que le malade aille du ventre tous les jours, et que les matières soient fermes, en quantité correspondante aux alimens; qu'il n'y ait pas de maigreur; que la poitrine soit carrée et velue; que le cartilage xyphoïde ne pousse pas en pointe, et soit bien charnu. Si l'on a tout cela, l'on est en sûreté, celui qui n'en a rien, est perdu. Les jeunes gens, chez qui la suppuration s'établit par congestion, à la suite de quelque ulcère, ou de quelque autre chose semblable, ou par le retour d'un dépôt qui se répète, n'échapperont pas, s'ils n'ont presque tous les bons signes que je viens de dire. Ils meurent ordinairement en automne, ce qui arrive fort communément aussi dans les maladies de longue durée.

Quant aux autres, les femmes et les filles qui tombent dans la phthisie par suppression des mois, n'en échappent pas. S'il en guérit quelqu'une, il faut, outre la présence de tous les bons signes énoncés ci-dessus, que les règles se rétablissent; à moins de cela, point d'espoir. Ceux qui tombent dans la suppuration à la suite d'une hémoptisie abondante, soit homme, soit femme, soit fille, ne guérissent pas.

C'est en considérant tous les signes dont j'ai parlé, qu'on doit prédire quel phthisique suppuré périra, quel réchappera. Ceux qui le deviennent à la suite d'une hémoptisie, quand il leur reste des douleurs mélancoliques au dos et à la poitrine, et qu'ils sont soulagés de ces douleurs par le crachement de sang, sont ceux dont on a le plus à espérer la guérison; car leur toux n'est pas fréquente, et dans leur fièvre ils n'ont pas soif. Mais l'hémoptisie répète souvent, à moins qu'il ne se fasse un abcès; et les meilleurs des abcès, sont ceux où l'on rend beaucoup de sang.

Lorsqu'avec des douleurs à la poitrine on maigrit lentement, toussant et ayant des difficultés de respirer, sans fièvre, ni pus, il faut demander si, lors de l'oppression et de la toux, on ne rend point quelque chose de compact qui ait un peu d'odeur. (*Prédictions*, liv. II, 17-19.)

La phthisie pulmonaire se manifeste communément depuis l'âge de dix-huit ans jusqu'à trente-cinq. (Aphorisme 9, section V; aphorisme 7, section VIII.)

Quand il y a disposition naturelle à la phthisie, les phénomènes en sont violens, et la terminaison promptement funeste. Ces circonstances s'aggravent encore si la maladie se développe dans une saison dont l'influence la favorise, comme l'été la fièvre ardente, l'hiver l'hydropisie; car, dans ce dernier cas, l'influence puissante de la nature l'emporte sur tout, et la rate est plus gravement menacée. (Aphorisme 8, section VIII.)

Après le crachement de sang, le crachement de pus est fâcheux; après le crachement de pus viennent la phthisie et la diarrhée. Dès que les crachats se suppriment, les sujets meurent. (Aphor. 15, sect. VII; aphor. 16, sect. VII.)

Ceux qui, avant l'âge de puberté, deviennent bossus, étant tourmentés par la difficulté de respirer, ou par la toux, succombent de bonne heure. (Aphor. 46, sect. VI.)

PERTES SÉMINALES.

La consomption dorsale vient de la moelle épinière; elle est fréquente chez les nouveau-mariés et chez les libertins. Il n'y a point de fièvre, l'appétit se conserve, mais le corps tombe en consomption. Si vous interrogez les malades, ils répondent qu'ils sentent comme des fourmis qui descendent de la tête le long de l'épine. En urinant ou allant à la selle, ils rendent beaucoup de semence liquide. S'ils voient des femmes, ils n'engendrent point; ils perdent la semence dans le lit, qu'ils aient des songes lascifs ou non; ils la perdent à cheval, en marchant, de toute manière. Pour le dire brièvement, ils tombent dans des difficultés de respiration, dans un grand état de faiblesse, avec des pesanteurs de tête et un bourdonnement aux oreilles. Si, dans cet état, ils sont atteints d'une forte fièvre, ils meurent lipyriques. Lors donc que vous serez appelé dans le commencement, il faudra d'abord, après avoir fumigé tout le corps, donner un émétique; puis purger le cerveau avec des errhins, ensuite les entrailles par bas. Il est avantageux que ce soit au printemps. Vous ferez prendre le petit-lait ou le lait d'ânesse, puis celui de vache pendant quarante jours. Durant tout le temps qu'on usera de lait, on prendra le soir des crèmes avec la farine d'épautre: point d'alimens solides. Après que le lait sera fini, on passera insensiblement aux alimens qui ont de la consistance, qui soient doux et propres à bien nourrir. Il faut s'interdire pendant un an tout excès de vin, le commerce avec les femmes, et les exercices, à la réserve de la promenade, en se préservant du froid et du soleil. On prendra les bains tièdes. (*Traité des maladies*, liv. II.)

A Thasos, Satyrus, qu'on surnommait le Renard-Faucon, fut pris de gonorrhée à l'âge de vingt-neuf ans. Il perdait la semence pendant le sommeil et souvent dans le jour. Il tomba en consomption et mourut à trente ans. (*Épidémies*, liv. VI, sect. 8.)

TÉTANOS.

Ceux qui sont pris du tétanos, meurent en général dans les quatre premiers jours; ceux qui passent ce terme, guérissent. (Aphorisme 6, section v.)

La fièvre qui survient à celui qui a des convulsions ou le tétanos,
le délivre de sa maladie. (Aphorisme 57, section iv.)

Dans un tétanos sans ulcères (non traumatique), survenu chez un
homme jeune et robuste, au milieu de l'été, il arrive quelquefois
que d'abondantes affusions d'eau froide appellent la chaleur, et que
la chaleur amène la solution de la maladie. (Aphorisme 21 , section v.)

TÊTE (*Maladies de la*).

Dans les maux de têtes, appliquez les ventouses aux parties supérieures affectées. S'il survient des douleurs à l'ischium, ou aux genoux, ou une grande oppression, n'importe lequel, les maux de tête
cessent. *(Des crises.)*

Quand on a des maux de tête, il est bon de la laver avec beaucoup d'eau chaude, et de prendre quelque errhin pour pousser au-
dehors la pituite et les glaires. On s'en tiendra là si l'on est soulagé;
mais si on ne l'est pas, il faudra purger la tête de la pituite, ne
prendre que de la nourriture liquide et de l'eau pour boisson;
s'abstenir de vin jusqu'à ce que les douleurs soient passées. On se
trouve bien aussi de faire saigner le nez, ou de tirer du sang de la
veine du front. Quand les douleurs continuent pendant long-temps,
qu'elles sont violentes, qu'on n'en est point délivré en purgeant la
tête, il faut, ou bien ouvrir les veines autour de la tête, ou les
brûler : c'est le seul espoir qui reste pour obtenir la guérison. *(Des
affections*, tom. iii, p. 329.)

Celui qui souffre d'un grand mal à la tête, en est délivré quand
il lui sort du pus, de l'eau ou du sang par le nez, ou par la bouche, ou par les oreilles. (Aphorisme 10, section vi).

La douleur la plus postérieure à la tête se guérit par l'ouverture
de la veine qui passe droit sur le front. (Aphorisme 68, section v.)

Echecrate, l'aveugle, eut des douleurs de tête qui se faisaient
sentir particulièrement sur le derrière de la tête, là où elle se joint
avec le cou, et au sommet. Dans le cours de la maladie, les douleurs se portaient aussi à l'oreille gauche, sans abandonner le milieu de la tête. Il découlait continuellement des mucosités un peu
âcres et brûlantes. Le malade avait une légère chaleur. Il était dé-

goûté. Durant le jour, il se trouvait mieux ; l'état de souffrance venait dans la nuit. L'abcès de l'oreille s'étant percé, et le pus étant sorti, il se trouva soulagé. Le dépôt creva dans l'hiver. Serait-il constamment vrai que dans toutes les suppurations internes, et dans celles qui se font aux yeux, les douleurs augmentent quand la nuit arrive. (*Epidémiques*, liv. VII.)

A Phérès, une femme se plaignait de maux de tête depuis long-temps. Personne n'avait pu la guérir, ni purger la tête. Elle se trouvait bien quand ses règles coulaient librement. Lorsqu'elle sentait à la tête des douleurs plus fortes, elle en était soulagée par des pessaires aromatiques, qu'elle plaçait à l'orifice de l'utérus, et qui purgeaient un peu la matrice. Elle devint grosse et elle guérit. (*Epidémiques*, liv. v.)

Les personnes sujettes à des maux du cerveau ont d'abord des étourdissemens ; elles urinent fréquemment, elles éprouvent les mêmes symptômes que ceux qui ont des stranguries. Cela dure pendant neuf jours, et s'il sort par le nez ou par les oreilles de l'eau ou de la mucosité, elles sont délivrées de leur mal, la strangurie finit. On rend une grande quantité d'urine blanche sans douleur, durant vingt jours ; après que le mal de tête a passé on a encore des éblouissemens. (*De la diète salubre*, à la fin.)

Jusjurandum. Editions grecques : avec les *Fables d'Ésope* et d'autres ouvrages. Bâle, 1518, in-4 ; *ibid.*, 1533, in-8 ; par les soins d'Albano Torino, avec le *Prognostic* et le traité *De naturâ humanâ*. Bâle, 1536, in-8 ; avec le dernier ouvrage indiqué, Paris, 1548, in-4. Editions grecques-latines : avec les traités de Galien *De temperamento* et *De inæquali temperie*, interpr. *Th. Linacre*. Bâle, 1538, in-8 ; avec les traités hippocratiques *De arte*, *De antiquâ medicinâ*, *De medico*, *Interpret. J. de Gorris*, etc. Paris, 1544, in-4 ; avec d'autres traités qui seront indiqués à l'article du *Prognostic*. Paris, 1557, in-12, 1622 ; avec d'autres traités, éd. J. Opsopœus, Francfort, 1587, in-12 ; Vers. de Nic.

Perotti, avec les *Fables d'Ésope*. Venise, 1709, in-8. Editions latines : *Vert. Andr. Brentius in collect. Symphor. Champier*, in-8, sans date ni lieu d'impression. Lyon, 1506, in-8 ; ancienne version avec d'autres traités : Venise, 1507, in-8. *Vert. Nic. Perotto*: Paris, 1514. in-4 ; Bâle, 1538. Avec l'anatomie d'Alex. Benedetti : Strasbourg, 1528, in-8. Ed. rev. par Rabelais. Lyon, 1543, in-8. Vers. de Janus Cornarius, avec d'autres traités d'introduction à la médecine. Bâle, 1543, in-4. Edit. P. Blondel. Paris, 1575, in-4, avec les aphorismes. Rudolstadt, 1672, in-4 ; trad. en vers latins par Scev. de Ste Marthe, parmi les poésies de cet auteur ; en vers latins, par C. F. Closs. Marbourg,

1789. Editions françaises : trad. de J. Canape, avec divers opuscules de chirurgie. Lyon, 1552, in-8. En vers français, par Mich. Lelong : Paris, 1637, in-8 ; par Cabanis, ... Editions avec commentaires : par Blaise Houllier, 1558, in-8 ; par Pierre Memmius, Rostock, 1577, in-8 ; par J. Heurn, Leyde, 1597, in-4, 1603, in-4, et dans les œuvres de J. Heurn ; par Jac. Fabricius. Rostock, 1614, in-4 ; par Franç. de Franciscis, Genève, 1618, in-8 ; par Fr. Ranchin, avec le texte grec et latin et des notes de Casaubon, Montpellier, 1618, in-8 ; par J. Henr. Meibom., et text. gr.-lat., Leyde, 1643, in-4. — Il y a peu d'ouvrages, dans la collection hippocratique, en faveur de l'authenticité desquels on puisse citer d'aussi nombreux témoignages d'écrivains anciens : cependant plusieurs critiques modernes l'ont mise en doute.

Lex. Il n'y en a point d'édition grecque séparée. Inséré dans un grand nombre d'éditions des aphorismes. Éditions grecques-latines : avec *des scholies* dans *Math. Garbicii orat. de vitâ Hippocratis.* Tubingen, 1564, in-8. — Editions latines : avec l'ouvrage précédent, dans les éditions de Lyon, 1506, Bâle, 1543 ; avec *les Commentaires d'Et. Roderic à Fonseca,* Rome, 1586, in-8 ; de J. Heurn, Leyde, 1597, in-4, 1603, in-4, et *in opp.*; de J. Stefano (J. Stephani Bellunensis), Venise, 1553, in-fol. Edition française, par Coray, avec la deuxième édition de la traduction des airs, des eaux et des lieux. Paris, 1806. — Cet opuscule, cité par Erotien, est admis comme authentique par L. Lemos et Sprengel, rejeté par Mercuriali, Haller, Gruner, Grimm et Ackermann.

De arte. Point d'édition grecque séparée. Editions grecques-latines : avec le *Jusjurandum* et d'autres traités. Vers. de J. de Gorris, Paris, 1542, in-4 ; 1622, in-4. Editions latines : avec d'autres traités ; *Vert. Andr. Brentio.* Lyon, 1506. Avec les précédens et d'autres ; éd. J. Cornar. Bâle, 1543, in-4. Avec les *Commentaires de J. Heurn,* gr. et lat. Leyde, 1597, in-4. *Cum comm. Jac. Fontain.* Avignon, 1601, in-8 ; édit. allemande · J. F. O. Dewez. Vienne, 1782, in-8. — Opuscule cité par Erotien, attribué par Suidas à Hippocrate, fils de Gnossidicus, rejeté par la plupart des critiques modernes.

De priscâ medicinâ liber. Point d'édition grecque séparée. Edition grecque-latine : avec les opuscules précédens, trad. de J. Gorris, Paris, 1544, in-4 ; 1622, in-4 ; 1642, in-4 ; avec les *Comment. de J. Heurn,* Leyde, édit. citées aux ouvrages précédens. Edition latine, par J. Cornarius, recueil indiqué dans les art. précédens. Bâle, 1543, in-4. Edition française, trad. de Massard, dans son traité des *Panacées.* Amsterdam, 1676, in-12. *Commentaires,* par Luc. Ant. Portius, J. Ant. Sicci, Florent Schnyl, Wilh. Ten Rhyne. Abrégé par Aug. Biondo (Blondus). — Ouvrage cité par Erotien, reçu pour authentique par Schulz. La plupart des critiques le rejettent, mais pour des raisons qui n'ont pas une grande force. Ce traité est un de ceux où se trouvent le mieux exposés les principes de la logique des sciences d'observation, un de ceux, par conséquent, qui font le plus d'honneur à Hippocrate, s'il en est l'auteur.

De medico. Point d'édition grecque

à part. Edition grecque-latine : avec les précédens, Vers. de J. de Gorris, Paris, 1544. Edition latine : avec les traités précédens, recueil de J. Cornarius, Bâle, 1543, in-4. Gr. et lat. : avec les commentaires de J. Heurn, Leyde, 1597, et *in op. omn.* ; avec la chirurgie d'Hippocrate de J. Maniauld, Paris, 1619, in-8. — Rejeté par tous les critiques.

De decenti habitu. Point d'édition grecque à part. Editions grecques-latines : *Tractatus de philosophiâ medici, sive Hippocratis coi liber de honestate , quem recensuit, interpretatione latinâ, notisque perpetuis ut et commentario illustravit, itemque prolegomena de statu antiquæ philosophiæ et medicinæ græcanicæ præmisit et ex communicatione Henrici Crügeri adhuc inedita scholia græca et gnomas MS. biblioth. reg. Paris. hujusque et edit. Aldin. Venet.* 1526 *varietatem lectionis atque ipsius laudati viri animadversiones in eundem librum adjunxit Georg. Matthiæ.* Gottingue, 1740, in-4. — Commentaires de G. Matthiæ; remarques diverses dans le traité de Andr. Mongaglia *de aquæ usu in febribus.* Florence, 1700, in-4. — Les anciens n'ont point fait mention de cet ouvrage : les critiques modernes, hors Foes, le rejettent comme apocryphe.

Præceptiones. Il n'y a point d'édition grecque séparée. Edition grecque-latine avec commentaires par J. Heurn, avec les précédens, éditions indiquées plus haut. Edition latine, avec les traités précédens, dans le recueil déjà indiqué de J. Cornarius. Edition française, trad. de Bounder. Paris,   , in-4. —Quoique tous les critiques, excepté Foes et Schelhammer, rejettent cet ouvrage, il y en a

peu, dans la collection hippocratique, qui soient plus dignes de l'homme qui arracha la médecine aux spéculations stériles des philosophes. C'est dans cet ouvrage que sont posés avec plus de justesse et de fermeté que dans ceux d'aucun philosophe de l'antiquité , les principes fondamentaux de la psychologie, le vrai système de la génération des connaissances humaines et par conséquent les lois de la logique des sciences.

De naturâ hominis liber. Editions grecques : *Curâ Albani Torini* , avec le prognostic et le serment. Bâle , 1536, in-8 , 1543, in-8 , Paris, 1548, in-4 , Lyon, 1548, 1558, in 12 , Brême , 1584, in-4 , Leyde , 1627, in-8. Edition grecque-latine : Leyde, 1570, in-12. Editions latines : *Vertente Andr. Brentio , in collect. Symphoriani Champerii* , in-8 , sans date ni lieu d'impression. La même version se trouve dans *Rhasis oper. quorumd. collectio.* Venise, 1497, in-fol. dans l'*Articella.* Lyon, 1506, in-8 , Paris, 1506, in-4 ; avec le traité de Galien, de Sectis et Alexandre d'Aphrodisée, *Brentio interpret.* Paris , Henri Estienne , 1518, in-4; avec le traité d'Hippocrate *de victûs rátione in acutis,* même trad. Paris, 1524, in-12. *Vertente Guil. Copo.* Lyon, 1525, in-8. *Ex recension. Rabelaisii vertente A. Brentio* , avec d'autres traités. Lyon, 1532, in-12. *Cum Pauli Sismi commentario,* Rotterdam, 1689, in-12. *Cum Galeni commentariis II, Hermanno Cruserio interprete,* Paris 1531, in-4. Le même, avec le traité *de victûs ratione salubri* et les commentaires de Galien sur ce dernier ouvrage, trad. également par Herm. Cruser, Paris, 1534, in-12 ; Venise, 1538, in-12 ; Paris, 1539, in-12.

And. Brentio interprete, Lyon, 1549, in-16. *Jac. Sylvii*, *in hunc librum scholia*, Lyon, 1549, in-16. *Comment. Quercetani*, etc., Bâle 1549, in-8. *Stephani Paparellæ commentarii II*, Venise, 1551, in-4. *J. B. Montani Perioche*, Venise, 1560, in-8. *Blasii Hollerii cum textu græc. et lat. Galeni comment. latinè factis*, Bâle, 1536, in-8; 1562, in-8. *Lat. versus cum textu græco et paraphrasi explicatus ab Hier. Massario*, Strasbourg, 1558, 1564, in-4. *Lat. cum paraphrasi et explicat. Jacobi Scutellarii*, Parme, 1568, in-8, et *Jo. Fr. Schrœter*, Iéna, 1585, in-8. *Jacobi Segeratæ*, Valence, 1596. *Jo Heurnii*, Leyde, 1609, in-4, et *in opp. Heurnii, Barth. Perdulcis in Jac. Sylvii anatomen et in libr. Hipp. de nat. humanâ commentarii*, Paris, 1543, in-4. Édition française : trad. de de Bourges, Paris, 1548, in-16. — Quoique cet ouvrage soit fort ancien, puisque l'auteur y combat la doctrine philosophique de Melissus, ce qui aurait été parfaitement inutile à une époque postérieure au temps d'Hippocrate, quoique Erotien, Palladius et Macrobe aient cité cet ouvrage, quoique Galien ait défendu son authenticité avec beaucoup de chaleur, parce qu'il y trouvait les bases du système des quatre humeurs qu'il a tant développé : cette authenticité est fort douteuse ; et, en tout cas, la fin du traité est certainement supposée. Dioscoride, l'éditeur des écrits d'Hippocrate, attribuait cette dernière partie à Thessalus ; on la rapporte avec plus de probabilité à Polybe, puisque Aristote cite textuellement, sous le nom du gendre d'Hippocrate, un fragment de cet endroit du traité *de naturâ humanâ*.

De locis in homine. Édition grecque : *Curâ Albani Torini*, avec les traités précédens, Bâle, 1536, in-8. Éditions latines : *Vertente And. Brentio*, Paris, 1526, in-12. *Ex recensione Rabelæsii*, etc., Lyon, 1543, in-8. *Cum comment. H. Cruserio interprete*, Paris, 1531, in-4. *Cum explic. Hier. Massariæ*, Strasbourg, 1564, in-8. *Cum comment. Adr. Alemanni, Leonhardi Bauschii*, Madrid, 1594, in-fol. *Hippocratis liber de locis in homine commentariis illustratus a Franc. Gerla Calvicus*, Rome, 1638, in-8. — Cet ouvrage a en sa faveur le témoignage d'Erotien, de Rufus d'Ephèse, de Cœlins Aurelianus ; D. Leclerc, Haller et Triller le regardent comme authentique : nous sommes disposés à adopter leur opinion, contre celle de Mercuriali, de L. Lemos, Duret et Reinesius. On y trouve l'anatomie d'Hippocrate, la doctrine des catarrhes, les maladies des oreilles, des yeux, de la poitrine, du ventre, etc. Il est remarquable par les descriptions fidèles qu'il renferme.

De carnibus. Point d'édition grecque séparée. Édition grecque-latine partielle : *Hippocratis de hominis ætate, ex extremâ fine libri de carnibus de septimestri ; item de octimestri partu ; acc. problemata aliquot huc pertinentia, Lallamantio interprete et enarratore.* Genève, 1571, in-8 ; Lyon, 1608, in-8. Éditions latines : *Galeni de elementis libri II interprete Victor Trincavelio, acc. Hipp. liber de elementis cum comment. Jac. Sylvii.* Lyon, 1550, in-12 ; le commentaire de Sylvius à part, Venise, 1543, in-8 ; Paris, 1561, in-8. *Cum comment Jo. Heurn.* Leyde, 1603, in-4, et *in op. omn.* — Apocryphe attribué à

Polybe par Aristote. Hypothèses dans le goût du Timée de Platon.

De anatome aut resectione corporum. Point d'édition grecque séparée. Edition grecque-latine : *D. W. Triller commentatio de novâ Hippocratis editione adornandâ, quæ speciminis loco, libellum de anatome recensuit, emendavit et commentario medico critico perpetuo illustravit.* Leyde, 1728, in-4, et *In D. W. Triller Opusc. acad.*, t. II.—*Just. Godof. Günz progr. quo in libro Hippocratis ex anatome aliqua commentatur.* Leipzig, 1738, in-8. Editions latines : *Ex interpretatione Jo. Reuchlini.* Tubingen, 1512, in-4. *Interpr. et ed. J. Kaye* (Caius), ... Edition française (?) : *Hippocrate : de la composition du corps humain, et description de toutes ses parties, avec des commentaires, par Jean de La Fargue.* Lyon, 1580, in-16.

De structurâ hominis ad Perdiccam Macedonum regem libellus. Il n'y en a point d'édition grecque à part. Il existe des commentaires de J. Etienne (J. Stephanus) sur cet ouvrage. Venise, 1633, in-fol. C'est sans doute ce même ouvrage qui a paru sous le titre suivant : *Hippocrates de præparatione hominis, ad regem Ptolemæum a J. Reuchlino lat. vers.* Tubingen, 1514, in-4, si toutefois ce n'est pas une indication fautive du précédent.—Apocryphe.

De ossium naturâ liber. Il n'existe point d'édition séparée de cet ouvrage. Dans la plupart des manuscrits anciens, il est réuni avec le Mochlique : les fragmens d'angiologie qui s'y trouvent, prouvent qu'il est d'une date postérieure à Hérophile.

De corde liber. Point d'édition grecque séparée. Publié avec des commentaires de Jacques Horstius.

Francfort-sur-l'Oder, 1563, in-4. — A l'exception de Georges Leger, qui a écrit une dissertation pour prouver la légitimité de cet ouvrage (Bâle, 1661, in-4. *Recus. in Baldinger select. opusc. in quibus Hippocrates explicatur*) tous les critiques le rejettent. Il n'a évidemment été écrit qu'à une époque postérieure aux premiers travaux de l'école d'Alexandrie.

De glandulis liber. Il n'y a point d'édition à part de cet ouvrage, ni grecque ni latine. — Erotien ne cite point cet ouvrage; Galien le cite pour le rejeter, ou du moins pour montrer que ce n'est pas le traité des glandes promis par l'auteur du traité *De articulis.*

De alimento liber. Edition grecque : Paris, 1569, in-4. Edition grecque-latine : *Cum comment. Stephani Gourmelini.* Paris, 1572, in-8. Edition latine : *Interprete Lud. Duret*, ed Pet. Girardet. Paris, 1631, in-8. Editions avec commentaires. 'Ed. Hiéron. Cardan : Venise, 1566, in-4 ; Rome, 1574, in-8 ; Bâle, 1582, in-8. *Cum comment. Franc. Valesii.* Cologne, 1561, in-8 ; Coimbre, 1589, in-fol. ; Cologne, 1589, in-fol. *Cum comment. Steph. Roderici à Castro.* Florence, 1535, in-fol. En français, avec les commentaires de Lorry : Paris, 174 , in-12, 2 vol. Les commentaires de Galien et ceux de Ant. Fracantiani ont été publiés séparément : les premiers, traduits en latin par J. B. Rasarius. *Cæsareæ Augustæ*, 1567, in-4 ; ceux de Fracantiani, à Venise, 1566, in-4.—Les critiques sont partagés sur l'authenticité de cet ouvrage. Il est écrit dans un esprit fort opposé à la manière d'Hippocrate, plein de sentences Héraclitéennes (*una natura esse et non esse*), de principes absurdes, très-analogue au premier livre de la ·liète.

De geniturâ liber. Point d'édition grecque séparée. Edition grecque-latine : avec le livre *De naturâ pueri ex vers. et cum notis Jo. Gorræi*. Paris, 1545, in-4 ; 1622, in-fol. Editions latines : *Interpr. Jod. Willichio*, à la suite des observations sur le livre de *Lactance de opificio Dei*. Strasbourg, 1542, in-8 ; Francfort-sur-l'Oder, 1542, in-8. *Vert. Alb. Torino* (sous le nom de Polybe). Bâle, 1544, in-4. Edition française, trad. par Guill. Chrétien : Paris, 1556, in-8. *Comment. Jo. Sylvii*. Paris, 1561, in-8. *Comment. Jo. Scheckii*. Strasbourg, 1580, in-8. — Plein d'hypothèses et de subtilités. Cet ouvrage paraît n'avoir fait qu'un tout avec le suivant :

De naturâ pueri liber. Edition grecque : *Curâ Albani Torini*. Bâle, 1538, in-8. Edition grecque-latine : avec le précédent. *Interpr. J. Gorræi cum ej. Scholiis*. Paris, 1545. in-4 ; 1622, in-fol. *Interpr. Jod. Willich. cum not*. Bâle, 1542, in-8. Edition française, trad. par Guill. Chrétien. Reims, 1553, in-8 ; 1554, in-8. Editions latines : *Dini de Garbo recollectiones in Hippocratem de naturâ fœtus*. Venise, 1502, in-fol. 1518, in-fol.

De partu septimestri. Point d'édition grecque séparée. Edition grecque-latine : *Cum comment. Hieronym. Cardani* (avec le traité *De octimestri partu* et les prognostics). Bâle, 1568, in-fol. *Cum comment. J. Lallemant* (avec les traités *De octimestri partu* et *De ætate*).Genève,1571, in-8. 1588, in-8.

De octrimestri partu. Edition grecque : *Ed. J. Caio*. 1562, in-8 ; 1569, in-8. Editions grecques-latines : avec les précédentes. — L'antiquité de ces deux ouvrages est incontestable. Galien les tient pour authentiques. Foes les place en première ligne parmi ceux qui le sont le plus incontestablement.

De aere, aquis et locis liber. Edition grecque : Paris, 1536. Editions grecques-latines : *Interpr. J. Cornario*. Bâle, 1529, in 4 ; Paris, 1542, in-4. *Ed. Lud. Septalio cum comment*. Cologne, 1590, in-fol.; Francfort, 1590, in-fol ; 1645, in-fol.; Leyde, 1658, in-fol. Edition grecque-française, par Magnan. Paris, 1787, in-12; avec des notes, par Coray. Paris, 180 , in-8, 2 vol.; nouvelle édition, Paris, 1816, in-8 ; par J. N. Chailly, Paris, 1817, in-8. Edition française, trad. de J. B. Damascène. Paris, 1662, in-4.—Un grand nombre d'auteurs ont commenté cet ouvrage, tels sont Galien , Adr. Allemann, Cardan, Ant. Pasieni, Baccio Baldini, Laras de Scoto, L. Settala, Camillo Flavio, J. Martin, Fr. Clifton : tous ces commentateurs ont été surpassés par Coray. — Le traité des airs, des eaux et des lieux est un des chefs-d'œuvre d'Hippocrate et de la médecine ancienne.

De diætâ libri tres. Il n'y a point d'édition séparée de cet ouvrage, qu'on a attribué tantôt à Herodicus , tantôt à Euryphon, tantôt à Philistion de Locre, à Ariston, à Phérécide , ou à d'autres. Les trois livres dont il se compose ne paraissent pas être l'ouvrage d'un même auteur.

De salubri victûs ratione. Point d'édition grecque séparée. Editions latines : *Interpr. Andr. Brentio, in collect. Symphor. Champerii*, in-8 sans date et Lyon, 1506, in-8. *Guill. Copo interprete.* Paris, 1528, in-fol.; 1529, in-8 ; 1533, in-8. *Interpr. Herm. Cruserio.* 1534, in-12 ; Paris, 1539, in-12. *Guinterio Andernaco interprete, cum Scribonio et Benivenio.* Bâle, 1529, in-fol. *Curá Albani Torini.* Bâle, 1544, in-4 ; 1559, in-8. Anvers, *Curá Jo. Placotomi,* 1561, in-12 ; Paris, 1577, in-12. *Commentaires de Galien, de Drivere (Thriverius Brachelius),* et de *P. Lauro.*

Prognosticon. Ouvrage presque toujours réuni aux aphorismes ou aux livres de prédictions. Edition grecque : *Curá et cum præf. Albani Torini.* Bâle, 1536, in-8 ; Paris, 1575, in-12 , avec le traité *De la nature de l'homme* et le serment. Editions grecques-latines : *Interpr. Jo Butini.* Lyon, 1555, in-12 ; 1580, in-12 ; Orléans, 1625, in-4, avec les aphorismes. *Interprete Laurentio Laurentiano.* Paris, 1543, in-8 ; *ibid.,* 1557, in-8 ; 1631, in-12 , avec les aphorismes et les prédictions. *Cum latiná exphrasi ex mente Galeni, auct. P. Blondello Calexio.* Paris , 1575, in-4. *Curá J. Opsopæi.* Francfort, 1587, in-12, avec les aphorismes, l es prédictions et les prénotions de Cos. *Cum paraphrastica versione et comment. J. Heurnii.* Leyde, 1597 , in-4 ; 1603, in-4 ; 1607, in-12 , avec les traités *propædeutiques, Vates medicus Hippocraticus S. Hipp., Prognost. lib. comment. et not. illustr. in lucem emissus a Barthol. Horn.* Stralsund, 1645, in-4. *Hipp. opuscula aphoristica. Ed. Zwingero.* Bâle , 1748, in-8. *Græcè , latinè et hispanicè , auct. Andr. Picquer.* Madrid , 1757, in-4. Les prognostics d'Hippocrate, trad. de l'espagnol, etc. Paris , 1822, in-8. *Curá Fr. Marie Bosquillon.* Paris, 1787, in-12 , avec les apho-

rismes. Editions latines : dans diverses éditions de l'*Articella. Curá Platonis de Benedictis.* Bologne , sans date, in-4, avec les aphorismes de J. Damascène et de Rhazes. *Interprete Laurentio Laurentiano.* Florence, 1508, in-fol., avec les commentaires de Galien. *Interprete Guill. Copo.* (Bâle), in-4, sans date, avec d'autres ouvrages; séparément: Bâle , 1543 , in-8 ; Lyon, 1515, in-12; 1552, in-12. Avec quelques commentaires : Vicence, 1611. in-16; Paris , 1524 , in-12 ; avec les aphor. lat. *Apud H. Stephanum,* Paris, 1512. *Cum præf. J. J. de Sabiis.* Bologne, 1526, in-4. — *Ex recognitione Fr. Rabelœsii.* Lyon, 1532, in-12 ; 1543, in-12; 1545, in-8 , avec d'autres ouvrages. *Interpr. Cristoph. a Vega.* Salamanque, 1552, in-8. — *Studio Thom. Mouffet.* Francfort, 1588, in-8. — *P. Fr. Oclerio auct.* Venise, 1620, in-12 , avec les aphor.; Venise, 1674, in-12; Vienne , 1726 , in-12. — *Recogn. et cum notis Andr. Pastæ.* Bergame, 1750, in-4 ; 1762, in-12, avec les aphor. ; Amsterdam, 1755, in-12. — Edit. françaises : *Le livre des présages,* trad. par Pierre Verney. Lyon, 1542, in-8 ; 1552, in-8, trad. par Ch. Le Roy. Montpellier, 1776, in-8 ; 1784, in-8. (*Voy.* aux traductions des œuvres d'Hippocrate. — Cet ouvrage est reconnu unanimement pour authentique. Les principaux commentateurs sont : Galien, Taddeo, Henr. A Cuellar, Ben. Victorius, J. Bravo, Gardan, Molpœus, P. Blondel , Fr. Vallesius , Aut. Lopes, Mercuriali et Cope..

Prorrheticorum vel prædictionum , lib. I et lib. II. Point d'édition grecque séparée. Editions grecques-latines : Paris, 1557, in-12, avec les aphorismes

et le prognostic. *Curâ Jo. Opsopœi.*
Francfort, 1587, in-12 , avec le prognostic. (*Voy.* plus haut.) *Curâ Zwingeri.* Bâle, 1748, in-8. avec les ouvrages aphoristiques. (*Voy.* plus haut.)
Editions latines : *Vertente Laurentio
Laurentiano cum comment. Galeni.*
Paris, 1520, in-8 ; 1543, in-8. *Interprete Calvo.* 1527, in-12. Editions
françaises, trad. de Pariset. Paris,
18 , in-32. Le deuxième livre est
probablement d'Hippocrate. Le premier paraît avoir été composé par
Dracon ou Thessalus, fils d'Hippocrate, avec des sentences prises dans
les aphorismes, le prognostic et les
épidémies. L'un et l'autre sont moins
achevés que les précédens : on y
trouve trop souvent érigées en principes généraux des sentences qui ne
reposent que sur quelques faits ou
même sur un seul. Galien a commenté
le premier livre.

Coacæ prænotiones. Point d'édition
grecque à part. Edition latine : *Vertente F. Calvo.* 1527, in-12 , avec
les précédens. Editions grecques-latines : Paris, 1557, in-12 , avec les
précédens. *Curâ Jo. Opsopœi.* Francfort, 1587, in-12. *Cum version. Foesii
et notis Jo. Jonstoni.* Amsterdam,
1660, in-12. *Curâ Zwingeri.* Bâle,
1748, in-8, avec les traités aphoristiques. Editions avec commentaires :
*Ex interpret. Jac Hollerii cum hujus
comment. lib. XIII edit a Desid. Ja-
cotio.* Lyon, 1576, in-fol. *Interprete
et enarratore Lud. Dureto.* Paris, 1588,
in-fol.; 1616, in-fol ; 1621, in-fol.;
1658, in-fol.; Strasbourg, 1633, in-8;
Genève, 1665, in-fol. *Curante Adr.
Peleryn Chrouet.* Lyon, 1784, in-fol.
*Magni Hippocr. coaca præsagia,
brevi enarrat. illustr. decerpta a Ga-*

*leno Hollerio Durato, Foesio, Jaco-
tio, et aliis*, etc. , *authore Lud. Fer-
rant.* Paris, 1657, in-12. — *Jo. God.
Brendelii comment. pract. in coacas
prænot. pensum I-III.* Gottingue ,
1752, in-4 et *in opusc.*, p. 1. — Duret
est le seul qui admette l'authenticité
de cet ouvrage. Tous les critiques ,
depuis Galien, le rejettent. Grimm
suppose, et avec quelque probabilité,
que ces *prénotions* sont d'une date
antérieure à Hippocrate, et qu'elles
étaient conservées dans les archives
du temple de Cos. On y trouve, sur
un certain nombre de maladies, des
résumés d'observations qui n'existent
pas dans les ouvrages aphoristiques légitimes. Ainsi, cet ouvrage a de l'importance pour la pathologie spéciale
du siècle d'Hippocrate.

De judicationibus liber. Point d'é-
dition à part, si ce n'est dans la collection des écrits aphoristiques de Zwin-
ger. Bâle, 1748, in-8.—Probablement
apocryphe, mais tiré des écrits légitimes d'Hippocrate.

De diebus judicatoriis. Même édition et même remarque que pour l'ouvrage précédent.

De insomniis liber. Edition grecque : Paris, 1557, in-12, avec le prognostic, etc. Edition grecque-latine :
Curâ Justi Velsii. Bâle, 1543, in-4.
Editions latines : 1479. *Andr. Brentio
interprete*, in-4, sans date. (1471) *Vertente Fab. Calvo.* 1527, in-12, avec
d'autres traités. *Justo Velsio interprete.*
Anvers, 1541, in-8. *Aug. Ferrerii liber de somniis, Hippocratis de insomniis, Galeni de insomniis, Synesii
de somniis.* Lyon, 1549, in-12. *Cum
Jul. Cæs. Scaligeri vers. et comment.
atque Aristot. lib. de somno , vigiliâ,
insomniis et divinat.* Lyon, 1538, in-4;

Lyon, 1549, in-12; Genève, 1561, in-fol., à la suite d'autres ouvrages ; Giessen, 1610, in-8 ; Amsterdam, 1658, in-12. *J. Colle de cognitu difficilibus in praxi ex libr. Hipp. de insomn.* Venise, 1628, in-4. — Foes et Haller regardent ce traité comme étant la suite du livre III de la diète, et en faisant partie.

De dentitione liber. Il n'y en a point d'édition à part. — Ce livre n'est point d'Hippocrate (il n'est cité ni par Erotien ni par Galien); mais l'auteur, quel qu'il soit, a assez bien imité la manière du médecin de Cos.

De flatibus liber. Edition grecque-latine : *Jano Cornario interprete.* Bâle, 1529, in-4. Editions-latines : *Interpr. Fr. Philelpho A. Constantino Lascari.* Paris, 1525, in-12. *Vertente Calvo.* 1527, in-12. *Vertente Adr. Alemanno, cum commentar.* Paris, 1557, in-8. — Cet ouvrage, tout hypothétique, ne peut être d'Hippocrate; mais il est ancien et travaillé à la manière des philosophes.

De tumoribus liber. Editions grecques-latines : *Cum comment. Galeni et vers. lat. Nic. Vigorei.* Paris, 1555, in-4. *Cum comment. et interpr. Dureti curá P. Girardeti.* Paris, 1631, in-8. *Iterum recens. notas adj.,* etc., *Just. God. Günz.* Leipzig, 1745, in-8, avec le traité *De diæta in acutis. Curá. Zwingeri.* Bâle, 1748, in-8, avec les traités aphoristiques. Editions latines: *Curá Rosarii, cum comment. Galeni Cæsar. August.* 1567, in-4. *Vertente F. Calvo.* 1527, in-12. — Au milieu des opinions diverses émises sur la légitimité ou l'illégitimité de cet ouvrage, celle de Galien est la plus probable. Il pense que c'est bien Hippo-

crate qui en est l'auteur, mais que plusieurs mains y ont fait de nombreuses interpolations.

De morbis libri IV. Editions grecques-latines : *Ex versione Georg. Pylandri.* Paris, 1540, in-4. *Cum prælect. Jo. Mertini, ed. a Renato Moreau.* Paris, 1637, in-4. Le deuxième livre a été publié séparément en latin par Albanus Torinus. Bâle, 1544, in-8. *Petri Salii Diversi commentarii in quatuor Hipp. lib. de morbis.* Francfort, 1602, in-fol.;1612, in-fol.;1646, in-fol. Les témoignages d'Erotien, de Galien, de Cœlius Aurelianus, sur les livres *De morbis*, écrits par Hippocrate, ne prouvent point la légitimité de ceux que nous possédons sous ce titre, car on ne trouve point dans ceux-ci les passages cités par Galien et Cœlius. Si l'on apprécie l'ouvrage d'après ses caractères intérieurs, on sera disposé à adopter l'opinion de Foes, de Haller et de Gruner, d'après laquelle on l'attribuerait à l'école de Cnide; car l'extrême division ou multiplication des maladies, l'adoption de remèdes ou téméraires ou absurdes, se rapportent bien à la manière de faire des médecins de cette école, d'après l'idée qu'Hippocrate lui-même nous en a donnée. Quoi qu'il en soit, cet ouvrage, où se trouvent des notions sur un grand nombre de maladies, a de l'importance dans l'histoire de la pathologie.

De affectionibus liber. Ouvrage apocryphe, attribué, par Galien, à Polybe, et publié sous ce nom par Albanus Torinus. Bâle, 1544, in-4. *Comment.,* par J. Varandée. Lyon, 1658, in-fol. — Il se rapproche, sous plus d'un rapport, des écrits légitimes d'Hippocrate, par sa simplicité, l'absence des raisonnemens et l'esprit d'observation.

De internis affectionibus liber. Il n'y a point d'édition à part de cet ouvrage. Il a été commenté par Fr. de St. André. Caen, 1687, in-12. Par J. Martin : Paris, 1637, in-4. (*Voy.* plus haut.) — On peut lui appliquer les remarques faites aux *Livres des maladies.* Il est probablement sorti de l'école de Cnide.

De victûs ratione in morbis acutis. Edition grecque : Paris, 1530, in-fol. Edition grecque-latine : *Jo. Vassæo interprete.* Paris, 1531, in-fol. *Interpr. L. Dureto ; ed. Pet. Girardet.* Paris, 1631, in-8. *Iterum recens. Just. God. Günz.* Leipzig, 1745, in-8, avec le traité *De humoribus* Editions latines : *Studio Nic. Lavachii.* Florence, 1533, in-4. *Lat. cum comment. Galeni et Galeni de semine lib. II.* Bâle, 1533, in-fol. ; Bâle, 1542, in-8 ; 1543, in-8; 1551, in-fol. ; Lyon, 1565, in-12. *J. Martini adnot. Paulo Juliario interprete.* Vérone, 1542, in-8 ; 1548, in-8. *Jo. Vassæo interpr. cum annot. J. Molini.* Lyon, 1565, in-12, et dans les collect. indiquées de Champier et de Rabelais. Les principaux commentaires sont ceux de Galien, Ant. Musa Brassavola, Jérôme Drivere (Thriverius Brachelius), Fr. Vallesius, Jér. Cardan, Jér. Mercuriali, L. Duret et J. Heurn. — Les témoignages d'Erotien, Galien, Palladius, Pline, Athénée et Cœlius Aurelianus, et ceux de Mercuriali, Foes, Haller, Gruner et Grimm s'accordent avec les caractères propres de l'ouvrage pour en prouver la légitimité; mais il a souffert plusieurs interpolations. Cet ouvrage roule, en grande partie, sur l'usage de la décoction d'orge et de l'oxymel dans le

différentes périodes et les divers états des maladies aiguës. Il y a aussi quelques remarques sur l'emploi de la saignée et des purgatifs.

De morbis mulierum libri duo. Point d'édition grecque séparée. Editions grecques-latines : du premier livre seulement, *Ex interpr. et cum comment. Maur. Cordæi.* Paris, 1585, in-folio ; Bâle, 1536, in-4, et *In collect. Gynæciorum Wolphii.* Bâle, 1587, in-4, t. III , et *Spachii.* Strasbourg, 1597, in-fol. Edition latine : *Interpr. Fab. Calvo.* Paris, 1526, in-12. — Ouvrage apocryphe, sorti probablement de la même plume que le quatrième livre des maladies, écrit dans le goût de l'école de Cnide.

De naturâ muliebri liber. Point d'édition grecque à part. Edition latine : *Interprete F. Calvo.* Paris, 1526, in-12, avec le précédent. — Cet ouvrage, composé à une époque postérieure au précédent, en est tiré en partie : maladies multipliées à l'infini; fatras de remèdes.

De morbis virginum liber. Edition grecque latine : *Ex interpretat. et cum adnotat. Maur. Cordæi.* Paris, 1574, in-8. *Commentaires de J. B. Donati* Lucques, 1582, in-4 ; Francfort, 1591, in-8 ; de Cl. Tardy, Paris, 1648, in-8 ; de Stefano (Stephani), Venise, 1635, in-fol.—Cet ouvrage n'est point mentionné par les anciens. Il se rapproche des précédens pour la doctrine.

De sterilibus. Point d'édition à part. Ce traité est comme un appendice de celui des maladies des femmes. Il est cité par Erotien; Galien le mentionne également, mais sans le donner pour un écrit d'Hippocrate : aucun critique ne le regarde comme légitime.

De morbo sacro liber. Edition grecque - latine : *Recensuit, novam interpretationem latinam notasque addidit. Frid. Dietz.* Leipzig, 1827, in-8. — Ouvrage remarquable, cité par Erotien, Galien, Cœlius Aurelianus, au nombre des écrits d'Hippocrate, et fort digne de lui appartenir. L'auteur se montre dégagé des préjugés de son siècle, sur les causes prétendues surnaturelles de l'épilepsie et de quelques autres maladies. Remarques justes et profondes sur les fonctions et l'empire du cerveau. Commentaires : *Pontii de sanctâ cruce prælectiones Vallisoletanæ,* etc. Madrid, 1631, in-fol.

De videndi acie liber. Edition grecque-latine : *Hipp. de visu libellus memor. patris, Jo. Fr. Jugleri separatim et emendatius edidit notisque et aliorum et suis illustr. J. H. Jugler.* Helmstadt, 1792, in-8. — Ce traité, qui n'est cité ni par Erotien ni par Galien, parait n'être qu'un fragment tiré d'un autre ouvrage, et est probablement l'œuvre de quelque oculiste d'Alexandrie. La scarification de l'œil, qui y est recommandée pour certaines maladies de cet organe, a fait le sujet de plusieurs commentaires, depuis que Woolhouse eut renouvelé cette opération. *J. H. Hampe : Diss. de scarificatione oculari Hippocraticâ.* Duisbourg, 1721, in-4. *B. Dav. Mauchart,* ophthalmoxysis, *nov. antiqua, seu Woolhusiano-Hippocratica operatio a textu græco eruta.* Tubingue, 1726, in-4. *Jo. Zach. Platner : Diss. de scarificatione oculorum.* Leipzig, 1728, in-4. *D. W. Triller : Exerc. de scarificatione et ustione oculorum ab Hippocrate descriptâ. In opusc.,* tom. I.

De liquidorum usu liber. Il n'y a point d'édition à part de cet ouvrage. — Il n'est cité ni par Erotien ni par Galien, et paraît n'être qu'un extrait assez mal ordonné de divers ouvrages d'Hippocrate. *Comment. Jo. Nardii, in ej. noct. geniul. I*ª Bologne, 1656, in-4.

De purgatoriis remediis liber. Edit. grecque : à la suite du *Breviarium Nicephori,* edit. *Pet. Petavii.* Paris, 1616, in-8. Editions grecques-latines : *Ex interpr. et cum notis F. Morelli,* Paris, 1617, in-12 ; 1621, in-12 ; *Ex interpr. et cum Comment. J. Heurnii,* Leyde, 1603, in-4, avec les *prolegom.* et le prognost. Edit. latines, Venise, 1497, in-fol., avec les opuscules de Rhazes. *Interpr. Guintherio, Andern.* Bâle, 1539, in-4, avec d'autres ouvrages ; Paris, 1541, in-8, avec Apicius, et d'autres traités sur l'usage des médicamens. *Interpr. J. P. Crasso,* Bâle, 1541, in-4, dans la collect. de méd. anciens. Cet ouvrage n'est point cité par les anciens, et paraît être, comme le précédent, une compilation tirée d'Hippocrate.

De officinâ medici liber. Edition grecque-latine : *Hippocratis de officinâ medici et de fractis libri duo edente Fr. Mar. Bosquillon.* Paris, 1816, in-8 et in-4. — Cet ouvrage appartient à la classe la plus précieuse des écrits hippocratiques, à celle des traités chirurgicaux. Erotien le cite pour légitime, et avant lui Diocles, Philotime, Mantias, Heraclide de Tarente et Asclepiade, avaient pris la peine de le commenter. Galien, qui n'est pas toujours d'accord avec lui-même, est plus favorable que contraire à son authenticité. On peut adopter l'opinion de Gruner, qui le tient pour légitime. Les commentaires de Galien sur ce traité se trouvent dans le *Recueil des écrits chirurgicaux anciens*, de Guido Guidi (Vidus Vidius). Paris, 1544, in-fol.

De fracturis liber. Edition grecque-latine de Bosquillon, indiquée à l'article précédent. — C'est un des ouvrages d'Hippocrate dont la légitimité est la moins douteuse: mais il n'est pas certain que nous l'ayons tel qu'il est sorti des mains de son auteur. Galien pense que le traité *De articulis*, dont il va être parlé, en faisait partie. Il se trouve, avec les commentaires de Galien, dans la collection de Guido Guidi, indiquée plus haut. Les scholies de Palladius, sur le même ouvrage, ont été traduites par Foes, et insérées dans son édition d'Hippocrate. Chartier leur a également donné place dans la sienne. Edition latine, avec commentaires, par Andr. Maximini. Rome, 1776, in-4. M. Belmas a résumé, dans un article bien fait, la doctrine des traités *De fractis* et *De articulis*. (*Journal des progrès des sciences et des institutions médicales.*)

De articulis liber. Point d'édition grecque séparée. Edition latine : *Vertente Anut. Foesio.* Leyde, 1628, in-4. *Commentaires de Galien.* — Quoique Gruner traite de *sottise*, de *stupidité*, l'opinion de ceux qui regardent cet ouvrage comme légitime, les raisons qu'il apporte pour le rejeter du nombre des écrits d'Hippocrate, et dont la plus forte est la considération des connaissances anatomiques qu'il renferme, et qui surpassent celles qu'on est autorisé à attribuer au médecin de Cos; malgré ces raisons, dis-je, il n'est pas prouvé que cet ouvrage ne soit point une œuvre légitime d'Hippocrate, car il peut y

avoir des interpolations. Quoi qu'il en soit, c'est incontestablement un des meilleurs de la collection hippocratique.

Mochlichus. Edition grecque : Paris, 1579, in-4. — Ce traité est comme un résumé des précédens. Les critiques modernes s'accordent à penser, mais d'après les caractères du style seulement, que ce n'est point Hippocrate qui l'a rédigé.

De ulceribus liber. Editio græcolatina : *Cum comment. in Hippocr. chirurg. a Steph. Manialdo*, Paris, 1619, in-8. Ed. lat. : *In Vidi Vidii chirurgia*, etc. Paris, 1544, in-fol. Editions françaises : avec les commentaires de Vidus Vidius, collect. de chirurgie. Lyon, 1555, in-8 ; trad. de Dussaudeau : Saumur, 1612, in-12, et dans *les trois premiers livres de chirurgie*, par Fr. Lefèvre. Paris, 1555, in-8. Edition italienne : *Libro d'Ippocrate delle ulcere*, con le note pratiche chirurgiche di Gius. Cignolozzi. Florence, 1690, in-8. — Les commentaires qu'avait composés Galien, sur cet ouvrage, sont perdus. Les critiques sont partagés sur la légitimité ou la supposition de cet ouvrage. L'opinion la plus probable est celle d'Erotien, de Galien, de Foes et de Mercuriali, qui le regardent comme étant d'Hippocrate ; mais il est probable aussi qu'il a subi des adultérations, et qu'on y a interpolé l'indication d'un fatras de remèdes qui ne se trouvent point mentionnés dans les autres écrits légitimes d'Hippocrate.

De fistulis liber. Edition grecque-latine dans la chirurgie d'Hippocrate, par Maniauld (Manialdus), indiquée à l'article précédent. Edition latine, dans le recueil déjà indiqué de Guido Guidi

(Vidus Vidius). — Cet écrit para avoir été composé d'après les idées pratiques d'Hippocrate, mais il est l'œuvre d'un amateur décidé des systèmes et des explications. On y remarque le conseil d'ouvrir d'aussi bonne heure que possible les abcès au fondement, pour prévenir la formation d'une fistule à l'anus, le précepte de nettoyer plus fréquemment les ulcères de cette région, et la prescription des médicamens astringens contre le prolapsus du rectum.

De hæmorrhoidibus liber. Edition grecque : Bâle, 1540, in-8. Edition grecque-latine, dans le recueil de Maniauld, indiqué plus haut. Paris, 1619, in-8. — On peut appliquer à ce traité les remarques faites sur le précédent, qui semble n'en être qu'une portion détachée.

De capitis vulneribus liber. Editions grecques-latines : *Hipp. de cap. vulner. gr. et lat. ex interpr. et cum comment. Fr. Vertuniani et cum castigationibus Scaligeri. Lutetiæ ex off. Rob. Stephani.* 1578, in-8. *Tract. Jo. Bapt. Cortesii de capitis vulneribus cum græco Hipp. textu.* Messine, 1632, in-4, et dans le recueil de Maniauld, déjà indiqué. Editions latines : dans le recueil de Vidus Vidius, et avec plusieurs des commentaires indiqués plus bas. Editions françaises : les trois premiers livres de chirurgie, trad. par Fr. Lefèvre. Paris, 1555, in-8, avec les commentaires de Guido Guidi. *Le livre du grand et divin Hippocrate des playes de teste...,* trad. du grec, corrigé et commenté par Fr. Dussaudeau. Rouen, 1658, in-12. — Les commentaires qu'avait composés Galien sur cet ouvrage, sont perdus. On a, outre ceux de Guido Guidi,

Vertunianus et Cortesi, indiqués plus haut, ceux de Falloppia, publiés par Angelo Agatho. Venise, 1566, in-4 et *Iu opp. Fallop.* 1569 ; ceux d'Aranzi, publiés par Cl. Porral. Leyde, 1579, in-8 et 1639, in-12 ; d'Hippolyte Parma. Venise, 1608, in-8 ; de P. de Paaw. Leyde, 1616, in-4, et de Bernardino Falcinelli. Florence, 1693, in-8. — Ouvrage légitime d'Hippocrate, et l'un des plus remarquables de la partie chirurgicale de ses œuvres.

De superfœtatione liber. Point d'édition à part. — Ecrit supposé d'une date bien postérieure à Hippocrate.

De exsectione fœtus liber. Point d'édition à part. — Quoique sorti d'une autre plume que celle d'Hippocrate, ce traité ne laisse pas d'être remarquable : il est d'une grande importance dans l'histoire de l'obstétrique.

Epidemicorum libri VII. La plupart des éditions de cet ouvrage étant des éditions partielles, il est nécessaire d'en indiquer les titres en détail : *Jo. Alexandrini comment. in lib. VI epidem. cum ipso textu lat.* Lyon, 1527, in-4 ; *gr. lat. Hipp. epidem. liber VI jam recens. latinitate donatus, Leonhardo Fuchsio interprete. Addita est luculenta ejus libri expositio.* Haganoæ, 1532, in-4. *Rec. cum Additam.* Bâle, 1537, in-fol. *Lat. liber VI ex interpr. L. Fuchsii et ex alia translat. studio Jo. Agricolæ Ammonii, cum aphor.* 1537, in-4. *Lib. I, III et VI lat. interprete Hermanno Cruserio, cum Galeni commentariis.* Paris, 1534, in-fol. ; Venise, 1538, in-16 ; Bâle, 1570, in-8. *Lib. VI græcè cum aphorismis.* Francfort, 1545, in-12. — *Lib. I, III et VI lat. cum iisdem, in-*

terpr. Jo. Vassæo, cum Galeni comment. Lyon, 1550, in-12; Paris, 1557, in-12. — *Pet. Jac. Esteve comment. in lib. II epid.* Valence, 1551, in-fol. — *Jo. B. Montani in III primi epid. sectionem explanationes, a Val. Lublino collectæ.* Venise, 1554, in-8. — *Lib. II epidem. Hipp. gr. et lat. cum comment. Anutii Foesii.* Bâle, 1560, in-8. — *Galeni in libr. VI epid. comment. VI, itemque VII et VIII, cum comment. III in libr. de humoribus, interprete P. B. Rasario.* Venise, 1562, in-8. — *Rec. cum comment. Galeni in Hipp. lib. de alimento.* Sarragosse, 1567, in-4. — *Hier. Cardani comm. in Hipp. epid. ægrotos XII.* Rome, 1574, in-fol.; Bâle, 1582, in-fol., et *In opp. omn.* Lyon, 1663. *Fr. Vallesii comment. in Hipp. VII libros de morbis popularibus.* Madrid, 1577, in-fol. Florence, 1586; Cologne, 1588; Turin, 1589, in-8; Naples, 1621, in-fol.; 1625, 1631, 1682; Orléans, 1654; Paris, 1663. — *Lat. Hippocrates de morbis popularibus.* Paris, 1594, in-4. *Hieron. Mercurialis prælectiones pisanæ, s. commentarii in prognostica, prorrhetica et historias epidemicas.* Venise, 1597, in-fol.; Francfort, 1602. — *Hipp. epidemialium observationum purs I, quatuor contenta languentibus cum commentariis. Marii Zuccari.* Venise, 1621, in-4. — *Hieron. Mercurialis in lib. II epidemicorum Hipp. prælectiones Bononienses.* Forli, 1626, in-fol. — *Sect. I libr. II epidem. cum Hipp. de humoribus lib. ex interpretatione Lud. Dureti; ed. A Girardeto.* Paris, 1631. — *Recud. curav. et not. add. J. G. Günz.* Leipzig, 1745, in-8. — *Petr. Fr. Phrygii commentarii in historias epid. Hipp. lib. I et III gr. lat. in III partes*

digesti. Lyon, 1644, in-4. — *P. A. Castro imber aureus ex libris epid. Hipp.* Vérone, 1652, in-12; Ulm, 1661, in-12. — *Petr. Mich. de Heredia comment. in Hipp. de morbis popularibus.* Lyon, 1655, in-fol., et *In opp.*, t. II; Lyon, 1688, in-fol. — *Steph. Roderic expositio in aliquot Hippocr. ægrotos.* Venise, 1656, in-8. — *Ge. Baglivius nucleus librorum Hipp. epid. per aphor. digestus.* Francfort et Leipzig, 1708, in-12. — *Hipp. de morbis popularibus lib. I et III, gr. et lat. his accommodavit novem de febribus commentarios Jo. Freindius.* Londres, 1717, in-4; Amsterdam, 1717, in-8, et *In opp. med.* Naples, 1730, in-4; Londres, 1733, in-fol.; Venise, 1733, in-4; Paris, 1735, in-4. — *Dan. Wilh. Trilleri epistola medico-critica ad Jo. Freind super primo et tertio Hipp. ejusdem, nuper ab ipso editis.* Rudolstadt, 1720, in-8. — *Recus. in ej. opusc.*, tom. II, p. 178. — *Conf. Jo. King epistola ad Jo. Freind, in quâ D. W. Trilleri epistolam criticam super I et III epid. a viro ornatiss. editis, ad examen revocavit.* Cambridge, 1722, in-8. — *A comment. on forty two histories described by Hippocrates in the first and third book of his epidemic, cum aliis ad Danielem prophetam facientibus, auctore Jo. Floyer.* Londres, 1726, in-8. — *Henr. Cope demonstratio medico-practica prognosticorum Hippocratis, ea conferendo cum ægrotorum historiis in libro I et III epidem. conscriptis.* Dublin, 1736, in-8. *Recud. curav. Baldinger.* Iéna, 1772, in-8. — *Lizzari in loca quædam epidem. Hippocratis.* Venise, 1763, in-8. — *Epidémies d'Hippocrate*, trad. du grec, avec des réflexions sur les constitutions épidé, miques; suivies des quarante-deux histoires rapportées par cet ancien médecin, et des commentaires de Galien sur ces histoires, etc. Paris, 1767, in-12.

Aphorismi. Editions grecques: *Quarum artium ac linguarum opus sit. præf. antè Hipp. aphorism. init. per Janum Cornarium habita Rostochii. Aphorismi Hippocratis; græce.* Haganoæ ap. Jo. Secerium; in-8, sans date. Ἱπποκράτους αφορισμον τμημ̔ατα, etc. Ed. Rabelais, à la suite de l'édition latine de quelques traités indiqués plus haut. Lyon, 1543, in-12, 1545, in-12; *aphor. recogn. per Rudger. Rescium.* Louvain, 1533, in-8°. Lyon, 1543, in-8°. Francfort, 1545, in-12. — Editions grecques-latines; Paris, 1552, 1555, in-16, avec le prognostic, les prorrhétiques, etc. Paris, 1557, in-12, avec le serment: *Studio Jo. Opsopœi.* Francfort, 1587, in-12; *ex recens. Paul. Offredi.* Rome, 1606, in-12; Genève, 1606, in-12, avec le prognost., les prorrhétiques, les coaques, etc.; vers. de J. Heurn, avec des commentaires. Leyde, 1607, in-12; les mêmes séparement; Leyde, 1638, in-12; Iena, 1690, in-12; Paris, 1613; *ex recognitione Vorstii.* Leyde, 1628, in-32; avec *la loi,* in-16, sans date; *ex interpret. Foesii et G. Plantii.* Leyde, 1633, in-12; *ex interpret. Foesii; cum methodo; qua aphorismi in certum ordinem digesti exhibentur, a Jo. Ern. Scheffler.* Leyde, 1633, in-16; *cum divisione aphorismorum secundum ordinem materiarum.* Leyde, 1638, in-12; *ed. ab H. Poort.* Utrecht, 1657; in-12; *cum interpret. lat. loc. parall. ex ipso Hippocrate et indice,* curâ *Luc. Verhoofd.* Leyde, 1675; in-16;

accurante Theod. Janss. ab Almeloveen, cum locis parall. Celsi, etc. Amsterdam, 1685, in-16; Leyde, 1732, in-16; Strasbourg, 1756, in-12; Leipzig, 1756, in-12; *cum indice Verhoofd. et not. Ann. Car. Lorry.* Paris, 1759, in-12; 1782, in-12; *curante Mart. Lister.* Londres, 1703, in-12; *a Jac. Fickio.* Iena, 1729, in-12; *in Zwingeri opusc. Hipp. aphorist.* Bâle, 1748, in-8°; Glascow, 1748, in-12; 1769, in-12; *cum Celsi locis parall. ind Luc. Verhoof. locis parall. ex Bœrhaav. et Swieten. commentar. et not. propr.* Paris, 1759, in-16; *Hipp. aphorismi, ad fidem vet. monimentorum castigati, latinè versi ab T. Lefebvre de Villebrune, Constantinop. prostat.* Paris, 1779, in-12 et in-4°; *Hipp. aphor. et Prænot. lib. recens. not. que add. E. Fr. Mar. Bosquillon.* Paris, 1784, in-12; *Hipp. aph. et Celsi loc. parall. illustrati stud. et cur. Janss. ab Almeloveen, quibus accessit Luc. Verhoof. ind. locuplet. loc. parall. ex Boerhaave comment. etc. ed. cur. Anna Car. Lorry.* Paris, 1786, in-16.

Edit. latines: *dans l'Articella.* Venise, 1483, in-4°, 1485, 1500, etc. Lyon, 1505, in-8°, 1515, in-8°, 1519, in-8°, 1527, in-4°; *Hippocratis sententiæ; comment. Galeni in easdem Laur. Laurentiano interprete.* Florence, 1494, in-fol.; *aph. lat. ed. Theod. Ulsenio.* Nurenberg, in-4°, sans date (vers 1496); *antiqua versio et nova Theod. Gazæ in collect. ant. Rustici Placentini.* Venise, 1493, in-12; Venise, 1507, in-8°; *cum Rhasis libris et plurimis aliis.* Venise, 1497, in-fol. *ex vers. Theod. Gazæ.* Lyon, 1505, in-8°; *cum interp. antiquâ et Nic. Leoniceni versione.* Ferrare, 1509, in-fol.;

interpr. Nic. Leoniceno cum præupt. G. Copo interp. Paris, 1524; in-12; 1526, in-12; 1532; Lyon, 1581, in-12; cum not. Manelphi. Rome, 1613, in-16; Padone, 1638, in-12; cum progn. et aliis, Hipp. aph. (Nic. Leoniceno interpr.) sect. vii quibus ex Ant. Musæ comment. adjectâ fuit et octava Fr. Ogglerio auctore. Vicence 1610, in-16; Venise, 1620, in-12; Venise, 1674, in-12; Vienne, 1726, in-12; c. meth. aphor. et progn. Hipp., ex interpret. J. Heurn. Rudolsdadt, 1672, in-32; Hipp. aph. atque prog. lat. vers. cum recogn. et not. Andr. Pastæ. Bergomatis, ed. altera, access. huic ips. édit. prolegomena in quibus de aph. præsag. que auctore etc. disseritur. Valence, 1786; vers. lat. aphor. quam v. comment. Oribasii script. sæc. xiii etc. ed. Bosquillon. Paris, 1784, in-18.

Editions françaises : par J. Breche, Lyon, 1581, in-16; Rouen, 1646, in-12; par J. Vigier, 1605, in-16, 1666, in-12; par Laz. Meissonnier, Lyon, 1668, in-12; Rouen, 1685, in-12; trad. franç. sur la version latine (de Hecquet) (par J. Devaux); Paris, 1725, in-12; avec des explications, par Dufour, Paris, 1699; lat. franç., par Lelong, Paris 1645, in 4°; OEuvres d'Hipp. aphorismes, traduits d'après la collation de vingt-deux manuscrits et des interprètes orientaux, par Lefebvre de Villebrune, Paris, 1786, in-32; *les Aph. d'Hipp.,* trad. par Pariset, lat. franç., Paris, 18 , in-32; trad. par Bosquillon, avec des notes. Paris, 1814, in-18. —Les *Aphorismes d'Hippocrate*, classés systématiquement, et précédés d'une introduction historique, par J. E. Dezeimeris. Paris, 1835, in-32.

Éd. gr.-lat.-franç., trad. de Demercy, Paris, 1811, in-16. Paraphrases versifiées: gr. et lat. vers., par Gerard Denisot, Paris, 1634, in-8°; cum comment. a G. Odry. Paris, 1634, in-12; vers. gr. et lat. ab Ant. Hommeio. Paris, 1660, in-8°; sect. i aphor. vers. gr. per Rob. Winterton, cum lat. vers. Heurnii. Cambridge, 1631, in-4°, ibid, 1633, in-8°; cum omn. aphor. vers. metrica Fabri et Wintertoni; cum metricâ paraphrasi van Poorstii. Utrecht, 1657, in-12; paraphr. lat.: ab Aloys Luisino. Venise, 1552, in-8°; auct. Laur. Span. Breslau, 1570; auct. And. Ellinger. Francfort, 1579, in-8°; auct. Laur. Sturm. Lyon, 1583, in-8°; 1619, in-8°; auct. Bulenger. Paris, 1587, in-12, ibid, 1650, in-8°; auct. Pa. Dyonysio. Vérone, 1699, in-4°; auct. Simon Provancher. Sens, 1603, in-8°; aph. lib. ii heroic. vers. redditi a jano Dubravio. Nuremberg, 1633, in-8°; auct. Jo. Lud. Gansio. Strasbourg, 1624, in-12; Vienne, 1626, in-12; auct. J. Pfanz. Strasbourg, 1624, in-8°; auct. P. Berigardo, med. candidato. Udine, 1645, in-8°; auct. Jo. Bapt. de Condo. Bruxelles, 1647, in-12; 1781, in-8°; auct. Jo. Junker. Erfurt, 1648, in-8°; auct. anonym. cum lat. aph. versione. 1669, in-12; carm. expressit Matth. Roselerus; aph. elegis latinis rediti a P. F. Clossio. Tubingue, 1786, in-8°. — En vers français, par Delaunay. Rouen, 1642, in-8; sous ce titre : Hippocrate dépaysé, par Louis de Fontenettes, Paris, 1654, in-4.

Commentaires. Le nombre des commentaires composés sur les aphorismes d'Hippocrate, est immense; nous n'en indiquerons qu'une faible partie. Ceux de Galien se trouvent dans plusieurs des éditions déjà indiquées et dans d'autres notées plus bas. On en attribue à Oribase, qui ont eu plusieurs éditions : *Ed. Guinth. Andernac.* Paris, 1533, in-8 ; Venise, 1533. in-8 ; Bâle, 1535, in-8 ; Padoue, 1658 , in-12 ; *éd. Bosquillon.* Paris, 1784, in-18.

Philothei commentaria in aphor. Hippocratis e græco in lat. conversa, interpr. Lud. Corado. Venise, 1549. in-8 ; Spire, 1581, in-8. — *Jac. Foroliviensis in Hipp. aphor. et Galeni super eisdem commentarios expos. et quæst. per Christoph. de Castanea.* Pavie, 1488 , in-fol ; Venise, 1490 ; Pavie, 1501, in-fol., 1512 ; Venise, 1495, in-fol.; 1501, in-fol.; 1520, in-fol. ; *Marsilii de sancta Sophia, interpret. in eos aphorism. qui a Jacobo expositi non fuerant.* Venise, 1508, in-fol.; *Laur. Laurentiani Comment.* Florence, 1494, in-fol.; *ant. Benivenii Comment.* Florence, 1507, in-4 ; *Hieron. Thriverii Comm. in aph. lib. I.* Anvers, 1538, in-4 ; *in omnes aphor.* Lyon, 1551, in-4 ; *Ant. Musa Brassavola in octo lib. aphor. Hipp. et Galen. Comment. annotat.* Bâle, 1541 , in fol.; Ferrare, 1594 ; Venise, 1721, in-4 ; *cum Comment. Leonh. Fuchs.* Bâle, 1544 , in-4, Paris, 1545, in-8 ; Lyon, 1554, in-8 ; Lyon, 1558, in-8 ; Lyon, 1559 ; *Hipp. aph. gr. lat. cum Guill. Plantii interpret. et Jo. Lygæi paraphrasi.* Paris, 1551, in-16 ; Lyon, 1555, in-12 ; 1573 , in-12 ; Genève, 1580, in-16 ; *et cum Comment. Jo. Marinelli.* Venise, 1582, in-12 ; Lyon, 1582, in-16 ; Genève, 1590, in-8 ; sans lieu d'impression, 1595, in-12 ; *J.-B. Montani exactiss. in aph. Hipp. lectiones, etc.* Venise, 1553 , in-8 ; *ejusd. in secund. lib. aph. lectiones.* Venise,

1554 , in-8 ; *Fr. Vallesii in aph. Commentar.* Alcala de Henarez, 1561, in-8 ; Cologne, 1589, in-fol.; *Christoph. a Vega Comment.* Antigueras, 1563, in-8 ; Lyon, 1568, in-8 ; 1570, in-8 , *et in opp. omn. ; Hieron. Cardani Comment.* Bâle, 1564, in-fol.; Padoue, 1653, in-4, *et in opp. omn.; Jac. Hollerii in Hipp. aphor. cum Schol. ex Dureto sumtis auxit Liebaut.* Paris, 1579, in-8 ; 1582 , in-8 ; Genève, 1583, in-8 ; 1596, in-8 ; 1597, in-8 ; Leipzig, 1597, in-8 ; Francfort, 1597, in-8 ; 1644, in-8 ; 1646, in-8; 1652, in 8; 1675, in-8 ; *aph. brevi enarrat. fidaque interpretat. illustr. cum hist. obs. et remed. select. a Jo. Heurnio* Leyde, 1601, in-12 ; 1607, in-12 ; 1609, in-12 ; Lyon, 1615, in-8 ; Leyde, 1623, in-12 ; Londres, 1623, in-12 ; Iena, 1677, in-12 ; 1690, in-12 ; Rudolstadt , 1666 , in-12 ; Amsterdam, 1688 , in-12 ; Leyde, 1690, in-12 ; *Eman. Stupani Comment.* Bâle, 1615, in-8 ; *Hieron. Mercurialis in omn. Hipp. aphor. prælect. patavinæ,* etc. Bologne, 1619, in-fol.; Lyon, 1621 , in-4 ; Forli, 1625 ; Lyon, 1631, in-4 ; *cum Comment. Nic. Fontani, etc.* Amsterdam, 1633, in-12, *et in opp. omn.; P. de Sorbait comm. et controvers. in omn. lib. aphor.* Vienne, 1680, in-4 ; *Luc. Tozzi comm. in 11 part. distrib.* Naples, 1693, in-4; *et in opp.* Naples, 1704, in-4, 4 vol.; *aph. cum commentariolo Mart. Listeri.* Londres, 1702 , in-8; 1703, in-12 ; Tubingue, 1730, in-12 ; 1744, in-12 ; *nova et vetus aphor. Hipp. interpretat. a Jo. Fr. Leone ab Erlsfel.* Francfort et Leipzig, 1711, in-4; *Hipp. aph. ad mentem ipsius, artis usum, et corporis mechanismi rationem expositi (auct. Hecquet).* Paris, 1724, in-12 , 2 vol. ; *ibid.* Naples, 1731, in-4; Venise, 1757, in-4; *Medicina Hippocratica expos. aphor. Hipp. auct. Jo. de Gorter Lib. I-VII.* Amsterdam, 1739 - 1742, in - 4; *Hipp. aphor. et præsag. ex recogn. et cum not. Andr. Pastæ.* Bergame, 1750, 1762, in-12; *Hipp. aph. notation. Variorum illustrati. digessit et indic. addid. J. Ch. Rieger.* La Haye, 1767, in-8, 2 vol.; Leyde, 1778, in-8 (c'est la même édit. avec un titre nouveau); *commentaria in præcip. Hippocr. aphorism,* etc., *auctore Jo. P. Vastampani opus posthumum tipis vulgatum anno 1822; curante Amadeo Testa.* Turin, 1822.— Commentaires français : Jo. Vigier, *Aph. d'Hipp.,* rangés et disposés avec des notes. Lyon, 1605, in-16; 1620, in-12; 1666, in-12; A. Cabotin, commentaire en vers. Paris, 1665, in-12; Laz. Meysonnier, *Aph. d'Hipp.,* traduit en français avec un mélange de paraphrase et d'éclaircissemens des lieux obscurs, et la clef de cette doctrine, par le moyen de la circulation du sang. Lyon, 1668, in-12; *Aph. d'Hipp.* avec des éclaircissemens. Lyon, 1684, in-12; *Aph. d'Hipp.,* traduit en français avec des explications phys. et des annot. curieuses. Paris, 1685, in-12, 2 vol.; les *Aph. d'Hipp.* avec de nouvelles explications et plusieurs observations pratiques, etc. Paris, 1703; les *Aph. d'Hipp.,* explications, etc (par Hecquet, trad. franç par J. Devaux). Paris, 1725, in-12, 2 vol. Léveillé, *Hippocrate expliqué par lui-même.* Paris, 18 , in-8.

Demercy, nouv. trad. des *Aph. d'Hipp. et commentaires,* etc. Paris, 1821-29, in-12, 4 vol.—Anglais : *The aphorisms of Hippocr. and references, by Conr. Sprengell.* Londres, 1708, in-8; 1735, in-8.—Allemands : *Kurt Sprengel, Apologie des Hippocrates.* Leipzig, 1789-92, in-8, 2 vol.

Editions des œuvres d'Hippocrate. Editions grecques : *Omnia opera Hippocratis. Venetiis, apud Aldum, 1626,* in-fol. *Hippocratis Coi medici vetustissimi et omnium aliorum principis libri omnes ad vetustos codices summo studio collati et restaurati.* Bâle, 1538, in-fol.—Editions latines : *Hippocratis Coi, medicorum omnium longe principis, octoginta volumina, quibus maxima ex parte, annorum circiter duo millia, latina caruit lingua,* etc., etc., *nunc tandem per M. Fabium Calvum, Rhavennatem—latinitate donata, Clementi VII pont. max. dicata ac nunc primum in lucem edita.* Rome, 1525, in-fol.; *ibid.,* 1549, in-fol.; 1610, in-fol.; 1619, in-fol. *Hippocratis Coi opera . . . . nunc tandem per M. Fabium Calvum, Guil Copum, Nic. Leonicenum et Andr. Brentium . . . . latinitate donata.* Bâle, 1526, in fol. *Hipp. Coi opera ex jani Cornarii versione.* Venise, 1545, in-8; Paris, 1546, in-8; Bâle, 1546, in-fol.; 1553, in-fol. *Edente Jo. Culmanno,* 1558, in-fol.; Lyon, 1554, in-8, 2 vol.; 1562, in-8; 1664, in-fol.; 1564, in-8; 1582, in-8. *Cum comment. Marinelli et argum. in sing. lib.,* etc. Venise, 1575, in-fol.; 1619, in-fol ; Vicence, 1610, in-fol. *Ed. Jo. Bapt. Paitono.* Venise, 1737-1739, in-fol., 3 vol. *Ed. Haller in artis med. princip.* tom. I-IV. Lausanne, 1769-71, in-8, et avec des titres à part. *Vers. Anut. Fœsii.* Francfort, 1596, in-8. *Ex interpret. A. Foesii recudi curavit, prolegomena,* etc., etc., *adjecit Jo. Fr. Pierer.* Altembourg, 1806, in-8, 3 vol.

Editions grecques-latines : *Hipp. Coi opera quæ exstant græce et latine, veterum codicum collatione restituta, novo ordine in quatuor classes digesta, interpretationis latinæ emendatione et scholiis illustrata ab Hieron. Mercuriali.* Venise, 1588, in-fol. *Magni Hippocr. opera omnia quæ exstant in VIII sectiones ex Erotiani mente distributa, nunc recens latina interpretatione et annotationibus illustrata, Anutio Foesio, mediomatrico medico authore.* Francfort, 1595, in-fol.; 1621, in-fol.; 1624, in-fol.; 1645, in-fol.; Genève, *1657, in-fol. *Magni Hippocratis Coi opera omnia gr. et lat. edita et ad omnes editiones accommodata industriá et diligentiá Jo. Antonidæ van der Linden.* Leyde, 1665, in-8, 2 vol.; Naples, 1754, in-4, 2 vol.; Venise, 1757, in-4, 2 vol. *Hippocratis Coi et Claudii Galeni Pergameni opera Renatus Charterius plurima interpretatus universa emendavit, instauravit, notavit, auxit, secundum distinctas medicinæ partes in XIII tomos digessit,* etc. Paris, 1679 (1630-79), in-fol. *Hipp. opera omnia cum variis lectionibus non modo hucusque vulgatis verum ineditis potissimum,* etc., *studio et operá Steph. Mackii,* tome I. Vienne, 1743, in-fol.; tome II, *ibid.,* 1749, in-fol. (restée incomplète).—Edition partielle: *Hipp. Coi asclepideæ gentis sacræ coryphæi, vigenti duo commentarii tabulis illustrati græcus contextus ex doctis vet condicibus emendatus. Latina ver sio Jan Cornarii innumeris locis correcta sententiæ insignes per locos communes methodicè digestæ, Theod. Zwingeri Basil. studio et conatu.* Bâle, 1579, in-fol.

Editions françaises: les *OEuvres d'Hippocrate, par Claude Tardy, ou toutes les causes de la vie, de la naissance, de la conservation de la santé, les signes et les symptômes de toutes les maladies sont expliquées.* Paris, 1667, in-4. Les *OEuvres d'Hippocrate,* traduites en français, avec des remarques, et conférées sur les manuscrits de la bibliothèque du roi. Paris, 1697, in-12, 2 vol. (restée incomplète). Trad. de Gardeil. Toulouse, 1801, in-8, 4 v.—De Mercy. On doit à cet helléniste la trad. d'une partie des *OEuvres d'Hippocrate;* il a sans doute l'intention de compléter son travail. Les traités traduits par lui jusqu'à présent sont: les *Aphorismes,* les *Prognostics* et les *Prorrhétiques;* les livres I et III des *Epidémies;* — des *Crises;* — des *Jours critiques;* — les *Prognostics de Cos;* — du *Régime dans les maladies aiguës,* —des *Airs,* — des *Eaux et des Lieux,* — l'*Ostéologie,* — du *Cœur,* — des *Veines,* — de l'*Aliment,* — de la *Maladie sacrée,* — des *Vents* ou des *Fluxions.*

(Fabricius.—Haller.—Ackermann. —Sprengel. — Pierer. — Kühn. — Ebert).

Je place ici les classifications des ouvrages de la collection hippocratique faites par les critiques les plus habiles qui s'en soient occupés. Elles devaient se trouver en tête de cette bibliographie. c'est par erreur qu'elle a été rejetée à la fin.

Erotien distribue en six classes, ainsi qu'il suit, les ouvrages qu'il regarde comme étant véritablement d'Hippocrate :

1° Ceux qui regardent les signes.

Ce sont : *Prænotiones ; — prædictionum lib. I et II.* Mais Erotien promet de démontrer que ceux-ci ne sont pas d'Hippocrate : *De humoribus.*

2° Ceux qui traitent des causes.

Savoir : *De flatibus ; — De naturâ hominis ; — De sacro morbo; — De naturâ pueri ; — De locis et anni temporibus.*

3° Ceux qui ont rapport à la curation.

Tels sont : *De fracturis ; — De articulis ; — De ulceribus ; — De vulneribus, et telis, — de vulneribus capitis ; — De iatreio , item domo publica medici ; — Vectiarius ; — De hæmorrhoidibus, et fistulis.*

4° Les traités diététiques, ou sur le régime.

Ce sont : *De morbis I et II ; — De ptisanâ ; — De locis in homine ; — Muliebrium I et II ; — De alimento ; — De sterilibus ; — De aquis.*

5° Les traités mixtes.

Savoir : *Aphorismi; — Popularium morborum VII.*

6° Les livres qui ont plus de rapport au médecin, aux qualités qu'il doit avoir, à ses fonctions, etc.

Tels sont : *Jusjurandum; — Lex.; — De arte ; — De priscâ medicinâ.*

A l'égard des écrits intitulés *Oratio legationis et ad aram*, ils ne traitent point de médecine.

Galien n'a point fait un véritable recensement des livres d'Hippocrate, mais il en cite un bon nombre et en a commenté plusieurs.

Voici ceux qu'il croit être d'Hippocrate :

De judicationibus.
De diebus judicatoriis.

Aphorismi.
De fracturis.
De articulis.
Prænotiones.
De victu acutorum.
De ulceribus.
De vulneribus capitis.
Morborum popularium I, II, III IV.
De humoribus.
De alimento.
De iatreio , vel domo publicâ medici.
De prædictione.
Coacæ prænotiones.
De natura hominis.
De locis, aëre et aquis.

Jérome Mercuriali entreprit un nouveau récensement des livres attribués à Hippocrate; il les divise en quatre classes :

Dans la première sont compris les livres véritablement d'Hippocrate.

Il place, dans la seconde, les matériaux qu'il a laissés, mais qui ont été recueillis et mis en ordre, avec des additions , par Polybe , son gendre; par Thessalus , son fils , et par d'autres descendans d'Hippocrate.

La troisième contient les traités auxquels ce grand homme n'a eu aucune part, mais qui ont été composés par ses fils ou par ses disciples , toutefois suivant ses principes.

Il a formé la quatrième des livres dans lesquels on ne reconnait , ni la manière , ni le savoir, ni la gravité du prince de la médecine, et qui , évidemment, sont supposés, bien qu'ils aient été publiés sous son nom.

Voici les traités indiqués dans ces quatre classes :

CLASSE I.

De naturâ humanâ.
De aëribus, aquis et locis.
Aphorismi.
Prognostica.
De morbis popularibus.
De morbis acutis.
De vulneribus capitis.
De fracturis.
De articulis.
De officinâ medici, vel de domo publicâ medici.
Mochlicum.
De alimento.
De humoribus.
De ulceribus.

CLASSE II.

De locis in homine.
De flatibus.
De septimestri partu.
De octimestri partu.
De ossibus.

CLASSE III.

De carnibus, seu principiis.
De geniturâ.
De naturâ pueri.
De affectionibus.
De affectionibus internis.
De morbis.
De naturâ muliebri.
De morbis muliebribus.
De sterilibus.
De gestatione et superfœtatione.
De virginum morbis.
De sacro morbo.
De hæmorrhoidibus.
De fistulis.
De salubri diætâ.
De diætâ tres libri.
De usu liquidorum.
De judicationibus.
Prædictionum libri tres.

Coacœ prænotiones.
De insomniis.

CLASSE IV.

Jusjurandum.
Præceptiones.
De lege.
De arte.
De arte vetere.
De medico.
De decenti ornatu.
De exsectione fœtús.
De refectione corporum.
De corde.
De glandulis.
De dentitione.
De visu.
Epistolœ.
De medicamentis purgantibus.
De hominis structurâ.

Ces deux derniers sont seulement en latin.

Les ouvrages que Haller reconnaît pour authentiques sont les suivans :

1 *Hippocrates de aëribus, aquis et locis.*

2 *De naturâ hominis.*

3 *De locis in homine.*

4 *De humoribus.*

5 *De alimento.*

6 *De morbis popularibus lib. I.*

7 *De iisdem lib. III.*

8 *Prognosticon.*

9 *Prædictionum lib. II.*

10 *De victus ratione in morbis acutis lib. IV.*

11 *De fracturis.*

12 *De articulis.*

13 *Mochlicus.*

14 *De capitis vulneribus.*

15 *De officinâ chirurgi.*

16 *Aphorismor. section. VII.*

Voici ceux dont Gruner reconnaît l'authenticité.

  1 *Jusjurandum.*
  2 *Aphorismi.*
  3 *De aere, aquis et locis.*
  4 *Prænotiones.*
  5 *Prædictionum II.*
  6 *De officinâ medici. (Seu de domo publicâ medici.)*
  7 *Popularium morborum I et III.*
  8 *De victu acutorum.*
  9 *De vulneribus capitis.*
  10 *De fracturis.*

Grimm ne reconnaît que les suivans :

  1 *Liber de morbis popularibus primus.*
  2 *Libèr de morbis popularibus tertius.*
  3 *Prænotionum liber.*
  4 *Prorheticorum liber sec.*
  5 *Aphorismi.*
  6 *Liber de diætâ in morbis acutis.*
  7 *Liber de aere, aquis et locis.*

HIRSCHEL (Léon-Elie), médecin juif, né à Berlin, le 8 octobre 1741, fit ses études d'abord dans sa ville natale, au collége de Joachimsthal, puis successivement à Harderwick, à Berlin et à Halle. Ce fut dans cette dernière université qu'il prit le grade de docteur, le 16 mars 1763. Il pratiqua quelque temps la médecine, à Posen et dans les environs de cette ville, il fit quelques voyages et finit par se fixer à Berlin. Il y mourut à l'âge de trente ans, au mois de décembre 1772.

Diss. de morbis melancholico-maniacis. Halle, 1763, in-4.

Betrachtung ob die Wirkung des Mercurii sublimati corrosivi in den venerischen Krankheiten innerlich gegeben gegründet sei ? Nebst einer Erwehnung der cicuta. Berlin, 1763, in-8. Nouvelle édition augmentée, sous ce titre : *Betrachtungen über den jetzigen innerlichen Gebrauch des Mercurii sublimati corrosivi und des Schierlings.* Berlin, 1765, in-8. — Hirschel soutient, d'après son expérience, que le sublimé et la ciguë sont des remèdes très-infidèles et dangereux. Il est le premier, selon Girtanner, qui ait proposé l'inoculation de la gonorrhée pour résoudre l'engorgement squirrheux du testicule. J. J. Plenk publia une critique virulente de cet ouvrage. Elle a pour titre : *Schreiben an G. L. Rumpelt, worinnen die Würksamheit des ætzenden sublimirten Queksilbers und des Schierlings, wider den Herren Hirschel dargethan wird.* Vienne, 1766, in-8. Hirschel répondit par l'ouvrage suivant :

Beytræge zu den Betrachtungen über den jetzigen innerlichen Gebrauch des mercurii sublimati corrosivi und des Schierlings, worinnen die Einwürfe des Hrn. Plenk gegen dieselben widerlegt werden, nebst einem Schreiben gegen dessen Traktætgen betitelt : nova et facilis methodus argentum vivum ægris venerea labe infectis exhibendi. Berlin, 1767, in-8.

Gedanken die Heilungsart der hinfallenden Such bretreffend, nebst einem Anhange von einigen gegen die Würmer dienenden Mitteln. Berlin, 1767, in-8. 2ter weit vermehrte und verbesserte Ausgabe. Berlin, 1770, in-8 ; Mittau, 1774, in-8. Trad. en français, par de Francheville. 1769.

— Selon Hirschel, la cause première de l'épilepsie réside plus souvent dans l'abdomen que dans la tête.

Gedanken von der Starrsucht oder Catalepsis ; nebst einigen Zusœtzen über den Gedanken , die Heilungsart der Hinfallenden Sucht betreffend. Berlin, 1769, in-8.

Briefe über verschiedene Gegenstœnde aus dem Reiche der Arzneywissenschaft. 1ster. Theil. Berlin, 1768 ; *2ter. Theil, ibid.,* 1769 ; *3ter. Theil, ibid.,* 1770, in-8. — Sur la variole, sur les moyens de prévenir ou d'arrêter la salivation mercurielle, sur la plique polonaise , sur une épidémie

d'angine gangréneuse et sur des sujets divers. Plusieurs observations intéressantes.

Abhandlung von den Vorbauungs- und Vorbereitungs-mitteln bey den Pocken ; nebst einem Anhange von der vorzüglichen Wirksamkeit und dem ausgebreiteten Nutzen des Brechweinsteins. Berlin, 1770, in-8.

Medicinische Nebenstunden. Berlin, 1772, in-8.

Vermischte Beobachtungen zur Arzneywissenschaft. Berlin , 1772, in-8.

(Baldinger.—Adelung.—Weber.)

HOBOKEN (Nicolas), habile anatomiste, vit le jour à Utrecht, en 1632. Ce fut dans l'université de sa ville natale, qu'il fit ses études et qu'il fut reçu docteur en médecine. S'étant établi à Steinfurt, en 1663, il y fut nommé professeur de médecine et de mathématiques et premier médecin de la cour : Hoboken fut appelé à Harderwick, en 1669, pour occuper les mêmes chaires. On n'indique pas l'époque de sa mort.

C'est surtout pour ses recherches anatomiques sur le placenta qu'Hoboken est encore connu, mais il a écrit sur des sujets assez variés.

Novus ductus salivalis Blasianus in lucem protractus. Utrecht, 1662, in-8.

Trois lettres (latines), l'une sur la prudence politique ; la seconde , de la manière de chercher et de conserver l'abondance des choses et des mots ; la troisième , de la manière de bien faire un index des choses, des mots et des auteurs. Utrecht, 1662, in-12.

Discours (latin) sur l'accord des sciences et des arts, 1663, in-4.

Discours (latin) sur l'incompatibilité de la servitude avec la philosophie et le devoir d'un philosophe. 1668, in-4.

Oraison funèbre (latine) sur la mort de Philippe Conrad, comte de Steinfurt. 1668, in- . — Paquot ne donne point le titre latin de ces opuscules.

De sede animœ, seu mentis humanœ in corpore humano , exercitatio bipartita, qua genuina conjunctionis humanœ animœ cum corpore humano ratio perspicuè traditur. Arnheim , 1668, in-12.

Oratio de observato hodiè circa medicinam abusu et inordinatione , et de doctoribus promotis proprio medicinœ faciendœ et consiliorum dandorum jure. Utrecht, 1668, in-4.

Anatomia secundinæ humanæ, quindecim figuris ad vivum propriâ authoris manu delineatis illustrata, cum annexo spicilegio epistolarum, rem potissimum generatoriam referentium. Utrecht, 1669, in-8; *ibid.*, 1672, in-8.

Cognitio physiologica medica, accuratissima et clarissima methodo tradita, qua humani corporis sanitas, et quæ eam significant imprimis ac probant, hominis actiones omni numero absolutæ, clarè et distinctè explicantur, præfigitur ejusdem authoris oratio de medicorum nobilitate. Utrecht, 1670, in-4. — *Edit. nov. cui accesserunt tabulæ synopticæ hanc ipsam cognitionem medicam physiologicam distinctissimè delineantes.* Utrecht, 1685. in-4. — Le discours inséré dans l'édition de 1670, et les tables synoptiques ajoutées à celle de 1685, avaient paru séparément en 1669 et 1670.

De professionis medicæ cum mathematicâ conjunctione. Utrecht, 1670, in-4.

Anatomia secundinæ humanæ repetita, aucta, roborata et quadraginta quatuor figuris propriâ autoris manu delineatis, insuper illustrata : quæ præter novissimè observatam naturam et constitutionem universæ secundinæ illius, ac partium singularum usum quoque et utilitatem docet, præmittuntur litteræ D. Henrici Eyssonii cum authoris responsionibus. Utrecht, 1675.

Anatomia secundinæ vitulinæ, triginta octo figuris, propriâ authoris manu delineatis, illustrata : quæ præter observatam naturam et constitutionem universæ secundinæ illius, ac partium singularum, usum quoque et utilitatem docet. Præmittuntur litteræ Thomæ Bartholini : cum autoris ad eumdem responsionibus. Utrecht, 1675, in-8.

Medicina physiologica ex recentiorum principiis exposita. Utrecht, 1685, in-8.

(*Lindenius renovatus.*—Paquot.)

HODGES (Nathanael), né à Kensington, vers 1638, fit ses études à Oxford, et y fut reçu docteur en médecine au mois de juin 1659. Il s'établit ensuite à Londres, où il se livra à la pratique. Quand les ravages de la peste de 1665, chassaient de la capitale tous les médecins épouvantés et Sydenham lui-même, Hodges, avec un seul de ses confrères, avait le courage de braver le danger et restait fidèle au devoir. L'honneur d'être admis dans le collége des médecins de Londres fut tout le profit qu'il retira de ses services. Il resta pauvre et il mourut dans une prison, où il avait été enfermé pour dettes, vers 1684.

Hodges et Sydenham, écrivant sur la même épidémie de 1665, recommandent les traitemens les plus opposés. Sydenham vante les anti-phlogistiqnes, Hodges les a toujours trouvés très-nuisibles et recommande des moyens tout contraires. De quelque poids que soit le nom de Sydenham, comme Hodges, avec une théoric fort mauvaise (mais non pire que celle de son compatriote), se montre homme de jugement et bon observateur, il est plus raisonnable d'incliner vers l'opinion de celui qui a vu et traité la maladie, que vers celle de Sydenham, qui a raisonné loin des faits. Les ouvrages de Hodges sont les suivans.

Vindiciæ medicinæ et medicorum; an apology for the profession and professors of physic, etc. Londres, 1660, in-8 ; 1665, 1666, in-8.

Loimologia; sive pestis nuperæ apud populum Londinensem grassantis, narratio historica. Londres, 1672, in-8 ; 1675, in-4 ; trad. en Anglais, avec des additions, par J. Quincy. Londres, 1720, in-8.

Sprengel est disposé à attribuer à Hodges l'ouvrage suivant, à cause de l'analogie des doctrines qu'il renferme avec celles du traité de la peste.

Pyretologia, or a history of fevers. Londres, 1674, in-8.

(G Matthiæ.—Haller.—Sprengel.)

HOFER (Franz-Joseph), né à Rothweil, le 24 janvier 1745, exerça d'abord la médecine et l'art des accouchemens, dans sa ville natale; puis il fut successivement conseiller du prince-évêque d'Augsbourg, professeur ordinaire d'anatomie et de chirurgie de l'université et l'institut médico-chirurgical de Dillingen, et médecin pensionné du canton. Il mourut le 19 mars 1794.

Philosophische-medicinische Gedanken von den in œffentliche Zeitungsblættern angezeigten so seltenen als merkwürd. Zustande der M. Monika Mutschlerin in Dillingen, einem der Reichsstadt Rothweilzubehœrigen Flecken. Ulm, 1774, in-8.

Abhandlung vom Kaffee, worinnen von dessen Ursprung, Geschichte, Zubereitung, Verfælschung, Gebrauch, Missbrauch, Nutzen und Schaden gehandelt wird. Ulm, 1781, in-8.

Lehrsætze der praktischen Geburtshülfe, die manual Operationem betreffend; zum Gebrauche der Vorlesungen bey dem chirurgichen und Hebammen-Institut. Nebst einem Anhang. Augsbourg, 1788, in-8. — L'enseignement de l'art des accouchemens, à Dillingen, était partagé entre Hofer et Hoessele; celui-ci était chargé de la partie théorique, l'autre de la partie pratique : chacun d'eux publia le résumé de ses leçons.

Unterricht, die Nothtaufe zu verrichten. Augsbourg, 1788, in-8.

Lehrsætze des chirurgichen Verbands 1ster Theil welcher die chirurgichen Vorrichtungen in Allgemeinen enthælt, mit 6 Kupf. Erlang, 1790. — *2ten Theils 1ster Abtheilung welche die chirurgischen Vorrichtungen des Kopfs und Stamms insbesondere enthælt, mit 5 Kupfern.* 1791. — *2ter Abtheilung, welche die chirurgischen Vorrichtungen des Beckens enthælt, mit 11 Kupfern.* 1792. — *2ter und letzter Theil, welcher die chirurgischen Vorrichtungen der obern und untern Gliedmassen enthælt, mit 9 Küpf.* 1792, in-8. — A en juger par les extraits de la *Gazette de Salzbourg*, cet ouvrage était, à l'époque où il parut, le plus complet qu'on possédât sur les bandages et appareils chirurgicaux.

(*Medicinisch-Chirurgische Zeitung.* —Meusel, *Lexikon.*)

HOFFBAUER (Jean-Christophe), docteur en droit et en philosophie, professeur en cette dernière science à l'université de Halle, doit occuper une place dans ce dictionnaire, pour avoir fait une étude spéciale des maladies mentales, et avoir publié sur ce sujet des ouvrages qui intéressent non-seulement la médecine légale, mais la médecine pratique elle-même. Hoffbauer est mort le 4 août 1827. On peut voir dans Meusel, la liste assez longue des ouvrages de droit et de philosophie qu'il a mis au jour; nous n'indiquerons que ceux qui se rapportent à l'objet de notre dictionnaire.

Untersuchungen über die Krankheiten der Seele und der verwandten Zustœnde. 1ster Theil, welcher Allgemeine Betrachtungen über die Seelenkrankheiten und eine Klassification derselben enthœlt. Halle, 1802, in-8. *—2ter Theil, vorzuglick über die Krankheiten in den einzelnen Geistesvermœgen, nebst Ideen über die physische Heilung derselben.* Halle, 1803, in 8.—*3ter. Theil* (portant aussi pour titre) *Psychologische Untersuchungen über den Wahnsinn und die übrigen Arten der Verrückung und ihrer Behandlung.* Halle, 1807, in-8.

*Die Psychologie nach ihren Haupttanwendungen auf die Rechtspflege, nach den Allgemeinen Gesichtspunkten der Gesetzgebung, oder die so*genannte *Gerichtliche Arzneywissenschaft nach ihrem psychologischen Theile.* Halle, 1808, in-8; *ibid.*, 1823, in-8; traduction franç. par Chambeyron, avec des notes, par Esquirol et Itard. Paris, 1827, in-8.

Beytrœge zur Befœrderung einer Kurmethode auf psychischem Wege. Halle, 1808, in-8, 2 vol., en commun avec Reil.

Hoffbauer a inséré quelques articles sur l'aliénation ou la médecine légale relative aux aliénés, dans divers journaux; il a en outre traduit en allemand l'ouvrage de Crichton sur l'aliénation, et celui de T. Trotter sur l'ivresse, et enrichi l'un et l'autre de nombreux supplémens.

(Meusel.—Friedreich.)

HOFFMANN (Christophe-Louis), né à Rheda, en Westphalie, en 1721, reçu docteur en médecine à Jéna en 1746, fut successivement conseiller et médecin de l'évêque de Munster, directeur du collége de médecine de la même ville, conseiller de la cour de Mayence, et directeur du collége de médecine. Dans un âge avancé, il se retira à Ettwill, sur le Rhin, où ses dernières années furent appliquées à des études philosophiques et historiques. Hoffmann mourut le 28 juillet 1807. Ce médecin jouit quelque temps en Allemagne d'une certaine célébrité, comme auteur d'un système particulier de médecine, mélange de solidisme et d'humorisme, qui n'est guère remarquable qu'en ce que l'auteur n'est pas plus embarrassé de prêter aux solides une structure qu'ils n'ont pas, qu'aux humeurs des vices que personne n'y a aperçus. « La pathologie humorale, dit Sprengel, vers la fin du xviiie siècle, dut son principal appui aux principes de Chr.-Louis Hoffmann, homme d'une grande sagacité, et dont l'esprit avait une tendance particulière à la précision et à l'exactitude mathématiques. La solidité apparente de ses raisonnemens, et la grande réputation qu'il avait acquise comme médecin praticien, contribuèrent plus puissamment à répandre sa doctrine que la conviction n'aurait pu le faire. Tout ce qui jusqu'alors s'était trouvé désigné sous le nom d'altération ou d'âcreté, Hoffmann l'appela putridité : il définit cet état une vraie séparation des élémens, mais il admit la putridité jusque dans les cas où il est impossible de découvrir la moindre trace d'un degré quelconque de dégénérescence. Chez l'homme bien portant même, les humeurs sont continuellement dans un état de putrescence, et la nature sépare sans cesse les particules putrides au moyen des organes sécréteurs qu'Hoffmann nomme purificateurs. Toutes les maladies dépendent de l'excitement causé par l'action des particules putrides sur les muscles sphincters des organes purificateurs, et cet excitement, qui s'accroît par degrés, détermine la rétention des molécules altérées, et le développement des différentes maladies. Hoffmann explique de cette manière toutes les affections, jusqu'aux fièvres et aux inflammations ». On trouve dans le *Journal der Erfindungen,* etc., un exposé étendu et bien fait de la doctrine d'Hoffmann.

Dissertatio physiologica de auditu. Iéna, 1746, in-4.

Dissertatio de attrahentium, nempè rubefacientium, vesicatoriorum, fonticulorum et setaceorum actione, usu et abusu. Steinfurt, 1759, in-4.

Prolusio novam proponens methodum calculum vesicæ sine vitæ periculo in maribus secandi. Steinfurt, 1760, in-4.

Prolusio, medicos reipublicæ eo esse præstantiores, quo, cæteris paribus, plures incolarum quotannis moriantur. Steinfurt, 1761, in-4.

Vom Gebrauche des Schierlings. Münster, 1762, in-8.

Nachricht von einer guten Heilart

des Kinderblættern und einem neuen kræftigen Mittel bey bœsartigen und zusammenfliessenden Pocken. Münster, 1764, in-4.

Bestætigung der besondern Kraft des neuen Mittels bey bœsartigen und zusammenfliessenden Pocken. Münster, 1765, in-4.

Abhandlung von den Pocken. 1ster Theil. Münster et Hamm, 1770. — 2ter Theil.; ibid., 1788, in-8.

Anhang zum 1ster. Theil von den Pocken. Münster, 1776, in-8.

Geschichte eines Ohrenwehes. Cassel, (Paderborn), 1776, in-4.

Unterricht von dem Kollegium der Aerzte in Münster, wie der Unterthan

*bey allerhand ihm zustossenden Kran-
kheiten die sichersten Wege und die
besten Mitteltressen kann seine verlohrne Gesundheit wieder zu erhalten,
nebst den Münsterischen Medicinal-
gesetzen.* Paderborn, 1777, in-8.

*Rede von dem Nutzen, den ein ge-
hœrig eingerichtetes medicinisches Fach
in einem Staate stiften kann.* Gottingue,
1777, in-4.

*Geschichte einer mit seltenem Zu-
fœllen verknüpften Brustkrankheit,
nebst der misslangenen Operation,
und demjenigen, was sich nach dem
Tode bey der Oeffnung gefunden hat.
u. s. w.* Francfort et Leipzig, 1778,
in-8.

*Nachtrag zum Anhange des 1sten
Theils von den Pocken, worinn die
Recension, welche den Anhang ve-
rurtheilt und in dem 33sten Bund der
Allgem. teutsch. Biblioth. geliefert
ist, beantwortet wird.* Cassel, 1778,
in-8.

*Hessische Medicinalordnung und
Gesetze.* Cassel, 1778, in-8.

*Von der Empfindung und Reitz-
barkeit der Theile, als eine Einleitung
zum 2ten Theil von den Pocken.*
Münster, 1779. — *2te vermehrte und
verbesserte Auflage.* Mayence, 1792,
in-8.

*Beantwortung der Einwurfe, welche
Hr. Dr. S. A. Unzer über die Anstec-
kung, besonders der Pocken, in einer
Beurtheilung der neuen Hoffmanni-
schen Pockentheorie Geliefert hat.*
Münster, 1781, in-8.

*Vom Scharbock, von der Lust-
seuche, von der Verhütung der Pocken im Angesichte von der Ruhr, und
einigen besondern Hülfsmitteln.* Münster, 1782, in-8.

*Berichtigung der ersten Gruende der
Geometrie, nebst dem Beweise, dass
ein einzelnes Koerpertheilchen einen
Raum einnimmt.* Mayence, 1786,
in-8.

Der Magnetist. Mayence, 1787,
in-4.

Nachtrag zum Magnetisten.
Mayence, 1787, in-4.

*Von der Nothwendigkeit, einem je-
den Kranken in einem Hospital sein eigenes Zimmer und Bett zu geben.*
Mayence, 1788, in-8.

*Bestœtigung der Nothwendigkeit,
einem jeden Kranken in einem Hospitale sein eigenes Zimmer zu geben*
Mayence, 1788, in-8.

*Opuscula latina medici argumenti,
separatim prius edita, nunc vero in
unum collecta, typis recudi curavit et
prœfatus est H. Chavet.* Münster,
1789, in-8.

*Vermischte medicinische Schriften,
Herausgegeben von H. Chavet 1ster
Theil.* Munster, 1790. — *2ter Theil;
ibid., 1791.* — *3ter Theil; ibid.,
1792,* in-8.

Erklœrung von Eins. Mayence,
1790, in-8.

*Von der Arzneykrœften des rohen
Quecksilbers und der Quecksilber-Pa-
nacee.* Mayence, 1796, in-8.

Ueber Aufklœrung. Mayence, 1796,
in-8.

(Journal der Erfindungen.—Sprengel.—Hamberger.—Meusel.)

HOFFMANN (Frédéric), l'un des plus grands médecins des
temps modernes, l'un des écrivains systématiques qui ont donné
dans leur doctrine le plus de place à l'observation, l'un des observateurs qui ont le mieux compris la nécessité de systématiser leurs

connaissances, naquit à Halle, le 19 février 1660, d'une famille
qui de temps immémorial s'était distinguée dans l'art de guérir. Sa première éducation fut très-soignée, et il donna de très-
bonne heure, par son goût pour les lettres, la philosophie et les
mathématiques, des marques de sa capacité. A quinze ans, il perdit, dans l'espace de trois jours, son père, sa mère et sa sœur
aînée. Il continua ses études au collége, jusqu'en 1678. A cette
époque, il se rendit à Iéna, pour y étudier la médecine sous le
célèbre Georges-Wolfgang Wedel. Au bout d'un an, il était déjà en
état de donner à ses camarades des leçons instructives sur la chimie. Son goût pour cette science le conduisit, en 1680, à l'Université d'Erfurt, où la célébrité du chimiste Gaspard Cramer attirait
alors beaucoup de monde. Il revint l'année suivante à Iéna subir
ses examens et prendre le titre de docteur. Peu de mois après, il
obtint l'autorisation de faire des cours, et ses succès furent assez
brillans pour inspirer de la jalousie aux professeurs qu'il éclipsait
par ses talens. Sa santé ébranlée par ses travaux, et les sollicitations de Joachim-Martin Unversaert, son parent, conseiller de l'é-
lecteur de Brandebourg et chancellier de la principauté da Minden,
le déterminèrent à se rendre dans cette ville. Il n'y venait que pour
peu de temps : la pratique médicale dans laquelle il se trouva engagé, les succès qu'il y obtint, la réputation qu'il s'y fit l'y retinrent
plusieurs années. Appelé en 1687 à Halberstadt pour y être médecin pensionné du canton, il s'y rendit au printemps de l'année
suivante. Quand le roi de Prusse conçut le projet de fonder à Halle
une Université, il consulta Frédéric Hoffmann sur le choix qu'il
devait faire des professeurs les plus propres à l'illustrer et à y appeler des élèves. Hoffmann y fut désigné pour premier professeur
de médecine et de physique. Ce fut à sa sollicitation que l'autre
chaire de médecine fut donnée à Georges-Ernest Stahl, autrefois
son condisciple et son ami à Iéna, et, depuis, son rival. Ce sont ces
deux hommes qui élevèrent si haut la gloire de l'Université de
Halle. C'est à eux également qu'appartient l'honneur d'avoir fondé
les deux doctrines médicales les plus importantes du dernier siècle,
les doctrines auxquelles il faut remonter pour trouver l'origine de
celles de notre époque. Hoffmann en particulier s'éleva à la réputation du plus grand praticien de son siècle, il fut comblé successivement de tous les honneurs dus à son mérite, il fut comte du palais, conseiller intime et premier médecin du roi de Prusse, Doyen
de l'Université de Halle, membre de l'Académie des curieux de la

nature, de celles des sciences de Prusse et de Pétersbourg, de la société royale de Londres, etc. Il mourut le 12 novembre 1742, après plus d'un demi-siècle de professorat, et après avoir livré au monde médical des ouvrages dont la vaste collection forme une des gloires du siècle, et une des richesses de l'art.

De Autochiriâ, Praes. D. Faschio. Iena, 1681, in-4.

De cinnabari antimonii, Resp. J.- G. Grulingius. Iena, 1681.

De morbo convulsivo a spectro viso, Resp. J.-Gl. Glytz. Iena, 1682.

Kurzer Unterricht von denen im Fürsthenthum Halberstadt zu Hornhausen wieder entsprungenen Gesundbrunnen. Halberstadt, 1689, in-4.

Exercitatio medico-chimica de cinnabari antimonii ejusque eximiis viribus usuque in morbis secretiori, quo ipso via ex illa veram panaceam conficiendi aperitur; adjecta sunt experimenta et ratiolinia varia curiosa. Leyde, 1685, in-12; Francfort, 1689, in-8.

Exercitatio medico-chymica acroamatica, de acidi et viscidi pro stabiliendis omnium morborum causis et alcali fluidi pro iisdem debellandis insufficientiâ. Francfort-sur-le-Mein, 1689, in-8.

Dissertatio epistolaris de effectu cataleptico rarissimo ad Geo. Wolfg. Wedelium. Francfort-sur-le-Mein, 1692.

De atheo convincendo ex artificiosissimâ machinæ humanæ structurâ, oratio, habita d. 27. Martii cum munus Professorium auspicaretur. Halle, 1693, in-4.

De generatione salium, Resp. J.-H. Greisling. Halle, 1693.

De infusi veronicæ efficaciâ præferenda thee. Resp. C. W. Sattlerus. Halle, 1693.

De Saliva et ejus morbis, Resp. J.- G. Hoyer. Halle, 1693.

Nova febrium intermittentium hypothesis ex ipsis principiis mechanicis deducta, Resp. C.-W. Sattler. Halle, 1693.

De medicamentis specificis eorumque agendi modo, Resp. J.-O. Klimmius. Halle, 1693.

De chinæ modo operandi, usu et abusu, Resp. J. B. Schondorff. Halle, 1693.

De caloris lucis et flammæ naturâ atque effectibus in res creatas, Resp. G. Hinsel. Halle, 1693.

Medicinæ mechanicæ idea universalis, Resp. D.-F. Haspergen. Halle, 1693.

De nitro, ejus naturâ et usu in medicinâ, Resp. C.-G. Schmalkalden. Halle, 1693.

Programma præmissum Disputationibus de fundamentis totius Medicinæ, juxta normam modernæ philosophiæ mechanicæ per Aphorismos breviter traditis. Halle, 1694.

Programma de saliva. Halle, 1694.

Programma de febrium nova Hypothesi. Halle, 1694.

Programma de Chinæ operandi ratione. Halle, 1694.

Programma de medicamentorum prudenti applicatione. Halle, 1694.

Theoremata physica, convellentia fundamenta novæ hypotheseos, omnia corpora naturalia constare ex materiâ et spiritu. Halle, 1694, in-4.

Ad celeberrimi cujusdam viri,

*fundatoris novæ philosophiæ spiritua-
lis scriptum brevis et modesta responsio, eum vindicatione philosophiæ
experimentalis mechanicæ.* Halle,
1694.

*Fundamenta Medicinæ ex princi-
piis mechanicis et practicis in usum
philiatrorum succincte proposita.* Halle,
1694, in-8. *Ed. auct.* Halle, 1703,
in-8.

*Dissertatio de pane grossiori West-
phalorum vulgo Bonpournickel dicto.*
Halle, 1695.

*Programma de modo veterum bal-
samandi corpora.* Halle, 1695.

*Programma de animæ ac corporis
commercio.* Halle, 1695.

*De corporibus illorumque principiis
et affectionibus. Resp. S. Huszti.* Halle,
1695.

*De corporum motu ejusque causis,
Resp. J. N. Röper.* Halle, 1695.

*De corporum motionibus ex gravi-
tate ortis, Resp. J. H. Hagen.* Halle,
1695.

*De prudenti medicamentorum ap-
plicatione in tempore, Resp. S. Huszti.*
Halle, 1695.

*Metallurgia morbifera, Resp. H. J.
Simens.* Halle, 1695.

*Malignitatis natura et origo in mor-
bis acutis, Resp. J. F. du Fay.* Halle,
1695.

*De somnambulatione, Resp. J. C.
Holsteter.* Halle, 1695

*Programma de vapore carbonum
fossilium innoxio.* Halle, 1695.

*Programma de mechanica febrium
doctrinâ Hippocraticâ.* Halle, 1696.

Programma de hieme tepidâ. Halle,
1696.

*Febris quartanæ tuta ac felix cu-
ratio, Resp. S. Alischerus.* Halle, 1696.

De apepsiâ, Resp. J. C. Schulz.
Halle, 1696.

*De amputatione membrorum spha-
celatorum eorumque securâ medelâ,
Resp. E. Barnstorff.* Halle, 1696.

*De purgantibus specificis, Resp. A.
O. Gælicke.* Halle, 1696.

*Salis volatilis genesis, usus et abu-
sus in medicinâ, Resp. G. E. Berner.*
Halle, 1696.

*De fermentorum morbificorum ejec-
tione èmedicinâ, Resp. F. W. Gerhardi.*
Halle, 1697.

*De universali agente in corporibus,
Resp. F. C. Heider,* Halle, 1697.

*De fistularum novâ, tutâ ac com-
pendiosâ sanatione, Resp. J. N. Ræper.*
Halle, 1697.

*De salubritate fluxus hæmorrhoida-
lis, Resp. M. A. Agricola.* Halle,
1697.

*De hydrope pericardii rarissimo,
Resp. J. H. Graez.* Halle, 1697.

*De synoviâ ejusque origine, Resp. S.
Hillerus.* Halle, 1697.

*De hæmorrhagiarum genuina ori-
gine atque curatione ex principiis mechanicis, Resp. J. D. Delaeus.* Halle,
1697.

*De experimentorum quorumdam
chymicorum perversâ explicatione,
Resp. J. H. Bœhme.* Halle, 1697.

*De remedio doloris podagrici genu-
ino et simplicissimo, Resp. S. Kiraly.*
Halle, 1697.

*De inedia magnorum morborum
remedio, Resp. H. Henrici.* Halle,
1697.

*De studiis facilitandis per regulas
diæteticas et prolonganda literatorum
vita.* Halle, 1697, in-8.

*Petri Poterii opera omnia practica
et chymica, cum annotationibus et additamentis, accessit nova doctrina de
febribus ex principiis mechanicis solide deducta, cum indice locupletissi-*

mo. Francfort - sur - le - Mein, 1698 ; in-4.

Historia dentium physiologice et pathologice pertractata, Resp. J. Trefurth. Halle, 1698.

De necessariâ salivæ inspectione ad conservandam et restaurandam sanitatem, Resp. J. J. Baier. Halle, 1698.

De ισχαιμοις seu sanguinem sistentibus, Resp. G. Hoffmannus. Halle, 1698.

De anthelminticis, Resp. G. Sikardus. Halle, 1698.

De remediorum evacuantium mechanica operandi ratione. Resp. M. Segnitz. Halle, 1698.

De mechanicâ operandi ratione medicamentorum sic dictorum alterantium. Resp. G. W. Müller. Halle, 1698.

De reguli antimonii medicinalis analysi chimico-medica, Resp. J. S. Carl. Halle, 1698.

De necessitate Physices in praxi medica, Resp. G. T. Bartholdus. Halle, 1699.

Historia variolarum epidemice Halæ grassantium, Resp. M. J. H. Hagen. Halle, 1699.

De mirabili sulphuris antimonii fixati efficacia in medicina, Resp. J. Scholwitz. Halle, 1699.

De causis caloris naturalis et præternaturalis in corpore, Resp. W. F. Hienlinus. Halle, 1699.

De naturâ morborum medicatrice mechanicâ, Resp. S. Cellarius. Halle, 1699.

De effectibus hærediatriis illorumque origine, Resp. A. P. Bornemann. Halle, 1699.

Historia febris malignæ epidemice petechizantis, hactenus Halæ grassantis, Resp. P. Sanfftleben. Halle, 1699.

De animo sanitatis et morborum fabro. Resp. J. Meschmannus. Halle, 1699.

De præcipuo studiosorum morbo ejusque causis, Resp. A. Hesse. Halle, 1699.

Theses selectiores ex philosophicis et medicis, Resp. R. G. Clamer. Halle, 1699.

De Terebinthinâ, Resp. J. Wilhelmi. Halle, 1699.

De regimine prægnantium, Resp. J. A. Plohr. Halle, 1699.

De pleuritide et peripneumoniâ, Resp. J. C. Pezoldus. 1699.

Demonstrationes physicæ curiosæ experimentis et observationibus mechanicis ac chymicis illustratæ. Halle, 1700, in-4.

De membris fractis, Resp. G. F. Otto. Halle, 1700.

De potentiâ ventorum in corpus humanum, ubi simul agitur de ascensu et descendu argenti vivi in barometro, Resp. C. Ockel. Halle, 1700.

De morbis mentis, Resp. J. J. Stangires Halle, 1700.

De mercurio et medicamentis mercurialibus selectis, ad expugnandos sine salivatione morbos corporis humani rebelles, Resp. J. van den Velde. Halle, 1700.

De pulverum sternutatoriorum vero, usu et abusu, Resp. F. Camel. Halle, 1700.

De diarrhœâ in febribus malignis aliisque acutis morbis salutari, Resp. W. F. Hienlinus. Halle, 1700.

De remediis antodontalgicis, Resp. J. Süsse. Halle, 1700.

De opiatorum nova eaque mechanica operandi ratione, Resp. J. Descazals. Halle, 1700.

De podagrâ retrocidente in corpus, Resp. J. V. Vogel. Halle, 1700.

De motu optima corporis medicina, Resp. *F. A. Otto.* Halle, 1701.

De morbo nigro Hippocratis, Resp. *J. O. Hertius.* Halle, 1701.

Sacchari historia naturalis et medica, Resp. *J. E. Mederjan.* Halle, 1701.

De peregrinationibus sanitatis causa instituendis. Resp. *M. G. T. Barthold.* Halle, 1701.

Observationes quædam practicæ circa febres tertianas hoc anno grassantes. Resp. *J. Richterius.* Halle, 1701.

De prudenti medicamentorum continuatione. Resp. *B. O. Bittstetius.* Halle, 1701.

De conversione morbi benigni in malignum, sive generatione veneni in corpore per imperitiam Medici. Resp. *C. Zweigel.* Halle 1701.

De caryophyllis aromaticis. Resp. *F. Friedel.* Halle, 1701.

Aphorismi quidam practici. Resp. *J. B. Winckler.* Halle, 1701.

Observationes barometrico-meteorologicæ et epidemicæ Halenses, anni 1700; præmissæ sunt curiosæ physicæ meditationes circa ventorum causas, vices et operationes in corpora humana ac barometro. Halle, 1701.

De officio boni theologi ex idea boni medici, ipso natali serenissimi regii principis in actu promotionis habita oratio. Halle, 1702, in-4.

Pulsuum theoria et praxis examinata Resp. *J. D. Blumentrost.* Halle, 1702.

De genuina opii correctione et usu. Resp. *F. C. Mullerus dictus Wohlheimer.* Halle, 1702.

De morbis fœtuum in utero materno. Resp. *P. J. Düttel.* Halle, 1702.

De generatione salium morbosorum in corpore humano. Resp. *J. D. Hoffstadt.* Halle, 1702.

De morbis incongruis. Resp. *M. C Ræper.* Halle, 1702.

Curiosa pulli gallinacei in fæminâ cacheeticâ formati historia. Resp. *J. J. Stangius.* Halle, 1702.

De salubritate febrium, quâ simul respondetur ad controversiam motam de pulsuum differentiâ. Resp. *F. Camel.* Halle, 1702.

De atrophiâ. Resp. *J. G. Stuhlmann.* Halle, 1702.

De balsamo Peruviano. Resp. *J. Lehmann.* Halle, 1703.

De prudenti virium medicamenti exploratione. Resp. *N. Martini.* Halle, 1703.

De erroribus vulgaribus circa topicorum usum in praxi. Resp. *C. Reichard.* Halle, 1703.

De naturâ et præstantiâ vini Rhenam in medicina. Resp. *J. V. Kauppers.* Halle, 1703.

De Bradypepsia sive tardiori ventriculi concoctione. Resp. *F. Pfenning.* Halle, 1703.

De fortioribus purgantibus ex praxi medica ejiciendis. Resp. *F. Kœpke.* Halle, 1703.

Ulcerum ætiologia vera et circa curam cautelæ. Resp. *A. Ponutius.* Halle, 1703.

De luxationum synthesi in genere Resp. *J. G. Gruhlmann.* Halle, 1703.

De potentiâ Diaboli in corpora. Resp. *G. Büching.* Halle, 1703.

De anatomiâ publicâ. Resp. *B. B. Petermann.* Halle, 1703.

De methodo examinandi aquas salubres. Resp. *H. P. Sulzer.* Halle, 1703.

De auditu difficili. Resp. *M. M. Naboth.* Halle, 1703.

Oratio de rationis instructæ excel-

lentiâ in rebus divinis et humanis.
Halle, 1703.

De annorum climactericorum rationali et medicâ explicatione. Resp. C. L. Funckert. Halle, 1704.

De morbis lienis. Resp. M. Pfitzner. Halle, 1704.

De purgantibus selectis et minùs cognitis. Resp. M. Aulie. Halle, 1704.

Medicus sui ipsius. Resp. C. Gœze. Halle, 1704.

Ægra affectus raro pustulari scorbutico laborans. Resp. O. Kirstetter. Halle, 1704.

Pathologiæ duumviratus Helmontiani. Resp. J. H. Germann. Halle, 1704.

De effectu rarissimo perpetui succi nutritii ex thorace stillicidii. Resp. J. E. Leidenfrost. Halle, 1704.

De bile medicina et veneno corporis. Resp. J. D. Klug. Halle, 1704.

De specificis antispasmodicis. Resp. C. H. Bauer. Halle, 1704.

De temporibus anni insalubribus. Resp. A. H. Graetz. Halle, 1705.

Paxis clinica et compendiosa febrium cum cautelis. Resp. J. A. Mahler. Halle, 1705.

Compendiosa et clinica praxis inflammationum cum cautelis. Resp. L. Hack v. Anckerau. Halle, 1705.

De thermis carolinis. J. H. Plumptre. Halle, 1705.

De temperamento fundamento morum et morborum in gentibus. Resp. T. Kennydy. Halle, 1705.

Compendiosa et clinica praxis Hæmorrhagiarum cum cautelis. Resp. G. Emmerich. Halle, 1705.

De morbis endemiis seu quibusdam regionibus propriis. Resp. J. B. Hoffstadt. Halle, 1705.

Crisium natura et explicatio ratio-

nalis. Resp. J. P. Artopaeus. Halle, 1706.

De salubritate Hassiæ. Resp. J. J. Gravius. Halle, 1706.

Compendiosa et clinica praxis dolorum cum cautelis. Resp. W. S. Geiniz. Halle, 1706.

De inflammationne ventriculi. Resp. M. C. F. Engel. Halle, 1706.

De siderum in corpora humana influxu medico. Resp. M. J. A. Usenbenz. Halle, 1706

De methodo vitam longam acquirendi ejusque causis. Resp. J. D. Gregutus. Halle, 1707.

De asthmate convulsivo cum hydrope pectoris. Resp. J. G. Lankischius. Halle, 1707.

Compendiosa et clinica convulsionum praxis cum cautelis. Resp. J. G. Benemannus. Halle, 1707.

De anatomes in praxi medica usu. Resp. J. A. Dern. Halle, 1707.

Compendiosa et clinica affectuum spasmodico convulsivorum praxis cum cautelis. Resp. C. C. Buddeus. Halle, 1707.

Compendiosa et clinica praxis affectuum spasmodicorum cum cautelis. Resp. C. Alde. Halle, 1707.

De morte subitâ præcavendâ. Resp. G. H. Kornemann. Halle, 1707.

Leges naturæ in corporum productione et conservatione Resp. U. C. Bucherus. Halle, 1707.

Idea fundamentalis universæ Medicinæ, ex sanguinis mechanismo methodo facili et demonstrativa in usum tyronum adornata. Halle, 1707.

Dissertationes physico-medicæ curiosæ selectiores, ad sanitatem tuendam maxime pertinentes. Leyde, 1708, 2 volumes in-8.

Kurze doch gründliche Beschrei-

bung des Salzwerks in Halle. Halle, 1708.

De duodeno multorum morborum sede, Resp. *J. D. Engmann.* Halle, 1708, in-4.

De naturæ et artis effectu in medendo. Resp. *M. J. C. Metzger.* Halle, 1708.

De morbis ex atonia cerebri nervorum que nascentibus. Resp. *J. G. Blochmann.* Halle, 1708.

Origo et natura pestis. Resp. *C. B. Hirschmann.* Halle, 1708.

De methodo curandi pestem. Resp. *G. B. Minsingerus.* Halle, 1708.

Desiderata anatomico-physiologica. Resp. *J. H. Fürstenau.* Halle, 1709.

Compendiosa et clinica praxis morborum ex antonia viscerum ortorum cum cautelis. Resp. *C. Andrea.* Halle, 1709.

Kurzlicher und grundlicher Unterricht, wie bey denen anjetzo grassireden gefährlichen Seuchen, ein jeder sein eigener Medicus seyn, und vor denselben sich gebührend verwahren kœnne. Berlin, 1709, in-4.

Gründliche Untersuchung von der Pest Ursprung und Wesen, nebst angehengten Bedenken, wie man sich vor selbiger præserviren und sie sicher curiren kœnne. Berlin, 1710, in-4.

Circa nitrum observationes physico-medicæ. Resp. *F. G. Narcissus.* Halle, 1712.

De aquâ medicinâ universali. Resp. *O. A. Schroeder.* Halle, 1712.

De acidularum et thermarum ratione ingredientium et virium convenientiâ. Resp. *J. G. Gerhardus.* Halle, 1712.

Perversa judicia de medicis et medicinâ. Resp. *J. G. Laib.* Halle, 1712.

De præmaturâ morte et morbis præ-

cavendis. Resp. *J. G. Weber.* Halle, 1713.

De ratione præside universæ Medicinæ. Resp. *D. G. Messerschmied.* Halle, 1713.

De plethora insufficiente morborum causa. Resp. *E. P. Hübner.* Halle, 1713.

De medicamentis insecuris. Resp. *G. L. Schott.* Halle, 1713.

De naturâ optimâ febrium pestilentialium medicatrice. Resp. *J. C. Engelleder.* Halle, 1713.

De medicamentis infidis. Resp. *C. F. Creuz.* Halle, 1713.

De medicamentis selectioribus. Resp. *A. C. Mylius.* Halle, 1713.

Septem leges sanitatis. Resp. *J. F. Ritter.* Halle, 1713.

De pancreatis morbis. Resp. *C. B. Holdefreund.* Halle, 1713.

De curâ avenaceâ, von der habercur. Resp. *J. G. Fiedler.* Halle, 1714.

De magno venæ sectionis ad vitam sanam et longam remedio. Resp. *J. D. Wogau.* Halle, 1714.

De morbis cum colore cutis depravato, Resp. *E. F. Gebauer.* Halle, 1714.

De remediorum benigniorum abusu et noxa. Resp. *J. T. Curtius.* Halle, 1714.

De usu interno camphoræ securissimo et præstantissimo. Resp. *M. C. H. Keil.* Halle, 1714.

De usu respirationis in arte medicâ. Resp. *H. C. Crüger.* Halle, 1714.

De medicamentis balsamicis. Resp. *J. Scholvien.* Halle, 1715.

Praxis clinica morborum infantum. Resp. *M. Geiger.* Halle, 1715.

De præstantiâ malorum citriorum in medicinâ. Resp. *P. G. Schmidt.* Halle, 1715.

Praxis clinica et compendiosa

morborum ex uteri vitio. Resp. *F. E. de Flamberg.* Halle, 1715.

Praxis clinica et compendiosa morborum ex vitio glandularum et lymphæ ortorum. Resp. *J. C. Deutschbein,* Halle, 1715.

De vero universæ medicinæ principio. Resp. *J. C. Lindner.* Halle, 1715.

Succincta pathologiæ ex principio medicinæ deductio. Resp. *F. W. Goede.* Halle, 1715.

De morborum ortu et causis eorum proximis. Resp. *J. Z. Meder.* Halle, 1715.

De corporum dispositione ad morbos. Resp. *J. C. Ast.* Halle, 1715.

De aeris intemperie multorum malorum causá. Resp. *J. S. Geiniz.* Halle, 1715.

De imprudenti medicatione multorum morborum causá. Resp. *A. G. Kupfer.* Halle, 1715.

De diætæ vitio multorum morborum causa. Resp. *C. Fiebiger.* Halle, 1715.

De verá morborum sede. Resp. *S. C. Schuhmann.* Halle, 1715.

De generatione febrium. Resp. *A. Kock.* Halle, 1715.

De generatione mortis in morbis. Resp. *C. Blüdorn.* Halle, 1715.

Einleitung zu einen collegio physico specialissimo, darin die historia naturalis aller Lænder in Europa dociret, und mit curieusen experimentis und rationibus illustriret werden soll, mit Anzeigung des Nutzens in der OEkonomie, Commercien Gemeinen Wesen und Erhaltung der Gesundheit. Halle, 1715, in-4.

Heilsame Vorschlæge, wie der grassirenden Seuche unter dem Hornvieh vorzubauen, und was vor Mittel dazu dienlich, auf Gutbefinden des Collegii sanitatis zu Halle herausgegeben. Halle, 1716.

Gründliche Anweisung, wie ein Mensch vor den frühzeitigen Tod und allerhand Arten Krankheiten, durch ordentliche Lebensart sich verwahren könne. Halle, 1715-1728, in-8.

Gründliches Bedenken und physikalische Anmerkungen von dem tödlichen Dampf der Holzkohlen auf Veranlassung der in Iena beym Ausgang des 1715 ten Jahres vorgefallenem traurigen Begebenheit. Halle, 1716.

De sulphuribus metallorum. Resp. *J. H. Pott.* Halle, 1716.

De differentiá medici et practici medicinæ. Resp. *P. W. Wilderming.* Halle, 1716.

De transmutatione morborum. Resp. *G. Gerloff.* Halle, 1716.

De morbis ex aliis prodeuntibus. Resp. *J. W. Stute.* Halle, 1716.

De passione iliacá. Resp. *J. F. Conradi.* Halle, 1716.

De aquæ natura ac virtute in medendo. Resp. *H. M. Henrici.* Halle, 1716.

De sphacelo ex causá interná feliciter curato. Resp. *S. Sellschopp.* Halle, 1717.

De athletis veterum eorumque diætá et habitu. Resp. *J. H. Schulze.* Halle, 1717.

De consensu partium præcipuo pathologiæ et praxeos medicæ fundamento. Resp. *G. G. Gumprecht.* Halle, 1717.

De eo, quod plurimi juxta regulas artis nascantur. Resp. *C. Diez.* Halle, 1717.

*De eo quod plurimi ægrotorum moriantur magis juxta leges artis quam *naturæ. Resp. H. F. Walther.* Halle, 1717.

De eo quod plurimi ægrotorum moriantur contra leges artis. Resp. J. D. Lilly. Hale, 1717.

De eo quod nemo ægrotorum moriatur ex morbo. Resp. C. S. Sieffert. Halle, 1717.

Casus ægri ophtalmia laborantis. Resp. J. F. Wiedeburg. Halle, 1717.

De arcana medendi methodo. Resp. J. F. Heiland. Halle, 1717.

Observationes et cautelæ circa thermarum usum et abusum. Resp. W. A. Kellner. Halle, 1717.

De morborum causis recte cognoscendis. Resp. J. J. Ulrici. Halle, 1717.

De diæteticá sacræ scripturæ mediciná. Resp. C. G. Troppaneger. Halle, 1718.

De difficultatibus in mediciná addiscendá. Resp. J. A. Heinichen. Halle, 1718.

De febre purpuratá malignā. Resp. J. G. Schwebe. Halle, 1718.

De præstantiā remediorum domesticorum. Resp. T. Israel. Halle, 1718.

De erroribus circa venena vulgaribus. Resp. J. S. Girschnerus. Halle, 1718.

De morbis recte distinguendis. Resp. D. Büttner. Halle, 1718.

De hydrope ascite. Resp. J. J. Weise. 1718.

De fistulá ani feliciter curandá. Resp. H. Bass. Halle, 1718.

De modo operandi remediorum physico-mechanico. Resp. M. J. G. Hermannus. Halle, 1718.

Fundamenta physiologiæ. Halle, 1718, in-8 ; Halle, 1746, in-8.

Medicina rationalis systematica. Halle, 1718 1740, in-4, 9 vol. La première part., trad. en franç. par

Bruhier-d'Ablaincourt. Paris, 1739 1744, in-12, 9 vol.

De pinguedine ceu succo superfluo nutritio. Resp. M. D. W. Trillerus. Halle, 1718.

De verá morbi hypochondriaci sede, indole ac curatione. Resp. A. C. Menicke. Halle, 1719.

De veræ pathologiæ fundamentis. Resp. J. T. Lippert. Halle, 1719.

De palpitatione cordis. Resp. C. G. Steudner. Halle, 1719.

De præstantissimis medendi legibus. Resp. C. G. Troppaneger. Halle, 1719.

De millefolio. Resp. C. H. Petzchius. Halle, 1719.

De mediciná Hippocratis mechanicá. Resp. S. Enyedi. Halle, 1719.

De præparatione ad lectionem veterum medicinæ auctorum. Resp. G. Juch. Halle, 1719.

Dissertationum physico-medicarum selectiorum decas. Leyde, 1719, 2 vol. in-8.

Programma de mediciná ab omni hypothesi vindicandá. Halle, 1719.

De methodo compendiosa plantarum vires et virtutes in medendo indagandi.

De certo mortis in morbis præsagio. Resp. E. Matthiæ. Halle, 1720.

De mediciná emeticá et purgante post iram veneno. Resp. D. G. Tittmannus. Halle, 1721.

De hepatis inflammatione vera rarissima , spuria frequentissima. Resp. C. A. Gebhard. Halle, 1721.

Valetudinarium virginale. Resp. H. D. Hennenhofer. Halle, 1721.

De excellenti balneorum ex aqua dulci usu in affectibus internis. Resp. J. P. Haberkorn. Halle, 1721.

De noxá potus frigidi. Resp. D. Meyer. Halle, 1721.

De modo historias morborum recte

consignandi et ad usum applicandi. Resp. C. Siebeth. Halle, 1721.

Observationes et cautiones practicæ in curatione calculi. Resp. J. C. Hubner. Halle, 1721.

De salium mediorum excellente et purgante virtute. Resp. P. von der Lahr. Halle, 1721.

De vini hungarici excellente naturâ, virtute et usu. Resp. M. Welsch. Halle, 1721.

Medicina consultoria, worinnen unterschiedliche über einige schwere casus ausgearbeitete consilia medica auch responsa facultatis medicæ enthalten. Halle, 1721-1739, 12 vol. in-4.

De morbis œsophagi. Resp. E. G. Boehm. Halle, 1722.

De balneorum artificialium ex scoriis metallicis usu medico, Germ. Schlakenbædern. Resp. J. C. Schrœter. Halle, 1722.

De oculorum procidentiá. Resp. H. G. Seebach. Halle, 1722.

De putredinis doctrinâ amplissimi in medicina usus. Resp. G. B. Berger. Halle, 1722.

De scirrho hepatis. Resp. S. H Schmidt. Halle, 1722.

De situ erecto in morbis periculosis valde noxio. Resp. M. G. C. Feuerlinus. Halle, 1722.

Historia inflammationis ex principiis anatomicis et mechanicis deducta. Resp. E. C. Lœberus. Halle, 1722.

Grundlicher Unterricht, wie ein Mensch nach den Gesundheits Regeln der heil. Schrift und durch vorsichtigen Gebrauch weniger ausserlesener Arzneyen, ingleichen durch Vermeidung unbedachtlicher mediorum und des Misbrauchs der besten Nahrungs- und Arzney-Mittel, sein Leben und

Gesunheit lange conserviren könne. Ulm, 1722, in-8.

Observationum physico-chymicarum selectiorum libri tres. Halle, 1722, 1736, in-4.

De fontibus medicatis Lauchstadiensibus. Resp. C. A. Lichtenhahn. Halle, 1723.

De venæsectionis prudenti administratione. Resp. J. J. Zerbach. Halle, 1723.

De vera motuum febrilium indole ac sede. Resp. J. F. Ehrenhaus. Halle, 1723.

De cauto et incauto sedativorum usu. Resp. M. Sobernheim. Halle, 1724.

De exulceratione vesicæ. Resp. J. E. Zinckernagel. Halle, 1724.

De incontinentia urinæ in partu difficili. Resp. H. A. Velthem. Halle, 1724.

De fato physico et medico, ejusque rationali explicatione. Resp. C. Harbort. Halle, 1724.

De ευκαιρια praxeos medicæ. Resp. J. Zaumsegel. Halle, 1724.

Examen chymico-medicum fontis Sedlicensis in Bohemia. Resp. C. M. Claussen. Halle, 1724.

De præcipuis medicatis Germanice fontibus eorumque examine chymico-medico. Resp. G. G. Hoffmann. Halle, 1724.

Kurzer doch Grundlicher Bericht vom Lauchstadter martialischen Gesundbrunnen. Halle, 1724, in-4. Auch. in der Med. Consult.

Grundlicher Bericht von dem zu Sedlitz in Bœhmen neu entdeckten bittern purgirenden Brunnen. Halle, 1724.

Observationes de cauto et præstan-

tissimo vomitoriorum usu. Resp. F. A. Bussius. Halle, 1725.

De manna ejusque præstantissimo in medicina usu. Resp. G. J. Volkmann. Halle, 1725.

De studio medico rectè pertractando ejusque probatissimis autoribus , in-4. — C'est la préface de l'édition rajeunie de l'*Introductio in univers. med. de Conring.*

De purpuræ genuina origine, indole et curatione. Resp. S. Mackius. Halle, 1725.

De mirabili lactis asinini in medendo usu. Resp. J. A. P. Burggraff. Halle, 1725.

De valetudine senum tuenda. Resp. M. F. Nitschius. Halle, 1725.

Opuscula physico-medica , antehac seorsim edita, jam revisa, aucta, emendata et delectu habito recusa. Tome I, Ulm, 1725, 1726, in-8 , 2 part. ; Halle, 1739, in-8.

De seri lactis virtute longè saluberrimâ. Resp. G. Hentschel. Halle , 1725.

De morbis ex nimia et intempestiva venere oriundis. Resp. M. G. Obst. Halle, 1725.

De ægro hydrope ex quartana laborante et restituto. Resp. T. W. Grothus. Halle, 1725.

De proceritate corporis ejusque causis et effectibus. Resp. M. Weise. Halle, 1726.

De febribus intermittentibus et cognoscendis et curandis. Resp. C. G. Tettenborn. Halle, 1726.

De ignorata uteri structura multorum in medicina errorum fonte. Resp. J. P. Schwartzmann. Halle, 1726.

De morbis ex hepatis vitio. Resp. C. F. Zimmermann. Halle, 1726.

De morbis hepatis ex anatomia deducendis. Resp. J. C. Hœpfner. Halle, 1726.

De connubio aquarum mineralium cum lacte longè saluberrimo. Resp. J. T. Vogel. Halle, 1726.

De dysenteria anni MDCCXXVI epidemica. Resp. J. C. Marggraff. Halle, 1727.

De aeris potentia in epidemicorum morborum generatione. Resp. C. P. Berger. Halle, 1727.

De specifica quorumdam remediorum efficacia. Resp. G. F. Bauer. Halle, 1727.

De judicio ex sanguine per venæ sectionem emisso. Resp. J. G. Turcke. Halle, 1727.

De vesicatoriorum præstanti in medicina usu. Resp. M. J. Bacmeister. Halle, 1727.

De fonticulorum usu medico. Resp. C. B. Cochlovius. Halle, 1727.

De morbis ex spasmo vesicæ. Resp. F. W. Hartmann. Halle, 1727.

Grundlicher Bericht von dem zu vom Selterbrunnen. Halle, 1727, in-4.

Vorrede zu Heinr. Basz erlauterten Nuk. Halle, 1728, in-8.

Grundliche Nachricht und Anweisung von Wurkung und Gebrauch einiger bewährten medicamenten , bey vielerley Arten der Krankheiten, welche auch zu einer Haus-und Reise-Apotheke dienlich. Halle, 1728.

De recto corticis chinæ usu in febribus. Resp. G. W. Bornemann. Halle, 1728.

De medicis morborum causis. Resp. G. J. Weis. Halle, 1728.

De ætatis mutatione morborum causa et remedio. Resp. G. H. Budeus. Halle, 1728.

Observationes clinicæ circa cura-

tionem quartanæ. Resp. L. G. Linden-
baum. Halle, 1728.

De apoplexia. Resp. J. H. C. Ada-
mi. Halle, 1723.

De febribus mesentericis. Resp. C. G.
Lucius. Halle, 1728.

De potentia et impotentia animæ
humanæ in corpus organicum sibi
junctum. Resp. M. N. Borosnyai.
Halle, 1728.

De morbis oculorum præcipuis rec-
ta medendi ratione. Resp. F. A. Re-
decker. Halle, 1728.

Programma de mechanica optima
in medicina philosophandi methodo.
Halle, 1728.

Summa totius doctrinæ christianæ
paucis aphorismis in ordinem et con-
nexionem relata a medico christiano.
Halle, 1728.

De noxis ex remediis domesticis in-
congrue applicatis. Resp. C. G. Lind-
ner. Halle, 1729.

De febre erysipelacea. Resp. F. L.
Dietrich. Halle, 1729.

De cataracta. Resp. M. H. Henrici.
Halle, 1729.

De vomitu cruento. Resp. E. E. Gut-
torff. Halle, 1729.

De diæta virginum. Resp. G. F. Be-
rens. Halle, 1729.

Observationes medico-forenses se-
lectæ de læsionibus externis aborti-
vis, venenis ac philtris. Resp. G. J.
Schirmerus. Halle, 1729.

De ætate conjugio opportuna. Resp.
J. D. Kesler. Halle, 1789.

De fonte medicato Lignicensi. Resp.
C. E. Rückert. Halle, 1729.

De aquæ frigidæ salubritate. Resp.
H. Zollikoffer ab Altenklingen. Halle,
1729.

De venæ sectionis abusu. Resp. C.
G. Wahl. Halle, 1730.

Oryctographia halensis sive fossilium
et mineralium in agro halensi descrip-
tio. Resp. J. J. Lerche. Halle, 1730.

De hæmoptysi selectæ quædam ob-
servationes. Resp. J. A. Hermischlus.
Halle, 1730.

De hæmorrhagia uteri. Resp. J. F.
Luders. Halle, 1730.

De immoderata hæmorrhoidum
fluxione. Resp. M. F. Geussenhainer.
Halle, 1730.

De hæmorrhagia cerebri. Resp. G.
Z. Clauder. Halle, 1730.

De hæmorrhagia viarum urinaria-
rum. Resp. M. G. Heinsius. Halle,
1730.

De fontis Spadani et Schwalbacen-
sis convenientia. Resp. H. W. Hendt-
schy. Halle, 1730.

De medicina simplissima summæ
efficaciæ. Resp. L. T. Pyl. Halle,
1731.

De dolore cephalico. Resp. M. Ben-
zig. Halle, 1731.

De dolore cardialgico vulgo Ma-
genkrampf. Resp. F. C. Habicht.
Halle, 1731.

De dolore ex calculo renum. Resp.
J. B. Doblin. Halle, 1731.

De dolore et spasmo, ex calculo fel-
leo. Resp. et Nitzsch. Halle, 1731.

De metastasi s. sede morbo mutata.
Resp. S. Sontag. Halle, 1731.

De acidulis Veteraquensibus in Si-
lesia, vulgo Altwasser Sauerbrun-
nen. Resp. S. Rohncke. Halle, 1831.

De genuina chlorosis indole, origine
et curatione. Resp. G. A. Emmerich.
Halle, 1731.

Grundliche Nachricht und Unter-
suchung des Spa-Wassers und Schwal-
bacher Brunnens. Leipzig, 1731, in-8.

De cognoscenda corporis humani

*natura ex effectu remediorum. Resp.
C. F. Gosky.* Halle, 1732.

*De acido vitriolo vinoso. Resp. C.
Hoffmann.* Halle, 1732.

*De senectute ipsa morbo. Resp. J.
Hutter.* Halle, 1732.

*De vero universæ medicinæ princi-
pio in structura corporis humani mechanica reperiundo. Resp. A. C. Grose.*
Halle, 1732.

*De vera mali epileptici caussa.
Resp. C. G. Büttner.* Halle, 1732.

*Casus de purpura scorbutica præ-
gresso hemorrhoidum fluxu nimio.
Resp. C. A. Cothenius.* Halle, 1732.

*De tussi convulsiva. Resp. J. S.
Pitsch.* Halle, 1732.

De vomitu. Resp. M. P. Ritter.
Halle, 1732.

De abortu. Resp. D. Mindner. Halle,
1733.

De singultu. Resp. F. H. Gottfried.
Halle, 1733.

*De gravitate aeris ejusque elastici-
tate in machinam corporis humani.
Resp. C. C. Hoffmannus.* Halle, 1733.

*De necessario sanis medico. Resp.
H. J. Frommann.* Halle, 1733.

*De morbi hysterici vera indole ,
sede , origine , et cura. Resp. F. Hoffmann.* Halle, 1733.

*De spasmis pharyngis. Resp. A. G
Marggraf.* Halle, 1733.

De morbo Lazari. Resp. S. G. Feige.
Halle, 1733.

*De spasmis gulæ inferioris et de
nausea. Resp. J. C. Zweigel.* Halle,
1733.

*De motuum convulsivorum vera se-
de et indole. Resp. J. F. Bocke.* Halle,
1733.

Præfatio de modo agendi medica-

*mentòrum et physicis quibusdam circa
camphoram experimentis , tractatui
D. Tralles de usu camphoræ præmissa.*
Breslau, 1734.

*Consultationes et responsa medici-
nalia.* Halle, 1734, in-4, 2 vol. Amsterdam, 1734, 1735, in-8, 3 vol.
Francfort, 1734, 1735, in-4, 2 vol.

*Medicus politicus , s. regulæ pru-
dentiæ secundum quas medicus juvenis
se dirigere debet.* Leyde, 1738, in-4 ;
Halle, 1746, in-8. Trad. en français
par J. J. Bruhier Paris, 1751.

*Abhandlung von den vornehmsten
Kinderkrankheiten , mit des Verfassers Leben von J. H. Schulze.* Francfort, 1741, in-8.

*Diætetica oder Unterricht wie ein
Mensch. sein Leben conserviren kœnne.*
Iéna, 1743, in-8.

*Abhandlung von der Jungfern-
Diæt.* Wittenberg, 1742.

*Friderici Hoffmanni consiliar. re-
gis Boruss.,* etc., etc., *opera omnia
physico-medica denuo revisa , correcta et aucta , in sex tomos distributa.
Quibus continentur doctrinæ solidis
principiis physico-mechanicis et anatomicis , atque etiam observationibus
clinico-practicis superstructæ , methodo facili ac demonstrativa deductæ,
et per experientiam 57 annorum sta-
bilitæ. Cum vita auctoris,* etc. Genève, 1740, in-fol., 6 vol ; *ibid.*, 1748,
in-fol., 6 vol. *Supplementum in duas
partes distributum quibus continentur
opera varia , quæ in magna operum
collectione desiderantur. (Ed. E. A.
Nicolai.)* Genève, 1751, in-fol. *Supplementum secundum , in tres partes
distributum.* Genève, 1753, in-fol.

(Schulze.—Adelung.)

HOFFMAN (Gaspard), l'un des derniers et des plus énergiques soutiens de la vieille médecine au xviie siècle, naquit à Gotha, dans la Thuringe, le 9 novembre 1572. Il n'avait pas encore un an quand la mort lui enleva son père. Son grand père le recueillit et commença son éducation. A neuf ans, il l'envoya à Leipzig, bien recommandé, mais peu pourvu de ce qui lui était nécessaire. En 1592, il alla étudier à Strasbourg, où la condition des écoliers pauvres était plus supportable. Il y passa deux ans, au bout desquels un notaire de Nuremberg, Mathias Schilher, qui aimait les sciences, et était frappé de ses heureuses dispositions, le prit en amitié, et lui fournit pendant sept ans les moyens de continuer ses études à Altdorf. Hoffmann gagna, par ses succès, la pension que la Faculté avait coutume d'accorder à l'élève le plus distingué, pour le mettre en état de se perfectionner par les voyages. Il partit alors pour l'Italie, visita ce pays, séjourna trois ans à Padoue, pour entendre les leçons de Fabrizio d'Aquapendente, et revint en 1605 à Bâle, prendre le bonnet doctoral. En 1606, il rentra dans sa patrie. La peste qui régnait alors à Nuremberg, et qui s'étendit à Altdorf, lui procura le titre de médecin des épidémies, et le professeur Taurellus, son ancien maître, ayant succombé, Hoffmann fut désigné pour le remplacer, au mois de février 1607. Il occupa ce poste pendant plus de quarante années, avec la plus grande réputation. Gaspard Hoffmann passait pour un des médecins les plus profondément versés dans la lecture des anciens; il travailla toute sa vie sur les œuvres de Galien, dont il devait donner une édition complète, et sur lesquelles il laissa en mourant une masse immense de notes et de commentaires. La célébrité d'Hoffmann était assez grande en Europe, pour que Harvey ait cru devoir faire un voyage pour se rendre auprès de lui, lui faire part de sa découverte de la circulation du sang, et tâcher de gagner en lui un soutien pour sa doctrine; démarche dans laquelle il échoua complètement. Hoffmann fut un anatomiste érudit, mais non un bon anatomiste; un médecin savant, mais non un habile médecin; un botaniste extrêmement instruit, mais non un grand phythologiste; un critique d'une immense lecture, mais non un critique d'une érudition profonde. Il a beaucoup écrit.

Lectiones caniculares de febribus malignis. Bâle, 1606, in-4.

Theses de lumbricis. Bâle, 1605, in-4.

Theses de medicinâ. Altdorf, 1608, in-4.

Dissertatio de naturæ officio in sanitatis negotio. Altdorf, 1613,

Dissertatio de alimenti excrementis. Altdorf, 1613, in-4.

Dissertatio de nervorum origine. Altdorff, 1615, in-4.

Dissertatio de usu lienis, secundùm Aristotelem. Altdorf, 1613, in-4; Leipzig, 1615, in-8.

Dissertatio de usu venarum et arteriarum mesaraicarum. Altdorf, 1616, in-8.

Dissertatio de spiritibus. Altdorf, 1616, in-4.

De ichoribus, et in quibus illi apparent, affectibus, collectanea. Leipzig, 1617, in-8.

De usu cerebri, secundùm Aristotelem, diatriba. Leipzig, 1617, in-8.

Ces deux opuscules ont été réimprimés ensemble et avec celui sur la rate (Leyde, 1659, in-12).

Dissertatio de usu venæ arteriosæ et arteriæ venosæ. Altdorf, 1618, in-4.

Variarum lectionum Libri VI, in quibus loca multa Dioscorides, Athenæi, Plinii, Hippocratis, Aristotelis, Galeni, aliorumque, quâ illustrantur quâ explicantur. Leipzig, 1619, in-8.

Dissertatio de hepate, ejusque usu, secundùm Aristotelem. Altdorf, 1619, in-4.

Dissertatio de cerebro et spinali medullâ et nervis. Altdorf, 1622, in-4.

Dissertatio de pulmone ejusque usu secundùm Aristotelem. Altdorf, 1622, in-4.

Dissertatio de sanguine. Altdorf, 1622, in-4.

Dissertatio de generatione hominis. Altdorf, 1623, in-4.

Dissertatio de partibus similaribus humani corporis. Altdorf, 1625, in-4.

Commentarii in Galeni de usu partium corporis humani libr. XVII cum variis lectionibus in utrumque codicem græcum et latinum. Francfort, 1625, in-fol.

Apologia apologiæ pro germanis contra Galenum: qua simul ventilatur questio: quibus in morbis venæ sectio purgationi sit præferenda? Amberg, 1626, in-4.

Dissertatio de facultatibus naturalibus ministrantibus. Altorf, 1626, in-4.

De thorace, ejusque partibus, commentarius tripartitus, in quâ discutiuntur præcipuè ea, quæ inter Aristotelem et Galenum controversa sunt. Francfort, 1627, in-fol.

Problema, cur natura fecerit duo vasa sanguifua, venas et arterias. Altdorf, 1627, in-fol.

De generatione hominis, libri IV, contrà Mundinum Mundinium; adjecta sententia ejusdem de formarum origine secundùm Aristotelem. Francfort, 1629, in-fol.

Problema an spiritus nutriantur externo aere. Altorf, 1627, in-4.

Claud. Galeni de ossibus, ad tyrones liber, græc. lat. cum notis perpetuis. Francfort, 1629, in-fol.

Pathologia parva quâ methodus Galeni practica explicatur, quam olim Franciscus Frisimelica promiserat. Iena, 1640, in-8.

Animadversiones in Comitis Montani libros quinque de morbis, et Thomæ Erasti anatomen eorumdem; necnon Ant. Erastica ejusdem Montani, cum auctario de causâ continente. Amsterdam, 1641, in-12.

Methodus docendæ ac discendæ medicinæ. Altdorf, 1641, in-4.

*De locis affectis libri tres, quibus præmissus septenarius controversarum *huic facientium.* Nuremberg, 1642, in-12.

Relatio historica judicii acti in campis Elysiis coràm Rhadamantem contrà Galenum. Nuremberg, 1642, in-12.

Institutionum medicarum libri VI. Lyon, 1645, in-4.

De medicamentis officinalibus, tam simplicibus, quam compositis, libri duo. Accesserunt quasi paralipomena, quæ vel ex animalibus, vel ex mineralibus petuntur, opus triginta annorum. Paris, 1646, in-4; Francfort, 1666, in-4. — Canus senex, dit Haller, incredulus, vetustatis peritissimus, acuto et brevi stylo plantarum facultates descripsit, et eo quidem sensu vix parem invenies; sed parum est quod a naturâ, et a proprio experimento habet.

Pro veritate : quo tractatu continentur opellæ tres. I. Adrastea Galeni. II exercitationes juveniles, contrà Parisianum, aliosque XVII neotericos. III Anti-Argenterius, Item Anti-Fernel. Necnon Augustini Buccii Disputatio de principatu partium corporis : Ludovici Buccaferreæ oratio de eodem negotio : Jul. Cæs. Claudini quæstio de sede facultatum principum, cum epicrisi C. Hoffmanni. Ejusdem collatio doctrinæ Aristotelis cum doctrinâ Galeni de animâ ; Pathologia parva : denique rejectanea pathologica de morbis formæ et materiæ, à Fernelio. Argenterioque per somnium visis. Paris, 1647, in-4.

Institutionum suarum epitome, in sex libros digesta. Paris, 1648, in-12; Francfort, 1670, in-12; Heidelberg, 1672, in-12.

Isagoge medica, duobus orationibus proposita, edente Jac. Pancr. Bruno-ne, cujus accessit oratio de vitâ, moribus et scriptis laudati Hoffmani. Altdorf, 1661, in-12; Leipzig, 1664, in-12; Leipzig, 1678, in-12.

Tractatus de Febribus. Tubingue, 1663, in-12.

De calido innato et spiritibus, syntagma, cum præfatione de sectis philosophorum. Francfort, 1667, in-4.

De partibus similaribus, liber singularis, defectum suppleturus ejusdem argumenti libri, quem Galenus se scripsisse dit. Francfort, 1667, in-4.

Apologia pro Galeno, sive χρηστομαθειας libri III, tomus prior continet isagogica et physiologica; posterior pathologica opus veritati medicinalium dogmatum illustrandæ Galeni quæ gloriæ asserendæ, utilissimum, omnibus denique sanioris medicinæ cultoribus summè necessarium ex bibliotheca Guidonis Patini. Lyon, 1668, in-4.

Praxis medica curiosa, hoc est Galeni methodi med. lib. XIV versio nova, commentariis et castigationibus illustrata. Item. Galeni de sanite tuendâ. lib. IV nova versio, cum commentariis. Accedunt orationes C. Hoffmann IV. De dicterio illo : medicè vivere esse pessimè vivere Item Jo.-Georg. Volckameri oratio in Hoffmanni laudem. Omnia curante Sebast. Scheffero. Francfort, 1680, in-4.

Poematum sacrorum centuriæ. IV Altdorf, 1651, in 8.

Il ne faut pas confondre ce médecin avec un autre du même nom :

Hoffmann (GASPARD), de Lemberg, qui florissait dans la seconde moitié du seizième siècle, et qui, après avoir rempli pendant quelque temps une chaire à l'université de Francfort-sur-l'Odèr, fut appelé à la cour de l'électeur de Brandebourg, en qualité de médecin de ce prince. On a de lui quelques consultations et lettres médicales, que Laurent Scholz a fait imprimer avec celles de Crato. Il est aussi auteur d'un traité sur les eaux minérales de Hirschberg, que le même Scholz a inséré dans ses *Consilia medica*.

(Stolle. — Kestner. — Haller. — *Linden. renov.*—*Bayer. Biogr. Altorf.*)

HOFFMANN (Maurice), né le 20 septembre 1621, à Furstenwald, dans la marche de Brandebourg, commença ses études médicales à Altdorf, et fut les continuer à Padoue. Après trois ans de séjour dans cette université, il revint à Altdorf, où il fut reçu docteur, le 15 avril 1645. En 1648, il fut nommé professeur extraordinaire d'anatomie et de chirurgie, et, l'année suivante, il succéda à Gaspard Hoffmann dans la place de professeur ordinaire de médecine. Il fut reçu peu de temps après dans le collége des médecins. Enfin, en 1653, après la mort de Jungermann, il eut la chaire de botanique et la direction du Jardin des plantes. Hoffmann mourut d'apoplexie, le 22 avril 1698, dans sa 77ᵉ année. Lorsqu'il était à Padoue, Hoffmann disséquant un jour un coq-dinde, découvrit le conduit pancréatique, qu'on ne connaissait pas encore. Il le montra à Jean-George Virsung, célèbre anatomiste, chez qui il logeait. Celui-ci en prit occasion de chercher ce conduit dans l'homme, et l'ayant trouvé, en fit la démonstration dans ses leçons publiques, ce qui fit donner à ce conduit le nom de *canal de Virsung*.

Dissertatio de humoribus. Altdorf, 1649, in-4.

Dissertatio de purgationis modis. Altdorf, 1652, in-4.

Dissertatio de motu cordis et cerebrilium sanguinisque ac spirituum anima perpetuo, pro vitæ continuatione, per corpus commeatu. Altdorf, 1653, in-4.

Dissertatio de transitu sanguinis per septum cordis impossibili contrà Galenum et Riolanum, anatomicum Parisiens. ejus defensorem. Altdorf, 1659, in-4.

Dissertatio de transitu sanguinis per medios pulmones facili contrà Riolanum. Altorf, 1659, in-4.

Dissertatio de sanguine, ejusque missi observatione. Altdorf, 1661, in-4.

Synopsis institutionum medicinæ, ex sanguinis naturá vitam longiorem, artem breviorem promittens. Altorf, 1661, in-8.

Hoffmanni tres methodi de curandis morbis ex principiis circulationis sanguinis, studio et opera Bartholomæi Zornn. Padoue, 1664, in-8.

Synopsis institutionum anatomicarum, ex sanguinis naturá partium plerarumque vitam declarans, ordine dissectionis commodo, Accedit delineatio anatomes physico-pathologicochirurgicæ. Altorf, 1661, in-8. *Ibid.* 1681, in-4.

Prudentiæ medicæ, ex sanguine pro

salute mortalium agendorum rationes exponentis fundamenta in Universitate Altorfina anno 1662 et seq. publicè disputata. Altorf, 1663, in-8 ; *ibid.* 1672, in-8; *ibid,* 1690, in-8.

Botanotheca Laurembergiana, hoc est methodus conficiendi herbarium vivum. Altorf, 1662, 1672; *ibid.* 1690, 1693.

Dissertatio de lacrymis. Altorf, 1662, in-4.

Dissertatio de alimentorum coctione primâ, seu chylosi, salvâ et læsâ. Altorf, 1662, in-4.

Dissertatio de picâ. Altorf, 1662, in-4.

Floræ Altorfinæ deliciæ sylvestres, sive catalogus plantarum in agro Altorfino locisque vicinis sponte nascentium, cum lapidum fungorumque historia, item topographia Altorfina, tabulâ œneâ expressa, in usum excursionum botanicarum. Altorf, 1662, in-4; *ibid,* 1677, in-4.

Floræ Altorfinæ deliciæ hortenses sive catalogus plantarum horti medici quibus anno 1660 auctior erat. Altorf, 1662, 1677, in-4.

Appendix ad catalogum plantarum hortensium. Altorf, 1691, in-4.

Sciagraphia morborum contagioso-rum, ex naturâ sanguinis præcavendorum et curandorum, in Universitate Altorfina per disp. XL. exhibita. Altorf, 1666, in-4; *ibid.* 1699, in-8.

Dissertatio de meliceriâ, sive articulorum læsorum inundatione aut diluvio. Altorf, 1670, in-4.

Dissertatio de lactis et chyli statu naturali et præternaturali. Altorf, 1673, in-4.

Florilegium Altorfinum, sive tabulæ loca et menses exhibentes quibus plantæ exoticæ et indigenæ sub cœlo Norico vigere ac florere solent. Altorf, 1676, in-4.

Dissertatio de rebus non naturalibus, sanguinem mutantibus. Altorf, 1679 n-4.

Grundlicher Bericht von denen grassirenden Pestfiebern. Altorf, 1680, in-4.

Dissertatio de procidentiâ uteri. Altorf, 1694, in-4.

Montis Mauriciani descriptio, sive catalogus plantarum, quæ in illo et vicinis eidem locis occurrunt. Altorf, 1694, in-4.

On trouve des observations de Maurice Hoffmann dans les actes de l'*Académie des curieux de la nature.*

(Haller.—Adelung.)

HOFFMANN (Jean-Maurice), fils du précédent, naquit à Altdorf, le 6 octobre 1653. Il fit ses études à Herzpruck, Altdorf et à Francfort-sur-l'Oder, et alla les perfectionner en Italie, notamment à Padoue, où il séjourna deux ans. De retour à Altdorf en 1674, il s'y fit recevoir, l'année suivante. docteur en médecine. En 1677, il fut nommé professeur extraordinaire de médecine près de cette Université, et professeur ordinaire en 1681. Trois ans plus tard, l'Académie des curieux de la nature l'admit au nombre de ses membres, et, en 1721, il fut élu directeur des éphémérides, et honoré de tous les titres qui accompagnaient ordinairement celui-là. Après la mort de son père, Jean-Maurice Hoffmann le remplaça dans la chaire de botanique et dans la direction du jardin de l'Université. Ce fut lui encore qui remplaça, en 1709, Jacques-Pancrace Bruno dans les charges de prémier professeur et de doyen de l'Université d'Altdorf..Hoffmann avait dû interrompre très-fréquemment, depuis vingt années, l'exercice de ses fonctions académiques pour aller remplir près du margrave d'Anspach celles de premier médecin. Ce fut dans cette ville qu'il mourut, le 31 octobre 1727, âgé de 74 ans.

Dissertatio de περιγραω, seu microcosmi aeoliâ. Altdorf, 1680, in-4.

Dissertatio de œgro asthmatico. Altdorf, 1681, in-4.

Dissertatio de ossium carie. Altdorf, 1681, in-4.

Dissertatio de naso, faciei promontorio. Altdorf, 1681, in-4.

Dissertatio de dolore. Altdorf, 1682, in-4.

Dissertatio de glandulis renalibus. Altdorf, 1682.

Dissertatio de cuticulâ et cute. Altdorf, 1685, in-4.

Dissertatio de medicamentis martialibus. Altdorf, 1685, in 4.

Dissertatio de anorexiâ. Altdorf, 1685, in 4.

Dissertationes anatomico-physiologicæ, ad Joh. van Horne microcosmum annotatæ. Altdorf, 1685, in 4. —Commentaire sur l'anatomie de van-Horne, au texte duquel Hoffmann a joint les remarques historiques ou les descriptions anatomiques insérées dans les auteurs qui l'ont précédé.

Dissertatio de odoramentis et suffimentis. Altdorf, 1686, in-4.

Dissertatio de venâ portæ. Altdorf, 1687, in-4.

Dissertatio de gustu. Altdorf, 1689, in-4.

Dissertatio de liquore gastrico. Altdorf, 1689, in-4.

Dissertatio de pericardio. Altdorf, 1690, in-4.

Dissertatio de suturis cranii humani. Altdorf, 1691, in-4.

Dissertatio de salivatione mercuriali. Altdorf, 1691, in-4.

Dissertatio de nervis. Altdorf, 1692, in-4.

Dissertatio de aere morbifico. Altdorf, 1694, in-4.

Dissertatio de omento. Altdorf, 1695, in 4.

Dissertatio de fluidorum catholicorum fœtus motu. Altdorf, 1695, in-4.

Dissertatio de diluvio microcosmi peculiari, sive hydrocephalo. Altdorf, 1695, in-4.

Dissertatio de secretione animali. Altdorf, 1695, in-4.

Idea machinæ humanæ anatomico-physiologica, ad observationes recentiores conformata, et ad methodum lectionum solemnium accomodata. Altdorf, 1703, in-4. — Série de vingt dissertations, dans lesquelles l'auteur donne la description de presque toutes les parties du corps. Ce livre ne contient rien de neuf, mais on y trouve tout ce qu'on savait en anatomie à l'époque où il fut écrit.

*Floræ Altorfinæ deliciæ hortenses, locupletiores factæ, sive appendix catalogi horti medici Altorfini, planta-

rum novarum occasione aucta. Altdorf, 1703, in-4. — Supplément aux ouvrages sur le même sujet que le père de l'auteur avait publiés.

Dissertatio de pancreate. Altdorf, 1706, in-4.

Dissertatio de Ptarmographia. Altdorf, 1711, in-4.

Disquisitio corporis humani anatomico-pathologica rationibus et observationibus veterum ac recentiorum confirmata. Altdorf, 1713, in-4. — Anatomie pathologique, en vingt dissertations, qui avaient paru successivement. C'est le premier traité général sur cette matière, qui ait paru depuis Bonnet. L'auteur ne donne point au long les observations particulières, mais il en indique les sources; il a particulièrement exploité le recueil de l'Académie des curieux de la nature.

Sciagraphia methodi medendi, primis designata lineis. Altdorf, 1713, in-4.

Acta laboratorii chimici Altorfini, chemiæ fundamenta, operationes præcipuas, et tentamina curiosa, ratione et experientiâ suffulta, complectentia. Altdorf, 1720, in-4. — Publié par les soins de J. H. Schulze.

Syntagma pathologico-therapeuticum, ad Jo Hartmanni praxin chimiatricum concinnatum. Leipzig, 1728, in-4.

HOME (François), après avoir reçu le grade de docteur en médecine à Edimbourg, devint professeur de matière médicale dans cette Université. Il passait pour un praticien habile, et s'est fait un nom distingué pour avoir, un des premiers, signalé le croup comme une maladie spéciale, et bien décrit cette maladie. Parmi ses ouvrages, ceux relatifs à la médecine annoncent un bon observateur, et les autres, un homme versé dans plusieurs sciences ou arts.

Diss. de febre remittente. Edimbourg, 1750, in-8.

An essay on the contents and virtues of Dunse spaw. Edimbourg, 1751, in-8.

Experiments on bleaching. Edimbourg, 1756, in-8.

The principles of agriculture and vegetation. Londres, 1757, in-8; deuxième édition *with additions*, 1758, in-8; Londres, 1762, in-8.

Principia medicinæ. Edimbourg, 1758, in-8; troisième édit., Edimbourg, 1770, in-8; *ibid.*, 1783, in-8; traduit en français par Gastellier (avec un extrait de l'ouvrage suivant). Paris, 1773, in-12.

Medical facts and experiments. Edimbourg et Londres, 1759, in-8.

An inquiry into the nature, cause and cure of croup. Edimbourg, 1765, in-8; trad. en français par Ruette. Paris, 1809, in-8.

Clinical experiments, histories and dissections. Edimbourg, 1780, in-8; Londres, 1782, in-8.

Methodus materiæ medicæ. Edimbourg, 1781, in-12.

Experiments on fish and flesh preserved in lime Water. in Philos, transact. 1753. Abridg. t. X. p. 258.

HOME (Sir Everard), chirurgien distingué, et l'un des anatomistes les plus laborieux de la Grande-Bretagne, était fils d'un chirurgien d'Édimbourg. Il était né vers 1763. Il fit sa première apparition dans le monde littéraire en gagnant le prix fondé par G. Fordyce et J. Hunter, par un Mémoire sur les propriétés ou les caractères du pus. Il fut d'abord médecin militaire. Associé ensuite aux travaux de son beau-frère l'illustre J. Hunter, il s'éleva rapidement à des places importantes. Il compta parmi ses titres ceux de premier chirurgien du roi, et médecin extraordinaire depuis 1830 ; professeur honoraire du collège des chirurgiens, et plus tard président ; premier chirurgien de l'hôpital Saint-George et de l'hôtel des Invalides de Chelsea ; membre du Lycée médical et de la commission d'examens près le collège de chirurgie et l'Ecole vétérinaire ; membre de la Société royale de Londres et d'un grand nombre d'autres. En 1813, Everard Home avait été créé baronet par le prince régent, depuis George IV. Il est mort le 31 août 1832, dans l'hôtel des Invalides de Chelsea, où il avait son domicile comme chirurgien. Ses recherches d'anatomie fine et de physiologie humaine et comparée, se font plus remarquer par leur multitude que par leur rigoureuse précision. Ses ouvrages de chirurgie renferment un grand nombre d'observations, mais ne se distinguent pas par la sévérité de la composition. Les plus remarquables de ces ouvrages sont ceux sur le rétrécissement de l'urètre et de l'œsophage, sur les maladies de la prostate, et ses leçons d'anatomie comparée.

A dissertation on the proprieties of pus, which gained the prize medal given by the Lyceum Londinense for the year 1788, and was ordered to be printed for the use of the Society. Londres, 1788, in-4.

Practical observations on the treatment of stricture in the urethra. Londres, 1795, in-8 ; édit. 2, *enlarged, containing also, observations on strictures in the œsophagus.* Londres, 1797, 1803, in 8, 2 vol. — 3e édit., Londres, 1805, in-8. *New edit. to which are added gouty attacks of the urethra and other parts cured by vinum colchici, and a new method of performing the high operation for the stone.* Londres, 1821, 1822, in 8. 3 vol. pl.

Practical observations on treatment of ulcers on the legs ; considered as a branch of military surgery. Londres, 1797, in-8, 295 pp..

Lectures on comparative anatomy ; in which are explained the preparations in the Hunterian collection. Londres, vol. 1, 2, 1814 ; vol. 3, 4, 1822. in 4.

Observations on cancer connected with histories of the diseases. Londres, 1805, in-8.

Practical observations on the treat-

ment of the diseases of the prostate gland. Londres, 1811, in-8, 280 pp. avec 13 planches et 80 pp. de suppl. — New edit., Londres, 1818, in-8, 2 vol. — New edit. 1822, 2 vol. — En français sous ce titre : *Traité ou observations pratiques et pathologiques sur le traitement des maladies de la glande prostate.* Traduit de l'anglais, par Léou Marchant. Paris, 1820, in-8, 32, et 368 pp. avec 4 planches.

A short tract on the formations of tumours, and the peculiarities that are met with in the structure of those that have become cancerous with their mode of treatment. Londres, 1830, in-8, avec quatre planches.

Home a été l'éditeur des deux ouvrages suivans : John Hunter.. *A treatise on the blood, inflammation and gunshot-wounds ; with a short account of the author's life.* Londres, 1794, in-4, trad. en français, par Dubar, Gand, 18.., in-8, 3 vol. — *John Hunter, treatise on the venereal disease ; enlarged by materials left by the author.* Londres, 1809, in-4. *Ibid.* 1818, in-4. Traduit en français par Audiberty. Paris, 18 , in-8.

Description of a new marin animal, (serpula gigantea Linn.) in Philos Transact. vol. 75, 1785, p. 333. Abridg. vol. 14 avec 1 planche.

An account of a child with a double head; in a letter to John Hunter. Philos. Trans. vol. LXXX, 1790, 2 pl., p. 296; vol. LXXXIX, 1799, p. 28. Abridg. vol. XVIII, p. 443.

Observations on certain horny excrescesces of the human body. Philos. transact. vol. LXXXI, 1791, p. 95. Abridg. vol. XVII, p. 28.

Some facts relative to M. John Hunter's preparation for the Croonian lecture. Philos. trans. vol. LXXXIV, 1794, p. 21. Abridg. vol. XVII, p. 343.

The Croonian lecture on muscular motion; of the structure and actions of the animal called hydatis. Philos. transact. T. LXXXV, 1795, P. I. p. 202. — T. LXXXVI, 1796, P. I. Abridg. t. XVII, p. 453 et p. 525.

Some observations on the mode of generation of the Kanguroo ; with a particular description of the organes themselves. Phil. transact., vol. LXXXV, 1795, p. 221. *Abridg.,* t. XVII. p. 535.

A description of the anatomy of the seaotter ; from a dissection made Novbr. 15 1795. *Philos. transact.,* vol. LXXXVI, 1796, p. 385. *Abridg.,* tome XVIII, p. 34.

En commun avec Archib. Menzie : *Observations on the changes which blood undergoes, when extravasated into the urinary bladder and retained for some time in that viscus, mixed with the urine. Philos. transact.,* p. 486. *Abridg.,* tome XVIII, p. 65..

The croonian lecture, in which some of the morbid actions of the straight and cornea of the eye are explained, and their treatment observed. Philos. transact., vol. LXXXVII, 1797, P. I. *Abridg.,* tom. XVIII, p. 74.

An account of the orifice in the retina of the Human eye, discovered by professor Sœmmerring to which are added proofs of this appearance being extended to eyes of the other animals. Philos. transact. , vol. 88, 1798, p. 332. Abridg. t. XVIII, p. 326.

The Croonian lecture experiments and observations upon the structure of nerves. Philos. trans. , vol. LXXXIX, 1799, Abridg. t. XXVIII, p. 430.

Some additions to a paper read in 1790, on the subject of a child with a double head. Philos. transact., 1799.

An account of the dissection of a hermaphrodite dog. to which are prefixed some observations on hermaphrodites in general. Philos. transact., t. LXXXIX, p. 157. *Abridg.,* tome XVIII, page 485.

Some observations on the structure of the teeth of graminivorous quadrupeds; particularly those of the elephant and sus æthiopicus. Philos. transact., Abridg., t. XVIII, p. 485.

The Croonian lecture, on the structure and uses of the membrana tympani of the ear; read Novemb. 7. 1799. *Philos. transact.* 1800, tom. LXL, P. I, art. 1, p. 1-21. *Abridg.,* t. XVIII, p. 566.

Some additional remarks, on the mode of hearing in cases where the membrana tympani has been destroyed. Philos. transact , t. LXL, pages 159-60. *Abridg.,* vol. XVIII, p. 630.

Some observations on the head of the Ornithorhynchus paradoxus; read July 3, 1800. *Philos. transact.,* 1800, P. II. art. 18, p. 432-36. *Abridg.,* vol. XVIII, p. 746.

The croonian lecture, on the irritability of nerves; read november 20 1800. *Philos. transact.,* 1801, P. II art. 1, p. 1-22, pl. 1. *Abridg.* 1801, p. 1. Traduit en français dans Corvisart, Leroux et Boyer, *Journal de Médecine,* 1809. août, p. 116-39.

Observations on the structure, and mode of growth, of the grinding teeth of the wild boar, and animal incognitum ; read May 7, 1801. *Philos. transact. ,* P. II, art. 14, p. 319-32, pl.

The croonian lecture on the power of the eye to adjust it self to different distances, when deprived of the crystalline lens; read Novemb. 5 1801. *Philos. Transact.* 1802, P. I, art. 1, p, 1-11. *Abridg,* 1802, p. 67.

A description of the anatomy of the ornythoryncus paradoxus. Read decemb. 17 1801. *Philos. Trans.* 1802, art. 4, p. 67-84, pl.

Description of the anatomy of the Ornithorhynchus hystrix; read June 3 1802. *Philos. Transact.* P. II, art. 11, p. 348-64. Pl. 10-13.

Observations on the structure of the tongue, illustrated by cases in which a portion of that organ has been removed by ligature ; read Febr. 3 1803. *Philos. Transact.* 1803, art. 7, p. 205-13.

Remarks of the structure of the orifices found in certain poisonous snakes situated between the nostril and the eye, and the description of a bag connected with the eye met with in some snakes. Philos. trans. 1804, P. I, art. 6, p. 70-76.

Description of the structure of the parts of the Cobro de Capello, or hooked snake of the East Indies, which perform the expansion of the skin of the neck. Philos. Transact. P. II, art. 12, p. 346-52.

An account of a small lobe of the human prostate gland, which has not before been taken notice of by anatomists; read Febr. 20 1806. *Philos. Transact.* 1806, P. I, art 8, p. 195-204, pl.

Observations on the shell of seaworm, found on the coast of Sumatra; proving it to belong to a species of Teredo; with an account of the anatomy of the *Teredo navalis; read May 1 1806. Philos. Transact. P. II, art. 13, p. 276-92, pl.*

Observations on the camel's stomach respecting the water it contains, and the reservoirs in which that fluid is inclosed; with an account of some peculiarities in the urine. Read Jun. 12 1806. Philos. Transact. art. 19, p. 357-84, pl.

An account of two children born with cataracts in their eyes, to shew that their sight was obscured in very different degrees; with experiments to determine the proportional knowledge of objects acquired by them immediately after the cataracts were removed. January 15 1807. Philos. Transact. 1807, P. I, art. 3, p. 183-92.

Observations on the structure of the different cavities, which constitute the stomach of the Whale, compared with those of ruminating animals; with a view to ascertaing the situation of the digestive organ. Febr. 12, 1807. Philos. transact, art. 4, p. 93-102.

Observations on the structure of the stomachs of different animals; with a view to elucidate the process of converting animal and vegetable substances into chyle 1807. Philos. transact., P II, art. 8, p 139-76, pl.

On the structure and uses of the spleen; read november 26, 1807. Philos. transact., 1808, P. I, art. 2, p. 45-54.

Farther experiments; read feb. 25, 1808, art. 11, p. 133-42.

Some observations on M. Brande's paper on calculi; may 1808. Philos. transact., P. II, art. 16, p. 244-48.

An account of some peculiarities in the anatomical structure of the wom-

bat; with observations on the female organs of generation. Jun. 23, 1808. Philos. trans., art. 19, p. 304-12, pl.

On the nature of the invertebral substance in fish and quad-uped; febr. 23, 1809. Philos. transact., 1809, P. I, art. 9, p. 177-87, pl.

An anatomical account of the squalus maxinus, which in the structure of its stomach forms an intermediate link in the gradation of animals between the whale tribe and cartilaginous fishes, may 11, 1809. Philos. transact., P. II, art. 12, p. 206-20, pl.

Hints on the subject of animal secretions. Communicated by the society for the improvement of animal chemistry; jun. 22, 1809. Philos. transact., art. 22, p. 355-88.

On the case of a man, who died in consequence of the bite of a rattlesnake, with an account of the effects produced by the poison. Philos. transact, 1810.

On the gizzards of grazing birds; 1810. Philos. transact., 1810, P. II, art. 9, p. 184-89, pl.

On the mode of breeding of the oviparous shark (hayfish) and on aëration of the foetal blood in different classes of animals; jun. 7, 1810. Philos. transact., art. 12, p. 205-22, pl.

Experiments to prove that fluids pass directly from the stomach to the circulation of the blood and from thence into the cells of the spleen, the gall bladder, and urinary bladder without going through the thoracic duct. jan. 31, 1811. Philos. transact., 1811, P I, art. 8, p. 163-70.

An account of some peculiarities in the structure of the organ of hearing in the Balaena mysticetus of Linnæus; decemb. 12, 1811. Philos.

transact., 1812, P. I, art. 3, p. 83-89, pl.

Observation intented to show that the progressive motion of snakes in partly performed by means of the ribs; feb. 27, 1812. *Philos. transact.*, 1812, art. 9, p. 163-68, pl.

On the different structure and situations of the solvent glands in the digestive organs of birds, according to the nature of their food and particular modes of life; jun. 1812. *Philos. transact.*, 1812, P. II, art. 20, p. 394-404, pl.

A description of the solvent glands and gizzards of the Ardea argala, the Casuarius emu, and the long-legged Casowary, from New-South Wales; decemb. 17, 1812. *Philos. transact.*, 1813, P. I, art., 9 p. 77-81, pl.

Experiments to ascertain the coagulating power of the secretion of the gastric glands. Communicated by the society for promoting the knowledge of animal chemistry; jan. 21, 1813. *Philos. transact.*, art. 12, p. 96-100.

On the tusks of the Narwhale; febr. 18, 1813. *Philos. transact.*, art. 18, p. 126-30, pl.

On the formation of fat in the intestines of living animals; march 18, 1813. *Philos. transact.*, 1813, P. II, art. 21, p. 146-58.

Additions to an account of the anatomy of the Squalus maximus, contained in a former paper; with observations on the structure of the branchial artery; jun. 24, 1813. *Philos. transact.*, art. 27, p. 227-41, pl.

Observations on the functions of the brain; may 26. *Philos. transact.*, 1814, P. II, art. 13, p. 409-86. Trad. en français dans Corvisart, Leroux et Boyer, *Journal de Médecine*, tome XXXII, 1815, mars, p. 247-72.

Some account of the fossil remains of an animal more nearly allied to fishes than any of the other classes of animals; jun. 23, 1814. *Philos. transact.*, art. 28, p. 571-77, pl.

On the influence of the nerves upon the action of the arteries; jun. 30, 1814. *Philos. transact.*, art. 30, p. 583-86.

On the structure of the organs of respiration in animals wich appear to hold an intermediate place between those of the class pisces and the class vermes; and in two genera of the last mentioned class Juu. 1 1815. *Philos. Transact.* 1815, P. II, art. 16, p. 256-64, pl.

On the mode of generation of the Lampray and Myxine. Jun. 15 1815. *Philos. Transact.* art. 17, p. 265-69. pl.

Some account of the feet of those animals whose progressive motion can be carried on in opposition to gravity. Febr. 22 1816. *Philos. Transact.* 1816, P. I, art. 9, p. 149-55, pl.

Experiments and observations to prove that the beneficial effects of many medicines are produced trough the medium of the circulating blood more particularly that of the Colchicum autumnale upon the gout. Communicated by the society for improving animal chemistry. March 21 1816. *Philos. Transact.* 1816, P. II, art. 12, p. 257-61.

An appendix on the effects of the colchicum autumnale on gout; read apr. 25 1816. *Philos. Transact.* art. 13, p. 262-64.

On the formation of fat in the intestine of the Tadpole and on the use of the yelk in the formation of the embryo in the egg. Read may 23 1816. *Philos. Transact.* art. 20, p. 301-10.

Some farther account of the fossil

remains of an animal, of wich a description was given to the society in 1814. Jun. 13 1816. *Philos. Transact.* art. 22, p. 318-21, pl.

Farther observations on the feet of animals whose progressive motion can be carried on against gravity. Jun. 27 1816. *Philos. Transact.* art. 23, p. 322-30, pl.

An account of the circulation of the blood in class vermes of Linnæus, and the principle explained in which it differs from that in the higher classes. Novemb. 7 1816. *Philos. Transact.* 1817, P. I, art. 1. p. 1-12, pl.

An account of some fossil remains of the rhinoceros, discovered by M. Whitby in a caverne inclosed in the lime-stone rock from wich he is forming the break wather at Plimouth. Febr. 27 1817. *Philos. Transact.* art. 12; p. 176-82.

On the passage of the ovum from the ovarium to the uterus in women. May 1 1817. *Philos. Transact.* P. II, art. 18, p. 252-61, pl.

Some farther observations on the use of the colchicum autumnale in gout. May 8 1817. *Philos. Transact.* art. 19, p. 262-68.

The distinguishing characters between the ova of the sepia and those of the vermes testacea, that live in water, explained. Jun. 5 1817. *Philos. Transact.* art. 23, p. 297-301, pl.

Avec Will. Th. Brand: *some account of the nests of the Jasa Swallow, and of the glands that secretes the mucus of which they are composed.* Jun. 26 1817. *Philos. Transact.* art. 25, pp. 332-38, pl.

Observations on the gastric glands of the human stomach, and the contraction which takes places in that viscus. Jun. 26 1817. *Philos. Transact.* art. 27, p. 347-52, pl.

Additional facts respecting the fossil remains of an animal, on the subject of which two papers have been printed in the Philos. Trans. showing that the bones of the sternum resemble those of the ornithorhynchus paradoxus. Jan. 22 1818. *Philos. Transact.* 1818, P. I, art. 3, p. 24-32, pl.

The croonian lecture. On the changes the blood undergoes in the act of coagulation. Novemb. 1817. *Philos. Transact.* art. 11, p. 172-84; *Some additions.* Maich 5 1818, art. 12, p. 185-98, pl.

A description of the teeth of the Delphinius Gangeticus. Jun. 4 1818. *Philos. Transact.* art. 21, p. 417-19 pl.

The croonian lecture. On the conversion of pus into granulation or new flesh. Novemb. 5 1818. *Philos. Transact.* 1819, P. I, art. 1 p. 1-10, pl.

On corpora lutea. Jan. 14 1819. *Philos. Transact.* art. 4, p. 59-69, pl.

An account of the fossil skeleton of the Proteosaurus. March 4 1819. *Philos. Transact.* P. II, art. 13, p. 209-11.

Reasons for giving the name Proteosaurus to the fossil skeleton wich has been described. Philos. Transact. P. II, art. 14, p. 212-16, pl.

On the ova of the different tribes of Opossum and Ornithorhynchus. March 25 1819. *Philos. Transact.* art. 16, p. 234-40 pl.

The croonian lecture. A farther investigation of the component parts of the blood. Novemb. 4 1819. *Philos. Transact.* 1820, P. I, art. 1, p. 1-10, pl.

On the milk tusks, and the organ of hearing of the Dugong. Read. apr. 13 1820. Philos. Transact. P. II, art. 9, p. 144-55, pl.

On the mode of formation of the canal for containing the spinal marrow, and on the form of the fins of the Proteosaurus. May 4 1820. Philos Transact. art. 11, p. 159-64, pl.

Observations on the human urethra showing its internal structure, as it appeared in the microscope of. F. Bauer, esq. Jun. 1, 1820. Philos. Transact. art. 14, p. 183-95, pl.

An account of a new mode of performing the high operation for the stone; jun. 15 1820. Philos. transact. art. 16, p. 209 13, pl.

Particulars respecting the anatomy of the Dugong, intended a supplement to Sir. T. S. Raffles's account of the animal; jun. 1820, Philos. transact. art. 20, p. 315-23, pl.

On the black rete mucosum of the negro,. being a defence against the scorching effect of the sun's rays. Novemb. 9 1820, Philos. transact. 1821, P. I, art. 1, p. 1-6.

The croonian lecture. Microscopical observations on the following subjects. On the brain and nerves, showing that the materials of which they are composed exist in the blood. On the discovery of valves in the branches of the vas breve, lying between the villous and muscular coats of the stomach. On the structure of the spleen. Decemb. 7 1820. Philos. trans. art. 5, p. 25-46, pl.

An account of the skeletons of the Dugong, two horned Rhinoceros and Tapir of Sumatra, sent to England by sir Th. Stamfort Raffles. March 22 1821, Philos. transact. P. II, art. 18, p. 268-75, pl.

On the particularities that distinguish the Manatee of the West-Indies from the Dugong of the East-Indian seas. July 12 1821. Philos. transact. art. 26, p. 390-91, pl.

On a new species of Rhinoceros, found in the interior of Africa, the skull of which bears a close resemblance to that found in a fossil state in Siberia and other countries. Decemb. 13 1821. Philos. transact. art. 5, p. 38-45, pl.

Croonian lecture on the anatomical structure of the eye illustrated by microscopical drawings, executed by F. Bauer. Novembre 15 1821. Philos. transact. 1822, P. I, art. 9, p. 76-85, pl.

On the difference in the appearance of teeth and the shape of the skull in different species of seals. Febr. 28 1822 Philos. transact. art. 18, p. 239-40, pl.

Observations on the changes the egg undergoes during incubation in the common fowl: illustrated by microscopical drawings. May 16 1822. Philos. transact. P. II, art. 25, p. 339-56, pl.

On the placenta. Jan. 27 1822. Philos. transact. art. 29, p. 401-7, pl.

On the difference of structure between the human membrana tympani and that of the elephant. Decemb. 12 1822. Philos. transact. 1823, P. I, art. 3, p. 23-26, pl.

On the double organs of generation of the lamprey, the conger eel, the common eel, the barnacle, and earth worm which impregnate themselves; though the last from copulating, appear mutually to impregnate one another. Febr. 27 1823. Philos. transact. art. 12, p. 140-51, pl.

The Croonian lecture. On the internal structure of the humain brain, when examined in the microscope, as compared with that of fishes, insects and worms. Novemb. 20 1823. 1824, P. I, art. 1, p. 1-10, pl.

Some curious facts respecting the walrus and seal, discovered by the examination of specimens brought to England by the different ships lately returned from the polar circle. In a letter adressed to sir Davy. March 4 1824. *Philos. transact.* P. II, art. 1, p. 233-41, pl.

An account of the organs of generation of the Mexican Proteus, called by the natives Axolotl. Jun. 17 1824. *Philos. transact.* P. II, art. 22, p. 419, 23, pl.

The Croonian lecture. On the existence of nerves in the placenta. Novemb. 18, 1824. *Philos. transact.* 1825, P. I, art. 2, p. 66-80, pl.

Observations on the changes the ovum of the frog undergoes during the formation of the taipole. Novemb. 25, 1824. *Philos. transact.* 1825, P. I, art. 3, p. 81-86, pl.

On the influence of nerves and ganglions in producing animal heat. Presented by the soc. for the improvement of animal Chemistry. March 17, 1825. *Philos. transact.* P. I, art. 12, p. 255-86, pl.

Microscopical observations on the materials of the brain, and of the ova of animals, to show the analogy that exists between them. Read at the society for promoting animal chemistry. Apr. 12, 1825. *Read at the Roy. soc.* Jun. 3, 1825. *Philos. transact.* art. 19, p. 438-39, pl.

On the coagulation of the fluid blood in an aneurismal tumour. Philos. transact. 1826.

Account of M. John Hunter's method of performing the operation for the cure of the popliteal aneurism in Simmons London Med. Journ. vol. 7, p. 391, vol. 8, p. 126.

Some observations on the loose cartilages found in joints and most commonly met with in the joints of the knee, in Transact. of. a soc. for the improv. of med. and chir. Knowledge v. 1 1793, p. 129.

Some observations on ulcers. Trans. of soc. etc. p. 330.

Cases and observations on strangulated hernia. Trans. of soc. etc. vol. 2, 1800, p. 99.

An account of an extraordinary tumour found in one of the axillary nerves. Trans. of soc. etc. p. 152.

Account of a person who was shot through the lungs, and survived 3½ years; with an account of the apearence of the thorax on dissection. Trans. of soc. etc. p. 169.

Experiments and observations on the growth of bones. Trans. of soc. etc. p. 277.

A case of pregnancy, in which the ovum had become diseased and was entirely filled up with small hydatids. Trans. of soc. etc. p. 300.

The operation of puncturing the bladder above the pubis, an through the rectum, illustrated by cases. Trans. of soc. etc p. 344.

Two cases of suppuration of the brain in consequence of external injury; with observations. Trans. of soc. vol. 3, 1812, p. 94.

Cases and observations which shew that inflammation is sometimes communicated from the dura mater to the pericranium. Trans. of soc. etc. p. 122-57.

Case of inflammation and swelling

of the epiglottis. Trans. of soc. etc. p. 268-74.

Extrait des observations anatomiques sur l'échidne (*Bulletin philomatique*) *dans Lametherie* journal de Physique, t. 14, an, 11, p. 232-34.

Sur une nouvelle théorie de la fécondation. *Journ. de phys.* t. 42, 1817, p. 73-74.

Sur un phénomène de la vision, *Annal. de chim. et de physiq.* t. 1, 1816 avril, p, 443-44.

Ueber die Wirkung eines Anfalls von Lähmung auf die Fähigkeit der Augen, nahe Gegenstände zu sehen. in Meckel Deutsch. Archiv. für Physiol. t. 4, 1818, p. 125.

Ueber den Einfluss den die Wegna-hme des Füllens auf die Milchabsonderung der Eselinn hat; aus Hunter's nachlass. art. 16, p. 129-30.

Lettre à M. le professeur Richerand; extrait dans le *nouv. Journ. de méd.* t. 3, 1818 octobre, p. 182-84.

Ueber einen merkwürdigen Gallenstein, Gerson und Julius Mugaz. der ausl. Heilk. t. I, 1821 janvier et février, art. 8, p. 130-33.

Recherches sur la disposition organique, en vertu de laquelle s'opère l'alongement et la contraction de la fibre musculaire; extrait dans *Journ. des Progr. des sc. méd. deuxième série,* t. 1, 1830, p. 97-99, fig.

(Reuss.—Rob. Watt.—Callisen.)

HOIN (Jean-Jacques-Louis), chirurgien gradué à Dijon, chirurgien externe du grand hopital, membre de l'Académie de la même ville, associé de l'Académie royale de chirurgie, né à Dijon, le 10 avril 1722, mort vers 1772. Il est surtout connu pour ses excellentes recherches sur les hernies du vagin et du périnée, pour ses observations sur la cataracte rayonnée et la cataracte secondaire, et pour ses remarques sur l'opération de la taille chez les femmes.

Discours sur l'utilité des passions par rapport à la santé, avec un éloge historique de M. Petit, médecin, et l'art de conserver la santé reduit à un seul principe. Paris, 1752, in-8.

Lettres concernant quelques observations sur diverses espèces de cataractes, dans le Mercure de France, 1759 août. — *Sur la cataracte radiée.*

Seconde lettre à M. Daviel, sur la cataracte radiée, la convexité du chaton du crystallin, après l'extraction de celui-ci et une cataracte fenétrée. Mercure de France, 1760 mars.

Nouvelle description de l'hermaphrodite Drouart, 1761, in-4.

Essai historique sur les différentes opinions, concernant la nature de la cataracte, dans le Mercure de France, décembre 1764.

Mémoire sur la vitalité des enfans. Londres et Paris, 1765, in-8.

Essai sur des hernies rares et peu connues, etc., inséré dans la *nouvelle méthode de traiter les hernies de Leblanc.*

Mémoire dans lequel on examine, si un curé est mort de mauvais traitemens et surtout d'une mutilation aux parties naturelles. Dijon, 1771, in-4.

Les mémoires de l'académie royale de chirurgie et ceux de l'académie de Dijon, renferment un assez grand nombre d'articles de Hoin ; nous indiquerons les suivans :

Sur une espèce de cataracte nou-

vellement observée par Hoin. Mémoires de l'académie royale de chirurgie, t.. p. 297 à 3o1.

Observations sur le déplacement de la matrice et du vagin, dans le mémoire de Sabatier. Mémoires de l'académie royale de chirurgie, t. 3.

Observations sur l'extirpation de l'œil, dans un mémoire de Louis. Mémoires de l'académie royale de chirurgie, t. 5.

Observations sur une amputation, dans l'article du genou, dans le mémoire de Brasdor. Mémoires de l'académie royale de chirurgie, t. 5.

Mémoire sur l'opération de la taille dans lequel on trouve la description d'un dilatatoire-lithotome, les différen- *tes manières de s'en servir dans la taille des femmes, des remarques sur les effets de son application à la taille des hommes. Mémoires de l'académie de Dijon, t. 1, p. 193-29?, fig.*

Observations sur une tumeur carcinomateuse, située au cou d'une femme. Mémoires de l'académie de Dijon, t. 11, p. 295-302.

Mémoire sur la maladie des enfans appelée spinabifida. Mémoires de l'académie de Dijon, t. 11, p. 105-129, fig.

La partie historique des mêmes volumes de l'académie de Dijon contient plusieurs observations de Hoin. On en trouve d'autres dans le journal de Médecine.

HOPFENGÆRTNER (PHILIPPE-FRÉDÉRIC), né à Stuttgard, en 1771, était fils de Philippe-Frédéric Hopfengaertner, médecin de la cour de Wurtemberg, et éditeur de la pharmacopée du Wurtemberg, avec lequel les auteurs de la Biographie médicale l'ont confondu, quoique Meusel, qu'ils copient, eût aperçu cette erreur. Hopfengaertner fut médecin de la ville et du canton de Stuttgart, et, depuis 1795, médecin de la cour de Wurtemberg. La mort de son épouse le plongea dans une mélancolie profonde, il se brûla la cervelle le 3 décembre 1807. Ses ouvrages sont peu nombreux et peu étendus, mais ils annoncent dans leur auteur l'esprit d'observation et beaucoup de perspicacité. En voici les titres :

Einige Bemerkungen über die menschlichen Entwickelungen und die mit denselben in Verbindung stehenden Krankheiten. Stuttgart, 1792, in-8. — Ce livre parut à l'occasion d'une maladie nerveuse remarquable, dont une femme somnambule était atteinte. L'auteur qui n'était encore qu'élève en médecine, y sema une foule de vues ingénieuses et de remarques exactes, sur l'histoire physiologique et pathologique du développement de l'homme. *Beytrage zur allgemeinen und be-* *sondern Theorie der epidemischen Krankheiten.* Stuttgart, 1794, in-8. — Voici comment Sprengel s'exprime sur cet ouvrage : Frédéric Hopfengærtner nous a donné une théorie des maladies épidémiques qui a cela de particulier, qu'elle distingue les principes contagieux originaires de ceux qui sont accidentels. L'auteur appelle accidentellement contagieuses les maladies qui n'acquièrent cette propriété que lorsqu'elles ont atteint un haut degré d'intensité, qui affectent des formes différentes, même lorsqu'elles se propagent par infection, et qui ne mettent pas à l'abri d'une nouvelle contagion. On lit avec plaisir l'histoire annexée à ce livre, d'une fièvre muqueuse qui régna épidémiquement à Stuttgart et dans les environs.

Beobachtungen und Untersuchungen ueber die Pockenkrankheit. Stuttgart, 1799, in-8. — Philippe-Frédéric Hoplengærtner publia une bonne description de la petite vérole maligne, dit Spengel, qui ravagea Stuttgart : il discuta fort au long plusieurs points de la théorie de cette affection, sans émettre cependant aucune idée nouvelle ou qui lui soit particulière.

Untersuchungen ueber die Natur und Behandlung der verschiedenen Arten der Gehirnwassersucht. Stuttgart, 1802, in-8.

Einige Bemerkungen über Lavoisiers traité élémentaire, als eines der ersten Bücher über das anti-phlogistischen System; in Gren's Journal der Physik, 1792.

Beytrage zur anatomischen Geschichte einiger Krankheiten, in Uufeland's Journal der prakt. Arzneykunde, 1796.

(*Med. Chir. Zeitung. — Der Biograph. —* Meusel. — Sprengel.)

HORNE (D .... R........ DE), docteur en médecine, premier médecin de l'hopital royal et militaire de Metz, puis médecin des camps et armées du roi, médecin ordinaire du duc d'Orléans et de la comtesse d'Artois, et censeur royal. De Horne s'est fait un nom parmi les syphiliographes. Les connaissances chimiques qu'il possédait le mirent à même de découvrir et dévoiler la composition de divers remèdes antisyphilitiques prônés par des charlatans, comme les pastilles de Kayser et le sirop de Bellet. De Horne s'imposa encore une tâche non moins honorable qu'utile quand il entreprit de publier le journal de médecine militaire, et de mettre à profit pour les progrès de l'art, une foule d'observations qui se perdaient auparavant.

Examen des principales méthodes d'administrer le mercure pour la guérison des maladies vénériennes. Paris, 1770, in-8. — Nouvelle édition sous ce titre : *Exposition raisonnée des différentes manières d'administrer le mercure dans les maladies vénériennes, précédée de l'examen des préservatifs.* Paris, 1774, in-8. — Ouvrage estimé et estimable. On attribue a de Horne, la dissertation suivante, publiée sous le nom d'un ami, pour prendre la défense de l'article de l'ouvrage précédent, relatif au sirop de Bellet : *Dissertation sur la nature de l'esprit de nitre dulcifié, relativement à la dissolution du mercure, pour servir de supplément à l'examen des principales méthodes d'administrer le mercure dans les maladies vénériennes,* imprimée chez Didot, en 1770, et la *Réponse aux réflexions d'un anonyme contre cet ouvrage, insérée dans la nouvelle édition des Effets du sirop mercuriel de M. Bellet, qui vient de paraître.* Paris, 1770, in-8, 159 pp.

Observations faites et publiées par ordre du gouvernement sur les différentes méthodes d'administrer le mercure dans les maladies vénériennes. Paris, 1779, in-8, 2 vol.

Journal de médecine militaire. Paris, 1783, in-8, et années suivantes, 7 vol.

Mémoire sur l'administration trop générale du sublimé corrosif. Journal de médecine, 1776, t. 46, p. 413.

De Horne fut un des collaborateurs de Goulin, pour la composition de l'ouvrage intitulé: *État de la médecine en France pour l'année 1777.*

HORNE (JEAN-VAN), anatomiste et chirurgien distingué, naquit à Amsterdam, en 1621. Après avoir terminé son cours d'études médicales à l'Université d'Utrecht, il partit pour l'Italie. Il servit quelque temps dans les armées de Venise. Après divers voyages, il vint à Bâle, où il prit le grade de docteur. Il visita les Universités de Montpellier et d'Orléans, et rentra dans sa patrie. Il fut chargé aussitôt de l'enseignement de l'anatomie et de la chirurgie à Amsterdam, et bientôt après, c'est-à-dire en 1653, il eut la même chaire dans l'Université de Leyde, dont il fut un des ornemens. Il mourut le 5 janvier 1670; son éloge fut prononcé par Charles Drelincourt.

Epistola de aneurysmate. Palerme, 1644, in-8. — Avec l'opuscule de Thomas Bartholin sur le même sujet.

Exercitationes anatomicæ I et II ad observationes Fallopii anatomicas et earumdem examen per Vesalium, addita ubique epicrisi. Leyde, 1649, in-4°.

Novus ductus chyliferus, nunc primum, delineatus, descriptus et eruditorum examini propositus. Leyde, 1652, in-4.

De ductibus salivalibus disputationes. Leyde, I, 1656; II, 1656; III, 1657, in-4.

Dissertatio de nutritione. Leyde, 1658, in-4.

Dissertatio de ægilope, 1659, in-4.

Stenonio de glandulis oris disputanti. Leyde, 1661, in-4.

Microcosmus, seu brevis manuductio ad historiam corporis humani, in gratiam discipulorum edita. Leyde, 1660, in-12; Leyde, 1662, in-12; Leyde, 1665, in-12; Leipzig, 1675, in-12; traduit en français, Genève, 1675, in-12; en hollandais, Amsterdam, 1684, in-8; en allemand, Halberstadt, 1699, in-12.

— Waarschouwing aan alle liefhebbers des Anatomie tegens de gepresene wetenschap daselve van L. D. Bils. Leyde, 1660, in-4.

Microtechne, id est, brevissima chirurgiæ methodus. Leyde, 1663, in-12; Leyde, 1668, in-12; Leipzig, 1675, in-12; traduit en anglais, Londres, 1730, in-12; en allemand, Halberstadt, 1679, in-8; Halberstadt, 1685, in-12; en hollandais, Amsterdam, 1684, in-8.

Dissertationis anatomico medicæ pars prior de partibus in ore contentis. Leyde, 1666, in-4.

Prodromus observationum suarum circa partes genitales in utroque sexu. Leyde, 1668, in-12; Leyde, 1672, in-4.

*Observationes anatomico-medicæ, annotationibus recentiorum in anato-

micis, pariter ac chirurgicis indus-
triam patefacientibus adauctæ. Amsterdam, 1676, in-12.

Opuscula anatomico - chirurgica.
Leipzig, 1707, in-8.

(Foppens. — Haller.)

HORSTIUS (Grécoire), homme d'une si grande réputation
dans la pratique de la médecine, qu'on l'appelait l'Esculape de
l'Allemagne. Il naquit à Torga l'an 1578. Il fut promu au degré
de maître en philosophie à Wittemberg l'an 1598; au doctorat
en médecine à Bâle, en 1606, et la même annnée à la charge
de professeur en médecine dans l'Académie de Wittemberg. Il
quitta cette place au bout d'un an pour aller à Soltwedel, dans le
pays de Brandebourg, où il reçut le titre de médecin de la ville.
Peu de temps après, il accepta la charge que le landgrave de Hesse
lui fit offrir, de professeur en médecine dans l'Académie de Giessen,
en 1608, et fut fait premier médecin de ce prince l'année suivante.
La réputation qu'il s'acquit lui valut la charge de premier médecin
de la ville de Ulm, qui lui fut offerte par ses magistrats. Horstius
accepta, et l'exerça avec beaucoup de zèle depuis 1622 jusqu'à 1636,
époque à laquelle il mourut des accidens d'une goutte remontée.

Dissertatio de animæ facultatibus.
Wittemberg, 1603, in-4.

Nobilium exercitationum de cor-
pore et anima liber. Wittemberg,
1604, in-4; Wittemberg, 1607, in-8.

Dissertatio de somno et somniis.
Wittemberg, 1606, in-4.

Dissertatio de elementis et tempe-
ramentis. Wittemberg, 1606, in-4.

De naturali conservatione et cruen-
tatione cadaverum. Wittemberg, 1606,
in-8; Wittemberg, 1608, in-8.

Dissertatio de partibus corporis hu-
mani et earum actionibus. Wittemberg, 1606, in-4.

Dissertatio de sanitate corporis hu-
mani. Wittemberg, 1606, in-4.

Scepsis an corpus humanum post
mortem durare possit colore floridum
et incorruptum et an fluxus sanguinis
cadaveris humani occisi præsentiam
interfectoris indicet. Wittemberg,
1606, in-8.

De corpore humano exercitationes.
Giessen, 1606, in-12.

Dissertatio de pulsibus. Wittemberg,
1607, in-4.

De naturâ humanâ libri duo. Wittemberg, 1607, in-8; Francfort, 1612,
in 4.

Tractatus de scorbuto, sc. de magni
Hippocratis lienibus Pliniique stoma-
cace et scelotyrbe. Giessen, 1609,
in-4; Giessen, 1615, in-8.

Medicarum institutionum compen-
dium. Wittemberg, 1609, in-8.

Centuria problematum medicorum.
Wittemberg, 1610, in-8; Wittemberg,
1635, in-4.

Decas pharmaceuticarum exercita-
tionum. Giessen, 1611, in-8; Ulm,
1618, in-4; Ulm, 1628, in-4.

Dissertatio de natura amoris, ad-
ditis resolutionibus, de curâ furoris
amatorii, de philtris, atque de pulsu.

umantium. Giessen, 1611, in-4 ; Marbourg, 1627, in-4.

De morbis eorumque causis liber. Giessen, 1612, in-4, Marbourg, 1629, in-4.

De tuendâ sanitate studiosorum et litteratorum libri duo. Giessen, 1615, in-8 ; Giessen, 1617, in-12 ; Marbourg, 1628, in-12.

Anatome corporis humani, mense octobri 1617, instituta, memoriæ causâ, in gratiam spectatorum tabulâ comprehensa, et ad librum primum de naturâ hominis accomodata. Giessen, 1617, in-fol.

De naturâ motus animalis et voluntarii exercitatio. Giessen, 1617, in-4.

De naturâ thermarum dissertatio. Giessen, 1618, in-4.

De causis similitudinis et dissimilitudinis in fœtu, respectu parentum. Giessen, 1619, in-4.

Conciliator enucleatus, seu Petri Aponensis differentiarum philosophorum et medicorum compendium. Giessen, 1621, in-8.

Febrium continuarum et malignarum prognosis. Giessen, 1622, in-4.

Observationum medicarum singularium libri quatuor posteriores, accessit liber secundus epistolarum et consultationum. Ulm, 1628, in-4 ; Nuremberg, 1637, in-4 ; Francfort, 1661, in-4.

Centuria problematum medicorum accedit consultationum et epistolarum medicinalium liber tertius. Ulm, 1626, in-4.

Herbarium Horstianum, seu de selectis plantis et radicibus libri duo. Marbourg, 1630, in-8.

Complementum ad librum secundum epistolarum et consultationum medicinalium. Ulm, 1631, in-4 ; Heilbron, 1631, in-4.

Institutionum physicarum libri duo Nuremberg, 1637, in-4.

Les œuvres de Horst ont été réunies, du moins pour la plupart, et publiées ensemble sous le titre suivant:

Opera medica. Nuremberg, 1660, in-fol, Gouda, 1661, in-4, 2 v.

(Bayle. — Haller.)

HOUSSET (E. J.), docteur en médecine de l'Université de Montpellier, médecin des hôpitaux d'Auxerre, sa patrie, de la généralité de Bourgogne, pour les épidémies, bibliothécaire et ancien directeur de la société des sciences et belles lettres de cette ville, et correspondant de celle de Montpellier. Housset eut l'honneur d'être long-temps en correspondance avec Haller. Il fut un de ceux qui s'occupèrent le plus de l'étude de l'irritabilité.

Précis historique sur l'année de la délivrance de la ville d'Auxerre, etc. 1767, in-12.

Étrennes aux Trois-André, ou Apologie du précis historique, 1769, in-12.

Dissertation sur les parties sensibles du corps animal, etc. Lausanne, 1770, in-12.

Observations historiques sur quelques écarts ou jeux de nature. Neuchatel, 1785, in-8.

Mémoires physiologiques et d'histoire naturelle. Auxerre et Paris, 1787, in-8. — Cet ouvrage renferme dix mémoires dont voici les titres :

Mémoire 1er : *Idées générales de la sensibilité, de l'irritabilité et de la con-*

vulsibilité; présenté à l'académie royale des sciences de Bordeaux.

Mémoire II: *Exposé des expérien-ces* de M. Tandon, célèbre anato-miste, sur les parties sensibles du corps animal, suivi de *Réflexions sur l'incertitude de leurs résultats;* lu le 15 décembre 1755, dans une des séances de la Société royale des scien-ces de Montpellier.

Mémoire III: *Réfutation du système* de M. le Cat, secrétaire perpétuel de l'académie de Rouen, sur quelques parties insensibles de l'homme et des animaux. Présenté à l'académie royale des sciences de Dijon.

Mémoire IV : *Existence du fluide nerveux et son influence dans l'œuvre de la digestion.* Adressé à M. Roussel de Vauzesmes, docteur régent de la faculté de Paris.

Mémoire V: *Existence, cause et effets du mouvement alternatif du cerveau et de la dure-mère, analogue à celui de la respiration.* Présenté à l'académie royale des sciences de Paris.

Mémoire VI: *Théorie de l'épilepsie.*

Mémoire VII: *Contenant des ob-servations pratiques sur l'insensibilité de quelques parties, la convulsibilité et l'irritabilité.*

Mémoire VIII: *Sur cette question : quel est le mouvement des humeurs au-delà des vaisseaux? c'est-à-dire dans les parties destituées de vais-seaux propres à les recevoir? Autre-ment, quelle est la nature de la force qui l'introduit dans les parties, telles que l'épiderme, les poils, les cornes, etc., pour servir à leur nutrition, force qui paraît avoir de l'analogie avec celle qui distribue les humeurs dans les plantes.* Présenté à l'académie im-périale de St-Pétersbourg.

Mémoire IX : *Observations histori-ques sur quelques écarts ou jeux de nature, pour servir à l'histoire natu-relle de l'homme.*

Mémoire X: *Glande découverte dans l'oreille interne.*

Bandage symétrique ou corset hernier. Journal de Médecine, chir., pharm., etc. 1758, t. VIII.

Lettre à l'auteur du Journal. Jour. de Méd. chir. phar. etc. 1758, t. VIII.

Observation sur une fièvre continue-périodique, produite par une fausse pléthore. Journal méd. , chir., phar., etc. 1767, t. XXVI.

Mémoire sur un ictère particulier, occasionné par la suppression du flux hémorroïdal. Jour. méd. chir. phar. etc. 1765, t. XXIII.

Histoire des fièvres catarrhales-pu-trides, qui ont régné à Auxerre, de-puis l'année 1756 jusqu'en 1759. Journal méd., chir., phar., etc. 1766, t. XXIV.

HOULLIER (Jacques) était d'Étampes, dans la Bauce; il vint à Paris, y fit ses études médicales, et y reçut le bonnet de docteur le 7 novembre 1536. En 1538, il accepta la place de professeur à la Faculté, qui lui fut offerte de la manière la plus propre à rendre hommage à ses talens distingués. Ce fut le doyen qui le supplia d'ac-cepter ce titre honorable. En 1546, il fut nommé doyen de la Fa-culté de médecine. A la seconde année de son décanat, le royaume étant déjà fatigué par de longues guerres, alarmé de nouveau par la perte de la bataille de Saint-Quentin et l'irruption des Espagnols dans la Flandre-Française, le gouvernement fut obligé de lever de nouvelles impositions. Houllier fit si bien valoir les priviléges et immunités de l'Université, que la Faculté en fut déchargée.

Un apothicaire ayant administré sans ordonnance des pilules dont le malade mourut quatre heures après, Houllier, à la tête de la Faculté, présenta requête au roi, par laquelle il demandait que tous ceux qui pratiqueraient la médecine sans un titre régulier fussent condamnés à la prison. Houllier passait de son temps pour un des hommes les plus profondément versés dans la connaissance de la médecine ancienne, et particulièrement d'Hippocrate. Il a conservé cette réputation. — Après la mort de Houillier, ses manuscrits passèrent dans les mains de son gendre, qui les confia à Didier Jacot, Louis Duret et Antoine Valesius, tous hommes savans, ses disciples, qui mirent en ordre ses ouvrages, et les publièrent. Houllier mourut en 1562.

Ad libros Galeni de compositione medicamentorum secundum locos, periochæ octo. Paris, 1543, in-16; Francfort, 1589, in-12; Francfort, 1603, in-12.

De materiâ chirurgicâ libri tres Paris, 1544, in-fol.; Lyon, 1547, in-8; Paris, 1552, in-8; Paris, 1571, in-8; Lyon, 1588, in-8; Francfort, 1589, in-12; Francfort, 1603, in-12; Paris, 1610, in-fol. — Pour faire suite aux *institutions de chirurgie de Tagault.*

De morborum curatione, de febribus, de peste. Paris; 1565, in-8. — Par les soins de Didier Jacot.

De morbis internis libri duo, aucthoris scholiis et observationibus illustrati. Páris, 1571, in-8; Venise, 1572, in-8; Lyon, 1578, in-8; Francfort, 1589, in-12; Francfort, 1603, in-12; Paris, 1611, in-4.

Magni Hippocratis coaca præsagia. Lyon, 1576, in-fol. — Publié par D. Jacot. Cet ouvrage tient un des premiers rangs parmi tous les commentaires qui ont été faits sur Hippocrate.

In aphorimos Hippocratis commentarii septem. Paris, 1579, in-8; Paris, 1583, in-8; Leipzig, 1597, in-8; Francfort, 1597, in-16; Francfort, 1604, in-8; Lyon, 1620, in-8; Genève, 1646, in-8; Genève, 1675, in-8.

Opera practica. Paris, 1612, in-12; Genève, 1623, in-4; Genève, 1636, in-4; Paris, 1674, in-fol.

(Hazon. — Andry.)

HOWARD (John) chirurgien estimable, élève de Percival Pott, né vers le milieu du dernier siècle, et mort en 1810 ou 1811, est auteur des ouvrages suivans :

A treatise on the medical properties of mercury. Londres, 1782, in-8.

— Girtanner fait l'éloge de cette dissertation.

Observations on the method of curing the hydrocele, by means of a seton. Londres, 1783, in-8. — Howard, fidèle aux doctrines de son maitre, regarde la méthode du traitement par le séton comme fort supérieure à celle par le caustique. Ayant eu l'avantage de suivre Pott pendant nombre d'années dans les hôpitaux et dans la pratique de la ville, la quantité de malades qu'il a vus lui a procuré la facilité d'observer les progrès de la guérison, selon les différens degrés d'inflammation, et l'ont convaincu que, pour opérer une cure prompte et heureuse, l'inflammation doit être de peu de durée et très-modérée. Il est même persuadé qu'en augmentant ou en diminuant le nombre des brins du séton, on peut tellement en ménager l'effet, qu'il excite non-seulement tel degré d'inflammation qu'on désire, mais qu'il est encore parfaitement proportionné à la plus ou moins grande irritabilité du malade.

Practical observations on the natural history and cure of the venereal disease. Londres, 1787, tom. I et II; 1794, tom. III, in-8; *ibid.*, 1797, in-8, 3 vol. — *A supplement to practical observations on the natural history and cure of lues venerea.* Londres, 1801, in-8; 1806, in-8, 2 vol. — Howard donnait son ouvrage, en 1787, comme le résultat d'une expérience de vingt années. Il regarde la gonorrhée et la syphilis comme deux maladies tout-à-fait distinctes, et dont la première ne saurait jamais dégénérer en la seconde.

The plan adopted by the governors of the Middlesex hospital, for the relief of persons affected with cancer, with notes and observations. Londres, 1792, in-8.

Practical observations on cancer. Londres, 1811, in-8. Ouvrage posthume.

HUBER (Jean-Jacques), anatomiste habile, et l'un des disciples les plus distingués de Haller, naquit à Bâle, le 11 septembre 1707. Il commença ses études dans sa ville natale, puis il les continua à Berne, sous Haller, et à Strabourg. Il fut reçu docteur en médecine à Bâle, en 1733, et, l'année suivante, membre du collége des médecins de cette ville. En 1735, il fit un voyage à Paris; il fut nommé la même année premier médecin du duc de Bade Dourlach. Quand Haller se fut fixé dans l'Université de Gottingue, il fit nommer Huber son prosecteur, et plus tard professeur extraordinaire d'anatomie, après que celui-ci eut fait un voyage botanique en Suisse, dont Haller mit à profit les résultats dans son histoire des plantes de ce pays. En 1742, Huber fut nommé professeur d'anatomie et de chirurgie au Gymnase de Cassel, et, en 1748, premier médecin du grand duc de Hesse. Il mourut dans ces emplois le 6 juillet 1778. Il était membre de la société royale de Londres et de l'Académie des curieux de la nature.

Diss. inaug. de bile. Bâle, 1733, in-4.

Positiones anatomico-botanicæ, pro vacante cathedra anatomico-botanica defensæ. Bâle, 1733, in-4.

Programma inaug. de medulla spinali. Gœttingue, 1739, in-4.

Programma de partu difficili ex prolapsu brachii, lectionibus de arte obstetrica habendis præmissum. Bâle, 1740, in-4.

Commentatio de medulla spinali ; speciatim de nervis ab ea provenientibus, cum iconibus. Bâle, 1741, in-4.

Commentatio de vaginæ uteri structura rugosa, nec non de hymene. Gœttingue, 1742, in-4.

Programma de miris vis externæ ac imprimis imaginationis in mulieres gravidas indeque in embryones effectibus. Cassel, 1743, in-4.

Epistola anatomica ad D. Wigandum de nervo intercostali deque nervis et noni paris et accessorio. Gœttingue, 1744, in-4.

Programma de foraminis ovalis arteriosique canalis structura et usu. Cassel, 1745, in-4.

Cogitationes tumultuariæ de aere atque electro œconomiæ animali famulantibus et imperantibus. Cassel, 1747, in-4.

Programma sistens observationes ac cogitationes nonnullas de monstris, demonstrationibus suis anatomicis præmissas. Cassel, 1748, in-4.

Satura medica. Progr. ad felicem praxin clinicam ducens, et imprimis naturam medici magistram tradens. Cassel, 1750, in-4.

Programma sistens observationes nonnullas circa morbos nuperorum hinc aliquot annorum epidemicos, per cciprocum aeris humoris et atmo-

sphærici commercium illustratos. Cassel, 1755, in-4.

Programma sist. observationes aliquot anatomicas aliaque dicta certè necessaria. Cassel, 1760, in-4.

Programma animadversiones nonnullas anatomicas sistens. Cassel, 1763, in-4. *Recus. in Sandifort thesaurus Diss. T. II.*

Programma de cicuta. Cassel, 1764; in-4.

Programma de erroribus aliquot rei medicæ popularibus. Cassel, 1767, in-4.

Oratio de chirurgiæ cum anatome nexu. Cassel, 1767, in-4.

Programma memoriam instaurati Athenæi piè celebrandam indicens. Cassel, 1769, in-4.

De aere œconomiæ animali famulante. Cassel, 1769, in-4.

Invitatio ad negotia anatomica in novo theatro tractanda. Disputantur quædam de ortu hominis. Cassel, 1777, in-4.

Medullæ spinalis et uteri muliebris clara explanatio ; in Halleri Icon. anat. Fasc. I.

Observatio de hymene ; in Actis Acad. Natur. Curios., vol. VIII, page 64. — *De fœtus ano præcluso ex suspecta gravidæ matris imaginatione Ita concreta. Act. Acad. Natur. Curios.,* tom. VIII. — *De duobus vesiculis in infante repertis. Act. Acad. Natur. Curios.,* vol. IX, p. 383. — *De ligamento hepatis suspensorio venaque umbilicali. Act. Acad. Natur. Curios.,* vol. IX. — *Observatio de musculo pectorali. Act. Acad. Natur. Curios.,* vol. X, p. 109. — *Triga observationum myologicarum. Act. Acad. Natur. Curios.,* vol. X. — *Observationes quædam singulares anatomicæ ; in*

Nov. Act. Acad. Natur. Curios., tom. III, p. 533.

Epistola ad Cromwell Mortimerum d. d. Cass. 31 *jan.* 1747 *, de cadavere aperto, in quo non exstitit vesica fellea et de sterno gibboso ; in Philosophical transact.,* vol. XLVI, n° 492, p. 92.

Observationes anatomicæ ad musculorum historiam facientes in Actis Helvet. phys. anatom. bot. med., vol. III, p. 249, fig. — *Observationes aliquot* (XII) *de arcus aortæ ramis, de arteriá thyroide quintá s. supernumeraria deque vicinis his quibusdam arteriis aliis. ibid.,* vol. VIII, p. 68-100.

Zwey Briefe v. Huber an Haller 1732 *u.* 1734*; in Epistolis ad Hallerum scriptis latin.* Berne, 1773 *,* in-8 *,* vol I, p. 124.

Vom Aderlassen, dans la *Cassel Polic. Gelehrten u. Commercial-Zeitung* 1751 *St.* 16 *S.* 12 1. — *Versuch angestellt zwischen der Sprache der Menschen und deren der Thiere. Ibid., St.* 51 *u.* 52.

(Adelung. — Meusel, *Lexikon.*)

HULME (Nataniel), médecin érudit, et praticien renommé pour le traitement des maladies des femmes et des enfans, né à Holme-Torp, dans le Yorkshire, le 7 juin 1732, était le plus jeune de onze enfans. Son frère, Joseph Hulme, médecin distingué de Halifax, lui donna les premiers principes de la médecine. Il suivit ensuite les leçons de l'hôpital de Guy, à Londres, et fut employé, en 1755, comme médecin de vaisseau. Dix ans après, il prit à Édimbourg le grade de docteur. Il s'établit alors à Londres, où il acquit, par la pratique et par la publication d'ouvrages remarquables, une grande réputation. En 1768, il fut nommé médecin ordinaire de la maison d'accouchemens, place qu'il occupa jusqu'en 1794, qu'il donna sa démission. Il mit à profit le champ d'observations que lui ouvrait cet établissement, et on lui dut l'un des premiers et des meilleurs ouvrages sur la fièvre puerpérale. Il fut choisi pour être médecin du dispensaire établi à Londres en 1770, agrégé au collége royal des médecins de Londres en 1774.

Sa réputation s'étendit sur le continent, lorsqu'il gagna une médaille d'or de la Société royale de médecine, pour son Mémoire sur l'endurcissement du tissu cellulaire des nouveau-nés. La Société royale de Londres l'admit dans son sein en 1794, et celle des antiquaires de la même ville, l'année suivante. En 1807, le 21 février, Hulme fit une chute d'une hauteur considérable. Il n'en éprouva ni douleurs vives, ni accidens notables; mais il mourut le 28 mars suivant.

Diss. med. inaug. de scorbuto. Edimbourg, 1765, in-8.

Libellus de naturá, causa et curatione scorbuti ; to which is annexed a proposal for preventing the scurvy in the British navy. Londres, 1768, in-8.

A safe and easy remedy proposed for the relief of the stone and gravel, scurvy, gout, etc., and for the destruction of worms in the human body illustrated by cases ; — together with an extemporaneous method of impregnating water and other liquids with fixed air, by simple mixture only, without the assistance of any apparatus or complicated machine. Londres, 1778, in-4.

Oratio de re medica cognoscenda et promovenda, cui accessit via tuta et jucunda calculum solvendi in vesica urinaria inhærentem, ab historia calculosi hominis confirmata. In-4.

A treatise on the puerperal fever ; wherein the Nature and cause of that disease so fatal to lying - in women are represented in a new point of view, illustrated by dissections and a rational method of cure propo- sed and confirmed by experience. Londres, 1772, in-8, 141 p. — Description soignée de la maladie. Ulme réfute l'opinion de ceux qui font consister sa nature en une métastase du lait : elle consiste essentiellement, selon lui, en une inflammation des intestins et de l'épiploon.

Mémoire sur l'endurcissement du tissu cellulaire des nouveau-nés ; dans les *Mémoires de la Société roy. de Méd.,* 1787-88, tom. IX, p. 110.

Experiments and observations on the light which is spontaneously emitted, with some degree of permanences from various bodies. Philosophical transactions, 1800, p. 161, et 1801, p. 403.

Account of a brick brought from the site of ancient Babylon. Archeol. Soc. XIV, p. 55, 1803.

(Med. chir. Zeitung. — Reuss. — Rob. Watt.)

HUNCZOWSKI (Johann), célèbre chirurgien, naquit à Crech, près de Prossnitz, dans la Moravie, le 15 mai 1752. Il fit ses humanités et sa philosophie à Olmutz, puis il commença ses études chirurgicales sous son père, qui était barbier-chirurgien. En 1771, il se rendit à Vienne ; pauvre, il y trouva deux protectrices dans la princesse Taroca et la comtesse Burghausen. La première lui fournit, d'après le conseil de Brambilla, les moyens d'aller se former aux leçons de Moscati, à Milan. Il y passa deux années, au bout desquelles la mort de la princesse l'obligea à revenir à Vienne. Il suivit, dans l'école chirurgico-pratique de l'hôpital espagnol, les leçons de Steidele, et ensuite celles de Brambilla. A la recommandation de ce dernier, l'empereur Joseph II fournit à Hunczowski les moyens de voyager. Il vint d'abord à Paris, où il passa deux années. Il trouva dans Louis, à qui il avait été recommandé, non-seulement un maître, mais un ami. Il passa ensuite à Londres, où il séjourna treize mois. Il visita les principaux hôpitaux de la marine, et revint en France en 1780. Il s'arrêta plus ou moins de temps à Rouen, Brest, Lorient, La Rochelle, Rochefort, Bordeaux, Toulouse, Montpellier, Marseille, Toulon et Lyon. Il revit l'Italie et rentra à Vienne, où il fut nommé professeur dans l'école médico-chirurgicale, instituée par Brambilla, dans l'hôpital militaire. Il y enseigna l'anatomie et la physiologie, la pathologie générale et la thérapeutique, les élémens de chirurgie, les opérations et la clinique chirurgicales. Après l'agrandissement de cette école en 1784, l'enseignement dont il resta chargé comprit les opérations de chirurgie, l'art des accouchemens, la séméiotique légale et la police médicale. En 1791, il accompagna Léopold dans un voyage en Italie, et fut nommé à son retour premier chirurgien de l'empereur. Hunczowski fit servir la faveur dont il jouit à la cour à l'établissement d'institutions utiles pour l'art. Il mourut le 4 avril 1798. Le professeur J. A. Schmidt prononça son éloge, dans lequel il est dépeint comme un homme accompli sous les rapports de l'esprit et du cœur. On trouve un abrégé de cet éloge dans la *Gazette méd. chir. de Salzbourg*, et dans la *Gazette médicale nationale d'Allemagne*, où nous avons puisé la notice qu'on vient de lire.

Hunczowski a publié les ouvrages suivans :

Erlœuterung .der chirurgischen Lehrsœtze des Hippokrates von Bernhard Genga. Aus dem Italienischen übersetzt. Vienne, 1777, in-8.

Medicinisch-chirurgische Beóbachtungen auf seinen Reisen durch England und Frankreich besonders über die Spitaler. Vienne, 1783, in-8.

Anweisung zu chirurgischen Operationen: zu seinen Vorlesungen bestimt. Vienne, 1785. — *2te verbesserte und vermehrte Auflage.* Vienne, 1787. — *3te vermehrte Auflage.* Vienne, 1794, in-8.

Ueber die neuere Geschichte der Chirurgie in den K. K. Staaten: eine Rede. Vienne, 1787, in-4.

R. Hamilton über die Pflichten der Regiments-chirurgen; aus dem Englischen frey übersetzt, und vorzüglich zum Gebrauche der österreichisschen Feldchirurgen mit Anmerkungenversehen. Vienne, 1790, in-8.

Il publia avec Schmidt : *Bibliothek der neuesten medicinisch-chirurgischen Litteratur.* — *2ten Bandes 1-4tes Stück.* Vienne, 1790-1791. — *3ten Bandes 1stes Stück.* 1791, in-8.

Bibliothek für OEstreichische Feldärzte.

Abhandlung über den Nutzen des Absuds der grünen Wallnusschaalen bey Geschwüren, et dans Abhandlungen der K.K. Josephin. medic. chirurg. Akad. B. I. (1787).

Il avait été dans le temps un collaborateur du *Wiener Realzeitung*, et plus tard il avait travaillé à l'*Allgem. Litteratur-Zeitung.*

(*Med. chir. Zeitung.* — *Med. National-Zeitung.* — Meusel.)

HUNDERTMARK (CHARLES-FRÉDÉRIC), médecin fort érudit,

mort le 8 mai 1762. Il était né à Zeitz le 11 avril 1715, avait fait ses études dans cette ville et à Leipzig, avait reçu le titre de docteur dans cette dernière université en 1740, y avait été nommé professeur extraordinaire de médecine en 1748, professeur ordinaire de physiologie en 1754, et, bientôt après, d'anatomie et de chirurgie. Il n'a publié que des opuscules académiques, qui se font remarquer par l'érudition solide qui y règne.

Exercitatio de principibus diis artis medicæ tutelaribus apud veteres Græcos atque Romanos, ad clariss. Josephum Dupont. Leipzig, 1735, in-4. — *Recus. in Ackermann opusc. ad hist. medicinæ.*

Theses ex omni philosophia decerptæ. Leipzig, 1736, in-4.

Diss. de incrementis artis medicæ; per expositionem ægrotorum apud veteres in vias publicas et templa. Leipzig, 1739, in-4. — *Recus. in Ackermann opuscul. ad hist. medicinæ.*

Diss. de singulari usu frictionis et unctionis in curatione morborum. Leipzig, 1740, in-4.

Exercitatio academica de Sacchari Saturni usu interno salutari, in qua simul varia chemiæ capita illustrantur. Leipzig, 1741, in-4, et dans les *Act. Acad. Natur. Curios.*, vol. VII, p. 95.

Progr. de sulphuris anodyni specie ex vini vitriolique oleis commixtis oriunda, etc. Leipzig, 1748, in-4.

Dissertatio de mercurii vivi et cum salibus variè mixti summa in corpus humani vi atque efficacia, ejusque cum sulphure laxius vel arctius conjuncti virtute in idem nulla. Leipzig, 1754, in-4. — Réimprimée sous ce titre : *Liber singularis, in quo simul varia chimiæ capita illustrantur.*

Diss. de Enemate uterino. Leipzig, 1755, in-4.

Diss. osteo-steomatis casus rarior. Leipzig, 1757, in-4. — *Recus. in Halleri Dispp. med. pract.*, vol. V.

Diss. de scabie artificiali. Leipzig, 1758, in-4.

Progr. de ozæna venerea. Leipzig, 1758, in-4.

Diss. de urina cretacea. Leipzig, 1761, in-4.

(Bœrner. — *Comment. de rebus in med. gestis.* — Adelung. — Meusel.)

HUNTER (ALEXANDRE), docteur en médecine de l'université d'Edimbourg, membre de la société royale de Londres, pratiqua l'art de guérir, à Yorck, pendant la seconde moitié du dernier siècle, cultiva les sciences naturelles et économiques, et publia les ouvrages suivans :

Dissertatio de cantharidibus. Edimbourg, 1751, in-8.

Georgical essays. V. I-V, 1770-1777.

On drill-sowing, in Hunter's Georgical essays. V. 3, p. 109.

On Top-Dressings in Hunter's Georgical essays. p. 167.

On the preparation of carrots for the use of seamen on long voyages. Hunter's Georgical essays. Vol. 5, p. 1.

On nutritive lime. Hunter's Georgical essays. Vol. 5, p. 182.

On carrot for the use of the distiller. Hunter's Georgical essays. Vol. 5, p. 26.

John Evelyn Silva; on discourse of forest trees and the propagation of timber, with notes. 1776, in-4. Edit. 2 vol. 1. 2, 1786.

J. Evelyn terra, a philosophical discourse of eart, with notes, 1778 in-8. Edit. 2, 1787, in-4.

On the Buxton Waters, 1776, in-4.

Observations on the nature and method of cure of the phtisis pulmonalis, or, consumption of the lungs, by the late William White ; with the origin progress and design of the York lunatic asylum. 1792, in-8.

Outlines of agriculture, 1795, in-8.

A new method of raising wheat for a series of years on the same land. 1796, in-4. Edit. 2, 1797, in-4.

An illustration of the analogy between vegetable and animal parturition. 1787, in-8.

General wiew of a plan of universal and equal taxation. 1797, in-8.

Reflexions on the state of an egg in incubation. Young's annals of agriculture, etc. Vol. 3, p. 381.

On Brogniart's vegetable powder. Young's annals agriculture, etc. Vol. 7, p. 312.

On the nourishment of vegetables. The commercial and agriculture magazin for the year 1803 april, p. 263.

On a rich and cheap compost etc. The commercial and agriculture magazin for 1803 april, p. 281.

(Reuss. — Rob. Watt.)

HUNTER (John), docteur en médecine de l'Université d'Édimbourg, membre de la société royale de Londres, médecin des armées, servit assez long-temps à la Jamaïque, et est un des médecins anglais à qui nous avons l'obligation de connaître les maladies de cette île, et des pays chauds en général.

Disputatio Inauguralis quædam, de hominum varietatibus, et eorum causas exponens. Edimbourg, 1775, in-8.

Observations on the diseases of the armi in Jamaica, and on the best means of preserving the Health of Europeans in hot climates. London, 1788. 1796, in-8.

Account of the succesful treatment of a supposed case of hydrocephalus internus. Med. obs. and. inq. VI, 52, 1784.

Some experiments made upon Rum, in order to ascertain the cause of the colic frequent among the soldiers in Jamaica, in 1781, *and* 1782. *Med. Trans.* III, 227, 1785.

Some observations on the heat of wells and springs in the Island of Jamaica, and on the temperature of the earth below the surface, in different climates. Philos. Trans. 377, 1788.

An account of a case of un common disease in the omentum and of a double kidney on one side the body and none on the other. Ib. 250.

Observations on the disease commonly called the Jail or hospital fever. Ib. 345.

Observations and heads of Inquiry on canine Madness; draw from the cases and materials collected by the society respecting that disease. Trans. Med. and chir. 1, 294. 1793.

(Reuss. — Rob. Watt.)

HUNTER (John), l'un des plus grands chirurgiens du dernier siècle, était frère de William. Né le 14 juillet 1728, il était le membre le plus jeune de sa nombreuse famille. Il n'avait que dix ans quand il eut le malheur de perdre son père. Son éducation se ressentit bien gravement de cette perte. On l'envoya à l'école : il y perdit son temps, ne se trouva avoir aucune disposition pour l'étude des langues, et végéta ainsi sans rien faire jusqu'à l'âge de vingt ans. Ennuyé alors de son oisiveté, et entendant parler de la réputation que s'était acquise, à Londres, son frère, le Dr William Hunter, il lui écrivit pour lui demander de l'occupation dans son amphithéâtre, à défaut de quoi il lui faisait part de l'intention qu'il avait de se faire soldat. William l'invita à venir auprès de lui. Dès les premiers essais qu'il fit, il montra, par son adresse dans la dissection, qu'on devait attendre de lui un des anatomistes les plus habiles. William l'instruisit dans son art, le fit recevoir à l'université d'Oxford, le plaça successivement dans plusieurs hôpitaux pour étudier la chirurgie-pratique sous les plus grands maîtres ; et l'associa enfin à tous ses travaux, soit pour le remplacer dans ses leçons lorsque des occupations imprévues l'empêchaient de les donner lui-même, soit pour diriger ses élèves dans les dissections, soit pour achever et compléter ces belles suites de préparations anatomiques qui donnaient tant de réputation à ses cours. John Hunter étudia ainsi l'anatomie avec son frère pendant dix ans avec une ardeur et une persévérance presque sans exemple. Il ne tarda pas à lui être infiniment utile. Il contribua à ses découvertes sur les vaisseaux lymphatiques et sur l'utérus. Bientôt il en fit seul de fort importantes, *et ce fut alors que*, pour se perfectionner dans la physiologie, il commença à se livrer à l'étude de l'anatomie comparée, non dans la vue de faire des dissections isolées d'animaux particuliers, mais pour approfondir la manière dont s'exécutent les plus importantes fonctions de la vie, par la comparaison des organes infiniment variés qui en sont les instrumens dans les différentes classes d'animaux, et arriver par-là à la connaissance de principes généraux sur leur jeu et leur usage dans l'homme. Cette étude eut pour lui tant d'attraits, que dès-lors elle devint, et a toujours été son occupation favorite. Il s'y livra avec passion et commença cette admirable collection, au perfectionnement de laquelle il consacra des travaux infinis et des sommes immenses. Revenons à l'histoire de sa vie. Les travaux de tout genre auxquels il se livra chez son frère lui ayant occasioné une maladie inflammatoire dont les suites donnèrent des craintes pour sa poitrine, on lui conseilla de voyager dans un pays chaud : cela le détermina à accepter une place de chirurgien dans l'armée. Il partit en cette qualité au printemps de 1761 , pour l'attaque de Belle-Isle, où il séjourna pendant quelque temps, et passa de là en Portugal. De retour à Londres en 1763 , il enseigna l'anatomie et la chirurgie, et se livra avec ardeur à l'exercice de cet art, dans lequel il reçut successivement tous les honneurs dont cette carrière est susceptible. En 1767, il fut reçu membre de la Société royale de Londres. Il fonda à la même époque une société particulière pour l'avancement de l'art de guérir. En 1768, il fut agrégé au corps des chirurgiens de Londres, et élu chirurgien de l'hôpital Saint-George. En 1776, il fut nommé chirurgien extraordinaire du roi. En 1781, il fut agrégé à la Société royale des sciences et belles-lettres de Gottembourg ; en 1783, à la Société royale de médecine, et à l'Académie royale de chirurgie de Paris ; en 1786 il fut élu chirurgien général de l'armée ; en 1790, chirurgien général et inspecteur des hôpitaux, etc., etc.

En 1783 , Hunter sentit les premières atteintes d'une angine de poitrine. La fréquence des accès alla toujours en augmentant ; il mourut subitement le 16 octobre 1793.

Personne, dit Odier, n'a mieux été jugé que Hunter par le célèbre Lavater. « Cet homme pense par lui-même, dit-il en voyant son portrait. » Hunter a bien justifié ce jugement : il n'a traité aucun sujet de physiologie, de médecine ou de chirurgie, dans lequel il n'ait mis de l'originalité. En le lisant, on est entraîné malgré soi à se méfier des opinions qu'on avait jusqu'alors conçues. On se sent, pour ainsi dire, transporté dans un monde nouveau dont on n'avait pas d'idée, et c'est surtout en donnant à penser qu'il a rendu de grands services à l'art qu'il exerçait. Mais il est à regretter que sa première éducation ait été si peu soignée. C'est principalement à cette circonstance qu'on doit attribuer l'incorrection, la négligence et l'obscurité de son style. Dans tous ses ouvrages, et particulièrement dans son traité : *Sur le sang et l'inflammation*, on voit qu'il ignorait jusqu'aux premiers principes des langues, de la grammaire et de l'art d'écrire ; qu'une multitude de grandes et belles idées y sont étouffées dans un chaos indigeste de conceptions disparates , de phrases incomplètes , de tournures confuses et de mots nouveaux , ou entendus dans un sens très-différent de leur acception ordinaire ; que d'autres y sont présentées

d'une manière tellement sèche, isolée et dénuée d'application,
qu'elles ne font aucune impression ; et, en général, qu'il y a dans
tous ses écrits le défaut des hommes de génie qui n'ont pas été ac-
coutumés dès leur enfance à l'étude des langues et du style. On
retient quelques-unes de leurs découvertes ; mais la manière dont
elles se lient dans leur esprit, leur système, leurs vues générales se
perdent et s'oublient bientôt, parce qu'ils n'ont pas eu le talent de
les présenter avec ordre, ni de les faire saisir avec clarté.

The natural history of the human teeth, explaining their structure, use, formation, growth, and diseases. Londres, 1771, in-4. Trad. lat. Dordrecht. in-4.

Practical treatise on the diseases of the teeth; intended as a supplement to the natural history of those parts. London, 1778, in-4.

A treatise on the venereal disease. London, 1786, in4.

Observations on certain parts of the animal economy. Londres, 1786. 1787, in-4.

A treatise on the blood, inflammation, and gun shot wounds; by the late John Hunter. To which is prefixed an account of the Author's life by Everard Home. Londres, 1794, in-4. Trad. en français par Dubar, Gand 18.. in-8. 3 vol.

On the digestion of the stomach after death. Philos. trans. Abridg, XIII, 354, 1772.

Anatomical observations on the Torpedo. Philos. Trans. 478, 1773.

On certain receptacles of air in Birds, which communicate with the lungs, and are lodged both among the fleshy parts and in the hollow bones of those animals. Philos. Trans. 530, 1774.

Observations on the Gellarco Trout, commonly called in Ireland the Giz-zard Trout. Philos. Trans. 530. 1774.

Account of the gymnotus electricus. Philos. Trans. 166, 1775.

Experiments on animals and vegetables, with respect to the power of producing heat. Philos. Trans. 685. 1775.

Proposals for the recovery of people apparently drowned. Philos. Trans. Abridg. XIV, 63, 1776.

A short account of Dr. Maty's Illness, and of the appearances in the dead body wich was examined on the 3d August, 1776, the day after his disease. Philos. Trans. 217, 1777.

Of the heat, etc. of animals and vegetables. Philos. Trans. 278, 1778.

Account of a Free Martin. Philos. Trans. 521, 1779.

Account of a womam who had the small-pox during pregnancy, and who seemed to have communicated the same diesease to the fœtus. Philos. Trans. 628, 1782.

Of a extraordinary Pheasant. Philos. Trans. 723. 1782.

On the organ of hearing in fishes. Philos. Trans. Abridg. XV, 308, 1782.

An experiment to determin the effect of extirpating one ovarium, on the number of young produced. Philos. Trans. Abridg. XVI, 256, 1787.

Observations tending to shew that the Wolf, Jackal, and Dog are all

of the same species. Philos. Trans.
264. 1787.

*Observations on the structure and
economy of whales. Philos. Trans.*
306. 1787.

*Supplementary letter on the iden-
tity of the species of the Dog, Wolf,
and Jackal. Philos. Trans.* 562, 1789.

*Observations on bœs. Philos. Trans.
Abridg.* XVII, 155, 1792.

*Observations on the fossil bones pre-
sented to the royal society, by his serene
highness the Margrave of Anspach,
etc. Philos. Trans.* 440, 1794.

*His opinion of the nature of puer-
peral fever. Med. com.* III 322, 1775.

*Observations on the inflammation
of the internal coats of the veins.
Trans. med. and chir.* I, 18, 1793.

An account of the dissection of a
*man who died of the suppression of
urine produced by a collection of hydatids between the neck oft he bladder
and rectum, with observations on the
manner in which hydatids grow and
multiply in the Human body.* Trans.
med. and chir. 34.

*Observations on intersusception; with
an appendix by M. Home. Ib.* 103,
1793.

*A case of paralysis of the muscles
of deglutition cured by an artificial
mode of conveying Foods and medicine
into the stomach. Ib.* 182.

*Experiments and observations on
the growth of bones. Ib.* II, 277, 1800.

(Odier, *Notice biographique sur J.
Hunter (Bibl. britann.)* — Reuss. —
Rob. Watt.)

HUNTER (Williaм), agrégé au collége royal des médecins de
Londres, médecin extraordinaire de la reine d'Angleterre, médecin consultant de l'hôpital des femmes en couches, professeur d'a-
natomie de l'Académie royale-des arts, membre de la Société
royale de Londres et de celle des antiquaires, président de la Société de médecine de Londres, associé étranger de l'Académie
royale des sciences et de la Société royale de médecine de Paris,
naquit le 23 mai 1718 à Kilbridk, dans le comté de Lanark. Son
père, possesseur d'une terre de médiocre importance, avait dix
enfans, auxquels il donna l'éducation la plus soignée. Guillaume
Hunter était un des plus jeunes; il fut mis à quatorze ans au collége de Glascow, où il passa cinq années. Son père le destinait à
l'état ecclésiastique, celui de tous les états qui promettait les succès les plus prompts et les plus assurés; mais l'esprit libre et indé-
pendant de Hunter s'accommodait peu du joug de la foi et des
obscurités de la théologie. Un heureux hasard l'ayant amené à Hamilton, près de Cullen, qui pratiquait alors dans cette ville, celui-
ci le détermina pour l'étude de la médecine, et le reçut chez lui,
où il passa trois années. En 1740, il se rendit à Edimbourg, où il
s'attacha particulièrement aux leçons du célèbre Monro. Il vint à

Londres l'année suivante, et trouva en Douglas, anatomiste et accoucheur distingué, un protecteur et un guide, mais dont la mort le priva bientôt. Hunter ne tarda pas à se faire connaître d'une manière avantageuse par des travaux anatomiques qué la Société royale de Londres accueillit avec faveur. Samuel Sharp le choisit, en 1746, pour son successeur, en lui cédant son amphithéâtre. Hunter fit avec le plus grand éclat ses premiers cours d'anatomie. Après avoir été agrégé au collége des chirurgiens de Londres, en 1747, il fit un voyage en Hollande et en France. L'année suivante, il fut reçu un des chirurgiens de l'hôpital de Middlesex, et, en 1749, un de ceux de l'hôpital des femmes en couches. Richard Manningham et le docteur Sandys, accoucheurs très-répandus, cessèrent vers cette époque de pratiquer leur art. L'illustre Smellie plaisait peu dans le monde à cause de l'austérité de ses mœurs et de la rudesse de ses manières. Hunter se trouva occuper le premier rang dans la branche la plus lucrative de l'art de guérir. En 1750, il voulut prendre le titre de docteur en médecine. Ce fut à l'Université de Glascow, où Cullen était alors professeur, que Hunter alla prendre ce titre. De retour à Londres, il succéda au docteur Layard dans la place d'un des médecins de l'hôpital des femmes en couches, où il avait rempli pendant plusieurs années les fonctions de chirurgien. Ce fut vers cette époque que la Société de médecine de Londres le reçut parmi ses membres. Hunter enrichit les mémoires de cette société de travaux fort importans ou d'observations neuves. Nous citerons celles sur l'anévrisme variqueux, la rétroversion de l'utérus, l'anasarque, l'emphysème, la hernie dans la tunique vaginale, etc. La célébrité dont Hunter jouissait lui ayant procuré rapidement une grande fortune, il la fit servir à former un établissement scientifique, d'une importance supérieure à ce qu'on peut attendre d'un particulier. Il acheta un vaste terrain, où il éleva à grands frais un monument qu'il consacra à l'anatomie et à l'histoire naturelle. Il rassembla de toutes parts, ou fit préparer les pièces nécessaires pour former un superbe cabinet; un bel amphithéâtre, construit dans le même édifice, dut servir aux leçons, dont il rassemblait ainsi tous les objets autour de lui. Il résolut qu'après sa mort ce cabinet resterait pendant trente ans à Londres, d'où il serait transporté à l'Université de Glascow. Le temps et l'activité de Hunter ne se consumaient point tout entiers dans l'enseignement, il publia plusieurs ouvrages : un recueil de mémoires sur divers sujets, dont la plupart offrent une grande importance, et ce magnifique ouvrage sur l'anatomie de l'utérus dans l'état de grossesse, composé de planches dont la beauté et l'exactitude n'ont point encore été surpassées, et auxquelles il ne manque que de comprendre à côté d'elles le texte que Hunter avait composé pour les accompagner.

Il mourut en philosophe le 30 mars 1783. Voici les titres de chacun des ouvrages que l'on doit à ce célèbre médecin :

Medical commentaries, part I; containing a plain answer to Dr. Monro Iun. Londres, 1762, in-4.

Supplement to the first part of medical commentaries. Londres, 1764, in-4.

Anatomical description of the human gravid uterus; illustrated with thirthy-four plates. Lat. and engl. Birmingham, by Baskerville, 1774, in fol.

Anatomical description of the human gravid uterus, and its contents. Londres, 1794, in 4. *Edited by. Dr. Baillie.*

Lectures on the gravid uterus, and Midwifery. Londres, 1783, in-8.

Two introductory lectures, to his anatomical course of lectures; with papers relating to a plan for establishing a museum in London, for the improvement of anatomy, surgery, and physic. Londres, 1784, in-4. — Posthume.

On the structure and disease of articulating cartilages. Philos. Trans. Abridg. VIII, 686, 1743.

Observations on the Bones, commonly supposed to be Elephant's Bones, which have been found near the river of Ohio, in America. Philos. Trans. Abridg. XII, 404, 1768.

Account of the Nyl-Ghan, an Indian animal, not hitherto described. Philos. Trans. Abridg, XIII, 117, 1771.

A new method of applying the screw. Philos. Trans. XIV, 28, 1781.

History of an aneurism of the aorta; with remarks on aneurisms in general. Med. obs. and inq. I, 323, 1755.

History of an Emphysema. Med. obs. and. inq. II, 17.

Singular observations on particular aneurisms. Med. obs. and. inquiries II. 390.

Summary remarks on the retroverted uterus. Med. obs. and. inquir. III. 388, 1778.

On the uncertainty of the signs of murder in the case of bastard children. Med. obs. and. inquir. VI, 266, 1784; trad. franç. in-8.

Cases of mal-conformation of the heart. Med. obs. and. inquir. VI. 291.

The cure of a severe disorder of the stomach by milk, taken in small quantities at once. Med. obs. and. inquir. VI. 311.

Appendix to the same, by M. Hay. Med. obs. and. inquir. VI. 319.

Simmons a écrit la vie de William Hunter. Londres, 1783, in-8.

(Reuss. — Rob. Watt.)

HUNTER (WILLIAM), célèbre chirurgien et orientaliste écossais, né à Montrose, fit ses études au collége d'Aberdeen, et prit ses degrés en médecine en 1777. Après avoir occupé quelque temps un emploi à bord d'un vaisseau, il entra, en 1781, au service de la Compagnie des Indes, dans le Bengale. Il fut successivement inspecteur général des hôpitaux de l'île de Java, professeur et examinateur au collége de Calcutta, de 1784 à 1794 ; secrétaire de la société asiatique, de 1794 à 1808 ; il accompagna, comme chirurgien, le major Palmer dans son ambassade auprès de Daoulet-Raï-Scindiah, et se préparait à venir passer un été à Aberdeen lorsqu'une fièvre le saisit et mit fin à son existence, en 1815. Hunter était associé étranger de la Société médicale de Londres. Il avait des connaissances profondes en Arabe, en Persan, en Sanscrit et en Indoustan. Les mémoires de la société asiatique et divers journaux renferment de nombreux articles de lui sur la littérature indienne. Nous n'indiquerons ici que les ouvrages suivans :

Concise account of the kingdom of Pegu, its climate, produce, trade, government, and inhabitants; with an inquiry into the causes of the variety observable in the fleeces of sheep, in different climates. And a description of the caves of Elephanta Ambola and Canara. Londres 1785, in-8.

Account of some artificial caverns near Bomby, 1788, in-12.

An essay on the diseases incident to indian Seamen, or Lascars, in long voyages. Calcutta 1804, in-fol.

History of an aneurism of the aorta Memoirs med. t. V, p. 349, 1799.

On Naucha Gambir, the plant producing the drug called Gutta Gambier. Trans. Lima soc. IX, 218, 1807.

(Reuss. — Rob. Watt.)

HUXHAM (John), l'un des meilleurs observateurs du dernier siècle, et l'un des médecins qui aient mis le plus de constance et d'exactitude dans l'étude de la météorologie médicale et des maladies épidémiques, exerçait son art à Plymouth, où il mourut le 12 août 1768. Il devait être fort avancé en âge, car les observations qu'il a publiées remontent à quarante années au-delà de cette époque. On ne trouve rien nulle part sur l'histoire de sa vie ; nous savons seulement qu'il était membre de la Société royale de Londres et du collége royal des médecins d'Édimbourg.

Observationes de aëre et morbis epidemicis ; vol. 1. Londres, 1739, in 8, vol. II, 1752, in-8.

Observations on the air and epidemic diseases, from the year 1728 to 1737, inclusive, and the Devonshire colic. Londres, 1759, in-8.

Observations on air and epidemic diseases, from the year 1749 to the year 1752. Publié par son fils. Londres, 1771, in-8 ; formant le volume III.

Essay on fevers, with their various kinds, as depending on diffe-

rent constitutions of the blood; with dissertations on putrid, pestilential spotted fevers, on the small pox, and on peripneumonies. Londres, 1739, 1750, 1757, 1764, in-8. 5th. edit. 1767. 1769, in-8.

Dissertation on the malignant ulcerous sore throat. Londres, 1750, in-8, 1757, in-8.

Medical and chemical observations on antimony. Lond. 1756, in-8.

Partium genitalium in muliere, structura præter naturalis. Philos. Trans. Abr. VI, 671, 1723.

A large omentum; saliva of an unusual colour. Ib. VII, 19, 1724.

Account of the anomalous epidemic small pox, which began at Plymouth August 1724, and continued to June 1725. Ib. 100, 1725.

Account of an aurora Borealis. Ib. 178, 1726.

Case of stone in the urethra; case of spina bifida. Ib. 385, 1730.

Of remarkable diseases of the colon. Ib. 518, 1732.

Of an extraordinary hernia inguinalis. Ib. VIII, 474, 1740.

Of an extraordinary venereal case. Ib. 480, 1741.

Of polypi taken out of the heart of several sailors just arrived from the West Indies. Ib. 580.

Case of a womann, one of whose ureters was grown up; a beautiful stalactites; and a remarkable calculus taken from a boy. Ib. IX. 87, 1744.

Of a child born with a tumour near the anus, with rudiments of an embryo in it. Ib. 512, 1748.

On the Northern lights. Ib. X. 54, 1750.

Of a body with had lain in a vault about 80 years, without being much changed. Ib. 202.

Medical and chemical observations on Antimony. Ib. 554.

On the effects of lightning at Plymouth. Ib. 560.

Of a man who swallowed Medted lead. Ib. 676, 1755.

On the extraordinary heat of the weather in July 1757, and its effects. Philos. Trans. Abr. XI, 204, 1758.

On two remarkable cases in surgery Ib. Abr. XI, 623, 1762.

On emphysematous cases, from internal causes. Med. obs. and. inq. III, 33, 1767.

Opera physico-medica, edente geo. Chr. Reichel. Leipzick, 1764, 2 vol., in-8. Editio nova, volumine tertio observationum de aere aucta. Leipzig, 1773, in-8, 3 vol.

(Rob. Watt.)

I

IMBERT DELONNES, premier chirurgien du duc de Chartres, chirurgien-major de la cavalerie française et étrangère, plus tard officier de santé supérieur des armées, et membre du conseil de santé près le ministre de la guerre, est plus connu par les titres prétentieux et par l'emphase du style de ses ouvrages que par l'importance ou l'originalité de leur contenu.

Traité de l'hydrocèle: cure radicale de cette maladie et traitement de plusieurs autres qui attaquent les parties de la génération de l'homme. Paris, 1785, in 8. *Nouv. édit.* Paris, 1791, in-8. — La méthode de traitement qu'Imbert Delonnes prescrit pour l'hydrocèle est l'*incision combinée avec l'excision.*

Opération de sarcocèle, faite le 27 fructidor an V, à Charles de Lacroix etc. — Ouvrage publié par ordre du gouvernement. Paris, 1797, in-8.

Progrès de la chirurgie en France ou phénomènes du règne animal, guéris par des opérations nouvelles, sur la fin du dix-huitième siècle. — Publié par ordre du gouvernement. Paris, an VII, (1800), in-4, pl. et le portrait de l'auteur.

Nouvelles considérations sur le cautère actuel. Avignon et Paris, 1812, in-8.

INGRAM (DALE), chirurgien et accoucheur du milieu du dernier siècle, pratiqua d'abord à Roading, dans le Bershire, ensuite à la Barbade, où il séjourna long-temps, et enfin à Londres. Il écrivit sur la goutte, qu'il fait consister dans un épaississement de la matière oléagineuse fournie par les glandes d'Havers, et contre laquelle il recommande l'exercice, les bains, et les cautères, appliqués particulièrement sur les gastrocnémiens. Il publia des observations diverses de chirurgie, parmi lesquelles on remarque celles relatives à diverses espèces d'hydrocèle. Il a traduit en anglais l'*Abrégé d'anatomie,* de Verdier.

Essays on the cause and seat of the gout London, 1743, in-8.

Practical cases and observations in surgery; with remarks highly proper not only for the improvement of all young surgeons, but also for the direction of such as are farther advanced. Londres, 1751, in-8.

An historical account of the several plagues that have appeared in the world, since the year 1346; with an inquiry into the present prevailing opinion that the plague is a contagious distemper capable of being transported in marchandize from one coutry to another; account of its ressemblance to the yellow fever, etc. Londres, 1758, in-8.

. The gout extraordinary cases in the head, stomack, and extremities; with physical and chirurgical remarks and observations on the various stages of the disorder, the rheumatism, the disease commonly called scurvy, the nature and formation of external an internal chalkstones, and considerations proving the gout the immediate parent of Iaundice, dropsy, and stone. With an accurate account of, and difference betwen obstructions in the kidneys or ureters, and the paroxysms in the back and loins occasio-

ning the loss of muscular action in the lower limbs; to which is prefixed an essay pointing out the progressive symptoms and effects, and the reasons why the gout was not heretofore regularly treated and cured. Londres, 1767, in-8.

An inquiry into the origin and nature of magnesia alba and the properties of epsom waters; demonstrating that magnesia made with those waters exceeds all others. Londres, 1768, in-8.

The blow; or, an inquiry into Clarke's death etc, Londres, 1769, in-8.

A strict and impartial inquiry into the cause of the death of the late William Scawen, esq. etc.; to which is added an account of accidental poisons to which families are exposed; with their antidotes. Londres, 1777, in-8.

(Haller. — Rob. Watt.)

INGRASSIA (JEAN-PHILIPPE), anatomiste et médecin célèbre du seizième siècle, naquit à Rachalbuto, près de Palerme. Il fit ses études à Padoue, et y reçut le bonnet doctoral en 1537. La réputation de science qu'il eut bientôt acquise le fit appeler à Naples pour y occuper les chaires de médecine théorique et pratique et d'anatomie. L'éclat de son enseignement fit affluer de toutes parts un immense concours d'élèves. Ils élevèrent une statue à leur maître, avec une inscription qui le proclamait le restaurateur de la vraie médecine et de l'anatomie. Vers 1560, l'amour de son pays lui fit quitter la ville où il avait acquis tant de gloire pour retourner à Palerme. En 1563, Philippe II, roi d'Espagne, le nomma proto-médecin de la Sicile et des îles adjacentes. Ingrassia s'acquitta avec beaucoup de zèle et de talent des fonctions attribuées à cette place; il fit les réformes les plus utiles à l'organisation de la médecine dans ces contrées. La peste s'étant déclarée à Palerme en 1575, Ingrassia, chargé de la direction des secours et des réglemens sanitaires, rendit les services les plus signalés, et donna des preuves si multipliées de son habileté dans l'art de guérir, que la voix publique lui conféra le nom d'Hippocrate sicilien. Le sénat de

Palerme voulut acquitter avec de l'or la dette du peuple envers le médecin ; mais celui-ci n'accepta de la pension considérable qui lui était offerte, qu'une somme qu'il employa à l'embellissement d'un monument public de la ville de Palerme. Ingrassia mourut le 6 novembre 1580, à l'âge de 70 ans. Il est un des premiers anatomistes qui ait mis une exactitude minutieuse dans la description des os. C'est à lui qu'on doit la découverte d'un des osselets de l'ouïe, auquel il donna le nom d'étrier.

Iatropologia. Liber quo multa adversus barbaros medicos disputantur collegiisque modus ostenditur, ac multæ quæstiones tam physice, quam chirurgice discutiuntur. Quæstio quæ capitis vulneribus, ac phrenitidi medicamenta conveniant. Venise, 1544, in-8. *Ibid.* 1558, in-8.

Scholia in iatropologiam. Naples, 1549, in-8.

Prægrandis utilisque medicorum omnium decisio : utrum in capitis vulneribus phrenitideque, atque etiam in pleuritide exsolvens nuncupatum medicamentum, an leniens duntaxat congruens sit. Palerme, 1545, in-8.

De tumoribus præter naturam, tomus primus : in quo generatim tumorum omnium præter-naturalium species, præsertimque eorum nomina et definitiones, atque etiam causæ, multaque generalia, declarantur. Græcique et Arabes et Latini, quatenus ad hæc ipsa pertinent enucleantur. Occasione sumptâ ab Avicennæ verbis, tertia fen, quarti libri, tract. prim. Cujus interim universum primum caput in hoc tomo elucidatur. Reliqua in sex aliis tomis declarabuntur. Naples, 1553, in-fol. — Les sept tomes promis dans celui-ci n'ont point paru ; ils auraient fait payer trop cher, par leur étendue, des remarques et des observations utiles noyées dans un fatras de commentaires scolastiques.

Trattato assai bello ed utile di due mostri nati in Palermo in diversi tempi, ove per due lettere l'une volgare, e l'altra latina si determinano molte necessarie questioni appartenenti ad essi mostri : aggiuntovi un raggionamento fatto in presenza del magistrato sopra l'infermita epidemiali, popolari successi nell'anno 1558, in detta citta. Palerme, 1560, in-4.

Constitutiones et capitula nec non juridictiones regii protomedicatus officii, cum pandectis ejusdem reformatis ac in pluribus renovatis, atque elucidatis. Palerme, 1564, in-4. *Ibid.* 1657. in-4, avec des additions de P. Pizzato proto-médecin.

Quæstio de purgatione per medicamentum atque obiter etiam de sanguinis missione an sexta morbi die fieri possint ? Quâ ocasione de omnibus etiam aliis diebus determinatur, in quibus præcipuè purgare vel sanguinem mittere possimus. Illustrissimi ducis terrænovæ casûs enarratio et curatio : e quibus tum penetrantis in thorace vulneris, tum fistulæ curandæ methodus elucescit. Quæstio : Utrum victus a principio ad statum usque procedere debeat subtiliando, an (ut multi perpetuo observant) potius ingrossando ? Quod veterinaria medicina formaliter una eademque cum nobiliore hominis medicinâ sit, materiæ duntaxat nobilitate differens. Ex quo veterinarii quoque medici non minus quam nobiles illi hominum medici ad regiam protomedicatûs officii juridictionem pertineant. Omnia in unum corpus redacta, atque in lucem edita. Venise, 1568, in-4. *Ibid.* 1573, in-fol. — La dernière partie de ce volume relative à la médecine vétérinaire, avait déjà été publiée séparément à Venise, 1564, in-4.

Galeni ars medica, Joanne Philippo Ingrassia siculo interprete, ac veluti novo plusquam commentatore. Venise, 1573, in-fol. *Ibid.* 1574, in-fol.

De frigido potu post medicamentum purgans epistola. Venise, 1575, in-4; Milan, 1586, in-4.

Informazione del pestifero e contaggioso morbo, il quale affligge et have afflicto la città di Palermo e molte altre città, et terre del regno di Sicilia nell' anno 1575 e 1576. Palerme, 1576, in-4. La cinquième partie réimprimée à Palerme, 1624, in-4. — *Brevis methodus curandi pestiferum contagium, quod anno Christi 1575 et 1576 Palermum, metropolim Siciliæ, invasit: conversa a Joachim. Camerario ex Italico sermone in latinum.* Strasbourg, 1583, in-8. Avec un abrégé d'autres traités sur la peste. Nuremberg, 1583, in-8.

In Galeni librum de ossibus doctissima et expertissima commentaria. Nunc primum sedulò in lucem edita, et apte naturam imitantibus iconibus insignita. Quibus appositus est græcus Galeni contextus: unà cum novâ et fideli ejusdem Ingrassiæ in latinum versione. Palerme, 1603, in-fol.; Venise, 1604, in-fol.

Ingrassia laissa manuscrit un traité de médecine légale, qui a été indiqué à tort dans diverses bibliographies comme ayant été imprimé et même comme ayant eu plusieurs éditions.

(Mongitore. — *Lindenius renovatus.*)

ISENFLAMM (Jacques-Frédéric) habile anatomiste, né à Vienne le 21 septembre 1726, fit ses études médicales à Erlang, y fut reçu docteur en médecine en 1749, revint à Vienne l'année suivante, y mit à profit les leçons de l'Université, tout en commençant de pratiquer, fit, en 1762, un voyage scientifique en Hollande et en France, revint par Wurtemberg à Vienne, d'où il fut appelé, en 1764, à Erlang, comme professeur d'anatomie, et conseiller du prince de Brandebourg. Isenflamm mourut le 23 février 1793.

Diss. inaug. de congestionum mechanismo. Erlang, 1749, in-4.

Versuch von den Usachen der gegenwärtigen Brustkrankheiten. Vienne, 1762, in-8.

De spiritu in morbis tentamen. Vienne, 1762, in-8.

Pr. de tunica cellulosa. Erlang, 1764, in-4.

Diss. de anæmia vera. Erlang, 1764, in-4.

Diss. methodus plantarum, medicinæ clinicæ adminiculum. Erlang, 1764, in-4.

Diss. de cauto specificorum usu et commendatione, Erlang, 1765, in-4.

Diss. de musculorum varietate, Erlang, 1765,

Diss. de excoriatione, morborum comite. Erlang, 1765, in-4.

Diss. de anæmia spuria. Erlang, 1766, in-4.

Histoire de la mouche commune de nos appartemens, par Guill. Fred. baron de Gleichen dit Rufsworm ; trad. de l'allemand par Isemflamm. Nuremberg, 1766, fol., fig. Édition nouvelle. (C'est la même, le titre seul est nouveau.) Erlang, 1790, fol.

Diss. de odoribus. Erlang, 1766, in-4.

Diss. de dysenteriæ affinitate. Erlang, 1766, in-4.

Diss. de remediis suspectis et venenatis. Erlang, 1767, in-4.

Diss. de rotatione femoris. Erlang, 1767, in-4.

Diss. de vasis nervorum. Erlang, 1768. *Recus. in C. F. Ludwigii scriptor. nevrolog. minor selectior. T. III.* Leipzick, 1793, in-4, n. 12.

Oratio in natal. Frid. Carolinæ M. B. dicta, de principe in populo et populo in principe quasi vivente. Sulzbach, 1769, in-4.

Diss. de remediis arteriacis. Erlang, 1769, in-4.

Nouvelles découvertes dans le règne végétal, ou observations microscopiques sur les parties de la génération des plantes renfermées dans leurs fleurs et sur les insectes qui s'y trouvent, avec quelques essais sur le germe, un supplément d'observations mêlées de plusieurs figures en taille douce, gravées et enluminées ; le tout écrit et peint exactement d'après nature, par Guil Fréd. baron de Gleichen dit Rufsworm. — Traduit de l'allemand. Nuremberg, 1770. — Nouvelle édition (probablement la même) Ib. 1790, fol.

Diss. de difficili in observationes anatomicas epicrisi commentatio I. Erlang, 1771. — *Comment. II. Ibid.* 1772. — *Comment. III et IV. Ibid.* 1773. — *Comment. V. Ibid.* 1776. — *Comment. VI. Ib.* 1779. — *Comment. VII. Ib.* 1784. — *Comment. VIII. Ib.* 1792, in-4.

Diss. de morbis cutaneis. Ib. 1771, in-4.

(Oratio in natal. Alexandri M. D. dicta) de diverso pathematum animi in corpus imperio. Erlang, 1773, in-4.

Diss. de musculorum pathologia. Ib. 1774, in-4.

Descriptions des Zoolithes nouvellement découvertes, d'animaux quadrupèdes inconnus et des cavernes qui les renferment, de même que de plusieurs autres grottes remarquables qui se trouvent dans le Marggraviat de Bareith au-delà des monts ; par J. F. Esper, traduit de l'allemand. Nuremberg, 1774, in-fol. avec 14 planches.

Versuch einiger praktischen Anmerkungen über die Nerven zur Erlœuterung verschiedener Krankheiten derselben, vornemlich hypochondrischer und hysterischer Zufœlle. Erlang, 1774, in-8.

Histoire naturelle des quadrupèdes, représentés d'après nature. t. I. Le singe, le maki, la chauve-souris. Erlang, 1775, in-4.

Diss. de vi corporum primitiva Erlang, 1775, in-4.

Stephani Blancardi Lexicon medicum tripartitum, renovatum, in quo artis medicæ termini in anatomia, chirurgia, pharmacia, chimia re botanica etc. usitati dilucide et breviter exponuntur. Hisce adjungitur græcarum vocum etymologia tum earum Belgica, Germanica, Gallica, Angli-

ca, etc. interpretatio, cum indicibus locupletissimis. Editio novissima, cui, quæ noviter inventa aut nunc rectius cognita sunt, addidit et interjecit. vol. 1. A. — M. Leipzig, 1777. — Vol. 2. N — Z. *Ib.* 1777.

Farben-Donat, oder erleichterte Anfangsgründe der lateinischen Sprache, zum Gebrauch für Kinder vom fünften bis zum achten Jahr. Erlang, 1778, in-8.

Versuch einiger praktischen Anmerkungen über die Muskeln, zur Erlaürung verschiedener verborgener Krankheiten und Zufælle. Erlang, 1778, in-8.

Diss. glutinis animalis cum vegetabili comparatio respectu nutritionis. Erlang, 1778, in-4.

Dis. de lingua squalida. Erlang, 1779, in-4.

Reductions entomologiques, par feu M. Rœsel, traduit de l'allemand. Nuremberg, 1779, fol.

Diss. de causis prædisponentibus. Erlang, 1780, in 4.

Versuch einiger praktischen Anmerkungen über die Knochen, zur Erlæuterung verschiedener Krankheiten und Zufælle. Erlang, 1782, in 8.

Diss. de physiognomia pathologica resp. *Aug.-Joh. Christoph. Wegelin.* Erlang, 1782, in-4.

Versuch einiger praktischen Anmerkungen über die Eingeweide, zur Erlæuterung verschiedener verborgenen

Krankheiten und Zufælle. Erlang, 1784, in-8.

Diss. de ginglymo. Erlang, 1785, in-4.

Diss. de similitudine viscerum. Resp. *Joh. Christoph. Lud. Car, Schnell.* Erlang, 1785, in-4.

Diss. de extremitatum analogia. Resp. *Joh. Pet. Falguerolles.* Erlang, 1785, in-4.

Diss. de concrementis polyposis. resp. *Frid. Ad. Triebel.* Erlang, 1787, in-4.

Diss. arthritidis et rheumatismi diagnosis. Erlaug, 1787, in-4.

Diss. de morbis amatoriis. Resp. *Joh. Matthæ Vetter.* Erlang, 1787, in-4.

Gratulatio Hern. Fred. Delio, præsidis acad. natur. curios. munus — nomine cultorum. Erlang, 1789, in-4.

Diss. de deglutitionis mechanismo. Resp. *Christi. Frid. Wentz.* Erlang, 1790, in-4.

Diss. de phthisi. nasali. Resp. *Christoph. Frid. Schmetzer.* Erlang, 1790.

Diss. de nisu resp. Wilh. Henr. Ludov. Borges. Erlang, 1790.

Diss. de veneni effectu. Erlang, 1790.

Dissertationes editæ a D. Joh. Christ. Fred. Isenflamm. (filio) t. 1, Erlang. 1799, in-4.

(Hamberger. — Meusel, *Lexikon.*)

ISENFLAMM (Henri-Frédéric), né à Erlang, le 20 juin 1771, fit ses études à l'Université de cette ville, et y fut reçu docteur en médecine l'an 1791. En 1795, on le nomma professeur extraordinaire de médecine, et prosecteur du théâtre anatomique, l'année suivante. En 1803, il fut appelé à occuper à l'Université de Dorpat les chaires d'anatomie et de physiologie, et de médecine légale. En

1801, il donna sa démission de cette place, et revini à Erlang, où il a vécu depuis. Isenflamm est mort le 23 mai 1828.

Diss. inaug. de absorptione morbosa. Erlang, 1791, in-8.

Diss. continens nonnulla de motu linguæ. Erlang, 1793, in-8.

Progr. descriptio foraminum, fissurarum et canalium capitis ossei. Erlang, 1795, in-8.

Diss. continens brevem descriptionem sceleti humani variis in ætatibus. Erlang, 1796, in-8.

Beytræge für die Zergliederungskunst. Leipzig, 1800-1803, in 8, fig. —Fait en commun avec Rosenmüller.

Tagebuch des anatomischen Theaters, der kaiser. Universitæt zu Dorpat vom Jahre 1803 und 1804. Dorpat, 1805, in-8.

Progr. de vulneribus diaphragmatis observatio. Dorpat, 1806, in-8.

Beschreibung der æussern und innern Beschaffenheit einer angebornen vorgefallenen umgestülpten Härnblase und der dazu gehærigen Theile eines mænnlichen Kærpers. Dorpat, 1806, in-8.

Beschreibung einiger menschlichen Kæpfe verschieden Rassen. Mit 2 Abbildungen. Nuremberg, 1812, in-8.

Anatomische Untersuchungen. Mit 2 Kupf. Erlang, 1822, in-8.

(Recke und Napiersky, Lexikon.— Lindner.)

J

JACKSON (Robert), médecin de Stockton, dans le comté de Durham, fut long-temps employé dans les armées d'Angleterre, et s'est placé, par ses ouvrages, au premier rang des médecins de cette nation qui nous ont le mieux fait connaître les maladies auxquelles les Européens sont sujets dans les pays chauds. Il est encore du nombre de ceux qui ont le mieux étudié l'action des affusions froides dans le traitement des maladies fébriles.

A treatise on the fevers of Jamaica with some observations on the intermittent fevers of America; and an appendix containing some hints on the means of preserving the health of soldiers in hot climates. Londres, 1791, in-8.

The outline of the history and cure of fevers epidemic and contagious ; more especially of sails, ships, and hospitals, etc., a id the yellow fever. With observations on military discipline and economy, and a scheme of medical arrangement for armies. Edimbourg, 1798, in 4.

Remarks on the constitution of the medical departement of the bristish army: with a detail of hospital management: and an appendix, attempting to exp'ain the action of causes in producing fever, and the operation of remedies in effecting a cure. Londres, 1803, in-8.

A letter to the editor of the Edimburgh Review. Londres, 1804, in-8.

A systematic view of the discipline, formation, and economy of an army. 1804, in-4.

A systeme of arrangement and discipline for the medical departement of armies. Londres, 1805, in-8.

An exposition of the practice of affusing cold water on the surface of the body for the cure of fever: to which are added remarks on the effects of cold drik and of gestation in then open air, in certain conditions of disease. Edimbourg, 1808, in-8.

Letter to M. Keate, surgeon-general of the army. Londres, 1808, in-8.

Letter to the commissionners of military inquiry, explaining the true constitution of a medical staff: the best form of medical economy for hospitals: with a refutation of errors and misrepresentations contained in a letter by Dr. Bancroft, Army physician. Londres, 1808, in-8.

Second letter to the commissionnners of military inquiry; containing a refutation of some statements made by M. Keate. Londres, 1808, in-8.

Letter to sir David Dundas, commander in of. chief of the forces. Londres, 1809, in-8.

Sketch of the history and cure of febrile disease, more particularly as they appear in the west Indies among the soldiers of the britich army. 1817.

Sketch of the history and cure of contagious fevers. Londres, 1819, in-8.

Observations on the treatment of gun-shot wounds. In London med. Journ. t. 2, p. 363.

Observations on the connection of the new and full moon with the invasion and relapse of fevers. In London med. Journ. t. VIII.

On the supposed influence of the moon in fevers. In London med. Journ. t. VIII.

(Reuss. — Rob. Watt.)

JACKSON (Seguin-Henry), docteur en médecine de l'Université d'Édimbourg, médecin du dispensaire général de Westminster et de l'infirmerie de Saint-Georges, à Londres, membre de la Société royale d'Édimbourg.

Diss. de physiologica et pathologica dentium eruptione. Édimbourg, 1778, in 8.

A treatise on sympathy, in two parts : I. Of sympathy in general; II. On febrile sympathy. Londres, 1781, in-8.

Dermato-pathologia; or, practical observations from some new thoughts on the influence of the perspirable fluid in the production of animal heat, and remarks on the late theories of scurvy; with the particular method of recommending the oak bark as a new marine antiscorbutic, and as a probable antiseptic in some other putrescent disorders. Londres, 1792, in-8.

Cautions to women respecting the state of pregnancy, the progress of labour and delivery, the confinement of Child-Bed; and some constitutional diseases, including directions to midwives and nurses; with observations on the management of new-born infants. Londres, 1798, in-8.

Observations on the epidemic disease which lately prevailed at Gibraltar; intended to illustrate the nature of contagious fevers in general; part I. Londres, 1806, in-8.

A singular affection of respiration, with appearances on dissection. Med. comment. t. VI, 208, 1778.

The case of a patient whose stomach, on dissection, was found to contain two pistol bullets. In med. comment. t. IV.

(Reuss. — Rob. Watt.)

JACOBS (Jean-Bernard), professeur et assesseur du collége de médecine de Gand, chirurgien juré et pensionnaire de la même ville, associé au collége des médecins de Bruxelles, etc.

Tractatus politico-medicus de dissenteria in genere. Rotterdam, 178 , in-8, 188 pp. — *Traité de la dyssenterie en général, contenant une nouvelle méthode curative, inventée par Jacobs. Nouv. édit.* traduit du latin, corrigé et refondu totalement par l'auteur. Bruxelles et Paris, 1800, in-8. — Ouvrage composé à l'occasion de la dyssenterie qui régna pen.

dant les années 1779, 1780, 1781, 1782 et 1783, dans la Flandre autrichienne, et surtout à Bruxelles.

École pratique des accouchemens. Paris, Bruxelles et Gand, 1785, in-4, fig. — Jacobs a emprunté de Plenk, le plan et le fond de son ouvrage, de Johnson, Camper et Sandifort, les planches dont il est orné ; il est difficile de dire ce qu'il y a de propre à Jacobs. Il en avait paru, l'année précédente, une édition flamande en 1 vol., in-8.

Traité du scorbut en général. Bruxelles, 1802, in-8.

Démonstration de l'identité des virus de la vérole et de la gonorrhée. Bruxelles, 1811, in-8.

JACOPI (Joseph), disciple de Scarpa, était professeur de physiologie à l'Université de Pavie en 1804, professeur public de physiologie et d'anatomie comparée, et adjoint de Scarpa pour la chirurgie pratique en 1811. Il mourut en 1813. Malacarne a fait son éloge dans un article inséré au tome IV du *Journal de médecine de Bréra.* Je n'ai point ce volume à ma disposition, et je ne puis donner sur Jacopi d'autres notices que celles qui précèdent, lesquelles sont fournies par ses propres ouvrages.

Esame della dottrina di Darwin sul moto retrogrado dei liquidi nei vasi limfatici. Pavie, 1804, in-8. — L'intérêt de cet opuscule n'est point restreint à celui du sujet qu'annonce le titre ; on y trouve des remarques curieuses, sur l'absorption et sur les propriétés des vaisseaux absorbans.

Prospetto della scuola di chirurgia pratica della regia universita di Pavia per l'anno scolastico 1811-1812. Milan, vol. 1, 1813, in-8, 271, pp. vol. II, 1813, in-8, 192, pp. — Beaucoup d'observations intéressantes, sur les abcès dits *lympathiques* et sur le *fungus hæmatode*, sur le traitement des vieux ulcères aux jambes, par la méthode compressive de Baynton, sur l'ongle incarné, sur les fractures de la clavicule, etc.

(*Med. chir. Zeitung.*)

JADELOT (Nicolas), né à Pont-à-Mousson en 1738, obtint au concours, à l'âge de vingt-cinq ans, la chaire d'anatomie et de physiologie, vacante à l'Université de cette ville. Quand cette Université fut transférée à Nanci, Jadelot la suivit, et jouit bientôt dans cette nouvelle résidence de la réputation qu'il avait eue dans la première. Il mourut en 1793, ayant publié les ouvrages suivans :

Diss. med. de causis mortis subitaneæ. Pont-à-Mousson, 1759, in-4.

Quæstio phys. med. an visui myoppum vitra concava. Pont-à-Mousson, 1760, in-4.

Quæst. patho. an ab insensibilis transpirationis defectu morbi acuti et chronici. Pont-à-Mousson, 1763, in-4.

Oratio inaug. de variis medicinæ

fatis ab illius ortu ad nostra usque tempora, etc. Pont-à-Mousson; 1766, in-4.

Thesis physiol. de legibus quibus regitur machina vivens, sentiens et movens. præs. Jadelot, prop. H. Michel. Nancy, 1769. in-4. — Trad. en français sous le titre de *Tableau de l'économie animale.* Nancy, 1769, in-8.

Lettre à MM. de la faculté de médecine de Paris. 1769, in-4.

Discours de réception à l'académie royale des sciences et belles-lettres de Nancy. Nancy, 1770, in-4. — Ce discours traite de l'abus de l'esprit de calcul dans l'étude de l'économie animale.

Mémoire sur les causes de la pulsation des artères. Nancy, 1771, in-8.

Éloge historique de Bagard, médecin ordinaire du roi de Pologne. Nancy, 1773, in-8. — Les notes qui suivent cet éloge, sont dirigées contre les membres du collége de médecine, qui élevaient des prétentions contraires aux intérêts de l'université. Harmand ayant pris la défense de ses confrères, Jadelot répliqua par la lettre suivante :

Lettre d'un professeur en médecine à un docteur. Nancy, 1773, in-8, 13 pp.

Cours complet d'anatomie. Nancy, 1773, in-fol. — C'est la description des pièces anatomiques de Gauthier

d'Agoty; cette entreprise ne fut point achevée.

Physica hominis sani, sive explicatio functionum corporis humani. Nancy, 1781, in-8.

Dissertation anatomico-physiologique, contenant la description d'un agneau sans tête et sans avant-train. 1784, in-4.

Pharmacopée des pauvres, ou formules des médicamens les plus usuels dans le traitement des maladies du peuple, avec l'indication des vertus de ces médicamens, de la manière de les employer et des maladies auxquelles ils conviennent. Ouvrage destiné à servir aux hôpitaux, maisons de charité, et à toutes les personnes qui veulent soulager les pauvres...... 1784. *Nouvelle édition.* (Publ. par F. Jadelot fils.) Nancy et Paris, an VIII (1800), in-8.

Réponse de l'université de Nancy aux réclamations de la ville de Pont-à-Mousson. Nancy, 1789, in-4.

Adresse à nos seigneurs de l'assemblée nationale, sur la nécessité et les moyens de perfectionner l'enseignement de la médecine. Paris, 1790, in-8.

Le premier volume des mémoires de la Société royale de médecine de Paris (pour 1776), contient une topographie médicale de Lorraine, par Jadelot. Le même auteur a fourni quelques articles au *Journal de médecine.*

JAEGER (Charles-Christophe-Frédéric), fils de Chrétien-Frédéric, né à Tubingue le 2 novembre 1773, fut reçu docteur en médecine en 1793, eut le titre de médecin du grand duc de Wurtemberg en 1812, fut médecin de la cour en 1813, premier médecin conseiller et médecin particulier du grand-duc en 1815, décoré du titre de chevalier de l'ordre du Mérite-Civil du Wurtemberg, et mourut le 9 mai 1828. On lui doit les ouvrages suivans :

Dissertatio acidum phosphoricum tanquam morborum causam proponens. Stuttgard, 1793, in-4.

Ueber das Leuchten des Phosphors in atmosphærischen Stickgas; Resultate einiger darüber angestellten Versuche mit D. Scherer. Weimar, 1795, in-8.

Beiträge zu den Denkschriften der vaterländ. Gesellschaft von Aerzten und Naturforschern. Bd. I. (1805). — Jaeger a inséré un grand nombre d'articles dans le *Journal de Hufeland*, dans les *Annales de Gilbert*, dans la *Gazette medico-légale de Henke*, et dans d'autres recueils.

(Meusel. — Ersch. — Lindner.)

JAEGER (Chrétien-Frédéric), né à Stuttgard le 13 octobre 1739, commença ses études médicales à Tubingue, fut les continuer à Leyde, et revint prendre le grade de docteur dans la première de ces Universités. Il y obtint la place de professeur ordinaire de pathologie et de médecine pratique, et plus tard celle de professeur de botanique et de chimie. Il fut en outre premier médecin du grand-duc de Wurtemberg. Jaeger mourut en 1808, ayant publié les ouvrages suivans, dont la plupart sont des opuscules académiques, conservés en partie dans le recueil de Baldinger.

Dissertatio de antagonismo musculorum Tubingue, 1767, in-4.

Dissertatio sistens observationes de fœtibus recens natis, jam in utero mortuis putridis, cum subjuncta epicrisi. Tubingue, 1767, in-4.

Dissertatio de spiritu salis ammoniaci cum calce viva, præcipueque de ejus è spiritu salis ammoniaci cum alcali fixo parato differentia. Tubingue, 1768, in-4.

Dissertatio sistens experimenta de submersis, cum subjuncto examine phænomenorum in iis observatorum. Tubingue, 1769, in-4.

Dissertatio de cantharidibus eorumque actione et usu. Tubingue, 1769, in-4.

Dissertatio de metastasi lactis. Tubingue, 1770, in-4.

Dissertatio phthisis pulmonalis casu notabiliore et epicrisi illustrata. Tubingue, 1772, in-4.

Dissertatio de Cambogiæ guttæ succo sive gummi guttæ officinali. Tubingue, 1777, in-4.

Programma, an in summo cuneationis capitis gradu proferenda sit methodus Sigaultiana, hactenus usitatæ capitis perforationi vel et sectioni Cæsareæ. Tubingue, 1779, in-4.

Dissertatio corticis peruviani in phthisi pulmonali historiam et usum exhibens. Tubingue, 1779, in 4.

Disquisitio medico-forensis, qua casus et annotationes ad vitam fœtus neogeni dijudicandam facientes proponuntur. Ulm, 1780, in-4.

Examen rationum sectionem ossium pubis oppugnantium vel limitantium. Tubingue, 1780, in-4. — Cinq de ces dissertations de Jaeger, ont été insérées par Baldinger, dans son *Sylloge opusculorum.*

Medicinische Anweisung wegen der tollen Hundswuth nebst einer Vorschrift fuer die Dorfbarbierer. Stuttgard, 1782, in-4.

Ueber die Natur und Behandlung. der krankhaften Schwaeche des menschlichen Organismus; ein Versuch zu Beantwortung der, diesen Gegenstand betreffenden, von der kaiserlichen Academie der Naturforscher im Jahr 1804 aufgestellten Preisfrage, wel- chem diese *Academie das Accessit* zuerkannt hat. Stuttgard, 1807, in-8. — Jaeger a inséré plusieurs articles dans divers journaux; il a surveillé avec Hopfengaertner, la cinquième édition de la pharmacopée du Wartemberg, et non pas la sixième, comme le dit l'auteur de la *Biographie médicale,* copiant une erreur de Meusel, quoique celui-ci l'ait relevée lui-même. Quant la sixième édition parut Hopfengaertner ne vivait plus.

(Baldinger. — Meusel.)

JAHN (Christian), licencié en médecine, pratiquait l'art de guérir à Dresde, où il mourut en 1766. Il mérite à peine d'être mentionné, comme auteur des ouvrages suivans, dont les deux premiers sont pris presque textuellement dans Fréd. Hoffmann.

Teutsche physiologia medico-chirurgica, oder hocht nothwendige Lehre von den Menschen. Dresde; 1756, in-8.

Norma diætetica, oder Diætetik, wodurch man die Gesundheit und das Leben lange erhalten und beschuzzen kann. Dresde, 1756, in-8.

Gründlicher Unterricht von den Fiebern, dem Publico zum Bestem herausgegeben. Dresde, 1756, in-8,

Praxis medica theoretico-clinica. II. Partes. Dresde. Leipzig, 1761, in-8.

Sciagraphia medica oder Grundriss der Arzneykunst. 3 v. Dresde, 1762, in-8.

(Adelung. — Meusel.)

JAHN (Frédéric), né à Meiningen le 25 février 1766, fit ses études médicales à Iéna, y fut reçu docteur en médecine au mois de mars 1787, et revint se fixer dans sa ville natale. En 1788, il fut nommé membre de l'Académie des Curieux de la nature, médecin de la cour de Meiningen en 1800, et, en 1811, médecin des eaux de Liebenstein. Il mourut le 19 décembre 1813, après avoir donné au public plusieurs ouvrages qui eurent beaucoup de succès.

Diss. inaug. med. de utero retroverso. 1787, in-8, 55 pp. — *Recus. in J. P. Frank, Delect. opuscul.,* tom. VI, n. 3. *et in Schlegel syll, opusc., obstetric.*

Antwort an den Recensenten meiner Abhandlung über die Zurükbeu- gung der Gebæhrmutter. *In* Stark's Archiv. für Geburtskunde, 1790, tom. II.

Versuch eines Handbuch der populæren Arzneykunde. Iéna, 1790, in-8, 467 pp.

Auswahl der wirksamsten einfa-

chen und Zuzammengesetzten Arzneymittel, oder praktische materia
medica. Erfurt, 1797-1800, in-8, 2
vol. Verm. und verbess. Aufl. 1807,
in-8, 2 vol. 3e Ausg., 1814. 4e durch-
ges. und vermehr. von D. A. H. Erhard, 1818.

Beytrag zur Berichtigung der Ur-
theile über das Browsnische System,
von einen praktischen Arzte. Iéna,
1799, in-8.

Ueber den Keichhusten ; ein Beytrag zur Monographie desselben. Rudolstadt, 1805, in-8.

Neues System der Kinderkrankheiten, nach Brownischen Grundsætzen

und Erfahrungen ausgearbeitet. Arnstadt et Rudolstadt, 1803, in-8. Neue
durchaus umgearbeitete Ausgabe. Ib.,
1808, in-8. 3e Auflage, 1819, in-8.

Beobachtungen über die chronischen
Krankheiten, etc. Erfurt, 1814, in-8.

Klinik der chronischen Krankheiten.
2e Ausgabe, Fortgesetzt von D. A. H.
Erhard. Erfurt, 1817-1821, in-8,
4 vol.

Jahn a inséré en outre un assez
grand nombre d'articles dans les journaux de Stark, de Baldinger, d'Hufeland.

(Elwert.—Meusel.)

JAMES (Robert), médecin anglais, fort célèbre, non pour avoir
écrit un vaste dictionnaire de médecine pratique, fort supérieur à
toutes les compilations analogues qui l'avaient précédé, mais pour
avoir débité, à titre d'anti-fébrile, dont il se réservait le secret,
une poudre antimoniale, dont l'exacte composition n'est pas encore bien connue. James était né à Kinverston, dans le comté de
Strafford, en 1703. Licencié en médecine à l'Université d'Oxford,
il pratiqua successivement son art à Keffield, Lichtfield, Birmingham et Londres. Le 25 juin 1755, il se fit recevoir docteur en
médecine à Cambridge. Il mourut le 23 mars 1776.

Method, of preventing and curing
the madness caused by the bite of a
mad dog. Londres, 1735, 1741,
1760, in-8.

A medicinal dictionary including
physic., surgery, anatomy, chemystry,
botany, etc. Londres, 1743, 3 vol.
fol. — Traduit en français, par Diderot, Eidons et Toussaint, et revu par
J. Busson. Paris, 1746-48, in-fol. 6
vol.

Treatise on tobacco, tea, coffee,
and chocolate. Londres, 1745, in-8.

Modern practice of physic, impro-

ved by Boerhaave and Hoffmann. Londres, 1746, 2 vol. in-8.

On the presages of life and death
in diseases. Londres, 1746, in-8.

English dispensatory. Londres,
1747, in-8.

A dissertation upon fevers, and a
vindication of the fever powder. 1778,
in-8. Posth.

Some experiments made on mad
dogs, with mercury. Philos. Trans.
1736, Abridg. T. VIII.

A short treatise of the disorders of
children. Londres, 1780, in-8.

(Hutchinson. — Rob. Watt.)

JANIN (JEAN), l'un des oculistes les plus distingués du dernier siècle, naquit à Carcassonne le 12 juin 1731. Ce fut dans l'hôpital de cette ville qu'il commença ses études médicales. Il les continua à Montpellier, et se fixa, après quelque temps, à Colmette, près de Nîmes. Il eut des succès brillans dans sa pratique. Il sentit néanmoins le besoin d'acquérir des connaissances plus approfondies que celles qu'il possédait, et il fut reprendre, à Avignon, le cours de ses études. Ce n'est qu'alors qu'il commença à s'occuper d'une manière spéciale des maladies des yeux. Il n'attendit pas long-temps pour mettre au jour le premier fruit de ses recherches en ce genre. Une opération de cataracte faite à un religieux venu de Lyon pour être opéré par Janin, et dont le succès fut complet, fixa l'attention publique sur l'opérateur. Appelé bientôt à Lyon pour en pratiquer d'autres, dans lesquelles il ne fut pas moins heureux, il reçut dans cette ville un accueil qui le détermina à s'y fixer. Il ne le fit néanmoins qu'après être venu à Paris étudier pendant quelque temps la pratique des grands maîtres. Depuis 1767, Janin vécut à Lyon : il y est mort en 1799. Il avait été anobli en 1787 sous le nom de Combe Blanche. On peut voir d'autres détails sur sa vie dans son *Eloge*, publié par M.-J.-P. Pointe (Lyon 1825).

Janin publia, en 1759, un opuscule sur les maladies des yeux, qui est indiqué par M. Pointe, mais dont nous n'avons pas le titre exact.

Nous connaissons les suivans :

Observations sur une fistule lacrimale, occasionnée par un coup de feu. 1765.

Observations sur plusieurs maladies des yeux. Lyon, 1768, in-12. — Histoire de quelques fistules lacrymales et de plusieurs cataractes, observations d'ulcères rongeans aux deux yeux. Cet opuscule concis et judicieux valut à l'auteur des éloges de la part de J. L. Petit.

Mémoires et observations anatomiques, physiologiques et physiques sur l'œil et sur les maladies qui affectent cet organe, avec un précis des opérations et des remèdes qu'on doit pratiquer pour les guérir. Lyon et Paris, 1772, in-8. — Janin, dit M. Pointe, s'était pénétré des doctrines des maîtres de l'art; il avait lu et médité leurs écrits, et surtout avait observé et réfléchi. Il consigna dans ce livre les fruits de son savoir et de son expérience. Cet ouvrage avait le mérite d'être essentiellement pratique: il fut bientôt traduit en plusieurs langues, et porta dans l'étranger la réputation de son auteur. On distingue particulièrement dans le nombre des dissertations qu'il renferme, celles sur l'imperforation de l'iris, sur la fistule lacrymale, sur la cataracte.

Réflexions sur le triste sort des per-
sonnes qui, sous une apparence de
mort ont été enterrées vivantes; ou pré-
cis d'un mémoire sur les causes de
la mort subite et violente, dans lequel
on prouve que ceux qui en sont victi-
mes peuvent être rappelés à la vie.
Paris, 1772, in-8.

L'anti-méphitique ou moyens de
détruire les exhalaisons pernicieuses et
mortelles des fosses d'aisances, l'odeur
infecte des égouts, celle des hôpitaux,
des prisons, des vaisseaux de guerre,
etc. Imprimé par ordre du gouvernement. Paris, 1781 et 1782, in-8.

Détails de ce qui s'est passé dans
les expériences faites par M. Janin,
les 18 et 23 mars, en présence des
commissaires réunis de l'académie
royale des sciences et de la société
royale de médecine (concernant l'anti-
méphitisme). Paris, 1782, in-8.

Dissertations et lettres sur le méphi-
tisme et l'anti-méphitisme, adressées à
M. Cadet. Paris, 1784, in-8.

Réponse à M. O'Ryan, sur le ma-
gnétisme animal. Genève et Lyon,
1784, in-4.

La vérité mise en évidence. Paris et
Lyon, 1785, in-12.

Nous ne citerons pas en détail les
pièces nombreuses, mais oubliées, de
la polémique soutenue par Janin contre Guérin, Hallé.

(J.-P. Pointe, *Eloge de Jean Janin.*
— Querard.)

JANKE (JOHANN-GOTTFRIED), né à Bautzen le 16 novembre
1724, fit ses études à Gorlitz et à Leipzig, fut nommé prosecteur
dans la dernière de ces Universités en 1750, bachelier en médecine
la même année; il fut docteur et maître régent en 1751. Lorsque Günz
fut appelé de Leipzig à Dresde, en 1753, pour y être médecin du
grand-duc, Janke fut désigné pour être son substitut dans la chaire
d'anatomie. A la mort du titulaire, il fut nommé professeur extraordinaire; il fut professeur ordinaire en 1762, et mourut le 20
janvier de l'année suivante.

Commentatio de forcipe et forfice,
ferramentis à Bingio, Hafniensi chi-
rurgo, inventis eorumque usu in partu
difficili. Leipzig, 1750, in-4, avec fig.

Diss. I et II. De ossibus mandibu-
larum puerorum septennium. Leipzig,
1751, in-4.

Progr. de capsibus tendinum arti-
cularibus, observationes quasdam ana-
tomicas exhibens. Leipzig, 1753, in-4.

Prolusio I, qua observationes quæ-
dam anatomicæ de cavernis quibus-
dam, quæ ossibus capitis humani
continentur; prop. sect. anatom. ca-
daver. virilis præmiss. Leipsig, 1753,
in-4.

Joh. Jac. Brühier's Abhandlung
von der Ungewisheit der Kennzei-
chen des Todes, und dem Missbrauche,
der mit übereilten Beerdigungen und
Einbalsamirungen vorgehet; aus dem
Franz. übersetzt und mit Anmerkun-
gen und Zusætzse vermehrt heraus-
gegeben. Leipzig et Copenhague, 1754,
in-4.

Progr. de ratione venas corporis
humani angustiores inprimis cuta-
neas, ostendendi. Leipzig, 1762, in-4.

Diss. de foraminibus calvariæ eo-
rumque usu. Leipzig, 1762, in-4.

(Bœrner. — Adelung. — Meusel.)

JANSEN (François-Xavier), né à Rees, dans le duché de Clèves, le 27 septembre 1760, fit ses études médicales à Leyde, où il gagna l'amitié de son maître Sandifort. Reçu docteur en médecine en 1784, il entreprit bientôt après un voyage scientifique en Italie. Il mit à profit ses observations dans ce pays, et essaya de le faire connaître sous les rapports qui intéressent la médecine, tant dans un opuscule sur une maladie endémique dans le Milanais, la Pelagre, que dans une série de lettres adressées au professeur Sandifort. Jansen mourut à la fleur de l'âge, le 29 juin 1793.

Dissertatio de pinguedine animali. Leyde, 1784, in-4.

De pelagra, morbo in mediolanensi ducatu endemico. Leyde, 1788, in-8.

Medicinisches Magazin der Holländischen Litteratur, 1stes Stück. Leyde et Marbourg, 1790, in-8. — Publié en commun avec Jonas.

Brieven over Italien, voornamelick den tegenwoordigen staat der Geneeskunde in naturligke Historie betreffende, etc. Leyde, 1790, in-8. L'auteur augmenta son ouvrage et le mit en allemand. Il parut sous ce titre : *Briefe über Italien, vornæhmlich den gegenwærtigen Zustand der Arzneykunde und die Naturgeschichten betreffend.* Dusseldorf, tom. I, 1793, in-8, 400 pp.; tom. II, 1794, in-8, 496 pp.

Collectio dissertationum selectarum, in variis fœderati Belgii Academiis editarum ; ad omnem medicinæ partem pertinentium. Tom. I, sect. 1, Leyde, 1791 ; sect. 2, *ibid.,* 1792, in-4.

Merkwürdige Geschichte einer Frau, welche innerhalb 10 Monaten zu drey verschiedenen Zeiten ein Kind zur Welt brachte ; in J. C. Stark's Archiv für die Geburtshülfe, B. 4, St. 4, S. 589-591 (1793).

(*Med. chir. Zeitung.*—Meusel.)

JANTKE (Jean-Jacques), né à Brieg le 30 janvier 1687, fit ses études dans cette ville, à Leipzig, à Halle et à Altdorf. Ce fut dans la dernière de ces Universités qu'il prit le grade de docteur-médecin en 1710; en 1713, au retour d'un voyage scientifique, il fut nommé médecin du grand-duc Théodore à Sulzbach, et professeur extraordinaire de physiologie et de pathologie. Il fut professeur ordinaire l'année suivante. Il était doyen de la Faculté de médecine en 1736, chancelier de l'Université en 1751. Il mourut le 22 mars 1768.

Kurzer und nothwendiger Unterricht, wie sich jedermann bey der an vielen Orten einreissender pestilenzialischen Seuche verwahren und davon befreyen mœge. Sulzbach, 1713, in-8.

Programma ad inaug. munus. profess. Altd., 1714, in-4.

Diss. de colliquatione. Ibid., 1714, in-4.

Diss. de sudoribus nocturnis. Ibid., 1714, in-4.

Diss. de atrophia infantili. Ibid., 1714, in-4.

Diss. de nephritide. Ibid., 1716, in-4.

Delectus materiæ medicæ, in gratiam philiatrorum et practicorum juniorum, LXVI Tabulis conscriptus, in quo ea quæ ad praxin elegantiorem et felicem faciunt ac medicum ornant, ita disposita sunt, ut primo statim intuitu conspici queant, quæcumque præscribendæ sunt, et ab ægris aut adstantibus expetuntur; dum de reliquo in margine ubique indicatur modus utendi, atque dosis, etc. Nuremb. et Altd., 1709, in-12, oblong; *ibid.,* 1731; *ibid.,* 1749, in-12, oblong.

Diss. de sanguificatione. Altd., 1723, in-4.

Manuductio ad veram theoriam morborumque praxin clinicam. — Cet ouvrage avait paru en dissertations isolées, depuis 1729, sous les titres suivans :

Spec. I. De cephalalgia. — II. De cephalæa, clavo, ovo, hemicrania. — III. De apoplexia. — IV. De paralysi, phrenitide. — V. De affectibus soporosis. — VI. De memoriæ læsione. — VII. De epilepsia. — VIII. De ophthalmia. — IX. De obauditione. —

X. De tinnitu aurium et ejus speciebus. — XI. De odoratu abolito. — XII. De hæmorrhagia narium. — XIII. De polypo narium.

Diss. de sudore sanguineo. Resp. et auct. Christoph. Guil. Baiero. Ibid., 1737, in-4.

On lui doit les dissertations suivantes, publiées sous d'autres noms que le sien :

De hæmoptysi. — De hepatitide. — De mictu cruento. — De morborum castrensium perniciei caussis. — De angina maligna. — De otalgia. — De affectibus rheumatico-arthriticis cito tutoque curandis. — De inflammatione uteri.

Observatio de infelici eventu curationis sympatheticæ in hernia scrotali tentata; in Commerc. litter. noric., tom. I, p. 356.

Jerenians kurzer, doch-grundlicher Beweiss, dass der Missbrauch des Coffeetranks so ad morbos exanthematicos, als fluxum sanguinis hæmorrhoïdalem besonders disponire. Im Jahr da die Venus durch die Sonne gieng. Altdorf, 1762, in-8. — Discours qui avait été prononcé en latin pour une promotion au doctorat en 1761.

Jantke donna une édition du traité de clinique de Gohl, augmentée de notes et d'une préface de sa façon. Nuremberg, 1733, in-8.

(Bœrner.—Adelung.—Meusel.)

JEANNET DES LONGROIS, docteur-régent de la Faculté de médecine de Paris, auteur de deux ouvrages fort médiocres en leur temps, et fort insignifians aujourd'hui, dont voici les titres :

De la pulmonie, de ses symptômes et de sa curation. Paris, 1781, in-12 ; deuxième édition, *ibid.,* 1782, in-12 (c'est la même édition ; le titre seul et la préface sont nouveaux) ; troisième édition, *ibid.,* 1784, in-12. Les additions sont peu nombreuses et de peu d'importance.

Conseils aux femmes de quarante ans. Paris, 1787, in-12.

JENNER (Edward), l'illustre auteur de la découverte de la vaccine, naquit à Berkeley, dans le comté de Glocester, le 17 mai 1749. Il eut pour maîtres, dans l'étude de l'art de guérir, d'abord Daniel Ludlow, chirurgien distingué à Sudbury, et ensuite le célèbre Jean Hunter. Il se fixa à Berkeley. Le temps que lui laissait l'exercice de sa profession, Jenner l'employait à des études d'histoire naturelle et d'anatomie pathologique, et il fit dans ces sciences des observations qui auraient mérité de fixer l'attention par leur nouveauté, si l'auteur lui-même ne les eût éclipsées par une de ces découvertes à côté desquelles tout s'efface, et qui interdisent de chercher d'autre titre de gloire à celui qui a eu le bonheur de les produire aux yeux de l'univers. Jenner fut assez heureux pour voir la pratique de la vaccine se propager d'un bout du monde à l'autre. Il reçut les hommages de son pays, du monde savant, de son siècle, et mourut dans un âge avancé, le 26 janvier 1823.

An inquiry into the causes and effects of the variolæ vaccinæ, a disease discovered in some of the western counties of England, particulary Glocestershire, and known by the name of the cow pox; with observations on the origin of the small pox, and on inoculation. Londres, 1798, in-4; troisième édit. *Ibid.* 1801. — Trad. en latin par Careno. Vienne, 1799, in-4, fig.; et en français par de la Roque. Lyon, 1800, in-8.

Further observations on the variolæ vaccinæ, or cow-pox. Londres, 1799, in-4.

A continuation of facts and observations relative to the variolæ vaccinæ, or cow-pox. Londres, 1800, in-4. trad. lat. par Careno. Vienne, 1800, in-4, fig.

Appendix to the treatise on cow-pox; being a continuation of facts and observations relating to that desease. 1800, in-4.

A comparative statement of facts and observations relative to the cow-pox. 1800, in-4.

On the origin of the vaccine inoculation. 1801, in-4.

On the natural history of the cuckoo. In Philos. Trans. abr. XVI. 432, 1788.

On the pustules resembling small pox, which sometimes appear along with vaccination. Med. and Phil. Trans. III. 101. 1800.

A process for preparing pure emetic tartar, by recrystallization. Trans. med. and chir. I. 30, 1793.

Observations on the distemper in dogs. Medico-Chirurg. Trans. I. 263, 1809.

Two cases of small pox infection communicated to the fœtus in utero, under peculiar circumstances; with additionnal remarks. Medico-Chirurg. Trans. I. 269.

Jenner laissa divers manuscrits qui furent remis à son ami le docteur Baron, pour être publiés, ils n'ont pas encore vu le jour.

(Reuss. — Rob. Watt. — Valentin, *Éloge de Jenner.*)

JENTY (Charles-Nicolas), maître ès-arts, professeur d'anatomie et de chirurgie à Londres, au milieu du dernier siècle, associé correspondant de l'Académie royale des sciences de Paris depuis 1758, est auteur de plusieurs ouvrages d'anatomie, dans lesquels il y a fort peu de choses originales, mais qui, dans leur temps, ont été utiles aux études.

A course of anatomico-physiological lectures on the human structure, and animal economy; interspersed with various critical notes, extracted from memoirs, transactions of learned societies, etc., and pathological observations, deduced from the dissection of morbid bodies. Including whatever is most valuable in the works of all the eminent professors on these subjects: particularly Winslow, Haller, Ruysch, Morgagni, Monro, Heister. To which are prefixed two essays on the arts of dissecting, injecting, and making anatomical preparations. Londres, 1757-1765, 3 vol. in-8.

Tentamen de demonstranda structurâ humana secundum dimidiatam naturæ ipsius proportionem e quatuor tabulis conflatum, ab iconibus post veras dissectiones consulto factas. Ita dispositæ sunt partes, ut sensim partium omnium, quæ audiunt capita aut principes, in situ naturali repræsententur, eo quo, cum primo dissecantur, more apparent, quum sanguifera vasa cera sunt injecta. Opus constitutum, ut artificiosa animalis œconomiæ imago dilucidius quam in ullis aliis hactenus edita fuit tabulis, eniteat atque emineat. Londres, 1757, in-8, 48 pp.

The demonstration of a pregnant uterus. Londres, 1758, in-8.

Explicatio demonstrationis uteri pregnantis, cum fetu ad partum moturo, in tabulis sex ad naturæ magnitudinem post dissectiones depictis et ex methodo dispositis, ut hujus status gravidi amplam ob oculos ideam collocent. Londres, 1758.

A narrative of the trial of Thomas Pierce's styptick medicines. Londres, 1767, in-8.

A remarkable case of cohesions of all the intestines, etc. in a man of about 34 years of age who died in the summer of 1757. Phil. trans. Abridg. t. XI, p. 214, 1758.

(*Comment. de rebus in med. gest.* — Rob. Watt.)

JESSENIUS A JESSEN ou JESSINSKY (Jean), né à Breslau en 1566, fit ses études à Leipzig, voyagea en Italie, pratiqua à son retour à Breslau, reçut le grade de docteur à Wittemberg en 1596, fut professeur de médecine dans cette Université, et médecin du duc de Saxe jusqu'en 1601, fut appelé à Prague pour y être recteur et chancelier de l'Université, et joignit à ces titres ceux de médecin de Rodolphe II et de Mathias, et d'ami particulier de Tycho-Brahé. Député en Hongrie par les États de Bohême, il fut arrêté à son retour et conduit en prison à Vienne. Il recouvra la liberté en 1619, mais il n'en jouit pas long-temps. Quand la Bohême fut subjuguée, Jessénius, tombé entre les mains des Autrichiens, fut décapité en 1621. Quoique les ouvrages de ce médecin renferment peu de choses originales, ils ne sont pas sans mérite; ils sont écrits avec clarté, concision et jugement.

Anatomiæ, Pragæ, anno M. D. C. ab se solemniter administratæ historia. Accessit ejusdem de ossibus tractatus. Wittemberg, 1601, in-8.

Institutiones chirurgicæ, quibus universa manu medendi ratio ostenditur. Wittemberg, 1601, in-8.

Zoroaster. Wittemberg, 1593.

Adversus pestem consilium, cum ejusdem de mithridatio et theriaca disputatione. His annexi Jani Mathæi Durastantis de aceto scillino atque aloë, medicamentis valetudini tuendæ, vitæ prorogandæ singularibus, tractatus duo. Nec non Nicolai Custii libellus utilissimus de medicamentis lenientibus, et purgantibus. Giessen, 1614, in-12.

ΣΗΜΕΙΩΤΙΚΗΝ, *seu novam cognoscendi morbos methodum, ad analyseos Capivacciance normam, ab Æmilio Campolongo, professore Patavino expressam quam primum recte discentium et medentium usui publicavit.* Wittemberg, 1601, in-8.

Andreæ Vesalii anatomicarum Gabrielis Fallopii observationum examen in publicum reduxit. Hannover, 1609 et 1610, in-8.

De sanguine, vena secta, dimisso, judicium. Prague, 1618, in-4. Francfort, 1618, in-4. *Notis ad vera artis medicæ principia accommodatum à Jacob. Pancratio Brunone.* Nuremberg, 1668, in-12.

De generationis et vitæ humanæ periodis tractatus duo. Cum Galeotti Martii de homine, in-8.

Historica relatio de rustico bohemo cultri-voraci. Hamb. apud Frobenium, 1628, in-8. *Hamb. apud frobenium,* 1628, in-8. *Extat etiam cum Duncan Liddelii arte medica, et ejusdem tractatu de aureo dente pueri silesii, contra Horstium.* Hambourg, 1655, in-8.

(Stolle. — Joecher. — *Lindenius renovatus.* — Haller.)

JOEL (François), né le 1er septembre 1508 à Scarwar, dans la basse Hongrie, fit ses études dans les Universités d'Olmutz et de Vienne, et à Neustadt, sous la direction particulière d'un médecin. En 1538, il se rendit à Leipzig, puis à Wittemberg et à Berlin. Il était fixé dans cette ville quand le prince Albert l'appela à Gustrow pour être pharmacien de sa cour. En 1549, Joel alla se fixer à Greifswald pour y exercer l'art de guérir. Nommé, au bout de quatre ans, médecin pensionné de la ville, il alla prendre la licence à Rostock. Élu professeur de médecine à Greifswald en 1559, il occupa cette chaire avec distinction pendant vingt années, et mourut le 20 octobre 1579. Ennemi des doctrines de Paracelse,

Joel admettait avec circonspection l'emploi des médicamens chimiques. Sa thérapeutique était généralement plus simple que celle de ses contemporains: il passait pour un grand praticien. N'ayant commencé à écrire qu'après quarante ans de pratique, et dans un âge déjà avancé, il n'eut pas le temps de publier lui-même ses ouvrages. Son fils étant mort lui-même en 1601 pendant qu'il en préparait l'édition, ce fut par les soins de son petit-fils, professeur de médecine à Greifswald, et avec le secours de Matthias Bacmeister, que ces écrits virent le jour.

De morbis hyperphysicis et rebus magicis theses: cum appendice de ludis lamiarum in monte Bructero. Rostock, 15.., in-8.

Operum medicorum tomus primus. In quo universæ medicinæ compendium succinctis questionibus et tabulis comprehensum traditur. Utilitatis publicæ causa in lucem editus a Matthæo Bachmeistero. Cum censura et præfatione ampliss. facultatis medicæ in academia Rostochiensi. Hambourg, 1616, in-4.

Operum medicorum tomus secundus. In quo practicæ, seu methodi curandorum morborum particularium lib. I et II. De morbis et affectibus capitis, cerebri, organorum sensuum, faucium et colli: prout multorum annorum experientia auctor edoctus publicè olim tradidit. Utilitatis publicæ causa in lucem emissus et pluribus chymicis flosculis ac experimentis auctus a Matthæo Bachmeister. Hambourg, 1617, in-4.

Operum medicorum tomus tertius. In quo practicæ, seu methodi medendi particularis lib. III et IV. De morbis et affectibus thoracis, ventriculi et intestinorum: prout publicè olim auctor tradidit. Nunc demum in lucem emissus, variisque experimentis et chymicis remediis auctus a Matthæo Bachmeistero. Hambourg, 1618, in-4.

Operum medicorum tomus quartus. In quo practicæ, seu methodi curandorum morborum particularium lib. V, VI, VII, VIII, IX et X. De morbis et affectibus hepatis, lienis, renum, vesicæ, genitalium, mulierum, puerorum, et externarum partium. In lucem emissus et annotatiunculis auctus à Matthæo Bachmeistero. Luneibourg, 1622, in-4.

Operum medicorum tomus quintus. In quo methodi curandum morborum universalium libri duo, de febribus et venenis in genere et in specie continentur. Ad usum publicum revisus, correctus, et illustratus a Francisco Joële, auctoris nepote. Rostock, 1629, in-4.

Operum medicorum tomus sextus, qui continet et methodum universalem curandi morbos, chirurgi manu ut plurimum tractandos usui et bono publico Joële nepote, etc. Rostock, 1630, in-8.

Methodus medendi. Leyde, 1637, in-12.

(Joecher. — Kestner, *Lexikon.* — *Lindenius renovatus.* — Haller.)

JOERDENS (Jean-Henry), docteur en médecine de la Faculté d'Erlang, professeur d'accouchemens à Hof, conseiller du roi de

Prusse, né à Hof le 13 octobre 1764, et mort dans la même ville le 24 décembre 1813, est auteur des ouvrages suivans :

Diss. inaug. de vitiis pelvis muliebris ratione partûs. Erlang, 1787, in-4. *Recus. in Schlegel sylloge opusc. ad. art. obstetr. spectant.* t. II.

Descriptio nervi ischiadici, iconibus illustrata. Erlang, 1788, in-fol.

Der Hausarzt, in gefahrwollen and schmerzhaften Zufællen ; nebst einer Anweisung zur klugen Behandlung solcher Krankheiten, die durch unvorsichtige Selbsthülfe gefæhrlich werden können. Hof et Planen, 1789, in-8, 98 pp. — Ouvrage utile autant que peuvent l'être les écrits de médecine domestique.

Selbstbelehrung für Hebammen, Schwangeren und Mütter; ein nützlichen und nöthiges Hülfsbuch für alle Entbindungs- und - Wœchnerinnenstuben. mit erlæuternden Kupfern. Berlin, 1797, in-8, XIV-572. pp.—On trouve dans la *Gazette de Salzbourg*, un extrait de cette instruction pour les sages-femmes.

Ueber die menschliche Natur oder die Mittel, ein hoes Alter zu erreichten zu früher Beherzigung der Studirenden Jugend und aller Personen, welche eine sitzende Lebensart führen. *Mit anatomischen und physiologischen Abbildungen.* Leipzig, 1798, in-8, 2 vol.

Geschichte der kleinen Fichtenraupe oder der Larve vonder Phalæna monacha Linn. nebst einen Beytrag zur Berichtigung der Ausrottungsmittel dieser Waldverheererin und einer mit Farben erleuchteten Kupfertafel. Hof, 1798, in-4.

Entomologie und Helminthologie des menschlichen Kœrpers, oder Beschreibung und Abbildung der Bewohner und Feinde desselben unter den Insekten und Würmern. t. I. Hof, 1801, avec 15 pl. coloriées. T. II. *ibid.* 1802, in-4, avec 7 pl. coloriées. — Onvrage intéressant et utile, enrichi de fort belles planches dessinées par l'auteur même, et gravées par d'habiles artistes.

Joerdens a fourni en outre un grand nombre d'articles à divers journaux, notamment à celui d'Hufeland. On en trouve l'indication dans l'*Allemagne littéraire* de Meusel.

(*Med. chir. Zeitung.* — Meusel.)

JOERDENS (PIERRE-GODEFROI), né à Hof le 12 décembre 1765, fit ses études médicales à Erlang, fut nommé médecin pensionné du cercle de sa ville natale en 1791, et de la ville même en 1802. Il mourut le 9 octobre 1820.

Diss. inaug. de fasciis ad artem obtetriciam pertinentibus. Erlang, in-4.

Von den Eigenschaften des aechten Geburstshelfer; eine Skisse zur besondern Beherzigung für meine Landsleute. Leipzig, 1789, in-8.

Worinnen besteht der groste Reichthum eines Staats? ein medicinisches Fragment. Hof. 1798, in-8, 100 pp. — La principale richesse d'un état consiste dans le nombre des citoyens bien portans qu'il possède; le législateur doit donc toute son attention à tout ce qui se rattache à la médecine et aux établissemens sanitaires.

Ueber die Moglichkeit einer physis-

chen und moralischen Menschenvered-lung. Leipzig, 1800, in-8. — Remar-ques judicieuses sur l'éducation phy-sique et morale de l'homme.

Apologie der Schutzblattern. Altem-bourg, 1802, in-8. *Deuxième édit.* 1816, in-8, 78 pp. sans la dédicace à Herz.—L'auteur défend fort bien la fa-culté préservative de la vaccine, con-

tre les attaques de divers auteurs, et notamment contre celles de Herz.

Joerdens a fourni beaucoup d'arti-cles au *Journal de Hufeland* et aux *Archives de Stark,* et quelques-uns au *Journal de Loder* et aux *Annales mé-dicales d'Altembourg.*

(*Med. chir. Zeitung.* — *Allg. med. Annalen.*—Meusel.)

JOHN (JEAN-DENIS), né à Tœplitz, le 18 janvier 1764, pratiqua l'art de guérir d'abord à Prague, puis à Tœplitz. Il s'est fait con-naître par divers ouvrages, mais surtout par un vaste recueil des lois, ordonnances et réglemens sur l'organisation de la médecine dans les États autrichiens. C'est à tort que Callisen a admis John dans son Dictionnaire des médecins vivans. Il mourut à Tœplitz le 14 mars 1814.

Ueber die unverbesserlichen Gebre-chen der Ausübung in der Arzney-kunde, an Hrn. Tissot, als ein An-hang zu dessen Werkchen von der Verbesserung der Arzneylehre. Prague, 1786, in-8.

. Lexicon der K.K. Medicinalgesetze; mit einer Vorrede von E. G. Baldin-ger. Prague, 1790-98, in-8, 6 vo-lumes. Volume I, A - G, 1790, 539 pp.; volume II, H - Q, 1790, 567 pp.; volume III, R-S, 1790, 587 pp., *nebst 15 formular-Tabellen;* vol. IV, T-Z, 1791, 387 pp. *Nebst 120 S. chronolog. u 60 S. Systemat. Ueber-sicht des Werkes.* Vol. V-VI ayant aussi pour titre: *Die medicinische Poli-zei und Gerichtliche Arzneykunde in den K. K. Erblanden; ein unentbehr-liches Handbuch für Kreis,-Magistral,-Polizei, - Justiz - und Wirthschaft-beamte.*) Prague, 1796-98, in-8, 2 vol. Vol. V: *Erste Forsetzung, A-O,* 1796 (1795) 486 pp. Vol. VI: *Zweite Forsetzung. P-Z,* 1798.

Die Bæder zu Teplitz in Bœhmen; in einer kurzen physisch-medicinischen

und politischen Uebersicht. Dresde, 1792, in-8.

Gesundheitscatechismus für die Schuljugend. Prague, 1794, in-8.

Allg. Beschreibung von Tœplitz. Bdch. 1. Dresde, 1813, in-8.

Dissertationes medicæ selectiores Pragenses, vol. II. Prague et Dresde, 1793, in-4. (Jos. Th. Klinkosch, vol. I. *Ibid.,* 1775, in-4.)

Arzneywissenschaftliche Aufsœtze Bœhmischer Gelehrten. Prague et Dresde, 1798, in-8.

Anmerkungen zu Matth. Mich. Sikora conspectus medicinæ legalis. Prague et Dresde, 1792, in-4.

Ein Beispiel der Sterblichkeit zu Prague. Dans *Regger Material zur Statistik v. Bœhmen.* 1788, H. 8, S. 191-94. Augmenté dans *John Arzney-wissenschaftlichen Aufsœtzen.* 1798, art. 12, S. 129-32.

Gedanken eines Reisenden über die Bekanntmachung der Bœhmischen Giftkræuter in den beiden Mutter-sprachen. Ibid., 1789. H. 9, S. 305-8. Augmenté dans *John Arzneywis-*

senschaftl. Aufsœtzen, art. 13, S. 133-53.

Verzeichniss der Pesten und anderer merkwürdigen Volkskrankheiten in Bœhmen, ebd. H. 10, S. 204-29, H. 12, S. 299-302.

Die Bœder zu Teplitz, ebd. 1793, H. 2 S. 3-70.

Nachricht von der Zahl der Curgœste zu Tœplitz in Bœhmen, im Jahre 1796, und von einer neuen mineralischen Trinkquelle daselbst, in Hufeland's Journ. der Heilk., H. 4, 1797, S. 361-65.

Versuch einer Litteratur vom Scheintode, in John Arzneywissenschaftl. Aufsœtzen. 1798, art. 18.

Beytrage zur Litteraturgeschichte der Bœmischen Mineralwasser in Mayer undReuss. Sammll. physical. Aufsœtze Thl 5, S. 415.

(*Med. chir. Zeitung.* — Meusel. — Callisen.)

JOHNSON (Robert-Wallace), disciple de William Hunter, et médecin à Brentford, fit connaître les principes de son maître sur toutes les parties de l'art des accouchemens. Il considère l'accouchement par la face comme ne s'éloignant point de l'accouchement naturel ; dans tous les cas d'étroitesse du bassin, hors celui où il y a grossesse extra-utérine, il préfère le morcellement du fœtus à l'opération césarienne. Il fait connaître un forceps de son invention, imaginé surtout dans le But de s'accommoder à l'axe du bassin. Une série de belles planches représentent le bassin, la situation de l'utérus dans l'état de grossesse et de vacuité, l'embryon à divers âges, son forceps, son brise-tête, son tire-tête, son pessaire, le catheter, la pince à polypes, etc., etc. Une partie considérable de l'ouvrage est consacrée aux maladies des femmes, et contient un certain nombre d'observations particulières.

A new system of Midwifery, in four parts, founded on practical observations ; the whole illustrated with copperplates. Londres, 1769, in-4 ; deuxième édition : *With additions.* Londres, 1796, in-4.

Friendly cautions to the heads of families, and others necessary to be observed in order to preserve health and long life ; containing also ample directions to nurses who attend the sick women in Child-bed, etc. Londres, 1793, in-12.

Pour compléter la bibliographie de cet article, j'indiquerai l'ouvrage suivant, quoiqu'il soit étranger à l'objet de ce dictionnaire.

Some remarks on religious opinions and their effects submitted to the consideration of the most learned and impartial persons of every denomination. Londres, 1796, in-8. — (Osiander. — Reuss. — Rob. Watt.)

JOHNSTON ou **JOHNSON** (Alexandre), médecin de Londres, né en 1716, mort en 1799, a écrit plusieurs ouvrages sur les morts apparentes, et sur les secours à donner aux asphyxiés et aux noyés.

A short account of society at Amsterdam, instituted in the year 1767, for the recovery of drowned persons. Londres, 1773, in-8.

A collection of authentic cases proving the practicability of recovering persons visibly dead by drowning, suffocation, stifling, swooning, convulsion and other accidents. Londres, 1773, in-8.

Relief from accidental death, or summary instructions. Londres, 1793, in-8.

On the production and application of myrabolans, and their use as a substitute for Aleppo Galls. In transact. of the soc. institut. at London for the encouragement of arts, manufactures and commerce, tom. XIX, 1802 in-4.

JOHNSTONE (James), né à Annand, en Écosse, fit ses études médicales à Edimbourg, et y fut reçu docteur en 1750. Il pratiqua l'art de guérir à Kinderminsler, puis à Worcester, où il mourut le 28 avril 1802.

Dissertatio medica de aëris factitii imperio in corpore humano. Edimbourg, 1750, in 8.

A historical dissertation concerning the malignant epidemical fever of 1756; with an account of the malignant diseases prevailing since the year 1752, in Kidderminster. Londres, 1758, in-8.

Essay on the use of the ganglions of the nerves. Schrewsbury, 1771, in-8.

A treatise on the malignant angina, or putrid and ulcerous sore throat, to which are added some remarks on the ungina trachealis. Londres, 1779, in-8.

Some account of the Welton water near Tewkesbury, with thoughts on the use and diseases of the lymphatic glands. Londres, 1787, in-8.

Medical essays and observations, with disquisitions relating to the nervous system, by James Johnstone, M. D.; and an essay on mineral poisons, by John Johnstone, M. D. Londres, 1795, in-8.

Two extraordinary cases of Gall-Stones. Philos. trans. abr. XI, 211, 1758.

On the use of the ganglions of the nerves. Philos. trans. abridg. XII, 122, 1764.

History of a fœtus, born with a very imperfect brain to which is subjoined, a supplement to the essay on the use of ganglions. Philos. transact. abridg., XIII, in-8, 1770.

Case of paralysis rheumatica cured by tinct. guaiæ volatil. and the applications of caustics. Med. com. IX, 388, 1785.

Cases of hydrophobia. Memoirs med. I, 243, 1782.

Case of angina pectoris, from an unexpected disease of the heart. Mem. med., I. 376.

On cynanche pharyngea, or on a defect of deglutition, from a straitening of the œsophagus. Mem. med., II, 179, 1789.

Remarks on the angina and scarlet fevers of 1778. Mem. med., II, 353, 1792.

A case of calculi passing through the bladder into the rectum. Mem. med., II. 536.

*A case of an ulcer of the bladder

communicating with the rectum. Mem.
med., III, 542. 1792.

*Case of a rupture of the bladder
opening into the pelvis.* Mem. med.,
III. 544.

*Account of a species of phthisis
pulmonalis, peculiar to persons employed in pointing-needles in the
needle manufactures.* Mem. med., V.
89. 1799.

(Reuss. — Rob. Watt.)

JORDAN (Thomas), l'un des épidémiographes distingués du
XVIe siècle, était né à Clausembourg, dans la Transylvanie, en 1539.
Il étudia à Paris sous Turnebe et Charpentier; en Italie, sous Cardan, et fut reçu docteur en médecine à Vienne. Il accompagna,
comme médecin, Maximilien II dans la guerre contre les Turcs,
en 1566, et fut depuis médecin pensionné supérieur de Brunn,
dans la Moravie. Il mourut dans cette ville en 1585.

*Pestis phœnomena, seu de iis quæ
cltrà febrem pestilentem apparent,
exercitatio. Accedit Bezoar lapidis
descriptio, et ejusdem auctoris ad
Laurentii Jouberti paradoxon VII,
decadis II, responsio.* Francfort, 1576,
in-8.

*Brunno Gallicus, seu Luis novæ
in Moravia exortæ descriptio.* Franc-
iort, 1577, in-8 ; *ibid.,* 1583, in-8.

*De aquis medicatis Moraviæ com-
mentariolus.* Francfort, 1586, in-8.

*Responsio ad Laurentii Jouberti,
medici Monspessulani, paradoxum
VII, decadis II, in tomo II operum
ejusdem Jouberti, p.* 30. *Édit.* Francfort, 1599, in-8.

(Jœcher. — Haller. — *Lindenius renovatus.*)

JOUBERT (Laurent), l'une des gloires de la faculté de Montpellier, et l'un des médecins les plus célèbres du XVIe siècle, naquit à Valence, dans le Dauphiné, le 16 décembre 1529. Il commença ses études médicales dans sa ville natale, alla les continuer
à Montpellier, et fut promu au Baccalauréat en 1551. Il pratiqua
alors la médecine à Aubenaz, dans le Vivarais, ensuite à Mont-
brison, dans le Forez; puis il fréquenta les Universités de Paris,
Turin, Padoue, Ferrare et Bologne, et revint à Montpellier, où il
fut reçu docteur en 1558. Le professeur Honoré Du Chastel ayant
été appelé à la cour comme médecin, choisit Joubert pour le suppléer en son absence; la Faculté ratifia ce choix, et Joubert le
justifia par l'éclat de son enseignement. Rondelet, dont il avait été
trois ans le commensal, et dont il était resté l'ami, étant venu à
mourir, Joubert le remplaça comme professeur, en 1566. A la
mort de Saporta, en 1574, il fut nommé chancelier de l'Université.
En 1579, il fut appelé à la cour, pour être consulté, dit-on, sur les
causes de la stérilité de la reine. Il n'y fit pas un long séjour. Ap-

pelé de Montpellier à Toulouse, en 1583, Joubert mourut en route, à Lombert, le 21 octobre. Ses ouvrages ont joui d'une grande célébrité.

Paradoxorum decas prima atque altera. Lyon, 1566, in-12.

De peste liber, cui accedunt tractatus duo : alter de quártaná febre, alter de paralysi. Lyon, 1567, in-8.

De affectibus pilorum et cutis, præsertim capitis, et de cephalalgiá. De affectibus internorum partium thoracis. Genève, 1572 ; Lyon, 1577, in-12 ; 1578, in-16.

Traité du ris, contenant son essence, ses causes et merveilleux effets, curieusement recherchés, raisonnés et observés par M. L. Joubert, conseiller et médecin ordinaire du roy, et du roy de Navarre, premier docteur régeant, chancelier et juge de l'Université en médecine de Montpellier. Item la cause morale du ris de Démocrite, expliquée et témoignée par Hippocras. Plus un dialogue sur la cacographie française, avec des annotations sur l'orthographe de M. Joubert. Paris, 1579, in-12. — Il y avait eu des éditions antérieures, et il y en eut d'autres depuis. Mais c'est par erreur qu'on en cite une latine qui aurait précédé toutes les autres. Voyez la bibliothèque de Lacroix du Maine. Les éditions sont de Lyon, 1567, 1574, 1579, 1679.

Medicinæ practicæ libri tres. Lyon, 1577, in-12.

Pharmacopæa a Jo. Paulo Zaagmaistern edita. Lyon, 1579, in-12.

Traité contre la blessure ou coups d'arquebuse, et la manière d'en guérir. Paris. 1570 ; Lyon, 1581.

Chirurgia mágna Guidonis de Cauliaco, olim celeberrimi medici, nunc demum suæ primæ integritati restituta a Laur. Jouberto. Lyon, 1580, in-8 ; ibid., 1585, in-4 ; trad. en franç. par Isaac Joubert, fils de Laurent, etc. (Voyez l'art. *Guy de Chauliac.*)

Question des huiles, traitée problématiquement. La censure, ou sentence de quelques opinions touchant la décoction pour les arquebusades. Le tout imprimé en l'an 1578.

Erreurs populaires au fait de la médecine, et régime de santé. Bordeaux, 1570, in-8 ; Paris, 1580, 1587, in-8 ; Rouen, 1601, in-8 ; Lyon, 1601, ibid., 1608, in-12. Trad. en lat. par Isaac Joubert. Paris, 1579, in-12, ensuite par Bourgeois (Borgesius). Anvers, 1600, in-8.

Traité des eaux. Paris, 1603, in-8.

Medicinæ practicæ priores libri tres, accessit isagoge therapeutices methodi. De affectibus pilorum et cutis, præsertim capitis, et de cephalalgia, tractatus unus : de affectibus internis partium thoracis, tractatus alter. Lyon, 1577, in-8 ; 1578, in-16.

Operum latinorum tomus primus. Hic omnia complectitur, quæ hactenus fuerunt sygillatim publicata : nunc recens ab autore ipso repurgata et plurimum aucta. Tomus secundus nunc denuo in lucem proditus. Lyon, 1582, in-fol. ; Francfort, 1599, in-fol. ; ib., 1645, in-fol.

(Amoreux, *Notice hist. sur Laur. Joubert.* — Lacroix Dumaine et Duverdier. — Astruc. — *Lindenius renovatus.* — Haller. — Desgenettes.)

JOURDAIN (Anselme-Louis-Bernard-Brechillet), l'un des

hommes qui se sont les plus distingués en France dans l'étude et l'exercice de l'art du dentiste, né à Paris, le 28 novembre 1734, est mort dans la même ville, le 7 janvier 1816. Jourdain ne s'était point renfermé exclusivement dans l'étude de l'art qu'il professait; il avait cultivé avec soin toutes les parties de la médecine, et il n'était pas dépourvu d'érudition.

Nouveaux élémens d'odontalgie. Paris, 1756, in-12.

Traité des dépôts dans le sinus maxillaire, des fractures et des caries de l'une et de l'autre mâchoire; suivi de réflexions et d'observations sur toutes les opérations de l'art du dentiste. Paris, 1760, in-12.

Essai sur la formation des dents, comparée avec celle des os; suivi de plusieurs expériences, tant sur les os que sur les parties qui entrent dans leur constitution. Paris, 1766, in-12.

Le médecin des dames, ou l'art de les conserver en santé. Paris, 1771, in-12. (Avec Goulin.)

Le médecin des hommes, depuis la puberté jusqu'à l'extrême vieillesse. Paris, 1772, in-12. (Avec Goulin.)

Ces deux ouvrages sont anonymes.

Préceptes de santé, ou introduction au dictionnaire de santé, contenant les moyens de corriger les vices de son tempérament, et de le fortifier par le seul secours du régime et de l'exercice, ou l'art de conserver sa santé et de prévenir les maladies. Paris, 1772, in-8.

Traité des maladies et des opérations réellement chirurgicales de la bouche et des parties qui y correspondent; suivi de notes, d'observations intéressantes, tant anciennes que modernes. Paris, 1778, 2 vol. in-8.

Jourdain a coopéré long-temps à la rédaction du journal de médecine; il a fourni quelques articles à l'*Année littéraire*, de Fréron; enfin il n'a point été étranger à l'*Histoire de l'anatomie*, de Portal.

JUGLER (JEAN-HENRI), de Lunébourg, reçu docteur en médecine à Butzow, le 14 mai 1784, médecin pensionné de sa ville natale depuis 1809. Il naquit à Lunébourg, le 21 septembre 1758; après y avoir fait ses humanités, il étudia successivement la médecine à Leipzick, à Gottingue et à Berlin. Il pratiqua l'art de guérir d'abord à Boisembourg, dans le Mecklembourg, puis à Wittengen, où il fut nommé médecin pensionné du canton, en 1788, à Giffhorne, où il eût le même titre dans la même année, à Luchow, en la même qualité, en 1795, et enfin à Lunébourg. C'est par erreur que Callisen a donné place à Jugler dans son dictionnaire des médecins vivans; il est mort depuis 1814.

Bibliothecæ ophthalmicæ specimen primum. Hambourg, 1783, in-8.

De collyriis veterum, variisque

eorum differentiis; diss. inaug. Butzow, 1784, in-8.

Opuscula bina medico litteraria:

*alterum specimen bibliothecæ oph-
thalmicæ primum, recensens auctores,
qui usque ad Q. Sereni Sammonici
ætatem in medicina oculari unquam
claruere, alterum de collyriis veterum
variisque eorum differentiis.* Leipzig
et Dessau, 1785, in-8.

*Repertorium über das gesammte
Medicinalwesen in den Braunschweig-
Lunebürgischen Churlanden ; gesammelt und Herausgegeben.* Hanovre,
1790, in-8.

*Kleine Aufsætze medicinischen In-
halts.* Stendal, 1795, in-8.

*Wie kœnnen billige Preise der Apo-
theker-Waaren besonders der zubereiteten Arzneien, erhalten, und gesichert werden ?* Mémoire couronné
par la Société des sciences de Gottingue. Stendal, 1795, in-8.

*Nothiger Nachtrag zu der Concur-
renz-Schrift: wie kœnnen billige Preise
der Apotheker Waaren, besonders der
zubereiteten Arzneien, erhalten und
gesichert werden?* Hanovre, 1798, in-8.

*Ist es nothwendig und ist es mœg-
lich, beide Theile der Heilkunst, die
Medicin und Chirurgie, sowohl in
ihrer Erlernung als Ausübung, wieder zu vereinigen ? Welches waren
die Ursachen ihrer Trennung, und
welches sind die kurzen Inhaltsanzeige
und Würdigung der übrigen dreizehn
Bewerbungsschriften, von der Churfürstl. Acad. nutzlicher Wissenschaften.* Erfurt, 1799, in-8.

ιπποκρατους περι οψιος; *Hippocratis
de visu libellus. In memoriam patris,
Joh. Frid. Jugler, separatim et emendatius edidit, notisque et aliorum et
suis illustravit.* Helmstadt, 1792, in-8.

*Repertorium für das Neueste aus der
Staatsarzneywissenschaft und innern
practischen Heilkunde,* 1801, et ann.
suiv.

Jugler a traduit en allemand divers
ouvrages : Bang, Rollo, Cruikshank, et inséré de nombreux articles dans le *Magasin de Hanovre*,
et dans d'autres journaux.

JUNCKER (JOHANN), l'un des disciples les plus distigués de
Stahl, et le meilleur interprète de ses doctrines, naquit à Landorf,
près de Giessen, le 23 octobre 1679. Il fit ses études à Giessen, à
Marbourg et à Halle. Il fut maître de théologie dans le collége
royal de cette dernière ville, en 1701 et 1702, et de nouveau en
1707. Après avoir pratiqué pendant près dix ans la médecine en
divers lieux, il revint à Halle, où il fut nommé médecin du collége
royal en 1716, et professeur ordinaire de médecine à l'université,
en 1729. Il eut plus tard le titre de conseiller à la cour de Prusse,
Juncker mourut le 25 octobre 1759. Il fut le principal propagateur
de la doctrine de Stahl, et ses ouvrages, écrits avec beaucoup de
méthode et de clarté, furent beaucoup plus lus que ceux de son
maître.

Die Hallische griechische Grammat. Halle, 1705, in-8; *ibid.*, 1711, in-8; *ibid.*, 1716, in-8; *ibid.*, 1720, in-8; *ibid.*, 1724, in-8; *ibid.*, 1727, in-8; *ibid.*, 1731, in-8; *ibid.*, 1734, in-8; *ibid.*, 1738, in-8; *ibid.*, 1740, in-8; *ibid.*, 1743, in-8; *ibid.*, 1745, in-8; *ibid.*, 1747, in-8; *ibid.*, 1771, in-8.

Conspectus medicinæ theoretico-practicæ, tabulis CXVI omnes primarios morbos methodo Stahliana tractandos exhibens. Halle, 1718, in-4. *Ed. II. auctior. tab. CXXXVIII, cum indice et præfatione Stahlii. Ib.*, 1724, in-8. *Edit. III. Ibid.*, 1734, in-4. *Edit. IV. Ibid.*, 1750, in-4.

Conspectus chirurgiæ tam medicæ methodo Stahliana conscriptæ, quam instrumentalis recentissimorum auctorum ductu collectæ, quæ singulæ tabulis CIII exhibentur. Halle, 1721, in-4; *ibid.*, 1731, in-4. En allemand, 1722, in-4; 1744, in-4. *Ibid.*

Conspectus formularum medicarum, exhibens tabulas XVI, tam methodum rationalem, quam remediorum specimina ex prax. Stahliana potissimum desumta, et therapiæ generali accommodata. Halle, 1723, in-4; *ibid.*, 1730, in-4; *ibid.*, 1739, in-4; *ibid.*, 1753, in-4.

Conspectus therapiæ generalis cum notis in materiam medicam tabulis XX. methodo Stahliana conscriptus. Halle, 1725, in-4; *ibid.*, 1736, in-4.

Conspectus chemiæ theoretico-practicæ, in forma tabularum repræsentatus, in quibus physica imprimis subterranea et corporum naturalium principia, habitus inter se, proprietates, vires et usus itemque præcipua chemiæ pharmaceuticæ fundamenta e dogmatibus Becheri et Stahlii potissimum explicantur, eorumdemque aliorum celebrium chemicorum experimentis stabiliuntur. Halle, tom. I, 1730; *ibid.*, 1744. — Tome II, 1734, in-4. Trad. en allemand par Jean-Joachim Lange. Halle, 1749-1753, 3 vol. in-4. En français par Demachy. Paris, 1757, 6 vol. in-12.

Diss. evolvens quæstionem, num venæsectio in calidis an in frigidis re-gionibus frequentius sit administranda. Halle, 1730, in-4.

Diss. de myologiæ usu medico. Halle, 1730, in-4.

Diss. de legitima febrium corruptarum tractatione. Halle, 1731, in-4.

Diss. de variolarum pernicie in hypochondriacis observanda. Halle, 1732, in-4.

Diss. de dysenteria panonica. Halle, 1732, in-4.

Diss. de sistens generalia monita circa prognosin rite instituendam. Halle, 1732, in-4.

Diss. de calce viva. Halle, 1733, in-4.

Diss. de vertigine. Halle, 1733, in-4.

Diss. de commotionibus patheticis corpori interdum proficuis. Halle, 1733, in-4.

Diss. de arcani tartari. Halle, 1733, in-4.

Diss. de prognost. Hippocratis: quod febris solvat apoplexiam. Halle, 1734, in-4.

Diss. de motuum augmento post hæmorrhagias tam naturales quam artificiales sæpe observando. Halle, 1734, in-4.

Diss. de ignobili unico, ingrato multorum nobilium hospite. Halle, 1734, in-4.

Diss. de confortativo Archæi. Halle, 1735, in-4.

Conspectus physiologiæ medicæ et hygieines, in forma tabularum repræsentatus, et ad dogmata stahliana potissimum adornatus. Halle, 1735, in-4.

Conspectus pathologiæ, ad dogmata stahliana præcipue adornatæ, et semiologiæ potissimum Hippocratico-Galenicæ in forma tabularum repræsentatus. Halle, 1735, in-4.

Diss. de fistula thoracis. Halle, 1736, in-4.

Diss. de nonnullis ad syncretismum facientibus. Halle, 1737, in-4.

Diss. de fermentatione putredinosa, sive putrefactione. Halle, 1737, in-4.

Diss. de pectoris inflammationibus internis Halle, 1737, in-4.

Diss. quod bonus medicus bonus quoque sit practicus exemplo plethoræ demonstratur. Halle, 1738, in-4.

Diss. de humorum spissitudine, multorum morborum caussa. Halle, 1738. in-4.

Diss. de purpura alba maligna et benigna sive chronica. Halle, 1738, in-4.

Diss. de cacochymia, discreto et limitato sensu accipienda. Halle, 1739, in-4.

Diss. sistens meditationes nonnullas de morbis spasmodico - convulsivis. Halle, 1739, in-4.

Diss. de rachitide. Halle, 1739, in-4.

Diss. de hæmorrhagiis naturalibus generatim consideratis. Halle, 1739, in-4.

Diss. de vexis artis medicæ præcipuis Halle, 1740, in-4.

Diss. de affectibus dentium. Halle, 1740, in-4.

Diss. de prolapsu intestini recti, pro tuberatis hæmorrhoidibus perperam habito. Halle, 1740, in-4.

Diss. sistens specimen pathologico-therapeuticum in casu quodam terrificis motibus complicato. Halle, 1740, in-4.

Diss. de puerperio infelici ulceris uterini frequentiori caussa. Halle, 1741, in-4.

Diss. de ictero. Halle, 1741, in-4.

Diss. de nova methodo curandi epi-

lepsiam sine specificis. Halle, 1741, in-4.

Diss. de doloribus capitis scandalo medicorum difficulter removendo. Halle, 1741, in-4.

Diss. qua motus in morbis ut cynosura therapeutica commendatur et casu quodam memorabili demonstratur. Halle, 1741, in-4.

Diss. qua de calculi curatione nova, nuper in Britannia publicata, modeste disquiritur. Halle, 1741, in-4.

Diss. de lactationis fine, atrophiæ initio. Halle, 1742, in-4.

Diss de vena portæ, vena salutis. Halle, 1742, in-4.

Diss. de septicis eorumque usu et abusu. Halle, 1742, in-4.

Diss. de rationali motuum therapia. Halle, 1742, in-4.

Diss. de rationali exspectatione et irrationali festinatione in febrium intermittentium curatione. Halle, 1742, in-4.

Diss. cur acutarum febrium excretiones diebus tantum criticis sint salutares. Halle, 1743, in-4.

Diss. de defensione alterius oculi, quando alter visu privatus est. Halle, 1743, in-4.

Diss. de dysuriâ senili ex hæmorrhoidalibus motibus oriunda. Halle, 1743, in-4.

Diss. de sinubus duræ matris, sinubus multorum morborum. Halle, 1743, in-4.

Diss. de acidis dulcificatis. Halle, 1743, in-4.

Diss. de arte pharmaceutica medico admodum necessaria. Halle, 1744, in-4.

Diss. de viperarum usu medico. Halle, 1744, in-4.

Diss. de masticatione foliorum ta-

laci of chawing tobacco in Anglia usitata. Halle, 1744, in-4.

Diss. de chirurgia chirurgiæ necessaria. Halle, 1744, in-4.

Diss. de certitudine medicinæ in genere. Halle, 1744, in-4.

Diss. de differentiis symptomatum. Halle, 1744, in-4.

Diss. de ophthalmia. Halle, 1744, in-4.

Diss. sistens disquisitionem cur in phthisi consummata interdum nulla tussis sit. Halle, 1744, in-4.

Diss. de salivatione variolarum confluentium critica. Halle, 1744, in-4.

Diss. sistens casum cujusdam matronæ, largissimo opii usu per plures annos tractatæ. Halle, 1744, in-4.

Diss. de tenesmo hæmorrhoidali. Halle, 1744, in-4.

Diss. de ophthalmia. Halle, 1744, in-4.

Diss. de diæta ad longævitatem. Halle, 1744. in-4.

J. Junkeri institutiones physiologiæ et pathologiæ medicæ, quibus accedit hygiene et semiologia; recensuit et ex forma tabularum in quæstiones et responsiones redegit, T. C. Ursinus. Halle, 1745, in-8,

Diss. de nonnullis, quæ vulgo contemni solent in medicina. Halle, 1745, in-4.

Diss. de motu post partum. Halle, 1745, in-4.

Diss. de abscessuum et ulcerum indole preversa. Halle, 1745, in-4.

Diss. de dentione difficili. Halle, 1745, in-4.

Diss. de diarrhæa plurimorum annorum. Halle, 1745, in-4.

Diss. de morbis autumnalibus. Halle, 1745, in-4.

Diss. de morbis vernalibus. Halle, 1745, in-4.

Diss. de nitrosorum modo agendi, usu et abusu. Halle, 1745, in-4.

Diss. de zona serpiginosa. Halle, 1745, in-4.

Diss. de noxa atque utilitate animi pathematum sive affectuum in medicina. Halle, 1745, in-4.

Diss. de obstetricum imperitia et erroribus. Halle, 1745, in-4.

Diss. de pernionibus. Halle, 1745, in-4.

Diss. sistens singularia quædam ad vesiculam felleam ejusque bilem spectantia. Halle, 1745, in-4.

Diss. de varis et gutta rosacea. Halle, 1745, in-4.

Diss. de virium in et a morbis instauratione. Halle, 1745, in-4.

Diss. cur aurora musis sit amica. Halle, 1745, in-4.

Diss. de morbis laboriosorum chronicis. Halle, 1745, in-4.

Diss. an et cur podagra, ægrum gravius exercens rarius recurrat. Halle, 1745, in-4.

Diss. de viscerum læsionibus recte dijudicandis et congrue tractandis. Halle, 1745, in-4.

Diss. de aerophobis, von luftscheuenden Personen. Halle, 1745, in-4.

Diss. sistens modestam disquisitionem canonis istius juridici, quod non sit homicida, quæ abortum procuret, antequam anima corpori sit infusa. Halle, 1746, in-4.

Diss. de odontalgia. Halle, 1746, in-4.

Diss. de salutari excretionum promotione. Halle, 1746, in-4.

Diss. de natura robusta optima sanitatis longæ conservatrice. Halle, 1746, in-4.

Diss. de morbis infantum. Halle, 1746, in-4.

Diss. de morbis puerorum. Halle, 1746, in-4.

Diss. de differentiis Germanorum et Gallorum præcipuis ratione medendi methodi. Halle, 1746, in-4.

Diss. de quadruplici hæmorrhagiarum naturalium respectu. Halle, 1746, in-4.

Diss. de morbis juvenum. Halle, 1746, in-4.

Diss. de dysenteria hepatica. Halle, 1747, in-4.

Diss. de emmenagogis eorumque operandi modo et usu. Halle, 1747, in-4.

Diss. de vermibus dysenteriam et hæmorrhoides mentientibus. Halle, 1747, in 4.

Diss. de hæmorrhoidibus vesicæ. Halle, 1747, in-4.

Diss. de hydrope non semper medicorum scandalo. Halle, 1747, in-4.

Diss. de ictero gravidarum circumspecte tractando. Halle, 1747, in-4.

Diss. variabili hypochondriacorum mente. Halle, 1747, in-4.

Diss. de hemicrania horologica. Halle, 1747, in-4.

Diss. de specificis eorumque operandi modo et usu. Halle, 1747, in-4.

Diss. de diarrhœis abstergentibus tam simplicibus, quam compositis. Halle, 1748, in-4.

Diss. de acidorum dulcificatorum respectu ad sanitatem, morbos et eorum sanationem. Halle, 1748, in-4.

Diss. de vitiis motuum in morbis. Halle, 1748, in-4.

Diss. de congestionibus vulgo catarrhis et rheumatismis. Halle, 1748, in-4.

Diss. de morbis virorum. Halle, 1748, in-4.

Diss. exhibens nonnullas observationes circa tunicam retinam et nervum opticum. Halle, 1749, in 4.

Diss. de molis. Halle, 1749, in-4.

Diss. evolvens rationem cur fluxus hæmorrhoidalis laboriosis plerumque sit lethalis. Halle, 1748, in-4.

Progr. de sensu discreto circa studium anatomicum. Halle, 1750, in-4.

Diss. de fatis ventriculi dolendis. Halle, 1750, in-4.

Diss. de antimonii crudi usu interno. Halle, 1750, in-4.

Diss. de resolventibus eorumque operandi modo et usu. Halle, 1750, in-4.

Diss. de regulis generalibus circa venœsectionem observandis. Halle, 1751, in 4.

Diss. de asthmatis vera pathologia et rationali therapia. Halle, 1752, in-4.

Diss. de fluore albo, titulo quidem ex ortu benigno, curatione autem sæpius maligno. Halle, 1752, in-4.

Diss. de spasmis eorumque quadruplici respectu. Halle, 1752, in-4.

Diss. de chronicis deliriis legitime curandis. Halle, 1754, in-4.

Diss. causæ incrementum corporis animalis limitantes. Halle, 1754, in-4.

Diss. de motuum antipraxia in febribus malignis, materia maligna sæpius maligniore. Halle, 1754, in-4.

Diss. de doloribus eorumque causis generatim. Halle, 1754, in-4.

Diss. de noxa pharmacopolias. Halle, 1755, in-4.

Diss. de exostosibus. Halle, 1756, in-4.

Diss. de utilitatibus dolorum. Halle, 1756, in-4.

Diss. de modo operandi medicamentorum. Halle, 1756, in-4.

Diss. de simulatis febribus intermittentibus in viscerum læsionibus. Halle, 1756, in-4.

Diss. de vera morborum diagnosi certo therapiæ fundamento. Halle, 1756, in-4.

Diss. de cauta prognosi a cauto medico instituenda. Halle, 1756, in-4.

Diss. de alvina excretione ut signo. Halle, 1756, in-4.

Diss. de sudore vitioso, ingrato plerumque nobilium hospite. Halle, 1756, in-4.

Diss. de respectu ad vermes in morbis chronicis et acutis habendo. Halle, 1757, in-4.

Diss. de ovuli imprægnati nexu cum utero. Halle, 1757, in-4.

Diss. de effectibus mensium morbis supervenientium. Halle, 1757, in-4.

Diss. de vano ac vero morborum contagii metu. Halle, 1757, in-4.

Diss. de remediis contagii epidemici ortum communicationem et actionem in corpus prohibentibus. Halle, 1758, in-4.

Diss. de quatuor præcipius infantum morbis, compendiaria ac felici methodo curandis. Halle, 1758, in-4.

Diss. rheumatismus artuum. Halle, 1758, in-4.

Diss. qua monita circa curationem ulcerum rebellium. Halle, 1759, in-4.

Diss. de acidis concentratis et dulcificatis, speciatim de vegetabili fumante et dulcificato. Halle, 1759, in-4.

Junker a mis des préfaces à des ouvrages de Gohl et de Friedel, et une autre plus importante au-devant de la seconde édition de la *Theoria medica vera de Stahl.*

(Bœrner. — Baldinger. — Adelung Hefter. — Meusel.)

JÜNGKEN (Jean-Helfrich), né à Kohlern, dans la Hesse, en 1648, fit ses études médicales à Marbourg, et fut reçu docteur à Heidelberg. Il pratiqua l'art de guérir en divers lieux, et finalement à Francfort-sur-le-Mein, où il eut successivement les titres de médecin de la garnison, médecin de l'hôpital et enfin médecin pensionné ordinaire. Sa réputation d'habile praticien était fort étendue, et plusieurs princes ou ducs lui confièrent le soin de leur santé. Jungken mourut à Francfort, en 1726, dans sa soixante-dix-huitième année. Il était membre de l'académie des curieux de la nature. C'était un grand polypharmaque, grand amateur surtout des remèdes chimiques, et ses ouvrages renferment une multitude de formules de sa composition. Il est singulier que Sprengel n'ait pas trouvé une seule fois occasion de le nommer dans son histoire de la médecine où figurent pourtant un assez grand nombre d'auteurs d'un mérite aussi mince que celui de Jungken.

Opiologia nova. Francfort, 1679, in-4.

Chymia experimentalis curiosa ex principiis mathematicis demonstrata, in qua ex triplici regno remedia generosiora a neotericis et aliis hactenus inventa fideliter exhibentur, adjunc-tis singulariorum remediorum formulis adversus omnes tam internos, quam externos corporis affectus. Francfort, 1681, in-8; Francfort, 1682, in-8; Francfort, 1684, in-8; Francfort, 1710, in-4. — Cet ouvrage fut esti-mé long-temps encore après la mort de l'auteur. La seconde édition porte le titre de *Medicus præsenti sæculo accommodandus;* les deux dernières ont repris celui de *Chymia experi-mentalis.*

Anmerkungen von der sorgfælti-gen Auferziehung der jungen Kindern und deren Gebrechen. Nuremberg, 1688, in-12.

Praxis medica, sive corporis medi-cina, morborum internorum corporeæ machinæ fere omnium et fiendi et cu-randi modum, juxta modernorum practicorum saniora principia, nudis exhibens principiis. Francfort, 1689, in-8; Francfort, 1698, in-8; Franc-fort, 1703, in-8.

Compendium chirurgiæ manualis absolutum. Francfort, 1691, in-8; Nu-remberg, 1700, in-8; Nuremberg, 1710, in-8.

Lexicon chymico - pharmaceuticum in duas partes distinctum, quarum prior continet selectos processus chymi-cos, po i simum hactenus magis usua-les et originaliter è medicorum non verò, pharmacopolarum laboratoriis prodeuntes; pars altera exhibet com-posita pharmaceutico Galenica, tam hactenus usualia, quam alia his su-bordinata, et correctiora dicta. Franc-fort, 1693, in-8; Francfort, 1698, in-8; Nuremberg, 1699, in-8; Fra nc-fort, 1709, in-8; Francfort, 1716, in-8; Francfort, 1732, in-8; Franc-fort, 1738, in-fol.

Fundamenta medicinæ modernæ eclectica, ubi physices compendio præ-misso, ad Cartesii potissimum mentem conscripto, ex celeberrimis neotericis scriptoribus medicis talis per omnes medicinæ partes traditur selectus, cui ars medica per varia opinionum et sententiarum discrimina hactenus vo-lutata, firmius nunc innititur. Franc-fort, 1693, in-8; Nuremberg, 1718, in-8.

Manuale sive vade mecum praxeos medicæ modernæ pro memoria suble-vanda conscriptum. Francfort, 1694, in-8; Nuremberg, 1707, in-8; *ibid.* 1740, in-8.

Corpus pharmaceutico-chymico-me-dicum universale, sive concordantia pharmaceuticorum compositorum dis-cordans, modernis medicinæ practicis dicata. Francfort, 1697, 2 vol., in-4; Francfort, 1711, in-fol.; *ibid.* 1732, in-fol.; *ibid.* 1738, in-fol.

Manuale pharmaceuticum. Franc-fort, 1798, in-4.

Beschreibung der von dem obers-ten Monk bekannt gemachten panacea und tinctura aurea. Francfort, 1698, in-4.

Vernunftiger und erfahrner Lei-barzt, welcher lehret, wie ein jeder Mensch sich in allen Krankheiten selbst rathen kœnne. Leipzig, 1698, in-8; Leipzig, 1709, in-8.

Von dem warmen Bædern zu Ems. Francfort, 1700, in-12.

Kurzer Angang, bestehend in eini-gen anatosmichen Fragen. Nuremberg, 1700, in-8.

Grundregeln der Medicin, oder sor-fæliger Medicus. Nuremberg, 1701, in-8; Nuremberg, 1703, in-8; Nu-remberg, 1720, in-8.

Kurtz verfasste und in ein und an-

dern Dingen anitzo vermehrte Bes-
chreibung der uralten weltberuehmten
Wisbadischen Bæder. Francfort, 1707,
in-12.

Compendiö se Reis-Feld-und Hausa-
potheker. Francfort, 1716, in-8.

Wohl unterrichteter Medicus. Nuremberg, 1725, in-8.

(Manget. — Kestner Lexikon. —
Haller.)

JUNKER (Johann-Christian-Wilhelm), né à Halle, le 3o juin
1761, fit ses études dans l'université de cette ville, et y fut reçu
docteur en médecine, en 1783. Après avoir fait quelque temps des
cours particuliers, Junker fut nommé professeur extraordinaire de
médecine, en 1788, et professeur ordinaire, en 1792. D'après la
Gazette de Salzbourg, il paraîtrait avoir été professeur de médecine à Pétersbourg, en 1790 et 1791, cependant il ne figure point
à ce titre dans l'histoire de la médecine en Russie, de W. M. de
Richter. Junker mourut à Halle, le 27 décembre 1800, d'une attaque d'apoplexie dont il fut frappé à son retour d'un voyage à
Marbourg.

Diss. inaug. de causis ægritudinum
therapeuticis usque superstruendo ægri-
tudinum systemate. Halle, 1783 in-4.

Grundsätze der Volksarzneikunde,
zur bequemem Benutzung des mund-
lichen Vortrages seinen Herren Zu-
hörern entworfen. Halle, 1787, in-8.

Versuch einer allgemeinen Heilkun-
de, zum Gebrauch akademischer Vor-
lesungen. Nebst vorlæufigen Bemer-
kungen, theils über einige Mittel, die
Arzneykunst zu vervollkommnen und
den Nuzen vorhandener medicinis-
cher Kenntnisse in der wirklichen
Welt zu betreiben; theils uber die
Einrichtungsart therapeutischer An-
weisungen. 1ster Theil, welcher diese
vorlæufigen Bemerkungen enthælt.
Halle. 1788; 2ter *Theil, welcher von*
diesem Versuche die erste und grös-
tentheils auch die zweite Abtheilung
enthælt. Halle, 1791, in-8.

Conspectus rerum, quæ in patholo-
gia medicinali pertractantur, laudatis
simul hujus doctrinæ auctoribus usque
probatissimis, in usum anditorum.
Halle, 1789; t. II, Halle, 1790, in-8.

Diss. qua hemicraniam sic dictam
veram novo examini subjecit. Halle,
1791, in-4.

Etwas uber die Weinbergskrankeit
des vestorbenen Dorktors Bahrdt und
æhnlicher noch lebender Kranken; den
Nichtärzten zur freundschaftlichen
Warnung. Halle, 1792, in-8.

Gemeinnüzige Vorschlæge und Na-
chrichten ueber das beste Verhalten
der Menschen in Rucksicht der Pock-
enkrankheit; erster Versuch für die
mittlern Stænde, nebst einem Anhange
für Aerzte. Halle, 1792. — 2ter *Ver-*
such für Aerzte. Ibid. 1795. — 3ter
Versuch für möglichst alle Aerzte, die
der Teutschen Sprache kundig sind,
zur Sammlung ihrer Gutachten hierü-
ber. Halle, 1796, in-8.

Archiv des Aerzte und Seelsorger
wider die Pockennoth 1stes *Stück.* Leipzig, 1796. 2tes *und* 3tes *Stück.* Leipzig, 1797, in-8.

(Comment. de rebus in med. gestis.
— Med. chir. Zeitung. — Mensel.
Lexicon.)

JURINE (Louis), médecin distingué de Genève, naquit dans cette ville en 1751. Il y fit ses études littéraires, s'y livra à la culture de l'histoire naturelle, dans laquelle il eut pour guides Charles Bonnet, Saussure, Sennebier, Deluc, et y prit le grade de maître en chirurgie. Après avoir pratiqué quelque temps à ce titre, il vint perfectionner ses études à Paris. De retour dans sa patrie, il partagea son temps entre une pratique étendue, des recherches d'histoire naturelle et de physiologie expérimentale, et les travaux du cabinet. Il mourut en 1819, ayant la réputation du plus habile médecin d'une ville qui a toujours compté dans son sein plusieurs médecins habiles.

Mémoire sur l'allaitement artificiel. Genève, 1807, in-4.

Nouvelle méthode de classer les hyménoptères et les diptères. Tome premier (et unique), Genève et Paris, 1807, in-4, orné de 14 planches coloriées représentant près de 500 figures.

Mémoire sur l'angine de poitrine, qui a remporté le prix au concours ouvert sur ce sujet par la société de médecine de Paris le 13 octobre 1809, et qui fut adjugé le 2 février 1813. Genève et Paris, 1815, in-8. — C'est encore aujourd'hui la meilleure monographie que nous ayons sur ce sujet. Jurine succomba lui-même à la maladie dont il avait si bien fait l'histoire.

Mémoire sur le croup, qui a partagé le prix extraordinaire de douze mille francs fondé par le gouvernement impérial. Genève, 1810, in-8.

Histoires des monocles qui se trouvent aux environs de Genève. Genève, 1820, in-4, avec 22 planches coloriées.

Jurine a fourni un assez grand nombre de mémoires à divers recueils.

Observations de M. Jurine sur l'air atmosphérique à sa sortie des poumons. Dans le *Journal des mines*, tom. III, 1796.

Lettre du même, qui contient des réflexions sur la nécessité d'une nouvelle nomenclature en géologie, et l'exposé de celle qu'il propose. Journal des mines, tom. XIX, 1806.

Mémoire sur l'argule foliacée (argulus foliaceus), avec une planche. Dans les *Annales du muséum d'histoire naturelle*, tom. VII, 1806.

Observations sur le xenos vesparum, avec une planche. Dans les *Mémoires de l'Académie de Turin*, tom. XXIII, 1818.

Observations sur les ailes des hyménoptères, avec six pl. Dans les *Mém. de l'Acad. de Turin*, t. XXIV, 1820.

Mémoires sur quelques particularités de l'œil du thon (scomber thynnus Linnæi) et d'autres poissons, avec une pl. Dans les *Mém. de physique et d'hist. naturelle de Genève*, tom. I, 1821.

Note sur les dents et la mastication des poissons appelés cyprins. Dans les *Mém. de physique et d'hist. naturelle de Genève*, tom. I, 1821.

.. Note sur la douve à long cou (fasciola bucii), avec une pl., tom. II, première partie, 1823.

Histoire abrégée des poissons du lac Léman, extraite des manuscrits de feu M. le professeur Jurine, et accompa-

gnée de planches dessinées et gravées sous sa direction. Dans les *Mém. de physique et d'hist. natur. de Genève*, tom. III, prem. part., 1825.

Enfin plusieurs articles imprimés dans la *Bibliothèque universelle de Genève*.

JUSTAMOND (John-Obadiah), chirurgien du 2e régiment de dragons de la garde de Londres, chirurgien de l'hôpital de Westminster, membre de la Société royale de Londres, mort le 27 mars 1786, dans un âge avancé, est surtout connu par ses recherches sur le traitement du cancer et des tumeurs squirrheuses.

Remarks on M. Douglass' treatise on the hydrocele. Londres, 1758, in-8. — Anonyme.

A defence of the remarks on M. Douglass' treatise on the hydrocele. Londres, 1758, in-8.

An account of the methods pursued in the treatment of cancerous and scirrhous disorders and other indurations. Londres, 1780, in-8. 176 pp. — L'arsenic entre dans la plupart des remèdes composés que recommande Justamond.

Surgical tracts: the whole collected and interspersed with occasional notes and observations, by William Houlston. Londres, 1789, in-4. — Ce volume renferme, de Justamond, une esquisse de l'histoire de la chirurgie, un essai sur l'inflammation et les abcès, et l'ouvrage indiqué plus haut sur le cancer. On y trouve en outre la traduction des mémoires de David, de Rouen, sur le mouvement et le repos dans le traitement des maladies chirurgicales, et sur les contre coups dans les parties autres que la tête. La mort surprit Justamond au moment où il se disposait à mettre ce recueil au jour.

Justamond a traduit en anglais l'histoire de l'établissement et du commerce des Européens dans les Indes, par Raynal, et une *Histoire du règne de Louis XV*, en 4 vol.

(*Comment de rebus in med. gestis.* — Richter, *Bibliothek.* — Reuss. — Rob. Watt.)

JUVET (Hugues-Alexis), né en 1714, à Chaumont, en Bassigny, fut long-temps médecin de l'hôpital militaire de Bourbonne-les-Bains, et mourut dans cette ville le 8 janvier 1729.

Dissertation contenant de nouvelles observations sur la fièvre quarte et l'eau thermale de Bourbonne, en Champagne. Chaumont, 1750, in-8, 196 pp. — Après quelques recherches sur les causes de la fièvre quarte, et sur les moyens de la guérir, l'auteur établit que l'eau commune, les sels fixes, les absorbans et les martiaux sont des fébrifuges excellens; il suppose tous ces principes dans les eaux de Bourbonne, d'où il conclut qu'elles sont un très-bon fébrifuge. Cinq observations de guérisons de fièvre quarte opérées par ces eaux. Parallèle des propriétés fébrifuges du quinquina et de celles des eaux de Bourbonne : l'avantage est pour ces dernières.

Lettre dans le Journal de Verdun,

décembre 1752, p. 444. — Beaucoup de fièvres intermittentes qui avaient résisté au quinquina, ont cédé à l'usage des eaux de Bourbonne.

Mémoire sur les eaux minérales, dans lequel, après un examen sommaire, chronologique et critique de ces eaux, on s'attache à prouver, contre l'opinion opposée, que leurs vertus ne résident pas dans leur volatil. Paris, 1757, in-12, 65 pp., et dans le *Mercure de France*, février et mars 1757.

Réflexions sur les causes de l'intempérie de l'air régnant sur le climat de la France. Paris, 1757, in-12.

Essai sur la gangrène interne. Paris, 1763, in-12. — Attribué à Juvet fils, médecin à Chaumont, par *la France littéraire.* La dissertation suivante est probablement aussi de lui :

De thermis Borboniensibus apud Campanos, specimen medico-practicum sive de legitimo circa illos tractatu practico prolegomena. Chaumont, 1774, in-4.

Il y a plusieurs articles de Juvet dans le *Journal de médecine.*

(*La France littéraire.* — Carrere, *Catalogue raisonné*, etc.)

JUVILLE, expert herniaire, reçu au collége royal de chirurgie de Paris, s'est fait un nom honorable dans sa profession : il l'exerçait depuis quarante années, lorsqu'il mit au jour son principal ouvrage, en 1786. mais il avait présenté les bandages de son invention à l'académie des Sciences en 1773, et cette académie en avait porté le jugement le plus favorable.

*Lettre à M***, sur les bandages, pour contenir les hernies inguinales. Journal de Médecine*, 1775, t. XLIII, p. 172. *Deuxième lettre. Ibid.* p. 463. *Troisième lettre. Ibid.* p. 545. *Quatrième lettre. Ibid.* t. XLIV, p. 149.

Description d'un pessaire de gomme élastique, avec quelques observations sur la forme qu'il doit avoir et sur ses effets. Journal de Médecine, 1783, t. LX, p. 285.

Description d'une machine pour servir de réservoir à un anus contre nature, au pli de l'aine. Journal de Médecine, 1777, t. 47, p. 64.

Traité des bandages herniaires, dans lequel on trouve indépendamment des bandages ordinaires, des machines propres à remédier aux chutes de la matrice et du rectum, à servir de récipient dans les cas d'anus artificiel, d'incontinence d'urine, etc., etc. Paris, 1786, in-8, avec 14 planches.

K

KAAU-BOERHAAVE (Abraham), fils de Jacques Kaau, médecin de La Haye, naquit dans cette ville, le 5 janvier 1715. Son
éducation fut soignée par ses oncles Jacques et Hermann Boerhaave, et ce fut sous ce dernier, qu'il fit ses études médicales à
Leyde. En 1736, au milieu d'une nuit, il perdit tout-à-coup complétement l'ouie et ne la recouvra jamais. Il n'en poursuivit pas
moins la carrière qu'il avait embrassée, et fut reçu docteur en
1738. Boerhaave en mourant, voulut que son nom passât à ses neveux Abraham et Hermann Kaau, et qu'ils l'unissent à celui de leur
famille. Abraham se fixa à La Haye pour y pratiquer l'art de guérir. L'académie des Sciences de Pétersbourg l'admit au nombre de
ses membres en 1744. Deux ans plus tard, il fut appelé dans la capitale de Russie par son frère Hermann, premier médecin de
l'empereur (car c'est Hermann qui avait ce titre, et non Abraham
comme on le dit dans la Biographie médicale). Il eut d'abord un
emploi dans l'hôpital de l'Amirauté, et Weitbrecht étant mort
peu de temps après, Abraham Kaau Boerhaave le remplaça dans la
chaire d'anatomie et de physiologie. Son infirmité ne l'empêcha
pas d'avoir une pratique fort étendue, mais il était obligé d'avoir
un truchement, et c'est le docteur Mau't qui remplissait cet office
près de lui. Il mourut le 14 juillet 1758, et non en 1753, comme
le dit Sprengel, qui a pris la date de la mort d'Hermann Kaau
Boerhaave, pour celle de la mort de son frère. Abraham Kaau a
publié plusieurs ouvrages, dont un, entre autres, sur la force vitale et les sympathies, a eu beaucoup de célébrité.

Oratio de gaudiis alchemistarum Leyde, 1737, in-4 ; 1743, in-4.

Dissertatio inauguralis de squirrho. Leyde, 1738, in-4.

Perspiratio dicta Hippocratis per universum corpus anatomice illustrata. Leyde, 1738, in-8. *Ibid.* 1745, in-8.

Impetum faciens dictum Hippocrati per corpus consentiens philologice et physiologice illustratum observationibus et experimentis passim firmatum. Leyde, 1745, in-8. — Nature de la force vitale, substance intermédiaire entre l'esprit et la matière ; distinction entre la force musculaire et la force nerveuse : remarques nombreuses sur les sympathies.

Historia anatomica infantis, cujus pars corporis inferior monstrosa. Petersbourg, 1754, in-4, 13 pl.

Beschreibung einer in Holland im Jahre 1744 und 1745, herrschenden Viehseuche und der dawider gebrauchten Hülfsmittel. — W. M. V. Richter, qui donne ce titre, n'indique pas l'époque et le lieu de la publication de cet ouvrage. Rotermund lui donne un titre latin (*De lue bovina in Belgio*), mais n'indique non plus ni lieu d'impression, ni date, ni format.

Sermo academicus de iis quæ virum medicum perficiunt et exornant. Petersbourg, 1750 ; Leyde, 1757.

Historia anatomica ovis pro hermaphrodito habitæ. In nov. Commentar. acad. scient. petropol. T. I, p. 315.

Observationes anatomicæ in nov. Comment. petropol. t. I, p. 353. — *De cerebro inflammato.* — *De scuto osseo cranii cum dura matre concreto.* — *De cerebri suppurationne et gangræna.* — *De pericardio cum corde concreto.* — *De visceribus abdominis et thoracis inter se concretis.*

Observatio anatomica musculi in pectore præternaturalis et varii in diversis cadaveribus inventi. In nov. comment. petropol. t. II, p. 257.

Diss. de cohæsione solidorum in corpore animali. In nov. comment. petropol. t. IV, p. 343.

(Haller. — W. M. v. Richter, *Gesch. de Med. in Russland.* — Rotermund.)

KADELBACH (CHRÉTIEN-FRÉDÉRIC), l'un des rédacteurs des Commentaires de médecine de Leipzig, naquit à Gœrlitz, le 6 juin 1733. Après de bonnes études faites au Gymnase de cette ville, il se rendit en 1753, à Leipzig, où il fut accueilli avec une bienveillance particulière par le professeur Ludwig. Au mois d'avril 1754, il fut reçu docteur en médecine. En 1767, il fut nommé professeur extraordinaire de botanique. Il fut pendant bien des années médecin des pauvres, et quelque temps assesseur à la Faculté de médecine, place dont il se démit volontairement à cause de l'étendue de sa pratique. Kadelbach mourut le 8 mars 1797. Il fournit pendant long-temps aux commentaires de Leipzig (*Commentarii de rebus in scientia naturali et medicina gestis*) l'article *Nova physico medica*, et des extraits d'ouvrages nouveaux. Il a publié en outre les ouvrages suivans :

Diss. I et II de exhalationibus naturalibus. Leipzig, 1767, in-4.

Tympanitidis pathologia. Leipzig, 1772, in-4.

Tympanitidis therapia. Leipzig, 1773, in-4. — Ces deux derniers opuscules ont été traduits en allemand et insérés dans le *Neueste Sammlung der ausserlesensten und neusten Abhandlungen für Wundaerzte,* etc, 5tes Stück. 1792.

(Rotermund, *Fortsetz. z. Jœcher's Lexik.*

KAEMPF (Jean), l'un des fils de Jean-Philippe Kaempf, conseiller et médecin du grand-duc de Hesse-Hombourg, naquit à Deux-Ponts le 14 mai 1726. Il fit ses études médicales à Bâle, et y fut reçu docteur en 1753, après avoir développé, dans sa thèse inaugurale, la méthode de son père pour guérir la plupart des maladies chroniques par des lavemens. Peu après sa réception, J. Kaempf entra au service de la cour de Hombourg, d'abord comme médecin ordinaire, et bientôt après comme conseiller et premier médecin. En 1770, il fut conseiller du prince d'Orange-Nassau, médecin pensionné de la principauté de Dietz, et médecin des eaux de Ems. En 1778, il devint conseiller supérieur et premier médecin du prince de Hesse-Hanau. Il se démit de ce poste en 1787, et se retira à Hombourg, où le titre de conseiller-d'état lui fut conféré. Kaempf mourut à Hanau, où il avait fait un voyage, le 29 octobre 1787. Il passait pour un habile praticien, et il donna pour un temps beaucoup de vogue à l'opinion qui fait dépendre la plupart des maladies chroniques d'un état d'obstruction dans le bas-ventre.

Dissertatio de infructu vasorum ventriculi. Bâle, 1753, in-4.

Kurze Abhandlung von den Temperamenten. Schafhouse et Francfort, 1760, in-8.

Peter Squenz, oder die Welt will betrogen seyn ; ein medicinisches Lustspiel. (Giessen), 1775, in-8. *Rechtmæssige Ausgabe* (car l'auteur n'avouait pas l'édition de Giessen). Francfort-sur-le-Mein, 1778, in-8.

Enchiridium medicum, Francfort-sur-le-Mein et Leipzig, 1778, in-8. *Editio emendatior.* Francfort-sur-le-Mein, 1788, in-8. *Passim emendatum et auctum denuo editum a Carolo Jeo. Theod. Kortum. Ibid.* 1792, in-8.

Für Aerzte und Kranke bestimente Abhandlung von einer neuen Methode die hartnæckigsten Krankheiten die ihren *Sitz in Unterleibe haben besonders die Hypochondrie, sicher und grundlich zu heilen.* Dessau, 1784, in-8 (avec un nouveau titre); Leipzig, 1785, in-8. *Zweite vermehrte und verbesserte Ausgabe, welcher die Beantwortung der dagegen gemachten Einwendungen angehængt ist.* Leipzig, 1786, in-8.

Variæ observationes medicæ. In act. acad. Giessensis. 1771, p. 152.

Abhandlung von der Wasserscheu oder den tollen Hundswuth, nebst den bewærtesten Mitteln, diesem Unglück zu begegnen. Dans le magasin de Hanau, 1778, et à part, in-8, 1780.

Kaempf a fourni encore d'autres articles au même journal.

(Rotermund. — Meusel.)

KAEMPFER (Engelbert), l'un des plus savans et des plus judicieux naturalistes voyageurs du dix-septième siècle, naquit le 16 septembre 1651 à Lemgo, petite ville du cercle de Westphalie.

Après d'excellentes études, faites dans les Universités de Lunébourg, Hambourg, Dantzig, Thorn, Cracovie et Kœnigsberg, il fit un voyage en Danemarck et en Suède. On lui fit vainement des offres avantageuses pour le retenir à Upsal, il aima mieux voyager, et il accepta la place de secrétaire de l'ambassade que le roi de Suède envoyait en Perse, en passant par la Russie, et qui partit de Stockholm le 20 mars 1683. Fabricius, l'ambassadeur, ayant accompli sa mission à la fin de 1585, Kaempfer se mit au service de la compagnie hollandaise en Orient, en qualité de chirurgien. En 1690, il fit partie de l'ambassade envoyée au Japon. Il revint à Batavia en 1693, d'où il partit pour la Hollande. Il arriva à Amsterdam au mois d'octobre de la même année. Ce n'est qu'alors qu'il songea à prendre le grade de docteur en médecine. Il se rendit à Leyde, et il y fut gradué au mois d'avril 1694. Kaempfer s'étant retiré alors dans sa patrie, le comte de la Lippe en fit son médecin. Il mourut le 5 novembre 1716, âgé de 65 ans. Il avait publié lui-même ses *Amœnitates exoticæ*; mais ses nombreuses occupations ne lui avaient pas permis de mettre tous ses recueils en état de paraître. Le chevalier Sloane acquit à grands frais de ses héritiers ses manuscrits et ses dessins. Scheuchzer en fit une version anglaise, et c'est sur cette version qu'a été faite la traduction française de Desmaiseaux de l'histoire du Japon. D'autres publications ont eu lieu depuis; mais la mine féconde des manuscrits du savant voyageur n'est point encore épuisée.

Dissertatio medico-inauguralis sistens decadem observationum exoticarum. Leyde, 1694, in-4.

Amœnitatum exoticarum politico-physico-medicarum fasciculi V. Quibus continentur variæ relationes, observationes et descriptiones rerum Persicarum et ulterioris Asiæ multa attentione in peregrinationibus per universum Orientem collectæ. Lemgo, 1712, in-4.

The history of Japan and Siam, written in high Dutsch by Engelbert Kaempfer, and english by John Gaspar Scheuchzer. Londres, 1727, in-fol. 2 vol. — Trad. en français par Desmaiseaux, La Haye, 1729, in-fol. 2 vol., fig. *Ibid.* 1731, in-12, 3 vol. —Chr. W. Dohm, a publié une édition de l'original allemand. Lemgo, 1777-78, in-4, 2 vol.

Icones selectæ plantarum quas in Japonia collegit et delineavit Engelb. Kæmpfer ex archetypis in museo Britannico asservatis. ed. jos. Banks. Londres, 1791, in-fol., 59 planches. (*Biblioth. anglaise.* — Niceron.)

KALTENBRUNNER (Georoe), docteur en médecine, professeur particulier près de l'Université de Munich, médecin de la duchesse de Leuchtenberg , mort à Rome le 28 décembre 1833. Ce jeune médecin, déjà honorablement connu par ses recherches microscopiques sur l'inflammation, avait été reçu docteur en médecine à Wurzbourg en 1826. Il n'avait que trente ans quand la mort l'a enlevé.

Diss. inaug. sistens prodromum experimentorum circa statum sanguinis et vasorum in inflammatione. Augustæ, 1826, in-8, 39 pp.

Experimenta circa statum sanguinis et vasorum in inflammatione. Cum 9 *tabb. lithogr.* Munich, 1826, in-4, 132 pp.

Recherches expérimentales sur l'inflammation. Dans le *Répert. gén. d'anat. et de physiol. pathol. de Breschet,* 1827, t. IV, p. II.

Beobachtungen über den Heilungsprocess an Wunden. mit 1. K. in Heusinger's Zeitschrift für organische Physik. 1827, t. I.

Recherches expérimentales sur la circulation du sang, pour faire suite à celles de Dollinger, dans le *Journ. des Prog. des Sc. méd.* t. IX, p. 37, 1828.

Zustand der Wohlthætigkeitspflege in der Kgl. Haupt und Residenzstadt München; aus Amtlichen Berichten dargestellt. Abtheil. 1. *Die Wohlthætigkeitsanstalten welche unter magistratischer Verwaltung stehen.* Munich, 1830, in-4.

(*Med. chir. Zeitung.* — Callisen.)

KALTSCHMIDT (Karl-Friedrich), l'un des médecins renommés du dernier siècle, naquit à Breslau le 21 mai 1706. Il fit ses études littéraires dans le gymnase Sainte-Elisabeth de sa ville natale. En 1726 il se rendit à Iéna, où il étudia deux ans le droit avant de se livrer à la médecine. Il fut promu au doctorat en 1732, et il se livra à l'enseignement de la médecine légale, de l'anatomie et de la chirurgie. En 1736 le duc de Saxe-Eisenach le nomma conseiller et médecin aulique, et l'année suivante le duc de Saxe-Weimar le choisit pour conseiller et premier médecin. En 1738 Kaltschmidt fut nommé professeur extraordinaire de chirurgie à Iéna. Durant les années 1742 et 1743, il fit un voyage à Pétersbourg, par la Prusse, la Courlande et la Livonie, et revint par Lubeck et la Basse-Saxe. En 1745 il fut nommé professeur ordinaire; et, après la mort d'Hamberger, en 1755, il eut le premier rang dans la Faculté de médecine, et la place de médecin pensionné du canton. Kaltschmidt mourut le 6 novembre 1769, ayant fait soutenir sous sa présidence un grand nombre de dissertations, la plupart intéressantes, et donné lui-même beaucoup d'opuscules académiques.

*Diss. inaug. (Præs. H. F. Teich-
meyero) de cancro, in specie mammarum.* Iéna, 1732, in-4.

*Diss. de vulnere hepatis curato cum
disquisitione in lethalitatem vulnerum
hepatis.* Iéna, 1732, in-4.

*Programma quo prælectiones suas
futuro semestri instituendas indicit, et
emendati instrumenti chirurgici Trocar
dicti, schema cum curatione virginis
hydropicæ præmittit.* Iéna, 1738, in-4.
Cum. fig.

*Kurze Nachricht von dem Rasten-
burger Gesundbrunnen welcher in dem
Weimarischen Fürstenthume bey der
Stadt Rastenberg oder Rastenburg
anzutreffen ist.* Iéna, 1745, in-4.

*Diss. de distinctione inter fœtum
animatum et non animatum ex medicina forensi eliminanda.* Iéna, 1747,
in-4.

*Programma de ileo in hernia in-
carcerata, gangræna affecto, ægra
tamen superstite.* Iéna, 1747, in-4.

*Programma de ileo, a scrupulis pi-
rorum mespilaccorum eroso et perforato.* Iéna, 1747, in-4.

*Diss. sistens casum de virgine nym-
phomania laborante.* Iéna, 1748, in-4.

*Diss. de Bezoardicorum et regimi-
nis sudoriferi abusu in febribus stoma-
chicis ac intestinalibus, mesaraicis
etiam dictis.* Iéna, 1748, in-4.

Diss. de dysenteria. Iéna, 1748,
in-8.

*Diss. de aquis medicatis Fachingen-
sibus.* Iéna, 1749, in-4.

Diss. de otalgia. Iéna, 1749. in-4.

*Programma de necessitate exstirpa-
tionis chirurgicæ Herniarum spuria-
rum majorum, imprimis hydroceles et
sarcoceles vel hydrosarcoceles.* Iéna,
1749, in-4. *Cum fig.*

Diss. de fluore albo benigno. Iéna,
1749, in-4.

*Programma de chirurgia medicis
vindicata, et necessitate reliquarum
medicinæ partium, ad chirurgum per-
fectum.* Iéna, 1749, in-4.

*Diss. de oculo ulcere cancroso la-
borante, feliciter exstirpati antea ad-
stringentibus intempestive adhibitis.*
Iéna, 1749, in-4.

Diss. de morbis puerperarum. Iéna,
1750, in-4.

*Diss. sistens arthritidem rationaliter
demonstratam.* Iéna, 1750, in-4.

Diss. de virginitate. Iéna, 1750, in-4.

Diss. de partu cæsareo. Iéna, 1750,
in-4.

*Diss. de inflammationibus febre acu-
ta stipatis, sive de febribus inflammatoriis in genere.* Iéna, 1750, in-4.

*Diss. de genesi calculi renum et ve-
sicæ,* Iéna. 1751, in-4.

*Programma de casu partus difficilis
ubi infanticidium licitum est.* Iéna,
1751, in-4.

*Programma de experimento pulmo-
num infantis aquæ injectorum, adjecta observatione anatomica de dextro
infantis lobo, aquæ immisso superna-
tante, sinistro fundum petente.* Iéna.
1751, in-4.

*Diss. de eodem argumento, adjecta
observatione anatomica inferioris lobi
pulmonis infantis dextri lateris unius et
quadrantis anni aquæ injecti fundum
petentis.* Iéna, 1751. in-4.

*Programma de intermissa funiculi
umbilicalis post partum deligatione
non absolute lethali.* Iéna, 1751, in-4.

*Diss. de sanguinis in venam portam
ingesti vera natura.* Iéna, 1751, in-4.

*Programma de hernia incarcerata,
cum vesica, ita ut feces et urina ex
rupto perinæo profluerent, ægro per
XVII annos conservato.* Iéna, 1751,
in-4.

*Diss. de pleuritide vera atque spu-
ria.* Iéna, 1751, in-4.

*Diss. de phthisi pulmonali ejusque
præservatione.* Iéna, 1751, in-4.

*Programma de experientia quadam
anatomica, da die Milz eines neun-
jahrigen Knaben 14 und eine halbe
Unze gewogen, und doch sonst die
Milz eines Erwachsenen nur 12 Un-
zen wiegt.* Iéna, 1751, in-4.

*Progr. de perverso in investigandis,
vulneribus specillorum usu.* Iéna,
1752, in-4.

Diss. de signis graviditatis certis
Iéna, 1752, in-4.

Diss. de partu legitimo. Iéna, 1752,
in-4.

*Diss. de vidua XXX annorum
chlorosi laborante.* Iéna, 1752, in-4.

*Programma de necessitate exse-
candi fœtum ex gravida mortua.*
Iéna, 1752, in-4.

Diss. de pleuritide vera. Iéna, 1752,
in-4.

*Program. de nervis opticis in ca-
davere latis inventis a compressione
per undas facta causa ante mortem
subsecutæ guttæ serenæ.* Iéna, 1752,
in-4.

*Diss. de bilis interno et externo usu
medico.* Iéna, 1752, in-4.

*Programma de raro coalitu hepatis
et lienis in cadavere invento.* Iéna,
1752, in-4.

*Programma de mola suppuratione
confecta, relinquente globum pilorum
pugni magnitudinis cum testa sebacea.*
Iéna, 1752, in-4.

*Prog. de tumore scirrhoso trium
cum quadrante librarum, glandulæ
parotidis extirpato.* Iéna, 1752, in-4.

Diss. de Ileo. Iéna, 1753, in-4.

*Diss. de affectibus spasmodicis va-
gis.* Iéna, 1754. in-4.

*Diss. de vermibus et præcipue de
specie illa vermium intestinalium,
quam tæniam vocamus.* Iéna, 1755,
in-4, cum fig.

*Programma de uno rene in cada-
vere invento.* Iéna, 1756, in-4.

*Programma de raro casu, ubi intes-
tinum rectum in vesicam urinariam
insertum fuit.* Iéna, 1756, in-4.

*Diss. de causis et effectibus ple-
thoræ. Resp. et auct. Grau.* Iéna, 1756,
in-4.

*Diss. de febribus intermittentibus,
et speciatim de tertiana simplici.* Iéna,
1756, in-4.

Diss. de gravidarum morbis. Iéna,
1756, in-4.

Diss. de hepatide. Iéna, 1756,
in-4.

*Diss. de methodo hæmorrhagias
vulnerum sistendi optima.* Iéna, 1756,
in 4.

*Diss. de necessaria fœtus in omni
partu præternaturali, qui a situ fœtus vitiato dependet, versione, cum
suis cautelis.* Iéna, 1756, in-4.

Diss. de phrenitide. Iéna, 1756,
in-4.

Diss. de asthmate pituitoso. Iéna,
1757, in-4.

*Programma de necessaria post
paracentesin abdominis deligatione.*
Iéna, 1757, in-4.

*Programma de difficili ex brachio
fœtus sinistro primum ex utero pro-
deunte et delirii a medicamenti partum provocantis abusu originem ha-
bentis curatione.* Iéna, 1757, in-4.

*Diss. de plethora vera in sensu me-
dico sumpta.* Iéna, 1757, in-4.

*Diss. sistens effectus salium sangui-
ni inhærentium, tam naturales quam
præternaturales.* Iéna, 1757, in-4.

Diss. de febre quartana intermitten-te. Iéna, 1757, in-4.

Diss. de hæmoptysi. Iéna, 1757, in-4.

Diss. de hæmorrhoidibus cæcis. Iéna, 1757, in-4.

Diss. sistens varia partus impedimenta ex capitis vitio. Iéna, 1757, in-4.

Diss. de plethora in sensu medico semper spuria. Iéna, 1757, in-4.

Diss. sistens theses de inflammatione generatim. Iéna, 1757, in-4.

Diss. de istis mercurii partibus, quæ imprimis miasma venereum in corpore hærens destruere valent. Iéua, 1757, in-4.

Diss. sistens atrophiæ pathologiam. Auct. et Resp. Truhart. Iéna, 1757, in-4.

Diss. de convulsionibus ex atra bile. Iéna, 1758, in-4.

Diss. de vera causa variolarum generatim. Iéna, 1758, in-4.

Diss. de angina inflammatoria. Iéna, 1759, in-4.

Progr. de situ corporis erecto excedente, sanitati contrario. Iéna, 1759, in-4,

Diss. de intestino in hernia incarcerata a chirurgo incaute læso. Iéna, 1759, in-4.

Diss. de pleuritide vera. Iéna, 1759, in-4.

Diss. de morbis periostei. Iéna, 1759, in-4.

Diss. de vomicis. Iéna, 1759, in-4.

Diss. de phthisi. Iéna, 1759, in-4.

Diss. de scirrho in genere. Iéna, 1759, in-4.

Diss. de hæmorrhagia uteri post partum nimia. Iéna, 1759, in-4.

Diss. de cacochymia pituitosa. Iéna, 1760, in-4.

Programma de necessitate partus cæsarei instituendi in omnibus gravidis mortuis. Iéna, 1760, in-4.

Diss. de regimine gravidarum. Iéna, 1760, in-4.

Diss. de genuina febres continuas curandi ratione in universum. Iéna, 1760, in-4.

Diss. de mercurii usu in hydrophobia. Iéna, 1760, in-4.

Diss. de enteritide. Iéna, 1760, in-4.

Diss. sistens tympanitæ pathologia. Iéna, 1760, in-4.

Diss. de cholera. Iéna, 1760, in-4.

Diss. de putredine in corpore humano ejusque effectibus. Iéna, 1760, in-4.

Diss. de medicamentorum consolidantium modo agendi et usu. Iena, 1761, in-4.

Programma de parte ossis humeri exstirpata, brachio tamen post consolidationem integram servante longitudinem. Iéua, 1761, in-4.

Diss. de raro phthiseos curatæ casu. Iéua, 1761, in-4.

Diss. de abusu situs corporis erecti. Iéna, 1761, in-4.

Diss. de prognosi status morbosi rite formanda. Iéna, 1762, in-4.

Diss. de partu cum hæmorrhagia uteri conjuncta. Iéna, 1762, in-4.

Diss. de symptomatibus urgentibus in febribus malignis. Iéna, 1762, in-4.

Diss. de herniis in genere, imprimis oscheocele. Iéna, 1762, in-4.

Diss. de diamne periodico. Iéna, 1762, in-4.

*Progr. de multorum præjudicio, venæ sectionem in corpore prima vice institutam vitæ periculum avertere, et hinc differendam, donec aliis aliquando frustra tentatis remediis fir-

mum in éa superesse possit præsidium. Iéna, 1762, in-4.

Programma de testiculo trium cum dimidiâ librarum feliciter extirpato. Iéna, 1762, in-4.

Progr. de extirpato scirrho in labio sinistro vulvæ, cum monito, emollientia in tumoribus inflammatoriis duris præstare resolventibus. Iéna, 1762, in-4.

Diss. de sugillatione a causa interna orta. Iéna, 1763, in-4.

Diss. de theoria passionis hystericæ. Iéna, 1763, in-4.

Diss. de natura sulphuris antimonii aurati, et hinc dependente virtute emetica ejusdem. Iéna, 1763, in-4.

Diss. de officio medici in foro politico versantis in genere. Iéna, 1763, in-4.

Diss. de catarrho præfocante. Iéna, 1763, in-4.

Diss. de ancycloblephare pueri XII annorum curato. Iéna, 1764, in-4.

Program. de scirrho glandulæ axillaris extirpatæ. Iéna, 1764, in 4.

Progr. de masticatione pueri VII annorum per cartilaginem maxillas ligantem sublata, sed per operationem chirurgicam restituta. Iéna, 1764, in-4.

Diss. de febri lenta hæmorrhoidali feliciter curata. Iéna, 1765, in-4.

Diss. de nausea. Iéna, 1765, in-4.

Diss. de causis debilitatis febrilis. Iéna, 1765, in-4.

Diss. de vomitoriis. Iéna, 1765, in-4.

Progr. de tumore hernioso. Iéna, 1765, in-4.

Progr. de hydrope pectoris saccato. Iéna, 1765, in-4.

Prog. de tumore tunicato peculiari. Iéna, 1766, in-4.

Diss. de frictionum usu. Iéna, 1766, in-4.

Diss. de inflammatione, quatenus per venæsectionem discutitur et quatenus gravior inde redditur. Iéna, 1766, in-4.

Progr. de tænia. Iéna, 1766, in-4.

Progr. de aquis in hydrope ascite unica operatione evacuandis. Iéna, 1767, in-4.

Progr. de costis duabus primis veris in dextro puellæ latere per interpositam substantiam osteam cohærentibus. Iéna, 1767, in-4.

Progr. de cicuta. Iéna, 1768, in-4.

Diss. de virgine, chlorosi et gutta serena laborante. Iéna, 1768 in-4.

Diss. de hernia incarcerata. Iéna, 1768, in-4.

Diss. de variis effectibus medicamentorum aquosorum in quibusdam morbis chirurgicis. Iéna, 1768, in-4.

Diss. de lethalitate vulnerum capitis in infantibus recens natis. Iéna, 1768, in-4.

Observatio de ileo in hernia incarcerata gangræna affecto, ægra tamen superstite. In actis acad. natur. curios. vol IX, p. 12.

Observatio de ileo a scrupulis pirorum mespilaceorum eroso et perforato. In Act. acad. nat. curios., p. 14.

(Rotermund. — Meusel. — Haller.)

KANNEGIESSER (Gottlieb-Heinrich), né à Gotha le 22 juillet 1712, reçut son éducation dans la maison paternelle, dans le gymnase de Gotha, et, après la mort de ses parens, dans le collége d'Eisenach. De 1727 à 1730 il étudia dans les Universités d'Iéna et de Halle. Vers la fin de cette dernière année, il revint à Gotha; mais il ne fit guère qu'y passer, et il alla se fixer à Kiel, pour s'y livrer à l'exercice de l'art de guérir. Il eut bientôt de la réputation comme praticien. En 1733, il obtint la licence, de l'Université de Kiel, et l'autorisation d'enseigner. En 1736, il fut nommé professeur extraordinaire et docteur en médecine, et, en 1740, membre de l'Académie des Curieux de la nature. En 1743, il devint professeur ordinaire. Kannegiesser mourut le 26 août 1792, à l'âge de quatre-vingts ans. Il était depuis 1786 conseiller-d'état du roi de Danemarck. Ses œuvres consistent en des dissertations soutenues sous sa présidence, des programmes académiques, des observations insérées dans les actes de l'Académie des Curieux de la nature, et en un traité de médecine légale. En voici les titres:

Diss. de excretione cutanea. Kiel, 1731, in-4.

Diss. de causis morborum ex influxu siderum pendentibus. Kiel, 1732, in-4.

Observationes medico-clinicæ de febre catarrhali maligna, anno 1733, mense Aprili Chilonium Holsatorum obsidente. Kiel, 1733, in-4.

Diss. inaug. de præcipuis cautelis, praxin adeunti clinico juxta probe attendendis. Kiel, 1733, in-4.

Progr. de spinæ dorsalis præternaturali flexu, prælectionibus suis physiologicis præmissum. Kiel, 1734, in-4.

Oratio de pietate medico imprimis necessaria ; cum munus professoris medic. extraord. auspicaretur. Kiel, 1736, in-4.

Progr. de felicium pharmacorum infelici sæpe usu, prælectionibus publicis præmissum. Kiel, 1736, in-4.

Vollstændige Beschreibung der Hallischen Medicamente. Kiel, 1737, in-8.

Progr. de spasmo ex calore et frigore, altero alterum immediate excipiente ; cum munus prof. ord. auspicaretur. Kiel, 1743, in-4.

Or. de modernorum studiis altioribus non altioribus. Kiel, 1743, in-4.

Disp. de sudoriferum abusu. Kiel, 1744, in-4.

Or. de probabili mentis cum corpore unione. Kiel, 1744, in-4.

Disp. de adstringentium efficacia diaphoretica. Kiel, 1744, in-4.

Disp. de lapidis microscomici genesi. Kiel, 1745, in-4.

Progr. de indefinito morborum numero, ad præc. disp. Kiel, 1745, in-4.

Unterricht von der Holsteinischen grassirenden Hornviehseuche. Kiel, 1745, in-8.

Disp. de spiritu ardente ejusque operandi modo. Kiel, 1747, in-4.

Or. de veterum in rem medicam laude et meritis plane singularibus. Kiel, 1747, in-4.

Or. de temperamentorum formalitate. Kiel, 1748, in-4.

Diss. de pneumatosi. Kiel, 1748, in-4.

Diss. de pleuritide. Kiel 1749, in-4.

Progr. de tubulosa nervorum structura. Kiel, 1749, in-4.

Or. de bilis naturali et præternaturali efficacitate. Kiel, 1749, in-4.

Or. de refrenanda litteratorum intemperantia. Kiel, 1749, in-4.

De cura piscium per Slesvici et Holsatiæ Ducatum usitata libellus, secundum constitutionem Academiæ imperialis Leopoldino Franciscanæ naturæ curiosorum. Kiel, 1750, in-8, cum tab. æn.

Or. de remediorum a mineralibus desumptorum cum corpore humano proportione. Kiel, 1751, in-4.

Or. de cautione circa præsagia. Kiel, 1751, in-4.

Or. de animi incandescentia insigni sanitatis præsidio. Kiel, 1753, in-4.

Diss. de elephantiasi. Kiel, 1753, in-4.

Diss. de Telephio et Chironio ulcere. Kiel, 1753, in-4.

Or. de arcii et echii discrepantia. Kiel, 1753, in-4.

Diss. de ætatibus. Kiel, 1755, in-4.

Diss. de salivæ efficacitate. Kiel, 1755, in-4.

Diss. de hydrope. Kiel, 1756, in-4.

Diss. de apoplexia. Kiel, 1756, in-4.

Diss. de variolis. Kiel, 1756, in-4.

Diss. de impotentia conjugali. Kiel, 1756, in-4.

Oratio de philosophia naturali futuro medico necessaria. Kiel, 1757, in-4.

Diss. de damno ex venæ sectionis abusu. Kiel, 1757, in-4.

Or. de Prorectoris officio. Kiel, 1757, in-4.

Diss. de virginitatis læsæ integræ signis. Kiel, 1758, in-4.

Diss. de locorum salubritate. Kiel, 1760, in-4.

Diss. de morbis dissimulatis et fictis. Kiel, 1760, in-4.

Oratio de senium prævertendi adminiculis. Kiel, 1761, in-4.

Diss. de morbo comitiali. Kiel, 1761, in-4.

Progr. de loto antiqua. Kiel, 1761, in-4.

Or. de veterum pugilatu, sanitatis præsidio insigni. Kiel, 1761, in-4.

Or. de somno meridiano sanitatis præsidio efficacissimo. Kiel, 1765, in-4.

Or. de quadratura circuli physica. Kiel, 1765, in-4.

Or. de internecione. Kiel, 1768, in-4.

Progr. de lapidibus aquilinis. Kiel, 1768, in-4.

Institutiones medicinæ legalis, in usum auditorum. Cum præf. A. G. Büchneri. Halle, 1768, in 8. *Ed. 2, aucta et emend.,* 1777, in-8. Kiel, 1777, in 8.

Diss. de hydrope. Kiel, 1769, in-4.

Diss. de variolarum insitione. Kiel, 1769, in-4.

Progr. cibus alieno dente molitus, nauseam parit. Kiel, 1769, in-4.

Or. de ave britannica. Kiel, 1769, in-4.

Diss. de prognosi inflammationum. Kiel, 1769, in-4.

Progr. de prædictionibus. Kiel, 1769, in-4.

Or. de doctrina futuro medico necessaria. Kiel, 1769, in-4.

Or. de intemperantia insigni sanitatis impedimento. Kiel, 1770, in-4.

Diss. de ortu et progressu hominis. Kiel, 1770, in-4.

Diss. de morbo Pliniano. Kiel, 1770, in-4.

Diss. de Corcino. Kiel, 1770, in-4.

Il a publié dans les *Actes de l'Aca-*

démie des Curieux de la nature les articles suivans :

Vol. VI: *Obs. de calculo, in principio œsophagi concreto solis tandem digitis extracto. — Obs. de calculis felleis, ex ulcere dextri hypochondrii productis sanatoque ulcere cystidis felleæ et ventriculi. — Obs. de herniis incarceratis et exulceratis. — Concrementi carnosi, uteri orificium externum claudentis, menstruique sanguinis transitum, et matrimonialem congressum impedientis, sublatio. — De tumore abdominis insigni, copiosa hydatidum ex utero exclusione, sanato. — Angina ex processuum cartilaginis scutiformis dimotione oborta, repositione digitis facta, feliciter curata. — Notanda quædam de frigoris anni* 1740 *effectu. —* Vol. VII : *Obser-*

vata quædam singularia circà variolas anno 1740 *in Holsatia epidemice grassantes*, p. 36. *— Innoxia carcinomatis palpebræ adnati, extirpatio,* p. 40. *— Calculus per biennium in urethra hærens, sectione feliciter sublatus,* p. 41. *—Renunciatio super vulnus bregmati inflictum et prægressam insignem cranii fracturam, sponte jam coalescentem,* p. 42. *— De morbo quodam convulsivo, epidemice per Holsatiam grassante,* p. 108. *— De cestra ex lapidicina, prope prædium Noer nuperrime effossa,* p. 123. *— Singularis effectus et notabile ex terrore damnum,* p. 124. — Vol. VIII : *Obs. de adstringentium efficacia diaphoretica,* p. 177.
(Haller.—Meusel.—Rotermund.)

KANOLD (JEAN), l'un des épidémiographes les plus distingués du dernier siècle, né à Breslau le 15 décembre 1679, se rendit à Halle, en 1701, pour y achever ses études médicales. Il fut disciple de Stahl, et c'est sous la présidence de cet homme célèbre qu'il soutint sa thèse inaugurale en 1704. Aussitôt reçu, il alla se livrer à la pratique de l'art dans sa ville natale. Ce fut lui qui fonda, avec l'aide de quelques amis, un écrit périodique fort estimé, qu'il continua sans interruption jusqu'à sa mort. En 1719, il fut nommé membre de l'Académie des Curieux de la nature, à laquelle il transmit de nombreuses observations. Kanold mourut le 15 novembre 1729, laissant manuscrit un ouvrage considérable sur la maladie pestilentielle qui régna de 1701 à 1716, ouvrage qui, malheureusement, n'a pas vu le jour. Kanold avait publié les suivans :

Disputatio de abortu et fœtu mortuo (sous la présidence de G. E. Stahl). Halle, 1704, in-4.

Briefe einiger Medicorum von der Pest in Preussen, Pohlen, Schlesien. Breslau. 1711, in-4. *Mit Anmerkungen.* Halle, 1713, in-4.

Historische Nachricht von der Pest des Horneviehes in Schlesien. Breslau, 1713, in-4.

Kurze Jahrhistorie von der Seuche des Hornviehes von 1701. *bis* 1717. Bautzen, 1720, in-8; 1721, in-8.

Einiger Marsilianischen Medicorum in französischer Sprache ausgefertigte und ins Teutsche übersetzte Send-

schreiben von der Pest in Marsilien und mit einigen reflexionibus sonderlich von dem Wahren Ursprung der Pestilenz aus und in Orient. Leipzig, 1721, in-4.

Untersuchung des Tannenhausischen Gesundbrunnens.

Sammlung von Natur und medicinischen wie auch hiezu gehœrigen Kunst und Literatur Geschichten von 1717 bis 1727 von Kanold und Kundmann besorgt, in-4, 38 vol. *Supplementbœnde.* Budissin, 1726-1729, in-4, 4 vol. Continué pendant quatre anuées, par Büchner, sous le titre de *Miscellanea physico-medica.* Erfurt, 1727-33. *Universal Register.* Erfurt, 1736.

Museographia oder Anleintung zum rechten Begriff und nützlicher Anlegung der Museorum oder Raritœtenkammern; von C. F. Jenckel Kaufmann in Hamburg, vermehrt von Kanold. Leipzig et Breslau, 1727, in-4.

(Jœcher. — Rotermund. — Haller.)

KAPP (George-Chrétien-Frédéric), né à Kirchleuss le 1er février 1780, fit ses études médicales à Erlang, et y fut reçu docteur le 19 mars 1801. Il se fixa alors à Bayreuth, et partagea son temps entre une pratique active et les travaux de cabinet. Les ouvrages qu'il publia annoncèrent un homme judicieux et instruit. Il promettait une topographie de Bayreuth, pour laquelle il avait rassemblé une grande quantité de matériaux, quand il succomba au typhus qu'il avait pris en soignant les soldats autrichiens et russes qui en étaient affectés en grand nombre à Bayreuth. Sa mort eut lieu le 16 février 1806. Voici les titres des ouvrages qu'avait déjà publiés ce jeune médecin.

Ueber einige Wirkungen der Lebensluft auf den thierischen Kœrper. Erlang, 1799, in-8.

Ueber die Schwefelsœure im allgemeinen, deren Wirkungsart und Anwendung bey Krankheiten. Bayreuth, 1800, in-8.

Disputat. inaugur. de marte phosphorico. Erlang, 1801.

Der menschliche Kœrper von seiner Entstehung an bis ins Alter; ein Lesebuch für alle Stœnde des reifern Alters. Hof, 1803, in-8, 208 pp.

Ueber das schwarze Magnificum oder das vollkommene Braunstein Metall oxyd als Heilmittel. 1803, in-8.

Systematische Darstellung der durch die neuere Chemie in der Heilkunde bewirkten Verœnderungen und Verbesserungen, nebst einen Anhange über das Braunsteinmetall und dessen Oxyde als innerliche und ausserliche Heilmittel in der Arzneikunst. Hof, 1805, in-8, 327 pp.

Erzœhlung eines Gesichtschmerzens, bey welchem die Durchschneidung des Nervens fruchtlos war. in Hufeland's Journ. der prakt. Heilk. T. XX, p. 65.

Beschreibung des Bayreuthischen Stadtlazarethes. In Krauzens Armenfreund. — Le même recueil contient quelques autres articles de Kapp.

Dans l'*Oberdeutsch. Allgem. Lit. Zeit.*, on trouve des poésies latines et allemandes de Kapp, et des analyses critiques d'ouvrages nouveaux.

(Rotermund. — *Med. chir. Zeitung.*)

KAUHLEN (Franz-Wilhelm), né à Hemmerdem, dans l'état de Cologne, le 27 janvier 1750, fut reçu docteur en médecine à Bonn en 1774, et devint professeur ordinaire de pathologie , de médecine pratique et de police médicale de cette université. Le prince-évêque de Cologne le nomma son conseiller. Kauhlen mourut en 1793. Ses productions, qui ne consistent qu'en des opuscules académiques, n'ont rien de bien notable, et méritent à peine d'être mentionnées.

Diss. inaug. Examen fontis mineralis soterii Rosdorfiensis prope Bonnam. Duisbourg, 1774 , in-4.

Progr. von den Hindernissen, die der Vervollkommnung der Arzneygelehrsamkeit im Wege stehen. Bonn, 1786 , in-4.

Abhandlung über die Ruhr. Bonn, 1787, in-8.

Diss. de febre puerperali. Bonn, 1790, in-4.

Diss. de febre vulneraria. Bonn, 1791. *Resp. Ebbinkhuysen.*

(Rotermund. — Usteri.)

KAUSCH (Johann-Joseph), homme qui s'est fait un nom distingué dans la critique médicale et dans l'exercice et la littérature de la médecine publique, était né à Lœwenberg le 16 novembre 1751. Reçu docteur en médecine à Halle en 1773, il voyagea pendant deux années , au bout desquelles il fut médecin du prince de Hazfeld Trachenberg. Il obtint successivement les titres de médecin cantonnal de Militsch , en Silésie, d'associé du collége médical et sanitaire de Glogau en 1792, de conseiller près le gouvernement de la Silésie à Liegnitz, etc. Il fut décoré de l'ordre de la Croix-de-Fer, et , en 1823, à l'occasion du jubilé demi-séculaire de son doctorat, il fut créé chevalier de l'ordre de l'Aigle-Rouge. Kausch mourut le 10 mars 1825. Kausch a écrit un grand nombre d'ouvrages sur des sujets très-variés. Son *Esprit et critique des journaux allemands* , en 18 vol., et ses *Memorabilien* , en 3 vol., que je connais, sont d'un homme très instruit et d'un jugement sûr. On n'estime pas moins ses autres ouvrages.

Diss. inauguralis de remediorum in humoribus nostris non solubilium efficacia. Halle, 1773 , in-4.

Collins Heilkræfte des Wolferley in Fiebern und andern faulen Krankheiten; aus dem Latein. seiner Wahrnehmungen über hitzige und langwierige Krankheiten übersetz, mit einer Vor-

rede über Verschiedme Tugenden dieses Gevæchses vermehrt und durch neue Erfahrungen bestætiget. Breslau, 1777, in-8.

Zwey Leichenreden auf den Fürsten und die Furstinn v. Hazfeld. Breslau, 1780 , in-8.

Ueber den Einflufs der Tœne, und

iusbesondere der Musik, auf die Seele; eine psychologische Abhandlung nebst einem Anhange über den unmittelbaren Zweck der schœnen Künste. Breslau, 1781, in-8.

Schlesiens Bardenopfer für 1786. Gesammelt und auf eigene Kosten herausgegeben von Kausch. Breslau, 1786, in-16.

Schlesiens Bardenopfer für 1787.

Schlesiens Bardenopfer für 1788. Publié aussi avec le titre suivant: Poetische Blumenlese der Preussischen Staaten für 1788. Gesammelt von Kausch.

Schlesiens Bardenopfer für 1789.

Der allerneueste Roman, oder die Frau ohne Vorurtheil. Erste Hœlfte. Breslau, 1785. Zweyte Hœlfte. Breslau, 1786, in-8.

Æsthetische Gespræche über die grossesten dichterischen Vorurtheile, Maschinenwerk, Reins und Silbenmaas. Nebst einer Beylage und einer Widmengsode an Teutschlands, erste Dichter, als Beyspiel einer neuen Theorie. Breslau et Leipzig, 1786, in-8.

Wahrheit und Freymüthigkeit in Schwesterlicher Umarmung. — 1stes Bœndchen. Nuremberg, 1789, in-8.— Continué sous le titre suivant:

Freymüthige Unterhaltungen über die neuesten Vorfœlle unsers Zeitalters die Sitten und Handlungsarten der Menschen Zusammengetragen von einigen teutschen und polnichen Patrioten, und herausgegeben von Kauch. Leipzig, 1790. — 2ter Band. Leipzig, 1791, (1790), in-8.

Originalbemerkungen über die beyden in unsern Tagen am meisten im Schwange gehenden Rindviehsterben, nebst Bekanntmachung eines Kostenlosen, sehr glücklichen und durch vielfœltige Erfahrung bestœtigten Heil-

verfahrens im sogenannten Milzbrande. Mit hoher Genehmigung dem hochlöbl. Konigl. Preuss. Obercollegio medico zu Berlin gewidmet. Grottkau et Leipzig, 1790, in-8.

Kabale im Civildienst; ein dramatisirter Roman, in zwey numerirten Theatervorstellungen, deren beyde sowohl einzeln, als mit einander ein Ganzes ausmachen. Grottkau, 1790, in-8.

Beantwortung der Frage: wie kann man auf eine leichte, nieh allzukostpielige Art den Wundœrzten, denen das Landvolk anvertrauet ist, und die der leidenden Menscheit oft mehr schœdlich als nützlich sind, einen bessern und zweckmœssigern Unterricht beybringen? Welcher die kurfurstl. Mainz. Academie der Wiss. zu Erfurt den Preis zuerkannt hat. Erfurt, 1791, in-4. — Avec un mémoire de Mederer, sur la même question.

Kameralprincipien über Rindviehsterben, für Landesregierungen und angehende Staatswirthe. Mit einer Kupfertafel. Berlin, 1793, in-8.

Nachrichten über Polen. 2 Theile. Salzbourg, 1793, in-8.

Ausführliche Nachrichten über Bœhmen; vom Verfasser der Nachrichten über Polen. Salzbourg, 1794, in-8.

Ausführliche Nachrichten über Schlesien; von Verfasser der Nachrichten über Polen und Bœhmen. Salzbourg, 1794, in-8.

Apologien 1ste Sammlung 1-3ter Heft. Leipzig, 1787, in-8.

Etwas in der Katholizismus Sache in Beziehung auf Schlesien; Antwort auf Suitnak's Briefe über Kant; Parallelen zwischen der protestantischen und Katholischen National Aufklœrung; in wie fern sie durch die eine oder die *andere Geistlichkeit mehr oder weniger begünstiget wird.*

Erfahrungen über den Lungenbrand oder Milzbrand des Rindviehes: in Pyl's Repertorium für die gerichtliche und œffentliche Arzneygel. B. 2. St. 2. S. 269-303 (1791)

Ueber Ludwig Ferdinands schœne That, in den schlesis. Provinzialblœttern. 1793 St. 9.

Kausch'ens Schicksale; nebst mannichfaltigen Abschweifungen und einer Beylage. Leipzig, 1797, in-8.

Geist und Kritik der medicinischen und chirurgischen Zeitschriften Teutslands für Aerzte und Wundœrzte. Leipzig, Breslau, 1798-1806, in-8, 18 vol.

Mediciniche und chirurgische Erfahrungen, in Briefen an Girtanner, Hufeland, Loder, Quarin, Richter. u. s. w. nebst. den eingegangenen Antworten. Leipzig, 1798, in-8.

Briefe an den Einsiedler Grund auf dem Riesengebürge, öber seine Landesverweisung und gethanen Reisen nach Leipzig, Iéna, Weimar, Erfurt, Gotha, Gottingue, Halle, Postdam-und Berlin. Berlin, 1799, in-8.

Sendschreiben an Herrn Hofrath Hufeland in Iena auf Veranlassung seiner Schrift Bemerkungen über das Nervenfieber und seine Complicationen. Altembourg, 1799, in-8.

Erste Fortsetzung seiner Nachrichten über Schlesien, Bœhmen und das vormalige Polen. Breslau, 1796, in-8.

Die Heilquellen zu Buchowine für Aerzte und Nichtœrzte nach des Herrn Apothekers Lachmund chemischer Untersuchung derselben gewürdigt. Breslau et Leipzig, 1802, in-8.

Ueber den Milzbrand des Rindviehes; eine Abhandlung, welcher von der kœniglichen Akademie der Wissenschaften zu Berlin der Preis von fünnfzig Ducaten zuerkannt werden ist. Berlin, 1805, in-8.

Fragmente der militarischen Staatsarzneykunde ; in Kilian's Georgia Jahrg. 1806. Januar. :

Ein neues charakterisisches Zeichen der Rindviehpest; in Hufeland's und Himly's Journal der prakt. Heilkunde 1809. Marz, n. 4.

Memorabilien der Heilkunde, Staatsarzneiwissenschaft und Thierheilkunst. Zullikau, 1813-1819, in-8, 3 vol.

Ueber die neuen Theorien des Kriminalrechts und der gerichtliche Medicin, Vorschlægen zur Verbesserung bey der Disciplinen. Zullikau, 1818, in-8.

Kausch a en outre coopéré à l'*Encyclopédie d'Ersch* et *Gruber,* et il a fourni un grand nombre d'articles ou d'analyses critiques à l'*Almanach de Gruner* et à divers journaux.

(Rust und Casper, *Kritisches Repertorium*, etc.— *Med. chir. Zeitung.*— *Allg. med. Annalen.* — Meusel.)

KEATE (Thomas), chirurgien général des armées britanniques, et chirurgien extraordinaire du roi d'Angleterre, est connu pour avoir recommandé, comme un moyen dont l'expérience lui avait montré l'efficacité contre l'hydrocèle, l'application topique d'une solution de sel ammoniaque dans parties égales de vinaigre et d'alcool. Keate recommande aussi beaucoup l'emploi des topiques froids sur les hernies étranglées.

Cases of Hydrocele, with observations on a peculiar method of treating that disease. To which is subjoined a singular case of hernia vesicæ urinariæ complicata with hydrocele, and two cases of hernia incarcerata. Londres, 1788, in-8, 60 pp.

Observations on the fifth report of the commissionners of military inquiry, and more particularly on these parts of it which relate to the surgeon general. Londres, 1808, in-4.

Observations on the proceedings and report of the medical board, appointed to examine the state of the depot in the isle of Wight. Londres, 1809, in-8.

(Richter, *Bibliothek.* — Rob. Watt.)

KECK (JEAN-ERDMANN), né à Koswig, dans le duché d'Anhalt, le 16 mars 1753, reçu docteur en médecine à Wittemberg en 1783, fut médecin pensionné de sa ville natale. Il mourut le 12 février 1812.

Diss. inauguralis super tussi quasdam animadversiones continens. Wittemberg, 1783, in-8.

Die Hausmutter an Krankenbette; eine gemeinnützige Schrift für alle Stænde. Pendant zur Gemershausischen Hausmutter. Berlin, 1784, in-8.

Abhandlungen und Beobachtungen aus der practischen und gerichtlichen Arzneywissenschaft. T. I. Leipzig, 1787; t. II, ibid, 1789, in-8.

Versuch einer Klassification der Volksarzneykund; in Nolde's Archiv für die Volksarzneykunde. T. I.

Napht Wurmbrands Reiten in Abyssinien, 30 Jahre nach den Dortigen *Aufklærung.* Leipzig, 179, in-8. — Anonyme.

Beytræge zur Berichtigung der gangbaren Meynungen über die sogenante Loserdierre oder die Rindviehpest. Leipzig, 1802, in-8.

Der Wahrscheinlichste Weg, die Rindviehpest auszurotten. Ein non accessit zu den von der Russ. Kaiserl. œkon. Gesellschaft in Petersburg und der œkon. Gesellschaft in Leipzig gekronten Preisschriften. Leipzig, 1803, in-8.

Keck a fourni divers articles au *Journal de Hufeland* et aux *Archives de Horn.*

(Eiwert. — *Med. chir. Zeitung*)

KEILL (JAMES), frère du célèbre mathématicien et médecin, John Keill, naquit en Écosse le 27 mars 1673. Il fit ses études à Édimbourg et à Leyde. Il voyagea sur le continent, revint à Oxford et à Cambridge, et prit, dans la dernière de ces Universités, le grade de docteur en médecine. En 1700, il s'établit à Northampton, où il eut bientôt une pratique fort étendue. Il succomba, en 1719, aux progrès d'un cancer dans la bouche. Keill s'efforça d'appliquer les mathématiques, et particulièrement le calcul des fluxions de Newton, à la médecine. Il passe pour un des chefs de l'école iatromathématique.

Anatomy of the human body abrid-
ged ; or a short and full view of all
the parts of the body, with their uses ,
drawn from their compositions and
structures. Londres, 1698 , 1703 ,
in-12; 1718, in-8. 4th. edition, ibid.
1710, 11th. ibid. 1742.

An account of animal secretion,
the quantities of blood in the human
body, and muscular motion. Londres,
1708, in-8.

Essays on several parts of the animal
œconomy. Londres, 1717, 1738, in-8,
4th. édit.

Tentamina medico-physica ad quas-
dam quæstiones quæ œconomiam ani-
malem spectant , quibus accessit medi-
cina statica Britannica. Londres, 1718,
in-8 ; Leyde, 1741, in-4. Lucques.
1756, in-8.

Account of the death and dissection
of John Bayles, reputed to have been
130 years old. Phil. trans. Abr. V.
299, 1706.

Account of animal secretion ; the
quantity of blood in the human body;
muscular motion Ib. 492. — *Epistola*
de viribus cordis. Ib. Abr. VI, 415,
1710.

(Iob. W——— Rotermund.)

KELCH (Wilhelm-Gottlieb), né à Kœnigsberg en 1773, selon
Meusel, ou en 1776, selon d'autres, dont l'opinion paraît plus probable, fut reçu docteur en médecine à Kœnigsberg le 17 juin 1797.
Il fut successivement prosecteur de l'amphithéâtre anatomique ,
professeur particulier, et enfin professeur extraordinaire de médecine près l'université. Il mourut le 2 février 1813.

Specimen inaugurale de liquore
gastrico ciborum menstruo. Kœnigsberg, 1797, in-8, 36 pp.

Commentatio medico-obstetricia de
symptomatibus et signis graviditatis
veræ simplicis uterinæ eorumque
causis. Resp. H. E. C. Laubmeyer.
Kœnigsberg, 1799, in-4.

Ueber die Wirkungen der Galva-
chen Electricitæt in Menschlichen
Kœrper, durch Versuche mit dem Kœr-
per eines Enthaupteten bestætigt. Kœnisberg, 1803, in-8.

Ueber den Schædel Kant's ; ein
Beytrag zu Gall's Hirn-und Schædel-
lehre. Kœnigsberg, 1804, in-8.

Beyträge zum pathologischen Ana-
tomie. Berlin, 1813. in-8. —Recueil
d'observations intéressantes.

Ueber die Brechweinsalbe in Keich-
husten; in Hufeland's Journal der
prakt. Heilk. 1809, avril.

(*Med. Chir. Zeitung.* — Meusel.)

KELLNER (Wilhelm-Andreas), docteur en médecine, conseiller
et médecin de la cour d'Eisenach, et médecin pensionné du canton, membre de l'Académie des Curieux de la nature, était né à
Eisenach le 5 décembre 1694. Il fit ses études médicales d'abord à
Eisenach, puis, en 1714, à Halle, où il fut admis dans la maison
de Fréd. Hoffmann. Il retourna dans sa ville natale en 1716. Gêné
dans l'exercice de sa profession, parce qu'il n'avait pas encore de

titre légal pour s'y livrer, il se présenta aux examens à l'Université d'Eisenach, et s'y montra avec avantage. Il visita ensuite l'Université d'Iéna, puis revint à celle de Halle prendre le grade de docteur, ce qu'il fit le 28 juillet 1718. Il entretint long-temps une correspondance active avec Hoffmann, Buchner et Kanold. Kellner mourut en 1750. Ce qu'il a publié de plus utile, c'est la table des trois décuries et des dix centuries des *Ephémérides des Curieux de la nature.*

Diss. inaug. (præs. Frid. Hoffmann) *observationes et cautelas circa acidularum et thermarum usum et abusum exhibens.* Halle, 1717, in-4.

Epistola gratul. de asylis quibusdam ignorantiæ chymicæ. Isenaci, 1717, in-4.

Synopsis observationum medicarum et physicarum, quas Decuriæ III et Centuriæ X ephemeridum Academiæ Cæsareæ naturæ curiosorum ab anno MDCLXXX usque ad annum MDCCXXII publicatorum, continent, ordine alphabetico exposita et ad instar Lexici realis observationum physico-medicarum adornata. Nuremberg, 1739, in-4.

Dans les *Annales physico-medicæ Vratislavienses* on trouve de Kellner les articles suivans :

Duæ renunciationes de frontis vulneribus; Fasc. XXXI, p. 197. — *Motus convulsivi singulares, concremento carnoso per anum excluso, sublati;* Fasc. XXXII, p. 421. — *Violenta ossis tibiæ avulsio;* ibid., p. 647. — *Cæcitas a capitis vulnere relicta, an ficta habenda necne?* Fasc. XXXVI, p. 502. — *De salinis cruciburgensibus, in Ducatu Isenacensi exstructis;* Fascic. XXXVII, p. 238. — *A spermate cervi assumpto singulares affectus;* Fasc. XXXVIII, p. 472. — *Fluxus aurium ac dentium serosus, insultus rheumatico-arthriti-cos intercipiens;* ibid., p. 658. — *Decoctum antiepilepticum experientiæ suffragium exspectans;* ibid., p. 660.

Dans les *Miscellanea physico-medica Erfurtens. Mors ex semine daturæ, loco nigellæ dato,* etc. 1727, trimest. I et II, p. 122. — *Vulnus cordis subito lethale.* Nuremberg, trim. III et IV, p. 437. — *Narium hæmorrhagia enormis in vetula.* /. 1728, trim. I et III, p. 930. — *Arnicæ usus præstantissimus. Ibid.,* p. 1450. — *Frustranea uvulæ duplicatæ amputatio. Ibid.,* p. 1451. — *Hæmorrhagia uteri a mola.* A. 1729, trim. I et II, p. 55. — *Febris purpurata maligna, febrem tertianam mentiens. Ibid.,* p. 263 et 540. — *Ranula sub lingua feliciter curata,* p. 381. — *Digiti cariosi amputatio,* p. 382. — *De lycanthropo. Ibid.,* trim. III et IV, p. 636. — *Calculus intestinalis per alvum excretus.* A. 1730, trim. I et II, p. 1087. — *Duo in arthritide et otalgia experta topica. Ibid,* trim. III et IV, p. 1295. — *Jusculum avenaceum contagio metallico inquinatum. Ibid.,* p. 1296. — *Costarum fracturæ dubiosæ. Ibid.,* p. 1482.

Dans le *Commercium litterarium Norimbergense : Examen acidularum Ruhlanarum in Ducatu Isenacensi.* A. 1738, p. 207.

Et dans les *Éphémérides de l'Académie des Curieux de la nature. Ob-*

servatio de unguibus hemiplectici haud crescentibus, tom. IV, p. 447. — *De ictero particulari unguium. Ibid.*, p. 449. — *Verbera dysenteriæ medicina. Ibid*, p. 450. — *Sitis variolas comitantis importunissimæ exemplum rarius. Ibid*, p. 451. — *Sudor particularis, in nucha et dorso variolas excipiens. Ibid.*, p. 452. — *Tussis emplastro tacamahaacæ vertici imposito, provocata. Ibid.*, p. 453. — *De pectoris hydrope sectione cadaveris confirmata*, tom. V, p. 1. — *De incompressibili hæmoptysi, quam massularum carnearum, ad pulmonis substantiam proxime accedentium, ejectio comitabatur. Ibid.*, p. 283. — *De cruore coagulato, lumbrici cruenti figuram exactè referente, mictione excreto. Ibid.*, p. 286. — *Infans prægrandi labio leporino deformatus, obesus nascitur. Ibid.*, p. 288. — *Gonorrhæa ressuscitata, utpote remedium ad testiculi tumorem gonorrhææ succedentem præventaneum. Ibid.*, 289.

(Rotermund. — Meusel.)

KEMME (JEAN-CHRÉTIEN), né à Halle le 10 septembre 1738, fut reçu docteur en médecine à l'Université de cette ville en 1760, y devint professeur ordinaire de médecine en 1766, éphore de l'école royale gratuite, et, en 1791, inspecteur de l'Institut clinique et des accouchemens. Il mourut vers la fin du siècle dernier. Les seuls écrits qu'on lui doive sont, pour la plupart, des opuscules académiques soutenus sous sa présidence. Ils ont peu d'étendue, mais la plupart se distinguent par la solidité des doctrines et par l'érudition.

Diss. de genesi scirrhorum simplicium. Halle, 1760, in-4.

De ortu hæmorrhagiarum ictero symptomatice accedentium. Halle, 1760, in-4.

Diss. de innocenti infectione venerea. Halle, 1768, in-4.

Diss. de eximia rhabarbari virtute medica in morbis quibusdam chronicis. Halle, 1771, in-4.

Einleitung in die Medicin überhaupt. Halle, 1771, in-4.

Diss. de totius morbi temporibus. Halle, 1771, in-4.

Diss. de lenta tardarum passionum curatione interna impetuosæ plerumque præferendá. Halle, 1773, in-4.

Diss. de vasorum paralysi. Halle, 1773, in-4.

Diss. observationes quasdam medico-practicas sistens. Halle, 1773, in-4.

Von der Heiterkeit des Geistes bey einigen Sterbenden. Halle, 1774, in-8.

Beurtheilung eines Beweises vor die immaterialitæt der Seele aus der Medicin. Halle, 1776, in-4.

Diss. tentamen physiologicum, quo evincitur, glandulas conglobati generis organa esse lympham conficientia. Halle, 1777, in-4.

Diss. de vi vitali in quandam cel. medici de eadem materia prælectionem. Halle, 1777, in-4.

Zweifel und Erinnerungen wider die Lehre der Aerzte von der Ernærung der festen Theile. Halle, 1778, in-8.

Analecta de ictero. Halle, 1780, in-4.

Diss. de diversa colicam pictonum curandi methodo. Halle, 1780, in-4.

Diss. de notione gangrenæ et sphaceli. Halle, 1781, in-4.

Diss. de febribus nervosis et intermittentibus larvatis cogitata quædam. Halle, 1786, in-8.

Diss. de hydrophobia ejusque specifico Meloe majali et Proscarabeo. Halle, 1783, in-8, 36 pp. fig. — Kemme avait fait sur lui-même l'épreuve de l'efficacité de ce spécifique contre la morsure du chien enragé.

(*Comment. de reb. in med. gest.* — Dœring. — Meusel.)

KENNEDY (Pierre), chirurgien anglais qui visita la Flandre, Paris, Florence, Rome, Bologne, Venise et Padoue, revint à Leyde, à Utrecht, à Amsterdam, et se fixa à Londres en 1710. Il est auteur d'un traité assez médiocre de l'œil et d'un opuscule sur l'emploi extérieur des médicamens destinés à agir intérieurement, dans lequel il y a quelques vues intéressantes.

Ophthalmographia (en anglais). Londres, 1713, in-8. — *A supplement to Kennedy's ophthalmographia or treatise of the eye.* Londres, 1739, in-8.

An essay on external remedies. Londres, 1715, in-8.

(Kestner.— Haller.—Rotermund.)

KENTISCH (Richard), docteur en médecine à Bridlington, dans le Yorkshire, mort le 3 avril 1792, à l'âge de soixante-deux ans, est auteur des ouvrages suivans :

Experiments and observations on a new species of bark. Londres, 1785, in-8.

Essay on sea bathing and the internal use of sea water. Londres, 1786, in-8.

Oration on the method of studying natural history. Londres, 1787. in-8.

Advice to gouty persons. Londres, 1789, in-8.

History of a case of universal latent cancer. In Duncan medical commentaries etc., dec. II, vol. I.

Observations on the effects of the guillotine, as an instrument of death. In New London med. journal, tom. II, p. 431.

(Reuss. — Rotermund. — Rob. Watt.)

KERCKRING (Théodore), de Hambourg, ou, selon d'autres, d'Amsterdam, issu d'une famille patricienne de Lubeck, étudia le latin avec Spinosa chez un habile médecin, connu par son athéisme, Franc. van Ende. En l'absence du maître, sa fille, personne profondément instruite, le remplaçait dans ses leçons. Les deux élèves n'étaient pas encore assez philosophes pour ne s'occuper que de science auprès d'elle ; la jalousie se mit entre eux. Ils quittèrent la

maison. Mais Kerckring épousa plus tard celle dont il avait reçu
les leçons. Il se livra à l'étude de la médecine: au bout de quelques
années, il se mit à la pratiquer. Il voyagea quelque temps en France,
fut reçu membre de la Société royale de Londres, et revint se
fixer à Hambourg. Comme il n'était point docteur, pour se soustraire aux difficultés qu'on pouvait lui susciter dans l'exercice de
sa profession, il obtint du grand-duc de Florence le titre de son
résidant à Hambourg. Kerckring a été accusé de plagiat pour son
ostéogénie. On a hasardé de dire que sa véracité était peut-être un
peu suspecte, relativement à quelques observations publiées par lui.

Spicilegium anatomicum. Amsterdam, 1670, in-4; *ibid.*, 1673, in-4;
ibid., 1717, in-4.

*Observationes anatomicæ, osteoge-
nia fœtuum et anthropogeniæ ichnographia.* Amsterdam, 1670, in-4. —
Trad. des obs. de M. Kerckring sur
la production de l'homme. Paris,
1673.

*Osteogenia fœtuum in qua quid
cuique ossiculo singulis accedat men-
sibus, quidque decedat, et in eo per
varia immutetur tempora,* etc. Amsterdam, 1670, in-4, fig.

Anatomia. Amsterdam, 1671, in-
fol.

Opera omnia anatomica. Leyde,
1717, in-4 ; Leyde, 1729.

(Moller, *Cimbria litt.* — Kestner.
— Joecher. — Rotermund.)

KERN (LE CHEVALIER VINCENT DE), naquit à Grætz le 20 janvier
1760. Il y commença ses études chirurgicales qu'il alla continuer
à l'école supérieure de Vienne en 1779. Cinq ans après, il obtint
le grade de maître en chirurgie et en accouchemens. Il entra alors
au service du prince de Saxe-Hildburghausen, en qualité de premier chirurgien, poste qu'il perdit au bout de deux ans par la
mort du prince. Il fréquenta alors plusieurs Universités, et revint
se perfectionner à Vienne. En 1790, il fut élevé au doctorat en chirurgie, et nommé chirurgien de l'établissement des sourds. En
1797, il fut désigné pour professer la chirurgie au lycée de Lai-
bach, et la chaire d'accouchemens y étant alors vacante, il y fit en
même temps des leçons sur cette partie de l'art, et, plus tard, sur
l'éducation physique. Il contribua beaucoup à répandre dans le
pays l'usage de l'inoculation, et plus tard celui de la vaccine. Il ne
cessait de travailler à agrandir ses connaissances, et, en 1801, il
prit le grade de docteur en médecine. En 1802, la douleur qu'il
éprouva de la mort d'un de ses fils et de celle de sa femme, lui
causa une maladie des plus graves. Quand il fut rétabli, il chercha
des consolations dans la culture de la science. Il se rendit à Venise

pour étudier la méthode de tailler, de Pajola. Il mit à profit ce voyage pour voir la pratique de tous les grands hôpitaux. A son retour, il fut nommé professeur de chirurgie à l'Université de Vienne. Il mit dès-lors tous ses soins à perfectionner de plus en plus la clinique confiée à sa direction. La lithotomie fut pratiquée par lui ou par ses suppléans trois cent trente-quatre fois, et trente et un malades seulement succombèrent, sur lesquels un tiers seulement mourut des suites immédiates de l'opération. En 1807, l'Institut opératoire fut établi, et la direction en fut confiée à de Kern. On y remarqua des cures brillantes, obtenues par des moyens très-simples, et l'on compte vingt-cinq professeurs distingués sortis de cette école. V. de Kern employa les années 1821 et 1822 à faire des voyages scientifiques. Il devint membre d'un grand nombre d'Académies. En 1816, l'empereur d'Autriche l'avait nommé son conseiller et premier chirurgien. En 1822, il passa, à cause de son âge, de la chaire de pratique à celle de théorie, et il fut décoré de la croix de chevalier de l'ordre de Léopold. Dans la dernière année de sa vie, il fut vice-directeur des études médico-chirurgicales et vétérinaires de l'Université de Vienne. Il mourut d'apoplexie le 15 avril 1829.

Erinnerungen über die Einführung der Blattern-Einimpfung im Herzogthum Krain Laybach. 1798, in-8.

Annalen der chirurgischen Klinik an der hohen Schule zu Wien. Vienne, 1807, in-8.

Antrittsrede gehalten in dem klinischen Hœrsaale der hiesigen Universitæt, den 18ten April 1807; herausgegeben von seinen Freunden. Vienne, 1807, in-4.

Avis aux chirurgiens pour les engager à accepter et à introduire une méthode plus simple, plus naturelle et moins dispendieuse dans le pansement des blessés. Vienne, 1809, in-8.

Annalen der chirurgischen Klinik 2ter Band. Vienne, 1809, in-8.

Ueber die Handlungsweise bey Absetzung der Glieder. Vienne, 1814, in-8, fig. — *Sul modo di trattamento nell' amputazione delle estremita.* Vienne, 1820, in-8.

Bemerkungen über die neue von Civiale und Le Roy verübte Methode die Steine in der Harnblase zu zermalmen und auszuziehen. Vienne, 1826, in-8.

Ueber die Methode d. Steine in d. Harnblase zu Zermalmen. Vienne, 1827, in-8.

Die Steinbeschwerden der Harnblase. Vienne, 1828, in-4, 10 pl.

Beobachtungen aus dem Chirurgie. Vienne, 1828, in-8, fig.

Ueber Anwendung des Glüheisens. Vienne, 1828, in-8, fig.

Leistungen der chirurgischen Klinik. Vienne, 1828, in-4.

Vorlesungen aus dem practischen Chirurgie. Herausgegeben von R. F. Hussian. Vienne, 1830, in-8, un tome en deux parties.

Abhandlung über die Verletzungen am Kopfe, und die Durchbohrung der Hirnschale. Vienne, 1830, in-4, X-161 pp.

(*Biogr. in Med. Jarhb. des K. K. OEsterreich. Staates.*1830.—Kleinert, *Repertorium.* — Meusel.— Ersch. — Lindner.)

KESSLER (Auguste-Édouard), né à Iéna en 1784, y fut reçu docteur en médecine en 1805, et se livra à l'enseignement particulier de la médecine. La *Gazette de Salzbourg*, annonçant sa mort sous la date du 1ᵉʳ avril 1806, le regrette comme un jeune homme de grande espérance. Meusel, en 1810, le disait mort, sans fixer depuis quelle date. Lindener, en 1834, dit que Kessler mourut le 31 mars 1806. Cependant, en faisant l'extrait du dernier ouvrage de Kessler, indiqué ci-dessous, lequel fut publié en 1807, et ne porte rien sur son titre qui montre qu'il soit posthume, en en faisant l'extrait, la *Gazette de Salzbourg* ne parle point de l'auteur comme mort. N'y a-t-il là qu'un oubli, ou bien y aurait-il une erreur de date ?

Diss. inaug. sistens vegetabilitatis et animalitatis differentiam mutuamque relationem. Iena, 1805, in-4.

Ueber die Natur der sinne; ein Fragment zur Physik des animalischen Organismus. Iéna et Leipzig, 1805, in-8.

Prüfung des Gall'schen Systems der Hirn-und Schædellehre. Iéna, 1805, in-8.

Ueber die innere Form der Medicin. Iéna et Leipzig, 1807, in-8.

Grundzüge zu einem System der Physiologie des Organismus. Iéna et Leipzig, 1807, in-8.

KESTNER (Chrétien-Guillaume), l'un des plus laborieux bibliographes du dernier siècle, était né le 18 juin 1694 à Kindelbruch, dans la Thuringe, où son père, Nicolas, était médecin pensionné. Il commença ses études à Weissenfels, et alla les continuer à Iéna, où il s'appliqua d'abord à la théologie, étude que la délicatesse de sa santé l'engagea bientôt à laisser pour celle de la médecine. Il passa ensuite à Leipzig, où il séjourna deux années, puis à Halle, où il prit les degrés de docteur en philosophie et en médecine. Après sa réception, il revint à Iéna. Comme il n'avait aucun goût pour la pratique, il s'appliqua à l'étude de l'histoire des sciences et de la médecine en particulier. Le professeur Stolle mit à profit son goût et son érudition, il lui emprunta de nombreux articles pour ses diverses histoires littéraires, et il lui confia le soin de composer plus de la moitié de celle de la médecine. Kestner mourut le 13 mai 1747. Ses ouvrages historiques et bibliographiques n'ont rien de remarquable, mais ils annoncent un homme fort laborieux.

Diss. inaug. de præjudicatis quibusdam in physiologia opinionibus. Halle, 1719, in-4.

Medicinisches gelehrten Lexikon, darin die Leben der berühmtesten Aertzte sammt deren Schriften, sonderbaresten Entdeckungen und merkwürdigsten Streitigkheiten aus dem besten Scribenten in mœglichster Kürze nach alphabetischer Ordnung beschrieben worden. Iéna, 1740, in-4, 940 pp.

Kurzer Begriff der historie der medicinischen Gelahrheit überhaupt. Halle, 1744, in-8; *ibid.,* 1748. Le titre seul est nouveau. — Kestner en mourant laissa manuscrite une traduction latine, augmentée de cet ouvrage, qui n'a pas vu le jour.

Bibliotheca medica optimorum per singulas medicinæ partes auctorum delectu circumscripta, in duos tomos distributa. Iéna, 1746, in-8.

(Joecher. — Rotermund.)

KETELAER (VINCENT), médecin hollandais du dix-septième siècle, souvent cité comme auteur d'un opuscule sur les aphtes, où l'on reconnaît un observateur qui vit dans un pays où cette maladie est fréquente, et qui a eu des occasions multipliées de la voir sous toutes ses formes et dans toutes ses variétés.

De aphthis nostratibus vulgo de Sprow. Middelbourg, 1669, in-8; Leyde, 1672, in-8; Amsterdam, 1715; *ibid.,* 1749, in-8. Cette dernière édition a été soignée par Schmidt.

KEY ou **KAYE** (JEAN), en latin Caius, helléniste et observateur distingué du seizième siècle, naquit à Norwich, dans le comté de Norfolck, en 1510. Il commença ses études médicales à Cambridge, fut les continuer à Padoue, et prit, dans la dernière de ces Universités, le grade de docteur en 1541. Selon d'autres, il avait déjà ce titre avant de quitter l'Angleterre pour passer en Italie. A son retour, il fut nommé médecin du roi et de la reine. En 1559, il fut élu doyen du collége d'Edmond de Gouville à Cambridge, poste dont il se démit au bout de treize ans, pour se fixer à Londres, où il mourut en 1573. Il était poète de la cour en même temps que médecin. Ses œuvres poétiques n'ont point vu le jour.

De medendi methodo ex Clar. Galeni et Jo. Bapt. Montani, veronensis, principum medicorum, sententia, libri duo. Bâle, 1544, in-8; Louvain, 1556, in-8; Bâle, 1558, in-8.

*Cl. Galeni pergameni libri aliquot græci, partim hactenus non visi, partim a mendis quibus scatebant innumeris ad vetustissimos codices repurgati et suæ integritati restituti, annota-

tionibusque illustrati. Bâle, 1544, in-4.

Galeni liber de sanitate tuenda. Bâle, 1549, in-12.

De ephemera britannica liber. Londres 1551, in-12; ed. Heckei : Berlin, 1833, in-8.

Opera aliquot et versiones videlicet de mendendi methodo libri duo. De ephemera britannica. Galenus de libris suis et librorum ordine libri duo. De ratione victus Hippocratis in morbis acutis. De placitis Hippocratis et Platonis. Louvain, 1556, in-8.

Galeni libri de ossibus, de ptisana etc. Bâle, 1557, in-8.

De canibus britannicis liber unus. De rariorum animalium et stirpium historia liber unus. De libris propriis liber unus. Londres, 1570, in-12.

De pronunciatione græcæ et latinæ linguæ cum scriptione nova. Londres, 1574, in-4.

De antiquitate academiæ cantabrigiensis libri duo. Londres, 1568 , in-8 ; Londres, 1574, in-4. — Anonyme.

(Joecher. — Rotermund.)

KILIAN (CONRAD-JOSEPH), né à Wurzbourg , pratiqua successivement l'art de guérir à Bamberg, à Wurzbourg , à Leipzig , et de nouveau à Bamberg. En 1810 , il alla s'établir à Saint-Pétersbourg, où il est mort. Kilian fut un des médecins partisans de la *Philosophie de la nature* , dont les ouvrages n'ont pas l'importance que pourrait leur faire supposer le ton emphatique sur lequel ils sont généralement écrits. Kilian a donné quelques ouvrages d'un genre fort différent, sur l'hygiène, destinés aux gens du monde, autant ou plus qu'aux médecins.

Anleitung zur Erhaltung und Verbesserung der Gesundheit in Leipzig für die Bewohner, Nachbarn und Freunde dieser Stadt ; nebst einer besondern Anweisung zur Pflege der Gesundheit für Mütter Ammen und Kinder in den ersten Jahren ihres Lebens. Leipzig, 1800, In-8.

Der Haus-und Reize-Arzt. oder Rathgeber für Nichtærzte in den wichtigsten , gefærlichsten und schnell tœdtlichen Krankheiten nebst einer kurzen Darstellung der neuesten Theorie einer allgmeinen Heilkunde. Leipzig, 1800, in-8.

Genius der Gesundheit und des Lebens. Ein Taschenbuch für Aerzte und Nichtœrzte, auf das Jahr 1801. Leipzig, 1801.

Entwurf eines Systems der gesammten Medicin , zum Behufe seine Vorlesungen und zum Gebrauche für practicirende Aerzte. Iéna, 1802, in-8, 2 v.

Differenz der echten und unechten Erregungs-Theorie , in steter Beziehung auf die Schule der Neu-Brownianer. Iéna, 1803, in-8.

Klinisches Handbuch zum Gebrauch bey den wichtigsten, gefahrvollsten und Schnell tœdtlichen Krankheiten , für angehende Aerzte. Bamberg et Wurzbourg, 1804, in-8 ; deuxième édition, *ibid.,* 1809 (1808), in 8.

Ueber die innere Organisation der Heilkunst. Als Einleitung in meine Zeitschrift für die gesammte Medicin. Bamberg et Wurzbourg, 1804, in-8.

Die Diætetik der weiblichen Schœn-

heit ; eine Toiletten-Lectüre ; heraus-
gegeben u. s. w. Hambourg, 1806,
in-8, pl.

*Georgia, oder der Mensch im Leben
und im Staate ; herausgegeben u. s.
w.* Leipzig, 1806, 1807, in-4.

*Was soll man in den jetzigen
Kriegszeiten thun, um sich gegen die
Gefahren des Nerven-oder Faulfiebers
zu schützen? Beantwortet u. s. w.*
Leipzig, 1807, in-8.

*Das Faul-und Nervenfieber ; einer
Klinische Darstellung.* Bamberg et
Wurzbourg, 1809, in-8.

Von der Diætetik für Tabaksraucher

ate verbesserte Ausgabe Leipzig,
1807, in-8. (De quand est la première
édition ?)

*Die Hausarzneykunde, oder voll-
stændige und deutliche Anweisung,
wie man in allen Gefærlichen und
Schnell tœdtlichen Krankheiten bey
Abwesenheit eines Arztes sich selbst
die nœthige Hülfe verschaffen kann,
und Zwar einzig und allein durch
Diæt und Hausmittel, etc.,* etc. Leipzig
(et Pesth), 1819, in-8. — Publié par le
fils de l'auteur.

(Meusel.— Ersch.— *Med. chir. Zeitung.*)

KIRKLAND (THOMAS), savant médecin anglais, naquit en 1721.
Il étudia d'abord la chirurgie, et pratiqua long-temps avec le titre
de chirurgien. En 1756, il prit le grade de docteur en médecine.
Kirkland était établi à Ashby de la Zouch. Il mourut le 17 janvier 1798, à l'âge de 77 ans. Il était membre honoraire de la Société
de médecine d'Édimbourg. Tous les ouvrages de Kirkland se font
remarquer par les efforts de l'auteur pour rapprocher sans cesse
l'une de l'autre la médecine et la chirurgie, et les faire s'éclairer
mutuellement. On reconnaît partout l'homme qui ne veut pas s'en-
fermer dans la pratique routinière de la partie mécanique de l'art,
qui veut se rendre raison des principes admis, et qui cherche partout des lumières, dans les anciens comme chez les modernes.

*Treatise on gangrenes, in which
the cases that require the use of the
bark, and those in which it is perni-
cious are ascertained, and the objections to its efficacy, in the cure of
gangrenes, considered.* Nottingham,
1754, in-8.

*Essay on the method of suppres-
sing hæmorrhages from divided arteries.* Londres, 1763, in-8.

*Essay towards an improvement in
the cure of those diseases which are
the cause of fevers.* Londres, 1767,
in-8.

Reply to Maxwell's answer to his

*essay on fevers; wherein the utility of
the practice of suppressing them is
further exemplified, vindicated and
enforced.* Londres, 1769, in-8.

*Observations on Pott's general re-
marks on fractures etc., with a postscript concerning the cure of compound dislocations, in which the usual
method of treating wounds of tendons
and ligaments is briefly considered.*
Londres, 1770, in-8.

*Appendix to the observations upon
M. Pott's general remarks on fractures.* Londres, 1771, in-8.

Dissertatio inaug. de pertussi. Édimbourg, 1772, in-8.

Treatise on childbed fevers, and the method of preventing them; to which are prefixed two dissertations, the one on the brain and nerves, and the other on the sympathy of the nerves, and different kinds of irritability. Londres, 1774, in-8.

Animaversions on the late treatise on chincough. Londres, 1774, in-8.

Thoughts on amputation; being a supplement to the letters on compound fractures, and comment on dr. Bilguer's book on this operation; also, essay on the use of opium in mortifications. Londres, 1779, 1780, in-8.

An inquiry into the present state of medical surgery; including the analogy betwixt external and internal disorders, and the inseparabylity of those branches of the same profession. Vol. I. Londres, 1783, in-8 ; vol. II, 1786, in-8.

A commentary on apoplectic and paralytic affections, and the diseases connected with the subject. Londres, 1792, in-8.

On the use of spunge after amputations. Med. obs. and inq. II. 278, 1762.

On the use and abuse of mercury in the cure of the syphilis. London Med. Journ. t. VII.

(Rotermund. — Reuss. — Rob. Watt.)

KIRKPATRIC (J.), docteur en médecine à Londres, et journaliste, mort le 7 mai 1770, est auteur de deux ouvrages sur l'inoculation, qui parurent intéressans en leur temps.

Essay on inoculation; occasioned by the small-pox being brought in South - Carolina 1738. Londres, 1743, in-8.

The analysis of inoculation comprizing the history, theory and practice of it, with an occasional consideration of the most remarkable appearances in the small-pox. Londres, 1754, in-8, 288 pp. *Ibid.* 1762, in-8, 429 pp. — Trad. en français. Paris, 1757.

KITAIBEL (Paul), célèbre botaniste et chimiste hongrois, et l'auteur le plus important que nous possédions sur les eaux minérales de la Hongrie, naquit à Nagy-Marton ou Mattersdorf, dans le comté de Sophron, le 3 février 1757. Il fit ses études littéraires à Sophron, sa philosophie à Javarin, et ses études médicales à Bude, depuis 1780 jusqu'à 1784, que l'Université de cette ville fut transférée à Pesth. Ses progrès furent si remarquables que, dès la quatrième année de ses études, il fut nommé professeur adjoint de chimie et de botanique. En 1785, il subit ses examens avec éclat, et fut reçu docteur en médecine. Sa réception a cela de particulier, qu'elle fut la première qui eut lieu après l'abolition de l'antique, mais fort inutile usage, de soutenir des thèses pour être promu au doctorat. La vie de Kitaibel fut toute scientifique; il ne pratiqua jamais l'art de guérir, et, quoique professeur en titre, il fut presque constamment suppléé dans l'enseignement. Pensionné par l'État, et soutenu par les libéralités du comte de Waldstein-Wartemberg, il parcourut la Hongrie dans tous les sens, explorant avec le plus grand soin tout ce qu'offre d'intéressant, pour le naturaliste, ce pays si remarquable à tant de titres. Il serait trop long d'indiquer tout ce dont la botanique, la chimie, la minéralogie et l'hydrographie sont redevables à Kitaibel : l'éditeur de ses œuvres posthumes, J. Schuster, a exposé tous les services qu'il a rendus à ces sciences et à son pays. Kitaibel mourut, le 13 décembre 1817, d'une inflammation chronique de tous les viscères abdominaux, et d'une affection du rein droit, par suite de laquelle cet organe avait acquis le volume de la tête d'un enfant.

Je n'indiquerai point ici des opuscules assez nombreux publiés par Kitaibel, sur des sujets qui n'appartiennent pas à ce dictionnaire, Schuster les a décrits avec beaucoup de détails; il suffira de donner les titres de ses principaux ouvrages.

Plantæ rariores Hungariæ indigenæ, descriptionibus et iconibus illustratæ, a comite Francisco Waldstein, Cæs. Regio camerario et ordinis melitensis equite, et Paulo Kitaibel med. D. etc. Vienne, 1802-1805-1812, in-fol. 3 vol. avec 280 pl.

Plantæ horti botanici pesthiensis. 1800, in-8, 26 pp.

Plantæ horti botanici regiæ universitatis hungaricæ. 1812, in-8, 26 pp.

Catalogus plantarum horti botanici regiæ scientiarum universitatis hungaricæ. 1816, in-8; 28 pp.

Pauli Kitaibel M. D. prof. chemiæ ac botanicæ in reg. scient. univ. Hung. hydrographica Hungariæ præmissa auctoris vita edidit Joannes Schuster. Pesth, 1829, in-8, 2 vol.

(Schuster vita Pauli Kitaibel. — *Med. Chir. Zeitung.*)

KLAERICH (Frédéric-Guillaume), né à Hilderheim en 1721, reçu docteur en médecine à Gottingue en 1750, médecin pensionné de cette ville, conseiller, et plus tard (en 1765) médecin à la cour, agrégé à la Société des sciences, est le premier, chez les modernes, qui ait expérimenté l'aimant contre certaines maladies nerveuses, et notamment contre l'odontalgie. Il mourut en 1780.

Diss. observationes medico-practicæ. Gottingue, 1750, in-4. — Sous la présidence de Haller.

Ausfürliche und richtige Beschreibung eines glücklich gemachten Versuchs der elektrischen Kraft bey einer Læhmung der Zunge und der Muskeln des Gesichts. — Dans les *Hannov. nützlichen Sammlungen*, 1755, p. 657-672. Et dans les *Leipziger Sammlungen.* 1758, p. 875-898.

Versuch der magnetischen Kraft bey Zahnschmerzen. Hannov. Magazin, 1765.

Beantwortung einiger Anmerkungen welche sich im Frankenhausischen Intelligenzblatt, St. 41. oct. 1765, befindet die Entdeckung Zahnweh durch Kunstliche Magnete zu heilen, betreffend. Hanov. Magaz. 1765, p. 1505-1520.

Einige Anmerkungen die Kinderblattern bettreffend. Hannov. Magaz. 1766, p. 1473.

Anmerkungen über der Nützen und Gebrauch der Belladonna. Hannov. Magaz., 1769, p. 525.

Etwas über die Pockenepidemie zu Gottingen 1777 und über die Inoculation der Pocken. Hannov. Magaz. 1778, p. 209.

Anfrage, wegen der Traume der Blindgebohrnen. 1757.

Von der Kraft der Magnets wider Zahnweh. 1765.

Vom medicinischen Gebrauch des Magnets im 5ten Jahrhunderte. 1766.

(Rotermund.)

KLAUNIG (Gottfried), né à Breslau en 1676, fit ses études médicales à Leipzig, visita les Universités de Hollande, d'Angleterre et de France, fut reçu docteur en médecine à Leyde, revint se fixer dans sa ville natale, et y pratiqua avec beaucoup de réputation. Il fut médecin de l'électeur de Pfaltz, et bientôt après de la cour et de la personne de l'empereur. Klaunig coopéra à l'*Historia morborum vratislaviensium*, et il fournit des observations au recueil de l'Académie des Curieux de la nature, dont il était membre. Il publia l'ouvrage suivant, dans lequel on trouve un assez bon nombre de faits intéressans.

Nosocomium charitatis, sive historiæ in nosocomio Sanctissimæ Trinitati sacro observatæ. Breslau, 1718 in-4.

(Kestner. — Jœcher.)

KLEIN (Charles-Chrétien), né à Stuttgard le 28 janvier 1772, fut reçu docteur en médecine, en 1793, dans l'Université de sa ville natale, et s'y fixa. Il devint médecin de la cour de Wurtemberg, chirurgien du grand-duc, premier chirurgien pensionné de la ville et du territoire de Stuttgard, doyen des chirurgiens, examinateur, chirurgien en chef de la maison des orphelins. Après avoir été chargé, en 1814 et 1815, de l'inspection des hôpitaux russes, établis dans le cercle de Stuttgard, il fut décoré de l'ordre impérial russe de Saint-Vladimir. Klein est mort le 9 février 1825.

Diss. inaug. sistens monstrorum quorumdum descriptionem. Stuttgard, 1793, in-4.

Chirurgische Bemerkungen. Stuttgard, 1801, in-8.

Gallerie Griechischer weiblicher Schœnheiten in ihren reitzendesten Altitüden; in antiken Geschmak einfœrbig und erhaben (en haut relief) *gearbeitet; mit kritischen und œsthetischen*

*Anmerkungen. 1ste Sammlung. mit
4 Figuren.* Tubingae, 1801, in-8.

*Probe von den Charakteristik mens-
chlicher Leidenschaften, in erhaben
gearbeiteten Figuren dargestellt und
mit erklærenden Texte versehen; für
grosse Herren, Kunstliebhaber, Psychologen, Schauspieler und Künstler.*
Tubingue, 1801, in-8. — Ces deux
ouvrages sont anonymes.

*Praktische Ansichten der bedeu-
tendsten Chirurgischen Operationen
auf eigne Erfahrung gegrundet. II.
I-II.* Tubingue, 1816, III. Stuttgard,
1819, in-4.

*Bemerkungen über die bisher an-
genommener Folgen des Sturzes der
Kinder auf der Boden bey schnellen
Geburten.* Stuttgard, 1817, in-8.

*Kurze Beschreibung einiger seltener
Wasserkœpfe.* Stuttgard, 1819, in-4,
2 pl.

*Abhandlungen und Versuche über
die Ratanhie, nebst Beytræge von den
Hrn. Dr. Renard, Juch, Flachs, Kar-
pe, und den Chemischen Versuchen
von den Hrn. Vogel und Ch. Gmelin.*
Stuttgard et Vienne, 1819, in-8.

On trouve un grand nombre d'ar-
ticles de Klein, dans les journaux de
Loder, Siebold, Hufeland et *Horn*.
(*Med. Chir. Zeitung.* — *Allg. Med.
Annalen.* — Meusel. — Lindner.)

KLEIN (Louis-Godefroy), né dans le comté d'Hohenlohe, reçu
docteur en médecine à Strasbourg en 1737, fut médecin du comte
d'Erpach et médecin pensionné du comté, et membre de l'Académie des Curieux de la nature. Il mourut vers 1765. Klein s'est
fait un nom honorable par les ouvrages peu nombreux et peu étendus qu'il a mis au jour. Ils sont d'un homme instruit et d'un
bon observateur. En voici les titres :

*Interpres clinicus, sive de morbo-
rum indole, exitu in sanitatem, me-
taschemutismo, successionibus, eventu
funesto, dijudicationes, præsagitiones
medicæ, pagellæ in memoriæ subsidium
medicis junioribus ad infirmos ingres-
suris, fideliter communicatæ. Comita-
tur opusculum præfatio Alberti de Haller.* Francfort-sur-le-Mein, 1753, in-8.
Edente double, Paris 1809, in-32.

*De aëre, aquis et locis agri erba-
censis atque Brenbergensis, largi
Odenwaldi tractus, tentamen physico-
medicum.* Francfort-sur-le-Mein,
1754, in-8.

*Selectus rationalis medicaminum,
quorum vera vis est ad felicem praxin clinicam, prætermissis inertibus,
titularibus, superstitiosis, intutis, digestus studio, etc.* Francfort et Leipzig,
1756, in-8.

*Diss. de massæ sanguineæ viscedine
ab imminuta spirituum animalium
quantitate.* Strasbourg, 1737, in-4.

(Hefter. — Meusel. — Rotermund.)

KLETTEN (George-Ernest), né à Kitzingen, dans le pays de
Wurzbourg, le 13 avril 1759, fut successivement médecin dans
l'armée suédoise, dans la guerre de Finlande, professeur ordinaire
de médecine, en 1794, à l'Université de Greifswald, en 1806,

professeur ordinaire de médecine, de chirurgie et d'accouchemens à l'Université de Wittemberg, enfin professeur à l'Université de Halle. Il donna sa démission de cette dernière place, et se retira à Vienne avec une pension. Kletten est mort le 22 octobre 1827.

Stephan Blancard's arzneywissenschaftliches Wörterbuch, worinn nicht nur die zur Heilkunde gehörigen Kunstwörter, sondern auch die in der Zergliederungskunst, Wundarzneykunde, Apothekerkunst, Scheidekunst, Gewæchskunde. u. s.w. gebrauchlichen Ausdrücke deutlich, bestimmt und kurz erklärt werden. Nebst dem ist die Abstammung ursprünglich griechischer Wörter fasslich aus einander gesetz, und hollændische, französische, englische und andere Benennunge beygefügt, vomit überdies noch die volstændigen Register verbunden sind. Neu bearbeitet nach der neuesten Isenflammischen Ausgabe und mit der nach alphabetischer Ordnung eingerückten Geschichte der berühmtesten Aerzte, nebst der Anzeige der vorzüglichsten Schriften derselben und vielen andern Zusætzen vermehrt. Trois volumes, Vienne, 1788, in-8.

Wiener medicinische Monatsschrift. Vienne, 1789, in-8, 4 vol.

Versuch einer Geschichte des Verschönerungstriebes im weiblichen Geschlechte; nebst einer Anweisung, die Schœnheit ohne Schminke zu erhœhen. Gotha; 1792, in-8, en deux parties.

Oratio de ingenio medici. Greifswald, 1797, in-4.

Kritische Ideen über den zweckmæssigsten Vortrag der ausübenden Heilkunde, mit Rucksicht auf die medicinischen Systeme alterer und neuerer Zeit; als Einleitung in seine medicinisch-praktiche Vorlesungen; he- rausgegeben u. s. w. Rostock et Leipzig, 1798, in-8.

Beytræge zur Kritik über die neuesten Meinungen in der Medicin; herausgegeben von D. Georg. Ernst. Kletten 1stes Stück. Rostock et Leipzig, 1801, in-8, 204 pp. 2tes. St. Rostock et Leipzig, 1802, 3tes, St. Ibid. 1804, in-8.

De constitutione morborum atrabiliaria, seu autumni propria, commentatio medico-practica. Wittemberg, 1806, in-4.

Programma de preversa in rebus medicis inquirendis et explicandis philosophandi ratione. Wittemberg, 1807, in-4.

Programma de inepta remediorum debilitantium denominatione. Wittemberg, 1807, in-4.

Programma de hæmorrhagia narium in morbis acutis critica et salutari. Pro lus. I-III. Wittemberg, 1809-1810, in-4.

Programma de constitutione morborum nervosa. Commentationes I-VII. Wittemberg, 1810-1814, in-4.

De varia malignitatis ratione in febre scarlatinosa observ. illustr. Leipzig, 1811, in-8. *Comment. II-VI. Ibid.* 1813.

Diss. (Resp. Chr. Allitze) de moderando aquæ frigidæ usu externo in diversis morbis curandis. Wittemberg, 1812, in-8.

(*Med. Chir. Zeitung.* — *Usteri.* — *Meusel.* — *Lindener.*)

KLINKOSCH (Joseph-Thaddaeus), docteur en philosophie et en médecine, premier professeur d'anatomie à l'Université de Prague, conseiller de la cour impériale, était né à Prague en 1735, était entré en fonctions comme professeur en 1764, et mourut le 16 avril 1778. Il jouit de son vivant d'une réputation distinguée, mais mourut n'ayant mis au jour, pour la soutenir, qu'un petit nombre d'opuscules académiques.

Theses physiologicæ de sensibilitate et irritabilitate ex'experimentis factis deductæ. Prague, 1761, in-8.

Diss. divisio herniarum, novaque herniæ ventralis species progr. Prague, 1765, in-4.

Diss. de anatome partus capite monstroso. Prague, 1766, in-4. *Cum figuris.*

Diss. num jam verus usus pulmonis in machina humana notus sit. Prague, 1771, in-4.

Diss. de hydrocephalo fœtus rariori ejusque causa. Prague, 1773, in-4.

Diss. de arenulis in lotio apparentibus, ut infaillibili salutaris morborum eventus signo prognostico. Prague, 1774, in-8.

Dissertationes medicæ selectiores pragenses collegit et edidit. Vol. I. Prague, 1775, in-4.

Diss. de vera natura auriculæ ejusdemque regeneratione. Prague, 1775, in-8.

Obs. de sensu tendinis acuto, et raro cutis morbo; in den Gotting. gel. Anzeigen, 1775. *S.* 993.

Schreiben, den thierischen Magentismus und die sich selbst wieder ersetzende Kraft bettreffend, an den Grafen Franz Kinsky. Gottingue, 1776, in-8. Et dans les *Abhandlungen einer Privatgesellsch. in Bœhmen.*

(Haller. — Meusel. — Rotermund.)

KLOEKHOF (Corneille-Albert), disciple de l'école de Boerhaave, et médecin distingué d'Utrecht, est surtout connu par ses recherches sur le ramollissement du cerveau, considéré comme cause de l'aliénation mentale. Il a écrit encore sur quelques autres sujets.

Opuscula medica. Utrecht, 1747; in-8. *Recus. cura.* J. C. T. Schlegel, Iéna, 1772, in-8. — *Sæmmtliche Schriften in Teutsche uebers. von J. C. F. Leune.* Leipzig, 1789-90, in-8, 2 vol.

Diss. de morbis animi ab infirmato tenore medullæ cerebri. Utrecht, 1753, in-8.

Les *Mémoires de la Société des sciences* de Harlem contiennent trois articles de Klœkhof, deux sur l'*Inoculation* et un sur les *Variétés que présente l'eau des diverses hydropisies.*

(Rotermund.)

KLOSE (Wolf-Frédéric-Guillaume), né à Domanze, près de Schweidnitz, le 14 juillet 1775, fut reçu docteur en médecine à Breslau en 1796, se fixa dans cette ville, devint membre du conseil sanitaire, fut fondateur et directeur de l'Institut médical de l'hospice des indigens. Il mourut le 6 novembre 1813.

Diss. inaug. de catheterum variis speciebus et eorum usu. Breslau, 1796, in-8.

Versuch eines systematischen Handbuchs der Pharmakologie. 1ster Theil: Allegemeine Pharmakologie. Breslau, 1804. — *2ten Theils 1ster Band : Besondere Pharmakologie.* Breslau, 1805, in-8.

Behandlung und Heilung eines morbus niger ; dans les *archiv der prakt. Heilkunde für Schlesien und Sudpreussen B. 2. St. 2. Nov.* (1801).

Die Kuhpocken und ihre Wirkungen in Landshut. Oder Nachricht von einer durch die Kuhpockenimpfung daselbst veranlassten Fehde. Landshut, 1801, in-8.

Vollständiger Plan des (von einer königl Kriegs-und Domainen-Kammer allergnæd. approbirten) Hausarmen-Medicinal-Instituts. Breslau, 1802, in-8.

Nothwendige Erklærung, den Zweck des Hausarmen - Medicinal - Instituts und die Mittel zur Erreichung desselben betreffend. Breslau, 1804, in-8.

Instruction für die Kranken des Breslauischen Hausarm - Medicinal Instituts.... in-4

Einrichtung der mit dem Bresl. Hausarm. Med. Instituts verbund. Klinischen Lehranstalt. Breslau, 1804, in-8.

Aufruf an Preussens Patrioten, das Elend der armen Wahnsinnigen zu mindern. Breslau, 1804. in-8.

Mediciniches Wochenblatt für Nichtærzte; herausg. von Klose und Mentel. 1ster u. 2ter Heft. Breslau, 1804, — *3ter Heft.* Breslau, 1805, in-8.

Geschichte, Verfassung und Gesetze des Bresl. Hausarmen-Med. Inst. Breslau, 1808, in-8.

Beyträge zur gerichtlichen Arzneykunde. Breslau et Leipzig, 1811, in-8.

System der gerichtlichen Physik. Breslau, 1814, in-8.

Klose a inséré en outre de nombreux mémoires dans divers journaux de médecine.

(Meusel. — *Med. chir. Zeitung.*)

KNACKSTEDT (Christophe-Élie-Henry), conseiller à la cour impériale de Russie, professeur d'anatomie à Saint-Pétersbourg, était né à Brunswick le 12 décembre 1749. Ayant perdu ses parens à l'âge de neuf ans, il fut admis dans le gymnase de la maison des orphelins, et y resta jusqu'en 1765, qu'il entra en apprentissage chez Sonnenberg, chirurgien pensionné de Brunswick. Il suivit en même temps les leçons de l'Université. Reçu *compagnon* en 1770, il alla à Brême l'année suivante pour y compléter ses études en chirurgie et dans l'art des accouchemens. En 1776, il revint à Brunswick. Après les examens d'usage, il obtint l'autorisation de pratiquer, et, en 1781, il fut nommé chirurgien de la maison des orphelins. Cinq ans plus tard, il fut appelé à Saint-Pétersbourg pour occuper dans l'école de cette ville la chaire d'ostéologie et des maladies des os. Il passa, en 1791, à celle de chirurgie et d'accouchemens, et il mourut au mois de mars 1799.

Osteologie, oder Beschreibung der Knochen des menschlichen Kœrpers; zum Gebrauch der sich in der Zergliederungskunst uebenden. Brunswick, 1781, in-8.

Erklærung lateinischer Wœrter, welche zur Zergliederungslehre, Physiologie, Wundarzneywissenschaft und Geburtshülfe gehören, für die Anfänger der Wundarzneywissenschaft. Brunswick, 1784, in-8; 2te verbesserte Ausgabe. Ibid. 1788, in-8.

Teutsch-Latcinischer Theil dejenigen Wœrter, welche in seiner Erklærung u. s. w. enthalten sind. Brunswick, 1785, in-8.

Descriptio præparatorum maximam partem osteologicorum rarissimorum. Brunswick, 1785, in-8.

Anatomische Beschreibung einer Missgeburt welche ohne Gehirn und Hirnschædel lebendig gebohren worden. Saint-Pétersbourg, 1791, in-4.

Grundriss von den trockenen Knochen des menschlichen Kœrpers, zum Gebrauch seiner Vorlesungen. Saint-Pétersbourg, 1791, in-8.

Bemerkung von einer glücklichen, aber unerwarteten Heilung einer metastasischen Geschwulst an beyden Schenkeln, in (Sommer's) Sammlung der auserles. neuest. Abhandl. für Wundærzte (Leipzig, 1780), St. 5.

Medicinische-chirurgische Beobachtungen; in Baldinger's Neuen Magazin für Aerzte, B. 7.

Beytrag zu den Verzeichnissen der Bildnisse von Aerzten u. s. w. des Hrn. Leibmedici Mœhsen und in Magazin und Journal des geh. Raths Baldinger; in dessen med. u. phis. Journal St. 27, S. 87-90 (1792).

(Meusel.—Rotermund.—Richter.)

KNEBEL (Emmanuel-Théophile), naquit à Gorlitz le 27 janvier 1772. Il se rendit, en 1785, à Niesky, pour y étudier la chirurgie. En 1789, il revint au gymnase de Gorlitz; en 1792, il alla à Leipzig; en 1793, à Iéna, et quelque temps après à Dresde. Reçu docteur à l'Université de Wittemberg, en 1795, il passa quelque temps à Berlin, puis se fixa enfin à Gorlitz. Il devint membre et bibliothécaire de la Société des sciences de la Haute-Lusace, et il mourut le 30 janvier 1809. Ses ouvrages sont estimés et se font remarquer par la solidité des principes et l'érudition.

Diss. inaug. (Præs. Titio) sistens hydrothoracem, imprimis ejus diagnosin. Wittemberg. 1795, in-4.

Grundriss zu einer Zeichenlehre der gesammten Entbindungswissenschaft, zum Gebrauch für angehende Geburtshelfer. Breslau, 1798, in-8.

Versuch einer chronologischen Uebersich der Literærgeschichte der Arzneywissenschaft, zur Befœrderung und Erleichterung des Studium derselben. Breslau. 1798, in-8.

Materialen zur theoretischen und

praktischen Heilkunde. Breslau, 1799-1800, tom. I, part. 1 et 2.

Grundriss der Polizeilich-Gerichtlichen Entbindungskunst. 1 Bændchen. Breslau, 1801, in-8 ; *ibid.*, 1803, in-8.

Grundsœtze zur Kenntniss der Wassersucht im allgemeinen. Breslau, 1801, in-8.

Theoretischer Versuch über dem Character einige Erscheinungen und die Heilart des gelben Fiebers, in Briefen an einen Arzt; nebst einer historische kritischen Uebersicht der gesammten Literatur dieser Krankheit. Breslau, 1805, in-8.

Grundlage zu einem vollstændigen Handbuche der Literatur für die gesammte Staatsarzneykunde, bis zu Ende des 18ten Jahrhunderts. 1ster Band. Gerichtliche Arzneykunde 1ste Abtheilung. Allgemeine Literatur derselben. Breslau, 1806, in-8. — Knebel a fourni de nombreux articles au *Journal mensuel de la Lusace*, à la *Gazette d'Altembourg*, au *Journal d'Hufeland*, et à d'autres ouvrages.

(Rotermund.)

KNIGGE (Thomas), docteur en médecine à Régensbourg, né dans cette ville en 1757, et mort en 1787, a trop peu vécu pour se faire un nom bien solide; mais il passait de son vivant pour un homme de mérite. Les deux opuscules suivans sont, avec des articles de journaux, tout ce que nous avons de lui.

Diss. inaug. de mentha piperitide. Erlang, 1780, in-4, avec une planche. Publié aussi sous forme d'un traité avec ce titre : *Commentatio botanico-medica*, etc.

Medicinische Fragmente aus der Verlassenschaft des Hrn. Dr. Thomas Knigge in Regensburg. Nebst dessen Lebenslauf und Schattenriss Herausgegeben von Dr. Joh. Jac. Kohlhaas. Regensburg, 1788, in-8.

Ces fragmens sont au nombre de quatre : 1° sur l'incertitude des signes de la mort, et sur le danger d'être enterré vivant; 2° recherches sur les tempéramens, et leur influence sur le génie; 3° défense des médecins contre les reproches injustes qu'on leur fait ; 4° examen des hypothèses par lesquelles on cherche à expliquer les marques de naissance (*nævi*) qu'on suppose s'être formées à la suite d'affections vives ou profondes de la mère, et dans lesquelles on croit voir une certaine ressemblance avec l'objet qui a suscité ces affections.

Knigge a coopéré à divers journaux.

KNIPHOF (Jean-Jérome), né à Erfurt le 24 février 1704, fit ses études dans cette ville et à Iéna. En 1727, il fut promu au doctorat en médecine dans la première de ces Universités. En 1737, il y fut nommé professeur extraordinaire de médecine, et professeur ordinaire la même année. En 1741, il fut inspecteur de l'église et de l'école de la communauté évangélique des Déchaussés, et, en 1745, de la maison des orphelins, pour tout ce qui concerne

les objets d'art ou de science. La même année, il fut élu bibliothécaire de l'Académie des Curieux de la nature, Académie dont il
était membre depuis 1733. Kniphof mourut le 23 janvier 1763. Il
n'a guère publié que des opuscules académiques qui ont peu d'é-
tendue, mais qui sont la plupart intéressans.

Diss. inaug. (Præs. J. A. Fischer) exhibens lepram, sive elephantiasin observatam et curatam. Erfurt, 1727, in-4.

Antwort auf Tit. Herrn. D. Franc. Ernst. Bruchmanni Sendschreiben, die Kræuten nach Leben Abzudrucken und dieselben in ihrer natürlichen, Gestalt abgebildet zum allgemeinen Nutzen anzuwenden, betreffend. Erfurt, 1733.

Botanica in originali. Das ist Lebendig Kræuterbuch, worinnen die in hiesigen Landen wachsenden Kræuter nach ihrer Schænheit vorgestellet werden. 1stes Hundert. Erfurt, 1733. — *Lebendiges Kræuterbuch, worinnen nach ihrer Schænheit alle in hiesigen Landen wachsende Officinalia vorgestellet werden.* 2tes Hundert. Erfurt, 1733.— Tome II: *Cent.* 1. *Vegetabilia in officinis non usitata exhibens.* Erfurt, 1733. — *Botanica pharmaceutica, das ist, Lebendiges Kræuterbuch; in welchem die in den Apotheken gebrauchliche Kræuter auf eine neue Methode von den Lebendigen Kræuiern selbst abgedruckt sind und derselben Nutzen beschrieben ist.* Erfart, 1733. — *Botanica in originali. Das ist, Lebendiges Kræuterbuch, worinnen nach ihrer Schænheit alle in hiesigen Landen wachsende Gartengewæchse vorgestellet werden.* 1stes Hundert. Erfurt, 1733. — *Botanica in originali. D. i. Lebend. Kræuterbuch, in welchem sowohl die jenigen Blumen-Baum-und Küchengewæchse, welche in den Gær-*

ten Teutschlands überall bekannt sind, als auch die fremden; so von curiæsen Blumenliebhabern mit grosser Mühe und Kosten angeschaffet werden. 1stes 2tes und 3ten Hundert. Erfurt, 1734-1736. — *Bot. in orig. seu herbárium vivum, in quo tam indigenæ quam exoticæ plantæ, Tournefortii, Rivini et Ruppii methodo collectæ, peculiari, nondum visa operosaque encheiresi, atramento impressorio obductæ, ectypum elegantissimum suppeditant. Centuriæ XII.* Ibid., 1747, in-fol.

Progr. de physiognomia tanquam parte simioticæ. Erfurt, 1737 in-4.

Progr. de manuscriptis, præcipue medicis. Erfurt, 1745, in-4.

Diss. de febribus compositis. Erfurt, 1746, in-4.

Diss. de pica. Erfurt, 1746, in-4.

Diss. sistens corticis peruviani febrifugi succedaneorum quorumdam examina. Erfurt, 1747, in-4.

Diss. de gramine lavidensi præcellentissimo. Erfurt, 1747, in-4.

Diss. de thermis artificialibus. Erfurt, 1748, in-4.

Diss. de eo, quod novo medico opus sit cœmeterio. Erfurt, 1748, in-4.

Progr. novo medico praxin non esse concedendam. Erfurt, 1748, in-4.

Progr. de eo: quemquam suus vellicat vomis. Erfurt, 1748, in-4.

Diss. de transpiratione insensibili. Erfurt, 1748, in-4.

Diss. vexatorum theoria et historia. Erfurt, 1748, in-4.

Diss. de lactis discussione. Erfurt, 1749, in-4.

Diss. de optima ossium in sceleto artificiose jungendorum ratione. Erfurt, 1749, in-4.

Diss. de laboribus pharmaco-chymicis. Erfurt, 1749, in-4.

Diss. circa usum venæ sectionis in puerperis. Erfurt, 1750. in-4.

Diss. de errore loci. Erfurt, 1750, in 4.

Progr. errores loci ad præced. Disp., etc. Erfurt, 1750, in-4.

Diss. de salubritate. Erfurt, 1751, in-4.

Diss. de gutta serena. Erfurt, 1751, in-4.

Diss. de sectione venæ medianæ nonnunquam periculosa. Erfurt, 1752, in-4.

Diss. de capite coniformi fœtus, partum facilitante. Erfurt, 1752, in-4.

Diss. de morborum recidivis. Erfurt, 1752, in-4.

Physikalische Untersuchung des Pilzes, welchen die Natur. durch Fœulniss im J. 1753. auf einigen Wiesen hervorgebracht. Erfurt, 1753, in-8.

Progr. de utili et jucundo in materia medica connexu. Erfurt, 1753, in-4.

Diss. de nitro. Erfurt, 1753, in-4.

Diss. de insania. Erfurt, 1753, in-4.

Diss. de compressione. Erfurt, 1754, in-4.

Diss. pilorum usu. Erfurt, 1754, in-4.

Diss. de incommodo et periculo puerperis ex convivio baptismali imminente. Erfurt, 1756, in-4.

Diss. de elegantioris sexus conditionibus. Erfurt, 1758, in-4.

Diss. de pediculis inguinalibus, insectis et vermibus homini molestis. Erfurt, 1759, in-4, avec trois planches. Cette thèse est l'ouvrage du répondant. *Christophe Guillaume Emanuel Reichard.*

Diss. de lochiorum retentione. Erfurt, 1762, in-4.

Diss. de regulo antimonii medicinali. Erfurt, 1762, in-4.

Observatio de lue venerea post salivationem nova incrementa capiente; in actis acad. natur. curios. vol. V. — *De prolapsu uteri mensium excetionem impediente, apto tamen instrumento iterum reposito; ibid.* — *De morbis quibusdam anniversario tempore recurrentibus; ibid.* — *Singularia quædam de ictero nigro notata phœnomena, cum sectione anatomica; ibid.* vol. VIII.

Wohlgemeynte Vorschlæge, wie die Observationes aërometicæ künftighin, vermittelst einer genauen Uebereinstimmung derer gewœhnlichen Instrumentorum zu allgemeinem Nutzen zu bringen; in den. Miscellaneis physico-medico-mathematicis Büchneri 1727. *Quartal* 1. *p.* 9. — *Von einer sehr bequemen und nützlichen Art, die Kræuter abzudrucken und nach ihrer Gestalt abgebildet vorzustellen; Ibid.* 1730. *Quart.* 3, *p.* 779.

(Bœrner. — Baldinger. — Comment. de rebus in med. gestis. — Act. acad. nat. curios. — Mœhsen.)

KNIPS MACOPPE (ALEXANDRE), né à Padoue en 1662, fit ses études dans cette ville et à Venise. Il servit à la suite du général Farnèse, en Dalmatie et en Espagne. Après la mort de ce général, il alla en Hollande et vint à Paris et à Montpellier, d'où il retourna à Padoue. Il y fut nommé, en 1703, professeur de botanique médicale, et passa ultérieurement à la première chaire de médecine pratique. Il mourut le 10 août 1744, dans la quatre-vingt-sixième année de son âge, et dans la soixantième de son professorat à Padoue. Un ouvrage de Nicolas Scagnati, publié à Padoue en 1745, nous apprend que Knips Macoppe avait beaucoup étudié l'action médicamenteuse du mercure et des eaux minérales d'Abano; mais il n'a rien écrit sur ces deux sujets. Les seuls ouvrages qu'il ait mis au jour sont les suivans :

Pro empirica secta adversus theoriam medicam prælectio habita in Archiliceo Patavino, dum a lecturâ simplicium ad medicinam theoreticam adduceretur. 28 nov. 1716, in-4.

Dissertatio epistolica de aortæ polypo. Brescia, 1731, in-4.

Il existe un opuscule posthume de Knips-Macoppe sur la *Politique du médecin.* Je n'en ai pas le titre.

KNOBLAUCH (Joseph-Wilhelm), né à Weissenfels le 7 novembre 1781, fut reçu docteur en médecine à Leipzig en 1811; nommé peu de temps après professeur extraordinaire de médecine près de la même université, il mourut le 5 décembre 1819. Il avait publié, étant encore élève, dans un journal littéraire (*Zeitung für die elegante Welt*), sept articles sur la doctrine cranioscopique de Gall : il mit au jour, depuis cette époque, les ouvrages suivans, dont le premier est sa thèse de réception.

Diss. inaug. Phænomenorum hominis ægroti expositio specimen I et II. Leipzig, 1811, in-4.

Von den Mitteln und Wegen, die mannichfaltigen Verfælschungen sæmmtlicher Lebensmittel ausserhalb der gesetzlichen Untersuchung zu erkennen, zu verhüten, und wo mœglich wieder aufzuheben. Eine durch die K. Bœhm. Gesellschaft der Wissenschaften zu Prag genehmigte Preisschrift auf Kosten der Gesellschaft mit einer Vorrede gedruck und dem Verfasser als Belohnung überlassen. Leipzig, 1810, in-8, 2 parties; ensemble 1250 pp. — La *Gazette de Salzbourg* termine un extrait de cet ouvrage, en disant : Si l'auteur avait supprimé les deux tiers de son ouvrage, et qu'il eût fait l'autre tiers sur un plan moins scolastique et plus pratique, il aurait donné au public un livre utile. Tel qu'il est, il y a aussi peu de profit à en tirer, pour les lecteurs, que d'honneur pour la société qui l'a couronné.

Epidemion, oder Annalen der Epidemien, Contagionen, Constitutionen und der Genius des Krankheiten Leipzig, 1814, 1815, in-8, 2 parties.

Von den Jæhrlichen, auf nothwendige Natur gesetzen beruhenden Involutionem und Evolutionem des Lebens, und dem dadurch entstehenden Umlaufe der Krankheiten. In Hufeland, Journal der prakt. Heilkunde. T. XXXV.

(*Med. Chir. Zeitung.*)

KNOER (Ludwig-Wilhelm de), docteur en médecine, sur lequel les biographes ne donnent aucun renseignement, mais qui paraît avoir été fixé à Leipzig, et qui a dû vivre long-temps, car la distance de la publication de son premier ouvrage à celle du dernier embrasse plus d'un demi-siècle, à moins toutefois que Rotermund (ce qui serait fort possible) n'ait confondu en un seul deux auteurs du même nom. Le premier serait alors l'auteur des quatre ou cinq premiers ouvrages indiqués dans la liste suivante :

Das nœthige nosce te, zur Erhaltung der Lebensflamme durch eine doppelte Panacea. Leipzig, 1714, in-4.

Basilius Valentinus redivivus. Leipzig, 1716, in-8.

Venus à la mode, das ist, die anjetzo im Schwang gehende venerische Modenkrankheit, wie solche, sowohl in- als œusserlich, in allen ihren ereignenden Zufœllen ganz sicher und gewiss ohne einigen Gran des Mercurii oder Quecksilber, zu curiren. Leipzig 1717, in-8. — Oeuvre de charlatan.

Die über den Schœdlichen Mercurium und Salivation triumphirend Venus, das ist, naturmœssige und in der Erfahrung gegründete Anweisung, wie die Venus - Seuche sammt allen ihren Zufœllen... zu curiren. Leipzig, 1733, in-8.—Misérable rapsodie.(Girtanner.) Rotermund nomme l'auteur de cet ouvrage Knorr et non pas Knoer, mais il ne paraît pas être différent. Girtanner ne distingue point deux auteurs dans la table alphabétique de son ouvrage, et Rotermund, se trompant sur la date du livre, montre qu'il ne l'a pas vu lui-même.

Trockene Sauerbrunnenkur, vermittelst eines mit den Sol. Schwefel Verm. Astral. G. Salzes. Leipzig, 1719, in-8. *Ibid.* 1747, in-8.

Der Medicus für Frauenzimmer. Leipzig, 1747, in-8.

Der bey Kinderkrankheiten vernünftig curirende Medicus. Leipzig, 1753, in 8.

Das mit Gewurze, Fruchten, Pflanzen, Krautern, Blumer, Saamen und Obstœumih angefullte Magazin. u. s. w. Leipzig, 1755, in-8.

Vademecum medicum, darinnen eine kurzgefasste Methode aller Krankheiten und wie solche zu curiren, sammt den dazu gehœrigen Formeln, vor Augen gelegt wird. Naumburg et Leipzig, 1757, in-8.

Pharmacopœa compendiosa. Naumbourg, 1765, in-8.

KNOLL (Jean-Chrétien-Gérard), naquit à Halberstadt le 23 août 1726. Son père, qui était médecin, lui donna les premières notions d'anatomie et de botanique. En 1743, il alla à l'Université d'Iéna, et, en 1746, à celle de Halle, où il se fit recevoir docteur en médecine. Il visita ensuite Berlin, et revint se fixer dans sa ville natale, où il se livra à la pratique sous les auspices de son père. En 1749, il fut nommé médecin pensionné d'Osterwick ; mais en

1751, pour se conformer aux dernières volontés de son père, qui venait de mourir, il revint à Halberstadt. Il y obtint beaucoup de succès dans la pratique de son art, mais il ne jouit pas long-temps des avantages de sa position, car il mourut le 24 février 1757.

Diss. inaug. (Præs. A. E. Büchnero) de medicamentis traumaticis eorumque legitimo usu. Halle, 1746, in-4.

Abhandlung von der Verdickung des Gebluts in der Lunge. Halle, 1746, in-4.

Historische, theorische und praktische Betractung eines kurzlich vorgefallenen Nachtwandelns. Halberstadt, 1747, in-4. Quedlinbourg, 1753, in-4.

Gedanken von dem Halberstadtischen Breyhahn, und dessen Wirkungen überhaupt. Halberstadt, 1748, in-4.

Sendschreiben von den Schaden des bestændigen Wassertrinkens. Wernigerode, 1750, in-4.

Sendschreiben von den Schædlichen Wirkungen des übermæssigen Brandweintrinkens. Wernigerode, 1750, in-4.

Gedanken von der Lage der Kranken in einem Sendschreiben.

Die Wirkungen der Luft in dem menschlichen Kœrper überhaupt; aus physikalischen Gründen erlæutert. Quedlinbourg, 1752, in-4.

Sendschreiben von den Wirkungen des Caffeetrinkens. Quedlinbourg, 1752, in-4, en français. Quedlinbourg, 1752, in-4.

Abhandlungen aus-der Arzneywissenchaft. Quedlinbourg, 1753, in-4.

Gedanken über einige Materien aus der Arzneywissenschaft. Quedlinbourg, 1753, in-8.

Fortsetzung der Gedanken über einige Materien aus der Arzneywissenschaft. Quedlinbourg, 1754, in-4.

Wermischte Anmerkungen aus der Arzueygelahrheit. 1stes und 2tes Stück. Halberstadt, 1757, in-8. — Le même ouvrage sous le titre suivant: *Sechs und zwanzig medicinische Ausarbeitungen, in welchen die sicherste Art der Kur verschierdener Krankheiten und dabey sich ereignender Zufælle, nebst Gebrauch der Arzneimittel sorgfælltig beschrieben wird.* Halberstadt, 1765.

(Bœrner. — Meusel. — Rottermund.)

KOBER (Tobie), né à Gorlitz, se rendit à l'Université d'Helmstadt en 1590, y fut proclamé poëte lauréat en 1594, et reçu docteur en médecine en 1595. Il prit du service l'année suivante dans les troupes impériales, suivit le corps d'armée de l'archiduc d'Autriche dans les guerres de la Hongrie contre les Turcs, et tint ce poste pendant sept années. Il rentra alors dans la vie civile, et fut médecin pensionné de la Basse-Hongrie. Kober mourut en 1625.

De lacte et pultibus, quibus infantes sustentantur. Gorlitz, 1593.

Hospitia. Helmstadt, 1594. — Comédie qui valut à l'auteur le laurier poétique.

Disp. inaug. med. de paralysi, in

morbosa constitutione et solutione continui. Helmstadt, 1595, in-4.

Historica descriptio rerum circa Budam metropolin regni Hungariæ, mense octobri an. 1598 *gestarum.* Leipzig, 1599, in-8.

Observationum medicarum castrensium decades tres. Francfort, 1606, in-8. Francfort, 1606, in 8. *Recus. cum ind. et præf. henr. Meibomii.* Helmstadt, 1658, in-4. — C'est l'ouvrage le plus important de Kober.

Descriptio Budæ. Leipzig, 1606, in-8.

Kober a encore publié quelques opuscules en vers sur des sujets étrangers à la médecine.

(Weszpremi, *med. hungar. et transylv. biographia.* t. I.)

KOCH (CHRISTIAN-MARTIN), né à Breslau en 1752, obtint à l'Université de Leipzig une place de professeur extraordinaire de médecine, à laquelle il joignit bientôt celles de professeur à l'Institut clinique, de médecin à l'hôpital Saint-Jacques, et au collége des femmes. Il passait pour un médecin savant et pour un praticien habile. Il mourut le 12 février 1803. Son principal ouvrage est l'abrégé qu'il a fait des dix-huit premiers volumes du recueil de mémoires choisis, à l'usage des médecins praticiens, volumes qu'il a réduits en six en y ajoutant quelques notes.

Disp. anotomico-physica de bursis tendinum mucosis. Leipzig, 1789, in-4.

Disp. inaug. de morbis bursarum tendinum mucosarum. Leipzig, 1790, in-4. — Ces deux thèses, qui sont fort bonnes ont été réimprimées dans J. P. Frank, *Delect. opusc.*

Programma de febre urticata. Leipzig, 1792.

Sammlung ausserlesener Abhandlungen zum Gebrauch für praktische Aezrte, in einem Auszuge gebracht. Leipzig, 1791-1800, in-8, 6 vol.

(Meusel. — Rotermund.)

KOEHLER (JEAN-VALENTIN-HENRY), né à Weimar en 1764 selon Meusel et Rotermund, en 1774 suivant le dictionnaire de chirurgie de Rust, accompagna son maître Loder dans un voyage scientifique en France, en Angleterre et en Hollande, devint chirurgien de la cour du prince de Saxe-Weimar, fut nommé sous-inspecteur de l'hôpital et hospice d'accouchemens d'Iéna, et professeur particulier. Il mourut le 26 avril 1796, âgé de 23 ans suivant le dictionnaire de Rust, ou de 33 selon Meusel et Rotermund, ce qui est plus probable. Koehler, appartenant à une famille sans fortune, avait été placé en apprentissage chez un barbier. Loder ayant eu occasion de le connaître, apprécia son mérite, en fit son aide d'anatomie, favorisa ses études, et pourvut à son avancement.

Beschreibung der Physiologischen und Pathologischen Præparate, welche in der Sammlung des Herrn Hofrath Loder zu Iena inthaltend sind. 1794, in - 8. — Cette première partie (sur les os) a seule été publiée.

Anleitung zum Verband und zur Kenntniss der nœthigsten instrumente in der Wundarzneikunst. Leipzig, 1796, in-8, fig.

Versuch einer neuen Heilart der Trichiasis. Leipzig, 1796, in-8, fig.

KOELER (George-Louis), neveu et disciple de Richter, né à Gottingue, fut reçu docteur en médecine et en chirurgie à l'Université de cette ville en 1786. Il fut nommé professeur de botanique et de matière médicale à l'école provisoire de médecine de Mayence. Il mourut le 22 avril 1807. Il était depuis l'an 1806 membre correspondant de l'Académie des sciences de Gottingue.

Experimenta circa regenerationem ossium, adnexæ sunt tab. III. Gottingue, 1786, in-8, 105 pp. — Excellente dissertation que l'auteur soutint pour sa réception au doctorat.

Le docteur Ruf, de Mayence, ayant publié la relation de l'accouchement et de la maladie d'une femme en couche (*Geschichte der Entbindung und des Wochenbettes der Frau W..... bis zum achtzehnten pluviôse an VIII*, in-8, 16 pp.), dans laquelle Koeler était attaqué, ce médecin répondit par l'opuscule suivant :

Berichtigung der in B. Ruf's Schrift dargestellten Geschichte bis Entbindung und des W...., etc., bis zum achtzehnter Pluviös, und Fortsetzung dieser Geschichte bis zum Tode der Kindbetterinn, und der OEffnung des Leichnams. Mayence, 1800, in-8, 32 pp.

Ruf répliqua, et Koeler fit paraître : *Letztes Wort an's Publicum meinen Streit mit B. Ruf betreffend*, in-8, 7 pp.

Descriptio graminum in Gallia et Germania tam sponte nascentium, quam humana industria copiosius provenientium. Francfort - sur - le - Mein, 1802, in-8.

Lettre à M. Ventenat sur les boutons et ramifications des plantes, la naissance de ces organes et les rapports organiques existant entre le tronc et les branches. Mayence, 1805, in-4, avec une planche.

Systematische Zusammenstellung, der verschiedenen species der Veronica, in einer Tabelle; et dans le Recueil des Mémoires et actes de la Société des sciences et arts du département du Mont-Tonnerre, séante à Mayence, t. I, 1805.

(Richter, *Bibliothek.* — Dœring. — *Med. Chir. Zeitung.*)

KOELLE (Jean-Louis-Chrétien), docteur en médecine, conseiller et pensionné de Bayreuth, membre honoraire de la société de botanique de Ratisbonne, né le 18 mars 1763 à Monchberg, fit ses études médicales à Leipzig, Berlin et Erlang, et fut reçu docteur le 19 octobre 1787. Après avoir été quelque temps médecin militaire, il devint second médecin pensionné de Bayreuth, professeur pour les sages-femmes, professeur d'accouchemens, assesseur médecin, puis conseiller et premier médecin pensionné en 1793. Koelle mourut à 34 ans, le 30 juillet 1797.

Diss. inauguralis. Spicilegium observationum de aconito cum tabula ære incisa. Erlang, 1787, in-8, 60 pp. — Excellente dissertation. La planche représente l'*aconitum napellus.*

Flora des Fürstenthums Bayreuth, gesammelt, besonders für Jügend Lehrer, OEkonomen und Apotheker bearbeitet, und herausgegeben von M. *Theod. Christi. Elbrodt.* Bayreuth, 1798, in-8.

(*Med. Chir. Zeitung.* — Dœring.)

KOELPIN (ALEXANDRE-BERNARD), né à Gartz, petite ville de l'île de Rugen, le 31 août 1739, fit ses études à l'Université de Greifswald, fut nommé, en 1770, adjoint de la Faculté de médecine, et directeur du jardin botanique. En 1772, il fut nommé professeur du gymnase académique de Stettin, premier membre du collége de médecine, et médecin pensionné de la ville. Koelpin mourut le 18 novembre 1801.

Diss. de primis cognoscendi principiis eorumque vera subordinatione. Præs. P. *Ahlwart.* Greifswald, 1757, in-4.

Progr. de deo ex formatione ossium cognoscendo. Greifswald, 1764, in-4.

Disp de structurâ mammarum sexus sequioris. Greifswald, 1764, in-4. — Trad. en allemand. Berlin, 1767, in-8.

Commentatio de stylo ejusque differentiis externis. Greifswald, 1766, in 4.

Oratio de historiæ naturalis et speciatim botanices præstantia ac dignitate. Greifswald, 1766, in-4.

Floræ Gryphicæ supplementum. Greifswald, 1769, in-8. — Édition corrigée et augmentée sous le titre de *Schediasma floræ etc.* Berlin, 1771, in-4.

Progr. de culturâ historiæ naturalis in Germania. Stettin, 1773, in-fol.

De capitis læsionibus meletemata medico-chirurgica. Copenhague, 1777, in-8.

Medicinisch praktische Bemerkungen über den Gebrauch der Sibirischen Schneerose in Gichtkrankheiten. Berlin, 1779, in-8.

Opuscula chirurgica.... 1800... Copenhague, 1820, in-8.

Koelpin a fourni divers articles aux journaux de *Baldinger* et d'*Hufeland* au *Répertoire de Pyl*, et à divers recueils périodiques relatifs à la *Poméranie.*

(Mensel. — Rotermund.)

KOERBER (PIERRE-FRÉDÉRIC), naquit à Tarwast en 1732. Il étudia d'abord la pharmacie à Dorpat, puis il s'appliqua à la médecine dans les Universités de Halle, Iéna et Erfurt. Il reçut dans cette dernière le bonnet doctoral en 1758, après quoi il pratiqua successivement l'art de guérir près de son père, puis à Fellin, et enfin à Reval, où il se fixa. En 1761, il fit un voyage en Suède pour voir Linnée. Il fut admis au nombre des membres de l'Académie des Sciences de Stockholm, après lui avoir communiqué un mémoire sur un procédé facile de préparer en grand l'acide sulfurique. Koerber mourut subitement à Reval, le 17 octobre 1799. Les historiens donnent beaucoup d'éloges à son zèle dans la pratique et à son désintéressement.

Diss. inaug. de rarioribus quibusdam visionis vitiis, sub præsidio divini nominis. Erfurt, 1756, in-4.

Versuch die Gewœhnlichsten Krankheiten bey den gemeinen Mann und besonders den Livlœndischen Bauern auf eine leichte und wohlfeile Art zu heilen. Reval, 1761, in-8.

Abhandlung von der Pest und andern hinraffenden Seuchen, Sammt den dawider dienenden Præservations- und Heilungsmitteln. Reval, 1771, in-8.

Patriotische Gedanken und Vorschlœge über die Cultur der Naturgeschichte in Esthland, in Beziehung auf die Technologie. Reval, 1783, in-8.

(Recke und Napiersky, *Lexikon.*)

KOHLHAAS (Jean-Jacques), docteur en médecine de l'Université de Tubingue, médecin pensionné de Ratisbonne, président de la Société de botanique de cette ville depuis 1790, directeur du conseil sanitaire, né à Marggroeningen, dans le duché de Würtemberg, le 19 octobre 1747, mort le 19 juillet 1811. Il était membre de l'Académie des Curieux de la nature et de plusieurs sociétés savantes.

Dissertatio de genesi calculi urinarii. Tubingue, 1770, in-4.

Ankuendigung der Anleintung zur Bildung æchter Wundœrzte. Ratisbonne, 1783, in-4.

Rezepten wider Aberglauben und Vorurtheile in medicinischen Dingen. Ratisbonne, 1784, in-8.

Anleitung zur Bildung æchter Wundœrzte. Ratisbonne, tome I, 1784; II, 1785; III, 1786; IV, 1789; V, VI, 1794, in-8. Nuremberg, 1798, 2 volumes in-8.

Lebensgeschichte des Hnr. D. Thomas Knige, ausuebenden Arztes in Regensburg, welcher den 12 Jenner 1787 selig verschied. Nuremberg, 1787, in-8.

Nachrichten von den Medicinalanstalten in Regensburg, als ein Beytrag zur medicinischen Policey. Nuremberg, 1787, in-8.

Medicinische Fragmente, aus der Verlassenchaft des D. Knigge. Ratisbonne, 1788, in-4.

Lesebibliothek fuer die Liebhaber der Apotheker-und Wundarzneykunst. Ratisbonne, 1788, 1789, in-8.

Theoretische und practische Philosophie fuer Aerzte, Apotheker und

Wundærzte. Ratisbonne, 1792, 2 vol. in-8.

Mathematik fuer Aerzte. Iéna, 1792, in-8.

Einleitung in die Naturgeschichte ueberhaupt und in die Kræuterkunde besonders, nebst Linneischen Klassen, Ordnungen, und Unterabtheilungen, zum stufenweisen Unterricht botanischer Zœglinge. Nuremberg, 1793, in-8. Ratisbonne, 1803, in-8.

Naturgeschichte fuer Aerzte und Wundærzte, besonders fuer solche, die in Kleinen Staedten und auf dem Lande wohnen. Nuremberg, 1794, in-4.

Kurtzgefaste Naturgeschichte nach den drey Reichen der Natur. Nuremberg, 1794, in-8.

Nachricht den eigenen Verlag mei-

ner Schriften betreffend. Ratisbonne, 1785, in-8.

Medicinisch-praktische Jahrgænge erster Jahrgang 1774. Ratisbonne, 1804, in-8, 181 pp.

Gifpflanzen auf Stein abgedruckt, nebst Beschreibungen; zum Gebrauche für Aerzte, Apotheker, Wundærzte, Seelsorger auf dem Lande, Privaterzieher und Schullehrer. Ratisbonne et Stadtamhof, 1805, in-4.

Anhang zu D. Johann Jacob Kohlaas Einleitung in die Naturgeschichte ueberhaupt und in die Kræuterkunde besonders, nebst Kupfertafeln und einer Erklærung derselben. Nuremberg, 1806, in-8, 2 feuilles et 22 planches.

Kohlaas a fourni des articles à la *Gazette de Salzbourg.*

(*Med. Chir. Zeitung.* — Meusel.)

KOHLREIF (Godefroy-Albert), né à Lubeck le 22 octobre 1749, fut appelé à Saint-Pétersbourg pour y professer l'électricité médicale, près de l'hôpital civil, et la physique dans l'école de chirurgie. Il cessa d'occuper cette place en 1795, et mourut à Saint-Pétersbourg le 8 mai 1802.

Von der Wahren Todesart der Ertrunkenen und den hieraus gefolgerten schichlichsten Mitteln für dergleichen Unglückliche. Lubeck, 1778, in 4.

Schreiben an Weickhard. Reval, 1786, in-8.

Animadversiones criticæ in dissertationem de caloris et frigoris modificationibus etc. e schola medico chirurgica nuper divulgatam. Saint-Pétersbourg, 1786, in-4.

Sollte die Elektricitæt wirklich die Wærme verursachen, und sollte diese

Wærme eine Wirkung der Zersetzung des Elementarfeuers und Phlogiston seyn. Weimar, 1787, in-8.

Abhandlung von der Beschaffenheit und Einfluss der Luft sowohl der freyen atmosphærischen als eingeschlossenen Stubenluft, auf Leben und Gesundheit der Menschen. Weissenfels et Leipzig, 1796, in-8. *Deuxième édit.* Weissenfels, 1800, in-8.

Kohlreif a en outre publié de nombreux mémoires dans divers journaux.

(*Med. Chir. Zeitung.* — Meusel. — Rotermund.)

KOLBANY (Paul), né à Presbourg en 1757, pratiqua l'art de guérir dans cette ville, y devint le second médecin pensionné au mois de mai 1814, et mourut le 16 avril 1816. Il s'est beaucoup occupé de l'effet des affusions d'eau froide dans les fièvres exanthématiques et dans le typhus, et ses ouvrages sont du nombre de ceux qu'il faut connaître sur ce sujet. Il a publié aussi des travaux utiles sur la toxicologie. Voici les titres des uns et des autres :

Ungarische Giftpflanzen zur Verhuetung tragischer Vorfælle in den Haushaltungen, nach ihren botanischen Kennzeichen, nebst den Heilungsmitteln. Presbourg, 1791, in-8.

Abhandlung ueber die herrschende Gifte in den Kuechen, nebst den Gegengiften Vienne, 1793, in-8.

Giftgeschichte des Thier-Pflanzen- und Mineralreicks, nebst den Gegengiften und der medicinischen Anwendung der Gifte. Vienne, 1798, in-8.

Beobachtungen ueber den Nutzen des lauen und kalten Wassers im Scharlachfieber. Presbourg, 1808, in-8.

Fernere Nachrichten von den gluecklichen Anwendung des lauen und kalten Wassers im Scharlachfieber. Pesth, 1808, in-8.

Bemerkungen über den ansteckenden Typhus, der im Jahre. 1809-10 in Presburg herrschte;—über die Wirkungen des kalten und warmen Wassers, als eines Heilmittels im Fieber und andern Krankheiten, nach seiner innern und aussern Anwendung; und über den innerlichen Gebrauch des kalten Wassers, als Getrank im Fieber; durch praktische Fælle erläutert, und naher ins Licht gesetzt, nach den Gesetzen der Rationellen Heilkunde. Presbourg, 1811, in-8.

(*Med. Chir. Zeitung.* — Meusel.)

KORTUM (Charles-Arnold), né à Mühlheim, dans le duché de Berg, le 5 juillet 1745, fut reçu docteur en médecine à Duisbourg en 1767. Il pratiqua quelque temps dans sa ville natale, puis il se fixa à Bochum, dans le comté de La Marche. Il mourut le 15 août 1824. Kortum fut un écrivain laborieux, mais un pauvre écrivain. Son histoire de la médecine serait incontestablement la plus detestable qui ait été faite, si celle de Meza ne lui disputait ce titre. Kortum a publié, sous le voile de l'anonyme, plusieurs ouvrages littéraires ; il a inséré un grand nombre d'articles dans divers journaux. Voici les titres de ses ouvrages relatifs à la médecine :

Dissertatatio inauguralis de epilepsia. Duisbourg, 1767, in-4.

Bienenkalender. Wesel, 1776, in-8.

Grundsætze der Bienenzucht, besonders fuer die Westphalischen Gegenden. Wesel et Leipzig, 1776, in-8.

Anweisung, wie man sich vor alle ansteckende Krankheiten verwahren kænne. Wesel et Leipzig, 1779, in-8.

Beantwortung einiger Anmerkungen welche Hr. Riem ueber einiger seiner Grundsætze der Bienenzucht gemacht hat. Munster, 1781, in-8.

Vertheidigung der Alchymie gegen die Einwuerfe neuerer Schriftsteller besonders des Herrn Wieglebs. Duisbourg, 1789, in-8.

Noch ein Paar Worte ueber Alchymie und Wiegleb, oder erster Anhang der Vertheidigung der Alchymie gegen die Einwuerfe der neuesten Gegner. Duisbourg, 1791, in-8.

Von Urin, als einem Zeichen in Krankheiten, und von den Kunstgriffen der Harnærzte, wenn sie daraus die Krankheiten sagen. Duisbourg, 1793, in-8.

Ausfuehrlich Nachricht von dem Nutzen und von der Bereitung der Rumfordischen suppe. Duisbourg, 1802, in-8.

Die Kaffee und seine Stellvertreter. Elberfeld, 1809, in-8.

Skizze einer Zeit-und Literaturgeschichte der Arzneikunst von ihrem Ursprunge an bis zum Anfange des 19 Jahrhunderts Für Aerzte und Nichtærzte. Unna, 1809, in-8 ; wohlf. Ausg., 1819, in-8, avec le portrait de l'auteur.

(*Med. Chir. Zeitung.* — Meusel.)

KORTUM (Charles-Georges-Théodore), né à Dortmund, en Westphalie, le 29 mai 1765, fut reçu docteur en médecine à Gottingue en 1785. Après avoir pratiqué quelque temps à Dortmund, il se fixa à Stollberg, petite ville du duché de Julliers, dont il fut nommé médecin pensionné en 1790. Il avait obtenu, en 1788, une mention honorable de la *Société royale de médecine de Paris*, pour le traité sur les scrofules, qu'il avait envoyé au concours ouvert en 1786. Nous ignorons l'époque de la mort de Kortum.

Dissertatio de apoplexia nervosa. Gottingue, 1785, in-8.

Commentarius de vitio scrofuloso indeque pendentibus morbis secundariis. Lemgo, t. I, 1789; II, 1790, in-8.

Medicinitch chirurgisches Handbuch der Augenkrankheiten. Lemgo, t. I, 1791; II, 1794, in-8.

Medicinisch-praktische Bibliothek. 1789, 1791, in-8, 3 vol. — Faite en commun avec J. Ch. Schæffer.

Beytræge zum praktischen Arzneywissenschaft. Gottingue, 1796, in-8.

J. *Kæmpf, Enchiridion medicam passim emendatum et auctum.* Francfort-sur-le-Mein, 1792, in-8.

Vollstændige physikalische-medicinische Abhandlung ueber die warmen Mineralquellen und Bæder in Aachen und Burtscheid. Duisbourg, 1798, in-8. Dortmund, 1818, in-8.

Ueber die unschædlichkeitder Kirchhoefe und Begræbnisse in Stædten und Dærfern. Osnabruck, 1801, in-8.

Le *Journal d'Hufeland* contient un assez grand nombre d'articles de Kortum.

(*Med. Chir. Zeitung.* — *Comment. de rebus in med. gest.* — *Allg. med. Annalen.* — Meusel.)

KOESTLIN (Charles-Henry), né le 23 avril 1755, ou, selon d'autres, en 1754, à Blaubuiren, ou, selon Meusel, à Brackenheim, fit ses études à l'Université de Tubingue. Lors de l'établissement de l'Université Caroline (Karlsuniversitæt) de Stuttgard, il y fut nommé professeur d'histoire naturelle. Il mourut le 8 septembre 1783.

Diss. de effectibus electricitatis in quædam corpora organica. Tubingue, 1775, in-4.

Briefe über die entzundbare Luft der Sümpfe, von A. Volta; nebst 3 andern Briefen von dem nemlichem Verfasser. Aus dem Ital. Strasbourg, 1778, in-8.

Lettres sur l'histoire naturelle de l'île d'Elbe. Vienne, 1780, in-8.

Von der Methode, die mineralischen Wasser vermittelst der fixen Luft durch die Kunst eben so wirksam, als die natürlichen sind, auf einer wohlfeile Art nachzumachen. Stuttgard, 1780, in-4.

Fasciculus animadversionum physiologici atque mineralogico-chemici argumenti. Stuttgard, 1780, in-4.

Koestlin a traduit de l'italien, les *nouvelles observations et expériences de Moscati, sur le sang et sur le principe de la chaleur animale.* Stuttgard, 1781, in-8.

(*Crell, Chemische Annalen.* — Meusel. — Rotermund.)

KRAPF (CHARLES de), docteur en médecine de l'Université de Vienne, était, en 1766, médecin de l'archiduc d'Autriche : il fut depuis conseiller et premier médecin de l'empereur. Ses ouvrages sont peu étendus et peu nombreux ; mais ils sont fondés sur l'expérimentation, et ce qu'ils renferment est positif. Krapf étudia sur les animaux, et surtout sur lui-même, l'effet des plantes renonculacées vénéneuses ; ses expériences sur le cadavre fournirent tous les élémens nécessaires pour réduire à sa juste valeur l'opération de la symphyséotomie dont on célébrait alors l'importance avec tant d'enthousiasme.

Naturspiegel. Bâle, 1761, in-fol.

Experimenta de nonnullorum ranunculorum venenata qualitate, horum externo et interno usu. Vienne, 1766, in-8.

Anatomische Versuche und Anmerkungen über die eingebildete Erweiterung der Beckenhœhle in naturlichen, und angebriesene Durchschneidung des Schaambeinknorpels in widernatürlichen Geburten, mit daraus gezogenen Lehrsætzen. 2 Theile. Vienne, 1780, in-8.

Beschreibung der in Unteræstreich sonderlich aber um Wien herumwachsenden Schwamme, mit IX nach der Natur illuminirten Kupfertafeln. 1ster Heft. Vienne, 1782. 2ter Heft. Vienne, 1783, in-4.

KRATZENSTEIN (CHRISTIAN-GOTTLIEB), né à Wernigerode en 1723, reçu docteur en médecine à Halle, fut successivement professeur dans cette Université, professeur de médecine et de physique dans celle de Copenhague depuis 1753, conseiller de justice depuis 1774. Il mourut au mois de juillet 1795. Partisan des principes de l'école iatromathématique, Kratzenstein a écrit tous ses ouvrages dans une forme et avec un appareil mathématiques qui ne leur donne pas plus de solidité. On distingue ceux relatifs à l'emploi de l'électricité en médecine.

Théorie de l'élévation des vapeurs et des exhalaisons, démontrée mathématiquement, qui a remporté le prix au jugement de l'Académie royale des belles lettres, etc., *de Bordeaux.* Bordeaux, 1745, in-4. En allemaud: Halle, 1745, in-8. Deuxième édition: Halle, 1747, in-8.

Abhandlung von dem Nutzen der Electricitæt in der Arzneywissenschaft ; in einem Schreiben an D. G. F. F....... 2te und vehrmerte Ausgabe. Halle, 1745, in-8, pl.

Ensuite sons ce titre :

Physikalische Briefe von dem Nutzen der Electricitæt in der Arzney-wissenschaft. 3te Vermehrte Ausgabe. Halle, 1746, in-8 ; Halle, 1772, in-8.

Theoria electricitatis, more geometrico explicata. Halle, 1746, in-8, fig.

Theoria fluxus diabetici, ejusque sanandi me hodus, more geometrico explicata. Halle, 1746, in-4, fig. — *Recus. in Haller, Disp. med. pract.*

Abhandlung von den Einflusse des Mondes in die Witterung und in den menschlichen Kœrper ; ein Programm. Halle, 1747, in-8.

Abhandlung von der Erzeugung der Wœrmer in menschlichen Kœrper. Halle, 1748, in-8, 1 pl.

Vertheidigung des Herrn Hamberger's gegen den Herrn Kessel. Halle, 1752, in-8.

De resolutione et impotentia motus muscularis. Copenhague, ..., in-8.

Historia restitutæ loquelæ per electrisationem. Halle, 1753, in-4.

Vorlesungen über die Experimental-Physik in einem Auszuge. Copenhague, 1758, in-8 ; ibid., 1770, in-8 ; ibid., 1778, in-8 ; ibid., 1781, in 8 ; ibid., 1783, in-8 ; ibid., 1787, in-8.

Systema physicæ experimentalis. Copenhague, 1764, in-8.

Diss. de vi centrifuga ad morbos sanandos applicata. Copenhague, 1765, in-8.

Theoria cursus oceani eumque practice determinandi methodus. Copenhague, 1766, in-8.

Diss. de duplici febrium indole. Copenhague, 1769, in-8.

Amolitio vis inertiæ et vis repulsivæ, vulgo inter principia motus et quietis corporum, sed falso relatarum. Copenhague, 1770, in-8.

Progr. subsidia de Theophrasti historia plantarum bene merendi. Copenhague, 1772, in-8.

Tentamen resolvendi problema ab academia scientiarum Petropol. ad a. 1780 publicè propositum. Pétersbourg, 1781, in-8.

Diss. theoria inflammationis. Copenhague, 1781, in-8.

L'art de naviguer dans l'air. Copenhague et Leipzig, 1784, in-8.

Gemeinnützige Sammlungen zum Nutzen und Vergnügen für alle Stænde. Quedlimbourg et Blankenbourg, 1787, in-8. — Anonyme.

Schreiben an Hrn. Friedreich Nico-
laï, In Berlin, über die Lehre vom
Feuer. (1791), in-8.

Il y a de nombreux mémoires de
Kratzenstein parmi ceux des Académies de Pétersbourg, Berlin et Copenhague.

(Haller. — *Comment. de rebus in*
med. gest. — Hamberger. — Meusel,
Lexikon.)

KRAUSE (Karl-Christian), né à Delistsch, en 1716, étudia
la chirurgie à Halle et à Hambourg, la philosophie et la médecine
à Leipzig, fut reçu bachelier en médecine en 1752, et docteur le
1er juin de l'année suivante. En 1755, il fut nommé membre de
l'Académie des sciences de Mayence; en 1762, professeur public
extraordinaire d'anatomie et de chirurgie, et assesseur de la Faculté de médecine de Leipzig. Krause mourut le 26 avril 1793.
Comme auteur ou comme éditeur, Krause s'est montré médecin
érudit. On estime l'édition qu'il a donnée des œuvres de Celse.

Diss. de homine non machina. Leipzig, 1752, in-4.

Diss. de inventione indicationum
universim. Leipzig, 1753, in-4.

Sendschreiben an Hrn von Wind-
heim, wegen der von ihm ubernom-
menen Vertheidigung des materialis-
tischen Irrthums. Leipzig, 1754, in-4.

Compendium logices secundum
principia D. C. A. Crusii. Leipzig,
1754, in 8.

Prüfung der Preisfrage des Herrn
Le Cat von der Muskelbewegung.
Leipzig, 1755, in-4.

Des Hrn. von Haller Abhandlung
von den empfindlichen und reitzbaren
Theilen des menschlichen Kœrpers,
verteutscht und geprüft. Leipzig,
1756, in 4.

Diss. quœnam sit causa proxima
mutans corpus fœtus, non matris gra-
vidœ, hujus mente a causa quadam
violentiore commota. Saint - Pétersbourg, 1756, in-4. En allemand, sous
ce titre: *Abhandlung von den Mut-*
termælein, übersetzt von Christian
Aug. Wichmann. Leipzig, 1758,
in-4.

Diss. de amuletis medicis cogitata.
Leipzig, 1758, in-4.

Memoria Sam. Theod. Quellmalz.
Leipzig, 1759, in-4.

Alexandre Monro's Knochenlehre,
nach der Ausgabe des Hrn. Sue über-
setzt, und mit der sechsten Engli-
schen Ausgabe sorgfæltig verglichen;
nebst der Nervenlehre eben dieses
Verfassers, wie auch einer Erkærung
von der abwechselnden Bewegung des
Herzens, und einer Beschreibung des
menschlichen Milchsaftbehælters, und
der Milchsaftröhre, aus dem Engli-
chen übersetzt. Leipzig, 1761, in-8.

Programma. Commentarius in §§
737-744. *Institutionum medicarum*
Hermanni Boerhavii. Leipzig, 1761,
in-4.

Progr. quo Celsi libri quatuor pos-
tremi emendantur. Leipzig, 1762, in-4.

Diss. de variolarum exstirpatione
insitioni substituenda. Leipzig, 1762,
in-4.

Donald Monro von der Wasser-
sucht; aus dem Englichen, mit An-
merkungen des Franzœsischen Ueber-
setzers, und einer Beschreibung des

Hrn Le Cat neuerfundenen Trokar, *und einigen Anmerkungen.* Leipzig, 1762, in-8. *2te Ausgabe, mit neuen Zusætzen.* Leipzig, 1777, in-8.

Diss. de derivatione et revulsione humorum per sanguinis missionem impetrandis. Leipzig, 1764, in-4.

Diss. de sensilibus humani corporis partibus. Leipzig, 1765, in-4.

A. Cornelii Celsi de Medicina libri octo, ex fide vetustissimorum librorum recensuit, innumeris depravationibus, partim aliunde, partim a Lindenio invectis, liberavit, lectiones variantes et animadversiones tum aliorum probatissimorum auctorum, Cæsarii, Constantini, Jos. Scaligeri, Casauboni, Almelovcenii, Morgagni, Trilleri, tum suas, nec non indices copiosos, aliaque adjecit. Leipzig, 1767, in-8.

Arzneykundige Abhandlungen, herausgegeben von dem Kollegio der Aerzte in London, aus dem Englischen übersetzt. 3 Bænde. Leipzig, 1768, 1777, in-8.

Diss. I. De viribus medicamentosis hydrargyri et inde arte factorum pharmacorum. Leipzig, 1773.—*Diss. II.* Leipzig, 1783, in-4.

Diss. de hæmorrhagiarum pathologia. Leipzig, 1777, in-4.

Diss. de remediis hæmorrhagiarum externarum. Leipzig, 1778, in-4.

Diss. de remediis hæmorrhagiarum internarum. Leipzig. 1778, in-4

Ces dissertations en allemand :

Abhandlung von den Blutflüssen und ihrer Behandlung aus dem Lateinischen, mit des Verfassers Zusætzen. Leipzig, 1783, in-8.

Diss. de scabie humani generis. Leipzig, 1779, in-4.

Diss. semiotices medicæ generalia. Leipzig, 1780, in-4.

Diss. de pelvi feminea metienda. Leipzig, 1781, in-4.

Diss. vis ac potentia animæ gravidæ mulieris in fœtum denuo asserta et vindicata. Leipzig, 1786, in-4. — Cette dissertation, traduite en allemand par F. M. Drechsler de Naumbourg, a été réunie à la traduction allemande faite par Wichmann, et à celle indiquée plus haut sur les causes des *Nævi materni*, et publiée sous le titre suivant :

Von der Wirkung und dem Einflusse der Einbildungskraft der Mutter auf die Frucht, aus Gründen und hæufigen Erfahrungen erwiesen. Leipzig, 1787, in-8.

Opuscula medico-practica, curante C. G. Kühn. Tom. I, Leipzig, 1787, in-8.—Ce recueil ne comprend qu'une partie des dissertations indiquées plus haut.

Diss. de prima puerorum dentitione. Ibid., 1790, in-4.

Diss. longa vita hominum antediluvianorum expensis causis asserta. Ib., 1792, in-4. Deuxième édition, corrigée et augmentée, sous ce titre : *Tractatus longam hominum antediluvianorum vitam a dubiis vindicans causasque eam præstantes expendens. Ibid.*, 1793, in-8.

C'est Krause qui a été l'éditeur des ouvrages suivans :

D. Trilleri opuscula medica ac medico-philologica, antea sparsim edita, nunc autem in unum collecta atque digesta ab auctore ipso prius recognita, aucta, castigata et emendata ; curavit et præfatus est. Francfort et Leipzig, 1766-1767, in-4, 3 vol.

Joh. Zachar. Platneri institutiones chirurgiæ rationalis tum medicæ tum manualis, in usus discentium. Editio

novissima , recensuit notasque adjecit.
Leipzig, 1783, in-8.

Il revit et augmenta la dernière édition allemande de cet ouvrage.

Joh. Zachar. Platner's Einleitung in die Wundarzney. Leipzig , 1786 , in-8.

Enfin Krause a mis des préfaces en tête de divers ouvrages de Troja , van Doeveren, Bianconi, etc.

(Meusel. — Rotermund.)

KREBS (Frédéric-Chrétien-Charles), né à Osterwick en 1757, fit ses études à Helmstadt, fut reçu docteur en 1780, pratiqua l'art de guérir à Quedlimbourg , fut premier médecin de la princesse Amélie de Prusse, abbesse de Quedlinbourg, et enfin médecin pensionné de la ville et du canton de Blankenbourg. Il mourut le 10 mai 1793.

Diss. inaug. de apoplexia peripneumoniam indicante. Helmstadt , 1780, in-4.

Medicinische Kleinigkeiten. Leipzig, 1781, in-8.

Beytrag zur Arzneylichen Hülfe auf dem Land. Quedlinbourg, 178 in-8.

Medicinische Beobachtungen 1sten *Bandes* 1 — 3tes *Heft.* Quedlinbourg, 1783. — 2ten *Bandes* 1ster *Heft.* Quedlinbourg, 1785. — 2ter *Heft.* Quedlinbourg , 1787. — 3ter *Heft.* Quedlinbourg , 1789. — 4ter *Heft.* Quedlinbourg, 1791, in-8.

Vom Friesel; in Baldinger's neuem Magazin für Aerzte B. 5. *St.* 6. (1783). *Kurze Beantwortung der Krankheitsgeschichte einer Epilepsie und Anfrage; ibid., B.* 7. *St.* 1. *S.* 80. — 83. (1785). *Aphorismen über Pockenkau-*

fen und Blattereinimpfen; ibid., B. 12. *S.* 3. *S.* 257. — 283 (1790).

Etwas über die Mode in der Medicin ; in den Halberstædt. Gemeinnütz. Blættern 1787. *St.* 36. — *von den Ursachen der immer allgemeiner werdenden Nervenschwæche; ibid.,* 1788. *St.* 19. *u.* 23. — *Ein vorschlag zur Verminderung des Holzmangels und Schonung des Strohs , ibid.,* 1792. *St.* 20.

Anleitung zum richtigen Gebrauch der Purgiermittel bey Pferden ; im Braunschweig. Magazin 1791. *St* 49 *und* 50.

Beytrag zur Erklærung der Gespenster oder Geistererscheinungen ; im Braunschweig. Journal. 1790. *St.* 3. *S.* 319. — 321.

KRUEGER (Johann-Gottlob), naturaliste distingué, né à Halle le 15 juin 1715, fit ses études premières dans la maison des orphelins. Il suivit ensuite les cours de l'Université , et s'appliqua aux sciences physiques et mathématiques. Il fut maître en 1737. L'état de sa santé demandant qu'il fît divers voyages , il parcourut la Silésie. Il se fit recevoir docteur en médecine en 1742, à Halle. Il fut professeur extraordinaire en cette science l'année suivante, et plus tard professeur ordinaire. En 1751 , il alla occuper à Helmstadt les chaires de philosophie et de médecine. Il mourut à Brunswick le 6 octobre 1759. Il était membre de l'Académie des Curieux de la nature et de l'Académie des sciences de Prusse. Il a beaucoup écrit.

Diss. de terminatione mentis per motiva. Halle, 1733, in-4.

Diss. de nonnullis ad motum globuli e sclopeto explosi pertinentibus, pro gradu Magisterii. Halle, 1737, in-4.

Diss. de vi attractiva corporum. Halle, 1737, in-4.

Diss. inaug. med. de sensatione. Halle, 1742, in-4.

Diss. de theoriæ physicæ tubulorum capillarium ad corpus humanum applicatione. Halle, 1742, in-4.

Diss. de causa pelluciditatis. Halle, 1744, in-4.

Diss. quod lex naturæ sit lex Dei. Halle, 1744, in-4.

Diss. de diversitate corporum morborum et curationum secundum regiones Europæ. Halle, 1744, in-4.

Diss. metaphysico-medica de physiognomiæ in re medica utilitate. Halle, 1744, in-4.

Naturlehre; mit einer Vorrede Hrn. Friedrich Hoffmann's, 1ster Theil. Halle, 1740. 2te *Ausgabe*, Halle, 1744. 3te *Ausgabe.* Halle, 1780. — 2ter *Theil, welcher die Lehre von dem Leben und der Gesundheit des Menschen in sich fasst.* Halle, 1742. 2te *vermehrte Ausgabe.* Halle, 1748. — 3ter *Theil, welcher die Pathologie oder Leher von den Krankheiten in sich fasst.* Halle, 1749, in-8, fig.

Abhandlung von den Steinkohlen. Halle, 1741, in-8. 2te *Ausgabe.* Halle, 1746, in-8.

Gedanken von dem kalten Winter des Jahres 1740. Halle, 1741, in-8. 2te *Ausgabe.* Halle, 1746, in-8.

Physico theologische Betrachtungen einiger Thiere. Halle, 1741, in 8. 2te *Ausgabe.* Halle, 1746, in-8.

Traité du café, de thé et du tabac. Halle, 1744; deuxième édition: Halle, 1746, in-8. — Cet ouvrage avait été d'abord écrit en allemand.

Zuschrift an Seine Zuhœrer, vorinnen er ihnen seine Gedanken von der Electricitæt mittheilet und ihnen zukünftigen Lectionen bekannt macht. Halle, 1744, in-8. 2te *vermehrte Ausgabe.* Halle, 1745, in-8.

Anmerkungen über des Herrn geheimen Raths Wolf Auszug aus der Rechenkunst, zum Gebrauch seiner Zuhœrer entworfen. Halle, 1744, in-8.

Grundriss eines neuen Lehrgebœudes Arzneykunst. Halle, 1745, in-8.

Anmerkungen über Hrn. geh. R. Wolf. Auszug aus der Geometrie; zum Gebrauch seiner Zuhœrer entworfen. Halle, 1746, in-8.

Gedanken von der Algebra. Halle, 1746, in-8.

Geschischte der Erden in den alleræltesten Zeiten. Halle, 1746, in-8.

Von den verschiedenen Gemuthsbeschaffenheiten, mit welchen die Menchen aus der Welt zu gehen pflegen: eine Trauerrede. Halle, 1747, in-4.

Diss. de refrigeratione sanguinis in pulmonibus. Halle, 1748, in-8.

Diss. qua Geogenia et cataclysmologia Whistoniana dubia redditur. Halle, 1750, in 4.

*Die Regeln den Sprache des Herzens, bey der Tœllnerischeu und

Schrœderischen Eheverbindung. Halle, 1751, in-8.

Diæt oder Lebensordnung. Halle, 1751, in-8. 2te *Ausgabe.* Halle, 1763, in-8.

Diss. de lege naturæ, quod in corpore animali sensationem excipiat motus sensationi proportionatus. Halle, 1751, in-4.

Zuschrift an seine Zuhœrer von der Ordnung, in welcher man die Arzneygelahrheit erlernen müsse. Halle, 1751, in-8.

Gedanken von der Erziehung der Kinder. 1ster *Theil, von der Bildung des Leibes.* Halle, 1751. — 2ter *Theil, von der Bildung der Seelen.* Halle, 1751, in-8.

Diss. de Hæmoptysi hæreditaria. Helmstadt, 1752.

Diss. de differentia elateris, toni, contractionis vitalis, voluntariæ, sensibilitatis et irritabilitatis. Halle, 1754, in-4.

Diss. de demonstratione existentiæ dei ex lege minimæ actionis. Halle, 1754, in-4.

Diss. de nitri virtute temperante. Halle, 1754, in-4.

Diss. de Opisthotono Emprosthotono et Tetano. Halle, 1754, in-4.

Diss. de somnio, morborum patre et filio. Halle, 1754, in-4.

Diss. sistens experimenta cum equo ostracodermatum instituta. Halle, 1754, in-4.

Diss. de lege naturæ, quod in corpore animali spasmum excipiat atonia, spasmo proportionata. Halle, 1754, in-4.

Gedanken vom Helmstædtischen Gesundbrunnen, dessen Bestandtheilen, Kræften und Wirkungen. Halle, 1756, in-4. *Fortsetzung.* 1757, in-8.

Experimentalseelenlehre. Halle, 1756, in-8.

Gedanken von den Ursachen des Erdbebens; nebst einer moralischen Betrachtung. Halle, 1756, in-8.

Gedanken von Gott. Halle, 1757, in-4.

Diss. de usu enematum in acutis febribus. Helmstadt, 1757, in-4.

Diss. de cortice Peruviano, ejusque præclaro in febribus lentis usu. Helmstadt, 1757, in-4.

Diss. electricitatis Muschenbróckianæ in sanandis morbis efficacia. Helmstadt, 1757, in-4.

Diss. de facie sibi semper simili, longævitatis indice. Helmstadt, 1757, in-4.

Diss. de putredinis et visciditatis æquilibrio, vitæ ac sanitatis fundamentis. Helmstadt, 1758, in-4.

Diss. de inappetentia ex abusu spirituosorum. Helmstadt, 1758, in-4.

Træume. Halle, 1758, in-8, Halle 1765, in-8. *Neue verbesserte Ausgabe, mit einer Vorrede von Joh. Aug. Eberhard.* Halle, 1758, in-8.

Unterricht, wie ein Soldat ohne Arzneyen seine Gesundheit erhalten, und sich curiren kœnne. Halle, 1758, in-8.

Die ersten Gründe der Naturlehre auf eine leichte und angenehme Art zum Gebrauch der Jugend und Anfœnger. Helmstadt, 1759, in-8. 2te *Ausgabe.* Helmstadt, 1763, in-8.

Krüger a inséré un assez grand nombre de mémoires dans divers recueils, voici les principaux :

De organo musico oculari, vom Farben-Claricymbal; in Miscell. berolinens., t. VII.

Anmerkungen aus der Naturlehre über einige zur Musik gehœrige Sachen; in dem Hamburg Magazin B. 1. St. 4

Versuch , wie alle Arten der Früchte lange Jahre zu erhalten, ohne dass sie von ihren Eigenschaften etwas verlichren, ibid., B. 2, St. 1. S. 5o. u. ff. — Schreiben an Hrn. Prof. Kæstner von einer versteinerten Feuerflamme, ibid., B. 5. St. 4.—Nachricht von einem Steine, welcher sich in dem Gaumen erzeuget ; ibid., B. 6. St. 4. — Beschreibung der Gruft zu Warberg, wo verschiedene Leichname fast unverweset liegen; ibid., B. 9 St. 6. Von der sogenannten Hüttenkatze in den Hall. Anzeigen, 1748.

Krüger a fourni le fond de beaucoup de thèses soutenues sous sa présidence et publiées sous le nom des candidats.

(Haller. — Bœrner. — *Comment. de rebus in Med. gestis.* — Rotermund. — Meusel.)

KRUENITZ (Jean-George), l'un des plus laborieux écrivains de l'Allemagne, naquit à Berlin le 28 mars 1728. Il fit ses études médicales à Gottingue , Halle et Francfort-sur-l'Oder, et fut reçu docteur en médecine dans la dernière de ces Universités en 1749. Il s'adonna quelque temps à la pratique à Francfort, il fit des leçons sur l'ostéologie ; mais bientôt il laissa tout pour ne s'occuper que de ses travaux littéraires. Il alla se fixer, en 1769, à Berlin, où il trouvait plus de facilité pour ses recherches , et depuis lors, quoique avec une constitution faible et une santé chancelante, il ne cessa de donner quatorze heures par jour au travail ; aussi put-il publier, sans même s'aider du secours d'un secrétaire , et sans se reposer sur personne du soin de corriger ses épreuves, un nombre immense de volumes. Krünitz mourut le 20 décembre 1796. Il était membre de la plupart des sociétés économiques de l'Allemagne , et de l'Académie des sciences de Mayence.

Nous n'indiquerons pas ici une multitude de traductions qu'il a faites d'ouvrages littéraires ou scientifiques, ni ceux de ses ouvrages qui sont absolument étrangers à l'objet de ce dictionnaire.

Diss. inaug. de matrimonio , multorum morborum remedio. Francfort-sur-l'Oder, 1749, in-4.

Characteres professorum in regia viadrina. Francfort-sur-l'Oder, 1758, in-4.

Gemeinnützlicher Vorrath auserlesener Aufsætze zur Befærderung der Haushaltungswissenschaft , Künste , Manufacturen und Fabriken , wie auch der Arzneygelahrheit und Naturlehre, mit Kupfern. Leipzig, 1767-68, in-8, 3 vol.

Verzeichniss der Vornehmsten Schriften von der Rindwiehseuche. Leipzig, 1767, in-8.

Verzeichniss der Vornehmsten Schriften von der Kinderpocken und deren Einpfropfung. Leipzig, 1768, in-8.

Catalogus bibliothecæ Süssmilchianæ, cum notis litterario-criticis. Berlin, 1768, in-8.

Verzeichniss der Vornehmsten Schriften von der Elektricitæt und den elektrischen Kuren. Leipzig, 1769, in-8.

OEkonomische Encyklopædie. Tom. I-LXXIII (A—Leiche). Berlin, 1773-1798, in-8, fig. — Un grand nombre d'articles de cet immense recueil forment d'amples monographies, et ont été tirés à part. Les frères Flœrke, et depuis Korth, furent chargés de continuer cette encyclopédie, qui n'est pas encore achevée, quoique parvenue au cent trente troisième volume. L'histoire naturelle économique, la vétérinaire, l'administration communale, y sont particulièrement traitées avec développement.

(Rotermund. — Hamberger et Meusel. — Meusel, *Lexikon.*)

KULMUS (JOHANN-ADAM), né à Breslau le 18 mars 1689, y commença ses études, les continua à Dantzick, à Halle, à Leipzig, à Strasbourg, et fut reçu docteur en médecine à Bâle. Il visita les Universités de Hollande, et revint à Dantzick. Il fut nommé médecin pensionné de la ville et professeur de médecine au gymnase. Kulmus mourut le 29 mai 1745. Il était membre de l'Académie des Curieux de la nature, depuis 1722, et de la Société des sciences de Berlin, depuis 1725.

Diss. pro gradu doct. De harmonia morum et morborum. Bâle, 1719, in-4.

Descriptio auroræ borealis an. 1721 *conspectæ.*

Tabellæ anatomicæ. Dantzig, 1722, ibid. 1725, in-4. *Ibid.* 1728, in-4. Amsterdam, 1733, in-8. Leipzig, 1742, in-8. *Ibid.* 1759, in-8. Angsbourg, 1745, 1766, in-8. Rome, 1748, in-8. Utrecht, 1755, in-8. — *Ganz ungearbeitet und mit* 27 *andern Kupfertafeln versehen, von carl Gottlob Kühn.* Leipzig, 1789, in-4. — Trad. franç. par Massuet. Amsterdam, 1736, in-8. — Malgré toutes ces éditions, le mérite de ce recueil est bien mince.

Elementa philosophiæ naturalis, observationibus, necessariis experimentis et sana ratione suffulta, c. fig. concinnata. Gouda, 1722. Gottingue, 1727.

Diss. de vaporibus, nebula et nubibus. Dantzig, 1726, in-4.

Diss. de lapidibus. Dantzig, 1727, in-4

Diss. de generatione animalium. Dantzig, 1729, in-4.

Diss. de nutritione animalium. Dantzig, 1728, in-4.

Diss. de insectis. Dantzig, 1729, in-4.

Diss. de literis in ligno fagi repertis. Dantzig, 1730, in-4, fig.

De uteri delapsu, suppressionis urinæ et subsecutæ mortis causa. Dantzig, 1732, in-4.

De exostosi steatomatode claviculæ ejusque felici sectione. Dantzig, 1732, in-4.

De accessu aeris per pulmones in sanguine dubio. Dantzig, 1732, in-4.

Descriptio anatomico-physiologica alicujus fœtus monstrosi. Dantzig, 1732, in-4.

Diss. de aqua et maribus. Dantzig, 1737, in-4.

(Joecher.—Haller. — Rotermund.)

KUNDMANN (Jean-Christian), médecin, naturaliste et antiquaire, naquit à Breslau en 1684. Il montra de très-bonne heure
un goût décidé pour les sciences naturelles. Après avoir fait de
bonnes humanités sous des maîtres particuliers et dans les écoles
de sa ville natale, il se rendit à l'Université de Francfort-sur-l'O-
der, et bientôt après à celle de Halle, pour y étudier la médecine et
les mathématiques. Avant de se faire recevoir docteur, il voyagea
en Allemagne et en Hollande. Il prit ses degrés à Halle en 1708,
après quoi il se fixa à Breslau, où il eut une pratique médicale active jusqu'à sa mort, qui arriva le 12 mai 1751. Il était membre de
l'Académie des Curieux de la nature, et il prit une part active à ses
travaux ; mais ce qui l'occupa particulièrement, ce fut la publication du recueil périodique de Breslau (*Breslauischen Sammlungen
der Natur und Kunst*, etc.), auquel il coopéra avec Kanold.

Diss. inaug. (*præs. G. E. Stahl*) *de
regimine.* Halle, 1708, in-4.

*Abhandlung von dem Verstande
des Menschen vor und nach dem
Falle.* Bautzen, 1716, in-8.

*Promptuarium rerum naturalium
et artificialium Vratislaviense, præcipue quas collegit,* etc. Breslau, 1726,
in-4.

*Numi singulares oder sonderbare
Thaler und Münzen,* etc., etc. Breslau, 1731, in-4; *ibid.*, 1734, in-4;
ibid., 1781, in-4, fig.

*Numi jubilæi, oder Jübel-Schau-
stücke,* etc.. etc., Breslau, 1735, in-4,
fig.

*Rariora naturæ et artis item in re
medica, oder Seltenheiten der Natur
und Kunst des Kundmannischen Na-
turalien-Cabinets, wie auch in der
Arzneywissenschaft. Darinnen abgehandelt werden 1.)Examen fossilium
et lapidum quorumdam rariorum,
oder Untersuchung verschiedener un-
tererdischen Seltenheiten und sonderbarer figurirter Stein. 2.)Memorabi-
lia naturæ et artis, oder Merkwürdigkeiten der Natur und Kunst.* 3.)

*Observationes in re medica singulares,
oder sonderbare Anmerkungen zur
Arzneykunst und Wissenschaft ge-
hœrig. Denen beygesetzet 1.)Unge-
wœhnliche Delicatessen und abge-
schmeckte Speisen in allen Theilen
der Welt, wie auch einzelner Personen. 2.) Historie von der erschreck-
lichen Menschen Pestilenz, wie sie
vom Anfange dieses seculi, bis auf
das Jahr 1715, von Orient aus, durch
die Polnische, Ungarische, Teutsche,
Schwedische und Dænische Reiche,
von Jahren zu Jahren, von Ort zu
Ort, aufs hestigste Gewart, aus Ge-
druckten wie auch schriftlichen Nachrichten Gesammelt, und was wegen der Præservation und Cur besonders angemerket worden. 3.) Reflexions über die Krankheits-und To-
den-Listen, mit medicinischen Anmerkungen begleitet, und dem Drucke,
nebst vielen Kupfern und eingedruck-
ten Figuren, überlassen.* Breslau et
Leipzig, 1737, in-fol.

*Silesii in numis, oder berühmte
Schlesier in Münzen,* etc. Breslau,
1738, in-4.

Academiæ et scholæ Germaniæ, præcipue ducatus Silesiæ, cum bibliothecis in numis, oder, die hohen und niedern Schulen Teutschlandes, etc. Breslau, 1741, in-4.

Il serait trop long d'indiquer en détail les observations ou les mémoires fournis par Kundmann aux *Breslauischen Sammlungen,* aux *Act. Acad. Nat. Curios.,* et à d'autres recueils.

(Haller. — Meusel. — Rotermund.)

KURELLA (Ernest-Godefroy), né à Neidenbourg, dans la Prusse orientale, le 12 mars 1725, fut reçu docteur en médecine à Kœnigsberg en 1746, devint conseiller du collége supérieur des médecins et du collége supérieur de santé, et mourut le 28 juillet 1799. Des divers écrits qui portent son nom, celui dont on conserve le plus de souvenir, mais dont il ne fut que l'éditeur, est la collection des dissertations de Hartmann et de Schulze sur l'histoire de l'anatomie. Il publia aussi, mais en y faisant des additions, les ouvrages de Schaarschmidt sur les maladies vénériennes, les maladies des armées, les plaies, et l'art de formuler. Voici les titres de ses propres ouvrages :

Diss. de vitiis propagationem hominis impedientibus. Kœnigsberg, 1746, in-4.

Das Leben des Menschen philosophisch und medicinisch betrachtet. 1747, in-4.

Diss. inaug. de salivæ secretione vera. Halle, 1748, in-4.

Gedanken von Besessenen und Bezauberten. Halle, 1749, in-4.

Beweis das die Auschlæge nicht von Würmern entstehen. Berlin et Postdam, 1750, in-8.

Entdeckung des Maximen, ohne Zeitverlust und Mühe ein berühmter und reicher Arzt zu werden. Berlin et Postdam, 1750, in-8.

Anatomisch-chirurgisches Lexikon, oder Wœrterbuch, mit Heister's Vorrede. Berlin et Postdam, 1753, in-4, — Anonyme.

Chemische Versuche und Erfahrungen. 1stes Stück. Berlin et Postdam, 1756-59, in-8.

Patriotische Vorschlæge, wie bey dem jetzo herrschenden Getraide-Mangel besonders der dürftige Landmann Brod haben kœnne. Berlin et Postdam, 1771, in-8.

Kurella a encore fourni des articles à divers journaux.

(Meusel.—Rotermund.)

KYPER (Albert), né à Kœnigsberg, vécut au milieu du dix-septième siècle, et fut professeur de médecine à Leyde. Il est auteur d'un des premiers traités de méthodologie médicale qui aient été faits. Ses ouvrages sont de peu d'importance.

Medicinam rite discendi et exercendi methodus. Leyde, 1642, in-12.

Responsio ad Pseud-Apologema, quod Vopiscus Fortunatus Plempius secundæ additioni fundamentorum suorum medicinæ subjungi curavit, extat cum ejusdem institutionibus physicis. Leyde, 1647, in-12.

Anthropologia , corporis humani contentorum et animæ naturam et virtutes secundum circularem sanguinis motum , explicans. Leyde, 1647, in-12; Leyde, 1650, in-4; Leyde, 1660, in-4.

Institutiones medicæ, ad hypothesin de circulari sanguinis motu compositæ.

Subjunguntur ejusdem transsumta medica, quibus continentur medicinæ fundamenta. Amsterdam, 1654, in-4.

Collegium medicum , viginti sex disputationibus breviter complectens , quæ ad institutiones pertinent. Accedunt, ejusdem disputationes physico-medicæ miscellaneæ atque politicæ, de origine et jure magistratus: de jure belli et de fœderibus. Leyde, 1655, in-8; Leyde, 1666, in-8.

FIN DE LA PREMIÈRE PARTIE DU TOME TROISIÈME.

DICTIONNAIRE

HISTORIQUE

DE LA MÉDECINE

ANCIENNE ET MODERNE.

IMPRIMERIE DE FÉLIX LOCQUIN,

RUE NOTRE-DAME-DES-VICTOIRES, N° 16.

DICTIONNAIRE

HISTORIQUE

DE LA MÉDECINE

ANCIENNE ET MODERNE.

PAR J.-E. DEZEIMERIS,

DOCTEUR-MÉDECIN, BIBLIOTHÉCAIRE DE LA FACULTÉ DE MÉDECINE DE PARIS, MEMBRE LA SOCIÉTÉ MÉDICALE D'ÉMULATION DE LA MÊME VILLE, DE LA SOCIÉTÉ DE MÉDECINE DE GAND, ET DE LA SOCIÉTÉ MEDICO-LÉGALE DU GRAND-DUCHÉ DE BADE.

TOME III. — 2ᵉ PARTIE.

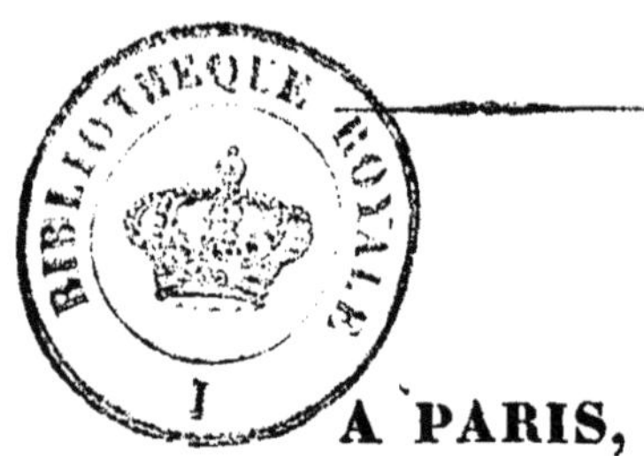

A PARIS,

CHEZ BÉCHET JEUNE, LIBRAIRE,

PLACE DE L'ÉCOLE-DE-MÉDECINE, Nº 4 ;

A BRUXELLES,

AU DÉPÔT GÉNÉRAL DE LA LIBRAIRIE MÉDICALE FRANÇAISE

1837.

DICTIONNAIRE

HISTORIQUE

DE LA MÉDECINE

ANCIENNE ET MODERNE.

L

LACAZE (Louis de), physiologiste ingénieux, naquit à Lambeye, dans le Béarn, en 1703. Il fit ses études médicales à Montpellier, et y fut reçu docteur en 1724. Il vint se fixer à Paris en 1730. Peu de temps après, il obtint la charge de médecin ordinaire de Louis XV. Il mourut en 1765. Parent et ami de Bordeu, Lacaze profita beaucoup des relations d'intimité qui existaient entre eux. Leurs idées se rapprochent en beaucoup de points ; seulement Lacaze a encore *plus de prédilection pour les vues subtiles*, et se laisse plus facilement entraîner aux écarts de l'imagination. Il a beaucoup préconisé, comme méthode d'étude physiologique, l'observation attentive des sensations que nous donne l'exercice intérieur de nos propres fonctions, et c'est sans doute par l'influence de ce genre d'étude qu'il a été conduit à attribuer un empire presque sans limite au centre épigastrique sur l'économie tout entière. Les ouvrages suivans, qu'on sait être de lui, ont tous paru sans nom d'auteur.

Specimen novi medicinæ conspectus. Paris, 1749, in-8 ; *ib.*, 1751, in-8.

Institutiones medicæ ex novo medicinæ conspectu. Paris, 1755, in-8.

Idée de l'homme physique et moral, pour servir d'introduction à un traité de médecine. Paris, 1755, in-12.

Extrait raisonné du traité de

l'homme physique et moral, et des in-
stitutions médicales. Paris, 1757,
in-12.

Mélanges de physique et de morale.
Paris, 1761, iu-8.

Lettres sur le meilleur moyen d'as-
surer le succès de l'éducation. Paris,
1764, in-12.

LACHAPELLE (Marie-Louise DUGÈS, plus connue sous le nom
de veuve), sage-femme en chef de la maison d'accouchement, directrice et première institutrice de l'école qui y est établie, naquit
à Paris le 1er janvier 1769. Son père, Louis Dugès, y exerçait les
fonctions d'officier de santé; sa mère, Marie Jonet, était sage-femme
jurée au Châtelet, et ayant été nommée, en 1775, sage-femme en
chef de l'Hôtel-Dieu, elle s'y établit et en remplit les fonctions avec
des talens, un zèle, une activité, qui la firent distinguer et lui méritèrent une pension.

Élevée avec soin sous les yeux de sa mère, instruite par ses leçons et son exemple, vivant journellement au milieu des femmes
enceintes et en couches, la jeune demoiselle Dugès, en grandissant,
acquit de bonne heure, et presque sans s'en apercevoir, les connaissances théoriques et pratiques de l'art des accouchemens. Quoique mariée, en 1792, avec M. Lachapelle, chirurgien chargé du
service de l'hôpital Saint-Louis, elle demeura toujours à l'Hôtel-
Dieu, auprès de sa mère. La mort de son mari augmenta l'attachement qu'elle avait pour celle-ci; dès-lors elle partagea tous ses
travaux, la remplaça souvent dans sa pratique, dans ses leçons, et
mérita bientôt, en 1795, d'être nommée son adjointe.

Ce fut en partie sur le plan fourni par madame Lachapelle, en
qui l'on avait une grande confiance, et dont on avait demandé
les avis, que l'hospice de la Maternité, ou maison d'accouchement,
fut organisé, sous le ministère de Chaptal. Baudelocque y fut attaché comme accoucheur et professeur, madame Lachapelle en
fut directrice et institutrice, et l'on peut dire que l'un et l'autre ont
également contribué à l'illustration de cette précieuse école. Chaussier a donné à l'excellent enseignement de madame Lachapelle
tous les éloges qu'il méritait; mais les services rendus à l'art par
cette femme distinguée ne se bornent point aux leçons qu'elle fit
de son vivant et aux élèves qu'elle forma; elle recueillit, durant
sa pratique à la Maternité, un nombre immense d'observations qui
ont servi de base à l'un des ouvrages les plus utiles qui aient été
publiés en France depuis celui de Baudelocque. Madame Lachapelle
mourut le 4 octobre 1821.

Pratique des accouchemens, ou Mémoires et observations choisies sur les points les plus importans de l'art, publiés par Antoine Dugès, neveu de l'auteur. Paris, 1821-25, trois vol. in-8, avec tableaux.

Mme Lachapelle avait fourni cinq observations importantes sur différens cas d'accouchemens, à *l'Annuaire médico-chirurgical des hospices et hôpitaux civils.*

(Chaussier, *Discours prononcé à la distribution des prix de l'école d'accouchement,* 1822.)

LA CHARRIÈRE (Joseph de), auteur d'un manuel long-temps classique sur les opérations chirurgicales, était d'Annecy, en Savoie. Il vécut du milieu du dix-septième siècle au commencement du dix-huitième. L'ouvrage dont nous venons de parler est utile à l'historien pour marquer la série des modifications par lesquelles ont passé les opérations qui se pratiquent encore, et pour retrouver celles du dix-septième siècle qui sont tombées en désuétude. C'est à peu près le seul usage qu'on puisse faire des écrits de La Charrière; et encore ne faut-il pas oublier, pour n'être pas induit en erreur par la date de sa publication, que quoiqu'elle ait précédé de plus de quinze ans la publication de l'ouvrage de Dionis, ce n'est pas moins Dionis qui est l'auteur original et La Charrière le copiste, attendu que celui-ci a écrit d'après les cours faits par Dionis au Jardin-du-Roi, de 1672 à 1680.

Anatomie de la tête de l'homme et de ses dépendances. Paris, 1703, in-8.

Traité des opérations de la chirurgie, dans lequel on explique mécaniquement les causes des maladies qui les précèdent, fondées sur la structure de la partie, leurs signes et leurs symptômes, et dans lequel on a introduit plusieurs nouvelles remarques après chaque opération, et un traité des plaies avec la méthode de les bien panser. Paris, 1690, in-12; *ibid,* 1693, in-12; Lyon, 1699, in-12; Paris, 1706, in-12; *ibid,* 1716, in-12; *ibid,* 1721, in-8; *ibid,* 1727, in-12.

LAENNEC (Réné-Théophile-Hyacinthe), l'un des hommes de notre siècle qui aient le plus fait pour introduire de la certitude et de la précision dans le diagnostic des maladies de la poitrine, naquit à Quimper, en Bretagne, en 1781. Il fit ses premières études médicales à Nantes, sous les yeux de son oncle, médecin en chef des hôpitaux de cette ville. Elève de l'École de Paris en 1799, il y remporta, en 1802, les grands prix de médecine et de chirurgie. Depuis lors, il prit rang parmi les médecins distingués de l'époque, et il se plaça en première ligne parmi ceux qui cultivaient avec le plus de succès l'anatomie pathologique. Il l'enseigna dans des cours, qui le disputaient à ceux de Dupuytren pour l'empressement qu'on mettait à les suivre, et les deux jeunes professeurs se disputèrent eux-mêmes la priorité de la classification qu'ils suivaient l'un et l'autre, et celle de la connaissance de diverses altérations pathologiques qu'ils avaient les premiers décrites. Depuis, ces deux hommes célèbres ne se firent plus obstacle : ils suivirent des carrières fort différentes. Laennec se livra tout entier à la pratique de la médecine en ville, et aux recherches pathologiques, à l'hospice Necker, où il fut médecin depuis 1806. De nombreux mémoires originaux, communiqués par lui à la Société de la Faculté de méde·cine, apprenaient à ceux qui suivaient les travaux de cette Société ce qu'on était en droit d'attendre d'un aussi habile observateur. Mais ce fut la publication de son traité d'auscultation, en 1819, qui révéla au monde le mérite éminent qui n'avait été connu jusqu'alors que des amis de Laennec. En 1822, il fut appelé à remplacer Hallé dans la chaire de médecine au collége de France. Lors de la réorganisation de la Faculté de médecine de Paris, qui suivit la destruction de cette Faculté, en 1823, Laennec y fut nommé professeur de clinique interne. Il était aussi membre titulaire de l'Académie royale de médecine. Laennec mourut de phthisie pulmonaire à Kerlouanec, près Douarnenez (Finistère), le 13 août 1826.

Histoires d'inflammations du péritoine, recueillies à la clinique interne de l'École de médecine de Paris. Dans le *Journal de médecine, chirurgie et pharmacie,* de Corvisart, Leroux et Boyer. Fructidor an X et vendémiaire an XI. Extr. dans la *Biblioth. méd.,* t. II.

Mémoire contenant la description de la membrane propre du foie. Journ. de méd., chir. et pharm. an XI.

Description d'un procédé anatomique à l'aide duquel on peut disséquer la membrane interne des ventricules du cerveau. Journal de méd., chir. et phar., an XI.

Propositions sur la doctrine médicale d'Hippocrate, relativement à la médecine pratique. Thèses de la Fac. de Paris, 1804, in-4.

Mémoire sur les vers vésiculaires, contenant la description de plusieurs espèces nouvelles et celle des maladies et des altérations organiques auxquelles donne lieu la présence de ces vers dans le corps humain; lu à la Société de la Faculté de médecine dans la séance du 26 pluviose an XII. Dans les *Mémoires de la Soc. de la Fac. de méd.* Vol. in-4 ou in-8, imprimé en 1805, mais non publié. Quelques exemplaires du mémoire de Laennec furent tirés à part.

Mémoire sur l'anatomie pathologique, lu à la Société de l'École de médecine, le 6 nivôse an XII. Extrait dans la *Bibliothèque médicale,* t. *XIII,* p. 283. — *Réponse aux observations de M. Dupuytren, insérées dans le dernier cahier de la* Bibliothèque médicale, t. VIII, p. 97; (réclamation de priorité) *ibid*, t. VIII, p. 190.

Extrait d'une note sur une dilatation partielle de la valvule mitrale, par Laennec et Fizeau, *Bull. de la Fac. de méd*, an XIII, p. 207, et *Biblioth. méd.*, t. XI, p. 115.

Extrait d'un mémoire sur les Mélanoses. Bulletin de la Fac. 1806, p. 24; *Biblioth. méd.*, t. XII, p. 102.

Extrait d'un mémoire sur le Distomus intersectus, nouveau genre de vers intestin. Bullet. de la Fac. de méd. 1807, p. 9.

Observation sur un anévrysme de l'aorte qui avait produit la compression du canal thoracique ; lue à la Soc. de l'École de méd. Journ. de méd., chir. et phar., 1806, t. XII; *Biblioth. méd.*, t. XIV, p. 236.

Exposition du système du docteur Gall, extraite de plusieurs ouvrages relatifs à ce système. Biblioth. méd., t. XIV, p. 312.

Observations sur les fièvres intermittentes vermineuses survenues pendant la convalescence, à la suite d'autres maladies. Journ. de méd., chir. et phar., 1807, t. XIV; *Biblioth. méd.*, t. XVII, p. 380.

Constitution médicale, observée à Paris pendant les six premiers mois de l'année 1807; par J. J. Leroux, Bayle, Fizeau et Laennec. *Journ. de méd., chir. et pharm.*, t. XIV.— Constitution de l'année 1813, *ibid*, 1813, août.

Sur une nouvelle espèce de hernie (intra-pelvienne) ; imprimé à la suite de la traduction du traité des hernies de Scarpa, par M. Cayol.

De l'auscultation médiate, ou *Traité du diagnostic des maladies des poumons et du cœur, établi principalement à l'aide de ce nouveau moyen d'exploration.* Paris, 1819, in-8, 2 vol., pl.; 2e éd., *ibid*, 182.., in-8, 2 vol.; 3e éd., augmentée de notes, par Meriadec Laennec. Paris, 1831, in-8, 3 vol.

Laennec a fourni au *Dictionnaire des sciences médicales* divers articles, entre autres *Anatomie pathologique, Ascaride, Encephaloïde.* Le discours d'ouverture du cours de Laennec au collège de France, en 1823, est imprimé dans les *Archives de médecine,* t. I. Divers mémoires présentés par lui à la Société de la Faculté de médecine, notamment un mémoire latin sur l'angine de poitrine, sont restés inédits.

LAFAYE (Georges de), l'un des chirurgiens français les plus distingués du dernier siècle, mort dans un âge avancé le 17 août 1781, à Paris, sa ville natale, n'a publié que des écrits peu nombreux, mais dont le succès compensa le petit nombre. Il s'était attaché à former un recueil des instrumens employés en chirurgie, qu'il se proposait de publier. Ce recueil passa après la mort de Lafaye entre les mains de Jean Barthélemy de Siebold qui le mit au jour en 1800.

Outre des mémoires ou observations insérés dans le recueil de l'Académie de chirurgie, sur le bec de lièvre, l'amputation du bras dans l'article, l'amputation à lambeaux, les moyens de faciliter le transport des personnes qui ont la jambe ou la cuisse fracturée, et sur l'opération de la cataracte, Lafaye a donné au public :

Cours d'opérations de chirurgie, par Dionis ; revu et augmenté par de Lafaye. Paris, 1736, in-8 ; *ib.*. 1740, in-8 ; *ibid.*, 1751. in-8; *ibid.*, 1757, in-8; *ibid.*, 1765, in-8, 2 vol.; *ibid.*, 1782, in-8, 2 vol.

Principes de chirurgie. Paris, 1739, in-12 ; *ibid.*, 1744, in-12 ; *ib.*, 1747, in-12 : *ibid.*, 1757, in-12 ; *ib.*, 1761, in-12. Onzième édition, revue .et augmentée par Mouton. Paris, 1811, in-8.

L'arsenal chirurgical de Lafaye a paru sous ce titre :

G. de Lafaye, instrumentarium chirurgicum, quod servavit, descripsit et auxit J. B. de Siebold. Pars I : Wurzbourg, 1800, in-fol. — Siebold n'a point publié la deuxième partie, qui devait contenir les instrumens inventés depuis Lafaye.

LAFLIZE (Dominique), docteur en médecine, président du collége de chirurgie de Nancy, associé de l'Académie royale de chirurgie de Paris, chirurgien en chef des hôpitaux de charité, professeur de pathologie et d'opérations chirurgicales, officier municipal à Nancy, était né dans cette ville en 1736, et y mourut le 23 janvier 1793.

Diss. physiologica sistens raram placentæ supra caput adhæsionem. Nancy, 1769, in-4.

Diss. de aquis nanceianis. Nancy, 1770, iu-4.

Quæstio medica, an in morbis acuiis exanthemata sint critica. Nancy, 1771, in-4.

Discours sur les faveurs que Louis le Bien-Aimé a accordées à la chirurgie et sur les progrès qu'elle a faits sous son règne, prononcé à l'ouverture des écoles du collège royal de chirurgie de Nancy, etc. Nancy, 1773.

Mémoire qui a remporté le premier prix à l'Académie royale de chirurgie de Paris, sur la question : Quelle est, dans le traitement des maladies chirurgicales, l'influence des choses nommées non naturelles. 1775. Prix de l'Académie roy. de chir., t. V.

Mémoire couronné par la même Académie, sur la question : Exposer les règles diététiques relatives aux alimens, dans les maladies chirurgicales, 1779 ; *ibid*, t. V.

Laflize a publié plusieurs observations dans divers recueils périodiques, et, dans une thèse de son fils, l'histoire d'une fille de Nancy, âgée de 18 ans, de l'abdomen de laquelle est sorti, par une tumeur qui s'est abscédée, un corps dur, d'un volume considérable, de forme irrégulière. Au centre de cette masse était un noyau osseux, ayant la figure de l'os maxillaire supérieur, recouvert du cuir chevelu et de cheveux. On apercevait à la marge de l'alvéole la forme d'une lèvre, d'un palais, de gencives, enfin plusieurs dents qui paraissaient appartenir à la seconde dentition.

Laflize a traduit en français l'ouvragé de **Plenk**, sur la méthode d'administrer le mercure.

(*Journal encyclopédique*, février 1793.)

LAFONTAINE (FRÉDÉRIC-LOUIS DE), docteur en médecine et en chirurgie, conseiller et premier médecin à la cour de Pologne, vécut à Varsovie, et y est mort il y a une vingtaine d'années. Nous ne trouvons rien nulle part sur les circonstances de sa vie. Ses ouvrages sont ceux d'un bon observateur et d'un praticien habile. C'est une des meilleures sources d'où l'on puisse tirer des renseignemens sur la Pologne, considérée sous le point de vue sanitaire et médical.

Chirurgisch-medicinische Abhandlungen verschiedenen Inhalts, Polen betreffend, mit Kupfern. Breslau et Leipzig, 1792, in-8. — Le premier mémoire de ce recueil est relatif à la plique polonaise, et a été traduit en français par M. Jourdan; (Paris, 1808, in-8) c'est un des meilleurs morceaux qui existent sur ce sujet. La seconde partie de ce recueil se compose de dix lettres, toutes intéressantes, et relatives à divers sujets de médecine, de topographie et de statistique médicales sur la Pologne.

Medicinisch-chirurgische Erfahrungen über den Nutzen des Galvanismus. In Loder's Journal für die Chirurgie. 1802, t. IV.

Hinterlassene vermischte medicinische Schriften : 1°. *Ueber den vernünftigen Gebrauch und die zweckmæssige Pflege der Augen;* 2° *Erfahrungen über die Thrænenfisteln ;* 3° *Erfahrungen über die Afterfisteln ;* 4° *merkwürdige Entbindungen ;* 5° *Bemerkungen über Kinderkrankheiten. Herausgegeben von E. R. Lichtenstædt,* etc. Breslau, 1824, in-8. 4 et 120 pp. — Le premier article de cette petite collection a été publié à part.

(*Med. chir. Zeitung.* — *Allg. med. Annalen.* —Ustéri, *Repertorium.*)

LAFOSSE (JEAN), l'un des auteurs les plus judicieux qui se soient occupés, en France, de médecine légale, naquit à Montpellier le 13 novembre 1742, y fut reçu docteur en médecine en 1764, et se livra aussitôt à l'enseignement de l'anatomie, de la physiologie et de la matière médicale, où il eut beaucoup de succès, et qu'il continua presque sans interruption jusqu'à sa mort. Un examen critique qu'il fit des rapports médico-juridiques d'après lesquels Calas avait été condamné comme meurtrier de son fils, examen qui plut beaucoup à Voltaire, et qui valut à Lafosse l'amitié de cet homme illustre, l'entraîna à s'occuper de la matière des rapports médico-juridiques dans toute son étendue, et l'amena successivement à entreprendre un traité complet de médecine légale. Sa mort, qui ar-

riva le 22 janvier 1775, l'empêcha de mettre fin à cet ouvrage, que
les nombreux fragmens qui en furent insérés dans le supplément de
l'encyclopédie font vivement regretter. Lafosse, membre de la Société royale des sciences de Montpellier depuis 1768, y lut plusieurs
mémoires, sur les ossifications du cartilage xyphoïde; sur la prétendue propriété de la verveine, de tirer, lorsqu'on l'applique en cataplasme, le sang au-dehors; sur les contre-coups; sur les anastomoses, ou communications réciproques des vaisseaux du corps
humain, etc. Ces deux derniers ont été insérés, en 1767 et 1772,
dans le recueil des mémoires de l'Académie des sciences de Paris.

Lafosse avait aussi lu un travail sur la manière de procéder au
desséchement des marais du Bas-Languedoc, pour éviter les inconvéniens que pourraient entraîner ces travaux; le recueil de l'assemblée publique de la Société, de 1772, en contient un court précis.

(Deratte, *Eloge de Lafosse.* — Desgenettes, *Eloges des académiciens de Montpellier.*)

**LALLEMENT (   ), professeur de la Faculté de
médecine de Paris, chirurgien en chef de l'hospice de la Salpétrière,
est mort en 1830. Il avait été élève de Desault, avait succédé à
Boyer dans la place de chirurgien adjoint à la clinique de perfectionnement, et avait obtenu bientôt après celle de chirurgien en
chef de la Salpétrière. A l'établissement de l'École de Santé, il partagea avec Sabatier l'enseignement de la médecine opératoire; la
part qui lui échut fut celle relative aux maladies des os. Il est resté
chargé de cet enseignement, dont il ne s'acquitta pas toujours d'une
manière bien exacte, jusqu'à la destruction de la Faculté de médecine de Paris, en 1823. La réorganisation de cette Faculté, qui suivit bientôt après, le fit passer dans la classe des professeurs honoraires, où il jugea convenable de rester, lorsque le rétablissement
de l'ancienne Faculté, après la révolution de 1830, lui ouvrit de
nouveau, comme à ses anciens collègues, les portes de l'École.

Lallement passait pour un médecin érudit; il s'était fait cette réputation parmi ses collègues, et la devait aux rapports qu'il avait
avec eux dans les actes de la Faculté, car, pour le public, il ne l'a
point mis dans le secret de ses travaux; il n'a publié que quelques
observations, qui sont consignées dans le Bulletin de la Société de
l'École de médecine, et dans d'autres recueils périodiques. Voici
les principales :

Observations sur quelques affections de l'utérus, dans les *Mémoires de la société médicale d'émulation de Paris.* An VIII, t. III, p. 321.

Observation d'un entéro-gastrocèle, dans le *Journal de Médecine*, etc., de Corvisart, Leroux et Boyer. 1801, t. I, p. 329.

Observation sur une tumeur d'apparence stéatomateuse, placée dans la poitrine. Journal de Médecine, etc., de Corvisart, Leroux et Boyer. T. II, p. 327.

Sur une hernie crurale droite, contenant l'utérus, les trompes de Fallope, les ovaires, une partie du vagin et une portion considérable d'épiploon. Journal de Médecine, de Corvisart, Leroux et Boyer. 1816, t. XXXV, p. 1-9.

Observation sur une jeune fille de 22 ans, qui portait au-dessus de la protubérance occipitale externe une tumeur du volume d'un gros œuf, dans le Bulletin de la Faculté de médecine. 1813, p. 351.

LALOUETTE (Pierre), né en 1711, nommé docteur-régent à la Faculté de médecine de Paris, en 1742, pratiqua honorablement sa profession dans cette capitale, pendant un demi-siècle. Il fut décoré de l'ordre de Saint-Michel. Il perdit la vue dans les derniers temps de sa vie, et mourut le 14 août 1792.

Nouvelle méthode de traiter les maladies vénériennes par la fumigation. Paris, 1776, in-8, 190 p.

Traité des scrophules, vulgairement appelées écrouelles ou humeurs froides. Paris, 1780-1782, in-12, 2 vol.

Détail des expériences faites pour déterminer la propriété de la racine de dentelaire dans le traitement de la gale. (Pour la Société royale de médecine de Paris.) Paris, 1781, in-4.

LALOUETTE (Jean-François-Achille), exemple, rare dans notre siècle, d'un homme qui n'était point dépourvu de talent, et qui ne commença à écrire qu'à l'âge de près de soixante-dix ans, avait été docteur-régent de l'ancienne Faculté de médecine de Paris. Il parcourait, comme il le dit, son quatorzième lustre, quand il publia, en 1812, son *Essai sur la rage*, qui est son premier et son principal ouvrage. Ce n'est point un bon traité de cette maladie, assurément, mais ce n'est pas non plus l'ouvrage d'un homme sans mérite. L'auteur reprend les choses de bien haut, et il a cru devoir placer en tête de son volume une longue introduction sur la cause primitive de tout mouvement et de toute existence, et sur d'autres questions de cette nature, qu'il s'efforce, tant bien que mal, de rattacher à son sujet.

Essai sur la rage, dans lequel on indique un traitement méthodique et raisonné pour la guérir lorsqu'elle est déclarée; précédé d'une dissertation présentant plusieurs considérations générales sur quelques phénomènes de la nature; on y a joint plusieurs tableaux au moyen desquels on peut saisir d'un coup d'œil tous les rapports sous lesquels la maladie a été considérée. Paris, 1812, in-8, pl.

Réflexions sur la nature de la goutte, ses causes, ses effets, et sur les moyens employés pour la combattre. Paris, 1815, in-8, 80 pp.

LAMAUVE (Louis-César), naquit à Vittefleur-en-Caux, en 1762. Il commença à Rouen l'étude de la chirurgie, et vint, au bout de trois ans, la continuer à Paris, où il fut prévôt d'anatomie à l'Ecole pratique, et professeur particulier d'anatomie et d'accouchemens. En 1791, il fut nommé chirurgien des hôpitaux militaires, et il eut de l'avancement dans cette carrière. Il la quitta néanmoins au bout de quelques années, et se fixa à Rouen. Il était depuis long-temps chirurgien en chef de l'hospice général de cette ville, quand il mourut, le 3 août 1821. M. le docteur Pihorel, dans une notice sur Lamauve, lui attribue de nombreux mémoires de chirurgie; nous ne connaissons de lui que les travaux dont les titres suivent :

Manière de traiter les maladies syphilitiques dans les femmes enceintes, dans les enfans nouveau-nés et dans les nourrices. (A la suite de l'histoire de la médecine clinique, etc., de P. A. O. Mahon, publiée par Lamauve.) Paris, an XII, in-8. — C'est aussi Lamauve qui a publié le *Traité de médecine légale de Mahon.* (Voy. ce nom.)

Nouveau procédé pour détruire les polypes du nez, dans les *Annales cliniques de la Société de médecine de Montpellier,* t. XVI, (hist. t. IV) p. 129.

Sur les dangers d'ouvrir l'artère épigastrique dans l'opération de la hernie inguinale, dans les *Mémoires de la Société libre d'émulation de Rouen.*

De l'influence de l'imagination des mères sur le produit de la conception, dans le même recueil.

LAMBSMA (Nicolas), originaire de Frise, étudia la médecine à Amsterdam, et se fixa à Harlingue, ville située sur le bord du Zuiderzée. Il a publié un ouvrage où il a mis beaucoup d'érudition, et qui l'a fait placer par Baldinger au rang des auteurs qui ont le plus élégamment écrit en latin sur la médecine. Cet ouvrage, qu'on peut encore lire avec intérêt, a pour titre :

Ventris fluxus multiplex ex antiquis et recentiorum monumentis propositus. Amsterdam, 1756, in-8.

(*Nouv. biblioth. german.* — Baldinger, *Magazin.*)

LAMBERT (Antoine), natif du Luc, en Provence, alla fort jeune à Marseille, pour y apprendre les élémens de la chirurgie. Il se plaça chez un maître qui ne pouvait lui montrer qu'à saigner ou à raser proprement ; mais cette éducation ne pouvait suffire au besoin qu'il sentait d'apprendre, et quoique n'ayant point fait d'études premières bien soignées, il parvint, à force de zèle et de travail, à acquérir une certaine érudition chirurgicale et à se faire la réputation d'un habile praticien. Ses écrits sont surchargés d'un fatras de mauvaises théories, mais ne sont point aussi nuls, néanmoins, qu'on le dit dans la *Biographie médicale*. Ils contiennent un assez grand nombre d'observations propres à l'auteur, dont plusieurs fort curieuses. Lambert a vécu pendant une grande partie du dix-septième siècle.

Commentaires sur la carie et corruption des os. Marseille, 1656, in-8.

Les commentaires et les œuvres chirurgicales d'Antoine Lambert, natif du Luc, maistre chirurgien à Marseille, divisés en cinq parties, etc. Marseille, 1662, in-4; Lyon, 1671, in-4; Marseille, 1677, in-4. — Les traités contenus dans ce recueil sont les suivans :

1° *Des ulcères malins en général;*

2° *De la carie et corruption des os;*

3° *Des fistules en général, avec un commentaire sur les ulcères ronds, circulaires et caves au-dessous.*

4° *Des fistules lacrymales, de celles de l'anus et de l'hydrocèle.*

5° *Commentaire sur le chapitre général des apostèmes du Guidon.*

LA METTRIE (Julien-Offray de), plus connu comme philosophe que comme médecin, fit du bruit au dernier siècle par la hardiesse avec laquelle il se porta le champion déclaré du matérialisme. Il était né à Saint-Malo, le 25 décembre 1709. Ses parens le destinaient à l'état ecclésiastique. Ce fut contre leur gré qu'il embrassa la médecine. Après avoir pris le bonnet doctoral à Reims, il alla suivre à Leyde, en 1733, les leçons de Boerhaave, et revint dans sa ville natale. Morand l'appela, en 1742, à Paris, et lui fit obtenir la place de médecin des gardes-françaises. Ses premiers ouvrages suscitèrent contre lui la haine des dévots et celle de divers médecins fameux qu'il avait traités avec peu de ménagement. La persécution s'attacha à lui ; il perdit la place qu'il avait obtenue dans les hôpitaux, et pour ne pas perdre sa liberté, il se réfugia à Leyde en 1746. Bientôt il ne se trouva pas plus en sûreté parmi les réformés qu'il n'avait été parmi les catholiques. Il allait chercher un nouveau refuge, quand le roi de Prusse lui en fit offrir un à Berlin par Maupertuis. Frédéric l'accueillit comme une victime de l'intolérance, lui accorda une pension avec le titre de son lecteur et le nomma membre de l'Académie de Prusse. La Mettrie mourut le 11 novembre 1751. Le roi fit lui-même son éloge et le fit lire dans le sein de l'Académie. La Mettrie avait de l'esprit et beaucoup de verve, mais une instruction médiocre et un jugement peu sévère. Il n'écrivit rien qui fût susceptible de durer. Voici les titres de ses ouvrages :

Traité du vertige, avec la description d'une catalepsie hystérique. Rennes, 1737, in-12 ; nouvelle édition augmentée, Paris, 1738, in-12.

Lettres de M. D. L. M., docteur en médecine, sur l'art de conserver la santé et de prolonger la vie. Paris, 1738, in-12.

Nouveau traité des maladies vénériennes. 1739, in 12.

Essai sur l'esprit et les beaux esprits. Amsterdam, 1740, in-12.

Traité de la petite vérole, avec le traitement des plus habiles médecins. 1740, in-12.

Observations de médecine pratique. Paris, 1743, in-12.

Saint Côme vengé, ou *Critique du traité d'Astruc : de Morbis venereis.* Strasbourg, 1744, in-8.

Histoire naturelle de l'ame, traduite de l'anglais de Sharp, par feu H... La Haye, 1745, in-8 ; nouvelle édition, Oxfort, 1747, in-12.

Politique du médecin de Machiavel, ou *le Chemin de la fortune ouvert aux médecins. Ouvrage réduit en forme de conseils*, par le docteur Fum-ho-Ham, et traduit sur l'original chinois, par un nouveau maître ès-arts de saint Côme. Première partie qui contient les portraits des plus célèbres médecins de Pékin. Amsterdam, 1746, in-12.

La Faculté vengée, com. en trois actes, par M....., docteur-régent de la Faculté de Paris. Paris, 1747, in-4; nouvelle édition, sous ce titre : *Les Charlatans démasqués*, ou *Pluton vengeur de la Société de médecine*, com. ironique en trois actes. Paris et Genève, 1762, in-8.

L'Homme plante. (1748), in-12.

L'Homme machine. Leyde, 1748, in-12.

Ouvrage de Pénélope, ou *le Machiavel en médecine.* Berlin et Genève, 1748, 2 vol., supplément, Berlin, 1750, un vol. ; en tout, 3 vol. in-12.

Les animaux plus que machines. Berlin, 1750, in-8.

Réflexions philosophiques sur l'origine des animaux. Berlin, 1750, in-4.

Traité de l'asthme et de la dysenterie. 1750, in-12.

OEuvres philosophiques. Londres (Berlin), 1741, in-4; nouvelle édition, précédée de l'éloge de l'auteur, par Frédéric II. Berlin, 1774, 2 vol. in-8; Amsterdam, 1774, 3 vol. in-12; Berlin (Paris), 1796, 3 tom. en un vol in-8.

L'Art de jouir. Berlin, 1751, in-12.

Vénus métaphysique, ou *Essai sur l'origine de l'ame humaine*, par M. L..... Berlin, 1752, in-12.

OEuvres de médecine. Berlin, 1755, in-4.

Epître à mon esprit. Paris, 1774, in-8.

De la propagation du genre hu- *main*, suivi de l'*Art de jouir* et de l'*Homme plante.* Paris, 1799, in-12.

La Mettrie a donné une traduction française des *Institutions de médecine* de Boerhaave. Il publia aussi des commentaires sur ces institutions, qu'il tira en grande partie de l'édition donnée par Haller des *prælectiones* sur ce même ouvrage de Boerhaave.

LAMONIÈRE (JEAN DE), praticien renommé et observateur habile du dix-septième siècle, était de Lyon. Devenu médecin ordinaire du grand Hôtel-Dieu de cette ville, en 1656, il s'adonna particulièrement à l'étude des maladies régnantes et des épidémies. Ce fut sans doute à ce genre de talent qu'il dut d'être nommé *député pour le fait de la santé de Lyon.* Il faisait partie, à ce titre, d'un conseil de salubrité qui était présidé par les premières autorités de la ville. Lamonière, qui avait d'abord été chargé de faire la visite aux blessés de l'Hôtel-Dieu, passa, en 1666, aux fiévreux, et prit alors le titre de premier médecin de cet hôpital. Il en exerça les fonctions jusqu'en 1671, et mourut à cette époque, laissant un ouvrage estimé sur la dysenterie épidémique à Lyon en 1625, dans lequel il s'attache à démontrer, par l'*observation* et les résultats de l'anatomie pathologique, que le caractère de la maladie était essentiellement inflammatoire, et que le traitement devait être antiphlogistique.

Observatio fluxús dysenterici, Lugduni Gallorum populariter grassantis anno Domini 1625, et remediorum illi utilium : in quâ præcipuæ circà dysenteriæ naturam et curationem, difficultates ab authoribus vel omissæ, *vel breviùs propositæ dissolvuntur.* Lyon, 1626, in-12; Amsterdam, 1629, in-12.

(Pointe, *Notice hist. sur les méd. du gr. Hôtel-Dieu de Lyon.*)

LA MOTTE (GUILLAUME-MAUQUEST DE), chirurgien distingué, l'un des plus habiles accoucheurs du dix-septième siècle, et l'un des écrivains les plus judicieux de cette époque, naquit à Valognes, dans la Basse-Normandie, le 27 juin 1655. Il fit ses études médicales à Paris, et travailla, comme il le dit, pendant cinq ans, à la chirurgie, dans l'Hôtel-Dieu. Il ne put profiter, pour son instruction, de la salle des accouchées de cet hôpital, qu'en y suivant, comme *topique*, la visite des médecins pendant six mois. Il se fixa ensuite dans sa ville natale, où il eut, pendant plus d'un demi siècle, la pratique chirurgicale et obstétricale la plus étendue et la plus heureuse. Ce sont les résultats de cette pratique qui forment la plus grande partie des ouvrages précieux qu'il nous a laissés. « J'ai observé, dit-il dans la préface de son traité d'accouchemens, pendant vingt-cinq années, avec beaucoup de soin et d'application, ensuite j'ai écrit mes observations, et enfin j'ai fait mes réflexions sur ce que j'avais observé. Mais je fais bien plus de cas des unes que des autres ; les observations sont des choses fermes, stables, et de tous les temps, au lieu que les réflexions ou conclusions que l'on en tire peuvent changer, et je les ai moi-même changées en plusieurs occasions, induit à ce changement par de nouvelles observations que j'avais faites avec plus d'exactitude que les précédentes. » Ce traité d'accouchemens a toujours été regardé comme un des meilleurs ouvrages qui aient paru en ce genre, et Levret le citait comme un *digne modèle à suivre*. Le traité de chirurgie de La Motte n'a pas été jugé moins favorablement. Voici comment Sabatier s'exprime à ce sujet, dans l'édition qu'il en a publiée et qu'il s'est donné la peine d'enrichir de notes : « Un traité de chirurgie, publié pour la première fois en 1722, et dont la seconde édition parut dix ans après, augmentée de quelques observations nouvelles que l'auteur, encore vivant, mais parvenu à un âge extrêmement avancé, avait communiquées à la personne qui se chargea de le faire réimprimer, semblerait ne pas mériter d'être mis sous les yeux du public, après les découvertes sans nombre dont l'industrie et la sagacité des chirurgiens de nos jours ont enrichi la théorie et la pratique de l'art qu'ils exercent. Mais celui de M. de La Motte n'a point vieilli, et son utilité est toujours la même, parce que les raisonnemens qu'il contient sont fondés sur l'expérience, et que les préceptes y sont déduits ou confirmés par l'observation. Il est fâcheux que l'auteur qui a joui d'une réputation fort brillante pendant une longue suite d'années, n'ait pas embrassé dans ce traité toutes les parties de son art, sur lesquelles il devait cependant avoir des connaissances très-étendues. On y cherche en vain ce qui concerne les affections des yeux, le bec de lièvre, le polype des narines, l'anévrisme, les hernies, etc. » La Motte mourut à Valognes le 27 juin 1737. Voici les titres de ses ouvrages :

Dissertation sur la génération et sur la superfétation, en réponse au livre intitulé : De l'indécence aux hommes d'accoucher les femmes, et sur l'obligation aux mères de nourrir leurs enfans. Paris, in-8.

Traité des accouchemens naturels, non naturels et contre nature, expliqué dans un grand nombre d'observations et de réflexions sur l'art d'accoucher. Paris, 1715, in-4; nouvelle édition augmentée de beaucoup de remarques intéressantes et mise en meilleur ordre, avec figures en taille-douce. Paris, 1765, in-8, 2 vol.

Traité complet de chirurgie, contenant des observations et des réflexions sur toutes les maladies chi- *rurgicales et sur la manière de les traiter.* Paris, 1722, 3 vol. in-12; *ibid,* 1732.....; 3ᵉ édition revue, corrigée et augmentée de notes critiques, par M. Sabatier, etc. Paris, 1771, in-8, 2 vol.

LAMURE (François de Bourguignon Bussière de), seigneur de Lamure, doyen des professeurs royaux de l'Université de médecine de Montpellier, membre de la Société royale des Sciences de la même ville, affilié regnicole de la Société royale de médecine, naquit, le 11 juin 1717, au fort Saint-Pierre de la Martinique. A l'âge de sept ou huit ans, on l'adressa à des parens qu'il avait en Bretagne. Il reçut sa première éducation à Nantes; il fit ses humanités à La Flèche, d'où il repassa à la Martinique. Il y était encore en 1736. Ne pouvant vaincre les répugnances de son père, qui s'obstinait à lui refuser la liberté de se livrer à l'étude de la médecine, il s'échappa de la maison paternelle et revint en France. Il prit ses premières inscriptions à la Faculté de Montpellier en 1737 et fut reçu docteur en médecine en 1740. A défaut de ressources tirées de sa famille, il trouva dans l'enseignement particulier des principales branches de la médecine de quoi suffire à ses besoins. Les talens du professorat, qu'il possédait à un haut degré, et l'ardeur qu'il mettait à travailler ses leçons, l'élevèrent rapidement à une réputation distinguée. La mort de Fitz-Gérald ayant fait vaquer, en 1748, une chaire à la Faculté, il se mit sur les rangs pour la disputer au concours, et chacun s'attendit à le voir sortir vainqueur de la lutte. Il soutint dans les épreuves la haute opinion qu'on avait de lui. Le public lui adjugeait la chaire; mais la Faculté, dont Lamure ne partageait pas toutes les doctrines, ne le présenta pas même au nombre de ses candidats. Il vint à Paris, se plaignit de cette injustice, et la démontra, en fournissant, par ses ouvrages, la preuve de tout ce qu'il valait. D'Aguesseau lui promit la première chaire qui viendrait à vaquer, et Lamure alla reprendre en attendant le cours de son enseignement particulier. Au bout de deux ans, la mort de Rideux lui ouvrit enfin les portes de la Faculté. Depuis lors, son temps fut absorbé par une pratique fort étendue et par les soins de l'enseignement, dans lequel son zèle ne se démentit jamais; à peine put-il dérober quelques instans pour les travaux du cabinet. Aussi le petit nombre de ses ouvrages suffit-il à peine aujourd'hui pour soutenir cette réputation de grand physiologiste et de grand médecin que ses contemporains et ceux qui écrivirent son histoire après sa mort s'accordèrent à lui donner. L'écrit le plus important qui nous reste de Lamure est celui sur la pulsation des artères, sur les mouvemens du cerveau, et sur la couenne du sang. C'est un ouvrage fondé sur des expériences et des vivisections, dans lequel Lamure a l'honneur d'avoir rencontré, sans les connaître, les mêmes résultats auxquels était déjà parvenu Haller, et dont l'influence sur les travaux de l'École de Montpellier fut assez grande pour qu'on remarque un caractère tout expérimental dans la plupart des thèses qui parurent à cette époque pendant quelques années.

Theoria febris. Montpellier, 1740, in-8.

Theoria inflammationis. Montpellier, 1743, in-8.

Dissertatio de vero mechanismo secretionum in corpore humano. Montpellier, 1743, in-4.

Pathologicarum de febre et palpitatione lectionum vindiciæ. Montpellier, 1748, in-8.

Quæstiones medicæ XII pro cathedrá vacante per obitum D. Fitz-Gerald. Montpellier, 1749, n-8.

Examen animadversionum D. Petiot in parergon de anevrysmate conscriptum. Montpellier, 1749, in-4.

Conspectus physiologicus. Montpellier, 1751, in-4.

Dissertatio de respiratione. Montpellier, 1752, in-4.

Lettre à M. Aumont, dans laquelle on fait voir que l'on ne peut le soupçonner (Lamure) d'avoir copié M. Haller au sujet de l'application des mouvemens du cerveau. Lyon, 1756, in-12.

Positiones ex physiologia generali corporis humani depromptæ. Montpellier, 1761, in-4.

Primæ lineæ pathologicæ et therapeuticæ. Montpellier, 1766, in-8.

Positiones semeioticæ. Montpellier, 1767, in-4.

Recherches sur la pulsation des artères, sur le mouvement du cerveau dans les trépanés, et sur la couenne du sang. Montpellier, 1769, in-4.

Nouveaux élémens de matière médicale, recueillis par M....., docteur. Montpellier, 1784, in-4.

(De Ratte, *Éloge de Lamure.* — Vicq-d'Azyr, *éloges.*)

LAMZWEERDE (Jean Baptiste van), l'un des continuateurs de l'*Armamentarium* de Scultet, pratiqua d'abord l'art de guérir à Amsterdam, où il se fit recevoir dans le corps des médecins de la ville au plus tard en 1666. Vers 1683, il se transporta à Cologne, y fut admis en qualité de professeur extraordinaire, et y fit des leçons d'anatomie avec réputation jusque vers le commencement du dix-huitième siècle. On ignore l'époque de sa mort.

Verklaringe von de oorsaake von et beweegen der spieren, etc., c'est-à-dire explication de la cause du mouvement des muscles, traduite du latin de Th. Willis; avec un catalogue des muscles, par J. B. van Lamzweerde. Amsterdam, 1667, in-12.

Joannis Sculteti armamentarium chirurgicum, appendice variorum, tam veterum quam recenter inventorum instrumentorum; unà cum quatuor et centum observationibus chirurgicis ab expertis hujus sæculi et patriæ practicis annotatis et collectis, auctum et illustratum a J. B. a Lamzweerde. Amsterdam, 1672, in-8. — Voir les autres éditions à l'article Scultet.

Respirationis swammerdamianæ expiratio; unà cum anatomia neologices Johannis de Raei, philosophiæ professoris primarii : quibus adjecta est utriusque philosophiæ clavis : et mirabilis de carbonum, avenarum, et lapillorum excretione per alvum et vesicam, urinæque vomitu, historia. Amsterdam, 1674, in-8. — Lamzweerde était ennemi déclaré de la philosophie cartésienne.

Monita salutaria de magno thermarum et acidularum abusu, confirmata et a verboso Blondeli strepitu vindicata. Cologne, 1684, in-12; 1686, in-12.

Oratio de podagra. 1685, in fol.

Historia naturalis molarum uteri ; in quá accuratius de naturá seminis, ejusque singulari in sanguinem regressu, modo conceptionis et generationis, ac ovis humanis disquiritur. Leyde, 1685, in-12, fig.

Examen eucharisticum durioris Harderianæ apologiæ super fraternas admonitiones in caput XXIV tractatûs sui de molis uteri contentas. Francfort, 1689, in-4.

(*Lindenius renovatus.* — George Matthiæ.—Paquot.)

LANCISI (Jean-Marie), l'un des médecins les plus distingués de l'Italie et du dernier siècle, naquit à Rome le 26 octobre 1654. Il commença l'étude de la théologie, mais il l'abandonna bientôt pour les sciences physiques et mathématiques, et commença l'étude de la médecine dans le collége de Sapience. Il s'attacha, dès les premiers temps, et pendant toute la durée de ses études, à suivre les hôpitaux et à disséquer. Il fut reçu docteur en médecine en 1672, n'ayant encore que dix-huit ans. En 1676, il fut nommé au concours médecin assistant à l'hôpital du Saint-Esprit. Deux ans après, il fut admis dans le collége de Saint-Sauveur, *in lauro,* où il s'appliqua, pendant cinq années, à la lecture des ouvrages de médecine, dont il fit d'immenses extraits. En 1684, Lancisi fut chargé d'enseigner l'anatomie au collége de Sapience, poste qu'il occupa avec le plus grand talent pendant treize années. Malpighi et Tozzi se plaisaient à assister souvent à ses leçons. Il avait à peine passé trente années quand il fut élevé au rang d'archiatre et de conseiller intime, par le pape Innocent XI. Il eut bientôt après le canonicat de l'église Saint-Laurent, de Damase, dont il se démit après la mort d'Innocent, pour vaquer plus librement à l'exercice de son art. En 1689, il fut appelé à faire partie du collège des archiatres romains. Le cardinal Emman. Paulut. Altiéri , président de la chambre apostolique, chargea Lancisi de le suppléer pour la réception des docteurs en médecine. Le cardinal Spinola , successeur d'Altieri le confirma dans les mêmes fonctions, qui lui furent définitivement assignées à vie par un bref de Clément XI.

Le pape Innocent XII étant tombé malade en 1699 , fit appeler en consultation Lancisi , qui continua de lui donner des soins jusqu'à sa mort. Lancisi entra alors dans le conclave avec Jean Sinibaldi , médecin comme lui du sacré-collège. Clément XI nomma Lancisi son premier médecin et camerier secret , places qu'il occupa de la manière la plus distinguée pendant vingt ans. Il mourut le 21 janvier 1720 , laissant de nombreux témoignages de sa munificence éclairée. Il avait donné de son vivant, en 1714 , sa bibliothèque à l'hôpital du Saint-Esprit. Il en assura en mourant la prospérité , en assignant des fonds considérables pour l'entretenir avec soin et l'augmenter annuellement. Haller a ainsi caractérisé Lancisi et ses ouvrages : « Archiater pontificius, qui plurimum apud Clementem XI gratiâ valuerit, vir eruditus et philanthropus, adjuvare mœrentes, lites componere amans. In aula et alia inter negotia non potuit utique opera sua perficere, et in hypotheses , sales et fervores Sylvianos paulo pronior fuit. »

Lucubratio de virgine quadam Kalliensi , mirabili vexata symptomate , habita in congressu medico Romano in ædibus Hyeronimi Brasavolæ. Rome, 1682, in-4.

Joan.-Mariæ Lancisi corporis humani anatomica synopsis , prolusio habita in almo romano Sapientiæ lycæo, cum primum demandatam ab Innocentio XI. P. M. anatomiæ cathedram susciperet VIII idibus novembris MDCLXXXIV. Rome , 1684, in-4.

Del modo di filosofar nell' arte medica, dans le tome IV de la *Galleria di Minerva.* Venise, 1691, in-fol.

De subitaneis mortibus libri duo. Rome, 1707, in-4; Luques , 1707 , in-4; Livourne , 1707, in-4; Venise , 1708, in-4 ; Leipzick , 1709 , in-8. Traduit en allemand et refondu par Ch. Fahner. Leipzick , 1790, in-8.

An acidum ex sanguine extrahi queat? conclusion affirmative.

Epistolæ duæ de triplici instestinorum polypo.

Ces lettres sont insérées dans l'ouvrage de Valisnieri : *Considerazioni ed esperienze interno alla generazione dei vermi.* Padoue, 1710, in-4.

Dissertatio de nativis deque adventitiis Romani cæli qualitatibus , cui accedit historia epidemiæ rheumaticæ quæ per hiemem anni 1709 vagata est. Rome, 1711, in-4. L'histoire de l'épidémie rhumatismale séparément. Genève, 1713, in-12.

Epistola ad celeberrimum Joannem Fantonum, à la tête de l'ouvrage de Fantoni, qui a pour titre : *Anatomia corporis humani ad usum theatri accommodata.* Turin, 1711, in-4.

Epistola de bilis secretione ad Joannem Baptistam Bianchi ; dans l'*Historia hepatica* de ce dernier.

Lettera al padre Antonio Borromeo interno all' epidemia dei buoi. Naples, 1712, in-8.

Raggionamento interno all' epidemia dei cavalli. Naples, 1712, in-8 ; Rome, 1714, in-8, avec le traité : *De bovillâ peste.*

De physiognomoniâ et sede animæ cogitantis. Venise, 1713, in-4; Turin, 1713 in-4, avec les obs. anat. de Fantoni.

Dissertatio epistolaris ad eximium et nobilissimum virum Ludovicum Ferdinandum Marsilium, de ortu, vegetatione ac texturâ fungorum. Imprimé dans un ouvrage de Marsigli : *De generatione fungorum.* Rome, 1714, in-fol.

Tabulæ anatomicæ clarissimi viri Bartholomæi Eustachii, quas e tenebris tandem vindicatas, et S. S. Domini Clementis XI. P. M. munificentiâ dono acceptas, præfatione notisque illustravit, ac ipso suæ bibliothecæ dedicationis die publici juris fecit, Joan.-Maria Lancisius. Rome, 1714, in-fol.; Genève, 1717, à la suite du *Theatrum anatomicum* de *Manget,* in-fol.; Amsterdam, 1722, in-fol. ; Rome, 1728. 1740; Leyde, 1744. 1762, in-fol.

De Plinianæ villæ ruderibus. Rome, 1714, in-fol. Dans l'ouvrage de Marsigli, et sous le titre suivant : *Animadversiones in Plinianam villam nuper in Laurentino detectam,* in quibus tum de novis aggestionibus circa ostia Tiberis, tum de ibidem succurrentibus arenarum tumulis denique de herbis et fructibus in recens aggesto littore Tiberis suborientibus.

Dissertatio historica de bovillâ peste ex Campaniæ finibus anno 1713 Latio importatâ, deque præsidiis ad avertendam aeris tabem et annonæ caritatem à pontifice maximo adhibitis. Accedit consilium de equorum epidemiâ. Rome, 1715, in-4.

Dissertatio de rectâ medicorum studiorum ratione instituendâ. Rome, 1715, in-4 et in-8; Avignon, 1716, in-8.

De noxiis paludum effluviis, eorumque remediis, libri duo. Rome, 1717, in-4. — Ouvrage remarquable ; à la suite duquel on trouve l'histoire de cinq grandes épidémies qui avaient ravagé l'état romain.

Michaelis Mercati metallotheca vaticana, opus posthumum auctoritate et munificentiâ Clementis XI. P. M. e tenebris in lucem eductum, operâ et studio Jo.-Mariæ Lancisi. Rome, 1719, in-fol., fig.

Appendix ad metallothecam, etc. Rome, 1719, in-fol.

Dissertationes duæ, altera de vena sine pari, altera de structurâ usuque gangliorum. Padoue, 1719, in-4, à la suite des *Adversaria anatomica* de Morgagni.

Dissertatio epistolaris de naturâ et præsagio dioscurorum nautis in tempestate occurrentium. Rome, 1720, in-8.

*De motu cordis et anevrysmatibus, opus posthumum in duas partes divi *sum.* Rome, 1728, in-fol.; 1735, in-4; Naples, 1738, in-4; Leyde, 1740, in-4. — Malgré la place trop étendue qu'occupent dans cet ouvrage les théories hypothétiques et les explications hasardées, ce n'en est pas moins un livre remarquable.

Jo.-Mar. Lancisi opera quœ hactenus prodierunt omnia, dissertationibus nonnullis adhucdum ineditis locupletata. Génève, 1717, in 4, 2 vol. — Cette édition est bien loin d'être complète, ce n'est qu'avec les suivantes qu'on possède les *OEuvres* de Lancisi.

Joann.-Mariœ Lancisi opera varia in unum congesta et in duos tomos distributa. Venise, 1739, in-fol.; Rome, 1745, 4 vol. in-4.

Dissertationum variarum sylloge. Rome, 1745, in-4.

Cette collection renferme une dissertation non encore indiquée, dont voici le titre : *Forma et methodus describendi morbi historiam; accedit de excellentissimi Horatii Albini Clementis XI. Pontif. Max. Germani fratris morbo interitu et funere.* Ce dernier morceau avait été inséré dans les éphémérides des *Curieux de la nature* 1715.

Duœ epistolœ ad Ph. de Turre. Lettera sopra il difetto d'oculi d'una fanciulla. Giornale dei letterati, tomo 33. *Adnotationes in historiam morbi cardinalis Columnœ.*

Consilia posthuma XLIX. Venise, 1747, in-4.

D'autres ouvrages de Lancisi sont restés manuscrits.

(Manget. — Sgnardi, *prœf. ad. Lancis. opp.* — Fabroni.)

LANFRANCHI, connu sous le nom de Lanfranc de Milan, disciple de Guillaume de Salicet, et, jusqu'à Guy de Chauliac, le chirurgien le plus distingué du moyen-âge, était né dans la ville dont il porte le nom. Il vécut au plus fort des troubles et des dissentions des Guelphes et des Gibelins, et la part qu'il y prit le fit chasser d'Italie par Matthias Visconti. Il passa en France, s'arrêta quelque temps à Lyon, et vint se fixer à Paris, où la chirurgie languissait alors dans l'état le plus misérable. A la prière de Passavant, doyen de la Faculté de médecine, Lanfranc ouvrit des cours de chirurgie qui eurent le plus grand succès. Il fut associé au collége des chirurgiens, et eut, par ses leçons et ses écrits, la plus grande influence sur la renaissance de l'art. Quoique sa chirurgie soit en grande partie tirée des Arabes, on y reconnaît partout néanmoins un homme de sens et d'expérience, et elle est fort supérieure aux écrits des Roger, des Théodoric et des Guillaume de Salicet, d'où l'on a dit qu'elle était textuellement tirée.

Chirurgia magna et parva. Venise, 1499, in-fol., dans une collection de chirurgiens du moyen-âge. Venise, 1519; *ibid*, 1536, in-fol.; Lyon, 1553, in-fol, avec d'autres ouvrages.

LANGE (Chrétien), l'un des fondateurs de la *pathologie animée*, c'est-à-dire d'une doctrine qui attribue la plupart des maladies à la présence d'animalcules malfaisans dans l'économie, naquit à Luccau, dans la Basse-Lusace, le 9 mai 1619. Après avoir fait de bonnes études à Leipzig, où son père était professeur de théologie, Lange voyagea en Italie, en France, en Hollande et en Angleterre. De retour à Leipzig, Lange reçut le bonnet doctoral le 4 avril 1644. Il obtint presque aussitôt après la chaire de physiologie. De là, il passa successivement à celles d'anatomie, de chirurgie et de pathologie. Il était doyen de la Faculté, quand il mourut, le 14 mars 1662, n'ayant pas accompli sa quarante-troisième année. Ses ouvrages ne sont plus consultés depuis long-temps que pour l'histoire de la science.

Diss. de respiratione. Leipzig, 1639, in-4.

Diss. de abortu. Leipzig, 1644, in-4.

Diss. de calculo humano. Leipzig, 1640, in-4.

Diss. de genuino acidulas Egranas salubriter operandi modo. Leipzig, 1651, in-4.

Diss. de lacte humano. Leipzig, 1653, in-4.

Diss. de thermis Carolinis. Leipzig, 1653, in-4, et à la suite du *Scrutinium de peste de Kircher*, dont Lange publia une édition à Leipzig en 1659, in-12.

Diss. de ambustionibus. Leipzig, 1658. in-4.

Diss. de cancro in genere. Lepzig, 1661, in-4.

Miscellanea medica curiosa : annexâ disputatione de morbillis, quam prodromum esse voluit novæ suæ pathologiæ animatæ : itemque de Elixir proprietatis : post auctoris obitum conjunctim edita a Johan. Centurione Macasio. Leipzig, 1666, in-4; ibid, 1669, in-4.

Opera omnia tam olim sparsim edita quam ανεκδοτα *ed. Geo. Franco.* Francfort, 1688, in-4.

(Manget. — Haller.)

LANGE (Chrétien-Jean), fils du théologien Samuel Lange, et neveu de Chrétien, naquit à Pégau, dans la Misnie, le 5 juin 1655. Il fit ses études à Leipzig, y reçut les grades de docteur en philosophie et en médecine, et fut assesseur de la Faculté. Lange fut lié d'amitié avec le célèbre Chrétien Thomasius. Sa mort arriva le 29 avril 1701.

Diss. de circulatione sanguinis. Leipzig, 1680, in-4.

Diss. de hæmorrhagia. Leipzig, 1685, in-4.

Diss. de cephalalgia. Leipzig, 168., in-4.

Diss. de homine aerometro. Leipzig, 1696, in-4.

Diss. de remediis vulnerariis. Leipzig, 1696, in-4.

Diss. de hydrope. Leipzig, 1695, in-4.

Diss. de valetudinariis gravidarum. Leipzig, 1696, in-4.

Diss. de palpitatione cordis. Leipzig, 1699, in-4.

Opera omnia medica theoretico-practica, curante D. Augusto Quirino Rivino, etc. Leipzig, 1704, in-fol.; *ibid,* 1715, in-4, 3 vol.; *ibid,* 1735, in-fol. — Ce recueil contient, outre un système complet de médecine, les dissertations qui viennent d'être indiquées et quarante autres dissertations inédites.

(Manget. — Joecher. — Rotermund.)

LANGE (JEAN), l'un des restaurateurs de la médecine grecque, et l'un des médecins les plus distingués du commencement du seizième siècle, naquit à Lœwenberg en 1485, fit ses études dans sa ville natale et à Leipzig, obtint la maîtrise dans cette université en 1514, y fit des cours sur la littérature et la philosophie, compta Joachim Camerarius parmi ses auditeurs, et obtint en 1518 la chaire ordinaire de philosophie. L'amour de la médecine l'emporta en lui sur le goût du professorat; il passa en Italie, eut des liaisons avec le prince Jean-François Pic de La Mirandole, et fut chargé du soin de sa bibliothèque. Il alla ensuite à Ferrare entendre Leoniceno, à Bologne suivre les leçons de Pierre d'Egine sur la littérature grecque, de Pomponazzi sur la philosophie, de Léone dei Leoni sur la médecine, de Berengario de Carpi sur la chirurgie. Il fut reçu docteur en médecine à Pise, en 1522. A son retour dans sa patrie, il fut nommé premier médecin du prince Louis de Pfalz et successivement de plusieurs autres princes; il voyagea durant un très-grand nombre d'années avec Frédéric II, en Espagne, en Italie, en France et dans presque toute l'Europe, et mourut le 21 juin 1565 à Heidelberg. Le recueil de lettres qu'il a publié est d'un grand intérêt, et doit être considéré comme une des meilleures sources pour l'histoire de la médecine au seizième siècle.

Medicinalium epistolarum miscellanea, variâ ac rarâ cum eruditione, tum rerum scitu dignissimarum explicatione referta; ut ejus lectio non solum medicinæ, sed omnis etiam naturalis historiæ studiosis plurimum sit emolumenti allatura. Bâle, 1554, in-4. — Après plusieurs éditions partielles, parut celle qui a pour titre : *Epistolarum medicinalium volumen tripartitum denuo recognitum et dimidia sua parte auctum.* Franfort, 1589, in-8; Hanau, 1605, in-fol.; Francfort, 1605, in-8; *ibid,* 1689, in-8.

De syrmaismo et ratione purgandi per vomitum, ex Ægyptiorum invento et formula, extat cum Dioclis Carystii epistola de morborum præsagiis, etc. Paris, 1572, in-8; *ibid,* 1607, in-8.

De scorbuto epistolæ duæ, avec le

traité de *Sennert de scorbuto*. Wittemberg, 1624, in-8.

(Melchior Adam. — Stolle. — Rotermund.)

LANGE (JOHANN HEINRICH), né à Gotha en 1733, docteur en
médecine et assesseur de la Faculté de Kiel, puis médecin pensionné
de la ville de Helmstadt, et en dernier lieu de Lunebourg, mourut
le 10 novembre 1779. Ses ouvrages, qui ne brillent pas par l'élégance, sont du moins ceux d'un praticien exercé et observateur. On
peut les lire avec quelque fruit.

Diss. de salivæ efficacitate. Kiel,
1755, in-4.

*Diss. de morborum chronicorum
curatione empirica sæpe felici.* Kiel,
1756, in-4.

*Diss. de somno inquieto, sanitatis
præsidio.* Kiel, 1757, in-4.

Cogitationes medico-politicæ. Kiel,
1757, in-4.

Dubia cicutæ vexata. Helmstad.
1765, in-4.

*Tentamen medico - physicum de
remediis Brunsvicensium domesticis.*
Brunsvic, 1765, in-8.

*Kritischer Versuch einer Teutschen
Uebersetzung von Celsus acht Büchern
von der Arzneykunst.* Lunebourg,
1768, in-8.

*Die heilsamen Wirkungen des Was-
serfenchels, oder der sogenanntem
Peersaus, bey verschiedenen Krankheiten des Menschen.* Francfort, 1771,
in-8.

*Miscellæ veritates de rebus medicis.
Fasc. I.* Lunebourg, 1774, in-8.

*Der Arzt für alle Menschen, ein
medicinisches Handbuch.* Lunebourg,
1774, in-8, 2 vol. *Verbesserte Ausgabe.* Lunebourg, 1770, in-8.

*Briefe über verschiedene Gegen-
stænde der Naturgeschichte und
Arzneykunst.* Lunebourg, 1775, in 8.

*Die Chirurgie für angehende Wun-
dærzte.* Lunebourg, 1776, in-8.

(Comment. de rebus in med. gestis.
— Meusel.)

LANGE (MARTIN), l'un des meilleurs épidémiographes du dernier siècle, fit ses études médicales à Vienne, et fut médecin pensionné à Cronstadt. Il était né vers 1754; nous ignorons l'époque
de sa mort.

*De ophthalmia, commentatio me-
dico-chirurgica.* Tyrnau, 1777, in-8.
— L'auteur recommande l'inoculation
de la blennorrhagie dans le traitement
de l'ophthalmie qui suit la suppression
d'un écoulement; il propose le même
moyen contre le testicule vénérien,
dans l'article suivant : *Veraltete,
steinharte Hodenverhartung durch die
Inoculation der Trippers geheilt. in*

Richter, Chirurg. Biblioth. 1777.T.IV.

Rudimenta doctrinæ de peste. Vienne, 1784, in-8. 96 pp. *Editio altera
auctior et emendatior cui additæ sunt
observationes pestis Transylvanicæ
anni 1786.* Offenbach, 1791, in-8.
126 pp.—Résumé fait avec jugement
et concision de ce qui avait été écrit
de mieux sur la peste: il ne croit pas
la maladie contagieuse au degré où

on l'imagine. Les quarantaines et le système sanitaire adopté sont plus nuisibles qu'utiles. Les pestiférés ne doivent point être entassés dans de grands hôpitaux, mais isolés autant que possible.

Ueber die Lebensordnung zur Zeit epidemisch grassirender Faulfieber und besonders der Pest. Hermannstadt, 1786, in-8.

Recensio remediorum præcipuorum Transylvanicis domesticorum. Offenbach, 1788, in-8.

Ueber die hæufigen Viehseuchen in Siebenbürgen, und den vorzüglichsten Mitteln solchen abzuhelfen. Hermannstadt, 1790, in-8. — Opuscule très-court et très-bon, au jugement d'Usteri.

Beobachtungen; in Richter, Chirurgische Bibliothek. 1787. Tome VIII, p. 500-512.

Geschichte eines Spulwurms, welcher einem Bauern aus dem Sinu frontali zur Naze herausgekommen ist, in Blumenbach, Medic. Bibliothek. T. III, p. 154.

Geschichte einer in Cronstadt epidemischen Gelbsucht ; in Act. acad. nat. curios. 1791. T. VIII.

Von der Erblichkeit des schweren Gehœrs ; ibid.

On trouve un mémoire de Lange dans l'ouvrage de Ferro : *Untersuchung der Pestansteckung.* Vienne, 1787, in-8.

(*Comment. de rebus in med. gestis.* —Girtanner.)

LANGERMANN (Jean Godefroy), l'un des hommes les plus estimés de l'Allemagne pour ses travaux sur la médecine publique, naquit à Maxen, près de Dresde, le 8 août 1768. Après avoir fait de bonnes études, il fut quelque temps instituteur dans une maison particulière; il commença l'étude de la médecine à Iéna, en 1794, sous Hufeland, Loder, Stark, Gœttling, Scherer et Fichte, et reçut le grade de docteur en 1797. Il eut à Iéna des relations avec Gœthe et Schiller, et prit part à la rédaction de la gazette littéraire de cette ville. Il s'établit en 1799 à Bayreuth, où il fut nommé assesseur du collége médical et professeur d'accouchemens, et en 1802 médecin conseiller du roi, co-directeur et médecin de la maison des aliénés de Saint-Georges, près Bayreuth. Les talens administratifs qu'il montra dans ce poste élevèrent très-haut sa réputation; il fut nommé en 1810 conseiller d'état, membre de la section médicale du conseil ministériel ; en 1821, il fut créé chevalier de l'ordre de l'Aigle-Rouge de troisième classe. Langermann est mort le 5 septembre 1832. Ses ouvrages ne répondent pas entièrement à l'idée qu'on doit se faire de son mérite d'après la manière dont ses compatriotes parlent de lui. Ce qu'il a fait de plus remarquable est son traité sur la fièvre jaune et sur le système sanitaire adopté en Allemagne pour en prévenir la propagation. Il n'admet point que cette maladie soit contagieuse, et signale avec force l'inutilité et les dangers des mesures restrictives qu'on prétend opposer à sa marche.

Dissertatio inauguralis de methodo cognoscendi curandique animi morbos stabiliendâ. Iéna, 1797, in-8, 68 pp.

Ueber die Lœsung der Nachgeburt, ein Paar Worte an Publicum, zur Ausrottung gefœhrlichen Irrthümer. Hof et Bayreuth, 1803, in-8, 69 pp.

Ueber das gelbe Fieber ; was Deutschland davon zu besorgen und dagegen für Vorkehrungen zu treffen hat. Hof. 1805, in-8. Deuxième édition sous ce titre : *Ueber das gelbe Fieber und Deutschlands Medicinal-Anstalten, sowohl gegen diese vermeinte Pest, als gegen andere anstec-kende Seuchen.* Hof, 1805, in-8, 16-208 pp.

Ueber den gegenwœrtigen Zustand der psychischen Heilmethode der Geisteskranken, und über die erste, zu Bayreuth errichtete psychische Heilanstalt; in Med. chir. Zeitung. 1805. T. IV, p. 90-93.

Langermann a publié :

A. F. Schweigger über Kranken-und Armen-Anstalten zu Paris; mit Zusœtzen und Anhang über die franzœsischen Feld-hospitœler. Bayreuth, 1809, in-8.

(*Med. chir. Zeitung.* — *Allg. med. Annalen.* — *Med. Zeit. für Heilk. in Preussen.*)

LANGGUTH (GEORGE AUGUSTE), né à Leipzig le 7 juin 1711, fit ses premières études à Pforta et à Leipzig, et celles de médecine à Berlin. A son retour à Leipzig, en 1738, il obtint l'autorisation de faire des leçons de philosophie, et, la même année, il prit le grade de docteur en médecine; de 1742 à 1746 il suppléa à Wittemberg le professeur ordinaire d'anatomie et de botanique, et devint lui-même titulaire de la chaire en 1746. Il mourut en 1782. Langguth n'a mis au jour que des opuscules académiques. Ils sont en assez grand nombre, et plusieurs sont intéressans.

Diss. de antiquitatibus plantarum feralium. Leipzig, 1738, in-8.

Diss. inaug. med. qua communis sensorii historia sistitur. Leipzig, 1738. in-4.

Programma, de luce ex pressione oculi, muneri medicinæ professoris ordinarii præmissum. Wittemberg, 1742, in-4.

Diss. de motu peristaltico. Wittemberg, 1742, in-4.

Programma, de meridiatione, præ-cedenti disputationi præmissum. Wittemberg, 1742, in-4.

Diss. sistens meditationum ad circulationem sanguinis specimen I. Wittemberg, 1743, in-4.

Diss. sistens specimen II. Wittemberg, 1743, in-4.

Progr. de Morbo articulari a muneribus personalibus vacationem præstante. ad. lib. II. C. qui. morb. se. excus. Wittemberg, 1743, in-4.

Progr. de Hippocrate, medicinam a

sapientiæ studio non omnino separante, ad locum Celsi præf. L. I. de re med.; ibid, 1744, in-4.

Diss. de polypo infantis rachitici. Wittemberg, 1744, in-4.

Diss. de arteria a motu cordis æmulo remota. Wittemberg, 1745, in-4.

Diss. de fractura patellæ genu. Wittemberg, 1745, in-4.

Progr. de periosteo propter ossis amputationem sollicite circumcidendo. Wittemberg, 1745, in-4.

Progr. de siphonis anatomici usu parum anatomico, cum jussu regio vicarium munus cum ordinario commutaret. Wittemberg, 1746, in-4.

Diss. de saccati humoris per solos renes percolatione. Wittemberg, 1746, in-4.

Augusti Quirini Rivini Notitia morborum compendiosa in usum auditorum edita, cum præfatione. Wittemberg. 1746, in-12.

Diss. de fetu ab ipsa conceptione animato, ad Art. CXXXIII. C. C. C. Wittemberg, 1747, in-4.

Programma de poculo abortionis aut amatorio, ad L.XXXVIII. § V.D. de pænis. Wittemberg, 1747, in-4.

Programma de recepta vulgo medicinam addiscendi ratione haud optima. Wittemberg, 1747, in-4.

Diss. de usu medico luti thermarum. Wittemberg, 1747, in-4.

Diss. de terebratione capitis chirurgia generosa, nec ita difficili detestabilique. Wittemberg, 1747, in-4.

Programma de sinus frontalis vulnere sine terebratione curando. Wittemberg, 1747, in-4.

Diss. de reddenda recens præfocatis adempta anima. Wittemberg, 1747, in-4.

Progr. de curatione recens præ-

focatorum magis imperanda quam impedienda. Wittemberg, 1747, in-4.

Diss. de valetudine sexus elegantioris, a coma calamistrato. Wittemberg, 1749, in-4; en allemand sous ce titre : *Von der Schædlichkeit der Budelkæpfe bey dem weiblichen Geschlecht.* Iéna, 1753, in-8.

Diss. de pilo, parte corporis non ignobili. Wittemberg. 1749, in-4.

Progr. de immoderata tabaci abusione, communi juvenilis ætatis pernicie, ad Aphorismos Hippocrat. II. 39. Wittemberg, 1750, in-4.

Progr. de tabe sicca lethali, ex callosa pylori angustia. Wittemberg, 1750, in-4.

Progr. quo embryonem trium cum dimidio mensium abortu rejectum, qua faciem externam describit. Wittemberg, 1751, in-4.

Diss. de nutritione fœtus per solum umbilicum. Wittemberg, 1751, in-4.

Diss. de purgatione alvi frequentiore veneno magis quam panacea. Wittemberg, 1751, in-4.

Progr. de pleura inflammationis periculum sibi non conciliante. Wittemberg, 1752, in-4.

Diss. de officio matris prolem lactandi. Wittemberg, 1752, in-4.

Progr. de regimine lactantium. Wittemberg, 1752, in-4.

Progr. de potissimis cancri mammarum causis prudenter occupandis. Wittemberg, 1752, in-4.

Diss. de optima methodo sanandi ulcera per remedia potissimum interna. Wittemberg, 1753, in-4.

Progr. de utilitate atque dignitate artis veterinariæ. Wittemberg, 1753, in-4.

Progr. de morbi boum contagiosi

causa et sanatione probabili. Wittemberg, 1753, in-4.

Diss. de oculorum integritate improvidæ puerorum ætati sollicite custodienda. Wittemberg, 1754, in-4.

Progr. de paradoxo Hippocratis ad libr. de Arte. Wittemberg, 1754, in-4.

Diss. de clystere exanthematicarum remedio. Wittemberg, 1756, in-4.

Progr. de clystere sicco. Wittemberg, 1756, in-4.

Diss. de morbis sexus sequioris, ex nimio perversoque pulchritudinis studio oriundis. Wittemberg, 1757, in-4.

Diss. de animo sanitatis præsidio atque custode optimo. Wittemberg, 1758, in-4.

Progr. de cortice Peruviano, medicina adversus febres populariter grassantes, præstantissima. Wittemberg, 1758, in-4.

Diss. de Medico Platonico. Wittemberg, 1759, in-4.

Progr. de exoptanda, sine metu mortis, morte. Wittemberg, 1759, in-4.

Diss. qua causas principaliores, quæ efficiunt, quo minus in curandis morbis finis exoptatus semper obtineatur. Wittemberg, 1761, in-4.

Programma de modestia sternutantium medica. Wittemberg, 1761, in-4.

Diss. de diversa colicam curandi methodo. Wittemberg 1762.

Diss. de motibus spasmodicis vagis, junctis deliriis periodicis jucundis, annexa eorum theoria atque therapia. Wittemberg, 1764, in-4.

Progr. de medico, ex clinica philosopho τοῦ θείου ἐν ταῖς ἐνεργουμένου νόσοις competente judice. Wittemberg, 1764, in-4.

Programma de incrementis futuri populi. Wittemberg, 1764, in-8.

Progr. de nonnullis odoratus mirabilibus. Wittemberg, 1764, in-4.

Diss. de morbo boum, adhuc epidemice grassante. Wittemberg, 1765, in-4.

Progr. de paracentesi, ascitidis remedio ad Cels. L. III, cap. 21. Wittemberg, 1765, in-4.

Progr. de recuperanda medicinæ veterinariæ prima dignitate. Wittemberg, 1765, in-4.

Diss. de hæmorrhoïdibus morbo cæco. Wittemberg, 1766, in-4.

Progr. ad locum Hippocratis prædict. II, 27. Wittemberg, 1766, in-4.

Diss. de Scabie viva. Wittemberg, 1767, in-4.

Programma de examine aquarum necessario et frugifero. Wittemberg, 1767, in-4.

Diss. de vena, fonte hæmorrhoidum non satis limpido. Wittemberg, 1768, in-4.

Programma de hæmorrhoidum venosarum vindicatione. Wittemberg, 1768, in-4.

Diss. de modo regenerationis vasorum P. I. generalis. Wittemberg, 1770, in-4.

Diss. de minuenda mortium subitarum formidine. Wittemberg, 1770, in-4.

Progr. de magni nunc climacterici solvendo metu. Wittemberg, 1770, in-4.

Progr. de plantarum venenatarum arcendo scelere. Wittemberg, 1770 in-4.

Diss. de mortibus repentinis, senioribus annis parcius imputandis. Wittemberg, 1771, in-4.

Diss. de mortibus repentinis juveni-

libus annis potissimum imputandis. Wittemberg, 1772, in-4.

Programma de nucis vomicæ virtu- *te medica non ita fallaci.* Wittemberg, 1772, in-4.

(Bœrner.—Baldinger.—Meusel.)

LANGGUTH (Christian Auguste), fils du précédent, naquit à Wittemberg le 26 décembre 1754, y fit ses études médicales, et fut reçu docteur en 1779. Il devint professeur extraordinaire de médecine dans cette Université en 1782, et professeur ordinaire d'histoire naturelle en 1784. Il eut plus tard la chaire de physique. Il mourut le 9 février 1814. Il n'a publié que des opuscules de peu d'étendue.

Diss. inaug. de chemiæ recentioris præstantiá. Wittemberg, 1779, in-4.

Programma de cura, qua respublica prosequi debeat rem obstetriciam. Sect. I, Wittemberg, 1782. — Sect. II, *ibid.*, 1783. — Sect. III, *ibid.*, 1783, in-4.

Ueber den mannigfaltigen Schaden in der OEkonomie aus zu weniger Bekanntschaft mit der Natur und œkonomischen Einrichtung der Thiere; eine Vorlesung. Leipzig, 1785, in-8.

Plan zu Verbesserung des Accouchement-Wesens eines Staats. Dans les tomes I, II et III des *Archives pour les accouchemens, publiées par Stark.*

Kurze Beschreibung seiner Natur-historischen, œkonomischen, physischen und medicinischen Sammlung. Wit-temberg, 1802, in-8, et dans la troisième partie des *Annalen der Universitæt zu Wittemberg.*

Progr. de mumiis avium in labyrintho Sacaram repertis. Wittemberg, 1803, in-4, fig. *Addenda ad progr. de mumiis avium*, etc. Wittemberg, 1804, in-4.

Progr. I: De bestiis, Ægyptiorum studio, conversis in mumias. Wittemberg, 1808, in-4.

Ausfurliches systematisches Verzeichniss seiner Sammlungen für Natur und Kunst. Wittemberg, 1811, in-8.

Langguth a publié une collection des opuscules de son père sous ce titre :

Opuscula, historiam naturalem spectantia. Wittemberg, 1784, in-4.

(*Allg. med. Annalen.* — Mensel.)

LANGHANS (Daniel), né à Berne en 1728, fit ses études médicales à Gottingue et y fut reçu docteur en 1748. De retour dans sa ville natale, il y fut nommé médecin pensionné. Langhans est mort à Berne le 21 juillet 1813, dans la quatre-vingt-sixième année de son âge. On lui doit quelques ouvrages qui furent accueillis en leur temps avec faveur.

Diss. de vasorum corporis humani lithiasi. Gottingue, 1747, in-4.

Diss. de causa à pastu oriundæ somnolentiæ. Gottingue, 1748, in-4.

Diss. de consensu partium corporis humani. Gottingue, 1749, in-4.

Beschreibung verschiedener Merkwürdigkeiten des Simmenthals eines

*Theils des Berner Gebiets, nebst ei-
nem genauen Bericht über eine neue
ansteckende Krankheit, die in diesem
Lande entstanden.* Zurich, 1753, in-8.

*Entdeckung eines Mittels wider die
Auszehrung des Leibes und die Geschwüre der Lungen.* Zurich, 1754,
in-8; 1755, in-8.

*Beschreibung der Helvetischen Pil-
len.* Zurich, 1757, in-8, En français
sous ce titre: *Traité des gouttes helvé-
tiques éprouvées dans nombre de maladies, et sur l'usage des gouttes mercurielles dans tous les maux vénériens.*
Lyon, 1759, in-8.

*Beschreibung von der Natur und
Kræften des Schweitzerischen Glet-
scher spiritus.* Zurich, 1758, in-8.

*Anweisung, wie man sich im Noth-
fælle selbst von den gefærlichsten und
meisten Krankheiten befreyen kœnne.*
1ster *Theil, von den Fiebern und
Entzündungen.* Berlin, 1762. 2ter
Theil. Berlin, 1762. 3ter *Theil, von*

*den Krankheiten der Haut der Drü-
sen, von fliegenden Schmerzen u.s.w.*
Berlin, 1763. 4ter *Theil, von den
Krankheiten der Weibspersonen, der
Kinder, von der Erhaltung der Gesundheit, und Besorgung æusserlicher
Wunden, Verletzungen und Gesch-
wulsten.* Berlin, 1764, in-8. En français sous ce titre: *l'Art de se traiter
et de se guérir soi-même dans les maladies les plus ordinaires et les plus
dangereuses,* traduit de l'allemand par
E*** (Eidous). Paris, 1768,2 v. in-12.

*Von den Krankheiten des Hofes
und der Weltleute.* Berlin, 1770,
in-8. En français sous le titre suivant:
*Traité des maladies des gens de la
cour et du beau monde.* Lausanne,
1771, in-8.

*Von den Lastern, die sich an der
Gesundheit der Menschen selbst ræ-
chen.* Berlin, 1773, in 8.

(*Med. chir. Zeitung.* — Hamberger
et Meusel.)

LANGRISH (Browne), physiologiste et chirurgien de réputation,
membre de la Société royale de Londres, mourut dans cette ville
le 29 novembre 1759. On lui doit des expériences faites sur des
animaux vivans, parmi lesquelles il y en a d'intéressantes sur les
propriétés de l'eau distillée de laurier cerise, et sur les effets de
l'intromission de l'air dans les vaisseaux sanguins.

*New essay on muscular motion,
founded on experiments and Newto-
nian philosophy.* Londres, 1733, in-8.

*The modern theory and practice of
physic.* Londres, 1735, in-8 ; 1738,
in-8.

*Physical experiments upon brutes,
chiefly with a view to discover a method of dissolving the stone.* Londres,
1746, in-12. Trad. en français par
Roux. Paris, 17 ,in-12.

Croonian lecture on muscular mo-

tion; for the year 1747. Londres
1748, in-4.

*Plain directions in regard to the
small-pox.* Londres, 1758, in-4. *The
second edition: To which is added a
letter to a young surgeon concerning
mortifications.* Londres. 1759. in-8.

*A new contrivance of applyng re-
ceivers to retorts in distillation. In
Philosoph.* transact., 1745. abridg.
tom. IX, p. 96.

(*Comment. de reb. in med. gest.* —
Rob. Watt. — Haller.)

LANGSVERT (Wenceslas Jean Népomucène), docteur en philosophie et en médecine de l'Université de Prague, était né dans cette ville le 31 octobre 1738. Son dernier ouvrage est de 1794; nous ignorons l'époque de sa mort. On cite avec éloge la description qu'il donna d'une épidémie de fièvre putride observée à Prague en 1771 et 1772.

Diss. de causa rubedinis in sanguine humano. Prague, 1762, in-8.

Diss. de causa caloris in sanguine humano. Prague, 1762, in-8.

Theoria medica de arteriarum et venarum in corpore humano adfectionibus. P. I, ibid., 1763.—P. II, 1764, in-4.

Historia medica morbi epidemici s. febris putridæ anni 1771 et 1772. Ibid., 1775, in-8.

2 Fœlle des Wasserbruches, samt Beobachtungen über eine besondere Art diese Krankheit zu behandeln, denen ein sonderbarer Fall des mit dem Wasserbruche vermengten Harnblasenbruches und zwey Fœlle des eingesperrten Bruches beygefüget sind von T. Keate; aus dem Englischen übersetzt un mit Anmerkungen vermehrt. Prague et Vienne, 1794, in-8. — Nous ignorons quelle est l'importance des remarques ajoutées par Langswert à cette traduction.

LANZONI (Joseph), médecin érudit, littérateur et poëte, naquit à Ferrare le 29 octobre 1665. Il montra de très-bonne heure de grandes dispositions et un zèle ardent pour l'étude. Il fut reçu docteur en médecine à Ferrare, en 1683, et dès l'année suivante on lui donna une chaire dans l'Université. Il l'occupa pendant plus de quarante ans, d'une manière distinguée, et il mourut le 1er février 1730. Lanzoni fut le restaurateur et long-temps le secrétaire de l'Académie de Ferrare; il appartint à un grand nombre de Sociétés savantes, notamment à l'Académie des curieux de la nature. Ses ouvrages renferment un grand nombre d'observations particulières qu'il avait adressées pour la plupart à cette Académie, et parmi lesquelles il y en a d'intéressantes. Les dissertations qu'il a faites sont des compilations qui peuvent être utiles.

Additio ad Olai Borrichii dissertationem de lapidum generatione in macro et microcosmo. Ferrare, 1687, in-12.

Animadversiones variæ ad medicinam, anatomiam et chirurgiam maxime facientes. Ferrare, 1688, in-8.

Scholia ad observationes Henrici a Moinichen. Ferrare, 1689, in-12.

Zoologia parva. Ferrare, 1689, in-8.

Dissertatio de iatro-physicis ferrariensibus. Ferrare, 1691, in-4.

Dissertatio medica de clysteribus. Ferrare, 1691, in-fol.

Citrologia curiosa, seu curiosa citri descriptio. Ferrare, 1690. in-12; *ibid*, 1703, in-12.

Observatio hæmoptysis succo rubiæ sanatæ, et theses medicæ. Ferrare, 1691, in-4.

De balsamatione cadaverum. Ferrare, 1693, in-12; Genève, 1696, in-12; Ferrare, 1704, in-12; Genève, 1707, in-12.

Diss. de febre quartaná. Ferrare, 1691, in-4.

Diss. de lacrymis. Ferrare, 1692, in-4.

Diss. de salivâ humaná. Ferrare, 1702, in-4.

De usu tabacci et animæ affectionibus. Ferrare, 1702, in-4.

Adversariorum libri IV, accedunt XX consultationes medicæ. Ferrare, 1714, in-8.

Delle ghirlande ed unguenti ne' conviti degli antichi. Ferrare, 1698, in-12; trad. en latin par Baruffaldi. Ferrare, 1717, in-8.

De medici officio et munere epistola. Ferrare, 1729, in-8.

Les ouvrages de Lanzoni ont été réunis sous le titre suivant, avec des préfaces de Baruffaldi :

Opera omnia medico-physica et philosophica, tum edita hactenus, tum inedita. Lausanne, 1738, in-4, 3 vol.

(Manget. — Baruffaldi. — Haller.)

LAPEYRONIE (François de), l'un des chirurgiens du dernier siècle qui portèrent le plus haut l'amour de leur art et qui travaillèrent le plus efficacement à ses progrès, naquit à Montpellier le 15 janvier 1678. Après avoir reçu une éducation soignée, il s'appliqua de bonne heure à l'étude de la chirurgie, et il obtint la maîtrise à Montpellier dès l'âge de dix-sept ans. Il se rendit bientôt après à Paris pour y perfectionner ses connaissances, et il y fut pensionnaire de Mareschal. De retour à Montpellier, il se livra à l'enseignement particulier de l'anatomie et de la chirurgie, et y obtint le plus brillant succès. Une place de chirurgien-major de l'Hôtel-Dieu étant devenue vacante, il en fut pourvu. Quelque temps après, on le choisit pour démontrer publiquement l'anatomie aux écoles de médecine. Une cure brillante d'une maladie regardée comme incurable, obtenue sur un haut personnage, par l'enlèvement du frontal tout entier et d'une portiond'un des pariétaux, répandit au loin la célébrité de Lapeyronie. Il fut appelé en 1714 à Paris pour traiter le duc de Chaulnes d'une maladie contre laquelle avaient échoué tous les traitemens employés; il le guérit. La charge de chirurgien de la prévoté de l'hôtel, que le duc de Chaulnes acheta pour lui en faire cadeau, et les désirs du roi fixèrent Lapeyronie dans la capitale. Il se fit agréger à la compagnie des chirurgiens, et il enseigna l'anatomie dans l'amphithéâtre de Saint-Côme. Il fut bientôt pourvu des charges de chirurgien-major des chevau-légers et de chirurgien en chef de la Charité. En 1717, il eut la survivance de la charge de premier chirurgien du roi, remplie par Mareschal, et dont il devint titulaire à la mort de ce dernier, en 1736. De concert avec ce digne collègue, il avait obtenu du roi, en 1724, la création de cinq nouveaux démonstrateurs dans les écoles presque détruites de chirurgie; ils obtinrent, en 1731, la fondation de l'Académie la plus justement célèbre qui ait jamais été, l'Académie royale de chirurgie. Revêtu successivement de tous les honneurs où peuvent conduire les succès à la cour et près des grands, Lapeyronie n'eut d'autre passion que de faire tourner la faveur dont il jouissait au profit et à la gloire de son art. Au plus fort des luttes acharnées qui se livraient entre les médecins et les chirurgiens de Paris, luttes dans lesquelles il ne fut pas un des moins vigoureux jouteurs, il obtint un succès décisif en faveur de la chirurgie, par la déclaration du 23 avril 1743, en vertu de laquelle il ne fut plus permis d'aspirer au titre de chirurgien de Paris, à moins d'être lettré et pourvu du grade de maître-ès-arts. Il serait trop long d'indiquer tout ce que cet homme immortel fit pour la chirurgie, et l'on ne pourrait parler dignement des dispositions qu'il fit pour la servir encore après sa mort. Le testament de Lapeyronie est un monument admirable de philanthropie et d'amour de la science; la durée des siècles n'en avait point offert le modèle. Frais d'enseignement, institution de prix annuels, fondation d'une bibliothèque, rentes considérables destinées à encourager la chirurgie de toutes les manières et à en hâter les progrès, construction d'un amphithéâtre, legs aux hôpitaux pour assurer des cadavres aux démonstrateurs d'anatomie, etc., etc., tels sont les articles principaux d'un testament dont l'auteur a d'autant plus de droits à notre admiration qu'il ne fait que continuer après sa mort les immenses libéralités dont il s'était montré prodigue pendant sa vie.

Lapeyronie mourut le 25 avril 1747, après une maladie longue et douloureuse. Il était, depuis 1709, membre de l'Académie des sciences de Montpellier, et depuis 1731 de l'Académie royale des sciences de Paris. Il appartenait aussi à diverses Académies étrangères.

Mémoire pour le sieur François de Lapeyronie, premier chirurgien du roi, médecin consultant et de quartier de Sa Majesté, et chef de la chirurgie du royaume, et les prévots et collége des maîtres en chirurgie de Paris, contre le doyen et docteurs-régens de la Faculté de médecine de Paris, et contre l'Université de Paris. (1744), in-4, 266 pp.—Cet ouvrage est, avec les *Recherches critiques* de Quesnay, ce qui est sorti de plus important de toutes ces disputes. Lapeyronie passe pour auteur de divers autres écrits polémiques auxquels il ne mit pas son nom.

Mémoire contenant plusieurs observations sur les maladies du cerveau, par lesquelles on tâche de découvrir le véritable lieu du cerveau dans lequel l'ame exerce ses fonctions, lu dans une assemblée publique de la Société royale des sciences de Montpellier en 1708. — Ce mémoire parut d'abord par extrait dans le journal de Trévoux, en 1709. L'auteur l'augmenta depuis de plusieurs observations, et le présenta à l'Académie royale des sciences de Paris, qui l'inséra dans ses mémoires pour l'année 1741. On le retrouve dans le tome premier des *Mémoires de la Société royale des sciences de Montpellier.* Lyon, 1766, in-4.

Observation sur une excroissance de la matrice. Mém. de l'Académie des sciences de Montpellier, tom. I.

Observation sur la dernière phalange du pouce, arrachée avec tout le tendon de son muscle fléchisseur, et une partie de ce muscle. Mém. de l'A-

cadémie des sciences de Montpellier, tom. I.

Observation sur une grande opération de chirurgie. Mém. de l'Académie des sciences de Montpellier, tome I.

Sur les petits œufs de poule sans jaune, que l'on appelle vulgairement œufs de coq. Mém. de l'Académie des sciences de Montpellier, tome I.

Description anatomique d'un animal connu sous le nom de musc. Mémoires de l'Académie des sciences de Paris pour 1731.

Observations avec des réflexions sur la cure des hernies avec gangrène. Mémoires de l'Académie royale de chirurgie, tome I.

Mémoire sur quelques obstacles qui s'opposent à l'éjaculation naturelle de la semence. Mémoires de l'Académie royale de chirurgie, tome I.

Observation sur un étranglement de l'intestin, causé intérieurement par l'adhérence de l'épiploon au-dessus de l'anneau. Ibid, tom. I.

Le même volume des mémoires de l'Académie royale de chirurgie renferme en outre une quinzaine d'observations de Lapeyronie, publiées isolément ou rapportées dans des mémoires d'autres membres de l'Académie.

(De Ratte, *Éloge de Lapeyronie.*—Briot, *Éloge.*)

LASSIS (S . . .), médecin estimable, qui s'est fait remarquer par son zèle à attaquer les opinions accréditées sur la contagion des affections typhoïdes, mort à Paris en 1835, était né à Nemours, et avait été reçu docteur en médecine à Paris en 1803.

Dissertation sur les avantages de la paracentèse, pratiquée dès le commencement de l'hydropisie abdominale. Paris, an XI (1803), in-8. — On a attribué cette dissertation à Chaussier.

Recherches sur les véritables causes des maladies appelées typhus, ou de la non-contagion des maladies typhoïdes. Paris, 1819, in-8 ; ouvrage reproduit en 1822, avec une introduction nouvelle de 23 pages, sous ce titre :

Causes des maladies épidémiques, moyens de les prévenir et d'y remédier, avec quelques réflexions sur l'épidémie d'Espagne. Paris, 1822, in-8.

Etat de la science relativement aux maladies épidémiques, ou nouvelles remarques sur le succès des démarches faites par le doct. Chervin auprès de l'administration, pour empêcher l'examen des documens de M. le docteur Lassis. Paris, 1831, in-8.

Description d'un nouveau bandage propre à maintenir réduite la luxation de l'extrémité scapulaire de la clavicule : accompagnée d'une observation relative à une luxation de cette espèce, guérie par ce bandage, et précédée de quelques remarques sur ceux qui ont été employés jusqu'à ces derniers temps. Bulletin des sciences médicales, t. 7, p. 242.

Sur les causes des épidémies, leur nature, les moyens d'y remédier et même de les prévenir ; lu à l'Acad. roy. de méd. le 23 août 1825, extr. dans les *Archives générales de médecine,* t. 9.

Lassis a inséré encore quelques autres articles dans divers journaux.

LASSONE (Joseph Marie François de), né à Carpentras en 1717, commença l'étude de la chirurgie à la Charité, sous Morand, qui se l'attacha d'une manière particulière. A vingt-un ans il partagea avec Lecat le prix du concours ouvert devant l'Académie royale de chirurgie sur la question du traitement du cancer des mamelles. Il fut appelé de Padoue pour occuper une chaire de médecine dans cette Université, qu'illustrait alors Morgagni ; mais des liens de famille le retinrent, et il refusa. Il se fit agréger à la Faculté de médecine de Paris, et fut admis bientôt après, n'ayant encore que vingt-cinq ans, au nombre des membres de l'Académie des sciences. En 1751, Lassone devint médecin de la reine Leksinska, et, après la mort de cette princesse, il fut nommé médecin de la reine Marie-Antoinette et de Louis XVI. La charge de premier médecin du roi comprenait alors dans ses attributions l'examen des remèdes secrets, la surveillance et l'inspection des eaux minérales, l'étude et la police sanitaire des épidémies, etc. Lassone, sentant bien qu'un seul homme ne pouvait suffire à tant de soins, provoqua la formation d'une société qui en serait chargée, et ce fut l'origine de la Société royale de médecine de Paris. Lassone mourut le 8 décembre 1788, n'ayant publié que des mémoires académiques, insérés parmi ceux de l'Académie des sciences, de l'Académie de chirurgie et de la Société royale de médecine ; en voici les titres :

(Avec Morand.) *Description anatomique d'un veau monstrueux. Mém. de l'Académie des sciences,* 1745.

Observations anatomiques pour l'histoire d'un fœtus. Ibid., 1749.

Deux mémoires sur l'organisation des os. Ibid., 1751-52.

Observations physiques sur les eaux thermales de Vichy. Ibid., 1753.

Mémoire sur la question proposée par l'Académie royale de chirurgie, sur le cancer des mamelles. Prix de l'Académie de chirurgie, t. I, depuis 1732 jusqu'en 1743, publié en 1753.

Histoire anatomique de la rate. (Premier mémoire.) *Mémoires de l'Académie des sciences,* 1754, in 8.

Sur un nouveau sel qui découvre quelques propriétés singulières du sel sédatif. Ibid., 1755.

Recherches sur la structure des artères. Ibid., 1756.

*Mémoire sur la combinaison de l'acide du sel marin avec l'antimoine, sur un sel semblable au sel sédatif, qui résulte de la même combinaison, et sur une autre substance solide, semblable au borax, laquelle est aussi préparée avec l'antimoine. Ibid.,*1757.

Nouvelles recherches sur la combinaison de l'acide concret du tartre avec l'antimoine. Ibid., 1758.

(Avec Cadet.) *Analyse d'une eau minérale de la ville de Roye.*

Diverses observations d'histoire naturelle faites aux environs de la ville de Compiègne.

Rapport des inoculations faites dans la famille royale au château de Marly. Ibid., 1771.

Sur le zinc. (Premier mémoire.) *Analogie ou similitude du zinc et du phosphore, établie et développée par une suite de faits comparés. Ibid.,* 1772.

Réponse à quelques remarques critiques (de Monet)*, relatives à un fait consigné dans un des mémoires de l'auteur sur la dissolution de l'antimoine. Ibid.,* 1772.

Nouvelles observations sur l'analyse de cristaux du Verdet et du sel de Saturne.

Mémoire sur les phénomènes nouveaux et singuliers produits par plusieurs mixtes salins. Ibid., 1773.

Mémoire sur les grés en général, et en particulier sur ceux de Fontainebleau. Ibid., 1774.

Nouvelles observations sur la nature et les propriétés salines du zinc, revêtu de la forme métallique, ou réduit en chaux. Deuxième mémoire.

Nouveaux détails relatifs à l'action des alcalis volatils sur le zinc. Troisième mémoire.

Mémoire sur les sels ammoniacaux.

Nouvelles observations sur les grés cristallisés, faisant suite au mémoire sur les grés en général, et particulièrement sur ceux de Fontainebleau. Ibid., 1775.

Histoire de divers accidens graves occasionnés par les miasmes d'animaux en putréfaction, et de la nouvelle méthode de traitement, qui a été employée avec succès dans cette circonstance.

Mémoire sur de nouveaux moyens de perfectionner la préparation et l'usage du tartre stibié, ou tartre émétique. Société royale de médecine, 1776.

Examen de la combinaison de l'acide concret du tartre avec le zinc.

*Notices d'une suite d'expériences nouvelles qui font connaître la nature et les propriétés de plusieurs espèces d'airs ou émanations aériformes, extraites, par diverses voies, d'un grand *nombre de substances. Mém. de l'Acad. des Sciences,* 1778.

Sur le zinc. (Cinquième mémoire.)

Troisième mémoire sur les grés de Fontainebleau, ou analyse de ces pierres, et principalement des grès cristallisés. Ibid., 1777.

Observations sur quelques combinaisons salines du fer. Ibid., 1778.

Mémoire sur quelques moyens aussi efficaces que prompts et faciles de remédier à des accidens graves qui surviennent assez fréquemment dans les petites-véroles et les rougeoles de mauvais caractère. Société de médecine, 1779.

(Avec Cornette.) *Mémoire sur une inflammation spontanée du phosphore, avec quelques remarques sur la nature de son acide. Mém. de l'Académie des Sciences,* 1780.

(Avec le même.) *Mémoire sur la dissolution des précipités mercuriels dans l'eau, et sur la combinaison du mercure avec l'alcali volatil.* Société royale de médecine, 1770-81.

(Avec le même.) *Mémoire sur un phénomène singulier que présentent les acides minéraux pendant leur concentration, et sur un nouveau moyen de se procurer facilement une eau forte des plus pures. Mémoires de l'Académie des Sciences,* 1781.

Observations sur quelques propriétés médicales du camphre.

(Avec le même.) *Mémoire sur une méthode nouvelle, facile, prompte et peu dispendieuse, de préparer l'opium pour en détruire les qualités nuisibles et en exalter les propriétés médicinales.*

(Avec le même.) *Observations sur la préparation et sur les propriétés médicinales de l'éther nitreux, et de la liqueur anodine nitreuse.* Société royale de médecine, 1782-83.

(Avec le même.) *Mémoire sur les altérations que l'air éprouve par les différentes substances que l'on emploie en fumigation dans les hôpitaux et dans les chambres des malades. Ibid.,* 1786.

Mémoire sur la nature de la substance saline acide que l'on retire de la cerise, de la groseille, de la pêche, de l'abricot, de la framboise, de la mûre, de la pomme, de la poire, de l'épine-vinette et de la grenade. Mémoires de l'Académie des sciences, 1786.

(Vicq-d'Azyr, *Éloges.*—Querard.)

LASSUS (P.), né à Paris en 1741, reçu maître en chirurgie en 1765, entra de bonne heure dans l'Académie royale de chirurgie, qui lui confia les fonctions de démonstrateur. En 1770, il fut nommé chirurgien ordinaire des Dames de France, filles de Louis XV, et en 1779 lieutenant du premier chirurgien du roi. Deux ans après, il fut professeur d'opérations du collége de chirurgie. Lors de la révolution, il suivit les princesses en Italie, mais il put rentrer sans être considéré comme émigré, à la faveur d'un article de la loi qui déclarait qu'on ne considérait point comme tels ceux qui voyageaient à l'étranger pour l'étude des sciences. A la création des écoles de santé, Lassus fut d'abord nommé professeur de l'histoire de la médecine, et bientôt après il obtint la chaire de pathologie externe qu'il occupa jusqu'à sa mort (17 mars 1807). Lors de la formation de l'Institut, Lassus fut admis dans la première classe, où il remplit pendant deux ans les fonctions de secrétaire. Il fut aussi bibliothé-caire de l'Institut. Ce qui caractérise ses ouvrages, dont la lecture est encore profitable, c'est l'érudition de l'auteur, qui lui permet de mettre à profit un grand nombre d'observations peu connues et les productions de la littérature médicale anglaise qui lui était familière. Son histoire de l'anatomie, écrite avec simplicité et sans prétention, est un ouvrage fort estimable.

Dissertation sur la lymphe, qui a obtenu le prix double de l'Académie de Lyon. Genève et Paris, 1774, in-8.

Essai ou discours historique et critique sur les découvertes faites en anatomie par les anciens et les modernes. Paris, 1783, in-8.

Pathologie chirurgicale. Paris, 1805, 1806 ou 1809, 2 vol., in-8.

Ephémérides pour servir à l'histoire de toutes les parties de l'art de guérir (ouvrage périodique). Paris, 1790. in-8. — Avec Pelletan. Il n'en a paru qu'un volume dans lequel Lassus a donné l'observation d'une hernie inguinale extraordinaire, et l'explication d'un passage de Duverney, relatif à la fracture de l'avant-bras.

De la médecine opératoire, ou Traité élémentaire des opérations de chirurgie. Paris, an III (1794), 2 vol. in-8, fig.

Lassus a publié, dans les *Mémoires de l'Académie royale de chirurgie,* plusieurs observations et mémoires dont voici les titres :

Observation sur une hernie intestinale avec étranglement, tome IV, 1762

Mémoires sur les plaies du sinus longitudinal supérieur de la dure-mère, tome V, 1774.

Dans le *Journal de médecine,* rédigé par MM. Corvisart, Boyer et Leroux

Observation d'un ulcère fistuleux de l'estomac, traduite de l'anglais.

Recherches sur l'hydropisie enkystée du foie, 1806.

Comme président de l'Ecole de médecine, en l'an 1804, Lassus prononça un discours de rentrée qui a été imprimé

Dans les *Mémoires de l'institut national, classe des sciences mathématiques et physiques :*

Mémoire sur le prolongement morbifique de la langue hors de la bouche, t. I.

Notices sur la vie et les ouvrages de Bayen, de Pelletier.

Recherches sur la cause de la hernie ombilicale de naissance, t. II.

En qualité de secrétaire de l'institut, Lassus a rendu compte d'une partie des travaux de la première classe, dans les années V et VI. 1797-98.

Comme traducteur, il a publié les trois ouvrages suivans :

Nouvelle méthode de traiter les fractures et les luxations, 1771, in-12, voy. Pott.

Dissertation sur les maladies véné-
riennes, 1777, voy. Turner.
Manuel pratique de l'amputation
des membres, 1784, voy. Alanson.
(Cuvier, *éloges.* — Desgenettes,
Biogr. méd.— Querard.)

LATHAM (John), médecin, naturaliste et chirurgien distingué,
chevalier, membre de la Société royale et du collége des médecins
de Londres, médecin des hôpitaux de Middlesex et de la Magde-
leine, né le 27 juin 1740, vivait encore en 1815; nous ignorons
l'époque de sa mort.

General synopsis of Birds. Londres,
1781-1785, in-4, 6 vol. — Supplément. Londres, 1787, in-4.—Second
supplément 1801, in-4.

Index ornithologicus, sive systema
Ornithologiæ complectens avium di-
visionem in classes, ordines, genera,
species, ipsarumque varietates; ad-
jectis synonymis, locis, descriptio-
nibus, etc. Londres, 1790, in-4, 2
vol. — Supplément. Londres, 1801,
in-4.

A plan of a charitable institution
intended to be established upon the
sea coast, for the accommodation of
persons afflicted with such diseases as
are usually relieved by sea bathing.
Londres, 1792, in-8.

Oratio anniversaria in theatro coll.
reg. med. Lond. ex Harveii instituto,
habita Oct. 18 1794. in-8.

A letter addressed to sir George
Baker, Bart. on rheumatism and
gout. Londres, 1796, in-4.

Heald's pharmacopœia of the royal
college of physicians revised, and
adapted to the last improved edition
of the college. New edition, 1805, in-8.

Facts and opinions concerning
diabetes. Londres, 1811, in-8.

Of a periodical fever, followed by
a separation of the cuticle. In philos.
Transact. 1776, abridg. T. XII, p. 78.

Account of an extraordinary drop-
sical case. In philos. Transact. 1779,
abridg. T. XIV, p. 481.

An essay on the various species of
Sawfish. In Transact. of Linnean
Society. 1793. T. II, p. 273.

On the spinning Limax. In Trans.
of Linn. soc. 1797. T. IV, p. 55.

Essay on tracheæ or windpipes
of various Kinds of Birds. In Trans.
of Linn. soc. 1797. T. IV, p. 90.

Account of ancient sculptures and
inscriptions in the Abbey Church of
Romsey. In the Archæologia. 1803.
T. XIV, p. 136.

Cases of tetanus, in consequence
of wounds; evincing the utility of re-
laxing medicines, and more especially
the pulv. epicacoanhæ comp. in large
dose. In medical Transact. of coll,
of phys. of Lond. 1813. T. IV, p. 22
et 174.

Remarks on tumours which have
occasionally been mistaken for disea-
ses of the liver. Medical Transact.
T. IV, p. 47.

Observations on certain symptoms
usually but not always denoting an-
gina pectoris. Medical Transact. T. IV,
p. 278.

An abdominal tumour originating
in lumbar abscess. Med. Transact.
T. IV, p. 319.

Case of intestinal protrusion per
anum. Med. Transact. T. IV, p. 343.

Observations on the nature and treatment of leucorrhœa. Med. Transact. T. V, 1815, p. 23.

On the medicines usually given in Worm cases; with the collateral advantages sometimes derived from them in cases of epilepsy. Med. Transact. T. V, p. 52.

Observations on the cachexia aphthosa. Med. Transact. T. V. p. 57.

Observations respecting the safety and efficacy of the internal use of super acidity of lead in pulmonary consumption. Med. Transact. T. V. p. 340.

(Reuss. —Rob. Watt.)

LATOUR (D.), docteur en médecine de la Faculté de Paris, fut successivement chirurgien des hôpitaux militaires, médecin de l'Hôtel-Dieu d'Orléans, du Lycée et des épidémies du département du Loiret, enfin médecin à Toulouse, où il est mort en 183....

Il s'est fait connaître d'une manière avantageuse par la publication d'un ouvrage sur les hémorrhagies, qui, s'il ne peut passer pour un livre bien fait, est du moins, incontestablement, un livre utile, et sera long-temps consulté, à cause de la masse considérable d'observations qu'il renferme. Ce n'est point le seul écrit que l'on doive à Latour.

Essai sur le rhumatisme. Paris 1803, in-8.

Sur la paralysie des extrémités inférieures et son traitement. Dans les *Mémoires de la Société médicale d'émulation de Paris, sixième année.* Paris, 1806, in-8, p. 62.

Manuel sur le croup. Orléans, 1808, in-12.

Histoire philosophique et médicale des causes essentielles immédiates ou prochaines des hémorrhagies, sur laquelle reposent principalement la division méthodique, la bonne théorie et le traitement convenable de cette classe de maladies. Orléans, 1814, 2 vol. in-8. La même édition a été reproduite en 1828 avec un nouveau titre.

Notice historique sur quelques maladies dont la guérison a été opérée par l'emploi des fumigations sulfureuses, d'après la méthode de M. le docteur Galés. Toulouse, 1818, in-8.

Réfutation de quelques préjugés qui se sont répandus contre la vaccine, et moyen de pratiquer la vaccination avec succès. Toulouse, 1822, in-8; seconde édition, Toulouse, 1823, in-8.

LAUBENDER (Bernard) naquit en 1764 à Neustadt, sur la Saal, dans le Wurzbourg. Après avoir fait de bonnes études à Bamberg, il alla à Wurzbourg, au séminaire de théologie. Il avait un goût décidé pour la médecine, et il employait tous ses momens de liberté à des études relatives à cette science. Il finit par obtenir l'autorisation de s'y appliquer exclusivement. Il se rendit pour cela à l'Université de Leipzig. Après qu'il y eut obtenu le grade de docteur, il se fixa à Wurzen, près de Leipzig, pour y pratiquer l'art de guérir. Dès 1796 et 1797, Laubender avait eu occasion d'étudier des épizooties régnant sur les bêtes à cornes; au mois de février 1800, il adressa les résultats de ses observations à la Société économique de Leipzig. Ils furent accueillis avec la plus grande faveur, et livrés à la publicité. Laubender fut encouragé par cet accueil à se donner avec encore plus de zèle à ce genre de recherches. En 1803, il quitta Wurzen pour aller se fixer à Rothenbourg, sur le Tauber. Il y demeura jusqu'en 1810. A cette époque, l'école vétérinaire de Munich ayant été réorganisée, Laubender fut appelé à y occuper la place de second professeur. Il le fit avec beaucoup de succès jusqu'à sa mort, qui arriva le 26 mars 1815.

Neueste Beytræge zur Befœrderung des Gartenbaues auf den Dœrfern. Leipzig, 1800, in-8.

Das ganze der Rindwiehpest. Leipzig, 1801, in-8.

Ueber die Ursachen, Ursprung und Beschaffenheit der Rindwiehpest in Russland, die Mittel ihrer Verhütung und Heilung, nebst Geschichte ihrer Einimpfung. Eine von der Russ. Kais. freyen œkon. Gesellschaft zu St-Petersburg mit den ersten Preise gekrœnte Abhandlung. Leipzig, 1801.

Ueber den landwirthschaftlichen Gebrauch des Gypses in Franken. In Thaer's Annalen der Landwirthschaft. 1801.

Ueber die besten Mittel, der Rindwiehpest vorzubeugen und sie mœglischst zu heilen. Ein von der kœn. sæchs. œkon. Gesellschaft zu Leipzig gekrœnte Preisschrift. Leipzig, 1802, in-8.

Allgemeines Noth- und Hülfsbüchlein für Lungensuchtige und die es nicht werden wollen. Leipzig, 1802, in-8.

Ueber die Natur der Ansteckungsstoffe und die Mittel selbige in ihren Wirkungen zu vernichten. Erfurt, 1802, in-8.

Ueber die Wirkungs- und Anwendungsart der Salze in Thierreiche. Leipzig, 1802, in-8.

Wie ist die Wintersaat gegen die starken Frühjahrsroste zu schützen, und wenn sie gelitten derselben wieder aufzuhelfen ? in Thaer's Annalen. 1802.

Naturgeschictliche Darstellung aller ansteckenden Krankheiten bey Menschen und Thieren. Leipzig, 1803, in-8.

Ueber die Mittel, dem wœlligen Missrathen der Wintersaaten vorzubeugen. Leipzig, 1803.

Grundsætze und Erfahrungen zur Erziehung einer reichen Milchwirthschaft. Nuremberg, 1804, in-8.

Ueber die Erkenntniss und Heilung der Engbrüstigkeit, mit einen Anhang über den Dampf der Pferde. Nuremberg, 1804, in-4.

Handbuch der Wissenswürdigsten aus der Haus- und Landwirthschaft. I. Band. Nuremberg, 1805, in-8.

Ideen zur Organisirung einer selbststændigen Veterinær-Polizey. Nuremberg, 1805, in-8.

Der Kaffe und seine bis jetzt bekannten Surrogate. Nuremberg, 1806, in-8.

Theoretisch-practisches Handbuch der Thierheilkunde. Erfurt, I Band, 1803, II Band, 1804, III Band, 1806, IV Band, 1807. In-8.

Die Seuchen der Landwirthschaftlichen Hausthiere, nebst Geschichte derselben von der ältesten Zeit bis auf das Jahr 1811. Band I. Munich, 1811, in-8.

Miasmatologie, oder naturgeschicht-liche Darstellung der ansteckenden Krankheiten bei Menschen. Leipzig, 1811, in-8. (Enslin.) — C'est probablement le même ouvrage que celui indiqué sous la date de 1803, avec un titre rajeuni.

Prodromus einer Polizey-gerichtlichen Thierarzneykunde. Munich, 1812, in-8.

(*Med. chir. Zeitung.* — Enslin.)

LAURENTI (Joseph Nicolas), médecin praticien à Vienne, mort le 17 février 1805, à l'âge de soixante-dix ans, se fit connaître par sa dissertation inaugurale, dans laquelle il traite des reptiles réputés venimeux en général, et de ceux de l'Autriche en particulier. Il démontra, par le rapprochement des observations publiées, et surtout par un grand nombre d'expériences sur des animaux, que beaucoup de reptiles regardés par le peuple comme extrêmement venimeux étaient incapables de produire chez l'homme des accidens sérieux, ou ne faisaient que des blessures tout-à-fait insignifiantes. Laurenti n'a rien écrit depuis cette dissertation ; en voici le titre :

Specimen medicum, exhibens synopsin reptilium emendatam, cum experimentis circa venena et antidota reptilium austriacorum, quod pro summa in medicina laurea eique annexis juribus ac privilegiis ritè consequendis publicæ disquisitioni exposuit, mense Martis, anno 1768. Vienne, in-8. — Il y a un bon extrait de cette dissertation dans les *Commentaires de Leipzig.*

(*Med. chir. Zeitung.* — *Med. Annalen.*)

LAUTH (Thomas), professeur distingué de la Faculté de Strasbourg, et le meilleur historien de l'anatomie, naquit à Strasbourg le 29 août 1758. Après de bonnes études faites au gymnase de cette ville, il suivit les cours de l'Université, s'appliquant particulièrement à l'étude de la philosophie, des sciences naturelles et des mathématiques. Il eut quelque répugnance à abandonner celles-ci pour s'occuper de l'étude de la médecine, dans laquelle il était loin d'apercevoir cette clarté et cette certitude qui donnent du charme aux mathématiques, mais une fois son parti pris, il s'y appliqua avec l'ardeur qu'il portait dans tout ce qu'il faisait. Il soutint, le 25 janvier 1781, une thèse sur l'analyse de l'urine, et une seconde pour la licence, le 19 août de la même année, sur l'érable ; il fut reçu doc-

teur le 27 septembre 1781. Bientôt après Lauth voyagea pour perfectionner ses connaissances en médecine : il se rendit d'abord à
Paris, où il suivit particulièrement les cours d'anatomie et d'opérations chirurgicales de Desault, et la clinique de ce célèbre chirurgien à la Charité. De Paris, Lauth se rendit à Londres, où il fit
un assez long séjour. Il revint par la Hollande, dont il visita les
Universités, et par l'Allemagne, où il vit Gottingue, Cassel, Marbourg, Giessen,. Francfort, Mayence et Manheim. De retour à
Strasbourg vers la fin de 1782, Lauth y fut bientôt nommé par le
collége des Quinze adjoint de Rœderer et Ostertag, professeurs
d'accouchemens. Après la mort de Lobstein, il fut nommé par le
conseil des Treize prosecteur et démonstrateur d'anatomie le 17
janvier 1784. Au mois de septembre de la même année, le conseil
académique le nomma professeur extraordinaire de médecine. Enfin, le 11 avril 1785, l'Académie, réunie en corps, lui accorda le
titre et les fonctions de professeur ordinaire d'anatomie et de chirurgie. A l'établissement des nouvelles Facultés, Lauth fit partie de
celle de Strasbourg. Il avait refusé une chaire qui lui avait été offerte à l'Université de Tubingue. Chanoine de Saint-Thomas et
professeur au séminaire protestant, il y donnait des leçons d'anthropologie; attaché d'abord en qualité de médecin aux hôpitaux militaires de Strasbourg, il fut, en 1795, nommé médecin en chef du
grand hôpital civil. Deux ans après, il obtint le titre de *médecin
physicien* de Strasbourg. Lors de la création de l'Académie royale
de médecine, Lauth en fut nommé membre associé non résidant.
Il mourut presque subitement, en revenant d'un voyage d'Allemagne entrepris dans l'intérêt de sa santé le   1826.

Lauth a laissé dans son histoire de l'anatomie un titre solide de
gloire. C'est se montrer juge bien prévenu (quand on ne peut être
taxé de juge incompétent) que de n'y voir, comme Chaumeton,
qu'un ouvrage écrit d'un style lourd et ennuyeux. Je crois qu'on
peut le citer au contraire comme un des ouvrages les mieux conçus
qui aient été faits sur l'histoire de quelque branche que ce soit de
la médecine, et comme un des plus solidement exécutés, malgré les
défauts du style. Il est bien à désirer que M. Alexandre Lauth ne
laisse pas inachevé l'ouvrage de son père, dont la suite est entre
ses mains.

Dissertatio de analysi urinæ et acido phosphoreo. Strasbourg, 1781, in-8.

Dissertatio botanica de acere. Strasbourg, 1781, in-8.

Scriptorum latinorum de anevrysmatibus collectio. Strasbourg, 1785, in-4.

Nosologia chirurgica. Accedit notitia auctorum recentiorum Platnero. Strasbourg. 1788, in-8.

Vom Witterungs - Zustand, dem Scharlachfieber und dem bœsen Hals. Strasbourg, 1800, in-8.

Vita Johannis Hermann. Strasbourg. 1802, in-8.

Histoire de l'anatomie. Tome I. Strasbourg, 1815, in-4.

(Masuyer, *Disc. d'ouvert. de la fac. de Strasbourg, pour les années* 1826-27.)

LAUTTER (FRANÇOIS JOSEPH), habile médecin de Vienne, mort vers 1763, et qui ne nous est connu que comme auteur d'un fort bon ouvrage, dans lequel il décrit les maladies régnantes qu'il a observées pendant deux années. Lautter est un des membres distingués de cette école essentiellement pratique qui se fit remarquer à Vienne depuis le milieu du siècle dernier.

Historia medica biennalis morborum ruralium, qui a verno tempore anni 1759 ad finem hyemis 1761 Laxemburgi et in vicinis oppidis dominati sunt. Vienne, 1763, in-8, 203 pp.

(Rotermund.)

LAUVERJAT (THÉODORE ETIENNE), l'un des accoucheurs de Paris les plus distingués de la fin du dernier siècle, reçu maître en chirurgie en 1774, était membre du collége des chirurgiens et professeur d'accouchemens. Il eut avec Sigault des débats très-vifs, relativement à la symphyseotomie; et la relation qu'il publia de l'opération pratiquée par ce dernier à la femme Vespres est un des écrits qui contribuèrent le plus à refroidir l'enthousiasme qui menaçait de tourner toutes les têtes en faveur de cette opération. Lauverjat mourut en 1800. Ses écrits sont peu nombreux et peu étendus.

An utilia in graviditate, partu, et post partum balnea ? theses anatomico-chirurgicæ. Paris, 1774, in-4.

Examen d'une brochure qui a pour titre: Procès-verbaux et réflexions à l'occasion de la section de la symphyse, etc., avec cette épigraphe : *Vitam impendere vero.* Amsterdam, 1779, in-8, 83 pp.

Nouvelle méthode de pratiquer l'opération césarienne, et parallèle de cette opération et de la section des os pubis. Paris, 1788, in-8.

LAVATER (JEAN HENRI), fils du célèbre physionomiste Jean Gaspard Lavater, naquit à Zurick le 21 mai 1768. Il fit ses études médicales à Gottingue, et y fut reçu docteur le 10 août 1789. Il revint aussitôt après se fixer dans sa ville natale. Lavater contribua de tous ses efforts à répandre la vaccine dans son pays ; il eut une pratique étendue. Sa mort arriva le 20 mai 1819, le jour même où il finissait sa cinquante-unième année. On lui doit quelques ouvrages.

Observationes de statu hodierno artis medicæ. Gottingue, 1789, in-4.

Anleitung zur anatomischen Kenntniss des menschlichen Kœrpers für Zeichner und Bildhauer. Zurich, 1790, in-8. *Elémens anatomiques d'ostéologie et de myologie, à l'usage des peintres et des sculpteurs, trad. de l'allemand par Gauthier de la Peyronie, et en*richi de notes. Paris, 1797, in-8, 27 fig.

Abhandlung über die Milchblattern oder die sogenannten Kuhpocken, einen leichten und gefahrlosen Krankheit, die auf eine zuverlæssige Art vor den Pocken verwahren soll. Zurick, 1800, in-8; *ibid,* 1801, in-8.

(*Med. chir. Zeitung.—Allg. med. Annalen.*)

LAVAUGUION (. . . . . DE), docteur en médecine, auteur du traité d'opérations de chirurgie le plus étendu qui ait été publié en France avant celui de Dionis. La date de cette publication a été une source d'erreurs pour plusieurs historiens, et notamment pour Sprengel. Ils ont fait honneur à de Lavauguion de méthodes ou de procédés qui ne lui appartenaient pas. Déjà Lacharrière les avait publiés avant lui, puisque la première édition de son ouvrage est de 1690; mais Lacharrière, néanmoins, n'y a pas plus de droits que Lavauguion. L'un et l'autre ont écrit, sans le dire, d'après les leçons faites par Dionis au Jardin du roi, de 1672 à 1680. Il est facile, en effet, de s'assurer que les ouvrages de ces trois auteurs sont faits sur un fond commun; et quoique celui de Dionis n'ait été imprimé qu'en 1707, ses droits à la priorité sont incontestables, parce qu'il ne fit alors que mettre sous presse les leçons qu'il avait faites longtemps en public ; et parce que Dionis était un chirurgien, un homme de l'art, tandis que les autres étaient des médecins chargés d'enseigner ce qu'ils ne pratiquaient pas, par conséquent de simples compilateurs.

Voici le titre de l'ouvrage de Lavauguion, qui ne laisse pas d'avoir son mérite :

Traité complet des opérations de chirurgie, contenant leurs définitions, leurs causes expliquées sur la structure de la partie, les signes des maladies qui nous obligent de faire l'opération, l'opération manuelle, l'appareil pour chaque opération, la cure juqu'à la parfaite guérison, les remarques des *plus célèbres praticiens de l'Europe, principalement de Fabricius Hildanus sur chaque opération; un traité exact sur les accouchemens naturels et labo-* *rieux; une instruction pour les chirurgiens de mer, avec des figures en taille-douce, etc., etc. Paris, 1696, in-8; ibid; 1697, in-8.*

LAYARD. (Daniel Pierre), docteur médecin, membre de la Société royale de Londres et de la Société des sciences de Gottingue, exerça l'art de guérir à Londres dans la seconde moitié du dernier siècle, et mit au jour un petit nombre d'opuscules ou de mémoires académiques, dans lesquels il y a plusieurs observations intéressantes.

An Essay on the Nature, causes, and cure of the contagious distemper among the horned cattle of these kingdoms. Londres, 1757, in-8.

Essay on the bite of a mad dog. Londres, 1762, in-8.

Account of the Somersham water. Londres, 1767, in-8.

Pharmacopæia in usum gravidarum, puerperarum et infantum recens natorum, etc. Londres, 1776, in-8.

Of a fracture of the os ilium and its cure. Phil. Trans. 1745. Abr. IX. 173.

Of a woman who had an extraordinary impostume formed in her stomach. Ibid, 1750. Abr. X. 29.

On the usefulness of inoculation of the horned cattle to prevent the contagious distemper among them. Ibid, 1758. Abr. XI. 206.

An extraordinary case of diseased eye. Ibid, 174.

Of the Somersham water, in the county of Huntingdon. Ibid., 1766, 275.

On the distemper among the horned cattle. Ibid. 1780. XIII. 723.

(Reuss. — Rob. Watt.)

LEAKE (John), docteur médecin et accoucheur anglais, célèbre par l'établissement de la maison d'accouchemens de Westminster, dont on lui est redevable, né à Kirkoswald, dans le Cumberland, mourut à Londres le 1 août 1792. On a donné peu d'attention à son invention d'un forceps à trois branches, mais on a accordé beaucoup d'estime à ses observations pratiques sur la fièvre puerpérale, parce qu'elles sont le résultat d'une expérience éclairée. On lit aussi avec intérêt ce qu'il a écrit sur les hémorrhagies, sur les convulsions et les principales maladies des femmes grosses et en couches.

Pratical observations on the child bed fever; also on the nature and treatment of uterine hæmorrhages, convulsions, and such other acute *diseases as are most fatal to women during a state of pregnancy. Londres, 1772-1784, in-4.*

A lecture, introductory to the

theory and practice of midwifery, etc. Londres, 1774, in-4; 2ᵉ éd., *ibid*, in-4. 60 pp.

Practical observations on the acute diseases incident to women. Londres, 1774, in-4.

Introduction to the theory and practice of midwifery, comprehending the most effectual means of attaining true principles of that science: with animadversions on the qualification and deportement of an accoucheur. To which are added a description of the author's new forceps, illustrated with elegant copper-plates, also a syllabus of obstetric lectures publicly delivered at his theater, in Craven-Street, London. Londres, 1777, n-8, *ibid*, 1787, in-8, 126 pp. fig.

Medical instructions towards the prevention and cure of chronic and other diseases peculiar to women. Londres, 1777, in-8; Londres, 1781, 2 vol. in-8; Londres, 1785, in-8.

Specimen artis obstetricariæ; being a syllabus, or general heads of a course of lectures on theory and practice of midwifery, and diseases incident to women and children. Londres, 1787, in-8.

Dissertation on the properties and efficacy of the Lisbon dietdrink. Londres, 1790, in-8. — Il y a une édition antérieure de cet opuscule sur la tisane de Lisbonne. Girtanner l'indique sous l'année 1757.

A practical essay on the diseases of viscera, particularly those of the stomach and bowels, the liver, spleen, and urinary bladder, in which their nature, treatment, and cure are clearly explained. Londres, 1792, in-8.

(Reuss.—Rob. Watt.—Osiander.)

LEBAS (JEAN), chirurgien de Paris, du dernier siècle, connu par la part qu'il prit aux vives discussions qui s'agitèrent entre Louis, Bouvart, Petit et quelques autres sur la question des naissances tardives. Lebas était du parti qui avait raison, c'est-à-dire de celui qui soutenait la possibilité de ces naissances; mais on ne peut admettre pour bonnes toutes les raisons du parti qui avait raison, et il reste à faire sur ce sujet un ouvrage dont les principes ne soient que le résumé de ce que l'expérience peut apprendre. Lebas, né à Orléans, occupa la place de censeur royal.

Ergo cataractæ tutior extractio forficum ope. Paris, 1754, in-4.

De funiculi umbilicalis in partu egressu et compressione (resp. Flambe.). Paris, 1756, in-4.

De fracturá femoris theses anatomicæ et chirurgicæ. Paris, 1764, in-4.

Question importante : *Peut-on déterminer un terme préfixe pour l'accouchement?* Paris, 1764, in-8.

Lettre d'un naturaliste de la baie de Quiberon, qui croit à la vertu des femmes, sur le supplément au mémoire de M. Louis, imprimé en 1765. Paris, 1765, in-4.

Nouvelles observations sur les naissances tardives, suivies d'une consultation de célèbres médecins et chirurgiens de Paris. Paris, 1765, in-8.

Réfutation des sentimens de M. Bou-

vart, *médecin de Paris, sur les nais-*
sances tardives. Paris, 1765, in-8.

Recherches sur la durée de la gros-
sesse. Paris, 1766, in-8.

Courte réponse à la longue thèse de
de M. Jean-Christophe Harrer. in-8.

Réplique aux lettres de M. Bouvart

au sujet des naissances tardives. Paris,
1770, in-8.

De partu naturali theses. Resp.
Desormeaux. Paris, 1775, in-4.

Précis de la doctrine sur l'art d'ac-
coucher. Paris, 1779, in-12. — Ce
n'est qu'une traduction de l'ouvrage
anglais de G. Counsell.

LEBER (FERDINAND), chevalier, conseiller et premier chirurgien
de l'empereur d'Autriche, mort à Vienne le 14 octobre 1808, après
avoir occupé pendant quarante-sept ans la chaire de chirurgie et
d'anatomie de l'Université de cette ville ; y était né en 1727, et
avait obtenu la maîtrise le 31 mars 1751. Depuis l'an 1756, il fut
chargé d'exécuter les opérations chirurgicales à la clinique dirigée
par de Haen, et, en 1761, il succéda à Jaus dans la chaire d'anatomie et de chirurgie. Le traité d'anatomie qu'il publia en 1775 servit
long-temps de manuel classique dans beaucoup d'Universités.

Abhandlung von der Nutzbarkeit
des Schierlings in der Wundarzney-
kunst. Vienne, 1762, in-4.

Vorlesungen über die Zergliede-

rungskunst. Vienne, 1775, in-8.
Zweite Ausgabe. Vienne, 1778, in-8.
(*Medicinisch-chirurgische Zeitung.*)

LEBLANC (LOUIS), chirurgien lithotomiste de l'Hôtel-Dieu
d'Orléans, professeur royal de l'école de chirurgie de la même
ville, membre de l'Académie royale de chirurgie et de celles des
sciences de Rouen et de Dijon, né à Pontoise, mourut à Orléans à
la fin du dernier siècle. On connaît sa méthode d'opérer les hernies par dilatation de l'anneau, qu'il prôna beaucoup, et qu'il défendit avec beaucoup d'aigreur contre les critiques de Louis.

Lettre à M. Lecat. Paris, 1747,
in-12. — Louis est assez mal traité
dans cette lettre.

Discours sur l'utilité de l'anatomie.
Paris, 1764, in-8.

Nouvelle méthode d'opérer les her-
nies. Orléans, 1766, in-8. — Les observations de Houin sur diverses espèces de hernies rares donnent beaucoup de prix à ce volume. C'est pour
défendre sa nouvelle méthode contre

Louis que Leblanc publia une lettre
sous ce titre :

Réfutation de quelques réflexions
sur l'opération de la hernie, insérées
dans le IVe volume des Mémoires de
l'Académie de chirurgie. Londres et
Paris, 1768, in-8.

Précis d'opérations de chirurgie.
Paris, 1775, in-8, 2 vol. Le volume
indiqué plus haut, *sur les hernies,*
forme la moitié de l'ouvrage.

OEuvres chirurgicales, contenant un précis d'opérations et une méthode de traiter les hernies. Paris, 1779, in-8, 2 vol. — Ce n'est point ici un ouvrage nouveau, mais un nouveau titre mis au précédent.

Il y a quelques observations de Leblanc dans le *Journal de médecine,* et dans les *Mémoires de l'Acad. roy. de chirurgie.*

LECAT (Claude Nicolas), l'un des plus célèbres chirurgiens français du dernier siècle, naquit à Blerancourt, en Picardie, le 6 septembre 1700. Il parut se destiner d'abord à l'état ecclésiastique, et dirigea ses études en conséquence. Les mathématiques, auxquelles il prit goût, lui firent abandonner cette carrière pour suivre celle du génie militaire. Mais sa famille ne lui laissa point la liberté de suivre ses goûts à cet égard; il tourna alors ses vues vers la chirurgie. Ce fut à Paris qu'il vint faire ses études. Il ne les avait pas encore terminées, ou pour mieux dire il n'avait pas encore reçu le titre par lequel on les couronne, quand M. de Tressan, archevêque de Rouen, se l'attacha comme chirurgien et médecin en 1729. Il prit, en 1732, le bonnet doctoral à la Faculté de Reims. L'année précédente, il avait obtenu la mise au concours, et il avait conquis la survivance de chirurgien-major de l'Hôtel-Dieu de Rouen. Il fixa sa résidence dans cette ville en 1733, et y fut reçu maître en chirurgie l'année suivante. Dès le commencement de son établissement, il ouvrit des cours d'anatomie et de physiologie, et il les continua toujours depuis avec le plus grand zèle. Il conçut le projet d'une réunion des hommes qui se livraient à la culture des sciences, et fut le fondateur de l'Académie royale de Rouen. Au milieu des occupations nombreuses de l'enseignement et de la pratique, son extrême activité lui faisait trouver le temps de composer un grand nombre d'écrits. Il commença en 1732 à concourir pour les prix proposés par l'Académie royale de chirurgie. Il n'obtint que l'accessit la première fois. Mais depuis il remporta constamment tous les prix jusqu'à 1738. L'Académie crut devoir le prier de ne plus concourir désormais, pour ne pas écarter des concours tous ses rivaux découragés. Il s'abstint en effet depuis de disputer les palmes de l'Académie, si ce n'est en 1755, que l'importance de la question proposée le détermina à rentrer dans la lice, mais sous un nom emprunté; et cette fois encore le prix fut pour son mémoire.

Comblé de gloire, d'honneurs et de titres, Lecat vécut jusqu'à l'âge de soixante-huit ans; sa mort arriva le 20 août 1768. Si l'on mesure la célébrité dont il jouit de son vivant et les éloges qu'il reçut après sa mort à l'importance des ouvrages qu'il a publiés, on ne peut s'empêcher d'y trouver beaucoup d'exagération. Lecat avait une grande fécondité, une imagination vive et quelquefois brillante, mais la tournure de son esprit était essentiellement hypothétique, et ses productions ne brillent ni par la sévérité des principes, ni par la solidité des déductions. Il a beaucoup écrit sur des matières étrangères à la médecine, aussi ne donnerons-nous point la liste complète de ses ouvrages.

Mémoire sur cette question : Pourquoi certaines tumeurs doivent être extirpées et d'autres simplement ouvertes ? Dans l'une et dans l'autre de ces opérations, quels sont les cas où le cautère est préférable à l'instrument tranchant, et les raisons de cette préférence. Prix de l'Acad. roy. de chir. T. I.

Mémoire sur cette question : Quels sont, selon les differens cas. les avantages et les inconvéniens de l'usage des tentes et autres dilatans ? Ibidem.

Mémoire sur ce sujet : Déterminer dans chaque genre de maladies chirurgicales les cas où il convient de panser fréquemment, et ceux où il convient de panser rarement. Ibidem.

Mémoire sur ce sujet : Déterminer le caractère distinctif des plaies faites par armes à feu, et le traitement qui leur convient. Ibidem.

Mémoire sur cette question : si l'on doit amputer le carcinome des mamelles, vulgairement appelé cancer ? Ibidem.

Dissertation sur le dissolvant de la pierre, et en particulier sur celui de Mlle Stéphens. Rouen, 1739, in-12.

Traité des sens. Rouen, 1739, in-4; Paris, 1740; ibid, 1742, in-8; Amsterdam, 1744, in-12, avec des planches gravées sur les dessins de Lecat.

Lettre concernant l'opération de la taille, pratiquée dans les deux sexes. Rouen, 1749, in-12.

Recueil de pièces concernant l'opération de la taille, et réponse à un anonyme. Rouen, 1749-53, in-8. — Polémique avec le frère Cosme.

Dissertation sur l'existence et la nature du fluide des nerfs, et principalement de son action pour le mouvement musculaire, qui a remporté le prix à Berlin en 1753. Berlin, 1753, in-8.

Traité de la couleur de la peau humaine en général, de celle des nègres en particulier, et de la métamorphose d'une de ces couleurs dans l'autre, soit de naissance, soit accidentellement. Amsterdam (Rouen) 1765, in-...

Nouveau système sur la cause de l'évacuation périodique du sexe. Amsterdam (Rouen), 1765, in-8.

Parallèle de la taille latérale, etc. (publié par Nahuys, élève de Lecat.) Amsterdam, 1766, in-8.

*Lettre à M*** sur les avantages de la réunion du titre de docteur en médecine avec celui de maître en chirurgie, et sur quelques abus dans l'un et l'autre art.* Amsterdam, 1766, in-12.

Traité des sensations et des passions en général, et des sens en particulier. Paris, 1766, in-8, 2 vol. fig.

OEuvres physiologiques. Paris, 1767, in-8, 3 vol. — C'est la réunion du

Traité et *des sens* et de celui des *sen-sations.*

Cours abrégé d'ostéologie. Rouen, 1768, in-8.

Il y a un grand nombre d'observations, de lettres ou de mémoires de Lecat dans les journaux de Verdun, de Trévoux, des Savans, dans le *Mercure* et ailleurs. On a publié de lui, en 1813, un *Mémoire sur les incendies spontanés de l'économie animale.*

(Valentin, *éloge de Lecat.*—Baillère de Laissement, *éloge.*)

LECLERC (Daniel), frère aîné du célèbre journaliste et savant critique et théologien Jean Leclerc, naquit à Genève le 4 février 1652. Il commença ses études sous son père, qui était médecin et professeur de langue grecque à l'Académie de Genève, et sous son oncle, également professeur. Il vint ensuite à Montpellier et à Paris, et prit le bonnet de docteur en médecine à Valence. De retour à Genève, il se forma rapidement une clientelle nombreuse. Les soins de la pratique ne l'empêchèrent pas néanmoins de se livrer aux travaux du cabinet, et d'acquérir une connaissance profonde des écrits médicaux de tous les siècles. Le premier produit de ses études fut la publication, faite en commun avec Manget (en 1685, in-fol., 2 v.) d'une *Bibliothèque anatomique,* excellent recueil des ouvrages originaux les plus précieux publiés dans le dix-septième siècle sur toutes les parties de l'anatomie. Mais le titre de Leclerc à une durable et solide réputation se fonde sur l'*Histoire de la Médecine,* dont il publia une portion importante. Pour tenter le goût du public sur cet ouvrage, Leclerc en publia d'abord la première partie en 1696, en 1 vol. in-12. L'accueil que cet essai reçut du public encouragea l'auteur à poursuivre son entreprise. Il donna en 1702 un volume in-4, qui renferme à peu près tout ce qu'il a fait d'important sur cette matière. En effet, le plan de continuation de cette histoire qu'il ajouta à la dernière édition de son ouvrage, en 1723, ne consiste qu'en quelques fragmens imparfaits qui déparent l'ouvrage plus qu'ils ne l'enrichissent. Au commencement de 1704, Leclerc avait pris place au conseil-d'état, et dès-lors il avait cessé de voir des malades. Il ne cessa point de travailler, car il aimait l'étude, mais il connut le néant du but qu'on se propose ordinairement en écrivant, et il cessa à peu près d'écrire. « Le travail que j'ai entrepris, dit-il dans une dédicace de la troisième partie de son histoire à son frère Jean Leclerc, le travail que j'ai entrepris est un travail ingrat, et je puis m'occuper plus utilement, et avec moins de peine, dans l'exercice de ma profession. Pour ce qui est de la réputation, tel croit en acquérir en se produisant, qui ne se fait connaître qn'à son désavantage. Mais, supposé que l'on réussisse, cette réputation, après laquelle nous courons, aux dépens de notre repos, et souvent même de notre santé, de quel fruit est-elle? Je ne saurais pourtant quitter l'étude, quelque infructueuse qu'elle soit, mais j'ai résolu de n'en prendre qu'autant qu'il m'en faut pour ne me point incommoder. » Paroles judicieuses d'un homme qui connaît bien *le métier* d'écrivain et qui l'apprécie à sa juste valeur. Nous y avons perdu la continuation d'un ouvrage qui, s'il n'est pas fait avec une haute portée d'esprit, est du moins travaillé avec conscience, érudition et jugement. Daniel Leclerc mourut le 8 juin 1728, âgé de soixante seize ans et quelques mois.

Histoire de la médecine où l'on voit l'origine et le progrès de cet art, de siècle en siècle, depuis le commencement du monde, par D. L. C. D. M. Genève, 1696, in-12. — *Hist. de la méd. où l'on voit l'origine et les progrès de cet art, de siècle en siècle; les sectes qui s'y sont formées; les noms des médecins, leurs découvertes, leurs opinions et les circonstances les plus remarquables de leur vie, par Daniel Leclerc,* etc. Amsterdam, 1702, in-4. — *Hist. de la méd.* etc. Nouvelle édition, revue, corrigée et augmentée d'un plan pour servir à la continuation de cette histoire, depuis la fin du siècle II jusques au milieu du XVIIᵉ (XVIᵉ). Amsterdam, 1726, in-4; Lahaye, 1729, in-4. C'est la même édition de 1723, le titre seul est nouveau. — Freind ayant attaqué avec un peu d'aigreur, dans son *Histoire de la médecine,* le plan de continuation ajouté à celle de Leclerc, celui-ci se défendit dans le journal de son frère.

Réponse à ce qu'a écrit M. Freind, concernant diverses fautes qu'il prétend avoir trouvées dans un petit ouvrage de M. Leclerc, intitulé Essai d'un plan, etc. *Bibliothèque ancienne et moderne,* 1727, t. 27, p. 388.

Historia naturalis et medica latorum lumbricorum intra hominem et animalia nascentium, ex variis auctoribus et propriis observationibus. Accessit, horum occasione de cœteris quoque hominum vermibus, tum de omnium origine, tandemque de remediis quibus pelli possunt, disquisitio. Genève, 1715, in-4, 472 pp. 13 pl.

LEDRAN (Henri François), fils d'un habile chirurgien, et lui-même un des chirurgiens les plus habiles, et un des écrivains les plus judicieux du dernier siècle, était né à Paris en 1685. Il fut chirurgien juré de Saint-Côme, prévôt de sa compagnie, chirurgien major de la Charité et démonstrateur d'anatomie dans le même hôpital, membre de l'Académie royale de chirurgie et chirurgien consultant des camps et armées du roi. Ledran mourut à Paris le 17 octobre 1770. Il est auteur de plusieurs ouvrages de chirurgie qui conserveront toujours de l'intérêt, parce qu'ils sont le fruit d'une expérience longue et éclairée, et qu'ils contiennent beaucoup d'observations remarquables.

Parallèle des différentes manières de tirer la pierre hors de la vessie. Paris, 1730, in-8; 1740, in-8; *supplément au parallèle des différentes manières de tirer la pierre hors de la vessie.* Paris, 1756, in-8 ; ensemble, *ibid*, 1757, in-8, 2 vol.

Observations de chirurgie auxquelles on a joint plusieurs réflexions en faveur des étudians. Paris, 1731, in-12, 2 vol. — La bibliothèque de la Faculté de médecine de Paris possède un exemplaire de cet ouvrage enrichi d'un grand nombre de corrections manuscrites faites par l'auteur.

Traité ou réflexions tirées de la pratique sur les plaies d'armes à feu. Paris, 1737, in-12; 1759, in-12.

Traité des opérations de chirurgie. Paris, 1742, in-8; Bruxelles, 1745, in-8.

Consultations sur la plupart des maladies qui sont du ressort de la chirurgie. Paris, 1763, in-8.

Abrégé économique de l'anatomie du corps humain. Paris, 1768, in-12.

Récit d'une guérison singulière de plomb fondu dans la vessie, et lettre sur la dissolution du plomb dans cet organe. Paris, 1769.

Les *Mémoires de l'Académie royale de chirurgie* contiennent beaucoup d'observations de Ledran.

(Portal.)

LEFEBURE (Guillaume René), baron de SAINT-ILDEFONT, militaire, médecin, historien, littérateur et écrivain politique, naquit à Sainte-Croix, sur Orne, le 25 septembre 1744. Il entra au service dans les chevau-légers en 1769; au bout de quelques années, il abandonna cette carrière pour étudier la médecine. On ignore dans quelle Faculté il reçut le grade de docteur, qu'il prend en tête de son *Médecin de soi-même*, en 1775; il était alors médecin de la ville de Versailles, *professeur de maladies vénériennes* et en l'art des accouchemens. Il devint peu après médecin de *Monsieur*, depuis Louis XVIII. Forcé de s'expatrier en 1790, il exerça successivement l'art de guérir en Hollande, en Allemagne et en Italie, jusqu'en 1801. A cette époque il rentra en France, d'où ses opinions politiques le forcèrent bientôt à sortir une seconde fois. Il exerçait sa profession à Munich lorsque les armées françaises ouvrirent la campagne d'Autriche en 1809. Le triste et sanglant résultat des batailles qui avaient encombré les hôpitaux bavarois de Français mutilés ou succombant au typhus réveilla des sentimens de patriotisme dans son cœur; il courut au-devant des besoins de ses compatriotes malheureux, et ne tarda pas à devenir la victime

de son dévouement. Nommé médecin en chef des hôpitaux d'Augsbourg le 6 mai 1809, il mourut du typhus le 27 juillet de la même
année.

Lefebure de Saint-Ildefont a publié une foule d'écrits sur des
sujets très-divers, et dans le nombre desquels figurent jusqu'à des
pièces de théâtre. Je n'indiquerai ici que ceux qui ont quelque rapport avec la médecine. Ils sont généralement assez superficiels, mais
écrits avec verve, quelquefois même avec esprit, mais souvent avec
mauvais goût. Le plus important de tous est celui sur les maladies
vénériennes, non pour le fond de l'ouvrage, mais pour la bibliographie fort étendue qui l'accompagne. Quoiqu'elle ne soit pas toujours bien exacte, elle a le mérite de fournir sur un grand nombre
d'opuscules fugitifs de l'époque des renseignemens utiles et qu'on
trouverait difficilement ailleurs.

Méthode familière pour guérir les maladies vénériennes, avec les recettes qui y sont propres, etc. Amsterdam, 1773, in-12. — L'objet principal de l'ouvrage est de prôner le *chocolat antivénérien* de l'auteur.

Le médecin de soi-même, ou Méthode simple et aisée pour guérir les maladies vénériennes, avec la recette d'un chocolat aphrodisiaque, aussi utile qu'agréable. Nouvelle édition, augmentée des analyses raisonnées et instructives de tous les ouvrages qui ont paru sur le mal vénérien depuis 1740 jusqu'à présent, pour servir de suite à la bibliographie de M. Astruc, et de la traduction française de la dissertation de M. Boehm. Paris, 1775, in-8, 1 volume de 1,200 pp. en deux parties. — L'avertissement n'est pas exactement le même dans tous les exemplaires de l'ouvrage. L'auteur y fit quelques suppressions, et fit aussi réimprimer le titre de l'ouvrage, pour ajouter quelques titres à son nom et supprimer celui de *Baron.*

Lettre au sujet d'un rouge à l'usage des dames, tiré du règne végétal. Paris, 1775, in-8.

Remède éprouvé pour guérir radicalement le cancer occulte et manifeste ou ulcéré. Paris, 1775, in-8.

Etat de la médecine, chirurgie et pharmacie en Europe, et principalement en France, pour l'année 1777. Paris, 1777, in-12. — Fait en commun avec L. A. Cezan.

Le manuel des femmes enceintes, de celles qui sont en couches, et de celles qui veulent nourrir. Paris, 1777, in-12; ibid, 1782, in-12; ibid, 1797, in-8.

Mémoires cliniques sur les maladies vénériennes. Utrecht, 1781, in-12.

Observations pratiques, rares et curieuses sur divers accidens vénériens. Utrecht, 1783, in-8.

Sichere geschwinde und leichte Art, sich selbst ohne Hülfe eines Arztes von der Gonorrhœe oder dem Tripper zu heilen. Hambourg, 1787, in-8.

République fondée sur la nature physique et morale de l'homme. Nuremberg, 1797, in-8.

Le guide des personnes de l'un et de l'autre sexe qui sont affligées de hernies ou descentes, ou instruction sur l'usage des bandages herniaires guérissans, et de la liqueur styptique pour la guérison radicale des hernies. Francfort-sur-le-Mein, 1798, in-8; 1800, in-8.

Recherches et découvertes sur la nature du fluide nerveux ou de l'esprit vital, principe de la vie, et sur sa manière d'agir, d'après des expériences neuves et exactes. Francfort-sur-le Mein, 1799, in-8.

Traité sur la paralysie du nerf optique, vulgairement nommée goutte sereine, au traitement de laquelle on applique le gaz hydrogène. Paris, 1801, in 8.

Histoire anatomique, physiologique et optique de l'œil, pour servir d'introduction aux autres ouvrages sur les maladies et les opérations des yeux, du même auteur, et d'examen à ceux qui se destinent à cette pratique. Francfort, Strasbourg et Paris, 1803, in-8.

(Ersch. — Meusel. — Jourdan.)

LEFRANÇOIS (ALEXANDRE), auteur d'écrits judicieux sur la philosophie médicale et sur l'éducation des médecins, était de Paris. Il fit ses études dans la Faculté de cette ville, et y fut reçu docteur en 1708. On ignore l'époque de sa mort. Des réformes qu'il demandait sur l'étude et l'exercice de l'art de guérir, et dont la plupart étaient urgentes, un bon nombre sont encore à opérer aujourd'hui. Ses ouvrages ne sont donc pas entièrement vieillis.

Réflexions critiques sur la médecine où l'on examine ce qu'il y a de vrai et de faux dans les jugemens qu'on porte au sujet de cet art. Paris, 1714-1715, in-12, 2 vol.; *ibid,* 1723, in-12, 2 vol.

Projet de réformation de la méde-

cine. Paris, 1716; *ibid,* 1723, in-12.

Dissertation contre l'usage de soutenir des thèses en médecine, avec un mémoire pour la réformation de la médecine dans la ville de Paris. Paris, 1720, in-12.

LEGALLOIS (JULIEN JEAN CÉSAR), l'un des physiologistes les plus distingués et des plus habiles expérimentateurs de notre siècle, naquit à Cherueix, bourg à deux lieues de Dol, en Bretagne. Après avoir fait de bonnes études au collége de Dol, il alla suivre les cours de médecine à Caen, et y resta jusqu'en 1793, qu'il prit les armes pour le parti fédéraliste. Obligé de se cacher après la défaite de ce parti, il vint à Paris se perdre dans la foule des élèves en médecine. Dénoncé une seconde fois, il se présenta au comité des poudres et salpêtres, subit des examens, et fut envoyé dans son département pour y diriger la fabrication de la poudre. Lors de la création de l'école de santé, Legallois obtint d'y être envoyé par son district comme élève. Il fut reçu docteur en médecine en 1801, après avoir soutenu une des thèses les plus remarquables de cette époque. En 1813, Legallois fut nommé médecin de Bicêtre. Malgré la distance de Paris à cet hôpital, Legallois ne cessa point d'habiter la capitale, et il allait ordinairement à pied chaque matin y faire sa visite. A la suite d'une de ces courses, il fut pris d'une pneumonie. Il refusa de se laisser saigner, croyant reconnaître un caractère adynamique à sa maladie; il y succomba au mois de février 1814. Les expériences de Legallois sur le *principe de la vie* constituent pour ce médecin un titre solide de gloire, quoiqu'une partie des résultats qu'il croyait solidement établis par ses observations aient été réfutés par celles de Wilson Philip et de quelques autres physiologistes.

Le sang est-il identique dans tous les vaisseaux qu'il parcourt? Thèses de Paris, an XIII, in-8.

Recherches chronologiques sur Hippocrate. Paris, 1804, in-8. — Réfutation de la thèse de Boulet sur la non existence d'Hippocrate.

Recherches sur la contagion de la fièvre jaune. Paris, 1805, in-8.

Expériences sur le principe de la vie, notamment sur celui des mouvemens du cœur, et sur le siège de ce principe; suivies du rapport fait à la première classe de l'institut, sur celles relatives aux mouvemens du cœur. Paris, 1812, in-8.

Legallois a inséré dans divers recueils des mémoires, dont plusieurs lus à l'Institut, sur les dents des lapins et des cabiais; sur la durée de la gestation dans ces derniers animaux; sur la section de la huitième paire des nerfs ; sur le relâchement des symphyses du bassin dans les cabiais à l'époque du part; il a fait la partie anatomique et physiologique de l'article *Cœur* du *Dictionnaire des sciences médicales*.

OEuvres de Cés.-J.-Jul. Legallois, avec des notes de M. Pariset, précédées d'une notice sur l'auteur, par Eugène Legallois. Paris, 1828, in-8, 2 vol. — Il doit se trouver à la fin un opuscule intitulé : *De la possibilité d'opérer une résurrection,* imprimé après l'ouvrage, et formant 13 pages.

(Boisseau. — E. Legallois.)

LEGALLOIS (Eugène), fils du précédent, mort à la fleur de l'âge et sur une terre étrangère, en revenant de Pologne, où il était allé observer le choléra. Il était né à Paris en 1804, il avait montré de bonne heure une imagination vive et beaucoup d'ardeur pour le travail; il devint interne dans les hôpitaux, et fut reçu docteur en médecine en 1828.

Plusieurs perforations du canal intestinal et spécialement du gros intestin, à la suite d'une affection tuberculeuse; observation recueillie à l'hospice de Bicêtre. Archives générales de médecine. 1824, t. 6, p. 68.

Mémoire sur la vaccine, lu à l'A-cadémie royale de médecine, le 11 octobre 1825, dans les Archives de méd. 1825, t. 9.

Expériences tentées sur lui-même pour s'inoculer la variole après avoir été vacciné; lues à l'Acad. de méd. les 11 et 18 octobre 1825, extr. Bulletin des sciences médicales. 1826, t. 7.

Aperçu sur quelques maladies qui paraissent consécutives à une affection du nerf trisplanchnique. Revue médicale. 1826, t. 2, p. 418.

Observation sur une forme insidieuse de la fièvre puerpérale. Revue médicale. 1830, t. 4, p. 330.

Observation de cancer de la verge et de matière squirrheuse dans le cœur. Revue médicale, 183... t. 4, p. 423.

(Avec Brierre de Boismont). Lettre sur le cholera morbus. Revue médicale. 183.., t. 2, p. 478.

Nous avons déjà dit, dans l'article précédent, qu'Eugène Legallois avait mis une notice sur son père dans le recueil des œuvres de ce dernier.

LEIDENFROST (Jean Gottlob), médecin distingué, naquit le 24 octobre 1715 à Ortenberg, dans le comté de Stollberg, où son père, Jean Henri, était prédicateur, inspecteur et assesseur du consistoire. Destiné à l'état ecclésiastique, Jean Gottlob abandonna la théologie pour la médecine. Il fit ses études à Giessen, à Leipsig et à Halle. Ce fut dans la dernière de ces Universités qu'il prit le grade de docteur en *1741*. Il fit divers voyages, alla à Berlin, où il trouva des protecteurs, eut de fréquens entretiens avec Frédéric, obtint une place de médecin d'armée en Silésie, et bientôt après une chaire à la Faculté de médecine de l'Université de Duisbourg. Il en prit possession le 14 septembre 1743, et la remplit avec beaucoup de distinction et de zèle jusqu'à sa mort, qui eut lieu le 2 décembre 1794. Sa vie a été écrite par Borheck (*Memoria J. G. Leidenfrost, 1794*) et par Müller (*Schrift über das Leben, den Charakter, die Verdienste und letzten Stunden J. G. Leindenfrost 1795*).

Diss. inaug. de motibus corporis humani, qui fiunt in proportione harmonica, præsertim crisibus et febribus. Halle, 1741, in-4.

Acrisia, hiatus et errores criseos perpetuæ, quam celeb Segnerus formavit in duo capita geometrica illustris Wolfii. Berlin, 1742, in-8.

Progr. de volvulo intestini singulari. Duisbourg, 1750, in-4.

Exercitatio academica de succis herbarum recentium recenter expressis eorumque usu ad morbos præter scorbutum adhibitis. (?) Duisbourg, 1751, in-4.

Exercitatio academica de coagulo seroso et ejus resolventibus medicinis. Duisbourg, 1752, in-4.

Exercitatio academica exhibens nonnullas observationes circa aquæ simplicis naturam. Duisbourg, 1752, in-4.

De aquæ communis nonnullis qualitatibus tractatus. Duisbourg, 1754, in-8; avec un nouveau titre, Duisbourg, 1796.

Progr. de honore terreis medicaminibus restituendo. Pars. *I.* Duisbourg, 1756. — *Pars. II.* Duisbourg, 1759, in-4.

Exercitatio academica de lethargo hirundinis. Duisbourg, 1758, in-4.

Exercitatio academica medico-forensis de scriptionis possibilitate et impedimentis Duisbourg, 1759, in-4.

Abhandlung über einige Sœtze der Leibnitzwolfischen Philosophie..... 1762...

De atra bile.... 1766.

Diss. de methodo explorandi morborum latentes caussas per vitalium, animalium et naturalium functionum examen. Duisbourg, 1768, in-4.

Oratio funebris post exsequias rite peractus Joh. Hildebr. Withofii habita. Duisbourg, 1769, in-4.

Abhandlung über das Wort Leute, und woher dasselbe seinen Ursprung genommen .... 1770...

Propempticon inaugurale de utilitate hypothesium. Duisbourg, 1771...

Diss. vindiciæ pro officio controverso musculi digastrici. Duisbourg, 1771, in-4.

Diss. de sensu gustus, qui in faucibus est, ab eo, qui per linguam exercetur, plane diverso. Duisbourg, 1771, in-4.

Diss. de machinæ definitione, et quatenus corpus humanum sit machina. Duisbourg, 1771, in-4.

Diss. de salibus essentialibus corporis humani, eorumque succedente mutatione. Duisbourg, 1771, in-4.

Diss. de morbo convulsivo epidemico *Germanorum, vulgo die Kriebelkrankheit.* Duisbourg, 1771, in-4.

Diss. de rachitide. Duisbourg, 1771, in-4.

Diss. de motu peristaltico cutis humanæ aliquando visibili. Duisbourg, 1772, in-4.

Diss. de sacchari effectibus salubribus et insalubribus in corpus humanum. Duisbourg, 1775, in-4.

Diss. de arthritide vaga. Duisbourg, 1775, in-4.

Diss. de morbis ossium. Duisbourg, 1775, in-4.

Diss. de dysenteria, quæ anno 1779 late grassata est. Duisbourg, 1780, in-4.

Diss de illa hæmoptysi, quam phthisis sequi solet. Duisbourg, 1781, in-4.

Diss. tentamen chemicum de theoria solutionum. Duisbourg, 1782, in 4.

Diss. de symptomatibus qualitatum. Duisbourg. 1782, in-4.

Diss. de cancro scorbatico. Duisbourg, 1782, in-4.

Super Pythagorico, mentem esse numerum considerationes medicæ; adjectæ J. B. C. de Schœnleben tentamini de calore animali. Duisbourg 1783, in-4.

Diss. de oleorum dulcium virtute medica resolvente. Duisbourg, 1783, in-4.

Propempticon inaugurale, quo fabula cartesiana, cerebrum esse sensorium commune, falsitatis arguitur. Duisbourg, 1784, in-4.

Diss. de asthmate. Duisbourg, 1784, in-4.

Diss. de tinnitu aurium. Duisbourg, 1784, in-4.

Diss de susurru aurium. Duisbourg, 1785, in-4.

Confessio, quid putet per experientiam didicisse de mente humana. Duisbourg, 1793, in-4. Traduit en allemand sous ce titre :

Leidenfrost's Bekenntniss seiner Erfahrungen, die über den menschlichen Geist gemacht zu haben meynt. Duisbourg, 1794, in-4.

Leidenfrost a fait beaucoup d'autres dissertations sous le nom de divers candidats.

Schreiben an einen Freund auf dem Lande, wie er sich mit seinen Nachbaren bey der jetzt grassirenden rothen Ruhr zu verhalten habe ; in den Duisburgischen Intelligenzblættern 1743, N 46.—Nachricht von einigen Ueberbleibseln des Elephanten Abulabatz ; ibid., 1750, N 17, 29, 30.—Vom Brode ; ibid., 1751, N 21, 25.—Betrachtung über den Ursprung des Brunnenwassers ; ibid., 1754, N 8-13.—Vom Todeskampf, und dass nicht alle Sterbende solchen erfahren ; ibid., N 37-40.—Beruhigung wegen des vom Kupfergeschirr zu erwartenden Schadens an der Gesundheit ; ibid., 1755, N 7.—Ueber die Grænzen der Pflicht eines medici, wenn er über die Schwachsinnigkeit eines Menschen urtheilen soll ; ibid, 1757. N 22-24.—Vom Unterscheide des blauen und grünen Eises im Rhein ; ibid, 1758, N 7 und 13.—Anmerkungen über die sogenannten Erdeicheln, velche im Clevischen und nœchst angrænzenden Lærdern hæufig gefunden und genossen werden ; ibid., 1758, N 24.—Von der unerhœrten Ueberstrœmung des Rheins und anderer Flusse des Herzogthums Cleve im Sommer 1758; ibid., 1759, N 4.—Von einigen spæten Wirkungen, welche die unerhœrte Wasserfluth im Sommer des Jahrs 1758 nachgelassen hat ; ibid., N 32-33.—*Anzeige einiger fehlerhaften Sætze in Rousseau's Discours sur l'origine de l'inégalité des hommes ; ibid., N 44 - 45 ; 1760, N 4.—Von der Gewohnheit, und warum sie znr andern Natur werde ; ibid., N 20, 26.—Von der Præservationen gegen die rothe Ruhr ; ibin., N 34.—Von Hannibal's Kunst, die Felsen durch Essig zu zermalnem ; ibid., N 47-49.—Vom Gesetzt der Sparsamkeit in der Natur, und dass solches bey dem Bau des menschlichen Leibes nicht allenthalben angebracht sey ; ibid., 1761, N 14, 26, 34.—De latitudine sanitatis ; ibid., N 14, 26, 34.—Aus unlæugbaren Erfahrungen der Aerzte wird bewiesen, dass die sogenannte Harmonia præstabilita zwischen der Seele und dem Leibe des Menschen ein leeres Wort sey ; ibid., N 50-52 ; 1762, N 2.—Beytræge zur Historie der Gemüse und anderer essbaren Pflanzen ; ibid., N 36, 1763, N 30-32, 1766, N 41-42 ; 1767, N 2-5.—Oekonomische Abhandlung von einigen Vortheilen, welche aus dem Gebrauche der sauren oder sogenannten dicken Kuhmilch gezogen werden kœnnen ; ibid., 1767, N 26, 27.—Studia Johannis Baptistæ von Helmont: Des Johann Baptist von Helmont Nachricht, wie er studirt habe, von ihm selbst beschrieben ; aus dem Lateinischen übersetzt und mit einigen Anmerkungen über das Buch des berühmten Rousseau von Erziehung der Kinder ; ibid., N 5 ; 1769, N 4, 5 ; 1770, N 6 ; 1772, N 9, 10.—Unpartheyische und historische Betrachtung über den Schaden des Kaffeetrinkens ; ibid., 1768, N 21-26.—Von der Astrologie das ist,*

*von der sogenannten Wissenschaft,
den Einfluss und die Regierung der
Gestirne über den Menschen und andere lebendige Geschœpfe dieser Erde
zu erkennen und zu beurtheilen; ibid.,
N 47-49.—Bekanntmachung von den
künftig zu halten den Vorlesungen
vom Bergbau auf der Universitæt zu
Duisbourg ; ibid., 1770, N 18, 19.—
Oekonomische Nachricht von dem
Mutterzapfen oder Mutterkorn des
Roggens, und warum die Furcht
vordessen Schœdlichkeit gegründet
sey; ibid., N 47-52; 1771, N 11. —
In Erfahrung gegründete Vorschlœge,
wie die eisernen Rœhren in den Stu-
benœfen, in welchen Steinkohlen
gebrannt werden, lœnger als gewohn-
lich ist, vom Verderben erhalten
worden kœnnen ; ibid., N 50.— Von
einer merkwürdigen Versengung der
Bœume und Strœucher in letzten Monat
May; ibid., 1772, N 30. — Ehren-*

*gedœchtniss des seel. D. u. Prof.
Medic. Hrn. Anton. de Blecourt ;
ibid., 1773, N 15. — Von faulen
Aepfeln; ibid., N 34, 1774, N 21-22.
—Erinnerungen wegen des Handkusses
der Kinder; ibid., N 21, 22. — Eine
œffentliche Rede vom Schaden der
langen Ferien auf einer Universitæt;
bid., 1775, N 13-17. — Ohnmassge-
blicher Vorschlag zur Verbesserung
des Kalenderwesens ; ibid., N 28.*

*Diæt-Revolutionen seit 300 Jahren
in Europa ; in Schlœzer's Briefwechsel
Heft 44, S. 93-120 (1781); et dans les
Oberrhein. Mannigfaltigkeiten 1 781,
St. 1.*

*Opuscula physico-chemica et medi-
ca antehac seorsim edita, nunc post
ejus obitum collecta, vol. I-IV. Lemgo,
1797-1798, in-8.*

(Borheck. — Mœller. — Meusel.—
Rotermund.)

LENHART (Joseph), docteur en médecine à Quedlimbourg, né
à Rosnau en Hongrie, est fort peu connu, et probablement peu digne de l'être. Nous n'avons point ses ouvrages, et nous n'en trouvons point d'extraits dans les recueils periodiques du temps; ainsi
nous ne pouvons qu'en indiquer les titres.

*Medicinische Wahrheiten und
Erzœhlungen zum Unterricht und
Vergnügen bey müssigen Stunden. 1ste
Prise. Dessau, 1782 (1781). — 2te
Prise. Dessau, 1783, in-8.*

*Neumodigen Purgirpillen für die
beyden medicinischen Quœker, den
Hrn Hofrath Ziegler zu Quedlinburg
und den Hrn. Hofrath Fritz zu Halberstadt. 1te Dosis. Dessau, 1782,
in-8.*

*Sendschreiben, oder Weyhnachts-
geschenk an den Verfasser von Kraut
und Rüben, Kranz den siebenden,*

*Magister und Pastor zu Ostran. Des-
sau et Leipzig, 1785, in-8,*

*Arzneyen ohne Masque. 1ster
Band. Leipzig, 1787. 2ter Band. Leipzig, 1788, in-8.*

*Gesammelte historisch - medici-
nische Schriften. Quedlimbourg, 1790,
in-8 : 3 parties.*

*Glückwunsch an die protestantisch-
ungarische Nation zu der von Leopold dem weisen erhaltenen Religions
Freyheit. Halle, 1791, in-8.*

*Ein Wort an die Vœlker Euro-
pens über den plœtzlich erfolgten Tod*

Sr. Maj. des Kaisers Leopold des Zweyten. Gotha, 1792, in-8.
Medicinische Nachrichten für Schwangere. Quedlimbourg, 1808, in-8.

LENTILIUS (Rosinus), né à Waldenbourg, dans la principauté de Hohenlohe, le 3 janvier 1657, commença à quatorze ans l'étude de la médecine, à Heidelberg, et la continua à Iéna. Après avoir cherché fortune de tous côtés, à Rostock, Lubeck, Danzig, Kœnisberg, dans la Courlande, où il fut quelque temps instituteur dans une maison particulière près de Mitau, il fut appelé par le margrave d'Anspach pour être médecin pensionné de Kreilsheim. Il quitta en 1680 cette résidence pour aller à Copenhague; puis il prit ses degrés à l'Université d'Altdorf, fut nommé en 1685 médecin pensionné de la ville de Nordlingen, en 1698 premier médecin du margrave de Bade-Dourlach, et quelque temps après médecin ordinaire du duc de Wurtemberg; en 1711, il devint conseiller et premier médecin de la cour de Stuttgart; il accompagna, en 1713, le prince héréditaire de Wurtemberg d'abord à Turin, puis dans ses voyages en Hollande, en France et en Espagne. Lentilius mourut à Stuttgart le 12 février 1733. Voici comment Haller le caractérise : « Clinicus, ... demum Stutgardiæ sedem fixit, ibique immensa in praxi consenuit, felix clinicus, materiæ medicæ germanicæ optime gnarus, et superorum auctorum lectione instructus, non perinde veterum, nimius in absorbentibus, vomitoriis et diaphoreticis, laudator cinnabaris, in venæ sectione parcus, cætera satis credulus. »

On doit à Lentilius un ouvrage aussi curieux que peu connu, et comme il serait à désirer qu'on en possédât un grand nombre. C'est le journal de sa pratique (Eteodromus medico practicus), les malades y figurent dans l'ordre même où ils se sont présentés, et l'on y trouve les détails de la marche des maladies tels qu'ils ont été consignés chaque jour sur le papier par l'observateur. Il résulte de là un livre d'une lecture fort difficile à la vérité, mais où l'on est sûr que l'observation est tracée avec fidélité et sans avoir été altérée en aucune manière par le désir de présenter, comme il arrive souvent, un petit tableau artistement arrangé.

Disp. med. ordinaria de restitutione in integrum. Heidelberg, 1672, in-4. C'est l'œuvre du président Georg. Franck de Frankenau, de même que la diss. suivante :

*Disp. physico-medica de saliva et

rasis salivalibus. Heidelberg, 1673, in-4.

Diss. inaug. med. de febre tertianâ intermittente, epidemia, præterito vere Septentrionem, subque eâ Curlandiam infestante. Altdorf, 1680, in-4.

Bedenken über die im Frühling und Herbstzeiten unzeitig angestellte præservir Aderlasse. Ulm, 1692, in-8.

Τεχνυμα πραχτιχον, *id est tabula consultatoria medica exhibens quæstiones maximè necessarias ægrotis consilium exquirentibus a medico proponendas, per quarum responsiones in morbi genium certius et* χυτο υπερpapxv *penetrare, indicantium et contra indicantium momenta invenire, ac in medendi methodo, tutiùs, commodiùsque procedere liceat.* Ulm, 1696, in-8.

Miscellanea medico-practica, quorum partibus prioribus, continentur historiæ, discursus, consilia, epistolæ ab auctore ad diversos et a diversis ad ipsum exaratæ, varii quidem, cum primis autem practici, utilis magis, quam curiosi, nec tamen adeo vulgaris argumenti : .... tertiâ autem trac-

tatus et dissertationes virorum celeberrimorum inediti; cum sylloge medicamentorum, etc., etc. Ulm, 1698, in-4.

De hydrophobiæ causâ et curâ dissertatio. Ulm, 1700, in-4.

Eteodromus medico-practicus anni 1709, exibens quid singulis diebus per integrum illum annum in functione suâ medicâ tam in praxi quam rebus ad physicatum pertinentibus actum sit, curationes nempè morborum, consilia, litteraria commercia, inspectiones legales, aperturas corporum demortuorum, visitationes officinarum, et alia naturam et artem illustrantia. Stuttgard, 1711, in-4.

Iatromnemata theoretico-practica : in quibus observationes, responsa, consilia, casus, epistolæ, disquisitiones, medicationes, omnia selectiora continentur. Stuttgard, 1712, in-8.

Beschreibung des Gœppinger Sauerbrunnens. Stuttgard, 1725, in-8.

Lentilius a fourni un grand nombre d'observations à l'*Académie des curieux de la nature;* on en trouve la table dans la *Bibliothèque de Manget.*

(Recke und Napiersky. — Manget. — Haller.)

LENTIN (Lebrecht Frédéric Benjamin), observateur et praticien renommé, était né à Erfurt le 11 avril 1736; il eut terminé ses études médicales à dix-huit ans, et fut reçu docteur à Gottingue au mois de septembre 1756. Il pratiqua l'art de guérir d'abord à Diepholz, ensuite à Danneberg. En 1774, il fut nommé médecin pensionné de Clausthal, en 1783 médecin de la cour de Lunebourg et médecin pensionné de la ville, en 1796 second médecin du prince d'Hanovre. Il mourut le 26 décembre de l'année 1804.

Disp. de prærogativâ venæ sectionis in partibus laborantibus. Gottingue, 1756, in-4.

Observationum medicarum fasciculus I. Leipzig, 1764; *fascicul. II.* Celles, 1770; *fascicul. III.* 1772, in-8.

Beobachtungen einiger Krankheiten. Gottingue, 1774, in-8.

Grundsætze zu der 1775 *publicirten Vorbauungskur gegen die Hornwieh- seuche.* Gottingue, 1777, in-8.

Memorabilia circa aerem vitæ genus, sanitatem et morbos claustha- liensium ann. 1774-1777. Gottingue, 1779, in-4.

Beobachtungen der epidemischen und einiger sporadischen Krankheiten am Oberharze vom Jahr 1777 *bis in- clusive* 1782. Dessau et Leipzig, 1783, in-8.

Von dem Nutzen des Wassers, worin Eisen granulirt worden, als Bad gebraucht. Im Hannœwrischen Magazin, 1780, p. 1009-1022. *Fort- setzung, ibid* 1781, p. 193-202. 2^e *Fortzetzung, ibid,* 1783, p, 531-534, et dans *Baldinger, Magazin für Aerzte,* etc., t. III.

Bemerkungen von der Wirkung der elektrischen Erschutterung in einer Steifigkeit des Kniees und in Zahnweh. Dans Vogel, *neue Medicinische Bi- bliothek* 1757, t. III.

Beytrœge zur ausübenden Arzney- wissenschaft. Leipzig, 1789, in-8. — *Zweite vermehrte und verbesserte Ausgabe, erster Band.* Leipzig, 1797. — *Beytrœge zur ausübenden Arzney- wissenschaft, Zweiter Band.* Leipzig, 1798, in-8. — *Dritter Band.* 1804, in-8. — *Supplement- Band, mit der Lebensbeschreibung L. F. B. Lentins, von Sachse.* Leipzig, 1808, in-8.

Beobachtung von Schmerz im Ge- sichte. In Blumenbach, Medicinische Bibliothek, t. II. 1787.

Anmerkungen über die Pulsader- geschwulst und Folgen des Schlug- flusses. In Blumenbach, Medicinische Bibliothek, t. III. 1792.

Von der Wirkung der Gratiola im Wahnsinn. In Hufeland, Journal der prakt. Arzneykunde 1795.

Ueber Rhumatismus und Gicht. Hufeland, Journal, 1796.

Beytrag zur Heilung der Angina po- lyposa. In Hufeland, Journal. 1796.

Mémoire sur la question suivante proposée par la société royale de mé- decine en 1786 : *Quelles sont les cau- ses de la maladie aphtheuse , connue sous le nom de muguet, à laquelle les enfans sont sujets, surtout lorsqu'ils sont réunis dans les hôpitaux, depuis le premier jusqu'au quatrième mois de leur naissance; quels en sont les symp- tômes, quelle en est la nature et quel en doit être le traitement, soit préser- vatif, soit curatif. Dans les Mémoires de la Société royale de Médecine,* t. VIII. p. 313; et, en latin, dans *J. P. Frank, Delectus opusculorum me- dicorum,* etc., XI.

Tentamen vitiis auditus medendi, maximam partem novissimis anatomi- corum et chirurgorum inventis adstruc- tum. In Comment. Soc. reg. scient. Gotting. ad ann.. 1791-1793, t. XI, 1793.

Chenopodium mexicanum. In Bal- dinger, Magazin, 1784.

Von einem besonderen Gewæchsan der Hand eines 14 *jœhrigen Knaben, welches nach erlittener Quetschung derselben seit seinem* 2 *Jahr nach und nach entstanden war. In* Loder, Jour- nal der Chirurgie, 1797, t, I.

Heilart einiger verschluckter Sa- chen, welche im Schlunde stecken geblieben. In Arnemann, Magazin für de Wundarzn. 1798, t. I.

Bestœtigung der grossen Wirkung des Bisams mit Flücktigen Bernstein- salze vermischt, im kalten Brande. In Hufeland, Journal, etc., 1797, t. III.

Vom Gesichtschmerz Tic doulou-

reux. In Hufeland, Journal, 1800, t. IX.

Aeusserung über die Erfahrung, die hæutige Bræune betreffend. Hufeland, Journal, 1802.

Taxe der Apothekerwaaren, für die Churhannovrische Lande, welcher eine Beschreibung einiger in der Taxe Vorkommenden neuen Arzneymittel und ein lateinisch englisch pharmacentic Handwœrterbuch angehængt ist. Neue verbesserte und vermehrte Ausgabe. Hanovre 1801, in-4. — Pu-

bliée sous le nom de Lentin, contre son gré.

Nachricht von dem Gesundbrunnen und den Bædern zu Rehburg, besonders von der neuen Schwefelquelle bey Winslar nebst einem Situations-Plan. Hanovre, 1803, in-8.

Erfahrungen über die Entstehung und Würkung des Mutterkorns. In Neu. Hanuov. Magazin, 1804.

(Meusel, *das gelehrte Deutschland.* — Rotermund.)

LEONHARDI (Jean Godefroy), né à Leipzig le 18 juin 1746, fit ses études médicales dans sa ville natale, et fut particulièrement dirigé par Ludwig Il obtint le grade de bachelier en médecine le 5 décembre 1767 et le doctorat le 25 octobre 1771. Il fit pendant dix ans des cours particuliers sur toutes les parties des sciences médicales, et principalement sur la chimie. *Il était un des rédacteurs des commentaires de médecine publiés à Leipzig.* En 1781, il fut nommé professeur extraordinaire à l'Université de cette ville. L'année suivante. il fut appelé à occuper à Wittemberg la première chaire d'anatomie et de botanique. Il permuta la même année cette chaire pour celle de pathologie et de chirurgie. En 1791, Frédéric-Auguste l'appela à Dresde pour être médecin de la famille royale, en lui laissant la faculté de se faire suppléer à Wittemberg. Leonhardi, comblé de titres et d'honneurs, mourut le 11 janvier 1824. Il n'a publié que des opuscules académiques.

Programma de respiratione cutanea. Leipzig, 1768, in-4.

Dissertatio de frigoris atmosphœrici effectibus in corpus humanum. Leipzig, 1771, in-4.

Dissertatio de resorptionis in corpore humano præter naturam impeditæ causis atque noxis. Leipzig, 1771, in-4.

Programma observationes quasdam chemicas continens. Leipzig, 1775, in-4.

De salibus succineis. Leipzig, 1775, in-4.

Programma de primæ respirationis causis. Leipzig, 1776, in-4.

Programma de vi sectionis in corpore humano. Wittemberg, 1782, in-4.

Prolusiones III. De acidorum mineralium et vegetabilium insigni ratione virium medicatarum discrimine. Wittemberg, 1783, in-4.

Dissertatio de chemicorum instrumentis mechanicis errorum et dissensus fontibus. Wittemberg, 1783, in-4.

*Programma de respiratione recens natorum dextrilatera in medicina fo-

rensi plurimum attendenda. Wittemberg, 1783, in-4.

Programma de medicamentis flatum ventris absorbentibus. Wittemberg, 1784, in-4.

Animadversiones chemico-therapeuticæ de ferro. Wittemberg, 1785, in-4.

Programma de latice pulmonum spumoso, hominis vivi submersi signo ambiguo. Wittemberg, 1786, in-4.

Vinorum alborum metallici contagii suspectorum docimasiæ curæ repetitæ et novæ. Wittemberg, 1787, in-4.

Programma de nutrice menstruata. Wittemberg, 1788, in-4.

Programma de tubarum uterinarum morbis pauca quædam. Wittemberg, 1788, in-4.

Dissertatio de multiplici commodo per accuratè institutam orificii uterini

explorationem obtinendo. Wittemberg, 1788, in-4.

Programma I et II. Vindiciæ suæ de pyrophoro aluminari theoriæ. Wittemberg, 1789, in-4.

Physiologia muci primarum viarum. Wittemberg, 1789, in-4.

Commentatio de succorum humanorum salibus dulcibus, pars I. Wittemberg, 1791, in-4.

Programma de tempestivo et maturo epispasticorum in febre scarlatinâ usu. Wittemberg, 1803.

Epistola gratulatoria ad J. S. G. Flemming ; insunt quædam ad loc. epist. Pauli ad Philipp. il. 10 spect. Dresde, 1818, in-8.

Pharmacopœa saxonica jussu regio et auctoritate publica edita. Dresde, 1820, in 8.

(L. F. F. Flemming, *De vitâ et meritis beati Joh. Gottfr. Leonhardii.* Dresde, 1823, in-8.)

LEONICENO (Nicolas), l'un des plus illustres restaurateurs des lettres et de la médecine au quinzième siècle, naquit à Vicence en 1428. Après y avoir fait d'excellentes études, il fut suivre les cours de philosophie et de médecine à Padoue, et prit dans cette Université le grade de docteur. S'il faut en croire Brasavola, son disciple, il passa ensuite en Angleterre, d'où il revint à Padoue. Papadopoli a prétendu qu'il y avait été alors professeur, et Angiol-Gabriello affirme qu'il est inscrit comme tel sur les registres de l'Université, de 1462 à 1464. Quoi qu'il en soit, en cette dernière année il alla prendre possession d'une chaire à Ferrare, et il enseigna pendant soixante ans dans cette Université, c'est-à-dire jusqu'à sa mort, qui arriva en 1524. Deux ans auparavant, Antonio Costaboli, juge des savans de Ferrare, lui avait confié la tâche de traduire les œuvres de Galien, en lui donnant pour cela une pension annuelle de 400 livres, mais un pareil travail ne pouvait être accompli par un vieillard de quatre-vingt-quatorze ans, quelque familière que lui fût la langue de Galien. La vérité est que Leoniceno fut un des plus grands hellénistes du quinzième siècle ; il fut aussi un des savans de cette

époque qui réussirent le mieux à secouer la rouille dont la latinité
s'était couverte au moyen âge, et à lui rendre sa pureté primitive.
Du reste, le mérite de Leoniceno ne se borna point à la science du
grammairien. Refusant de suivre en aveugle les préceptes et les as-
sertions des anciens, il les soumit à l'examen de la raison et de l'expérience, y découvrit des erreurs, proposa ses doutes et ses opinions. Sa hardiesse à s'écarter du sentiment des anciens lui attira
des controverses, mais la douceur de son caractère et la politesse
de ses manières firent que ces discussions ne s'écartèrent jamais des
règles de l'urbanité. Le principal titre de gloire de Leoniceno
comme médecin se fonde sur la critique qu'il fit de l'histoire naturelle de Pline, et sur l'opuscule qu'il publia sur la maladie que les
Italiens appelaient mal français, c'est-à-dire sur la vérole. Leoniceno montra qu'elle ne peut être assimilée ni à l'éléphantiasis, ni à
la lèpre, ni au lichen, ni à l'*ignis persicus*, ni à aucune autre maladie connue sous un nom particulier, mais il la considère comme une
épidémie complexe, analogue à une de celles décrites par Hippocrate. Une erreur typographique qui s'est glissée dans l'*Aphrodisiacus*, précisément dans le passage de l'opuscule de Leoniceno,
relatif à la nouveauté ou à l'ancienneté de la maladie, a été la source
de beaucoup de discussions, et a occasionné le reproche de mauvaise foi adressé à Astruc avec autant d'injustice que d'inconve-
nance. Nous n'indiquerons pas ici toutes les traductions qu'a faites
Leoniceno de divers ouvrages d'Hippocrate et de Galien, et de
beaucoup d'autres auteurs, il nous suffira de donner les titres des
deux ouvrages que nous venons d'indiquer.

Libellus de epidemia, quam vulgo morbum gallicum vocant. Venise, Alde, 1497, in-4; Milan, 1497, in 4; et dans l'*Aphrodisiacus* de Luisinus.

Plinii et aliorum plurium auctorum, qui de simplicibus medicaminibus scripserunt, errores notatæ, etc. ... 1491; Ferrare, 1492, in-4. — *Ejusd. epist. ad Hermolaum Barbarum in operis defensionem. — Ejusd. de Plinii et aliorum erroribus novum opus ad Franc. Tottum. — Ejusd. ad H. Menochium epistola in qua eadem materia de multis simplicibus pertractatur.* Ferrare, 1509, in-4; Bâle, 1529, in-4 *ibid,* 1532, in-fol.

(Tiraboschi).

LEPECQ DE LA CLOTURE (LOUIS), l'un des chefs de l'école
hippocratique au dernier siècle, et l'auteur d'une des meilleures
topographies médicales que nous ayons, était de Caen, où il naquit
en 1736. Ce fut dans sa ville natale qu'il fit ses études; il vint les

perfectionner à Paris, particulièrement à l'hôpital de la Charité; il prit ensuite à Caen le grade de docteur, y professa quelque temps la chirurgie, et alla se fixer à Rouen. Quelques désagrémens qu'il éprouva à l'occasion des lettres de noblesse qu'il avait ambitionnées, et qu'on lui accorda en 1781, le déterminèrent à quitter la ville, et à se retirer dans une campagne qu'il avait à Saint-Pierre-des-Asifs; il y mourut en 1804.

Quoique Lepecq de La Cloture ait bien compris l'esprit général de la médecine hippocratique, on peut lui reprocher, comme à tant d'autres, d'avoir pris les observations des épidémiques d'Hippocrate pour des observations complètes et pour des modèles à imiter, tandis que le médecin de Cos ne les a données que pour des faits envisagés sous un point de vue spécial et circonscrit. Mais quand bien même Hippocrate aurait donné ces observations pour des observations complètes (ce qui n'est pas), on serait encore inexcusable de les prendre pour des modèles à imiter servilement, et de se condamner à ne voir dans les faits que ce qu'on pouvait y voir il y a vingt-deux siècles.

Observations sur les maladies épidémiques (année 1770), ouvrage rédigé d'après le tableau des épidémiques d'Hippocrate et dans lequel on indique la meilleure méthode d'observer ce genre de maladies. On y a présenté à côté de chaque observation, dans des colonnes séparées, l'administration des remèdes, leur effet, les signes de coction, les jugemens de la maladie, les pouls critiques, etc., etc., publié par ordre du gouvernement et aux frais du roi. Paris, 1776, in-4.

Collection d'observations sur les maladies et constitutions épidémiques, ouvrage qui expose une suite de 15 années d'observations, et dans lequel les épidémies, les constitutions régnantes et intercurrentes sont liées, selon le vœu d'Hippocrate, avec les causes météorologiques, locales et relatives aux différens climats, ainsi qu'avec l'histoire naturelle et médicale de la Normandie. On y a joint un appendix sur l'ordre des constitutions épidémiques. Publié par ordre du gouvernement. Rouen et Paris, 1778, in-4 de 1,076 pages, formant 2 tomes.

LEPOIS (Nicolas), en latin Piso, auteur dont le mérite a été fort exagéré par Boerhaave, naquit à Nancy en 1527. Il vint avec son frère aîné, Antoine, faire ses études médicales à Paris. Ils se firent remarquer l'un et l'autre par Jacques Sylvius, leur maître. Antoine occupa l'emploi de premier médecin du duc Charles de Lorraine; Nicolas lui succéda en 1578. Il avait acquis une connaissance profonde de la médecine ancienne, et il composa, pour l'instruction de ses fils, un traité dans lequel il la présentait agrandie par les découvertes ou les opinions des modernes. Ses amis, et particulièrement Foés, l'engagèrent à livrer cet ouvrage à la publicité.

De cognoscendis et curandis præcipuè internis humani corporis morbis libri tres, ex clarissimorum medicorum, tum veterum, tum recentiorum, monumentis non ita pridem collecti. Francfort, 1580, in-fol.; *ibid,* 1585, in-8; Leyde, 1736, in-4, 2 vol. avec une préface de Boerhaave; Leipzig, 1766, in-8, 2 vol.

LEPOIS (Charles), fils du précédent, naquit à Nancy en 1563. A treize ans, il fut envoyé au collége de Navarre à Paris, où il demeura cinq années. En 1581, il commença ses études médicales. Au bout de quatre ans, il fit un voyage en Italie, et demeura à Padoue jusqu'en 1587. Au commencement de l'année suivante, il revint à Paris; il fut reçu bachelier en 1588 et admis à la licence en 1590. Il quitta alors la capitale de France sans prendre le bonnet de docteur, parce que cette formalité était trop coûteuse pour la modique fortune de son père. Le duc Charles III le fit son médecin consultant. Il fut plus tard médecin de Henri II, et ce fut de lui qu'il obtint l'établissement d'une Faculté de médecine à Pont-à-Mousson, dont il fut nommé doyen et premier professeur. Lepois revint alors à Paris prendre le titre de docteur, en 1598; et à son retour en Lorraine, au mois de novembre de la même année, il inaugura la nouvelle Faculté, dont il fut, pendant près de trente-cinq ans, un des professeurs les plus zélés. Charles Lepois mourut en 1633. Il y a beaucoup d'exagération dans les éloges que lui a prodigués Boerhaave, mais on ne peut lui refuser d'avoir été un habile observateur. On lui doit aussi cet éloge que nul ne connut mieux que lui toute l'importance des recherches d'anatomie pathologique dans l'étude des maladies. Il est dommage que les observations nombreuses et intéressantes que renferme son principal ouvrage soient noyées dans un fatras de mauvaise théorie.

Selectiorum observationum et consiliorum de præteritis hactenus morbis, effectibusque præter naturam ab aqua, seu serosâ colluvie et diluvie, ortis liber singularis. Pont-à-Mousson, 1618, in-4; Leyde, 1650, in-8; Francfort et Leipzig, 1674, in-8; Leyde, 1714, in-4; *ibid,* 1733, in-4, avec une préface de Boerhaave; Amsterdam, 1768, in-4.—Un choix d'observations tirées de cet ouvrage a paru sous le titre de *Piso enucleatus* ... Elzevirs, 1639, in-12.

Physicum cometæ speculum. Pont-à-Mousson, 1619, in-8.

Discours de la nature, causes et remèdes, tant curatifs que préservatifs des maladies populaires, accompagnées de dyssenterie et autres flux de ventre. Pont-à-Mousson, 1623, in-12.

(Eloy. — Boerhaave.)

LEPPENTIN (Christophe Nicolas), né à Hambourg en 1737, fut reçu docteur en médecine à Halle en 1771, exerça l'art de guérir à Stockelsdorf, près de Lubeck, puis à Louisbourg, où il mourut le 5 octobre 1809. Il jouissait d'une assez grande réputation comme praticien et comme écrivain. Voici les titres de ses écrits :

Diss. inaug. de irritabilitate ultimo termino cognitionis motus animalis. Halle, 1771, in-4.

Anmerkungen über die künstliche Trennung der Schaambeine bey schweren Geburten. Hambourg, 1778, in-8.

Gedanken über die venerischen Krankheiten. Hambourg, 1978, in-12.

Observationum medicinam, chirurgiam et artem obstetriciam spectantium decas prima. Hambourg, 1781, in-8.

Etwas für nachdenkende Frauenzimmer. Hambourg, 1781, in-8.

Wort zu seiner Zeit für Aerzte und Beurtheiler der Aerzte. Hambourg, 1781, in-8.

Naturlehre für Frauenzimmer, D. A. G. D. zu Essarts, Abhandlung von den Vortheilen des Selbststillens der Mütter; ein Werk, welches zu Paris bey der medicinischen Fakultæt d. 9 Dec. 1779 den Preis erhalten hat; übersetzt und mit einer Vorrede und Zusætzen vermehrt. Hambourg 1782, in-8.

Sammlung philosophischer Naturkenntnisse für Frauenzimmer. 2 Theile. Hambourg, 1783, in-8.

Philosophisches Gesundheitsbuch. 1 Theil. Lubeck, 1786, in-8.

Aufklærungsepochen derer Pythagoras, Sokrates, Galilæi, Friedrich II und Linné. Hambourg, 1787, in-8.

Etwas über Wohlthætigkeit. Hambourg, 1787, in-8.

Etwas über Schwærmerey bey gelegenheit des übelbenannten Magnetismus animalis. Hambourg, 1787, in-8.

Etwas Philosophisches über Gebet, besonders über das Hauptgebet der Christen. Hambourg, 1787, in-8.

Etwas aus der Menschengeschichte über allgemeine Wohlfahrtslehre oder natürliche Religion. Hambourg, 1788, in-8.

Etwas Beylæufiges über Goldmachen und Alchymie; als Sendschreiben an Herrn D. Semler. Hambourg, 1788, in-8.

Altes und Neues zur Aufklærung aus der Philosophie. 1stes Bændchen. Hambourg, 1789, in-8.

Solon's des Gesetzgebers, Fragment, wie Zeus die Welt richtet; griechisch und teutsch, mit Anmerkungen. Hambourg, 1789, in-8.

Anlass zu wichtigen Reflexionen bey der Geschichte eines Bosewichts Im Archiv der Schwærmerey und Aufklærung, B. 1, H. 5 (1788).

Etwas über Universalarzeney, und geheime Lehren, die dergleichen versprechen. Ibid., B. 1, H. 6.

Noch etwas antiquarisch - physisches und metaphysisches zum fernern Nachdenken über thierischen Magnetismus, Somnambulismus, Desorganisation u. s. w. Zusammengetragen. Ibid., B. 2, H. 3 u. 5 (1788).

Antwort an Herrn Baron von Hirschen. Ibid., B. 2, H. 3, S. 90-93.

Letzte Antwort an Herrn Baron

von Hirschen. Ibid., H. 4, S. 237.   (*Med. chir. Zeitung.* — Meusel. —
239. — Leppentin a encore fourni   Rotermund.)
d'autres articles à divers journaux.

LEROUX (Laurent Charles Pierre), chirurgien et accoucheur
distingué, naquit à Dijon en 1730. Il devint chirurgien major de
l'hôpital et membre de l'Académie des sciences de cette ville, correspondant de la Société royale de médecine de Paris. Il mourut
le 23 octobre 1792, empoisonné par une dose trop forte d'opium,
substance dont il faisait habituellement usage pour calmer les douleurs que lui causait la gravelle. L'ouvrage le plus important de
Leroux est son traité sur les pertes des femmes en couche. Quoique
l'objet principal de l'auteur soit d'y démontrer les avantages de
l'emploi du tampon, l'intérêt de son livre ne se borne point à celui
de cette question ; on y trouve beaucoup d'observations qui intéressent à d'autres titres, et l'on y reconnaît partout un praticien
habile.

Mémoire sur la taille latérale. in-8.

Observations sur les pertes de sang des femmes en couche, et sur les moyens de les guérir. Dijon, 1776, in-8; nouvelle édition, Dijon et Paris, 1810, in-8.

Observations sur la rage, suivies de réflexions sur les spécifiques de cette maladie, couronnées par l'Académie de Dijon. Dijon, 1780, in-4.

Dissertation sur la rage, qui a remporté le premier prix de la Société royale de médecine de Paris. Hist. de la Soc. roy. de méd. pour l'année 1783, in-4.

Traitement local de la rage et de la morsure de la vipère. Edimbourg et Paris, 1785, in-12.

LEROUX DES TILLETS (Jean Jacques), professeur à la Faculté de médecine de Paris pendant près de trente ans, et doyen de
cette Faculté pendant douze années, était né à Sèvres le 17 avril
1749. Reçu bachelier en médecine en 1776, et docteur régent en
1778, il se fixa à Paris, et fut un des collaborateurs du Journal de
médecine, dont il eut la patience de dresser la table générale. Il
prit une part active à la révolution, et se montra toujours partisan
déclaré de la liberté, ennemi des excès dont elle fut le prétexte. A la
création des écoles de santé, Leroux fit partie de celle de Paris
comme professeur de clinique. Il succéda en 1810 à Thouret dans
la place de doyen, et l'occupa jusqu'à la suppression de la Faculté,
en 1822. La réorganisation de l'Ecole de médecine le fit passer, en
1823, dans la classe des professeurs honoraires. Après la révolution

de 1830, il revint prendre sa place de professeur de clinique. Il voulut, malgré son grand âge, reprendre le cours de ses leçons, mais ses forces ne répondirent pas à son zèle, et il fut bientôt obligé de se faire suppléer. Leroux fut atteint du choléra en 1832, et y succomba, de même que le jeune médecin à jamais regrettable (Dance) qui le remplaçait à la clinique de la Faculté. Leroux donnait à la culture des lettres tout le temps que lui laissaient les fonctions de ses places et les devoirs de son état; nous passerons sous silence ses productions littéraires, et nous n'indiquerons que ceux de ses écrits qui ont quelque rapport avec la médecine.

Table indicative des matières et table des auteurs pour les soixante-cinq premiers volumes du Journal de médecine. Paris, 1788, in-4.

Rapport fait à l'École de médecine de Paris sur la clinique d'inoculation, le 29 fructidor an VII, par Pinel et Leroux. Paris, 1800, in-8.

Discours prononcé le 30 juillet 1806 pour l'inauguration des salles de clinique. Paris, 1806, in-8.

Compte-rendu à l'École de médecine, etc. Paris, 1807, in-4.

Discours prononcé sur la tombe de Leclerc. 1808.

Discours prononcé sur la tombe de Baudelocque. 1810. Réimprimé en tête de la dernière édition de l'*Art des accouchemens,* de Baudelocque.

Discours prononcé sur la tombe de Thouret. 1810.

Discours prononcé à la séance publique de la Faculté de médecine de Paris le 14 novembre 1810. Paris, 1810, in-4.

Instruction sur le typhus, fièvre des camps, fièvre des hôpitaux, fièvre des prisons. Paris, 1814, in-4.

Mémoire en réponse à un écrit anonyme, intitulé : Observations présentées au roi sur la Faculté de médecine, par Leroux et Desormeaux. Paris, 1815, in-4.

Réflexions sur l'établissement d'une Société royale de médecine et de chirurgie. Paris, 1815, in-4.

Mémoire et plan d'organisation pour la médecine et la chirurgie. Paris, 1816, in-4.

Commission de l'instruction publique, Académie de Paris, Faculté de médecine, Clinique externe, Société d'instruction médicale ; réglement. Paris, 1818, in-4.

Discours prononcé sur le cercueil de Corvisart. Paris, 1821, in-4.

Rapport sur le cimetière de la ville de La Ferté-sous-Jouarre, par Leroux et Desgenettes. Paris, 1820, in-8.

Discours prononcé sur la tombe de Hallé. 1822.

Cours sur les généralités de la médecine pratique et sur la philosophie de la médecine. Paris, 1825-1826, in-8, 8 vol.

Leroux a été le directeur du *Journal de médecine, chirurgie et pharmacie,* publié sous les noms de Corvisart, Leroux et Boyer.

LEROY (Alphonse Louis Vincent), connu sous le nom d'Alphonse-Leroy, né à Rouen le 23 août 1742, commença ses études médicales sous Lecat, et les termina à Paris, où il fut reçu docteur régent vers 1768. Il se livra d'une manière particulière à l'enseignement de l'art des accouchemens, fit grand bruit des opinions paradoxales qu'il prétendait substituer aux principes reçus, et exploita à son profit l'enthousiasme avec lequel on avait accueilli la découverte de la symphyséotomie pubienne, opération qu'il donna en quelque sorte comme sienne, pour avoir été le premier qui la pratiqua, sous les yeux de l'inventeur. Il eut des discussions très-vives avec Piet au sujet de cette opération, avec le même, pour soutenir les jugemens faux, injustes, calomnieux, qu'il avait portés dans une histoire de l'art des accouchemens sur les accoucheurs français les plus célèbres, avec Baudelocque, relativement à un ouvrage de ce dernier dont il voulait s'attribuer la rédaction, avec Lauverjat et avec d'autres. Si l'on veut le laver de tout reproche de charlatanisme et de mauvaise foi, on est obligé de convenir que son imagination, toujours ardente, le fut quelquefois jusqu'à l'extravagance ; qu'il put ignorer, dans certaines circonstances, les premiers principes de l'art dont il fit profession toute sa vie et qu'il prétendait porter à la perfection. On a lieu de s'étonner qu'Alphonse Leroy ait occupé la première chaire d'accouchemens à la Faculté de médecine de Paris, à côté de Baudelocque. Alphonse Leroy mourut le 15 janvier 1816, assassiné par un domestique qu'il avait renvoyé de son service quelques jours auparavant. En lisant ses ouvrages avec la réserve convenable, on peut trouver à y puiser quelques remarques ingénieuses et quelques faits intéressans.

Recherches sur les habillemens des femmes et des enfans, ou examen de la manière dont il faut vêtir l'un et l'autre sexe. Paris, 1772, in-12.

Lettre sur la manière dont il faut terminer l'accouchement dans lequel le bras de l'enfant est sorti de la matrice, et examen de l'opinion du sieur Levret sur ce sujet. Paris, 1774, in-12.

La pratique des accouchemens. Première partie, contenant l'histoire critique de la doctrine et de la pratique des principaux accoucheurs qui ont paru depuis Hippocrate jusqu'à nos jours, pour servir d'introduction à l'étude et à la pratique des accouchemens. Paris, 1776, in-8. — Un anonyme (Piet) ayant publié une critique très-vive de cet ouvrage, Alphonse Leroy chercha à se défendre dans une brochure intitulée: *Alphonse Leroy, professeur en médecine, à son critique.* Paris, 1776, in-8, 26 pp.

Recherches historiques et pratiques sur la section de la symphyse du pubis. Paris, 1778, in-8.

Consultation médico-légale sur la question : L'approche de certaines femmes nuit-elle à la fermentation des liqueurs ? Paris, 1780, in-12.

Essai sur l'histoire naturelle de la grossesse et de l'accouchement. Genève et Paris, 1787, in-8.

Réponse de M. Alphonse Leroy à une imputation d'impéritie. Paris, 1787, in-8.

Motifs et plan d'établissement dans l'hôpital de la Salpétrière d'un séminaire de médecine pour l'enseignement des maladies des femmes, des accouchemens et de la conservation des enfans, présenté à l'assemblée nationale. Paris, 1789, in-4.

L'enfant qui naît à cinq mois peut-il conserver la vie ? Question médico-légale dans laquelle on expose quelques lois de la nature propres à donner des éclaircissemens sur ce qu'est la vie. Paris, 1790, in-4.

De la nutrition et de son influence sur la forme et la fécondité des animaux sauvages et domestiques, avec un mémoire de l'influence de la lumière sur l'économie animale. Paris, 1798, in-8.

Leçons sur les pertes de sang pendant la grossesse, lors et à la suite des accouchemens, des fausses-couches, et sur toutes les hémorrhagies, pu-

bliées par J. F. Lobstein. Paris, 1801; *ibid.*, 1803, in-8.

Manuel des goutteux et des rhumatiques, recueil des principaux remèdes rationnels, empiriques, curatifs et préservatifs de ces maladies. Paris, 1803, in-8. *Deuxième édition, augmentée de la traduction de l'ouvrage du docteur Tavarés sur un art nouveau de guérir les paroxysmes de la goutte, et de la preuve qu'elle siége primitivement dans les nerfs, etc.* Paris, 1805, in-8.

La médecine maternelle ou l'art d'élever et de conserver les enfans. Paris, 1803, in-8.

Manuel de la saignée; utilité de celle du pied, danger de celle du bras. Paris, 1807, in-8.

De la conservation des femmes. Paris, 1811, in-8.

De la contagion régnant sur l'homme, les vaches et les bœufs; de ses moyens préservatifs et curatifs, avec des considérations sur les causes des maladies funestes à la suite des armées. Paris, 1814, in-8.

Alphonse Leroy a inséré divers articles dans les journaux de médecine et dans d'autres recueils.

(Ersch. — *Journ. de méd.*)

LEROY (Charles), professeur de la Faculté de médecine de Montpellier et praticien renommé, naquit à Paris le 12 janvier 1726, du célèbre horloger Julien Leroy. Malgré la faiblesse de sa constitution et plusieurs maladies, il reçut une excellente éducation. L'habitation d'un climat plus chaud que celui de Paris lui étant nécessaire, ce fut à Montpellier qu'il alla faire ses études médicales. Il visita l'Italie et revint à Paris; mais sa santé se dérangeant de nouveau, il prit le parti de se fixer pour toujours à Montpellier. Il y fut reçu docteur en médecine en 1752. La chaire de chimie étant venue à vaquer, il concourut pour l'obtenir. Elle fut adjugée à un autre, mais cet autre était Venel, et Leroy tira beaucoup d'honneur de ce concours. Il lui dut d'être nommé immédiatement à la première place qui devint vacante. Son enseignement se fit remarquer par la solidité et la précision. Leroy eut en même temps une pratique étendue. Cédant aux sollicitations de sa famille, il vint en 1777 se fixer à Paris. Il y fut en quelque sorte assailli par la clientelle. Ses occupations minèrent rapidement sa santé, et il mourut d'un squirrhe au pylore le 10 décembre 1779. En venant se fixer dans la capitale, il s'était présenté aux examens de la Faculté et y avait pris le titre de docteur. Il était membre de la Société royale des sciences de Montpellier, de la Société royale de Londres et de la Société royale de médecine de Paris. Les principaux ouvrages de Leroy ont pour objet les eaux minérales et les points les plus importans de la médecine pratique, tels que les fièvres et le prognostic des maladies aiguës.

De aquarum mineralium naturâ et usu. Montpellier, 1758, in-8. — En français : *Précis sur les eaux minérales ;* dans les *Mélanges de physique, de chimie et de médecine.*

Quæstiones chemicæ duodecim pro cathedra vacante. Montpellier, 1759, in-4.

Diss. de purgantibus. Montpellier, 1759, in-4.

Mémoires et observations de médecine. Première partie, contenant deux mémoires sur les fièvres aiguës et sur le pronostic dans les maladies aiguës. Montpellier, 1766, 1776, 1784, in-8. La deuxième partie a été réimprimée en 1801. Paris, in-8.

Mélanges de physique, de chimie et de médecine, contenant un mémoire sur l'élévation et la suspension de l'eau en l'air et sur la rosée ; mémoire sur l'usage des eaux de Balarue; mémoire sur le mécanisme par lequel l'œil s'accommode aux différentes distances des objets ; mémoire sur les fièvres aiguës ; réflexions et observations sur le scorbut ; précis sur les eaux minérales. Paris, 1771, in-8.— Quelques-uns de ces articles avaient été imprimés dans les mémoires de l'Académie des sciences de 1751 à 1755.

(De Ratte, *Éloge de Leroy.*—Vicq-d'Azyr, *Éloges.*)

LETTSOM(John Coakley), docteur en médecine, membre de la Société royale de Londres, de la Société des antiquaires, du collège des médecins, médecin extraordinaire de l'hôpital de Londres; mort en 1815, dans un âge avancé, est connu chez nous par la traduction qui a été faite de quelques-uns de ses ouvrages ; il passait dans son pays pour un médecin fort érudit et un habile praticien.

Observationes ad historiam theæ pertinentes. Leyde, 1769, in-4.

The natural history of the thea tree; with observations on the medical qua-

lities of the, and effects of thea drin-king. Londres, 1772, in-4; 2ᵉ édition, Londres, 1799, in-4; traduit en français par Trochereau de la Berlière, Paris, 1773, in-12.

The naturalist's and travaller's companion. Londres, 1772, 1774, in-8; 3ᵉ édit., enlarged, 1799, in-8; 1801, in-8; traduit en français par le marquis de Marnesia; Amsterdam et Paris, 1775, in-12.

Reflexions on the general treatment and cure of fevers. Londres, 1772, in-8. Anon.

Medical minute of the general dispensary in London, for part of the year 1773 and 1774. Londres, 1774, in-8; trad. en français, Paris, 1787, in-8.

Improvement of medicine in London, on the basis of public good. Londres, 1775, in-8.

Observations preparatory to the use of dr. Mayerbach's medicines; in which the efficacy of certain german prescriptions (given in english) is ascertained by facts and experience, etc. Londres, 1777, in-8.

History of the origin of medicine. Londres, 1778, in-4.

An oration delivered at the anniversary meeting of the London medical society.

Letter to sir George Baker, etc., respecting general inoculation. Londres, 1778, in-4.

Observations on baron Dimsdale's Remarks on the letter upon inoculation. Londres, 1779, in-8.

Answer to baron Dimsdale's Review of Dr. Lettsom's observations on inoculation. Londres, 1779, in-8.

Considerations on the propriety of a plan for inoculating the poor of Lon-don at their own houses. Londres, 1779, in-8.

Observations on the plan for establishing a dispensary and medical society. Londres, 1779, in-8.

Letter to the King, on a new proposed institution in the medical department. Londres 1781, in-4.

Biographical account of capt. J. Carver. Londres, 1781, in-8.

Hortus uptonensis; or, a catalogue of stove and greenhouse plants in Dr. Fothergill's garden, at his death. Londres, 1781, 1784, in-8.

Some account of the late Dr. Fothergill. Londres, 1782, in-8.

The works of Dr. Forthergill; with memoirs of his life. Plates. Londres, 1783, 2 vol. in-8. *With the plates coloured the same* Londres, 1785. *Coloured plates.* In-4.

Memoirs of Drs. Fothergill, Cuning, Cleghorn, Russel, and Collingson. Londres, 1786, in-8.

Vindication of Dr. Lettsom's conduct relative to the late election at the Finsbury dispensary. 1786, in-8.

On the culture and use of the maugel wurzel, commonly called the plant of scarcity. From the german of Commeral. Londres, 1787, in-8, 4 edit. enlarged, 1788, in-8.

History of some of the effects of hard drinking. Londres, 1789, in-4.

Hints respecting the distresses of the poor. Londres, 1794, in-8.

Hints respecting the chlorosis of boarding schools. Londres, 1795, in-8.

Hints for promoting B bee society. Londres, 1796, in-8.

Hints designed to promote beneficence, temperance, and medical science. 3g *plates.* Londres, 1799-1802.

Observations on religious persecution. 1800, in-8.

Village society; a sketch. 1800, in-8.

Observations on the cow-pox. Londres, 1801, in-8.

An apology for differing from the authors of the Monthly and Critical Review: 1. *on literary communications;* 2. *variolous and vaccine inoculation;* 3. *on Dr. Jenner's discovery of vaccine inoculation;* 4. *on the means of preventing febrile contagion;* 5. *on the establishment of charitable institutions.* Londres, 1803, in-8.

An appeal, addressed to the Calm reflection of the author's of the Critical Review, on : 1. *abusive language;* 2. *ambiguity and embarassment;* 3. *espionage and detraction;* 4. *the Jennerian discovery. With letters to the authors of the Monthly Review and British Critic.* Londres, 1803, in-8.

An address to parents and guardians of children and others, on variolous and vaccine inoculation. Londres, 1803, in-8.

Eloge d'Edouard Jenner, prononcé en présence de la Société de médecine de Londres, traduit par Joseph Dufour. Paris, 1811, in-8.

Grovehill; a rural and horticultural sketch. Londres, 1804, in-4.

History and dissection of an extraordinary introsusception. Phil. Trans. 1786. *Abr. XVI.* 119.

Cases of palpitation of the hearth, attended with peculiar symptoms. Memoirs of med. soc. I. 77. 1782.

Some remarks on the effects of lignum quassiæ amaræ. Ibid. 128.

Observations on some cases of hydrocephalus internus. Ibid. 169.

Of a disease succeding the transplanting of teeth. Ibid. 330.

Cases of a biliary calculus. Ibid. 373.

History of two cases of hydatides renales. Ibid. II. 32. 1789.

Of the digitalis purpurea, in hydropic diseases. Ibid. 145.

A case of diseased rectum; with the dissection, and a plate. Ibid. II. 308. 1789,

History and dissection of a fatal case attended with a painful affection of the head. Ibid. III. 44. 1792.

Observations on certain hepatic affection attended with painful irritation. Ibid. 346.

A case of epilepsy successfully terminated. Ibid. 383.

The histories of two cases of bronchocele. Ibid. 489.

Of a successful termination of an omphalocele. Ibid 494.

Some account of Angustura Bark. Ibid. IV. 194. 1795.

Cursory remarks on the appearance of the angina scorbutica, in spring, 1793. *Ibid.* 280.

Hints respecting the prison of Newgate. Ibid. 321.

Case of extra-uterine abdominal fœtus, successfully extracted by an operation, by the late Dr. C. M. Knight. Ibid. 342.

Of certain morbid affection of the uterus. Ibid. V. 18. 1799.

History of a fatal case of emphysema. Ibid 293. 1799.

Case of obstinate-hepatic disease. Ibid. VI. 62. 1805.

(Reuss. — Rob.-Watt.)

LEUTHNER (Jean Antoine Népomucène chevalier de), naquit le 20 novembre 1740 à Westerheim. Il passa ses premières années occupé à la culture des champs ; un jeune ecclésiastique lui donna dans ses momens de loisir les premiers principes des lettres, et le fit admettre gratuitement en 1755 dans une école des jésuites : en 1758, il obtint la même faveur pour le lycée de Munich. En 1760, Leuthner commença l'étude de la médecine ; ce fut à l'Université d'Ingolstadt ; il y reçut le grade de docteur en 1764. A la recommandation de Wolter, conseiller intime et proto-médecin de l'électeur Maximilien-Joseph, Leuthner fut envoyé, aux frais de ce prince, perfectionner ses études à Strasbourg. Il y resta de 1765 à 1767. A son retour à Munich, il fut nommé médecin de la cour. Depuis lors il obtint successivement tous ces titres et honneurs dont les princes d'Allemagne sont prodigues envers ceux qui les servent. Leuthner mourut le 27 mars 1814.

Dissertatio inauguralis de acidulis disenbacensibus in comitatu wurtenbergico. Ingolstadt, 1764, in-4.

Abhandlungen und Beobachtungen von der Ruhr unter dem Volke in der Græffschaft Haag. Munich, 1767, in-8.

Statera physico-medica, quâ veritates et monita practica D. Oswald examinavit. Munich, 1768, in-8.

Supplementum et judicium et decisio litis medicæ inter J. N. A. Leuthner et Fr. J. Oswald. Munich, 1768, in-8.

Urtheil eines altglaubigen Philosophen über die neumodischen Gedanken einiger Ueberklugen der heutigen Welt von der wunderbaren Heilungsart des Herrn Gæssners. Augsbourg, 1775, in-8.

Beobachtungen und general-sowohl, als special Kur-methode hiziger Gall- und Faul-fieber, über deren wesentlichen Charakter, verschieden Symptomen, zufælligen Nebenerscheinungen, voll- oder unvollkommen kritische Abfæller, krænkliche Versezungen oder Metastases in epidemischen Jahrgængen, im Kurfurstl. Hofkrankenhæuse zu Giesing gesammelt. Nuremberg et Munich, 1776, in-8.

Von Montigny Unterricht für die Einwohner der mittægigen Provinzen Frankreichs über die faulen pestilenzialischen Viehseuchen, auf Verordnung des Kœnigs in Monat April des 1775sten Jahres œffentlich herausgegeben, nebst einer Nachricht an das Landwolk, aus den Italienischen übersetzt und mit Zusætzen aus den franzœsich epizootischen Verken des H. Barberet's Hrn Clerc's und Hrn Vicq-d'Azyr's sowohl zur Kenntniss der vornehmsten Erzeugungsursachen, als des besten Kurarten in derley epidemischen Anstekkungskrankheiten, vermehrt. Munich, 1776, in-8.

Neue praktische Versuche über die besondere Heilkrafte des Bergpechœls in Lungengeschwüren. Augsbourg et Munich, 1777, in-8.

Praktische Heilungsversuche der Milz-und Mutterdünste durch zerschiedenen Gebrauch des gemeinen Wassers. Ulm, 1779, in-8, 2 part.

Praktische Pastoralarzneikunde für Seelsorger zu Hause, in der Kirche, bei Leichen begængnissen, bey Kranken und Sterbenden. Nuremberg, 1781, in-8.

Diætetische Pastoralarzneikunde für Seelsorger bey ihren Standes-und Amtsverrichtungen, als der 2te Theil der praktischen Arzneikunde. Nuremberg, 1782, in-8.

Physich - chemische Untersuchung des alt-berühmten Gesundbrunnens und mineralischen Seifenbads zu Maria-Brunn næchst Moching im churpfalzbaierischen Landgerichte Dachan Oberlandes Baiern. Munich, 1790, in-4.

Physich - praktische Beschreibung des allgemeinen und sonderheitlichen Gebrauchs des alt-berühmten Gesundbrunnens und mineralischen Seifenbades zu Maria-Brunn. Munich, 1790, in-4.

Ehrenrettung der Mineralquelle und des seifenartigen Gesundbades zu Maria-Brunn. Munich, 1810, in-8.

(Elwert, *Nachrichten*, etc. — Meusel.)

LEVACHER, chirurgien fort peu connu du dernier siècle, qui n'est ni Gilles Levacher, chirurgien de Dijon, qui a écrit sur le cancer des mamelles, l'empyème du bas-ventre et divers points de chirurgie, ni Levacher de La Feutrie, qui a essayé en quelque sorte de se faire passer pour lui. Levacher dont il est ici question était chirurgien de l'infant duc de Parme, et membre de l'Académie royale de chirurgie. Il est l'inventeur d'une machine pour redresser les déviations de la colonne vertébrale, sur l'efficacité de laquelle il a publié quelques observations. Levacher de La Feutrie, dans son traité du rakitis, s'est emparé de la machine et des observations de manière à rendre son plagiat difficile à découvrir et à dévoiler. Il parle, en cet endroit de son ouvrage, de la machine de Levacher, des observations de Levacher, comme il parle en beaucoup d'autres endroits de Levacher quand il s'agit de lui-même. Levacher le chirurgien a publié :

Remarques sur quelques points de l'histoire des plaies d'armes à feu, dans les *Mémoires de l'Académie royale de chirurgie,* t. IV.

Nouveau moyen de prévenir et de guérir la courbure de l'épine. Mémoires de l'Académie royale de chirurgie, t. IV, et séparément, in-12.

LEVACHER DE LA FEUTRIE (A. F. THOMAS), né dans le diocèse d'Évreux, fit ses études médicales à Caen et y fut promu au doctorat. Il vint ensuite à Paris, disputa en 1764 le prix légué par le docteur Jean de Diest à la première place de la licence, et le ga-

gna ; il devint docteur-régent l'année suivante. Levacher de La Feutrie fut un des fondateurs de la Société médicale d'émulation de
Paris ; il est mort il y a quelques années, dans un âge avancé. Levacher se piquait d'avoir de l'érudition ; il fallait qu'il eût bieu mauvaise opinion de celle de ses lecteurs, pour se permettre, dans son
ouvrage le plus important, le plagiat que nous avons signalé dans
l'acticle qui précède celui-ci.

Traité du Rakitis, ou l'Art de re-dresser les enfans contrefaits. Paris, 1772, in-8.

L'école de Salerne, en vers latins et français, avec des remarques. Paris, 1779, in-12.

Recherches sur la pellagre, affection cutanée endémique dans la Lombardie. Paris, 1805, in-8.

Éloge de Xav. Bichat, dans les *Mémoires de la Société médicale d'émulation de Paris.*

Il y a quelques mémoires de Levacher de La Feutrie dans le même recueil; il a aussi fourni quelques articles à la partie *Médecine* de l'*Encyclopédie méthodique.*

LEVEILLÉ (Jean Baptiste François), médecin instruit et écrivain laborieux, né à Ouzouer, petite commune du département de
la Nièvre, le 25 août 1765, est mort à Paris le 13 mars 1829. Il
servit d'abord comme chirurgien de première classe à l'armée d'Italie. Il eut l'avantage de séjourner quelque temps à Pavie, et d'obtenir l'amitié de Scarpa. Il prit à son retour à Paris le grade de docteur en médecine. Il se livra alors à l'enseignement de l'anatomie
et de la physiologie, et à celui de la chirurgie, et ses cours eurent
un grand succès. Leveillé fut médecin des prisons du département
de la Seine, médecin de la maison royale de santé, membre de la
Société médicale d'émulation, de l'Académie royale de médecine et
de plusieurs autres Sociétés savantes, nationales et étrangéres. Il
avait une connaissance assez étendue des littératures médicales
étrangères, particulièrement de la littérature médicale italienne : il
a mis ces connaissances à profit dans ses ouvrages. Quoique assez
mal écrits, ils offrent généralement de l'intérêt : un caractère qui
distingue assez avantageusement sa chirurgie des traités de même
genre publiés jusqu'alors, c'est l'emploi qu'il a fait des notions que
l'anatomie pathologique peut fournir pour éclairer la nature des
maladies chirurgicales.

Dissertation physiologique sur la nutrition du fœtus dans les mammi-fères et les oiseaux. Paris, 1799, in-8.

Traité pratique des maladies des yeux, etc., par Scarpa, *traduit de l'italien avec des notes.* Paris, 1802, in-8. 2 vol.

Mémoires de physiologie et de chirurgie pratique, par *A. Scarpa et J. B. F. Leveillé*, contenant : 1° *de penitiori ossium structurâ commentarius;* 2° *des pieds-bots et de la manière de corriger cette difformité congénitale;* 3° *des luxations du fémur en devant;* 4° *considérations générales sur les nécroses.* Paris, 1804, in-8.

Traité élémentaire d'anatomie et de physiologie; t. I. *Ostéographie et syndesmographie;* t. II. *Myographie et mouvemens de l'homme.* P ris, 1810, in-8, 2 vol. — L'ouvrage n'a pas été achevé.

Nouvelle doctrine chirurgicale, ou *Traité complet de pathologie, de thérapeutique et d'opérations chirurgicales, d'après la connaissance de l'état présent des parties malades, des guérisons spontanées, et l'uniformité des méthodes curatives.* Paris, 1812, in-8. 4 vol.

Mémoire sur l'état actuel de l'enseignement de la médecine et de la chirurgie en France et sur les modifications dont il est susceptible. Paris, 1816, in-4.

Hippocrate interprété par lui-même, ou Commentaires sur les aphorismes, d'après les écrits vrais et supposés d'Hippocrate. Paris. 1818, in-8.

Histoire de la folie dés ivrognes précédée d'une notice nécrologique sur l'auteur. Paris, 183., in-8.

Le *Journal général de médecine*, le *Bulletin de la Société de la faculté*, les *Mémoires de la Société médicale d'émulation*, et les *Mémoires de l'Académie royale de médecine* contiennent divers travaux de Leveillé. Ce médecin a traduit de l'italien l'exposé de la doctrine de Brown, par Jos. Frank, et du latin, *Manuel d'histoire naturelle de Forsten.*

LEVELING (Heinrich Palmaz von), anatomiste et chirurgien distingué, né à Trèves le 28 septembre 1742, y commença ses études médicales, et vint les achever à Strasbourg, où il fut reçu docteur en 1764. Il devint conseiller aulique de l'électeur palatin de Bavière, conseiller intime et premier médecin du prince évêque de Fresingue, et fut nommé en 1782 professeur ordinaire d'anatomie, de chirurgie, d'institutions de médecine et d'histoire littéraire de la médecine à l'Université d'Ingolstadt; il fut anobli, fait chevalier en 1790, et il mourut le 9 juillet 1798. Ses observations rares d'anatomie contiennent des faits fort curieux, notamment sur les utérus doubles.

Diss. homo ut sanus in physiologia consideratus. Trèves, 1761, in-4.

Diss. homo ut ægrotus in pathologia consideratus. Trèves, 1762, in-4.

Diss. inaug. sistens pylorum anatomico - physiologicè consideratum. Strasbourg, 1764, in-4.

Diss. motus vitalis, ex ipsa partium natura sectione anatomica demonstratus. Trèves, 1769, in-4.

Disquisitio crustæ inflammatoriæ ejusque mire variantium phænomenorum. Augsbourg, 1772, in-8.

Akademische Rede von den Vortheilen des Staats aus der Sorgfalt für die Lebendigen und aus der Aufmerksamkeit für die verstorbenen Bürger. Munich, 1772, in-4.

De curie cranii militis quondam venerei postea epileptici, tandem apoplexia defuncti; diss. iconibus illustrata. Ingolstadt, 1774, in-4.

Oratio academica de præstantia chirurgiæ ad illustrandam medicinam. Munich, 1777, in-4.

Diss. de valvula Eustachii et foramine ovali. Ingolstadt, 1780, in-4.

Diss. de utero bicorni et vagina prope uterum non infracta. Ingolstadt, 1781, in-4.

Diss. de munditie in avertendis et in sanandis morbis. Ingolstadt, 1781, in-4.

Anatomische Erklærung der Original Figuren von Andreas Vesal, samt einer Anwendung der Winslowischen Zergliederungslehre in 7 Buchern. Ingolstadt, 1781, in-fol.

Observationes anatomicæ rariores iconibus æri incisis illustratæ. Fasciculus I. Ingolstadt, 1786, in-8.

Diss. historiæ chirurgico-anatomicæ facultatis medicæ Ingolstadiensis ab universitate anno 1472 condita ad annum 1788. Ingolstadt, in-4.

LEVISON (George), d'abord professeur royal en Suède, puis médecin de l'hospice général de Londres, enfin médecin de l'ambassade et de la marine suédoises à Hambourg, était né à Berlin, et mourut le 10 février 1797.

An essay on the blood; in which the objections to M. Hunter's opinion concerning the life of the blood, are examined and removed. Londres, 1776, in-8.

An account of the epidemical sore throat; with the method of treatment illustrated by cases and observations. Loudres, 1778, in-8.

Beschreibung der Londonschen medicinischen Praxis; den Teutschen Aerzten vorgelegt. Berlin et Stettin, 1782, in-8, 2 part.

Versuch über das Blut. Berlin, 1782, in-8.

Beschreibung der epidemischen Bræune, nebst ihrer Entstehungsart durch Beobachtungen erlæutert. Berlin, 1783, in-8.

Die Aerzte; ein Wochenblatt. Lubeck, 1785, in-8.

Teutsche Gesundheitszeitung. Hambourg, 1786, in-8.

Der Mensch, moralisch und physich dargestellt. Brunswick, 1797, in-8.

(Meusel).

LEVRET (André), chirurgien distingué et le premier des accoucheurs depuis Mauriceau et de Lamotte, naquit à Paris en 1703. L'histoire des premières années de sa vie et des premiers temps de sa célébrité ne nous a point été transmise. A l'époque où il mit au jour son premier ouvrage, il avait quarante-cinq ans, et il faisait depuis long-temps des cours qui attiraient des divers pays de l'Europe les hommes qui se destinaient à la pratique et à l'enseignement de l'art des accouchemens. Il était membre de l'Académie royale de chirurgie, et accoucheur de la dauphine de France. Il mourut à Paris le 22 janvier 1780.

Levret est le premier qui ait donné à l'art des accouchemens une forme méthodique et des principes rigoureux : l'ouvrage classique dans lequel il les a résumés ne donne point une idée complète des services qu'il a rendus à l'obstétrique sous ce rapport ; on ne les connaît que quand on sait les développemens qu'ils reçurent dans les traités de Rœderer, Crantz, Stein, etc., ouvrages dont les auteurs se font gloire d'avoir été les disciples de Levret, et se déclarent les propagateurs de ses doctrines.

Quant aux points particuliers de l'art qui ont été éclairés par Levret de lumières nouvelles, ils sont nombreux et importans. Les premiers sur *lesquels il* fit connaître ses travaux sont les cas où la tête du fœtus, séparée du tronc, est restée dans la matrice, et le tire-tête inventé par lui pour en faire l'extraction; les cas où, le corps du fœtus étant sorti, la tête est retenue au détroit supérieur du bassin; ceux où la tête engagée fortement au *couronnement* y est retenue enclavée, sans pouvoir avancer ni reculer, et les principes de l'application du forceps, qu'il présentait perfectionné de manière à en faire un instrument en quelque sorte tout nouveau. Il donne dans l'exposé de ces principes les premiers traits de l'histoire expérimentale des présentations du fœtus et du mécanisme de l'accouchement. Dans *les observations* qui suivirent ce premier travail, on remarque des préceptes importans sur *la situation à donner à la tête* pour qu'elle traverse sans difficulté la cavité du bassin, en faisant coïncider le grand diamètre du segment qui se présente avec le grand diamètre de celle-ci; il montre les inconvéniens du forceps droit pour les cas où l'instrument doit être porté à une assez grande hauteur. Il découvre dans l'insertion du placenta, près du col utérin, une cause inconnue et la plus importante à connaître des hémorrhagies utérines; il fournit d'importantes remarques sur l'inertie de la matrice après l'accouchement, etc., etc. Dans son dernier ouvrage relatif aux accouchemens, Levret signale un grand nombre d'abus et de préjugés répandus dans le monde et même jusqu'à un certain point parmi les gens de l'art; il y substitue partout des préceptes dictés par une longue expérience et une raison sûre.

Levret a acquis également des titres solides de gloire en chirurgie. Il a étudié avec beaucoup plus de soin qu'on n'avait fait avant lui la nature des polypes en général, et particulièrement des polypes de la matrice. C'est lui surtout qui fit prévaloir l'emploi de la ligature dans le traitement de ces derniers, et qui imagina pour la pratiquer des instrumens qui ont servi de modèles à tous ceux qui ont été faits depuis, soit pour cette opération, soit pour toute autre ligature à pratiquer dans une cavité étroite et profonde. Il serait superflu de s'étendre plus longuement sur des écrits que nul ne devrait se dispenser de lire. En voici les titres :

Observations sur les causes et les accidens de plusieurs accouchemens laborieux, avec des remarques sur ce qui a été proposé ou mis en usage pour les terminer, et de nouveaux moyens pour y parvenir plus aisément. Paris, 1747, in-8 ; *ibid*, 17.., in-8 ; *ibid*, 1762, in-8; 4ᵉ édition, revue et corrigée, Paris, 1770, in-8, fig. — Une critique de cet ouvrage ayant paru dans le *Journal des Savans* du mois d'août 1749, Levret y répondit dans le numéro de septembre du même Journal. Cette critique et la réponse ont été reproduites en tête de l'ouvrage suivant :

Suite des observations, sur les causes et les accidens de plusieurs accouchemens laborieux. Paris, 1751, in-8 ; *ibid. . . . . ibid*, 1762, in-8 ; *ibid*, 1770, in-8, fig.

Observations sur la cure radicale de plusieurs polypes de la matrice, de la gorge et du nez, opérée par de nouveaux moyens inventés par M. A. Levret. Paris, 1749, in-8 ; *ibid*, 17.., in-8; 3ᵉ édition, revue, corrigée et augmentée Paris, 1771, in 8, fig.

Explication de plusieurs figures sur le mécanisme de la grossesse et de l'accouchement. Paris, 1752, in-8, pl., et à la suite des dernières éditions de l'*Art des accouchemens.*

L'art des accouchemens, démontré par des principes de physique et de mécanique ; pour servir d'introduction et de base à des leçons particulières. Paris, 1753, in-8; édition tirée à petit nombre et seulement pour les élèves qui suivaient le cours de Levret; 2ᵉ édition, Paris, 1761, in-8; 3ᵉ édition, revue et corrigée par l'auteur, avec un *Abrégé de son sentiment sur les aphorismes de Mauriceau.* Paris, 1767, in-8, avec le portrait de l'auteur. Un supplément ajouté à cette édition contient dix articles qui avaient été lus par Levret à l'Académie de chirurgie. — Art. 1. *Sur de nouveaux moyens pour porter des ligatures dans les lieux profonds.* — 2. *Sur le dissolvant de la lymphe épaissie et du lait grumelé.* — 3. *Sur un moyen pour découvrir les tumeurs lymphatiques vénériennes, lorsqu'on les soupçonne telles.* — 4. *Sur une nouvelle méthode de traiter les inflammations de la conjonctive.* — 5. *Sur un nouvel instrument propre à faire l'extraction de la tête d'un enfant à terme, restée dans la matrice.* — 6. *Description d'un moyen particulier pour arrêter une hémorrhagie considérable, survenue à l'opération de la fistule de l'anus. — 7. Sur une nouvelle pince à faux-germes. — 8. Sur les infiltrations laiteuses des extrémités inférieures. — 9. Dissertation sur la cause la plus ordinaire, et cependant la moins connue, des pertes de sang qui arrivent inopinément à quelques femmes dans les derniers temps de leur grossesse, et sur le seul et unique moyen d'y remédier efficacement.— 10. Remarques de pratique, qui tendent à établir, d'après le tact, des signes sensibles capables de faire distinguer les engorgemens des propres parois de la matrice, d'avec les chutes incomplètes et sans renversement de cet organe, et d'avec les polypes utérins qui ne sont pas encore descendus dans la cavité du vagin, etc.*

Essai sur l'abus des règles générales et contre les préjugés qui s'opposent aux progrès de l'art des accouchemens; avec figures. Paris, 1766, in-8.

Les tomes 33, 34, 36 et 39 du *Journal de Médecine,* contiennent divers articles de Levret, dont un a été tiré à part sous ce titre :

Lettre sur l'allaitement des enfans. Paris, 1771, in-8.

Les *Mém. de l'Acad. roy. de chir.* contiennent des observations de Levret sur la *Hernie de la vessie,* sur un accouchement difficile à cause de la dureté de l'orifice de la matrice, sur la cure de l'hydrocèle par la méthode de l'injection, sur la délivrance, et sur les polypes de l'utérus.

LEWIS (WILLIAM), membre de la Société royale de Londres, mort le 19 janvier 1781, est auteur de plusieurs ouvrages de pharmacologie. Voici comment Cullen s'exprime sur le principal : « Le seul ouvrage qui jouit de quelque crédit en Angleterre ou qui a perfectionné la matière médicale est le traité de feu le docteur Lewis, surtout tel qu'il a été publié et judicieusement augmenté par M. Aiken. Le docteur Lewis s'était proposé de parler de toutes les substances qui se trouvent dans la liste des médicamens des pharmacopées de Londres et d'Édimbourg; il a en conséquence introduit dans son ouvrage, d'après la dernière pharmacopée, un grand nombre de substances qui ne méritent pas d'y trouver place; et je pense que M. Aiken a très-bien fait d'indiquer celles qui ont été rejetées depuis par le collége d'Edimbourg même. Si l'on retranchait ces articles, le reste de l'ouvrage de M. Lewis serait un des plus judicieux qui ait paru jusqu'ici sur cet objet. Je ne parlerai pas de ses descriptions exactes des drogues et des expériences utiles qu'il a faites en les soumettant à différens menstrues; je me contenterai d'observer qu'il est très-circonspect sur les vertus qu'il leur attribue et sur ce qu'il rapporte d'après les autres écrivains : il juge plus sainement d'après sa propre expérience, et d'après celle des plus habiles médecins de Londres, des vertus réelles des plantes qu'on ne l'avait fait jusqu'ici. »

A course of practical chemistry.
Londres, 1766, in-8.

Pharmacopœia Edinburgensis cum variis additamentis. Londres, 1748, in-8.

The new dispensatory ; containing the theory and practice of pharmacy. Londres, 1753, in-8; Edimbourg, 1781, in-8; ibid, 1791, in-8.

The chemical works of Caspar Neuman M. D. professor of chemistry at Berlin, abridged and methodized ; with large additions : containing the latter discoveries and improvements made in chemistry, and the arts depending there on. Londres, in-4; 1774, in-8, 2 vol.

Experimental history of the materia medica, or, of the natural and artificial substances made use of in medicine ; containing a compendious view of their natural history, an account of their pharmaeeutic properties, and an estimate of their medicinal powers, so for as they can be ascertained by experience, or by rational induction from their sensible qualities. Londres, 1761, in-4; ibid, 1768, in-4; 3d edit. with numerous additions and corrections by J. Aiken; Londres, 1784, in-4; 4th edit. by J. Aiken; Londres, 1791, in-8, 2 vol. Traduite de l'anglais par A. G. Lebegue de Presle, avec des additions. Paris, 1771, in-8, 3 vol.

Commercium philosophico - technicum; or the philosophical commerce of the arts; designed as an attempt to improve arts trade and manufactures. Londres, 1763-1766, in-4, 4 parties. traduit en français par Ph. Fl. de Puisieux. Paris, 1769, iu-12, 3 vol.

(Reuss.— Rob. Watt.)

LEYDIG (Pierre Joseph), professeur d'anatomie et de physiologie à l'Université de Mayence, conseiller intime et premier chirurgien du grand-duc, grand'croix de l'Ordre du Mérite de Hesse, directeur de la maison d'accouchement et président du collége grand-ducal de médecine de Mayence, né dans cette ville le 6 octobre 1775, est mort le 5 septembre 1828. On lui doit la relation du cas le plus curieux qu'on connaisse jusqu'ici d'une névralgie sous-orbitaire guérie par l'opération. Du reste, il a fort peu écrit.

Doloris faciei dissecto infra-orbitali nervo profligati historia. Heidelberg, 1808, in-4. 36 pp.

Der Krankenheber, seine Anwendung bey Behandlung der untern Gliedmaasen. Mayence, 1813, in-4. 2 pl.

Leitfadem zum Unterricht der Schülerinnen an des grossherzogl. Hess Entbindung sanstalt zu Mainz. Mayence, 1818, in-8.

(Med. chir. Zeitung.— Meusel.— Lindner.)

LICHTENSTEIN (George Rodolphe), né à Brunswick en 1745, fit ses études médicales à Helmstadt, y fut promu au doctorat en

1769, et nommé professeur extraordinaire de médecine en 1774 ; il devint en 1804 conseiller à la cour de Brunswick et médecin de la garnison. Il mourut le 28 mai 1807. Le plus important de ses ouvrages est son traité de botanique médicale.

Diss. de dispositione salium imprimis simplicium atque mixtorum. Helmstadt, 1769. in-4.

Abhandlung vom Milchzucker und den verschiedenen Arten desselben. Brunswick, 1772, in-8.

Zweifel und Bedenklichkeiten bey der wichtigen Frage von der freyen Ausfuhr des Getraides. Brunswick, 1772, in-8.

Diss. dubia circa chemiæ in virtutibus medicamentorum eruendis præstantiam. Helmstadt, 1773, in-8.

Progr. de ratione circuitus sanguinis per cor et pulmones. Helmstadt, 1777, in-8.

Entdeckte Geheimnisse, oder Erklærung aller Kunstwœrter und Redens-

arten bey Bergwerken und Hüttenarbeiten, nach alphabetischen Ordnung in 2 Theilen. Helmstadt, 1778, in-8.

Anleitung zur medicinischen Kræuterkunde für Aerzte und Apotheker. 1ster Theil, Mit 8 Kupfertafeln. Ibid 1782. — 2ten Theile 1ster Band, ibid 1785. — 2ter und 3ter Band., ibid, 1786, in-8.

P. C. Fabricii animadversiones varii argumenti medicas, ex scriptis ejus minoribus collegit, notisque adjectis edidit. Fasc. I, ibid, 1783. — *Fasc. II,* ibid, 1787, in-4.

Lichtenstein a fourni un certain nombre d'articles aux *Annales de chimie de Crell.*

LIEBERKUEHN (JEAN NATHANAEL), anatomiste micrographe, né à Berlin le 5 septembre 1711, était destiné par ses parens à l'état ecclésiastique; il déserta la théologie pour céder au penchant qui l'entraînait vers les sciences physiques et naturelles. Il y avait acquis des connaissances profondes avant d'avoir pris aucun titre, et le premier qu'il eut fut celui de membre de l'Académie des curieux de la nature. Dans le cours des voyages scientifiques qu'il avait entrepris, il s'arrêta quelque temps à Leyde, et y reçut le grade de docteur en médecine en 1739. Il passa ensuite à Londres pour s'occuper de médecine pratique et mettre les hôpitaux à profit pour son instruction. La Société royale de Londres l'admit au nombre de ses membres. Il vint en France, d'où il retourna à Berlin pour occuper la place de membre du conseil supérieur de médecine et divers autres emplois. Lieberkühn s'occupa beaucoup de perfectionner le microscope, et forma plusieurs artistes fort habiles pour la fabrication de cet instrument. Il mourut le 7 décembre 1758.

Diss. inauguralis de valvula coli et usu processus vermicularis. Leyde,

1739, in-4. — *Recus. in Haller. Disputat. anat. select.*

Diss. de pilis intestinorum. Leyde, 1739, in-4.

De fabricâ et actione villorum intestinorum tenuium. Cum III tabulis æneis. Leyde, 1745, in-4.

Description d'un microscope anatomique ; dans les *Mémoires de l'Acad. roy. des Sc. de Berlin,* pour 1745.

Sur les moyens propres à découvrir la construction des viscères. Mém. de l'Acad. roy. des Sc. de Berlin, pour l'an 1748.

Les œuvres de Lieberkühn ont été réunies par Sheldon, sous ce titre :

Joh. Nathan. Lieberkühn, anatomici, dum viveret summi, et medici experientissimi, dissertationes quatuor. Omnia nunc primum in unum collecta et edita cura et studio Joh. Sheldon, anatom. prælect. et societ. chirurgorum Londinensis sodalis. Londres, 1782, in-4.

(Formey, *éloge de Lieberkühn.*)

LIEUTAUD (Joseph), habile anatomiste et médecin judicieux, naquit à Aix, en Provence, le 21 juin 1703. Neveu du médecin botaniste Garidel, Lieutaud suivit les traces de son oncle, et se livra à l'étude de la botanique et de la médecine. Après avoir été promu au doctorat à la Faculté d'Aix, il alla perfectionner ses études à Montpellier. A son retour, il obtint la survivance des chaires qu'occupait *Garidel* à Aix. Nommé médecin de l'Hôtel-Dieu de la ville, il concentra toute l'activité dont il était doué dans ce champ d'études, et se livra tout entier à l'anatomie et à l'observation des malades, recueillant, dans une indépendance complète de ce qui avait été écrit jusqu'alors, ce qu'il voyait de ses propres yeux. Le premier fruit de ses travaux, après quelques mémoires qu'il adressa à l'Académie des sciences, fut la publication d'un ouvrage d'anatomie, qui, sous le titre modeste d'essais, constitue, au jugement de Haller, un des meilleurs traités qui aient été faits en France , est le premier ouvrage original qui ait paru après celui de Winslow, qu'on se bornait à copier ou à reproduire sous diverses formes. Lieutaud avait fait un examen critique de l'ouvrage de Senac sur le cœur. Il l'envoya, dans le dessein de le publier, à un libraire de la capitale, avec permission de le communiquer à celui qu'intéressait cet examen. Senac comprit qu'il était de sa prudence et de son devoir d'en profiter et de se montrer reconnaissant envers Lieutaud ; il le fit nommer aussitôt médecin de l'infirmerie royale de Versailles. Lieutaud vint prendre possession de cette place en 1750. Depuis, il fut élevé à la place de médecin des princes, et enfin à celle de premier médecin du roi. Il mourut le 11 décembre 1780.

Il était membre de l'Académie des sciences, de la Société royale de Londres, président de la Société royale de médecine, etc.

Nous avons parlé de son mérite comme anatomiste ; comme écrivain sur la médecine, il n'a pas été convenablement apprécié. Son précis de médecine pratique est le premier ouvrage du dernier siècle, et presque le seul jusqu'à une époque fort rapprochée de nous où l'on trouve un auteur dégagé de tout système, consultant plus les documens fournis par l'observation au lit du malade et à l'amphithéâtre que les opinions ressassées dans les livres, et ne cherchant jamais à remplir par des hypothèses les vides que l'expérience a laissés subsister dans la science. La plupart des défauts de cet ouvrage remarquable sont le résultat de son peu d'étendue; l'auteur, pour avoir trop cherché à être bref, est souvent tronqué, incomplet et obscur pour le lecteur qui n'est pas suffisamment instruit. Ce sont ces mêmes défauts, et portés encore à un degré relativement plus grave, qui ont fait perdre son utilité à un autre ouvrage de Lieutaud, dont l'objet était assurément le plus important qu'on pût se proposer au dernier siècle, je veux parler du traité d'anatomie pathologique dans lequel Lieutaud entreprit de rassembler tout ce que l'on avait appris jusqu'alors sur le siége et les causes des maladies par l'ouverture des cadavres. Le but est manqué en grande partie, parce que l'histoire des symptômes des maladies est presque toujours tronquée, la description des altérations des organes souvent insuffisante, et parce que l'on ne peut que difficilement arriver à combler ces lacunes par le défaut de citation des sources où ces faits ont été puisés.

Observation sur la vésicule du fiel. Mémoires de l'Académie des sciences, 1735.

Sur une quantité très-considérable de pus dont les sinus frontaux, sphénoïdaux et maxillaires étaient le foyer, dans un cas où l'on croyait mal à propos la poitrine affectée. Mém. de l'Acad. des sc., 1735.

Observation sur deux livres au moins de sérosité très-claire trouvées dans les ventricules du cerveau. Mém. de l'Acad. roy. des sc., 1735.

Sur un corps osseux de forme très-irrégulière, observé dans le côté droit du cervelet d'un épileptique. Mém. de l'Acad. des sciences, 1737.

Observations sur la grosseur naturelle de la rate. Mém. de l'Acad. des sc., 1738.

Essais anatomiques contenant l'histoire exacte des parties qui composent le corps de l'homme, avec la manière de disséquer. Paris, 1742, in-8; 2e édit., Paris, 1766, in-8 ; 3e éd. avec des notes et supplémens par Portal, sous le titre de : *Anatomie historique,* etc. Paris, 1776-1777, in-8, 2 vol.

Elementa physiologiæ post soleriora novissimaque physicorum expe-

rimenta et accuratiores anatomicorum observationes concinnata. Paris, 1745, in-8; Leipzig, 1749, in-8.

Relation d'une maladie de l'estomac, avec quelques observations concernant le mécanisme du vomissement et l'usage de la rate. Mém. de l'Acad. des sc., 1752.

Observation sur un écu de six livres avalé, retenu dans l'œsophage, et poussé dans l'estomac par le moyen d'une bougie. Mém. de l'Acad. roy. des sciences, 1752.

Observation sur une maladie singulière, occasionnée par des chagrins et guérie par le bruit inattendu d'un coup de fusil. Mém. de l'Acad. roy. des sc., 1752.

Observation sur les suites d'une suppression et sur des hydatides formées dans la glande thyroïde. Mém. de l'Acad. roy. des sc., 1754.

Observation sur un polype en forme de grappe, situé immédiatement au-dessous du larynx. Mém. de l'Acad. des sc., 1754.

Observations anatomiques sur le cœur, premier mémoire et second mémoire. Mém. de l'Acad. roy. des sc., 1752.

Observations anatomiques sur le cœur, contenant la description particulière des oreillettes, du trou ovale et du canal artériel. Mém. de l'Ad. roy. des sc.

Observations anatomiques sur la structure de la vessie. Mém. de l'Ac. roy. des sc., 1753.

Précis de la médecine pratique, contenant l'histoire des maladies dans un ordre tiré de leur siège, avec des observations et remarques critiques sur les points les plus intéressans. Paris, 1759, in-8; ibid, 1760, in-8; ibid, 1765, in-8, 2 vol.; ibid, 1776, in-8, 2 vol.

Synopsis universæ praxeos medicæ, in binas partes divisa, quarum prior contractum omnium morborum, tum internorum, tum externorum conspectum exhibet; altera vero rem medicamentariam; vel promptuarium selectissimorum medicaminum, emporeticorum, officinalium et magistralium, perpetuis commentariis illustratum sistit. Amsterdam, 1765, in-4; Paris, 1770, in-4, 2 vol; ibid, 1774, in-4, 2 vol.; Padoue, 17.. in-4, 2 vol. — C'est l'édition latine de l'ouvrage précédent et du suivant réunis.

Précis de la matière médicale, contenant les connaissances les plus utiles sur l'histoire, la nature, les vertus et les doses des médicamens, etc. Paris, 1766, in-8; ibid, 1770, in-8, 2 vol.; ibid, in-8, 2 vol.; ibid, 1781, in-8, 2 vol.

Historia anatomico-medica, sistens numerosissima cadaverum humanorum extispicia, quibus in apricum venit genuina morborum sedes, horumque reserantur causæ, vel patent effectus, etc., edente Ant. Portal. Paris, 1767, in-4, 2 vol. Nov. ed. cur. J. Ch. Traug. Schlegel. Langensalza, 1786, 1787, 1802, in-8, 3 vol. — L'éditeur avait promis un supplément qui n'a pas paru.

(Vicq-d'Azyr, *Éloge de Lieutaud.*)

LIGER (CHARLES-LOUIS), né à Auxerre, fit ses études médicales à Paris, y fut promu au doctorat en 1742, obtint le titre de conseiller médecin du roi, se retira dans sa ville natale, et y mourut vers 1760.

Liger n'est connu que par un traité qu'il publia sur la goutte, et qui n'est pas plus mauvais que tous ceux qui avaient paru jusqu'alors sur ce sujet. Il a été conduit, par le rapprochement des descriptions qu'ont données de cette maladie les médecins grecs de diverses époques, à établir des périodes, dans l'histoire de cette maladie, qui demanderaient à être vérifiées. Selon lui, du temps d'Hippocrate, la goutte était assez rare, n'attaquait jamais que les articulations des extrémités, était douloureuse, mais point dangereuse et jamais mortelle. Les femmes et les eunuques en étaient exempts. Elle était toujours *régulière*. Au temps de Galien, elle était plus fréquente, et elle était *irrégulière*, car Galien a vu un malade suffoqué rapidement par la rétropulsion de la goutte des extrémités sur les poumons. Au quatrième et au cinquième siècle, et surtout au temps de Paul d'Egine, la goutte, infiniment plus fréquente, n'attaquait plus seulement les articulations des membres, elle n'épargnait plus celles du tronc, des côtes, de la mâchoire inférieure. Elle était *irrégulière, vague*; et spontanément, sans y être provoquée par des rétropulsifs, elle se portait sur la gorge, les poumons, le foie, la rate, etc. Depuis, la goutte a subi encore d'autres métamorphoses, et toujours en s'aggravant. La théorie de Liger est assez mauvaise, mais tout n'est pas à dédaigner dans le traitement qu'il propose.

Diss. an menstruis morantibus chalybeata. Paris, 1743, in-4.

Diss. an arthritidi sapo. Paris, 1747, in-4; et à la suite du *traité de la goutte.*

Traité de la goutte, dans lequel, après avoir *fait* connaître le *caractère propre et les vraies causes de cette maladie,* on indique les moyens les plus sûrs pour la bien traiter et la guérir radicalement. Paris, 1753, in-12 de 387 pp.

LILLE (Chrétien Everard de), né à La Haye en 1724, fit ses études de philosophie et de médecine à Leyde, où il fut promu au doctorat le 14 septembre 1756. Il s'était déjà fait connaître avantageusement par la publication de son principal ouvrage, et il fut choisi cette année même pour aller remplacer dans la chaire de médecine de Groningue Camper, qui venait d'être appelé à Amsterdam.

De excessu motus circulatorii. Leyde, 1752, in-4.

Tractatus de palpitatione cordis, quam præcedit præcisa cordis historia physiologica, cuique pro coronide addita sunt monita quædam generalia *de arteriarum pulsus intermissione.* Zwoll, 1755, in-8. — La section des causes si diverses des palpitations est traitée avec développement, et contient des observations intéressantes.

Physiologicarum animadversionum, secundum ordinem Halleri elementorum liber I. Franeker, 1772, in-4. —

L'auteur attaque la plupart des opinions de Haller. « *Ubique*, dit celui-ci, *vir ratiociniis contra experimenta pugnat, neque mollibus utitur vocibus.* »

(*Comment de rebus in med. gestis.* — Haller.)

LIND (James), l'auteur du meilleur ouvrage qu'on possède sur le scorbut, et l'un des meilleurs observateurs qui nous aient fait connaître les maladies des Européens dans les climats chauds, fut reçu docteur en médecine à Edimbourg en 1748. Il servit long-temps dans la marine royale anglaise, fut médecin de l'hôpital de Hasler, et mourut à Gorport le 14 juillet 1795.

Dissert. inaugural. de morbis venereis localibus. Edimbourg, 1748, in-8. — *Recus. in Smellie Thesaur. disp. edinens.*

A treatise on scurvy, etc. Edimbourg, 1752, in-8; Londres, 1756, in-8; *ibid*, 1772, in-8. Trad. en français sous ce titre : *Traité du scorbut, divisé en trois parties, contenant des recherches sur la nature, les causes et la curation de cette maladie, avec une table chronologique et critique de tout ce qui a paru sur ce sujet; auquel on a joint la traduction du traité du scorbut de Boerhaave, commenté par Van Swieten.* Paris, 1756, in-12, 2 vol.; *ibid*, 1788, in-12, 2 vol.

An essay on the most effectual means of preserving the health of seamen in the royal navy. Londres, 1757, in-8; *ibid*, 1763, in-8; *ibid*, 1774, in-8. Trad. en français. Paris, 1758, in-12.

Two papers on fevers and infections. Londres, 1763, in-8. Trad. en français par H. Fouquet, Montpellier, 1781, in-8; Genève, 1798, in-8.

An essay on diseases incidental to Europeans in hot climates with the method of preventing their fatal consequences, to which is added an appendix to intermitting fevers and an simple and easi way to render sea water fresh and to prevent a scarcity of provisions in long voyages at sea. Londres, 1768, in-8; *ibid*, 1771, in-8; *ibid*, 1775, in-8. Trad. en français par Thion de la Chaume, avec des notes. Paris, 1785, in-12, 2 vol.

(Reuss. — Rotermund. — Rob.-Watt.)

LINDEN (Jean-Antonides Van der), médecin érudit, mais assez mauvais critique, naquit à Enckuysen, le 13 janvier 1609, d'Antoine-Henri Van der Linden, médecin de réputation; il reçut une éducation soignée, à Leyde, et fut reçu docteur en médecine dans l'université de cette ville, le 18 octobre 1630. Après avoir pratiqué quelque temps avec beaucoup de succès l'art de guérir, à Amsterdam, il fut appelé à Franeker, en 1639, pour y enseigner toutes les branches de la médecine. En 1648, il joignit à ces fonctions celles de bibliothécaire. Trois ans après il accepta l'offre qui lui fut faite de la chaire de médecine à l'Université de Leyde; il en prit possession le 7 Juin 1651, et l'occupa jusqu'à sa mort. Il cessa de vivre le 5 mars 1664.

Haller avait dit de Van der Linden : « *Vir græcè doctus et latinè, in praxi ad chemicam sectam inclinans et parum clinicus, ex judicio Guidonis Patini, amici Lindeniani, acuti cæterum ingenii scriptor.* » Pour satisfaire à la curiosité que ce passage de Haller pouvait exciter, Paquot a rassemblé les jugemens portés sur Van der Linden par Guy Patin. En voici quelques-uns : « Cet auteur est mort à Leyde âgé de 53 ans, d'une fièvre avec fluxion sur la poitrine, après avoir pris de l'antimoine et sans s'être fait saigner. Quelle pitié ! faire tant de livres, savoir tant de grec et de latin, et se laisser mourir de la fièvre et d'un catarrhe suffocant sans se faire saigner. J'aime mieux être ignorant et me faire saigner quelquefois.... Voilà comme meurent les fous et les chimistes »…. « Van der Linden était un bon homme et riche, mais qui était féru de la chimie et de la pierre philosophale. N'est-ce pas là pour faire un bon médecin ? aussi haïssait-il notre bon Galien. Il louait Hippocrate, Paracelse et Van Helmont, en quoi il imitait cet empereur qui avait dans son cabinet les portraits de Jésus-Christ, de Vénus, de Priape et de Flore. N'étaient-ce pas là des tableaux bien assortis ? Il voyait peu de malades et ne faisait jamais saigner. Il faisait profession d'un métier qu'il n'entendait guères.... Il est mort deux jours avant que son livre (son édition d'Hippocrate) eût paru, et, sans l'antimoine, son Hippocrate aurait été beaucoup meilleur. J'en suis pourtant fâché, le connaissant plus honnête homme qu'il n'était éclairé. » On sait le cas qu'il faut faire des jugemens de Guy Patin sur quiconque ne se déclarait pas comme lui ennemi mortel de la chimie. Van der Linden est l'auteur de la première bibliographie médicale importante qui ait été faite. Son édition des œuvres d'Hippocrate n'est pas sans mérite, quoiqu'on lui reproche les libertés qu'il s'est données en fait de corrections. Son édition de Celse est fort défectueuse et tous ses autres écrits ne sont plus lus depuis long-temps.

Universæ medicinæ compendium decem disputationibus propositum. Franeker, 1630, in-4.

Manuductio ad medicinam. Amsterdam, 1637, in-8; Halle, 1726, in-12, et en tête de l'ouvrage suivant :

De scriptis medicis libri duo. Amsterdam, 1637, 1651, 1662, in-8. Chacune des deux éditions qui ont suivi la première a reçu des augmentations considérables ; l'ouvrage fut à peu près doublé, en 1686, dans l'édition qu'en donna Merklin, et quadruplé dans la *Bibliotheca scriptorum medicorum*, de J. J. Manget ; il a des défauts (toutes les bibliographies en ont nécessairement beaucoup), mais il fut long-temps fort utile.

Medulla medicinæ, partibus quatuor comprehensa : præmissæ sunt oratio de medico futuro necessariis, et manuductio ad medicinam. Franeker, 1642, in-8.

Medicina physiologica, novâ curatâque methodo ex optimis quibusque auctoribus contracta, et propriis observationibus completata. Amsterdam, 1653, in-4.

Dissertatio de lacte. Groningue, 1655, in-16, avec deux opuscules de Deusing.

Selecta medica et ad ea exercitationes Batavæ. Leyde, 1656, in-4.

De hemicraniâ menstruâ historia et consilium. Leyde, 1659, 1668, in-4.

Meletemata medicinæ hippocraticæ. Leyde, 1660, in-4.

Hippocrates de circuitu sanguinis. Leyde, 1661, in-4.

Oratio funebris in viri clarissimi Adolphi Vorstii medicinæ et botanices professoris primarii, excessum. Leyde, 1664, in-4.

J'ai déjà dit que Van der Linden avait été éditeur des œuvres d'Hippocrate et de celles de Celse, il a aussi soigné une édition des œuvres de Spigel, et celle des deux ouvrages de Cardan : *De vitâ propriâ* et *De utilitate ex adversis capiendâ*.

(Paquot. — Eloy. — Haller.)

LINNAEUS ou LINNÉ (Charles de), le plus grand des naturalistes du dernier siècle, fut aussi médecin, et doit trouver place dans ce Dictionnaire ; mais comme il n'occupe point en médecine le rang qui convient à un homme tel que lui, et que nous ne pourrions, sans sortir du plan de notre ouvrage, l'envisager sous les points de vue sous lesquels il faut le considérer pour le bien connaître, nous nous bornerons à dire quelques mots sur les époques principales de sa vie et à indiquer la partie médicale de ses œuvres, renvoyant pour le reste à l'article que lui a consacré Wikstrœm dans son *Conspectus litteraturæ botanicæ in Suecia*, où l'on trouvera une bibliographie complète de ses écrits botaniques, aux éloges de Linné par Condorcet et par Vicq-d'Azyr, à l'article inséré par M. Marquis dans la biographie médicale, et à trois biographies publiées récemment sur Linné, dont une est par Agardt, une seconde par Wahlenberg, et la troisième, par Linné lui-même,

a été publiée avec des notes et des supplémens par Afzelius. Wikstrœm les indique en détail.

Linné naquit le 25 mai 1707 à Ræshult, paroisse de Stenbro-
hult, diocèse de Wexio, en Suède; il fit ses études dans les Universités de Lund et d'Upsal. En 1732, il fit, aux frais de l'Académie
de cette dernière ville, un voyage d'exploration en Laponie. Malgré le zèle et le talent avec lesquels il remplit cette mission, il ne
put obtenir à son retour la permission de donner des leçons publiques. Un voyage en Dalécarlie, dont il fut chargé par le gouverneur
de cette province, dissipa le chagrin que lui causa cette injustice.
C'est dans le cours de ce voyage qu'il vit à Falhum la fille du docteur More, dont il mérita l'amour, mais dont il ne put alors obtenir
la main, à cause de sa pauvreté. Elle lui fournit les moyens d'aller
en Hollande pour y obtenir le titre de docteur en médecine, qu'il
reçut à Harderwick en 1735. Il était parti de Suède avec trente-six
écus d'or pour toute ressource. Etant demeuré en Hollande plus
long-temps qu'il n'en avait le projet, il s'y vit bientôt pressé par la
misère. La protection de Boerhaave, de Burmann et les bienfaits de
Clifford, qui le reçut chez lui et lui confia le soin de son riche jardin, le tirèrent de cette position, et lui procurèrent la liberté nécessaire pour mettre au jour les premiers ouvrages qui le placèrent
au rang des savans les plus illustres de son siècle. Il visita alors
l'Angleterre, vint ensuite à Paris et rentra dans sa patrie. Il s'établit à Stockholm, fut nommé médecin de la marine, et se livra tout
entier à l'exercice de l'art de guérir; mais le titre de botaniste du
roi que des amis puissans obtinrent pour lui en 1739, et la place de
président de l'Académie de Stockholm, le ramenèrent à ses études
favorites. Ce fut alors qu'il épousa la fille du docteur More.
Nommé en 1741 professeur de botanique à Upsal, et peu après
directeur du jardin de botanique de cette ville, il ne la quitta plus
que pour quelques voyages qu'il fit dans diverses parties de la
Suède. Il professa aussi la médecine, quoiqu'il en eût à peu près
abandonné la pratique. Comblé de gloire et d'honneurs, Linné
mourut le 10 janvier 1778.

Je répète que je n'indique ici que ses ouvrages de médecine.

Diss. de febrium intermittentium causâ. Harderwick, 1733, in-4.

Materia medica e regno vegetabili. Stockholm, 1749, in-8.

Materia medica e regno animali. Upsal, 1750, in-4.

Materia medica e regno lapideo. Upsal, 1752, in-4.

Les trois opuscules précédens, réunis sous ce titre :

Materia medica per tria regna naturæ, ed. Schreber. Leipzig et Erlang, 1772, in-8 ; *edit. auct. ibid,* 1782, in-8 ; *ibid,* 1787, in 8; Vienne, 1778, in-8.

Genera morborum. Upsal, 1763. in-8; Hambourg et Gustrow, 1773, in-8; *ed. Gouan,* Montpellier, 1787, in-4.

Un grand nombre de dissertations, de Linné, sur des points particuliers de pathologie, d'hygiène et de matière médicale, se trouvent dans le recueil intitulé : *Amœnitates academicæ seu dissertationes variæ physicæ, medicæ, botanicæ, antehac seorsim editæ, nunc collectæ et auctæ.* Stockholm et Leipzig, 1749-1769, in 8, 7 vol. *Editio novissima et emendata, curante J. C. D. Schreber.* Erlang, 1785-1790, in-8, 10 vol. fig.

LISTER (Martin), conchiliologiste célèbre et médecin distingué, né dans le comté de Buckingham, fit ses études au collége Saint-Jean de Cambridge. Après être venu visiter la France, il se fixa à York pour y pratiquer l'art de guérir. En 1683, vers l'âge de quarante-cinq ans, il prit le grade de docteur à Oxford; il s'établit ensuite à Londres, devint membre du collége des médecins de cette ville et de la Société royale. En 1698, il accompagna le comte de Portland en France. A son retour, il fut nommé médecin de la reine Anne. Lister mourut le 2 février 1711.

Historiæ animalium Angliæ tractatus tres. Unus de araneis, alter de cochleis tum terrestribus tum fluviatilibus, tertius de cochleis marinis ; quibus adjectus est quartus de lapidibus ejusdem insulæ ad cochlearum quamdam imaginem figuratis. Londres, 1678, in-4; *appendix.* York, 1681, in-4.

Historiæ, seu synopsis methodicæ conchyliorum, quorum omnium picturæ ad vivum delineatæ exhibentur liber primus, qui est de cochleis terrestribus. Londres, 1685 ; *liber secundus, qui est de turbinibus et bivalvibus aquæ dulcis, ibid,* 1686; *liber tertius, qui est de bivalvibus marinis, in quibus conchæ anatiferæ dictæ, balanique numerantur: etiam huic accedit appendix de conchitis,* Londres, 1687; *liber quartus, de buccinitis, iisve lapidibus, qui buccina omnigena valdè referunt, ibid,* 1688, in-fol. fig. 2ᵉ ed. cur. Huddesford, Oxford, 1770, in-fol.

De fontibus medicatis Angliæ exercitatio nova et prior. York, 1682, in-4; *exercitatio altera,* Londres, 1684, in-8; *ensemble,* Leyde, 1686, in-8.

Joh. Godærtius de insectis in methodum redactus et notulis illustratus. Londres, 1685, in-8, pl.

Exercitationes medicinales sex de morbis quibusdam chronicis, I de hydrope, II de diabete, III de hydrophobia, IV de lue venerea, V de scorbuto, VI de arthritide. Londres, 1694, in-4; Francfort, 1696, in-8; et à la suite de *oper. med.* des Morton, Londres, 1696, in-4.

Exercitatio anatomica, in qua de cochlæis maximè terrestribus et limacibus agitur. Omnes dissectiones tabulis æneis illustrantur. Londres, 1694, in-8.

Exercitatio anatomica altera, in qua de buccinis fluviatilibus et marinis maximè agitur, quorum dissectiones tabulis æneis illustrantur, his accedit exercitatio medicinalis de variolis. Londres, 1695, in-8.

Conchyliorum bivalvium utriusque aquæ exercitatio anatomica tertia. Huic accedit disputatio medicinalis de calculo humano. Londres, 1696, in-4.

A journey to Paris in the year 1698. Londres, 1699, in-8; trad. en français, 1699.

Sanctorii de statica medicinâ cum commentario Listeri. Londres, 1701; in-12; Leyde, 1711. in-12.

Hippocratis aphorismi, cum commentariolo. Londres, 1702, in-8; ibid., 1703, in-12; Tubingue, 1730, in-12; 1744, in-12.

Diss. de humoribus, in qua veterum ac recentiorum medicorum ac philosophorum opiniones et sententiæ examinantur. Londres, 1709, in-8; Amsterdam, 1710, in-12.

Historia insectorum, auctore Johan. Rajo, etc. opus posthumum, jussu regiæ societatis Londinensis editum. Cui subjungitur appendix de Scarabeis britannicis, auctore M. Lister, S. R. S. ex Ms. Musæi Ashmolœani. Londres, 1710, in-4.

Lister a inséré en outre un assez grand nombre d'articles dans les transactions philosophiques.

(*Biographia Britannica.* — Jœcher. — Rotermund.)

LITTRE (ALEXIS), anatomiste fort habile, naquit le 21 juillet 1658 à Cordes, en Albigeois. Appartenant à une famille très-nombreuse et peu fortunée, il dut trouver de bonne heure dans son application et son industrie des ressources pour subvenir aux frais de ses études. Il commença celles en médecine à Montpellier, et vint les continuer à Paris. Passionné pour l'anatomie, il l'enseigna dans des cours qui attirèrent une grande affluence d'élèves. Littre fut reçu docteur en médecine le 23 janvier 1691, il devint plus tard membre de l'Académie des sciences. C'est dans le recueil des mémoires de cette Société que sont consignés tous ses travaux; il n'a rien publié à part. Une attaque d'apoplexie mit fin à ses jours le 3 février 1725. Voici les principaux articles fournis par Littre au recueil de l'Académie des sciences :

Observation sur une nouvelle espèce de hernie, avec une planche. — *Description de l'urètre de l'homme.* — *Observations sur un fœtus humain monstrueux.* — *Observations sur les ovaires et les trompes d'une femme, et sur un fœtus trouvé dans l'un de ses ovaires.* — *Observations sur le corps d'une femme grosse de huit mois de son premier enfant, morte subitement d'une chute.* — *Dissections de trois personnes mortes subitement.* — *Mémoire sur la circulation du sang dans le fœtus.* 1701. — *Observations sur deux pierres trouvées dans la vessie d'un garçon de vingt ans. — Observation d'un fœtus humain trouvé dans la trompe gauche de la matrice; avec une planche. — Histoire d'un fœtus humain tiré du ventre de sa mère par le fondement; avec une planche. 1702. — Observations sur une hydropisie particulière. 1703. — Observations sur les plaies du ventre. — Observation sur les reins d'un fœtus humain de neuf mois. — Observation sur la matrice d'une fille de deux mois. 1705. Observation sur un anévrysme; avec une planche. — Observation sur la glande pituitaire d'un homme. — Observation sur une hydropisie de poitrine. 1707. — Sur un fœtus humain monstrueux. 1709.— Observations sur la gonorrhée. 1711. — Sur un anévrysme vrai. 1712. — Observations*

sur une espèce d'enflure; appelée emphysème. — Sur l'hydropisie appelée tympanite. 1713. — Sur une hernie rare. — Sur des vaisseaux particuliers observés dans des corps morts de perte de sang. 1714. — Sur une difficulté d'avaler. 1716. — Mémoire sur les lavemens nourrissans. — Observations sur un fœtus monstrueux qui n'avait qu'un œil, avec une planche. 1717. — S'il y a du danger de donner par le nez des bouillons, de la boisson ou tout autre liquide. — Mémoire sur les noyés. 1719.— Mémoire sur les règles des femmes. — De la dissolution des pierres de la vessie dans les eaux communes. 1720.

(Fontenelle, *éloge de Littre.* — Rozier, *tables des mem. de l'Acad.*— Goulin.)

LOBB (Théophile), médecin distingué, né en 1678, exerça l'art de guérir à Londres, et mourut en 1763. Il est auteur d'un assez grand nombre d'ouvrages, qui furent estimés en leur temps, et dont plusieurs ont été traduits en français.

A treatise on the small pox in two parts. Part. I: Containing a description of the distinct and confluent kind; when they proceed regularly, and the curative indications in every period; and of the methods of managing variolous patient as the heat and cold, clothing and diet, medicines, etc., also an account of the incidental symptoms, etc., etc. Part. II: Exhibiting histories and cases, in which this disease and its various symptoms are exemplified, etc, etc. Londres, 1731, in-8; ibid., 1741, in-8; ibid., 1748, in-8; ibid., 1752, in-8. Trad. en français par M. B. P. (Boyer de Prébandier.) Paris, 1749, in-12, 2 vol.

Rational method of curing fevers, deduced from the structure of the human body; with the effects of bleeding, vomiting and purging. Londres, 1734, in-8.

Medical practice in curing fevers. Londres, 1735, in-8.

A practical treatise on painful distempers; with some effectuals method of curing them. Londres, 1739, in-8.

Treatise on the solvents of the stone, and the curing of the stone and the gout by aliments. Londres, 1739; Londres, 1771. En latin: Bâle, 1742. Trad. en français, avec une dissertation de David Hartley sur le lithontriplique de Jeanne Stephens. Paris, 1744, in-4.

An address to the faculty of physic, relating to miss Stephen's medicine. Londres, 1739, in-8.

Letters concerning the plague and other contagious distempers. Londres, 1745, in-8.

A compendium of the practice of physic. Londres, 1747, in-8.

Medical principles and cautions. Part. I: Londres, 1751, in-8. Part. II: 1752. Part. III: 1753, in-8.

Medicinal letters, in two parts. Part. I: Contains letters on miscellaneous subjects, for removing various disorders from human bodies, and for the preservation of heath. Part. II: Contains letters on the most frequent and dangerous diseases incident to infants and children, men and women. With directions for the management of the sick, and making medicines for the cure of the several diseases. Intended chiefly for the benefit of those poor families, which case neither have the advice of a physician, not the attendance of an apothecary.* Londres, 1763, in-12.

The practice of physic in general, as delivered in a course of lectures on the theory of diseases, and the proper method of treating them. Published from his own MSS. Londres, 1771, in-8, 2 vol.

Lobb a écrit en outre un ouvrage étranger à la médecine, qu'il est inutile d'indiquer ici.

(Rob. Watt.)

LOBES (Edmond Vincent Guldener von), observateur distingué, né à Pilsen, en Bohême, le 13 avril 1763, fut reçu docteur en médecine à Prague à l'âge de vingt ans. Il se fixa à Vienne et devint médecin pensionné de cette ville ; il se démit de cette place en 1814 et fut nommé proto-médecin de la Basse-Autriche, conseiller-d'état et rapporteur du conseil de santé de Vienne. Il mourut le 30 mars 1827. Il est auteur d'un des meilleurs ouvrages que l'on possède sur la gale.

Dissert. inaug. positiones medicæ. Prague, 1783.

Beobachtungen über die Krœtze, gesammelt in dem Arbeitshause zu Prag. Prague, 1791, in-8 ; deuxième édition corrigée : *Ibid.,* 1795, in-8.

Sammlung der Sanitæts-Verordnungen für das Herzogsth. Oesterreich unter der Enns, als Fortsetzung der von Ferro'schen Sammlung. 3-5ten Theil ; enthalten die Verordnungen vom Jahr. 1807 bis Ende. d. J. 1824. Wien, 1824-25, in-8, 1 pl.

(Med. chir. Zeitung.— Meusel.)

LOBSTEIN (Jean Frédéric), habile anatomiste, naquit à Lampethem, village d'Alsace, le 30 mars 1736 ; il fit ses études à Strasbourg, et fut reçu docteur en médecine en 1760, après avoir soutenu une dissertation remarquable sur le nerf accessoire. Il partit peu de temps après pour visiter les écoles les plus fameuses de l'Europe. Revenu à Strasbourg, il obtint de la Faculté de médecine l'autorisation d'ouvrir des cours de chirurgie et de pathologie. En 1764, il fut nommé premier démonstrateur public d'anatomie, avec des appointemens assignés par la ville. En 1768, il fut élevé au grade de professeur extraordinaire, et dans la même année, la chaire d'anatomie et de chirurgie étant venue à vaquer par la mort d'Eisenmann, elle lui fut accordée. Sa vie fut depuis lors presque entièrement consacrée à l'enseignement. Il fut deux fois recteur de l'Université de Strasbourg, et la Faculté de médecine le choisit dix fois pour la présider en qualité de doyen. Lobstein mourut le 11 octobre 1784, âgé de quarante-huit ans. Il avait composé deux ouvrages, qui servaient de base à ses leçons, sur l'anatomie et la physiologie ; ils n'ont point vu le jour. Ses travaux se trouvent consignés dans les thèses de ses élèves soutenues sous sa présidence. Nous en donnerons les titres.

Diss. de probatissimâ extrahendi calculum methodo. Strasbourg, 1759, in-4.

Dissertatio inauguralis de nervo spinali ad par vagum accessorio, 1760, in-4. — *Recus. in Ludwig, scriptor. nevrol. et in Saudifort, thesaur. disput.*

Diss. casus hydrocelis. Resp. J. N. Spack. Strasbourg, 1761, in-4.

Diss. casus nephritidis calculosæ. Resp. G. A. Frank. Strasbourg, 1763, in-4.

Diss. de pyloro. Resp. H. P. Leveling. Strasbourg, 1764, in-4.

Diss. de non necessariâ funiculi umbilicalis deligatione. Resp. G. S. Schweicknand. Strasbourg, 1764, iu-4.

De calculis biliariis. Resp. B. J. B. Fels. Strasbourg, 1764, iu-4.

Diss. de steatomate. Resp. G. T. Buser. Strasbourg, 1768, in-4.

Diss. de læsionibus coxidis. Resp. J. P. Kees. Strasbourg, 1770, in-4.

Diss. de carie ossium. Resp. D. Périer. Strasbourg, 1770, in-4.

Diss. de labio leporino. Resp. G. Biderman. Strasbourg, 1770, in-4.

Diss. de herniâ congenitâ, in quâ intestinum in contactu testis est. Strasbourg, 1771, in-4.

Diss. de valvulâ Eustachii. Resp. J. M. Dioboldt. Strasbourg, 1771, in-4.

Diss. de foramine ovali. Resp. J. M. Dioboldt. Strasbourg, 1771, in-4.

Diss. de aquâ labyrinthi auris. Strasbourg, 1771, in-4.

Diss. de fistulâ ani. Resp. J. Meyer. Strasbourg, 1771, in-4.

Diss. de osœnâ maxillari. Resp. F. L. Weyland. Strasbourg, 1771, in-4.

Diss. casus ischuriæ. Resp. P. H. G. Patersen. Strasbourg, 1770, in-4.

Diss. de nervis duræ matris. Resp. P. J. Beyckert. Strasbourg, 1772, in-4.

Diss. de herniâ scrotali. Resp. P. J. Beyckert. Strasbourg, 1773, in-4.

Diss. de bubonoceles evitandi methodo. Strasbourg, 1773, in-4.

Diss. de liene. Resp. J. J. Busch. Strasbourg, 1774, in-4.

Diss. de calculis vesicæ urinariæ. Resp. J. G. Psæhler. Strasbourg, 1774, in-4.

Diss. de tumoribus capitis. Resp. C. B. Will. Strasbourg, 1774, in-4.

Diss .ileon lethale à concretione præternaturali intestinorum cum utero. Strasbourg, 1775, in-4.

Diss. circa generationem puris. Resp. J. E. Petri. Strasbourg, 1775, in-4.

Diss. de strangulationibus intestinorum in cavo abdominis. Resp. J. R. Meyer. Strasbourg, 1776, in-4.

Diss. de viarum lacrymalium morbis. Resp. J. F. Licht. Strasbourg, 1776, in-4.

Diss. de calculis biliariis. Resp. C. H. Vilkens. Strasbourg, 1777, in-4.

Diss. de labyrinthi auris contentis. Resp. P. F. Meckel. Strasbourg, 1777, in-4.

Diss. de hydrocele. Resp. Benhceffer. Strasbourg, 1777, in-4.

Diss. de partu difficili. Resp. C. G. Reuss. Strasbourg, 1777, in-4.

Diss. de anchylosi. Resp. C. A. Paul. Strasbourg, 1777, in-4.

Diss. de linguæ involucris. Resp. J. A. Rinder. Strasbourg, 1778, in-4.

Diss. de conceptione tubariâ. Resp. F. A. Fritze. Strasbourg, 1779, in-4. — *Recus. in Schlegel syllog. opusc. obstetr.*

Diss. de suffusione secundariâ rariori. Strasbourg, 1779, in-4.

Diss. de gonorrhœâ virulentâ. Resp. Pibault. Strasbourg, 1779, in-4.

Diss. de ischuriâ vesicali et vesicæ paracenthesi. Resp. J. W. Wagner. Strasbourg, 1779, in-4.

Diss. de herniâ crurali incarceratâ. Resp. F. A. Mezler. Strasbourg, 1779, in-8.

Diss. de dysuriâ. Resp. A. Weglin. Strasbourg, 1779, in-4.

Diss. de partu difficili. Resp. F. Engelhard. Strasbourg, 1779, in-4.

Diss. de aeris in sanguinem actione. Resp. P. H. Busch. Strasbourg, 1780.

Diss. de fistulâ lacrymali. Resp. G. Schulze. Strasbourg, 1780.

Diss. de pressione cranii. Resp. J. H. Cropp. Strasbourg, 1781.

Diss. de herniâ cerebri. Resp. J. C. Salleneuve. Strasbourg, 1781.

Diss. de uteri hæmorrhagiâ. Resp. J. C. Beyer. Strasbourg, 1782.

Diss. de structurâ renum. Resp. Schumlansky. Strasbourg, 1782.

Diss. de structurâ nervorum. Resp. J. Pfeffinger. Strasbourg, 1782.

Diss. de situ testiculorum alieno. Resp. J. F. Rheimlaender. Strasbourg, 1782.

Diss. de ischuriâ. Resp. J. F. Haas. Strasbourg, 1783, in-4.

Diss. de vi vitali arteriarum. Resp. G. Kramp. Strasbourg, 1783.

Diss. de fonticulorum usu in sanandis morbis. Resp. G. P. Ham. Strasbourg, 1784, in-4.

(Vicq-d'Azyr, *Éloge de Lobstein.*)

LOBSTEIN (Jean Frédéric), l'un des professeurs les plus distingués de la Faculté de médecine de Strasbourg, anatomiste habile et auteur d'un des traités les plus importans qui existent sur l'anatomie pathologique, naquit à Giessen en 1777. A l'âge de treize ans, il vint avec sa famille se fixer à Strasbourg. Il y commença de bonne heure ses études médicales, mais il dut les interrompre bientôt pour aller remplir aux armées les fonctions d'élève en chirurgie. Dès qu'il put quitter cette carrière, il vint reprendre à Strasbourg le cours de ses études. L'anatomie l'occupa d'une manière particulière, et il s'y rendit assez habile pour mériter, au bout de peu d'années, d'être nommé prosecteur de la Faculté, et bientôt après chef des travaux anatomiques. Il fut promu au doctorat en 1802, après avoir soutenu une thèse remarquable sur la nutrition du fœtus. La place de médecin en chef et professeur de l'École départementale d'accouchement du Bas-Rhin lui fut donnée. En 1814, il concourut avec Fodéré pour la chaire de médecine légale. Les titres antérieurs tout spéciaux de ce dernier lui valurent la préférence, mais Lobstein parut avec éclat dans le concours. En 1819, Cuvier fit créer pour lui une chaire d'anatomie pathologique. Il était en même temps directeur du musée anatomique. Il joignit en dernier lieu à ces fonctions celles de professeur de clinique médicale. Lobstein est mort en 1835. Il serait superflu d'exprimer ici un jugement sur ses ouvrages, qui doivent être connus de tout le monde.

Recherches et observations anatomico-physiologiques sur la position des testicules dans le bas-ventre du fœtus et leur descente dans le scrotum, lues à la Société des sciences et arts de Strasbourg dans la séance du 1ᵉʳ messidor. Dans les *Archives des accouchemens,* de Schweighæuser, tom. I, p. 269-319, et à part.

Notice sur une distribution particulière des vaisseaux du cordon ombilical. Dans les *Archives des accouchemens,* de Schweighæuser, t. I, p. 320.

Essai sur la nutrition du fœtus. Strasbourg, an X (1802), in-4, 150 pp., 2 pl.

Rapport sur les travaux exécutés à l'amphithéâtre d'anatomie de Strasbourg pendant le premier semestre de l'an XII, présenté à l'assemblée des professeurs de cette école. Strasbourg, 1803, in-4; *ibid.,* 1804, in-4.

Nachricht über eine Privat-Entbindungs-Anstalt. In *Siebold, Lucina,* etc. 1803, p. 250.

Fragment d'anatomie pathologique de l'organisation de la matrice dans l'espèce humaine, lu à la première classe de la société d'agriculture, sciences et arts du Bas-Rhin, dans la séance du 11 nivôse an XI. Dans le *Magasin encyclopédique,* an 1803; et séparément: Paris et Strasbourg, 1803, in-8, 32 pp.

Observations anatomico-physiologiques sur la circulation du sang dans l'enfant qui n'a pas respiré. Magasin encyclop. 1804.

Mémoire sur l'ossification des artères. Dans les *Mémoires de la Soc. d'agriculture et des sciences et arts,* etc. 1811.

Observations sur la nature et l'importance de la sueur habituelle des pieds. Dans le *Journal de méd., chirurg. et pharm.,* de Corvisart, Leroux et Boyer, 1815, tom. XXXIV, p. 162.

Notice sur une espèce particulière d'hémorrhagie qui succède quelquefois à l'accouchement. Dans le *Journ. de méd., chir. et pharm.,* de Corvisart, etc., 1816, tom. XXXV, p. 71.

Mémoire sur la première inspiration de l'enfant nouveau né. Journ. de méd., chir. et pharm., 1816, tome XXXV, p. 298.

Observations d'accouchemens, recueillies à la salle des accouchées de l'hôpital civil de Strasbourg. Journ. de méd., chir. et pharm., 1816, tome XXXVI, p. 125-171 et 219-231. — Duchateau ayant inséré dans le tome suivant du même journal une critique de ces observations, Lobstein y répondit, tome XXXVII, p. 261-265.

Observations d'anatomie comparée sur le phoque à ventre blanc. Journ. de méd., chir. et pharm., 1817, tome XXXIX, p. 20-59.

Annales cliniques d'accouchemens, de maladies des femmes et des enfans Numéro 1. Observations sur l'application du forps du dessus du détroit supérieur du bassin. Journ. de méd., chir. et pharm., 1817, tome XL, p. 310-53. *Numéro 2,* tome XLI, p. 33-56.

Observations d'anatomie comparée sur un jeune sarigue. Mém. de la Soc. méd. d'émulation, tom. VIII.

Sur l'inclinaison vicieuse du bassin de la femme, considérée comme cause d'accouchemens laborieux. Rapport par MM. Dubois et Désormeaux, extrait dans le *Bulletin de la Fac. de méd.,* 1817, p. 517.

Vues générales sur l'anatomie pathologique. Dans le *Journal complé-*

mentaire du dict. des sc. méd., tom. II, 1818, p. 3-23 et 311-325.

Observations sur la nature et l'importance de la sueur habituelle aux pieds. Journal complémentaire, etc. tome XXIV, p. 212-22.

Compte-rendu à la Faculté de médecine de Strasbourg sur l'état actuel de son muséum anatomique. Strasbourg, 1820, in-8.

Discours sur la prééminence du système nerveux dans l'économie animale, et l'importance d'une étude approfondie de ce système, prononcé à la séance publique de la Faculté de Strasbourg, 1821, in-8.

De nervi sympathetici humani fabricâ, usu et morbis, commentatio anatomico-physiologico-pathologica. Paris, 1823, in-4, avec 10 pl.

Compte sanitaire de la salle des accouchées de l'hôpital civil de Strasbourg pour les années 1804 à 1814 inclusivement, rendu à la commission administrative des hôpitaux. Strasbourg, in-8, sans date.

Mémoire sur la kirronose. Dans Breschet, *Répertoire d'anat. et de physiol. pathol.,* 1826, tom. I, p. 141, pl.

Tableau général des maladies observées et traitées à la clinique interne de la Faculté de médecine de Strasbourg pendant les années 1821-25. *Répert. d'anat. et de phys. pathol.,* tom. I, p. 332.

Handbuch der Hebammenkunst, zum Gebrauche für seine Vorlesungen an der niederrheinischen Departementalschule und für angehende Hebammen entworfen. Strasbourg, 1827, in-8.

Traité d'anatomie pathologique. Tom. I, Paris et Strasbourg, 1829, in-8, atlas ; tome II, *ibid.*; 1833 , in-8, atlas.

Observation d'une mélanose générale. Répert. d'anat. et de physiol. pathol., 1829, part. I.

Notice sur les maladies qui ont été traitées à la clinique de M. Lobstein, à Strasbourg, pendant le mois de mai 1829. Journ. complém. 1829, tome XXXIV, p. 267.

Apoplexie nerveuse, sans altération appréciable quelconque du cerveau ou de ses dépendances. Dans la Clinique, tom. II, n. 48, et dans les *Archives gén. de méd.*, 1830, t. XXIII, page 260.

Lobstein a fourni au *Dictionnaire des sciences médicales* l'article *Trisplanchnique* (nerf).

(Erhman, *Éloge de Lobstein, séance publique de la Fac. de Strasbourg,* 1836.)

LOCHER (Maximilien), l'un des observateurs du milieu du dernier siècle qui donnèrent à l'École de Vienne une grande réputation d'école essentiellement pratique. Locher était médecin de l'hôpital Saint-More et de la maison des aliénés. Ses ouvrages sont peu nombreux et peu étendus; en voici les titres :

Observationes practicæ circà luem veneream, epilepsiam et maniam, et circa cicutæ usum. Vienne, 1762, in-8.

Observationes practicæ circa inoculationem variolarum in neonatis institutam. Vienne, 1768.

Cominuatio experimentorum de inoculatione variolarum. Vienne, 1768.

Continuatio altera. Vienne, 1769, in-8.

LODER (Justus Christian von), anatomiste célèbre et l'un des plus habiles chirurgiens de l'Allemagne, naquit à Riga le 28 février 1753. Il fit ses études médicales à Gottingue et y fut reçu docteur en médecine en 1777. Il occupa bientôt après dans l'Université d'Iéna la place de professeur d'anatomie, de chirurgie et d'accouchemens. Premier médecin du prince de Saxe-Weimar en 1781, il fut conseiller de cour en 1782 et conseiller intime en 1799. Le roi de Prusse lui conféra en 1803 les titres de professeur ordinaire d'anatomie à Halle et de conseiller intime. Après la prise de cette ville par les Français en 1806, il alla à Kœnigsberg, où il fut nommé premier médecin du roi. La réputation dont il jouissait le fit appeler en 1809 à Saint-Pétersbourg, où il fut nommé conseiller d'état et premier médecin de l'empereur. Lors de l'invasion française, il fut chargé de la direction des hôpitaux militaires et décoré de plusieurs ordres pour les services qu'il y rendit. Loder est mort en 183...

Il était membre de la plupart des Académies de l'Europe. Le recueil de planches anatomiques qu'il a publié est encore un des plus complets que l'on possède et contient un assez grand nombre de planches originales. Le Journal de chirurgie qu'il publia pendant dix ans, continua dignement la bibliothèque chirurgicale de Richter, à laquelle Loder avait eu part.

Descriptio anatomica baseos cranii humani iconibus illustrata, pro gradu doctoris in med. et in chir. obtinendo. Gottingue, 1777, in-4.

Diss. Synchondroseos ossium pubis sectionem in partu difficili instituendam denuo expendit. Gottingue, 1778, in-4.

Diss. primæ lineæ nevrologiæ corporis humani comment. I. Iéna. 1778. in-4.

Progr. quo pulmonum docimasia in dubium vocatur. Iéna, 1779, in-4.

Progr. observatio anatomica tumoris scirrhosi in basi cranii aperti. Iéna, 1779, in-4.

Progr. I-III, de vaginæ uteri procidentiá. Iéna, 1781, in-4.

Progr. Arteriarum varietates nonnullæ. Iéna, 1781, in-4.

Diss. de musculosá uteri structurá. Iéna, 1781, in-4.

Anzeige eines für die Liebhaber der Anthropologie zu haltenden Collegiums über die Anatomie und Physiologie des menschlichen Kœrpers. Iéna, 1784, in-8.

Progr. I-VII de Alansonil verá amputationis methodo. Trad. en allemand et inséré dans les *Auserlesensten u. neuesten Abhandlungen für Wundœrzte.* Leipzig, 1794.

Progr. cui inest observatio herniæ diaphragmatis. Iéna, 1784, in-8.

Progr. quo probatur ex anatomicis observationibus circularem aperturæ orificii uterini formam certum

ineuntis graviditatis signum non esse. Iéna, 1785, in-4.

Progr. Lithotomiæ Lecattianæ emendatæ descriptio. Iéna, 1785, in-4.

Progr. de renum coalitione, tabulis æneis illustrata. Iéna, 1786, in-4.

Progr. de succi gastrici chirurgico usu. Partic. I. Iéna, 1787, in-4.

Anatomisches Handbuch. 1ster Band. Osteologie, Syndesmologie, Iéna, 1788, in-8. 2e édition corrigée et augmentée. Iéna, 1800, in-8.

Progr. historiæ amputationum feliciter institutarum Partic. I-XIX. Iéna, 1789-1793, in-8.

Anfangsgründe der medicinischen Anthropologie und der Staatsarzneykunde. Iéna, 1791, in-8. 2te verb. u. mit einer liter. Anhänge vereicherte Aufl. Weymar, 1793. 782 pp. 3te verm. u. verb. Aufl. Iéna, 1800. XVI et 674 pp., in-8.

Progr. observationis hypopyi et inde enatæ synizeseos pupillæ. Partic. I-II. Iéna, 1791, in-4.

Progr. paracentesebs sinus maxillaris historia. Iéna, 1793, in-4.

Progr. cancri labii inferioris feliciter extirpati historia. Iéna, 1794, in-4.

Progr. digiti pedis per amputationem curati historia. Iéna, 1794, in-4.

Chirurgisch-medicinische Beobachtungen mehrentheils in der herzoglich Sachsen-Weimarischen chirurgischen Krankenanstalt in Iená gesammelt. 1ster Band. Weymar, 1794, 282 pp. in-8 fig.

Anatomische Tafeln zur Befœrderung der Kenntniss des menschlichen Kœpers, mit teutschem und lateinischem Texte. Weymar, 1794-1803, texte in-fol., pl., gr. in-fol.

Progr. historia aneurysmatis spurii arteriæ brachialis feliciter curati, Partic. I. Iéna, 1794. — *Partic. II et III seu ultima.* Iéna, 1794, in-4.

Progr. observationis scroti per sphacelum destructi et reproductionis ope restituti. Partic. I et II. Iéna, 1795, in-4.

Progr. observata quædam circa strumam. Iéna, 1795, in-4.

Progr. de curatione externâ post cataractæ extractionem. Iéna, 1797, in-4.

Progr. meletamatum ad medicinam forensem spectantium. Partic. I et II. Iéna, 1799, in-4.

Progr. descriptio calculi urinarii singularis. Iéna, 1799, in-4.

Anfangsgründe der Chirurgie 1ter Th. Gotha, 1800, in-8.

Progr. descriptio calculi renalis conspicuæ magnitudinis. Iéna, 1801, in-4.

Progr. observatio I calculi vesicæ urinariæ femineæ sponte excussi. Iéna, 1801, in-4.

Progr. observatio II. calculorum renalium ingens numerus in femineo cadavere observatus. Iéna, 1801, in-4.

Progr. arteriolarum corneæ brevis descriptio. Iéna, 1801, in-4.

Progr. I-IV. Prima Myologiæ elementa. Iéna, 1802, in-4.

Grundriss der Anatomie des menschlichen Kœrpers ; zum Gebrauche bey Vorlesungen und Secir-Uebungen. 1ster Theil. Iéna, 1806, in-8.

Oratio inaugurationis novi theatri anatomici X. Novembr. MDCCCXIX

publ. habita (de optimâ anatomiam docendi et discendi modo.) Moskou, ..., in-4, avec la traduction en russe.

Verba, quibus auditores hortatus est. Iéna, 1826, in-4.

Index præparatorum aliarumque rerum ad anatomen spectantium, quæ in museo cæsareæ Universitatis Mosquensis servantur. Iéna, 1823, XIV, VIII, u. 441 pp. in 8.

Elementa anatomiæ humani corporis quæ tironibus artis medicæ apud cæsaream Mosquensem universitatem honorarius ejus sodalis Justus Christianus a Loder etc., exposuit. vol. I. Osteologia, Syndesmologia et Myologia. Moskou, Riga et Dorpat, 1823, in-8.

Rede von der Verbindlichkeit einer Jugend, von der das Vaterland nützliche Bürger erwartet; dans les Histor. Berichte von der Feyerlichkeit des kaiserl. Lycei am 29 février 1772. Riga, 1772, in-8.

Auszug aus einem Briefe von ihm aus London, die Mahagonyrinde und die rothe chinarinde betreffend; im Teutschen Merkur 1783 S. 8 S. 31.

Sections-Bericht; im Taschenbuch für deutsche Wundærzte auf 1786-1788 S. 47.

Sections-und Obductions-Berichte; in W. H. S. Buchholz Beytr. zur gerichtl. Arzeneygelahrtheit u. zur medecin. Policey. Bd. 3. Weimar, 1790, in-8.

Geschichte von glücklich verrichteten Amputationem; in F. A. Weitz Medicinisch chirurgischen Aufsætzen, Krankengeschichten und Nachrichten, eine Fortsetzung des Tascheub. f. deutsch. Wundærzte, B. I. Altembourg, 1791, in-8.

Ein Brief in Kausch's med. Er-

fahrungen ; in Briefen an Girtan-ner, Hufeland, Loder . Quarin, Richter u. s. w., nebst eingegangenen Antworten. Leipzig, 1798, in-8.

Nils Rosen von Rosensteins Anwei-sung zur Kenntnifs und Kur der Kin-derkrankheiten, übersetzt und mit Zusætzen von Joh. Andr. Murray, 6te Aufl. mit Anmerkungen von J.-C. Loder und W. H. S. Buchholz. Gottingue, 1798, in-8.

Journal für die Chirurgie, Ge-burtshülfe und gerichtliche Arzney-kunde, in-8, 4 vol. formant chacun 4 cahiers. Iéna 1797-1806, in-.8. Dans ce recueil on trouve un assez grand nombre d'articles de Loder.

Loder a traduit plusieurs ouvrages de diverses langues, et mis des préfaces en tête de quelques autres.

(Recke und Napiesrky.—Meusel.—Lindener.)

LOEBENSTEIN LOEBEL (Edouard), né à Luben, dans la Basse-Lusace, en 1779, fit ses études médicales à Iéna, et y fut reçu docteur le 27 avril 1802. Il se fixa dans cette ville, devint professeur extraordinaire de médecine à l'Université en 1811, fut nommé en 1814 médecin conseiller du grand-duc de Saxe-Weimar, et mourut le 16 avril 1819.

Diss. inaug. med. de rheumatismi stenici et asthenici naturâ et curatione. Iéna, 1802, in-4.

Hygiene für Frauen und Kinder, oder : Warum sehen wir so viele krænkliche Frauen und so schwæ-chliche Kinder, und wie ist dem Uebel der Zeit abzuhelfen ? ein Buch für Aerzte. Leipzig, 1804 (1803), in-8.

Der freymüthige Heilkunstler ; ein Buch für Regenten und Aerzte. 1ster Theil. Berlin, 1805, in-8. *2ter Theil. Ibid,* 1806-1807, in-8.

Der Hausfreund, oder das Geheime-Buch; eine fassliche Anweisung, auch ohne Arzt die Fruchtbarkeit unfrucht-barer Weiber zu befœrdern, und ihnen, ohne den Leonhardschen Gesundheits-trank, eine leichte Geburt zu verschaf-fen ; von einem practischen Arzte, etc. Leipzig et Naumbourg, 1806, in-8. — Publié sous le voile de l'anonyme.

Erkenntniss und Heilung der hæu-tigen Brœune, des Asthma und des Keichhustens. Leipzig, 1801, in-8.

Die Ruinen des Gleisberg bey Kunitz und der Lobdeburg. Zwey Gesænge. Iéna, 1812, in-fol.

Die Erkenntniss und Heilung der Gehirnentzündung, des innern Was-serhopfes, und der Krampfkrankheiten im kindlichen Alter. Nach eigenen Erfahrungen bearbeitet. Iéna, 1813, in-8.

Grundriss der Semiologie des Auges für Aerzte. Iéna, 1817, in-8. Trad. en français par Lobstein, Strasbourg, 1818, in-8.

Die Anwendung und Wirkung der Weine in lebensgefæhrlichen Kran-kheiten und deren Verfælschungen. Altembourg et Leipzig, 1817, in-8. Trad. en français par Lobstein, Stras-bourg, 1817, in-8.

Wesen und Heilung der Epilepsie. Altembourg et Leipzig, 1818, in-8.

Specielle Pathologie und Therapie der Epilepsie mit besondern Heilpro-zessen. Naumbourg, 1818, in-8, avec un portrait de l'auteur.

Loebenstein Loebel a fourni un grand nombre d'articles aux *Annales médicales d'Altembourg*, au *Journal de médecine d'Hufeland*, et aux *Archives de la médecine pratique de Horn*.

(*Med. chir. Zeitung.—Allg. med. Annalen.*)

LOEFLER (Adolphe-Frédéric), né à Berlin vers 1758, fut reçu docteur en médecine et en chirurgie à Francfort en 1785. Il voyagea en Afrique et en Amérique, fut long-temps chirurgien à Altona, puis se fixa à Vitepsk, en Russie, devint conseiller de la cour impériale, membre honoraire du collége impérial de médecine, inspecteur et accoucheur de l'administration sanitaire du gouvernement de Vitepsk.

Beytrœge zur Wundarzeykunst. 1ster *Band.* Altona, 1789. 2ter *Band.* Leipzig 1791, in-8; nouvelle édition augmentée de la première partie, sous ce titre : *Beitrœge zur Arzneiwissenschaft und Wundarzneikunst.* Leipzig et Altona, 1791-92, in-8, 2 part.

Von Gesschers Abhandlung von Wunden ; aus dem Hollœndischen übersetzt und mit Anmerkungen begleitet. Mit Kupfern. Altona, 1796, in-8.

Chirurgische Wahrnehmungen; im Archiv der praktischen Arzneykunst. B. 3. (1787.)

Die neuesten und nützlichsten practischen Wahrheiten und Erfahrungen für Aerzte und Wundœrzte; et sous le titre de: *Handbuch der Wissenswürdigsten und zur Befœrderung einer glücklichen medicinischen und chirurgischen Praxis vorzüglich geeigneten neuesten Bemerkungen und Entdeckungen.* T. I et II, Erfurt, 1803-1805. T. III, Riga, 1809, in-8.

Geschichte eines glücklich vollendeten Schambeinknorpelschnitts ; in J. C. Stark's Archiv für die Geburtshülfe B. 3, *St.* 4, *S.* 694-704. (1791.)

Ueber den scheintodt gebohrner Kinder und ihrer Widerbelebung ; ibid., B. 4, *S.* 1, *S.* 85-100. (1792.)

Ein neuer Polypenunterbinder; ibid., St. 2, *S.* 308-313.

Bemerkungen und Beobachtungen über die Lœsung und Nichtlœsung der Nachgeburt; ibid., p. 314-335.

Ein Paar Fœlle vom Wochenfieber; ibid., p. 336-341.

Darstellung einer Geburt, welche mit einer zweymaligen Unschlingung der Nabelschnur um den Hals des Kindes begleitet war; ibid., p. 342-345.

Geschichte einer glücklichen Entbindung vermittelst eines neuen Handgriffs die vorgefallene Nabelschnur züruck zu halten; ibid., p. 346-349.

Einige Zuge von Hebammen in Polotzko ; ibid., p. 355-360.

Bemerkungen , die Geburtshülfe betreffend; vom Nutzen des Boraxes bey langsamen Geburten; ibid., st. 3, p. 522-524. (1793.)

Beitrag zu eines practischen Abhandlung über Synchondrotomie und Hysterotomie, etc.; ibid., p. 569-624.

Ein pathologisches Naturspiel eines monstrœsen Kindes mit einer Kopfœhn-

lichen Geschwulst am Heiligbein. N. Archiv. T. I, p 145.

Vermischte Beobachtungen; ibid., p, 371-433.

Anweisung, die Güte und Dauer der Ziegeldacher zu befœrdern; dans le tome II du *Auswahl œkonomischer Abhandlungen, von die freye Gesellsch. zu St. Petersburg, in teutscher Sprache,* etc. St.-Pétersbourg, 1792. S, 202.

Vermischte Aufsœtze und Beobachtungen aus der Arzneikunst, Wundarzneikunst, Geburtshülfe und gerichtlichen Arzneikunde. Herausgegeben mit einer Vorrede Zusœtzen und Bemerkungen von Sam. Gottl. Vogel. Stendal, 1801, in-8.

Verschiedene chirurgische Wahrnehmungen. In Richter, chirurg. Biblioth. T. V, p. 749.

Vahrnehmungen; ibid., t. VII, p. 785.

Bemerkungen; ibid., t. VIII, p. 116.

Taubheit durch die Jassersche Operation geheilt; ibid., t. X, p. 613.

Wahrnehmungen; ibid., t. XIII, p. 135.

Beitrag zu einer Abhandlung über die Abweichung der Knochen; ibid., t. XIV, p. 301.

Einige Bemerkungen und Erfahrungen; ibid., t. XV, p. 581.

Von der Verletzung der Rippenschlagader. In Blumenbach, medic. Bibliothek, t. III, p. 535.

Medicinisch-practische Bemerkungen über die Gehirnentzündung, die Zungenentzündung, und die Brœune. In Hufeland, Journ. der Heilk., 1797, t. III, p. 690.

Vermischte Aufsœtze und Bemerkungen, ibid., t. XVI, N° 4, p. 5-70.

Beschreibung einer Blasen Mola; ibid, t. XX, N° 3, p. 56.

Vermischte Aufsœtze und Beobachtungen; ibid, t. XXI, N° 1, p. 45-94.

Erfahrungen und Bemerkungen; ibid., t. XXIV, N° 4, p. 76-106.

Nutzen der Eispillen; ibid, t. XXXI (Juillet), p. 99-114.

(Recke und Napiersky. — Meusel.)

LOESEKE (Johann Ludwic Lebrecht), auteur d'un bon manuel de matière médicale, était né en 1724, avait fait ses études à Halle et avait été reçu docteur en 1745. Il fut nommé professeur extraordinaire au collége médico-chirurgical de Berlin, devint membre de l'Académie des curieux de la nature et mourut le 1 avril 1757. Ses principaux ouvrages ne virent le jour qu'après sa mort, et quoiqu'on puisse supposer qu'il n'y avait pas mis la dernière main, ils conservèrent assez long-temps le privilége de servir de manuels dans la plupart des Universités d'Allemagne, et plusieurs ont mérité d'être rajeunis vers la fin du dernier siècle par des éditeurs de mérite.

Diss. de motu sanguinis intestino. Halle, 1745, in-4.

Observationes anatomico-chirurgico-medicæ novæ et rariores acurate *descriptæ et iconibus* (III) *illustratæ.* Berlin, 1754, in-4. En allemand: 2te. *Verbesserte Ausgabe.* Berlin et Stralsund, 1767, in-8.

Abhandlung der auserlesensten Arzneymittel, nach derselben Ursprung, Güte, Bestandtheilen, Maase und Art zu wirken, ingleichen wie dieselben aus der Apotheker zu verschreiben sind; zum Nutzen seiner Zuhœrer abgefasst. Berlin, 1758, in-8. Quatrième édition sous ce titre : *Materia medica, oder Abhandlung von der auserlesensten Arzneymitteln u. s. w. mit den neuesten Entdeckungen bereichert von D. Joh. Friedrich. Zuckert. Ibid., 1773, in-8.— 5te Ausgabe, durchgœngig verbessert und mit den neuern Entdeckungen bereichert von D. Joh. Friedrich Gmelin.* Berlin et Stettin, 1785, in-8. — *6te. Ausgabe, durchgœngig verbesserte und mit den neuern Entdeckungen bereichert von demselben.* Berlin et Stettin, 1790, in-8.

Materia medica concentrata, oder Verzeichniss von den vorzüglichsten in- und ausserlichen Arzneymitteln, und ihren nœthigsten Dosibus, zur klugen Wahl und nutzlichen Gebrauch in der Praxi clinica, unter ihre gehœrigen Classen gebracht; nebst ei- nem *Anhang von Nahrungsmitteln, Giften und Gegengiften, aus allen drey Reichen der Natur, und einem Dispensatorio privato herausgegeben von Georg. Ludwig. Rumpelt.* Dresde, 1758, in-8 ; *ibid.,* 1765, in-8.

Physiologie, oder Lehre vom gesunden Zustande des menschlichen Kœrpers. Mit einer Vorrede von Christ. Gotthold Schwenke'n. Dresde et Warschau, 1762, in-8. *2te. Auflage. Ibid.,* 1767, in-8.

Therapia specialis interna, oder Gründliche Anweisung zur Erkenntniss und der Cur der innerlichen Krankheiten des menschlichen Kœrpers. 4 Theile, nebst, einem Anhange und Register über sæmmtlichen Theile dieser Therapia. Dresde et Leipzig, 1767, 1768, in-8.

Semiotik, oder Lehre von den Zeichen der Krankheiten. Dresde, 1768, in-8.

Pathologie, oder Lehre von den Krankheiten des menschlichen Kœrpers. Dresde, 1775, in-8.

(Hamberger. — Meusel.)

LOM (Josse van), plus connu sous le nom latinisé de Lommius, mérite une place distinguée parmi les restaurateurs de la médecine au seizième siècle. Il était de Buren, bourg du duché de Gueldre. Après avoir fait d'excellentes humanités, il vint étudier la médecine à Paris, et se fit remarquer par Fernel qui lui accorda son amitié. Lom se fixa à Tournay; on sait qu'il était médecin pensionné de cette ville en 1557. Il alla, dans un âge avancé, vers 1560, s'établir à Bruxelles. Il vivait encore le 4 septembre 1562; on ignore les circonstances ultérieures de sa vie. Les ouvrages de Lom sont moins surchargés que ceux de la plupart de ses contemporains de ce fatras de mauvaise théorie légué par le moyen-âge aux premiers temps de la renaissance, et l'observation y occupe plus de place. Ils sont d'ailleurs écrits dans une latinité pure et élégante.

*Commentarii de tuendâ sanitate,
in primum librum de re medicâ Aurelii
Cornelii Celsi.* Louvain, 1558, in-12;
Leyde, 1734, in-12; Amsterdam, 1761,
in-12.

*Observationum medicinalium libri
tres.* Anvers. 1560, in-8 ; *ibid.*, 1563,
in-8 ; Francfort, 1643, in-12; *ibid.*,
1688, in-12 ; Amsterdam, 1715, in-
12 ; *ibid.*, 1720, in-12 ; *ibid.*, 1738,
in-12 ; *ibid.*, 1745, in-12; *ibid.*,
1761, in-12; Louvain, 1744, in-12 ;
Edimbourg, 1752, in-12. Traduit en
français, par Jean-Baptiste le Bre-
thon, sous ce titre : *Tableau des maladies, où l'on découvre leurs signes et
leurs évènemens.* Paris, 1712, in-12;
ibid., 1716, in-12; *ibid.*, 1792, in-12.
Autre traduction française (par l'abbé
Le Mascrier), revue par Arnaud de
Nobleville. Paris, 1759, in-12 ; *ibid.*,
1760, in-12 ; *ibid.*, 1762, in-12.

*De curandis febribus continuis li-
ber.* Anvers, 1563, in-8 ; Londres,
1718, in-8 ; Rotterdam, 1720, in-8 ;
ibid., 1733, in-8; Amsterdam, 1761,
in-12.

Ces ouvrages de Lom ont été
réunis sous le titre d'*Opera omnia.*
Amsterdam, 1746, in-12, trois tomes
en deux volumes; Lyon (sous le titre
d'Amsterdam), 1761, in-12, 3 vol.
(Paquot. — Eloy.)

LOMBARD (Claude Antoine), chirurgien distingué et écrivain
laborieux, naquit à Dôle en 1741. Il y fit ses études chirurgicales,
mais ce fut à Besançon qu'il obtint la maîtrise. De retour dans sa
ville natale, il devint chirurgien en chef de l'hôpital militaire et
de l'hospice civil. Il servit aux armées en qualité de chirurgien en
chef, et passa avec le même titre à l'hôpital militaire de Strasbourg.
Il reprit du service dans l'armée du Rhin en 1792, mais le mauvais
état de sa santé lui interdisant bientôt cette vie active, il revint
prendre à Strasbourg le poste qu'il avait quitté. Il se livra à l'enseignement avec beaucoup de zèle, et eut une pratique étendue,
jusqu'à ce que des attaques réitérées d'apoplexie l'ayant mis hors
d'état d'exercer sa profession, il se retira dans une maison de campagne près de Paris, où il mourut le 15 avril 1811.

Lombard était membre correspondant de l'Institut, de France et
de diverses Sociétés savantes.

*Mémoire sur cette question : Quelle
est, dans le traitement des maladies
chirurgicales, l'influence des choses
nommées non naturelles? Prix de l'A-
cadémie royale de chirurgie,* tome V.
— Ce mémoire avait obtenu un accessit, de même que le suivant.

*Mémoire sur cette question : Déter-
miner comment l'air, par ses diverses
qualités, peut influer dans les maladies chirurgicales, et quels sont les
moyens de le rendre salutaire à leur
traitement? Prix de l'Acad. royale
de chirurgie,* tome V.

Lombard partagea le prix sur la
question suivante :

Exposer les effets du mouvement et du repos, et les indications suivant lesquelles on doit en prescrire l'usage dans la cure des maladies chirurgicales. Prix de l'Académie royale de chir., tome V.

Diss. sur les évacuans dans la cure des plaies récentes, simples ou graves, suivie d'observations raisonnées sur la complication du vice vénérien et scorbutique. Strasbourg et Paris, 1782, in-8.

Dissertation sur l'utilité des évacuans dans la cure des tumeurs, des plaies anciennes et des ulcères, précédée d'un supplément à une première dissertation. Strasbourg et Paris, 1783, in-8.

Opuscules de chirurgie sur l'utilité et l'abus de la compression, et les propriétés de l'eau froide et chaude dans la cure des maladies chirurgicales. Strasbourg, 1786, in-8.

Cours de chirurgie pratique sur les maladies vénériennes. Strasbourg, 1790, in-8, 2 vol.

Remarques sur les lésions de la tête, pour servir à l'instruction des jeunes chirurgiens. Strasbourg, 1791, in-8.

Instruction sommaire sur les pansemens à l'usage des étudians en chirurgie des hôpitaux militaires. Strasbourg, 1797, in-8.

Clinique chirurgicale relative aux plaies, pour faire suite à l'instruction sommaire sur l'art des pansemens. Strasbourg, 1797, in 8.

Sur les fractures du crâne occasionnées par un coup de feu. Strasbourg, 1796, in-8.

Clinique des plaies récentes où la suture est utile, et de celles où elle est abusive, avec une planche représentant les aiguilles qui ont paru propres à cette opération. Strasbourg et Paris, 1800, in-8.

Clinique chirurgicale des plaies faites par armes à feu, pour servir à l'instruction des élèves en chirurgie des hôpitaux militaires. Lyon, Strasbourg et Paris, 1804, in-8.

(Ersch.—Begin.—Quérard.)

LORENTZ (Joseph Adam), médecin militaire fort distingué, naquit à Ribeauvillé, en Alsace, en 1734. Il commença ses études médicales à Strasbourg, fut les continuer à Montpellier, et les acheva à Paris; après quoi il alla commencer l'exercice de sa profession sous son père, qui était un médecin estimé. En 1757, Lorentz entra dans la carrière militaire, comme médecin de l'armée du Rhin qui occupait la Westphalie; il y servit jusqu'en 1763. La paix ayant alors été conclue, Lorentz obtint la place de médecin titulaire de l'hôpital militaire de Neuf-Brisack, d'où il passa peu après à celui de Schelestadt, et plus tard à l'hôpital militaire de Strasbourg. La Faculté de médecine de cette ville le compta au nombre de ses professeurs, et il fut élevé au rectorat temporaire de l'Université. Aux guerres de la révolution, il reprit le service actif et fut premier médecin de l'armée du Rhin, membre du conseil de santé des armées. Appelé, dans l'hiver de 1801, pour donner des soins à Moreau, il contracta dans le voyage une hernie étranglée, qui mit fin à ses jours, au bout de quarante-deux heures, le 22 janvier 1801. Ce fut à Saltzbourg qu'il cessa de vivre. On rendit à ses restes les plus grands honneurs, et le bulletin de cette pompe funèbre fut publié dans toutes les armées françaises. Lorentz n'a mis au jour que des mémoires ou observations, répandus dans le Journal de médecine depuis 1761 et dans le Journal de médecine militaire par de Horne, et l'ouvrage suivant :

Morbi deterioris notæ Gallorum castra, trans Rhenum sita, ab anno 1757 ad 1762 infestantes. Schelestadt, 1765, in-12.

Rapport des officiers de l'armée du Rhin sur la dysenterie, 1793.

(Desgenettes. — *Gaz. méd. de Salzbourg.*)

On lui doit en outre :

LORRY (ANNE CHARLES), l'un des plus savans médecins français du dernier siècle, naquit à Crosne le 10 octobre 1726. Il reçut à Paris, où son père occupait avec célébrité une chaire de droit, une excellente éducation qui fut dirigée par Rollin. Il se distingua dans ses études médicales et brilla dans les concours pour la licence et le doctorat. A peine reçu docteur, les avantages de sa position lui procurèrent une clientelle étendue, et dans la plus haute société. Mais il aimait la science, et ne cessa jamais de la cultiver avec beaucoup de zèle, malgré les occupations qui en auraient détourné quiconque y eût été moins sincèrement attaché. Il fut un des fondateurs de la Société royale de médecine, et l'un des membres les plus actifs de cette Société. Lorry embrassa dans ses travaux l'hygiène, l'anatomie et la physiologie, l'histoire de la médecine, la pathologie générale, la matière médicale et la médecine pratique, mais c'est surtout par ses savans écrits sur les affections mélancoliques et sur les maladies de la peau qu'il s'est acquis une gloire durable. Lorry mourut le 18 septembre 1783 à Bourbonne-les-Bains, où il était allé dans l'espoir de rétablir sa santé depuis long-temps délabrée. Vicq-d'Azyr prononça son éloge à la Société royale de médecine, et cet éloge est un des meilleurs qu'ait faits le secrétaire de cette Société.

Voici les ouvrages dont on est redevable à Lorry :

Essai sur les alimens, pour servir de commentaire aux livres diététiques d'Hippocrate. Paris, 1753, in-12, *ibid,* 1757, in-12, 2 vol. Reproduit sous le titre d'*Essai sur l'usage des alimens.* Paris, 1781.—Hallé a donné un extrait fort étendu de cet ouvrage dans l'*Encyclopédie méthodique* (médecine).

Hippocratis aphorismi, græcè et latinè. Paris, 1759, in-16.

De melancholiâ et morbis melancholicis. Paris, 1765, in-8, 2 vol.

Mémoires pour servir à l'histoire de la Faculté de médecine de Montpellier, par feu M. Astruc. Paris, 1767, in-4. — Lorry a mis à ces mémoires une introduction historique : il y a joint l'éloge d'Astruc et quelques supplémens.

Essai sur la conformité de la médecine ancienne et moderne dans le traitement des maladies aiguës, trad. de l'original de Baker par Schomberg, avec des additions par Lorry. Paris 1768, in-12.

Sanctorii de medicinâ staticâ apho- *rismi ; commentaria notasque addidit Lorry.* Paris, 1770, in-12.

Tractatus de morbis cutaneis. Paris, 1777, in-4.

Hippocratis aphorismi, Hippocratis et Celsi locis parallelis illustrati, studio et curâ Janssonii ab Almeloveen, loca parallela ex Boerhaavii commentariis, notulas addidit, editionem curavit Anna Carolus Lorry. Paris, 1784, in-18.

De præcipuis morborum mutationibus et conversionibus tentamen medicum. Editionem post auctoris fata curante J. N. Hallé. Paris, 1784, in-12.

Il y a d'assez nombreux mémoires de Lorry dans le recueil de l'Académie des sciences et dans celui de la société royale de médecine.

(Vicq-d'Azyr, *Éloge de Lorry.*)

LOSCHGE (Frédéric Henri), anatomiste assez distingué, naquit à Anspach le 16 février 1755. Il fit ses études médicales à Erlang, et y fut promu au doctorat en 1780. En 1784, il devint professeur extraordinaire de médecine et prosecteur de cette Faculté. En 1792, il passa à une chaire ordinaire de médecine, et la même année à celle d'anatomie qu'il a occupée jusqu'à sa mort. Loschge était depuis 1795 conseiller du roi de Prusse et membre de plusieurs Sociétés savantes. Ce qu'il a écrit de plus important est relatif à l'ostéologie. Voici les titres de ses divers ouvrages :

Diss. inaug. de medicinâ obstetriciâ agente et exspectante. Erlang, 1780, in-4.

Progr. de commodis quibusdam quæ ex singulari infantum calvariæ structurâ oriuntur. Erlang, 1785, in-4.

Rede zum Andenken des Herzogs Leopold von Braunschweig. Erlang, 1785, in-4.

Rede bey dem hochsten Geburtsfeste ihres H. W. Durchlauchtigsten Beschützers Alexanders, gehalten in der Loge Libanon zu den 3 Zedern *vom Bruder Redner derselben.* Erlang, 1788, in-4.

Die Knochen des menschlichen Kœrpers und ihre vorzuglichsten Bænder, in Abbildungen und Kurzen Beschreibungen. 1ster Lieferung. Erlang, 1789. — *2te Lieferung.* Erlang, 1790. — *3te. Lieferung.* Erlang, 1791. — *4ten. Lieferung.* Erlang, 1792. — *5te. und letzte Lieferung.* Erlang, 1796, in-fol. *Mit gemahlten Kupfern.*

De symetria humani corporis, in

primis sceleti , commentatio anatomi-ca, sectio I et II. Erlang, 1793, in-8.

De sceleto hominis symetrico , com-mentatio anatomica. Erlang, 1795 , in-8.

Beobachtungen an dem Monoculus apus ; in dem Naturforscher, St. 19 (1783).— *Nachrichte von besondern Eingeweidewürmern aus der Harn-blase der Frosches. Ibid., St.* 21 (1785). — *Naturgeschichte der Forl-oder Kieferraupe.* Erlang. — *Nach-*

trag zu N 5 *des* 21sten *Stücks des Naturforschers und Beschreibung einer Blattwespenart. Ibid., St.* 22 (1787). — *Beytrag zur Geschichte der Spa-nischen Fliegen. Ibid., St.* 23 (1788). — *Beytrag zur Geschichte der Unge-wöhnlichen Farben der Menschen. Ib.* — *Zergliederung des Americanischen Schwarzgestreiften Erdeichorns. Ib., St.* 27, *p.* 59-91 (1793). (*Med. chir. Zeitung.* — *Allg. med. Annalen.* — Meusel.)

LOSS ou **LOSSIUS** (Frédéric), natif d'Heidelberg, pratiqua la médecine à Dorchester, en Angleterre. « Il fut, dit Haller, l'ami de Mayerne, il ne manquait pas de savoir, et, sans égaler Tulpius, il marcha néanmoins sur ses traces; écrivain sincère, il ne dissimula point ses insuccès, et publia l'histoire des malades qu'il avait per-dus et dont il avait ouvert les cadavres.» L'auteur de l'article Loss, dans la *Biographie médicale*, ne saisissant pas le sens de Haller, qu'il copie sans en avertir, dit que Loss a marché sur les traces de Tulpius, mais a respecté davantage la vérité. Il y a là une insulte au caractère moral de Tulpius, qu'on avait toujours respecté, et à bon droit.

Observationum medicinalium libri quatuor. Londres, 1672, in-8.

Consiliorum , sive de morborum cu-rationibus , liber posthumus. Londres, 1684 , in-8; Leipzig, 1685 , in-8; Londres, 1734, in-8.

(Kestner. — Haller.)

LOTICHIUS (Jean Pierre), mauvais poète, médiocre philolo-gue et peu remarquable écrivain en médecine, naquit à Hanau en 1598. Il pratiqua successivement l'art de guérir à Minden, dans la Hesse, et enfin à Rinteln, où on l'avait appelé pour occuper une chaire de médecine. Il mourut en 1652. Nous ne citerons point ici ses poésies, mais nous indiquerons l'édition qu'il donna de Pétrone, à cause des commentaires qu'il y ajouta, particulièrement sur tout ce qui a, dans cet auteur, quelque rapport avec la médecine.

Vade mecum. Francfort, 1625 , in-12.

De Gummi (ut vocant) gotta, sive, laxativo indico, discursus theorico-

practicus. Francfort, 1626, in-8. — Avec le *Dispensatorium chymicum.*

Paradoxon sive de febribus in genere, dissertatio theorico-practica. In quâ, totius velut medicinæ epitome, probabiliter adstruitur, febrem omnium reliquorum morborum ideam esse, accessit ejusdem disputatio physica de dignitate et præstantiâ scientiæ naturalis. Francfort, 1627, in-4.

In Petronii satyricon commentarii, sive excursus medico-philosophici, tribus libellis recens adornati. Francfort, 1629, in-4.

Gynæcologia, id est, de nobilitate et perfectione sexûs fœminei, contra Mastigas. Rinteln, 1630, in-8.

Oratio super fatalibus hoc tempore academiorum in Germana periculis: publicè recitata in Academia Rintelensi. Rinteln, 1631, in-4.

De casei nequitiâ, tractatus medi- *co-philologicus.* Francfort, 1643, in-8.

Bona mens, oratio. Francfort, 1643, in-8.

Oratio de opinione. Francfort, 1645, in-8.

Consiliorum et observationum medicinalium libri V, in quibus plerorumque corporis humani affectuum curationes, præsertim remedia euporista, ab ipsomet authore partim inventa, partim ab aliis antè experta et mutuata, luculenter et historicè, tanquam in diario proponuntur. Ulm, 1644, in-4; *ibid.*, 1658, in-4. — Dans ces observations, les descriptions des maladies sont très-écourtées, les descriptions anatomo-pathologiques (quand il y en a, ce qui est fort rare), sont fort incomplètes; mais en revanche on y trouve très au long un nombre immense de formules.

(Manget. — Haller.)

LOUIS (Antoine), secrétaire perpétuel de l'Académie royale de chirurgie, naquit à Metz le 13 février 1723. Il fit ses humanités sous les jésuites, qui, voyant ses heureuses dispositions et espérant le faire entrer dans leur ordre, donnèrent tous leurs soins à son éducation. Mais son goût ne s'accorda pas avec leurs vues, et dès qu'il fallut faire choix d'un état, il se décida pour celui de son père, chirurgien-major de l'hôpital militaire de Metz. Ce fut sous ce maître et à cette école qu'il se forma à la connaissance des maladies et à la pratique de l'art de guérir. Dès l'âge de vingt-un ans, il avait déjà été employé dans les armées en qualité d'aide-major et de chirurgien major de régiment. Lapeyronie, informé des talens du jeune chirurgien, le fit venir à Paris, et se disposait à lui procurer une place avantageuse, lorsque celle de gagnant-maîtrise à la Salpétrière vint à vaquer et fut mise au concours. Louis, qui aimait mieux devoir un titre à son propre mérite qu'à la faveur de son protecteur, se présenta au concours et gagna la place. A peine entré à cet hôpital, Louis fixa sur lui l'attention de l'Académie de chirurgie, en concourant pour les prix qu'elle proposa en 1744 et 1745, et obtenant un *accessit* la première fois et le prix l'année suivante. Ce fut alors qu'il devint membre de cette Société célèbre. Il prit une part très-active aux disputes que suscita entre les médecins et les chirurgiens de Paris la fameuse déclaration de 1743 sur l'enseignement de la chirurgie. Et par une circonstance qui mérite d'être notée, quoique l'exercice de l'art pendant cinq ans à la Salpétrière lui donnât droit à la maîtrise sans autre examen, il voulut soutenir, selon les nouveaux réglemens, une thèse latine, et fut le premier qui se présenta à un pareil acte, dont on n'avait pas vu d'exemple au collége de chirurgie de Paris depuis plus de cent ans. Ce fut en 1749. Nommé professeur dans cette école à la même époque, il y enseigna la physiologie pendant plus de quarante années. En 1757, Louis fut nommé substitut du chirurgien en chef de l'hôpital de la Charité. Il y essuya toutes sortes de tracasseries et de dégoûts, et il se décida à rentrer dans la carrière militaire. Un brevet qui lui fut accordé, le 23 mai 1761, de chirurgien-major consultant de l'armée du Haut-Rhin remplit ses vues, et il quitta l'hôpital de la Charité pour aller à l'armée. A sa seconde campagne, il fut attaqué à Cassel d'une maladie grave dont il faillit périr. Sa convalescence fut longue, et il ne dut son entier rétablissement qu'à l'air de Montpellier, où il passa quelque temps, et qu'il quitta avec le titre de membre de l'Académie royale des sciences de cette ville. A son retour à Paris, il eut à remplir les fonctions de prévôt du collége de chirurgie, grade qui lui avait été conféré malgré son absence. La paix de 1763 le rendit à ses occupations littéraires et académiques. Ce fut en 1764 que Louis succéda à Morand dans la place de secrétaire perpétuel de l'Académie royale de chirurgie, et c'est de là surtout que datent les services éminens qu'il rendit à la science. Non seulement il animait de son activité cette Académie qui a laissé d'immortels monumens de son existence et de son zèle, mais, outre les fonctions de secrétaire, il remplissait le rôle d'un des plus laborieux et des plus féconds collaborateurs. Une critique des plus amères, dont un de ses mémoires fut l'objet de la part de Valentin, l'affecta vivement, et Lamartinière eut besoin de relever son courage pour le faire renoncer à des projets de retraite. Il publia encore un volume des actes de la Société (le cinquième); mais de nouvelles critiques mirent le comble à ses dégoûts, et dix-huit ans s'écoulèrent jusqu'à sa mort, sans qu'il fît paraître la suite tant attendue des mémoires de l'Académie de chirurgie. Louis mourut le 20 mai 1792.

Louis posséda à un haut degré toutes les qualités dont on peut désirer la réunion dans celui que sa place constitue en quelque sorte l'organe d'une Société savante. Doué de beaucoup de perspicacité, d'un excellent jugement et d'une érudition solide et variée, il savait rehausser le prix des matériaux que les vastes correspondances de l'Académie faisaient affluer dans ses archives. Tous ses écrits se font remarquer par la facilité et même l'élégance du style, en même temps que par la richesse du fond. Dans la multitude d'écrits qu'il a mis au jour, on remarque particulièrement quelques-uns des discours qu'il prononça aux séances publiques de rentrée de l'Académie de chirurgie et les mémoires qu'il a faits sur des sujets de médecine ou de chirurgie légales. Outre les ouvrages dont on va voir la longue liste, Louis en avait encore écrit beaucoup d'autres qui sont restés inédits. J'en ai publié deux tout récemment dans les *Archives générales de médecine*, l'un sur les utérus doubles, l'autre sur les fractures et les luxations des vertèbres.

Cours de chirurgie pratique sur les plaies d'armes à feu (programme raisonné). Paris, 1746, in-4.

Observations sur l'électricité, où l'on tâche d'expliquer son mécanisme et ses effets sur l'économie animale, avec des remarques sur son usage. Paris, 1747, in-12, 176 p.

Essai sur la nature de l'ame, où l'on tâche d'expliquer son union avec le corps. Paris, 1747, in-12, 38 pp.

Réfutation du mémoire sur la subordination des chirurgiens aux médecins, 1748, in-4. — *Lettres d'un chirurgien de Paris à un chirurgien de province*, 1748, in-4. — *Examen des plaintes des médecins de province*, 1748, in-4. — *Addition à l'examen des plaintes*, 1749, in-4. — *Réfutation de divers mémoires, composés par M. Combalusier, au sujet du procès entre les médecins et les chirurgiens*, 1748, in-4.

Observations et remarques sur les effets du virus cancéreux, et sur les tentatives que l'on peut faire pour dé- couvrir un spécifique à ce vice. Paris, 1749, in-12, 55 pp.

Positiones anatomicæ et chirurgicæ, de vulneribus capitis, quas præside Salvatore Morand, tueri conabitur Antonius Louis, Parisiis, in regiis chirurgorum scholis die 25 septemb. anni 1749, pro actu publico et solemni coaptatione, in-4, 7 pp. — C'est la première thèse qui ait été soutenue dans les écoles de chirurgie depuis la fameuse déclaration de 1743.

Lettres sur la méthode de tailler les femmes. Paris, 1749, in-4, 3 pp.

Lettre à Lecat sur leur discussion lithotomique. Paris, 1749, in-4, 3 pp.

De la transmission des maladies héréditaires. Paris, 1749, 16 et 77 pp.

Lettre à l'abbé Nollet (réponse à des critiques sur l'électricité). 1749, in-12, 19 pp.

Eloge de J. L. Petit. Paris, 1750, in-4, 40 pp.; ibid., 1750, in-12, 33 pp. — Extrait des mém. de l'Académ. de chir.

Lettre sur la certitude des signes de

la mort, où l'on rassure les citoyens de la crainte d'être enterrés vivans, avec des observations et des expériences sur les noyés. Paris, 1752, in-12 ; ibid., 1792, in-12.

Lettre sur les maladies vénériennes, dans laquelle on publie la manière de préparer le mercure, dont la plus forte dose n'excite point la salivation. Luxembourg et Paris, 1754, in-12.

Parallèle des différentes méthodes de traiter les maladies vénériennes. Paris, 175., in-12.—Anonyme.

Lettre sur les opérations à l'hôpital de la Charité. Avignon, 1757, in-8, 4 pp.

Mémoire à consulter sur un libelle diffamatoire publié contre M. Louis, chirurgien-major-adjoint de l'hôpital de la Charité. Paris, 1757, in-4.

Lettre à Bagieu sur les amputations. Paris, 1757, in-12, 41 pp.—Anonyme.

Éloges historiques de MM. Bassuel, Malaval et Verdier. Paris, 1759, in-12, 66 pp.

Mémoire sur une question anatomique relative à la jurisprudence, dans lequel on établit les principes pour distinguer à l'inspection d'un corps trouvé pendu les signes du suicide d'avec ceux de l'assassinat. Paris, 1763, in-12, 54 pp. — Le médecin Philip ayant fait une critique de ce mémoire dans le Journal de médecine, t. XIX, p. 223 et 301, Louis se défendit dans le même journal, ibid., p. 442.

Mémoire contre la légitimité des naissances prétendues tardives, dans lequel on concilie les lois civiles avec celles de l'économie animale. Paris, 1764, in-8, 92 pp. Supplément à ce mémoire. Paris, 1764, in-8, 109 pp.

Lettre sur l'affaire de M. Brachet. Consultation. Paris, 1764, in-4.

Discours sur les loupes, prononcé à la séance publique de l'Académie royale de chirurgie. Paris, 1765, in-8.

Recueil d'observations d'anatomie et de chirurgie, pour servir de base à la théorie des plaies de tête par contre-coup. Paris, 1768, in-12, 270 pp. — Fait avec Sue.

Éloge de M. Bertrandi. Paris, 1767, in-8, 63 pp.

Les aphorismes de chirurgie de Boerhaave commentés par Van Swieten. Paris, 1768, 7 vol. in-12.—Avec Sue, pour les derniers volumes.

Lettre de Faissole et Champeaux sur la mort de Claudine Lerouge, et réponse de Louis. Paris, 1768, in-8, 64 pp.

De methodi Haukensianæ præstantiâ in calculosorum sectione. Paris, 1769, in-4.

Mémoire et consultations pour J. J. Prévost. Un homme, maltraité le 16 décembre, meurt le 6 janvier; sa mort est-elle une suite de ses mauvais traitemens. Paris, 1771, in-4, 33 pp.

Dictionnaire de chirurgie. Paris, 1772, in-12, 2 vol. — C'est le recueil des articles de chirurgie que Louis avait fournis à l'encyclopédie.

Consultation sur l'empoisonnement de madame de Gallian. Paris, 1773, in-4.

Mémoires sur les sujets proposés pour les prix de l'Acad. roy. de chirurgie, de 1759 à 1774. Paris, 1778, (préface), 99 p. in-8.

Mémoire à consulter sur une question anatomique relative à la jurisprudence. Paris, 1777, in-4, 4 pp.

Précis sur l'histoire, les effets et l'usage de la saignée. Amsterdam, 1778, in-12. 96 p.

Consultation relative à un parricide. 1786, in-4. 11 p.

Lettre à M. Albert, propriétaire des bains médicinaux. Paris, 1784, in-4.

Consultation sur l'affaire de la veuve Montbailly. Paris, 1787, in-4. 6 p.

OEuvres diverses de chirurgie. Paris, 1788, in-12. 2 vol.

Consultation pour Jeanne de Pautigny, accusée d'infanticide. Paris, 1789, in-8.

Consultation relative à une fausse accusation d'infanticide. Paris, 1790, in-4.

Louis a fourni au recueil des *Mémoires de l'Académie royale de chirurgie* un très-grand nombre d'articles, en voici les titres :

Tome II, hist., page 61. *Eloge de M. Petit, le père.* — Mém., p. 130. *Mém. sur les concrétions calculeuses de la matrice.* — Page 151. *Remarques sur la construction et l'usage de l'élévatoire de M. Petit.* — Page, 193. *Réflexions sur l'opération de la fistule lacrymale.* — Page, 268. *Mémoire sur la saillie de l'os après l'amputation des membres, où l'on examine les causes de cet inconvénient, les moyens d'y remédier et ceux de le prévenir.* — Page 355. *Second mémoire sur l'amputation des membres.*

Tome III, page 145. *Mémoire sur la cure des hernies intestinales avec gangrène.* — Page, 332. *Mémoire sur les pierres urinaires formées hors des voies naturelles de l'urine.* — Page 460. *Mémoire sur les tumeurs salivaires des glandes maxillaires et sublinguales.* — Page 623. *Rapport des expériences faites par l'Académie, sur différentes méthodes de tailler.*

Tome IV. *Histoire de l'Académie de chirurgie depuis son établissement jusqu'à 1743.* — Page 54. *De l'écartement des os du bassin.* — Mémoires, page 40. *Nouvelles observations sur la rétraction des muscles après l'amputation de la cuisse, et sur les moyens de la prévenir.* — Page 106. *Mémoire sur la consolidation des plaies avec perte de substance.* — Page 281. *Réflexions sur l'opération de la hernie.* — Page 385. *Mémoire sur l'opération du bec-de-lièvre, où l'on établit le premier principe de l'art de guérir les plaies.* — Page 455. *Mémoire sur la bronchotomie.* — Page 513. *Second mémoire sur la bronchotomie, où l'on traite des corps étrangers dans la trachée-artère.* — Page 622. *Précis d'observations sur la fracture de l'humérus.* — Page 649. *Observations de M. Louis sur la fracture du col du fémur.*

Tome V, page 1. *Mémoire sur les tumeurs fongueuses de la dure-mère.* — Page 80. *Examen de la doctrine des auteurs anciens et modernes sur l'application du trépan à l'endroit des sutures.* — Page 110. *Précis historique de la doctrine des auteurs sur l'opération qu'ils ont proposée pour remédier au renversement des paupières.* — Page 128. *Nouvelles remarques sur la prétendue régénération des chairs dans les plaies et les ulcères.* — Page 161. *Mémoire sur plusieurs maladies du globe de l'œil, où l'on examine particulièrement les cas qui exigent l'extirpation de cet organe, et méthode d'y procéder.* — Page 263. *Nouvelles observations sur les fistules salivaires.* — P. 292. *Suite d'observations sur le bec-de-lièvre.* — Page 355. *Sur la nécrose de l'os maxillaire inférieur.* — Page 372. *Maladies de l'intérieur de la bouche. — Page 486. Mémoire physiologique et pathologique sur la langue. — Page 527. Corps étrangers dans la trachée-artère. — Page 539. Expectoration supposée des vaisseaux pulmonaires. — Page 549. Remarques et observations sur l'usage des fumigations dans la phthisie pulmonaire. — Page 863. Supplément à différens objets traités dans ce recueil: 1° sur l'encéphalocèle ou hernie de cerveau; 2° sur la consolidation des os fracturés; 3° sur les fistules salivaires; 4° sur le bec-de-lièvre; 5° sur l'usage des caustiques dans la cure des hernies; 6° sur le levier de Roonhuysen.*

Quelques articles de Louis, imprimés dans les *Mémoires de l'Académie de chirurgie ou ailleurs, ont été tirés à part à petit nombre. Tels sont les suivans:*

Expériences sur la lithotomie, 58 p. in-12.

Mémoire sur l'opération du bec-de-lièvre, 69 p. in-8.

Mémoire sur une question chirurgicale relative à la jurisprudence, 38 p. in-8.

Lettre sur une rupture du tendon d'Achille, in-4.

Discours historique et critique sur le traité des maladies des os de Petit, 119 p. in-12.

Mémoire physiologique et pathologique sur la langue, 47 p.

(Sue, *Éloge de Louis.*)

LOWE (PIERRE), chirurgien distingué, né en Écosse vers le milieu du seizième siècle, avait pratiqué trente-deux ans son art en France et en Flandre, avait été chirurgien major du régiment espagnol à Paris, avait obtenu le titre de docteur dans le collége de chirurgie de cette ville, avait occupé quelque temps la place de chirurgien ordinaire du roi de France; et était allé enfin depuis nombre d'années se fixer à Glascow, où il était chargé de faire subir des examens aux jeunes gens qui voulaient pratiquer la chirurgie, lorsqu'il écrivait, en 1596, un résumé des principes de cet art: ouvrage fort peu connu chez nous, mais dont les Anglais parlent avec estime. Lowe mourut en l'année 1612. Il fut le fondateur du collège des médecins et chirurgiens de Glascow.

The whole course of chirurgerie; wherein is briefly set down, the causes, signes, prognostications, and curations of all sorts of tumours, wounds, ulcers, fractures, dislocations, and all other diseases, usually practised by chirurgeons, according to the opinion of all our ancient doctors in chirurgerie, etc., etc. Londres, 1596, in-4; ibid., 1597, in-4; ibid., 1612, in-4; ibid., 1634, in-4; ibid., 1654; in-4.

An easy, certain, and perfect methode to cure and prevent the spanish sickness, etc. Londres, 1596, in-4.

(Aikin. — Rob. Watt.)

LOWER (RICHARD), célèbre anatomiste, naquit à Tremer, dans la province de Cornouaille, vers l'an 1631. Il étudia la médecine à

Oxford, où il se lia d'une étroite amitié avec Willis. Reçu docteur en médecine l'an 1665, il suivit, l'année d'après, Willis à Londres, et s'y fixa. A la mort de ce dernier, il hérita en quelque sorte de la vogue de son ami, et il acquit en peu d'années une grande fortune. Lower en légua la plus grande partie aux réfugiés français et irlandais, aux pauvres de sa paroisse et à l'hôpital Saint-Barthélemy. Il mourut le 17 janvier 1691. L'ouvrage qui a soutenu jusqu'ici la réputation de Lower est son Traité du cœur. Cet ouvrage renferme un certain nombre d'observations neuves. M. Chassaignac les a signalées dans sa thèse sur la structure et le développement du système vasculaire sanguin, présentée au concours pour la chaire d'anatomie de la Faculté de Paris en 1836.

Diatribæ Thomæ Willisii m. d. et prof. Oxon. de febribus, vindicatio; adversus Edm. de Meara Ormondiensem hibernum m. d. Londres, 1665, in-8.

Tractatus de corde; item de motu et colore sanguinis, et chyli in eum transitu. Londres, 1669, in-8; Amsterdam, 1671, in-8; Londres, 1680, in-8; Leyde, 1708, in-8; ibid., 1722, in-8; ibid., 1740, in-8; ibid., 1749, in-8. Traduit en français: Paris, 1679, in-12.

Dissertatio de origine catarrhi in qua ostenditur illum non provenire a cerebro. Londres, 1671, in-8; Amsterdam, 1671, in-8.

Bromographia. Amsterdam, 1669, in-8.

On publia après la mort de Lower les ouvrages suivans:

The receipts of D. Lower, and other physicians, for safely curing most diseases in human bodies. Londres, 1700, in-12; ibid., 1701, in-12; ibid., 1716, in-12.

Universal medicine. Francfort, 1722, in-8.

(Moreri.—Haller.—Eloy.—Rob. Watt.)

LUCAE (Samuel Chrétien), anatomiste distingué, mort à la fleur de l'âge, né à Francfort-sur-le-Mein le 30 avril 1787, fut reçu docteur en médecine à Tubingue, fit des cours particuliers à Heildelberg, devint professeur de médecine à l'Académie médico-chirurgicale de Francfort en 1812, professeur ordinaire de thérapeutique à Marbourg, et directeur de l'hospice de la Faculté en 1815. Il est mort le 28 mai 1821. Tous ses ouvrages sont intéressans; mais le plus important de tous est celui sur l'histoire du développement du corps humain.

Inauguralschrift zur Erlangung der Doctorwürde, anatomisch-physiologischen Inhalts. Tubingue.

Biographie seines ehemahligen Lehrers Joseph Wenzel; en tête de l'ouvrage posthume de ce dernier:

Beobactungen über den Hirnanhang fællsüchtigen Porsonen. Mayence, 1810, in-8.

Quædam observationes anatomicæ circa nervos, arterias adeuntes et comitantes. Francfort-sur-le-Mein, 1811, in-4.

Anatomische Untersuchungen des Thymus in Menschen und Thieren. Francfort-sur-le-Mein, 1811-1812, in-4, 2 part.

De cerebri in homine vasis et motu. Heidelberg, 1812, in-4.

De facie humana cogitata anatomico - physiologica. Pars prima et altera. Heidelberg et Francfort-sur-le-Mein, 1812 1813, in-4.

Physiologische medicinische Untersuchungen über einige Gegenstænde der Lehre von Zeugungsgeschæfte Francfort-sur-le-Mein, 1814, in-8.

Anatomische Bemerkungen über die Diverticula am Darmkanal, und über die Hæhlen der Thymus. Mit einer Abbildung. Nuremberg, 1813, in-4.

Betractungen über die Natur des thierischen Organismus, Francfort-sur-le-Mein, 1813, in-8.

Einige Bemerkungen über das Verhæltniss des Menschlicken Organismus zu æussern Verletzungen in Bezug auf Tædlickeit und deren Beurtheilung. Heidelberg, 1814, in-8; 2e édition, Marbourg, 1819.

Einige Sætze aus der physiologischen Lehre von den secernirten Sæften in menschlichen Organismus. Francfort, 1815, in-8.

De depositionibus cretaceis inter valvularum arteriarumque substantiam. Marbourg, 1815, in-4.

Entwurf eines Systems der medicinischen Anthropologie, zum Gebrauch bey Studium der Natur und Heilkunde des menschlichen Organismus. Et sous ce titre : Grundzüge der Lehre von der reproductiven Lebensthætigkeit des menschlichen Individuums. Francfort, 1816, in-8.

De antiquissimo illo: Omnia scire nihil scire, quatenus medicum spectat. Marbourg, 1818, in-4.

De ossescentia arteriarum senili. Marbourg, 1818, in-4.

Grundriss der Entwickelungsgeschichte des Menschlichen Kærpers. Marbourg, 1819, in-8.

(*Med. chir. Zeitung. — Allg. Med. Annalen.* — Meusel.)

LUDWIG (Daniel), plus connu sous son nom latin de Ludovicus, naquit à Weimar le 6 octobre 1625. Il fit ses études à Weimar, à Iéna, puis il alla à Wittenberg, à Hambourg, revint à Iéna, où il soutint sa thèse inaugurale en 1647, sous la présidence de Schelhammer; il se fixa en 1650 à Kœnigsberg. En 1658, il fut nommé médecin pensionné de la ville et du canton de Saltzungen, de Gotha en 1662, premier médecin de la cour en 1666, et président du collége des médecins; il mourut le 11 septembre 1680. Ludwig jouit de son vivant d'une grande réputation que ses œuvres ne soutiennent que bien faiblement.

Diss. de anginâ. Iéna, 1664, in-4.

De volatilitate salis tartari dissertatio. Gotha, 1667, iu-12; *ibid*, 1674, in-12.

De pharmacia moderno seculo accommodata dissertationes tres. Gotha, 1671, in-12; *ibid*, 1685. Avec des remarques de Wedel, Hambourg, 1688, in-8; Amsterdam, 1688, in-8; Copenhague, 1693, in-8; Hambourg, 1728, in-8; trad. en français, Lyon, 1710, in-12.

Tractætlein von Feldkrankheiten. Gotha, 1664, in-8.

Tractætlein von der rothen Ruhr. Gotha, 1766, in-8; avec le précédent, Mulhausen, 1685, in-8; Leipzig, 1702, in-8.

Kurzer Unterricht von der Ruhr. Chemnitz, 1691, in-8.

Compendium materiæ medicæ. Francfort, 1698, in-8.

Ludwig a communiqué à l'*Académie des curieux de la nature* quarante-huit observations dont on peut voir les titres dans Manget; elles ont été réunies avec les ouvrages précédens de Ludwig dans la collection suivante:

Danielis Ludovici opera omnia, et quidem. I. De pharmaciâ moderno seculo applicandâ dissertationes tres. II. De volatilitate salis tartari diss. III. De morbis castrensibus et dysenteriâ tractatus duo. IV. Observationes physico-chymico-medicæ curiosæ 48. Operâ et studio Joann. Conradi Michaelis, etc. Francfort, 1712, in-4.

(Joecher. — Manget.)

LUDWIG (Chrétien Théophile), médecin distingué comme praticien, professeur, et écrivain, qui enseigna toutes les branches de l'art de guérir, composa de fort bons traités classiques sur chacune d'elles, et publia le meilleur journal de médecine de son époque, naquit à Brieg, en Silésie, le 30 avril 1709. Quoique son père ne fût qu'un simple cordonnier, ayant peu de fortune, son éducation fut fort soignée. Ce fut à Leipzig qu'il fit en grande partie ses études médicales, commencées à Brieg. En 1731, l'état de détresse dans lequel il se trouvait allait le déterminer à passer en Hollande ou même aux Indes-Orientales pour se créer des ressources, quand le conseiller Walther, qui connaissait son amour et ses talens pour la botanique, l'emmena avec lui à Carlsbad. C'était l'époque où J.-E. Hebenstreit allait entreprendre un voyage d'exploration en Afrique; Ludwig fit partie de cette expédition scientifique et fut chargé de la botanique. Il fut de retour à Dresde en 1733. Il visita sa famille et ses amis en Silésie, et revint terminer à Leipzig le cours de ses études médicales. Il obtint la maîtrise en 1736 et fit des leçons sur diverses sciences. Il fut élevé au doctorat en 1737, nommé professeur extraordinaire de médecine en 1740, professeur ordinaire de physiologie en 1737, et plus tard professeur d'anatomie et de thérapeutique; il devint doyen perpétuel de la Faculté de médecine et décemvir de l'Université. Ludwig mourut le 7 mai 1773. On trouve une notice très-étendue sur ce médecin dans les *Commentar. de rebus in med. gestis,* et à la suite la liste de ses ouvrages, dont voici les titres :

Diss. de vegetatione plantarum marinarum. Leipzig, 1736, in-4.

Definitiones plantarum in usum auditorum collectæ. Leipzig, 1737, in-8; *editio secunda aucta et emen data.* Leipzig, 1744, in-8; *denuo auctæ, curâ G. R. Boehmeri.* Leipzig, 1760, in-8.

Diss. inaug. (præs. A. F. Walther) de deglutitione naturali et præposterâ. Leipzig, 1737,in-4.

Programma de minuendis plantarum generibus, ad collegium disputatorium. Leipzig, 1737, in-4.

Diss. de sexu plantarum. Leipzig, 1737,in-4. *Recus. in Reichard, sylloge opusculor. botan. P. I.*

Aphorismi botanici. Leipzig, 1738, in-8.

Epistola de vomitu navigantium. Leipzig, 1738, in-4.

Diss. de cuticulâ. Leipzig, 1739, in-4.

Programma sistens observationes in methodum plantarum sexualem Cel. Linnaei ad collegium disputatorium. Leipzig, 1739, in-4.

Diss. de arteriarum tunicis. Leipzig, 1739, in-4.

Programma de minuendis plantarum speciebus ad colleg. disputat. Leipzig, 1740, in-4.

Decas quæstionum medicarum, quæ sub ejus moderamine ventilatæ sunt. Leipzig, 1740, in-4.

Programma de glandularum differentiis orationi præmissum qua professionem medicinæ extraordinariam auspicatus est. Leipzig, 1740, in-4.

Abdankungsrede, auf das Absterben Fruaen Joh. Wilhelminen Hebenstreiten, gebohrne Junius, gehalten. Leipzig, 1740, in-4.

Institutiones historico-physicæ regni vegetabilis in usum auditorum adornatæ. Leipzig, 1742, in-8. *Editio secunda longè auctior.* Leipzig, 1757, in-8.

Programma sive specimen-botanico-medicum I, quo radicum officinalium bonitatem ex vegetationis historiâ dijudicandam esse, generatim demonstrat, lectionibus et exercitationibus botanicis præmissum. Leipzig, 1743, in-4. *Specimen II quo radicum officinalium bonitatem speciatim demonstrat. colleg. dignitat. præmissum.* Leipzig, 1743, in-4.

Decas quæstionum medicarum, quæ sub ejus moderamine ventilatæ sunt. Leipzig, 1763, in-4.

Panegyricus in virum illustrem. — Augustinum Fridericum Waltherum. — (De medico docto et litterato) dictus. Leipzig. 1747, in-4.

Diss. de humore cutim immergente. Leipzig, 1748, in-4.

Programma de ortu et structurâ unguium, orationi qua prof. medic. ordin. auspicatus est præmissum. Leipzig, 1748, in-4.

Diss. de primarum viarum debilitate. Leipzig, 1748, in-4.

Terræ musei regii Dresdensis, quæ digessit; descripsit, illustravit D. C. G. L.; accedunt terrarum sigillatarum figuræ. Leipzig, 1749, in-fol. 12 pl.

Diss. de victu animali. Leipzig, 1749, in-4.

Diss. de terris medicis. Leipzig, 1752, in-4.

Institutiones physiologiæ, cum præmissâ introductione in universam medicinam, prælectionibus academicis accommodatæ. Leipzig, 1752, in-4.

Programma de cortice dentium ad anatomen cadaveris fœminei vicario nomine susceptam. Leipzig, 1752, in-4.

Institutiones pathologiæ prælectionibus academicis accommodatæ. Leipzig, 1754, in-8; *editio altera, ibid,* 1767, in-8.

Institutiones therapiæ generalis, prælectionibus academicis accommodatæ. Leipzig, 1754, in-8.

Diss. de diarrhœa in febribus acutis. Leipzig, 1754, in-4.

Programma de collo femoris ejusque fracturâ. Leipzig, 1755, in-4.

Programma de physiologia per phænomena pathologico-therapeutica illustranda. Leipzig, 1755, in-4.

Programma de situ viscerum in infimo ventro. Leipzig, 1755, in-4.

Programma de colore plantarum. Leipzig, 1756, in-4.

Progr. observationes in sectione cadaveris feminæ, cujus ossa emollita erant. Leipzig, 1757, in-4.

Diss. de vulnerum residuo. Leipzig, 1758, in 4.

Diss. de medicamentorum contrariorum compositione. Leipzig, 1758, in-4.

Programma de debilitate corporum, curationem morborum impediente. Leipzig, 1758, in-4.

Programma de abcessu latente. Leipzig, 1758, in-4.

Programma de usu roborantium in cacochymia. Leipzig, 1758, in-4.

Programma de vanis longævitatem acquirendi præsidiis. Leipzig, 1758, in-4.

Progr. observationes quæ vicem bilis cysticæ declarant: cum figuris. Leipzig, 1758, in-4.

Programma de colore plantarum mutabili. Leipzig, 1758, in-4.

Programma de finibus officii medentium. Leipzig, 1758, in-4.

Institutiones medicinæ clinicæ. Leipzig, 1758, in-4; *editio altera.* Leipzig, 1769, in-4.

Abhandlung wie fern die pharmaceutische und chirurgische Hülfsmittel und Diæt zur Verlængerung des Lebens befœrderlich seyn kœnnen. Leipzig, 1758, in-4.

Diss. de læsa ossium nutritione. Leipzig, 1759, in-4.

Programma de fallaci judicio vulgi super vim imaginationis maternæ in fœtum; cum figur. Leipzig, 1759, in-4.

Progr. de sanitate senili. Leipzig, 1759, in-4.

Programma de præternaturali situ viscerum imi ventris. Leipzig, 1759, in-4.

Programma quo monita de excindendis tumoribus tunicâ inclusis. Leipzig, 1759, in-4.

Diss. de erudito medico, placidæ mortis adjumento. Leipzig, 1759, in-4.

Diss. de colore plantarum, specie distinguente. Leipzig, 1759, in-4.

Diss. de causis præternaturalis viscerum abdominis situs. Leipzig, 1759, in-4.

Diss. de celeri corporum incremento, causâ debilitatis in morbis. Leipzig, 1760, in-4.

Programma de membrana epicraniâ et musculis in eam insertis. Leipzig, 1760, in-4.

Programma de celeri obesitate, causâ debilitatis in morbis. Leipzig, 1760, in-4.

Ectypa vegetabilium, usibus medicis præcipuè destinatorum in pharmacopoliis obviorum, ad naturæ similitudinem expressa : accedunt eorumdem culturæ proprietatum viriumque brevis descriptio: edent. Georgio Theodoro Trampe. Fasciculi VIII. Halle et Leipzig, 1760-64, in-fol.

Programma de vitâ molli, causa debilitatis in morbis. Leipzig, 1761, in-4.

Programma de lumbricis intestina perforantibus. Leipzig, 1761, in-4.

Programma de aquæductu carthaginensi. Leipzig, 1761, in-4.

Programma de aquarum puritate a magistratu curandâ. Leipzig, 1762, in-4.

Programma de nimiâ animi defatigatione, causâ debilitatis in morbis. Leipzig, 1762, in-4.

Diss. de contentione studiorum ad sanitatis normam. Leipzig, 1763, in-4.

Programma de immoderatis excretionibus, caussâ debilitatis im morbis. Leipzig, 1763, in-4.

Institutiones chirurgiæ. Leipzig, 1764, in-8; en allemand, avec des additions, Leipzig, 1766, in-8.

Programma medicina cultoribus exitiosa. Leipzig, 1764, in-4.

Progr. observationes angiologicæ. Leipzig, 1764, in-4.

Progr. de verâ studiorum ratione incundâ. Leipzig, 1765, in-4.

Progr. de natura fibræ animalis elasticæ. Leipzig, 1765, in-4.

Progr. de cauto usu exemplorum prosperæ curationis ad definiendos lethalitatis gradus. Leipzig, 1765, in-4.

Institutiones medicinæ forensis. Leipzig, 1765, in-4; *editio secunda auctior, curante D. Ern. Bose.* Leipzig. 1774, in-8.

Diss. de plethoræ differentiis. Leipzig, 1766, in-8.

Methodus doctrinæ medicæ. Leipzig, 1766, in-4.

Programma de curâ oculorum in litterarum studiis. Leipzig, 1766, in-4.

Diss. de venæ sectione, differentiis plethoræ accommodanda. Leipzig, 1767, in-4.

Diss. de morbi notione. Leipzig, 1767, in-4.

Programma de nutritione puerperarum non lactantium. Leipzig, 1767, in-4.

Programma de variantibus arteriæ brachialis ramis, in aneurysmatis operatione attendendis. Leipzig, 1767, in-4.

Progr. adversaria de contagio varioloso. Leipzig, 1767, in-4.

Progr. de ischuria a tumoribus vesicæ, cum fig. æneis. Leipzig, 1767.

Progr. de paraplexia et fracturâ vertebrarum. Leipzig, 1767, in-4.

Progr. de luxatione vertebrarum colli a medico-forensi circumspectè disquirandâ. Leipzig, 1767, in-4.

Progr. de contentione studiorum in ætate puerili cavendâ. Leipzig, 1767, in-4.

Progr. de cruore post venæ sectionem aucto vel imminuto. Leipzig, 1768, in-4.

Progr. de succione vulnerum pectoris. Leipzig, 1768, in-4.

Progr. de rei herbariæ studio et usu. Leipzig, 1768, in-4.

Progr. de elaboratione succorum plantarum in universum. Pars I. Radix, caudex, folium. Leipzig, 1768, in-4.

— *Pars secunda : flos, fructus, ger-

men. Leipzig, 1771, in-4.—*Pars tertia : medulla.* Leipzig, 1772, in-4.

Programma de lucubrationis damnis. Leipzig, 1769, in-4.

Adversaria medico-practica. Leipzig, 1769-1773, in-8, 3 vol. pl.—Ce recueil renferme divers mémoires de Greding et de Reichel, outre ceux de Ludwig.

Diss. de causis obstructionis alvinæ. Leipzig, 1770, in-4.

Diss. de oligochymiæ differentiis. Leipzig, 1771, in-4.

Diss. de nutritione differentiis oligochymiæ accommodanda. Leipzig, 1772, in-4.

De exercitatione corporis cum litterarum studio conjungendâ. Progr. in memoriam L. B. de Silverstein. Leipzig, 1772, in-4.

Diss. de cacochymiæ differentiis. Leipzig, 1772, in-4.

Programma de plantarum viribus medicis in universum. Leipzig, 1772, in-4.

De medicinæ studio non præcipitando. Progr. in memoriam J. C. Mulleri. Leipzig, 1772, in-4.

Progr. de viribus plantarum culturâ mutatis. Leipzig, 1772, in-4.

Programma de plexibus nervorum abdominalium atque nervo intercostali duplici. Leipzig, 1772, in-4.

Progr. de plantarum viribus specificis. Comment. I. Leipzig, 1772, in-4.

Diss. de medicamentis evacuantibus differentiis cacochymiæ accommodandis. Leipzig, 1771, in-4.

Commentarii de rebus in scientiâ naturali et medicinâ gestis. Leipzig, 1752 et années suivantes, Ludwig fut pendant 21 ans le principal rédacteur de cet excellent journal.

Il y a un assez grand nombre de lettres de Ludwig dans la correspondance de Haller.

Ludwig a mis des préfaces à la traduction allemande faite par Greding de l'ostéogénie de Nesbitt, et à celle de la matière médicale de Geoffroy.

(*Comment. de rebus in med. gestis.* — Haller. — Meusel.)

LUDWIG (Chrétien Frédéric), fils du précédent, naquit à Leipzig le 19 mai 1757. Jusqu'à l'âge de treize ans, son éducation fut faite par un instituteur particulier; en 1772, il commença à suivre les cours de l'Université. En 1776, il fut bachelier en médecine, il obtint la maîtrise l'année suivante, et en 1779 il fut promu au doctorat. Il consacra les années 1780 et 1781 à un voyage scientifique en Allemagne, en Suisse, en France, en Hollande et en Angleterre. En 1782, il fut nommé professeur extraordinaire de médecine à Leipzig; en 1787, il joignit à ces fonctions celle de professeur extraordinaire d'histoire naturelle. Il devint en 1796 titulaire de la troisième chaire de la Faculté, de la deuxième en 1802, et de la première chaire (de chirurgie) en 1820. Ludwig mourut le 6 juillet 1823 d'une attaque d'apoplexie. Outre un grand nombre de traductions du français, de l'anglais et de l'italien, Ludwig a publié un grand nombre d'opuscules académiques, et quelques ouvrages plus étendus, dont le plus intéressant est son esquisse de l'anatomie pathologique. La *Biographie médicale* n'a donné de ses écrits qu'une liste fort incomplète.

Diss. de munimentis plantarum. Leipzig, 1776, in-4.

Diss. de sexu muscorum detecto. Leipzig, 1777, in-4.

Diss. de membranarum ortu. Leipzig, 1778, in-4.

Diss. de antennis. Leipzig, 1778, in-8.

Diss. de pulvere antherarum. Leipzig, 1778, in-4.

Diss. inaug. de cinerea cerebri substantiâ. Leipzig, 1779, in-4.

Programma de suffusionis per acum curatione. Leipzig, 1783, in-4.

Die neuere Wilde Baumzucht in einem alphabetischen und systematischen Verzeichnisse aufgestelt. Leipzig, 1783, in-8; 2te vermehrte und verbesserte Ausgabe; ibid, 1796, in-8.

Primæ lineæ anatomiæ pathologicæ, sive de morbosâ partium corporis humani fabricâ libellus; in usus discentium. Leipzig, 1785, in-8.

Ausserlesene Beytræge zur Thierarzneykunde. Leipzig, 1786, in-4. 4 cahiers.

Progr. historiæ anatomiæ et physiologiæ comparantis brevis expositio. Leipzig, 1787, in-4.

Icones cavitatum thoracis et abdominis a tergo apertarum. Leipzig, 1789, in-fol. 2 pl.

D. physiologorum atque pathologorum de systemate absorbente recentissima quædam decreta. Commentatio I. Leipzig, 1789, in-4.

Exercitationes academicæ fascicul. Leipzig, 1790, in-8.

Delectus opusculorum ad scientiam naturalem spectantium. Vol. 1. Leipzig, 1790, in-8.

Scriptores neurologici minores selecti, sive opera minora ad anatomiam, physiologiam et pathologiam nervorum pectantia. Cum tabulis æneis, edidit, præfatus est, notulis nonnullis illustravit, indicibusque auxit C. F. Ludwig. Leipzig, 1791-95, in-4. 4 vol.

Tabellarische Uebersicht des Geschichte der Thierheilkunde. Leipzig, 1794, in-8.

Programma de diagnostices morborum fontibus. Leipzig, 1796, in-4.

Epitome entomologiæ Fabricianæ. Leipzig, 1797, in-8.

De quorumdam ægritudinum humani corporis sedibus et causis. Leipzig, 1798, in-fol., 16 pl.

Nachricht von der am 31 Januar 1780 zu Leipzig gestifieten naturforschenden Gesellschaft. Leipzig, 1799, in-8.

Studien für die neuen Gartenkünstler. Leipzig, 1802, in-8.

Handbuch der Mineralogie nach A. A. Werner, zu Vorlesungen unterworfen. 1ster Theil: Oryctognosie. Leipzig, 1803, in-8, avec un tableau colorié et 4 pl. 2ter Theil : Von den Gebirgsarten und Versteinerungen, nebst einigen geognostischen Fragmenten und Beylagen. Ibid., 1804, in-8, 4 pl.

*Progr. historiæ insitionis variolarum humanarum et vaccinarum com-

paratio. Specim. I-VI. Leipzig, 1803-1808, in-4.

Progr. didgnostices chirurgicæ fragment. I et II : De anevrysmate vero interno. Leipzig, 1805, in-4. *Fragm. III-IV :* Leipzig, 1810-11, in-4.

Progr. catalecta litteraria physica et medica. I-XVIII. Leipzig, 1806-1822, in-4.

Einleitung in die Bücherkunde der praktischen Medizin, zum Gebrauche praktischer Aerzte und zu Vorlesungen bestimmt. Leipzig, 1806, in-8.

Progr. de mulomedicinâ in civitate regendâ. Leipzig, 1807, in-4.

Progr. I-II : De venæ sectione infelici. Leipzig, 1807-18.0, in-4.

Progr. I-VIII : De nosogenia in vasculis minimis. Leipzig, 1809-19, in-4.

Progr. I-VII. Series epistolarum virorum celeberrimorum præteriti seculi ad C. G. Ludwig, prof. med. Lips. scriptarum. Leipzig, 1809-1822, in-4.

Progr. I-II : Initia Faunæ Saxonicæ. Leipzig, 1810, 1811, in-4.

Ueber die Ausmittelung eines Me-
dicinalfonds in einem Staate. Leipzig, 1811, in-8.

Progr. de artis obstetriciæ in academia et civitate Lipsiensi incrementis. Leipzig, 1811, in-4.

Progr. I-II : De damno et calamitate, quæ in sanitatem publicam et societatem ex perpetuo bello redundat. Leipzig, 1814, 1815, in-4.

Progr. I-IV : Adversaria ad medicinam publicam. Leipzig, 1816-1818, in-4.

Progr. I-II : Saxoniæ merita in medicinam publicam, ab anno 1768 ad ann. 1818. Leipzig, 1818, in-4.

Progr. historia insitionis variolarum continuat. I-IV. Leipzig, 1820, 1823, in-4.

Progr. I-VII : De diastasi. Leipzig, 1820-1823, in-4.

Ludwig a coopéré à la rédaction des *Commentaires* de Leipzig, de la *Gazette littéraire* de la même ville, et à d'autres recueils.

(Rust und Casper, *Kritisches Repertorium.* — Meusel. — *Med. chir. Zeitung.*)

LYSONS (Daniel), né en 1726, pratiqua successivement l'art de guérir à Glocester et à Bath, fut l'un des médecins de l'hôpital-général de cette dernière ville, et mourut le 20 mars 1800. Il a écrit plusieurs ouvrages dans lesquels on remarque l'opinion que le canal alimentaire est le siege principal de la fièvre.

Essay on the effects of camphire and calomel in continued fevers ; illustrated with cases, to which is added, an occasional observation on the modern practice of inoculation ; and from the whole is deduced an argument in support of the opinion that the alimentary canal is the principal seat of fever. Londres, 1771, in-8.

Practical essays on continued and intermitting fevers, dropsies ; disease of the liver, the epilepsy, the colic, dysenteric fluxes, and the operations of calomel : with an appendix, and some observations on the use of a decoction of the inner Bark of the common Elm in cutaneous disorders. Bath, 1777, in-8 ; *ibid.,* 1783, in-8. — Il y a , dans cet ouvrage, des observations intéressantes sur l'épilepsie causée chez les animaux par la présence d'hydatides dans le cerveau.

Further observations on the effects of calomel in dropsy ; upon Bath water ; upon epilepsy ; also on the effects of a decoction of Elm Bark in cutaneous eruptions. Bath, 1779, in-8.

A description of the cepphus. In Philos. transact., 1762, Abridg., t. XI, p. 541.

On the case of the late Rev. James *Bradley, D. D. astronomer royal. Ibid.,* p. 663.

An extraordinary case of three Pins swellowed by a Girl, and discharged at her shoulder. In Philos. transact., 1769, Abridg., tom. XIII, p. 590.

Observations on the effects of a decoction of the inner Bark of the common Elm in cutaneous diseases. In Medical transact., etc., 1772, tom. II, p. 203.

(Reuss. — Rob. Watt. — *Comment. de rebus in med. gestis.*)

M

MACBRIDE (David), naquit à Ballymoni, dans le comté d'Antrim, en Irlande, le 26 avril 1726. Après avoir fait de bonnes humanités à Glascow, il étudia la chirurgie sous un de ses parens, M. Beere, chirurgien d'un hôpital en Angleterre ; sorti de cette école, il eut une place de chirurgien à bord du *Royal Navy*, pendant la guerre qui précéda la paix d'Aix-la-Chapelle. La campagne finie, Macbride, qui se destinait surtout à la pratique des accouchemens, suivit pendant quelque temps les leçons de Smellie, et il se fixa à Dublin en 1749. En 1764, Macbride, qui s'était beaucoup occupé de chimie, tirant parti des découvertes de Hales et de quelques autres auxquelles remonte l'origine de la chimie pneumatique, publia les résultats de nombreuses expériences sur la putréfaction des substances animales, et les applications qu'on en pouvait faire, selon lui, à la médecine : cet ouvrage lui acquit une grande célébrité parmi les chimistes et les physiciens de son temps. La Faculté de Glascow, qui se glorifiait d'avoir eu Macbride parmi ses élèves, lui envoya le diplome de docteur en médecine. Les fatigues d'une pratique fort étendue portèrent atteinte à sa santé ; il mourut le 28 décembre 1778, âgé de cinquante-trois ans. Il avait fait long-temps des cours de médecine à Dublin, dont il a publié le résumé. On peut juger d'après cet ouvrage qu'il fut un professeur fort judicieux et fort instruit. Il était membre correspondant de la Société royale de médecine de Paris, et Vicq-d'Azyr a fait son éloge.

Experimental essays on the fermentation of alimentary mixture ; on the natur and properties of fixed air ; on the respective power and manner of acting of the different kinds of antiseptics ; on the scurvy, and a new method to cure the same at sea ; also on the dissolvent power of quiclime. Londres, 1764, in-8 ; 1776, in-8 ; traduit en français par Abbadie : Paris, 1766, in-12.

Historical account of the new method of treating the scurvy at sea ; containing ten cases, which shew that this disease may be easily and effectually cured without the aid of fresh vegetable diet. Londres, 1768, in-8.

Introduction to the theory and practice of physic. Londres, 1772, in-4 ; *enlarged and corrected. To this edition is added a case of angina pectoris.* Dublin, 1776, in-8, 2 vol. ;

latinè vertit Closs. Utrecht, 1774, in-8, 2 vol. Trad. en français par Petit-Radel. Paris, 17.., in-8, 2 vol.

Account of two extraordinary cases after delivery. In Medical observations and inquiries. 1778, t. V.

History of angina pectoris successfully treated. Ibid, t. IV.

Macbride a aussi publié un article dans les Transactions philosophiques, et un opuscule à part sur une méthode inventée par lui, plus expéditive et plus économique que celle connue jusqu'alors, de tanner les cuirs.

(Vicq-d'Azyr. — Rob. Watt.)

MACKENSIE (James), médecin anglais du dernier siècle, long-temps le seul historien de l'hygiène que l'on possédât. Les seules circonstances de sa vie qui nous soient connues, c'est qu'il pratiqua quelque temps l'art de guérir à Worcester, qu'il fut membre du Collége royal des médecins à Édimbourg, et que, au rapport de Macbride, il était octogénaire quand il publia son *Histoire de la santé.* Il vivait encore en 1762, et mourut par conséquent dans un âge fort avancé. L'histoire de la santé de Mackensie, c'est-à-dire son histoire de l'hygiène, n'est pas un ouvrage de profonde érudition, mais c'est une histoire intéressante et utile.

History of health, and the art of preserving it, or an account of all that has been recommended by physicians and philosophers, towards the preservation of health, etc., etc. Édimbourg, 1759, in-8. Trad. en français sous ce titre: *Histoire de la santé et de l'art de la conserver, ou exposition fidèle de tout ce que les médecins et les philosophes, tant anciens que modernes, ont prescrit de plus intéressant pour la conservation de la santé. Avec un choix des meilleures règles à observer dans cette vue, et une idée des principes qui leur servent de fondement.* Trad. sur la 2e édition. La Haye, 1759, in-8....in-12.

Essays and meditations on various subjects. Édimbourg, 1762, in-8.

History of a complete luxation of the Thigh. In Essays physical and litterary, etc. T. II.

MACQUART (Louis Charles Réné), fils de Jacques Henri, médecin de l'hôpital de la Charité de Paris, à qui l'on doit un extrait des thèses chirurgicales publiées par Haller, naquit à Reims le 5 décembre 1745. Il était fort jeune quand son père l'amena dans la capitale. Il y fit ses études, et fut reçu docteur en 1770. Quelque temps après, il fit, aux frais du gouvernement, un voyage minéralo-gique dans le Nord. Lors des établissemens des écoles centrales, Macquart fut nommé professeur d'histoire naturelle à celle du dé-partement de Seine-et-Marne, et chargé de la conservation du cabinet de Fontainebleau. Il mourut à Paris le 12 juillet 1818.

Chargé de rédiger la partie hygiène presque entière du Dictionnaire de médecine de l'Encyclopédie méthodique, Macquart y fournit les articles de la première moitié de ce dictionnaire, mais la lenteur de la publication de cet ouvrage le détermina à publier son travail en un dictionnaire à part.

Voici les titres de ses ouvrages :

Ergo inter ossa capitis varii nisus absumuntur communicatione, vibratione, oppositione. Paris, 1770, in-4.

Manuel sur les propriétés de l'eau, particulièrement dans l'art de guérir. Paris, 1783, in-8.

Essais ou recueil de mémoires sur plusieurs points de minéralogie, avec la description des pièces déposées chez le roi, la figure et l'analyse chimique de celles qui sont les plus intéressantes, et la topographie de Moscou, après un voyage fait au Nord par ordre du gouvernement. Paris, 1783, in-8.

Dictionnaire de la conservation de l'homme et d'hygiène. Paris, 1799, in-8, 2 vol.; *ibid*, 1800, in-8, 2 vol.

Macquart a en outre fourni divers articles aux journaux de médecine, de physique et des mines.

MAGATI (César), l'un des plus judicieux réformateurs de la chirurgie, au commencement du dix-septième siècle, naquit à Scandiano, dans le duché de Reggio, en 1579. L'Université de Bologne le compta parmi ses élèves, et lui conféra les honneurs du doctorat en 1597. Magati alla ensuite à Rome, où il s'appliqua d'une manière particulière à l'étude de l'anatomie et de la chirurgie. De retour dans sa patrie, il acquit bientôt dans l'exercice de l'art chirurgical une telle réputation, que le duc de Bentivoglio, recherchant tout ce qui pouvait relever la gloire de l'Université de Ferrare, ne crut pouvoir rien faire de plus avantageux pour elle que d'y appeler Magati comme professeur de chirurgie. Il prit possession de cette chaire en 1612, et l'occupa avec grand applaudissement durant quelques années, jusqu'à ce que, ayant éprouvé une maladie fort grave, il se décida à quitter le monde et se fit capucin. Il continua néanmoins à exercer l'art de guérir jusqu'en 1647. Tourmenté alors par les douleurs de la pierre, il se rendit à Bologne pour se faire opérer, et mourut des suites de l'opération.

Magati connut en profond observateur la marche naturelle du travail par lequel les plaies se cicatrisent. Il devança son siècle dans l'établissement des vrais principes du traitement de ces maladies. Il proscrivit l'abus des tentes et des tampons, celui des onguens, celui des pansemens trop multipliés, et ramena cette importante partie de la chirurgie à cette simplicité qui fait le caractère de la vérité. Belloste, un siècle plus tard, avait largement profité des vues de Magati, sans déclarer, comme il l'aurait dû, la source des vues nou-velles et des réformes qu'il proposait; Sancassani revendiqua pour son compatriote la gloire qui devait lui en revenir.

L'ouvrage de Magati a pour titre :

De rarâ medicatione vulnerum, seu de vulneribus rarò tractandis, libri duo. In quibus nova traditur metho-dus, quâ felicissimè ac citiùs, quam alio quovis modo sanantur vulnera. Quæcumque præterea ad veram et perfectam eorum curationem attinent, diligenter excutiuntur, permultaque explicantur Galeni et Hippocratis loca eò spectantia. Hæc autem duplici quæs-tione : I. Utrum meliùs sit, vulnera quotidiè solvere ac procurare, an pluribus interjectis diebus? II. Utrum turundarum et penicillorum usus in curatione vulnerum sit necessarius? etc. Venise, 1616, in-fol.; *ibid,* 1676, in-fol. *Huic editioni accessit Johannis Baptistæ Magati tractatus, quo rara vulnerum curatio defenditur, contra Sennertum. Cum triplici indice; quæs-tionum et rerum omnium de vulneri-bus sclopeto inflictis Cæsaris Magati.* — La défense de Sennert, attribuée par Sancassani à César Magati lui-même, et non à son frère Jean-Bap-tiste, avait paru à Bologne en 1627. Le tout a été réimprimé à Nuremberg, avec une préface sur les services ren-dus par l'Italie à la chirurgie. 1733, in-4, 2 vol.

(Tiraboschi. — Manget.)

MAGGI (Barthélemy), « de Bologne, médecin, philosophe, professeur de chirurgie dans sa patrie. Il fut un des plus célèbres praticiens de son époque, l'ami intime de Jean Marie del Monte, qui fut cardinal, puis pape, sous le nom de Jules III; élevé à cette dignité, il nomma aussitôt Maggi son médecin et le fit venir à Rome, où il l'accueillit avec toutes les marques possibles d'estime et de confiance. Mais l'air de Rome ne convenant pas à Maggi, sa santé en fut dérangée, et, pour se rétablir, il dut retourner dans sa patrie où il mourut en 1552 (il était né en 1477); il fut inhumé dans l'église de Saint-François, et son frère mit sur son tombeau une épitaphe où il est parlé de ses talens et de ses vertus dans les termes les plus hono-rables. » Telle est la manière dont s'exprimait sur Maggi Augustin Oldoini, dans un article manuscrit envoyé avec d'autres à Manget. Tiraboschi dit que Marini n'a pu découvrir aucun document qui constate que Maggi ait été le médecin ou plutôt le chirurgien du pape ; néanmoins les détails donnés par Oldoini sont bien précis et paraissent positifs. Quoi qu'il en soit, Maggi a la gloire bien au-trement importante d'avoir établi les vrais principes du traitement

des plaies d'armes à feu, en combattant l'opinion alors reçue de la
vénénosité de ces blessures, et le préjugé qui les assimilait aux brû-
lures. Il est un des premiers, chez les modernes, qui aient établi
que, quand on ampute un membre gangréné, l'amputation doit
être faite dans le vif. Maggi publia en 155o une consultation sur la
maladie vénérienne, ouvrage long-temps ignoré, et que Marini a
prouvé être de lui ; mais l'ouvrage sur lequel se fonde sa réputation est le suivant :

De sclopetorum et bombardarum
vulnerum curatione liber. Bologne,
155a, in-4; Zurich, 1555, in-fol., dans
la collection chirurgicale de Gesner ;

Venise, 1566, in-8, avec d'autres
traités sur les plaies d'armes à feu.
(Manget. — Tiraboschi.)

MAHON (Paul Augustin Olivier), né à Chartres le 6 avril
1752, commença ses études sous son père, médecin de mérite, et vint
les achever à Paris. Il fut membre de la Société royale de médecine ; collaborateur du Dictionnaire de médecine de l'Encyclopédie
méthodique, où il remplaça Vicq d'Azyr comme rédacteur en chef;
médecin en chef de l'hospice des vénériens de Paris ; enfin professeur de médecine légale et d'histoire de la médecine à l'école de
santé de Paris. Il mourut le 16 mars 1801, n'ayant pas encore atteint sa quarante-neuvième année. Mahon fut un homme laborieux
et un écrivain judicieux. Il n'y a pas beaucoup d'érudition dans son
esquisse de l'histoire de la médecine clinique, mais il y a des vues
justes et quelques aperçus philosophiques.

Outre des traductions de Black et de Stoll et les articles de l'encyclopédie, Mahon a laissé les ouvrages suivans, qui n'ont été publiés qu'après sa mort.

Médecine légale et police médicale,
publiées par Fautrel. Paris, 1802,
in-8, 3 vol.
Histoire de la médecine clinique,
depuis son origine jusqu'à nos jours,
et recherches importantes sur l'exi-
stence, la nature et la communication
des maladies syphilitiques dans les
femmes enceintes, dans les enfans
nouveau-nés et dans les nourrices,
etc., publiées par L. Lamauve. Paris,
1804, in-8.

MAITREJAN (Antoine), auteur d'un ouvrage long-temps classique sur les maladies des yeux, était de Méry-sur-Seine, où il naquit vers le milieu du dix-septième siècle. Il fit ses études médicales
à Paris, où il suivit long-temps les leçons de Dionis et la pratique
de Méry. Il s'établit ensuite dans son pays natal, où il eut une pra-

tique étendue, et jouit d'une haute considération et d'une réputation de grande habileté dans la pratique chirurgicale, notamment dans celle des maladies des yeux. On ignore l'époque de sa mort. Maitrejan était arrivé à reconnaître que le crystallin est le siége de la cataracte bien avant l'époque où cette vérité fut substituée à l'erreur accréditée auparavant sur le siége de cette maladie. Il s'est fait un nom en physiologie par ses observations sur la formation du poulet. Outre quelques observations qu'il communiqua à l'Académie des sciences, et qui furent publiées dans les mémoires de cette Société, Maitrejan a mis au jour les ouvrages suivans :

Traité des maladies de l'œil et des remèdes propres pour leur guérison. Troyes, 1707, in-4; Paris, 1722, in-12; *ibid*, 1741, in-12.

Observations sur la formation du poulet. Paris, 1722, in-12, fig.

MAJOR (JEAN DANIEL) naquit à Breslau le 6 août 1634; il fit ses études médicales d'abord dans cette ville, puis à Wittemberg et à Leipzig. Il visita les principales Universités d'Allemagne, après quoi il passa en Italie. Il séjourna quelque temps à Venise et beaucoup plus encore à Padoue, où il prit le grade de docteur le 28 juin 1661. De retour à Wittemberg, il épousa l'année suivante la fille du célèbre Sennert. Il pratiqua quelque temps la médecine à Hambourg; mais appelé à Kiel pour y occuper la chaire de médecine, il en prit possession en 1665. Il mourut à Ulm le 3 août 1693. « Major, dit Portal, est un des plus mauvais écrivains qu'ait fournis le dix-septième siècle. On est indigné, quand on parcourt ses ouvrages, d'apprendre qu'il soit parvenu aux premières places de son état et qu'il ait acquis de grandes richesses. » A ce titre, combien ne trouverait-on pas d'occasions de s'indigner sans remonter jusqu'au dix-septième siècle?

Nous n'accordons une place à Major dans ce dictionnaire que parce qu'il est un des premiers qui aient traité de la transfusion du sang et de l'infusion des médicamens dans les veines. Voici les titres de ses écrits.

De cancris et serpentibus petrefactis. Dissertatio epistolica cui accessit Philip. Jac Sachsis responsoria dissertatio historico-medica de mirandá lapidum naturá. Iéna, 1664, in-8.

Prodromus a se inventæ chirurgiæ infusoriæ, sive, quo pacto agonisantes quidam, pro deploratis habiti, servari aliquandiu possint, infusa in venam sectam liquore peculiari. Leipzig, 1664, in-8.

De plantá monstrosá Gottorpiensi ; ubi quædam de coalescentia stirpium, et circulatione succi nutritii per easdem proferuntur : cum figuris æri incisis et additamento de simili materiá. Schleswig, 1665, in-4.

Chirurgia infusoria, placidis Cl. virorum dubiis impugnata, cum modestá ad eadem responsione. Kiel, 1667, in-4.

Deliciæ hibernæ, sive tria nova inventa medica. Kiel, 1667, in-fol.

Summaria medicinæ biblicæ duobus voluminibus tradendæ tabula. Kiel, 1672, in-fol.

Fabii Columnæ opusculum de purpurá iterùm edidit et annotationibus quibusdam auxit. Adjunxit etiam prætereà doctrinæ de testaceis in ordinem congruum redactæ specimen, tabulis aliquot comprehensum, et non minùs connexum cum editis annotationibus in Columnam de purpurá, quam cæteròquin inserviturum facilè ad conchylia et testacea reliqua in conclavibus principum, ac aliis rectè disponenda ; cum brevi dictionario ostracologico de partibus testaceorum. Kiel, 1675, in-4.

Genius errans, sive de ingeniorum in scientiis abusu, dissertatio. Kiel, 1677, in-4.

Ad virum nobilissimum et celeber. D. D. Sebastian. Schæfferum medicum francofurtensem de recuperatá valetudine, gratulatio, cum amicá et seriá ad conringianam artis medicæ introductionem iterato edendam adhortatione. Kiel, 1679, in-4.

De inventis a se thermis artificialibus succinatis, epistola præliminaris. Kiel, 1680, in-4.

Roma in nummis augustalibus germanizans, pars prior. Kiel, 1684, in-4.

Historia anatomica Kiloniensis. Kiel, in-4.

MALACARNE (Vincent), anatomiste et chirurgien distingué, né à Saluces en 1744, fut successivement professeur de chirurgie à l'Université de Turin, chirurgien major de cette ville et de sa citadelle, médecin pensionné de S. M. Sarde, puis premier professeur de chirurgie théorique et pratique à l'Université de Padoue et membre d'un grand nombre de Sociétés savantes italiennes et étrangères. Malacarne est mort en 1816. Cet auteur a le mérite d'avoir compris la nécessité d'une anatomie chirurgicale, d'un ouvrage dans lequel on rassemblerait toutes les lumières que l'anatomie peut fournir à la chirurgie. Mais l'exécution de son plan est fort imparfaite.

Nuova esposizione della vera struttura del cervelletto umano. Turin, 1776, in-8.

Encefalotomia universale. Turin, 1780, in-8.

Nervo encefalotomia. Pavie, 1791 ; in-8.

Encefalotomia di alcuni quadrupedi. Mantoue, 1795, in-4.

Trattato delle osservazioni di chirurgia. Turin, 1784, in-8, 2 vol.

Ricordi d'anatomia traumatica. Turin ....

Lettre de M. Malacarne au prof.

Frank sur l'état des cretins. Turin, 1788.

Delle opere de' medici è de' cerusici che nacquerono, o fiorirono prima del secolo XVI negli stati della real casa di Savoja monumenti raccolti da Vinc. Malacarne, etc. 1786, in-4. *Altri monumeni,* etc. Turin, 1789, in-4.

Su i gozzi e sulla stupidita, che in alcuni paesi gli accompagna. Turin, 1789.

Discorso sulla litiasi delle valvole del cuore. Turin, 1789, in-8.

Lettere anatomico-fisiologiche. Pavie, 1791, in-8. — Avec Bonnet.

La esplorazione proposta come fondamento dell' arte ostetricia. Milan, 1791, in-8.

Prime linee di chirurgia. Venise, 1794, in-8.

Delle operazioni chirurgiche, spettanti alla riduzione. Bassano, 1797, in-8.

Auctarium observationum et iconum ad osteologiam et osteopathologiam Ludwigii et Scarpæ. Padoue, 1801, in-8.

Ricordi della anatomia chirurgica spettanti al capo e al collo. Padoue, 1801, in-8.

Ricordi... spettanti al tronco. Padoue, 1802, in-8.

Ricordi.... spettanti alle braccia e alle gambe. Padoue, 1802, in-8. À la suite de ce traité l'auteur a ajouté : *De' ricordi delle osservazioni chirurgiche trattato,* etc.

De' mostri umani, de' caratteri fondamentali, su cui se ne potrebbe stabilire la classificazione, e delle indicazioni che presentano nel parto, lezioni academishe. Padoue, 1801, in-4, 38 pp. 3 pl. Et dans les *Memorie della società italiana,* etc.

Oggetti piu interessanti di ostetricia della R. università di Padova, fra quali un insigne idrocefalo congenito interno, etc. Padoue, 1807, in-4, 80 pp. 7 pl.

I sistemi, e la reciproca influenza loro, indagati, etc. Padoue, 1803, in-4, 148 pp. — Cet ouvrage avait d'abord paru en français dans les *Mémoires de la Société médicale d'émulation.* Il n'est pas écrit d'un style plus clair dans la langue naturelle de l'auteur que dans celle dont il s'était d'abord servi. Malacarne a une division des tissus anatomiques élémentaires qui lui est particulière.

MALPIGHI (Marcel), qu'on pourrait nommer le créateur de l'anatomie de structure, et l'un des hommes qui aient pénétré le plus avant dans la carrière qu'il avait ouverte, naquit à Crevalcuore, près de Bologne, le 10 mars 1628. Après avoir fait d'excellentes études, ayant à faire choix d'un état, il fut déterminé pour la médecine par l'habile professeur sous lequel il avait fait sa philosophie, François Natalis, qui avait parfaitement jugé des dispositions de son élève. Malpighi se rendit à Padoue, où il étudia particulièrement sous Barthélemy Massaria et André Mariani. Il fut reçu docteur en 1653, après avoir soutenu une thèse où il se déclarait grand admirateur d'Hippocrate, profession de foi qui lui attira

mille brocards dans une Université où la médecine des Arabes était
encore en grande vénération. Il refusa à cette époque une place de
professeur qui lui fut offerte à Bologne, mais il l'accepta trois ans
plus tard, après la mort de son maître, Massaria, auquel il avait
voué l'attachement le plus sincère. Malpighi ne séjourna à Bologne
que quelques mois, le grand-duc de Toscane, Ferdinand II, le
nomma professeur de médecine théorique à l'Université de Pise.
Ce fut là qu'il lia une étroite amitié avec Borelli. Ils firent ensemble
une multitude d'expériences et de dissections, et leurs travaux, auxquels plusieurs savans prirent part, furent la première occasion de la
fondation de l'Académie del Cimento.

La santé de Malpighi ne s'accommoda pas de l'air de Pise, il y
était souvent malade, ce qui l'engagea à retourner à Bologne en
1660. Il y enseigna en public et en particulier l'anatomie et la physique. Ce fut alors qu'il publia ses premiers ouvrages, qui le placèrent au premier rang des anatomistes de son siècle. En 1663, Malpighi alla à Messine remplacer Castelli dans la chaire de médecine.
Il en fut rappelé en 1666, et on le fixa à Bologne par des appointemens considérables. La Société royale de Londres l'admit en 1669
au nombre de ses membres.

Le cardinal Antoine Pignatelli, qui avait connu Malpighi à Bologne pendant sa légation, étant devenu pape sous le nom d'Innocent XII, l'appela à Rome et le fit son premier médecin. Malpighi
s'y rendit en 1691. Il était déjà d'un certain âge, sujet à la goutte,
aux palpitations de cœur et à des douleurs néphrétiques; il n'y vécut pas long-temps: environ trois ans après il mourut subitement
d'apoplexie dans le palais Quirinal, le 29 novembre 1694, à l'âge
de soixante-sept ans. Baglivi, alors professeur de médecine dans le
collège de la Sapience, fit l'ouverture du corps, et en publia la relation qui est curieuse sous le rapport de l'anatomie pathologique.
Le corps fut ensuite embaumé, transporté à Bologne et inhumé
dans l'église de Saint-Grégoire, où Malpighi avait lui-même fait
construire son tombeau.

Il serait trop long d'indiquer ici tous les points de l'anatomie et
de la physiologie sur lesquels Malpighi a porté des lumières nouvelles par ses dissections délicates, ses observations microscopiques
et ses expériences.

Portal a donné, dans son histoire de l'anatomie, un long extrait
des ouvrages de Malpighi. Il avait résumé lui-même tout l'ensemble
de ses travaux dans une histoire de sa vie, sorte d'apologie qu'il se

vit contraint d'opposer aux critiques sans nombre et même aux calomnies dont il fut assailli. Cet opuscule curieux fut adressé par lui à la *Société* royale de Londres. Manget l'a reproduit *tout entier* dans sa bibliothèque, avec quelques notes et éclaircissemens. Les ouvrages de Malpighi portent les titres suivans:

Observationes anatomicæ de pulmonibus. Bologne, 1661, in-fol.; avec la dissertation de Bartholin: *De pulmonum substantiâ et motu.* Copenhague, 1663, in-8; Leyde, 1672, in-12; et dans la *Bibliothèque anatomique de Manget.*

Exercitatio de omento, et adiposis ductibus. Bologne, 1661, in-12.

Epistola anatomica de cerebro. Bologne, 1665, in-12.

Epistola anatomica de lingua. Bologne, 1665, in-12.

Epistola de externo tactûs organo. Naples, 1664, in-12.

De viscerum nominatim pulmonum, hepatis, cerebri corticis, renum, lienis, structurâ, exercitationes anatomicæ. Accedit dissertatio ejusdem, de polypo cordis. Amsterdam, 1669, in-12; Iena, 1677, in-12; *ibid*, 1683, in-12; Francfort, 1678, in-12; Toulouse, 1682, in-12, Montpellier, 1683, in-12; Iéna, 1697, in-12; Amsterdam, 1698, in-12; trad. en franç., Paris, 1687, in-12; et dans la *Bibliothèque anatomique de Manget.*

Dissertatio epistolica de Bombyce cum figuris plus 54 in tabulis XII. Londres, 1669, in-4; trad. en français, Paris, 1686, in-12.

De formatione pulli in ovo dissertatio epistolica. Londres, 1673, in-4; trad. en français, Paris, 1686, in-12.

Anatome plantarum. Cui subjungitur appendix iteratas et auctas ejusdem auctoris de ovo incubato observationes continens. Cum figuris elegantissimis. Londres, 1675, in-fol.

— *Anatomes plantarum pars altera. Ibid*, 1679, in-fol.; *ibid*, 1686, in-fol.

Appendix repetitas auctasque de ovo incubato observationes continens, epistola de glandulis conglobatis. Londres, 1789, in-4; Leyde, 1690, in-4.

Consultationum medicinalium centuria. Publiées par Jérôme Gaspari. Padoue, 1713, in-4; Venise, 1744, in-4; par Cajetan Armillei, Venise, 1747, in-8.

Marcelli Malpighii opera omnia, figuris elegantissimis, in æs incisis illustrata, tomis duobus comprehensa. Londres, 1686, in-fol.; Leyde, 1687, in-4, 2 vol.

Opera posthuma, figuris æneis illustrata. Quibus præfixa est ejusdem vita ab ipsomet scripta. Londres, 1697, in-fol.; Venise, 1698, in-fol.; Amsterdam, 1698, in-4; *ibid*, 1700, in-4; Venise, 1743, in-fol.

(Manget.—Haller.)

MANARDI (Jean), l'un des plus célèbres médecins italiens du quinzième siècle et du commencement du seizième, naquit à Ferrare le 24 juillet 1462. Il eut pour maître en médecine François Benzi. Il fut lui-même professeur à Ferrare de 1482 jusque vers

1495. Il passa, depuis, quelques années près de Jean François Pic de La Mirandole, dont il fut le médecin, le maître et le collaborateur pour la publication de l'ouvrage de Jean Pic contre l'astrologie judiciaire. Manardi quitta La Mirandole vers 15o2, et l'on présume qu'il revint à Ferrare, ne le voyant figurer à cette époque dans aucune autre Université. En 15 13, le roi de Hongrie, Ladislas, informé de son mérite, l'appela pour être son médecin. Manardi ne quitta point la Hongrie aussitôt après la mort de Ladislas, qui arriva en 1616. Il resta encore deux ans dans ce pays, et revint à Ferrare au commencement de 1619. Tiraboschi prouve que Portal s'est trompé en disant, après d'autres, qu'après avoir vécu célibataire jusqu'à un âge avancé, Manardi se décida enfin à prendre femme. La vérité est qu'il avait été marié dans sa jeunesse, qu'il avait eu de sa première femme un fils, dont quelques lettres, datées de 1618, prouvent qu'il n'était pas dépourvu d'érudition, mais que Manardi se maria une seconde fois dans un âge fort avancé; et peut-être est-il vrai qu'il mourut victime des excès auxquels il se livra avec une épouse jeune et belle; car on connaît le danger de ces excès pour les vieillards. Manardi mourut en 1536. Un fragment d'une lettre de Calcagnini à Erasme, où il est présenté comme seul capable de réparer la perte faite par la mort de Leoniceno, montre en quelle estime il était parmi les savans de son temps. Le voici :

Una res mihi solatio fuit, quod Joannes Manardus vir græcè et latinè doctissimus, rem medicam et naturæ arcana iisdem vestigiis prosequitur, cujus rei specimen dare possunt epistolæ, quas proxime edidit..... Scripsit ille quidem alia plurima digna immortalitate sed vir minimè ambitiosus, et nundum publicam materiam fecit ; hoc superstite minus Leonicenum desideramus.

Manardi a publié les ouvrages suivans :

Medicinales epistolæ, recentiorum errata et antiquorum decreta penitissimè reserantes. Epistola Huberti Barlandi ad medicinæ, apud Lovainenses, studiosam juventutem. Paris, 1528, in-8; Strasbourg, 1529, in-8; Bâle, 154o, in-fol.; Lyon, 1549, in-8; Venise, 1557, in-4; Hanovre, 1611, in-fol.

In primum artis parvæ Galeni librum commentarius. Bâle, 1536, in-4.

Epistolarum medicinalium libri XXl Ejusdem in Johan. Mesuæ simplicia et composita annotationes et censuræ. Bâle 15 4o, in-fol; Venise, 1611, in-fol. Sous le titre suivant : *ιατρολογία επιστολικὴ, sive curia medica, vigenti libris epistolarum ac consultationum medicinalium adumbrata, necnon annotationibus et censuris luculentissimis in Johan. Mesuæ simplicia et composita, adornata,* etc. Hanovre, 1611, in-fol.

*De morbo gallico epistolæ duæ, (Manget. — Tiraboschi.)
et de ligno indico totidem.*

MANGET (Jean Jacques), laborieux et utile compilateur, naquit
à Genève le 19 juin 1652. Après avoir fait ses humanités, il embrassa les études ecclésiastiques; mais cinq années de théologie
n'ayant pas satisfait au désir qu'il avait de savoir, il laissa la théologie pour la médecine. Sans autre guide que son industrie, sans
autre maître que ses livres, il se mit en état de subir tous les examens d'usage, et fut reçu docteur en médecine en 1678, à l'Université de Valence, en Dauphiné. De retour à Genève, il reprit avec
ardeur ses études anatomiques, botaniques, chimiques, chirurgicales, etc., et se livra à la pratique de l'art de guérir. Les nombreux
ouvrages qu'il publia bientôt le mirent en relation avec un grand
nombre de médecins de tous les pays, notamment avec les hommes les plus célèbres de l'Italie, tels que Malpighi, Redi, Tozzi,
Vallisnieri, Fantoni, Lanzoni, Bianchi, Baglivi, etc. En 1699, le roi
de Prusse le nomma premier médecin de sa personne et de sa famille. A l'âge de soixante-seize ans, il donnait lui-même cette notice
sur sa vie, dans un volume qui ne fut pas le dernier qu'il publia.
Il vécut jusqu'au 15 août 1742 et mourut nonagénaire. Cette longue vie fut toujours fort occupée; aussi Manget a-t-il publié autant
d'in-folio qu'un homme d'une activité ordinaire peut publier de
petits volumes. Il n'y a rien dans tout cela qui lui appartienne en
propre, mais il n'en fut pas pourtant moins utile à ses contemporains, puisqu'il mit à leur disposition, dans ses bibliothèques, une
foule de matériaux auparavant dispersés, et dont peu de personnes
auraient eu les moyens de prendre connaissance et de tirer parti,
s'ils n'eussent été réunis par son industrie.

*Pauli Barbette opera omnia medica
et chirurgica, notis, observationibus,
necnon pluribus morborum historiis
et curationibus illustrata et aucta,
cum appendice eorum quæ in praxi
omissa, vel concisè nimis pertractata
fuerant. Opera et studio Joh. Jacobi
Mangeti med. doct. Genève, 1683,
in-4. Editio altera, auctior appendice
eorum quæ in praxi, tum medica,
tum chirurgica, omissa fuerant, no-
visque etiam observationibus, curationibus, tractatulis integris, etc. 1688,
in-4. Editio tertia. Genève, 1704,
in-4.*

*Messis medico-spagyrica, qua abun-
dantissima seges pharmaceutica, è
selectissimis quibusque, tum pharma-
calogis et chimiatris, tum celeberrimis
inter recentiores practicis, tum variis
operibus miscellaneis, necnon curio-
sioribus rerum naturalium scriptori-*

bus resecta, compositissimo ordine cumulatur. Opus in varias distributum partes, quibus et principia physico-hermetico-hippocratica, et composita quæque medicamenta nobiliora, et mineralia, vegetabilia atque animalia, chimico-medicè describuntur. Cologuy, 1683, in-fol.

Tractatus de febribus, in genere et in specie, ex veterum ac recentiorum scriptis perpensus : seu febris heautontimorumenos. Auctore Francisio Piens, doctore medico et chirurgo. Editio novissima, notis, observationibus, opusculis integris et remediis quibusdam selectioribus à Joh. Jac. Mangeto m. d. adjectis multò auctior. Genève, 1689, in-4.

Joh. Andeæ Schmitzii med. doct. et prof. medicinæ practicæ compendium, à Christ. Constant. Rumphio med. doct. quam plurimis supplementis, in appendicem collectis, auctum. Editio novissima; pluribus morborum hactenus omissorum descriptionibus locupletata, a Joh. Jac. Mangeto, m. d. Genève, 1621, in-12.

Bibliotheca anatomica : sive recens in anatomia inventorum thesaurus locupletissimus. In quo integra atque absolutissima totius corporis humani descriptio, ejusdemque œconomia e præstantissimorum quorumcumque anatomicorum tractatibus singularibus, tum hactenus in lucem editis, tum etiam ineditis, concinnata exhibetur. Adjecta est partium administratio anatomica, cum variis earumdem præparationibus curiosissimis. Digesserunt, tractatus deficientes suppleverunt, argumenta, notas et observationes anatomico-practicas addiderunt Daniel Clericus et Joh. Jacob. Mangetus, mm. dd. cum indicibus

necessariis, figurisque æneis quamplurimis. Genève, 1685, in-fol. 2 vol. *Editio altera, novis tractatibus, notis et observationibus, tertia ad minimum parte, priore auctior.* Ibid, in-fol. 2 vol.

Joh. Jacobi Mangeti, med. doct. bibliotheca medico-practica : sive rerum medicarum thesaurus cumulatissimus; quo omnes prorsus humani corporis morbosæ affectiones ordine alphabetico explicantur; et per curationes, consilia, observationes, tam hinc inde proprias, quàm à variis usque præstantissimis auctoribus veteribus et recentioribus petitas, abundè unà et curiosè tractantur. Genève, 1695, 1696 et 1698, in-fol., 4 vol.

Theophili Boneti, med. doct. sepulchretum, sive anatomia practica; ex cadaveribus morbo denatis, proponens historias et observationes, omnium humani corporis affectuum, ipsorumque causas reconditas revelantes. Editio altera, quam novis commentariis et observationibus innumeris illustravit, ac tertia ad minimum parte auctiorem fecit Joh. Jacob. Mangetus, medic. doctor, et sereniss. ac potentiss. Electoris brandenburgici archiater. Lyon, 1700, in-fol. 3 vol.

Joh. Jacob. Mangeti, med. doct. et serenissimi ac potentissimi regis Prussiæ archiatri bibliotheca chemica curiosa : seu rerum ad alchemiam pertinentium thesaurus instructissimus. Quo non tantum artis auriferæ ac scriptorum in ea nobiliorum historia traditur; lapidis veritas argumentis et experimentis innumeris, unà et jurisconsultorum judiciis evincitur, et termini obscuriores explicantur ; cautiones contra impostores, et difficultates in tinctura universali conficienda occur-

rentes, declarantur; sed etiam tractatus omnes virorum celebriorum, qui in magno sudarunt elixyre, quique ab ipso Hermete, qui ut dicitur Trismegisto, ad nostra usque tempora de chrysopœa scripserunt, cum præcipuis snis commentariis, concinno ordine dispositi exhibentur. Ad quorum omnium illustrationem additæ sunt quamplurimæ figuræ æneæ. Genève, 1702, in-fol. 2 vol.

Bibliotheca pharmaceutico-medica: seu rerum ad pharmaciam galenicochymicam spectantium thesaurus refertissimus. In quo ordine alphabetico, non omnis tantum materia medica, historicè, physicè, chymicè, ac anatomicè explicata; sed et celebriores quæque compositiones, tum ex omnibus dispensatoriis pharmaceuticis, variis linguis in lucem editis, tum è melioribus notæ scriptoribus hactenùs practicis, excerptæ: imò secretiores non paucæ præparationes chymicæ, mechanicæ, etc., in curiosorum conquisitæ, abundè cumulantur. Cum indicè materiarum locupletissimo et figuris æneis necessariis. Cologny, 1703, in-fol, 2 vol.

Theatrum anatomicum: quo non tantum integra totius corporis humani, in suas partes, ac minutiores particulas evoluti, et quasi resoluti, fabrica, ex veterum et recentiorum omnium observationibus, retecta sistitur; quæstiones difficiliores in arte prosectoriá subinde enatæ; ac illæ præcipuè, de quibus etiam nunc hodiè docti inter seu magná cum contentione controversuntur, curiosè enodatæ reperiuntur; verum etiam quicquid ad rei anatomicæ illustrationem pertinet, per grandiores, et verè elegantes tabulas æneas benè multas nitidè expli-

catur. Adjectæ sunt ad calcem operis celeberrimi Bartholom. Eustachii tabulæ anatomicæ, ab illustrissimo Joh. Maria Lancisio, archiatro pontificio, summá cum diligentiá explanatæ. Cum indicibus necessariis. Genève, 1717, in-fol. 2 vol.

Bibliotheca chirurgica: sive rerum ad artem machaonicam quoquo modo spectantium thesaurus absolutissimus: quo omnes prorsus humani corporis affectiones, chirurgi manum, aut aliam aliquam ejusdem operam exposcentes, ordine alphabetico explicantur; et per curationes, operationes, consilia, ac cadaverum anatomicas inspectiones, è variis, usque præstantissimis auctoribus, veteribus et recentioribus petitas, abundè, imò et curiosè tractantur. Cum figuris æneis necessariis. Genève, 1721, in-fol, 4 vol.

Traité de la peste, recueilli des meilleurs auteurs anciens et modernes, et enrichi de remarques et observations théoriques et pratiques, etc. Genève, 1721, in-12; Lyon, 1722, in-8, 2 vol.

Nouvelles réflexions sur l'origine, la cause, la propagation, les préservatifs et la cure de la peste, etc. Genève, 1722, in-12.

Bibliotheca scriptorum medicorum veterum et recentiorum in quá sub eorum omnium qui a mundi primordiis ad hunc usque annum vixerunt, nominibus, ordine alphabetico adscriptis vitæ compendio enarrantur; opiniones et scripta, modestá subindè adjectá epicrisi recensentur; ac sectæ præcipuæ, sub quarumque propriá appellatione explicantur: sive qua historia medica verè universalis exhibetur, etc., etc. Genève, 1731, in-fol. 4 vol., portraits.

MANGOLD (Christophe André), né à Erfurt en 1719, fit ses études médicales dans sa ville natale et à Iéna; promu au doctorat, il accompagna dans ses voyages le comte Gotter. En 1751, il fut nommé professeur ordinaire d'anatomie, de chimie et de philosophie à l'Université d'Erfurt. Mangold mourut le 2 juillet 1767. Baldinger lui a donné de grands éloges : ses écrits médicaux ont peine à soutenir sa réputation.

Programma de generatione fossilium figuratorum. Erfurt, 1745, in-4.

Chymische Erfahrungen und Vortheile in Bereitung einiger sehr bewarten Arzneymittel, nebst verschiedenen physikalischen Anmerkungen über dieselben. Erfurt, 1748, in-4.

Fortgesetzte chymische Erfahrungen und Vortheile, bestehend vornemlich in einer gründlichen und abgenoethigten Widerlegung der bisher siegenden, nun mehr aber in den letzten Zügen liegenden Chymie des Hrn Professors Ludolf; nebst einem Auszuge aus verschiedenen Abhandlungen der Französischen Academie, so hieher einschlagen. Francfort et Leipzig, 1749, in-4.

Regulæ condendi systematis perfecti, facilis et certi, medicinæ practicæ. Erfurt, 1751, in-4.

Diss. de ingenti exanthematum acutorum differentiâ, quoad causam et curationem. Erfurt, 1763, in-4.

Diss. de generibus et speciebus tumorum. Erfurt, 1764, in-4.

Diss. de generibus et speciebus vulnerum. Erfurt, 1765, in-4.

Programma de necessitate sollicite investigandi strata terræ ad utilem mineralium cognitionem. Erfurt, 1765, in-4.

Diss. sistens experientias quasdam physiologico-pathologicas, decussationem nervorum et fluidi nervei naturam illustrantes. Erfurt, 1766, in-4.

Experimenta colorum chymice præparandorum ; in Actis Academiæ Elect. Mogunt., quæ Erfordiæ est (1757, in-8), *N* 16. — *Von knallpulver aus Metallmischungen mit Schwefel und Salpeter ; ibid., N* 17. — *Von Veroenderungen des Quecksilbers durch Reiben mit Regenwasser; ibid., N* 22. — *Analysis cinnabaris, cum experimentis et ejus medic. act. ; in actis Academiæ Elect. Mogunt, etc.,* p. 11 (1761).

Opuscula medico-physica. Edidit E. G. Baldinger, etc. Altembourg, 1769, in-8.

MANNINGHAM (Richard), membre du collége des médecins de Londres un peu avant le milieu du dix-huitième siècle, fut un accoucheur distingué. Il s'est rendu célèbre par l'établissement, dans sa propre maison, d'un hospice d'accouchemens, lorsqu'il n'en existait point encore de pareil à Londres.

« Equidem sum miratus, dit-il dans la préface de son Compendium d'obstétrique (id quod complures questi sunt), hospitium in subsidium paupercularum parturientium, et infantium expositorum nullum adhuc in hac nostrâ civitate tam opulente extitisse. »

« Hospitium etiam hoc, quod in nostris ædibus interim in subsidium pauperarum inopum, faventibus non paucis, jam nascitur suas habet laudes, et matribus plurimis ævumque infantibus incolumitate esse potest. Quod licet in præsens angustis nitatur fundamentis, siquid exempla tamen tantorum, cuibus jam curæ est, fautorum possunt, cito amplius factum ire confido. »

« Cum vero sint, qui quærantur, nec injuriâ, mulieres in hospitiis peregrinis incommoda nonnulla ex instituendis tyronibus accipere, ne quis tale quidquam nobis objiciat, machinam ita comparatam habemus, ut per illam et prægnantium tactum, et eductiones fœtus omni modo monstrari possint. Fit autem ex fœminæ ossibus compactis, quibus uterum factitium aptari curavimus.

Richard Manningham a publié les deux ouvrages suivans :

Artis obstetriciæ compendium, tam theoriam quam praxim complectens. Londres, 1739, in-4.

An abstract of midwifery for the use of Lying-in-Woman. Londres, 1744.

En 1745, Boehmer donna une édition du *Compendium* enrichie d'additions importantes :

Richardi Manningham, etc., *artis obstetriciæ compendium,.... duabus disquisitionibus quarum prima de situ uteri gravidi fœtusque a sede placentæ in utero, per regulas mechanismi deducendo, agit, altera vero præstantiam et usum forcipis anglicanæ in partu difficili ex situ capitis obliquo, intra ossa pubis immobiliter hærentis commendat, auctum, tabulisque æneis ornatum.* Halle, 1745, in-4.

(Osiander.)

MARCARD (Henri Mathias), né à Walsrode en 1747, fut reçu docteur en médecine à Gottingue en 1771, et s'établit à Stade. Quelque temps après, il fut nommé médecin de la garnison d'Hanovre. Nommé en 1788 premier médecin du duc de Holstein-Oldenbourg, il transporta sa résidence à Oldenbourg. En 1809, il quitta la cour et la charge qu'il y remplissait pour se fixer à Pyrmont, dont l'établissement sanitaire était confié à sa direction. Il mourut le 16 mars 1817. Marcard est connu en France par la traduction qu'on a faite de son traité des bains. Il est auteur de plusieurs autres ouvrages dans lesquels il se montre bon observateur et habile praticien.

Examen rigorosum malignitatis febrilis. Gottingue, 1771, in-4.

Von einer der Kriebelkrankheit aehnlichen Krampfsucht, die in Winter 1771 und 1772 zu State beobachtet wurde. Hambourg et Stade, 1772, in-8. Et dans le tome II, des essais suivans :

Medicinische Versuche. Leipzig, 1778, petit in-8, 2 vol.—Le premier volume est rempli par un traité sur l'ictère, le second contient neuf mémoires, dont les plus considérables sont celui indiqué à l'article précédent, un mémoire sur les douches et les affusions de vapeur, et un autre sur les vieux ulcères.

Beschreibung von Pyrmont. Leipzig, 1784-85, in-8, 2 vol. Trad. en français, Leipzig, 1785, in-8, 2 vol., pl.

Kurze Anleitung zum innerlichen Gebrauch des Pyrmonter Brunnens zu Hause und an der Quelle. Pyrmont et Hanovre, 1791, in-8. 2e édition sous ce titre : *Kleines Pyrmonter Brunnenbuch für Kurgæste zu Hause und an der Quelle.* Pyrmont, 1805, in-8, 67 pp.

Ueber die Natur und den Gebrauch der Bæder. Hanovre, 1793, in-8. Trad. en français par Parant, Paris, an XI (1801) in-8.

Beytrag zur Biographie Zimmermann's. Hambourg, 1796, in-8.

Reise durch die Französische Schweitz und Italien. Hambourg, 1798, in-8.

Zimmermann's Verhæltniss mit der Kaiserin Katharina II und mit Herrn Weikard. Brême, 1803, in-8.

Versuch einer Beantwortung der Aufgabe: a) welche besondere Krankheiten und Fehler der Feuchtigkeiten und Sæfte finden im menschlichen Kœrper wirklich Statt, und welche sind blos denkbar ? b) Kœnnen einige Krankheiten, und in wie fern, von einer besondern und ursprünglichen Ausartung der Sæfte entstehen ? oder hængen sie gænzlich von der verænderten Lebenswirkung der Gefæsse und festen Theile ab, und werden dadurch vorzüglich und allein befœrdert ? c) Giebt es in der That Heilmittel, es seyen evacuantia oder alterantia, welche eher und mehr auf die Sæfte, welche nach dem Gebrauche dieser Mittel sich zeigt allein oder vornehmlich aus der Wirkung dieser Mittel auf die Geschæfte und Gefæsse der festen Theile herleiten ? von der Geselschaft der Künste und Wissenschaften zu Utrecht an 19 junius 1805 mit dem doppelten Preis einer goldenen Medaille bekrænt. Utrecht, 1812, in-8. — On était, quand cette question fut mise au concours, dans des circonstances fort analogues à celles où nous nous trouvons depuis quelques années relativement aux doctrines des solidistes et des humoristes. Les travaux des humoristes modernes laissent autant à désirer que la réponse de Marcard.

Ueber die Kochsalzhaltigen Mineralwasser zu Pyrmont und deren Arzneygebrauch. Hambourg, 1810, in-8

Marcard a en outre écrit divers ouvrages politiques et fourni des articles à plusieurs journaux.

(Med. chir. Zeitung. — Meusel.)

MARCEL, surnommé l'*Empirique*, *Marcellus empiricus*, était

Gaulois de naissance, et, selon toutes les apparences, de la ville de Bordeaux. S'il fallait en croire Suidas, Marcel aurait réuni au plus haut degré toutes les qualités qui subjuguent l'estime et la vénération des hommes. Elles lui méritèrent la confiance et la faveur de l'empereur Théodose, qui, pour le fixer à sa cour, le nomma grand-maître des offices. Il continua d'exercer cette charge sous l'empereur Arcadius, dont il nous reste deux lois adressées à Marcel. Par la première, l'empereur lui enjoint d'envoyer dans chaque province un certain nombre d'inspecteurs, et de soumettre leurs différentes opérations à certaines règles dont il défend de s'écarter sous quelque prétexte que ce puisse être. La seconde lui commet le soin de veiller à ce qu'il ne s'introduise aucun hérétique parmi les officiers du palais, et dans le cas où l'on en découvrirait quelques uns, de les casser sur-le-champ et de les bannir de Constantinople. Marcel ne mourut que sous l'empire de Théodose le jeune. Il n'exerçait plus alors la charge de maître des offices ; il en avait été dépossédé, sur la fin du règne d'Arcadius, par la cabale d'Eutrope, ce fameux eunuque qui dominait à la cour de l'empereur.

L'ouvrage de Marcel est divisé en trente-six chapitres, qui forment autant de recueils, où l'auteur entasse sans beaucoup d'ordre différentes formules de traitement pour les diverses maladies. Il y reconnaît deux principales classes de remèdes : les empiriques, dont le hasard et l'expérience ont appris les effets, et les rationnels, dont la théorie a dicté le choix et l'application. Il annonce l'intention qu'il a de concilier les deux sectes de médecine, l'empirisme et le dogmatisme, en adoptant ce que chacune d'elles avait de meilleur. S'il eût exécuté ce plan, les éclectiques modernes pourraient le prendre pour patron, mais il est resté empirique d'un bout à l'autre de son ouvrage, et empirique fort grossier. Il fait dépendre l'efficacité de ses remèdes d'une foule d'observances superstitieuses et puériles. Il veut, par exemple, qu'on soit attentif à cueillir de la main gauche les simples dont on fera quelque usage dans la composition des remèdes qu'il indique. Voici la règle qu'il prescrit pour tirer sans danger les petites pailles qui peuvent entrer dans l'œil. « D'abord on ouvrira l'œil avec trois doigts de la main gauche dé- » gagée de toute espèce de liens, soit anneaux ou bracelets. Le » patient n'oubliera pas de cracher à trois différentes reprises, et » avant de terminer l'opération, on lui fera répéter par trois fois : » *Rica, Rica, Soro.* »

L'ouvrage est au moins intéressant en ce qu'il donne une idée de la médecine des Gaulois aux premiers siècles de l'ère chrétienne. Il a pour titre :

De medicamentis empiricis, physicis et rationalibus. Il n'a point été publié isolément, mais il a paru avec neuf livres de Galien. Bâle, 1536, in-fol. Dans la collection des Aldes : *Medici antiqui*, etc. Venise, 1547. Dans celle d'Henri-Etienne, *medicæ artis principes*, etc. Paris, 1755, in-fol. 2 vol. A la suite d'Aetius, *Tetrabiblion*, etc. Bâle, 1567, in-fol.

(*Hist. litt. de la France.* — Delongchamp, *Tableau des gens de lettres.* —Haller.)

MARCET (ALEXANDRE), célèbre médecin chimiste, naquit à Genève en 1770, de parens commerçans qui le destinaient à continuer leur profession. L'amour des sciences qui se développa en lui de bonne heure rompit leurs projets à cet égard ; il fallut céder à la vocation qui l'entraînait. Dans les troubles politiques qui agitèrent la république de Genève au commencement de la révolution française, il fut emprisonné, et obtint comme une faveur d'être banni pour cinq ans. Il se rendit à Édimbourg, se livra à l'étude de la médecine, et fut reçu docteur vers 1796. Il se fixa à Londres, fut nommé *médecin d'un dispensaire*, naturalisé *Anglais* par acte du parlement en 1800. Deux ans plus tard, il obtint une place de médecin de l'hôpital de Guy. Il fut, avec M. Yelloly, l'un des fondateurs de la Société médico-chirurgicale de Londres. La mort de son père l'ayant mis en possession d'une grande fortune, il quitta sa place de médecin à l'hôpital de Guy pour se livrer en liberté à la culture de la chimie qu'il aimait passionnément. En 1815, il vint habiter Genève ; il y fut nommé membre du conseil représentatif et professeur de chimie à l'Université. Au bout de six ans, il retourna en Angleterre, fit un voyage en Ecosse en 1822, et mourut le 22 octobre, de la rétrocession de la *goutte* sur l'estomac. Il a publié un grand nombre de mémoires dans les transactions de la Société médico-chirurgicale, dans celles de la Société royale de Londres dont il était membre, et dans divers autres recueils. On lui doit aussi quelques ouvrages séparés. Voici les titres des uns et des autres.

Account of the history and dissection of a diabetic case. Dans le London medical and physical Journal. 1799.

On the medical properties of the oxyd of the bismuth. In Memoirs of the med. soc. of London. T. .. 1805.

On the hospice de la maternité at Paris. In Monthly Magazine. 1801.

Account of the case and dissection

of a blue girl. In Edinburgh med. and surg. journal. 1805.

Analysis of the waters of the dead ea and of the river Jordan. In Philos. transact. 1807.

An account of the effects produced sby a large quantity of laudanum', taken internally, and of the means used to counteract those effects. In Medico-chirur. transact. 1809.

A case of hydrophobia with an account of the appearances after death. In Med.-Chir. transact. 1809.

A chemical account of an aluminous chalibeate spring in the isle of Wight. In Geological transact. 1811.

An account of a severe case of erythema, not brought on by mercury. In Med.-Chir. transact. 1811.

Experiments on the appearance in the urine of certain substances taken into the stomach. In Philos. transact. 1811.

A chemical account of various dropsial fluids, with remarks concerning the nature of the alkalin matter contained in these fluids, and in the serum of the blood. In Med.-Chir. transact. 1811.

On sulphuret of carbon. In Philos. transact. 1813.

On the intense cold produced by evaporation of sulphuret of carbon. In Philos. transact. 1813.

On the congelation of mercury by means of ether and the air-pump. Dans le Journal de Nicholson. 1813.

Observations on Klaprothi analysis of the waters of the dead sea. In Annals of philosophy. 1813.

An easy method of procuring an intense heat. In Annals of philosophy 1813.

Account of the public schools at Geneva. In Monthly magazine. 1814.

Some experiments on the chemical nature of chyle, with a few observation upon chyme. In Med.-Chir. trans. 1815.

On the medical properties of stramonium. In Med. -Chir. transact. 1816.

An essay on the chemical history and treatment of calculous disorders. Londres, 1817, in-8; *ibid*, 1819. Trad. en franç. par J. Riffault. Paris, 1823, in-8.

History of a case of nephritis calculosa in which the various periods and symptoms of the disease are strikingly illustrated; and an account of the operation of lithotomy, given by the patient himself. In Med.-Chir. transact. 1819.

On the specific gravity and temperature of sea-waters in different parts of the ocean, and in particular seas. In Philos. transact. 1819.

Account of a singular variety of urine, which turned black soon after being discharged. In Med.-Chir. transact. 1822.

Account of a man who liven ten years after having swallowed a member of clasp-knives, with a description of the appearances of the body after death. In Med.-Chir. transact. 1822.

Some experiments and researches on the saline contents of sea-water, onderkaden with a view to correct und improve its chemical analysis. In Med.-Chir. transact. 1822.

(Rob. Watt. — Jourdan.)

MARCHETTI (Dominique de), anatomiste moins connu qu'il ne mérite de l'être, au jugement de Haller, était fils de Pierre de Marchetti et avait vu le jour à Padoue. Il commença de bonne heure ses études médicales sous son père, fit de rapides progrès, et fut nommé fort jeune encore coadjuteur de Vesling. Il succéda à cet habile anatomiste dans la chaire qu'il occupait à l'Université, et il marcha sur ses traces autant qu'il lui fut possible, dans le traité d'anatomie qu'il publia. Haller faisait cas de cet ouvrage et regrettait qu'il ne fût pas plus connu. Portal en a fait un long extrait, mais qui ne donne pas une idée bien exacte de ce qui en fait le mérite. Dominique de Marchetti mourut avant son père, on ne dit pas en quelle année.

Anatomia. Cui responsiones ad Riolanum anatomicum parisiensem, in ipsius animadversionibus contra Veslingium, additæ sunt. Padoue, 1652, in-4; *ibid,* 1654, in-4; Harderwick, 1656, in-12. *Accedit Petri de Marchettis nova observatio et curatio chirurgica, edita in lucem a Jacobo Marsini Germano.* Leyde, 1688, in-12.

(Goelicke. — Manget. — Haller.)

MARCHETTI (PIERRE DE), médecin et chevalier de Saint-Marc, *fut d'abord professeur de chirurgie à Padoue, sa patrie. Il devint* professeur d'anatomie en 1652, et son traitement fut porté à 500 florins. Depuis 1659, il reçut annuellement 650 florins. En 1661, il eut la faculté de se dispenser d'enseigner l'anatomie et il passa à la première chaire de chirurgie; il n'en continua pas moins volontairement ces deux cours. Enfin il revint à la seconde chaire d'anatomie, qu'il céda le 23 novembre 1669 à Antoine de Marchetti, son fils. Pierre de Marchetti mourut le 16 avril 1673. Son corps fut déposé dans le même tombeau que celui de son fils Dominique. Pierre de Marchetti était un habile chirurgien, et le recueil, quoique bien peu volumineux, des observations qu'il a publiées suffit pour le prouver. La plupart de ces faits, au nombre de cinquante-trois, méritent d'être lus. Les traités qu'il y a joints sur la fistule à l'anus, les ulcères de l'urètre et le spina ventosa ont moins de prix.

Sylloge observationum medico-chirurgicarum rariarum. Padoue, 1664, in-8; Amsterdam, 1665, n-12; *ibid,* 1675, in-8; Londres, 1729, in-8.

Tendinis flexoris pollicis ab equo evulsi, observatio seorsim edita. Padoue, 1658; in-4 en une feuille.

(Manget. — Tommasini.)

MARCHI (Marco de), chirurgien italien fort peu connu, vivait à Belluno et écrivait à la fin du dernier siècle. Il est auteur d'un ouvrage dont le titre ferait penser qu'il connaissait la lithotritie bien des années avant qu'on ait pensé en France à cette opération. Je n'ai pu ni me procurer cet ouvrage ni en trouver d'extraits dans les journaux, je ne puis donc qu'en indiquer le titre.

Osservazione ed esposizione d'una nuova maniera di redurre in pezzi la pietra in vessica. Venise, 1799, in-8.

Relazione di una retenzione di sperma, cagionata dal gonfiamento del condotta ejaculatorio seminale. In Giornale per servir alla storia raggionata della medicina di questo secolo. T. VI. p. 345.

MARCUS (Adalbert Frédéric), médecin d'un mérite distingué, mais surtout célèbre par la versatilité de ses doctrines, naquit à Arolsen, dans le comté de Waldeck, en 1753. Il fit ses études médicales à Gottingue, et y fut reçu docteur en 1775. Après une année passée à Arolsen, Marcus, sentant le besoin de pousser plus loin ses études, alla suivre la pratique et les leçons de Siebold à Wurzbourg, et y demeura deux ans. En 1778, il s'établit à Bamberg. Choisi bientôt après pour médecin par le prince-évêque de Wurzbourg et de Bamberg, il jouit à la cour d'un grand crédit dont il usa au profit de la science et de la santé publique ; il fit fonder un bel hôpital et une chaire pour l'instruction des élèves sages-femmes. En 1803, il fut nommé par le roi de Bavière directeur de toutes les affaires relatives à la médecine et aux hôpitaux dans les principautés de la Franconie, poste dans lequel il se montra administrateur habile et animé de l'amour du bien public. Marcus mourut le 26 avril 1816, après quatorze semaines d'une sciatique des plus violentes.

On a de la peine à caractériser les vues médicales de Marcus, parce qu'il eut alternativement les opinions les plus opposées qu'on puisse avoir. De partisan de l'empirisme, il devint Brownien, et il quitta le Brownisme pour passer à la doctrine des *philosophes de la nature.* Dans la première période de sa carrière pratique, il ne voyait que des maladies asthéniques, et traitait les maladies inflammatoires les plus violentes, même la pleurésie, par les irritans ; plus tard tout fut inflammation à ses yeux, et le typhus, par exemple, ne fut rien qu'une encéphalite. Ces dernières opinions, qui l'ont fait regarder comme un précurseur de la doctrine physiologique, lui ont valu dans le temps beaucoup d'éloges ; on le jugerait un peu différemment aujourd'hui. Ses ouvrages ont pour titre :

Diss. inaug. de diabete. Gottingue, 1775, in-4.

Abhandlung von der Vortheilen, welche œffentliche Krankenhœuser dem Staate und noch insbesondere der Medicin studirenden Jugend gewæhren. Bamberg et Wurzbourg, 1789, in-8.

Frænkische Arzneykundige Annalen, grœsstentheils aus den Tagebüchern der Bamberger Krankenhuuses gezogen. Bamberg, 1792, in-8.

Antritsrede bey letzten Krankheit des H. R. R. Fürsten Franz Ludwig, Bischoffen zu Bamberg und Wurzburg. Wurzbourg, 1795, in-4.

Prüfung des Brownischen Systems der Heilkunde durch Erfahrungen am Krankenbette. Weimar, 1797-99, in-8.

Kurze Beschreibung des allgemeinen Krankenhauses zu Bamberg. Weimar, 1797, in-8.

Magazin für Spezielle Therapie, Klinik und Staatsarzneykunde, nach den Grundsætzen des Erregungs-Theorie. Iéna, 1802-1805, in-8, 2 vol.

Die medicinisch-chirurgische Schule zu Bamberg dargestellt. Bamberg, 1804, in-4.

Jahrbücher der Medicin als Wissenschaft. Iéna, 1805-1807, in-8....

Beytræge sur Erkenntniss und Behandlung des gelben Fiebers. Iéna, 1805, in-8.

Entwurf einer speciellen Therapie. Nuremberg, 1805-1811, in-8, 3 vol. Trad. en français (la première partie) par E. L. Jacques. Paris, 1825, in-8.

Ephemeriden der Heilkunde. Bamberg, 1810-1814, in-8, 8 vol.

Recept-Taschenbuch, oder: die üblichen Recept-Formeln in der klinischen Anstalt zu Bamberg; mit einigen Anmerkungen über ihre Anwendung. Bamberg, 1814, in-8.

Ueber den Jetzt herrschenden ansteckenden Typhus. Bamberg, 1813, in-8.

Beleuchtung der Einwürfe gegen meine Ansichten über den herrschenden ansteckenden Typhus. Bamberg, 1813, in-8.

Ueber den Typhus. Bamberg, 1814, in-8. — Avec Rœschlaub.

Ein Wort über Zwey Worte des Raths Schubauer in München, den Typhus betr. Bamberg, 1815, in-8.

Der Keichhusten, über seine Erkennung, Natur und Behandlung. Bamberg et Leipzig, 1816, in-8. Trad. en français par E. L. Jacques. Paris, 1821, in-8.

(*Med. chir. Zeitung.* — Meusel. — Jourdan.)

MARESCHAL (Georges), l'un des plus zélés promoteurs des progrès de la chirurgie au dernier siècle, premier chirurgien des rois Louis XIV et Louis XV, était né à Calais en 1658. Il vint fort jeune étudier la chirurgie à Paris. Son assiduité à l'hôpital de la Charité lui mérita l'estime du chirurgien en chef, Morel, et l'amitié de Roger, gagnant-maîtrise. C'est par eux qu'il fut retenu à Paris, car il avait l'intention de retourner à Calais après avoir achevé ses études. Il succéda à Roger, dont le temps était expiré, et il épousa sa sœur, ce qui le fixa définitivement dans la capitale. Reçu maître en chirurgie en 1688, il succéda presque aussitôt après à Morel, devenu infirme. L'habileté qu'il déploya dans cette place marqua son rang entre les plus grands chirurgiens de l'époque. En 1703, il succéda à Félix dans la charge de premier chirurgien de Louis XIV, et trois ans après il obtint une place de maître-d'hôtel, et des lettres de noblesse. Il conserva la même position sous Louis XV. En 1719, il s'associa Lapeyronie, pour se procurer quelque liberté; il mourut le 13 décembre 1736.

Les noms de Mareschal et de Lapeyronie doivent être unis dans les hommages que la postérité leur rend comme à deux bienfaiteurs de l'art. C'est à eux que la France ou plutôt le monde chirurgical est redevable des établissemens qui ont le plus contribué, dans les temps modernes, à hâter ses progrès, notamment de l'Académie royale de chirurgie.

Mareschal était un homme d'un très grand mérite et un très habile opérateur, mais il n'a point écrit, et on n'a de lui que quelques observations consignées dans les ouvrages de Dionis, Brisseau, Garengeot et dans les deux premiers volumes des mémoires de l'Académie royale de chirurgie.

MARET (Hugues) naquit à Dijon le 6 octobre 1726, d'une famille dans laquelle la chirurgie était pratiquée depuis plus d'un siècle. Il commença à se livrer à l'étude de cet art sous son père, chirurgien major de l'hôpital général. Il alla ensuite étudier la médecine à Montpellier, où il fut reçu docteur; puis il vint passer trois années à Paris, au bout desquelles il s'en retourna en Bourgogne en 1749. Les médecins de Dijon l'agrégèrent en 1753 à leur collége, et trois années après, l'Académie de cette ville l'admit au nombre de ses associés. Le jour de sa réception, il lut un mémoire sur les maladies hypocondriaques et vaporeuses. De 1756 à 1763, époque où Maret devint membre titulaire de l'Académie, il y lut un grand nombre de mémoires, sur la phthisie pulmonaire, sur l'utilité des vésicatoires dans le traitement de la pleurésie, sur l'inoculation, etc., etc. Nommé secrétaire en 1764, il imprima aux travaux de cette Société une direction et une activité auxquelles elle dut de prendre rang parmi les Académies de France les plus célèbres. Il concourait en même temps pour les prix proposés par diverses Académies, et était couronné à Bordeaux, à Amiens, à Paris. Appelé à donner son avis sur le lieu convenable pour les sépultures, il prouvait le danger de l'usage qui s'était établi de transformer en quelque sorte les églises en cimetières, et il contribuait puissamment à le faire abolir. Médecin chargé de diriger le traitement des épidémies de la Bourgogne, il remplit cette mission avec beaucoup de talent, et mourut victime du zèle qui l'avait fait voler, quoique malade lui-même, au secours des habitans de Fresne-Saint-Masuez, où régnait une épidémie violente, le 11 juin 1786.

Maret était membre d'une foule d'Académies. Ses écrits sont nombreux et la plupart intéressans. Quelques-uns sont étrangers à la médecine et ne doivent pas trouver place ici. Vicq-d'Azyr les a presque tous indiqués dans l'éloge qu'il a consacré à la mémoire de Maret.

Tableau de la fièvre pétéchiale maligne. Dijon, 1762, in-4.

Consultation au sujet d'un enfant que l'on prétend né dans le commencement du cinquième mois. Dijon, 1768, in-4.

Mémoire sur la manière d'agir des bains d'eau douce et d'eau de mer, qui a remporté le prix de l'Académie de Bordeaux. Dijon, ...,

Exposé des expériences faites pour connaître si les farines vendues par le meunier d'Ouche sont sophistiquées. Dijon, 1771, in-4.

Mémoire dans lequel on cherche à déterminer quelle influence les mœurs des Français ont sur leur santé, qui a remporté le prix de l'Académie d'Amiens. Amiens, 1772, in-12.

Mémoire sur le traitement qu'il convient de faire aux malades menacés ou attaqués de la gangrène sèche qui résulte de l'usage du seigle ergoté. Dijon, 1771, in-8.

Mémoire sur l'usage d'enterrer les morts dans les églises et dans l'enceinte des villes. Dijon, 1773, in-12.

Mémoire pour servir au traitement d'une fièvre épidémique, fait et imprimé par ordre du gouvernement. Dijon, 1775, in-8.

Essai sur les fièvres épidémiques. Dijon, 1775, in-8.

Mémoire pour servir au traitement de la dysenterie. Dijon, 1779, in-8.

Analyse de l'eau du Pont-de-Vesle. Dijon, 1779, in-8

Mémoire sur les moyens à employer pour rappeler à la vie les personnes que les vapeurs du charbon, le froid excessif ou la submersion, ont réduites à l'état de mort apparente. Dijon, 1776.

Mémoire sur les moyens à employer pour s'opposer aux ravages de la variole. Paris, 1780, in-8. — Maret eut à soutenir de nombreuses et vives discussions dans les journaux, à l'occasion de cet ouvrage.

Éloge de Jean-Philibert Maret; maître de chirurgie à Dijon. Dijon, 1781, in-8.

Maret a rédigé dans les élémens de chimie de l'Académie de Dijon tous les articles relatifs aux alcalis, aux substances tirées des animaux et aux eaux minérales. Il a inséré une foule d'articles dans divers journaux; dans l'encyclopédie, de nombreux articles, parmi lesquels nous citerons : *Anatomie de la matrice, Bains, Cimetières, Dépôts laiteux, Lochies, Méridienne;* dans l'encyclopédie méthodique (chimie), l'article *Acide méphitique;* et dans les mémoires de l'Académie de Dijon, les mémoires et observations qui suivent :

Discours sur la passion hypocondriaque ou maladie vaporeuse, lu en 1756, 9 *janvier et* 26 *mars.*

Sur l'inoculation. 17 *décembre. Anciens mémoires,* 1769.

Dissertation sur la saline de Montmorot. 1757, 14 *janvier.*

Traduction de plusieurs morceaux de physique expérimentale tirés des actes de l'Académie de Copenhague. 1759, 6 *avril.*

Sur la petite-vérole, lu les 6 *juillet et* 12 *août. Anciens mémoires,* 1769.

Suite de cette dissertation. 1760, 22 *février et* 7 *mars.*

Observations sur la maladie singulière d'une fille qui a craché plusieurs portions de poumons et de membranes. 1761, 30 *avril.*

Observations sur l'emploi des vésicatoires dans les pleurésies et dans les péripneumonies. 26 *juin. Anc. mém.* 1769,

Essais sur les maladies épidémiques de 1760 *et* 1761, *lus les* 29 *janvier et* 5 *février* 1762. *Anc. mém.* 1769.

Tableau de la fièvre pétéchiale épidémique, observée en divers endroits. 12 *février, anc. mém.* 1769.

Observation sur l'effet d'un cataplasme épispastique dans la goutte anomale. 12 *mars* 1762.

Exposition d'une maladie de poitrine singulière par ses accidens. 30 *avril.*

Discours sur les avantages de la méridienne, réflexions et réponses à des objections contre cette dissertation. 30 *juillet,* 6 *et* 17 *août. Anciens mémoires,* tom. II, 1774.

Observations sur une aiguille trouvée dans le cœur d'une jeune brebis.

1763, 8 *juillet. Anciens mémoires,* 1769.

Observations météorologiques et médicales pour l'année 1762, *lues le* 5 *janvier* 1764.

Quatrain pour mettre au bas d'un tableau allégorique, en l'honneur de Son Al. S. Mgr. le prince de Condé. 30 *mars* 1764.

Observation d'une éclipse de soleil. 6 *avril.*

Observation sur une hydrophobie spontanée, causée à une jeune fille par une violente résistance aux tentatives d'un jeune homme. 23 *novembre. Anciens mém.,* 1769.

Suite de l'observation sur la maladie d'une fille qui a été guérie après avoir rendu divers fragmens de poumons, etc. Ibidem.

Sur la fécondité de différentes espèces de blé. Anc. mém., 1769.

Histoire littéraire de l'Académie depuis l'année 1764. 9 *décembre.*

Lettre au sujet des inoculations faites à Besançon, lue les 29 *mars,* 7 *juin et* 19 *juillet* 1765.

Observation sur la rage, donnée par le baiser d'un chien enragé. 22 *juin.*

Lettres sur l'usage de la saignée du bras pour les femmes, quoiqu'elles se trouvent dans un temps critique, lues le 7 *août* 1767.

Histoire de la fièvre scarlatine de 1764 *et* 1765. 5 *février* 1768.

Projet d'un mémoire sur l'air et sur la manière d'entretenir sa salubrité dans les lieux que l'on habite. 26 *mars.*

Consultation médico-légale sur une grossesse prématurée. 18 *novembre.*

Lettre à M. de La Condamine, au sujet des inoculations faites à Dijon. 14 *juillet* 1769.

Lettre sur un maçon qui est demeuré vivant sous quarante-cinq degrés de décombres dans un puits, à Chenove, près de Dijon. Ibidem.

Consultation médico-légale sur la survie d'un enfant à sa mère. 29 décembre.

Réflexions concernant l'avis au public sur son plus grand intérêt, par M. Paulet. 1770, 6 janvier.

Réflexions au sujet du canal projeté en Bourgogne. 4 janvier 1771.

Expériences faites pour connaître la qualité des farines du meunier du moulin d'Ouche. 18 janvier.

*Histoire de la maladie de madame la présidente de ***. 15 mars.*

Description d'une vessie avec des appendices borgnes, ayant la forme d'un doigt. 14 juin.

Remarques sur le blé ergoté, et observations critiques sur une dissertation de M. Schlegel, qui prétend que l'ergot n'est pas nuisible à la santé.

Mémoire sur le traitement de la maladie occasionnée par le blé ergoté. 2 août.

Consultation médico-légale sur une imbécillité. 31 janvier 1772.

Rapport de l'ouverture du cadavre de M. de Fontette. 21 février.

Réflexions sur les observations contenues dans un ouvrage de M. l'abbé Sans, sur l'électricité, considérée comme remède de la paralysie. 15 mai.

Mémoire sur la population de la Bourgogne. 22 mai et 16 août.

Mémoire sur le cimetière de Notre-Dame. 15 janvier 1773.

Mémoire sur les épidémies. 29 janvier et 22 février.

Lettre au sujet de l'infection de la cathédrale de Dijon. 5 mars.

Discours pour l'ouverture du cours de botanique. 2 juillet.

Lettre sur l'évènement occasionné par l'ouverture d'une fosse, à Saulieu. 16 Juillet.

Observation sur une espèce de manie guérie par le stramonium. 13 août.

Mémoire sur l'abus des enterremens dans les églises. 12 novembre.

Effet antiseptique de l'acide sulfureux volatil. 23 avril 1774.

Histoire de l'Académie, pour être placée à la tête du second volume des mémoires. 11 juin.

Dissertation sur la méridienne; par M. Maret. Anc. mém. de l'Académie de Dijon, 1774.

Mémoire pour servir au traitement d'une fièvre maligne épidémique, lu le 17 novembre 1774.

Mémoire ou Réponse à une lettre de MM. les administrateurs de l'hôpital d'Aix. 17 juin 1775.

Consultation concernant les enfans trouvés, nés avec la maladie vénérienne. 20 juillet.

Consultation au sujet de la maladie épidémique de Poisseul-la-Ville. 15 février 1776.

Mémoire sur les moyens de rappeler à la vie les asphyxiés. 21 février.

Histoire du traitement de l'épidémie de Poisseuil. 14 mars.

Nouvelle consultation sur cette maladie, et observation sur l'effet du vinaigre donné à forte dose.

Observation d'une éclipse de lune; conjointement avec M. Trullard. 1er août.

Histoire de la maladie de Brassey. 16 janvier 1777.

Analyse de l'eau de Saint-Jean, près de Pont-de-Vesle. 23 janvier.

Observation sur l'usage interne du sublimé corrosif. 20 février.

Observation d'un météore lumineux. 27 février.

Consultation sur l'épidémie de Montoillot. 20 mars.

Mémoire sur le lait alcalisé. 17 juillet.

Nouveau procédé pour faire l'éthiops martial. 3 juillet.

Observation sur l'efficacité de la noix de galle et sur celle de l'eau froide donnée en lavement. 31 juillet.

Observation sur l'alcali volatil et le jaune d'œuf. 8 janvier 1778.

Analyse d'une nouvelle eau de Plombières-les-Bains. 12 février.

Nouvelle expérience relative à l'alcali volatil. 29 février.

Histoire nosologique de 1777. 12 mars.

Observation sur une tumeur carcinomateuse. 16 juillet.

Lettre sur la contagion de la phthisie. 23 juillet.

Observations météorologiques pour l'année 1777. 12 août.

Observations des bons effets des purgatifs actifs réitérés dans les dépôts laiteux, aigus et chroniques, lues le 22 avril 1779.

Mémoire sur les moyens de s'opposer aux ravages de la variole. 12 août.

Mémoire sur une dysenterie épidémique. 25 Novembre.

Observations sur des varioles confluentes. 30 Décembre.

Nouvelles remarques sur l'éthiops martial, lues le 13 avril 1780.

Description topographique, physique et médicale de la ville de Dijon. 27 avril.

Mémoire sur les ravages de la variole en 1779. 22 juin 1780.

Lettre écrite à M. Castellain, mé-

decin à Mantoue, *sur la contagion de la pulmonie.* 10 août.

Discours sur l'utilité de la chimie en médecine, lu le 11 janvier 1781.

Histoire d'une fièvre maligne qui a régné à Norgues. 28 juin.

Analyse des eaux de Sainte-Reine. 18 avril 1782.

Mémoire sur une nouvelle manière de composer le mercure doux.

Mémoire sur l'air dégagé de la crème de chaux et du minium. Premier semestre.

Mémoire sur la construction d'un hôpital, dans lequel on détermine quel est le meilleur moyen à employer pour entretenir dans les infirmeries un air pur et salubre.

Histoire météorologique de 1782.

Analyse des eaux de Prémeaux. Second semestre.

Observation sur une colique causée par des calculs biliaires, et guérie par le mélange d'éther et d'huile de térébenthine.

Extrait des registres météorologiques.

Suite de l'histoire météoro-nosologique de 1782.

Mémoire sur la réalité de la contagion de l'air, lu le 3 juillet 1783.

Addition au catéchisme des asphyxiés de M. Gardane. 4 décembre.

Expériences sur des combinaisons du mercure et de l'acide muriatique par affinité simple. Premier semestre.

Description d'un météore observé à la Chartreuse de Dijon le 2 juillet 1779.

Essai sur la durée et les probabilités de la vie, calculées pour la ville de Dijon d'après les registres mortuaires.

Histoire météorologique de 1783.

Mémoire sur le tremblement de terre

arrivé le 6 juillet 1783. Deuxième semestre.

Suite de l'histoire météoro-nosologique de 1783.

Observation sur la guérison d'une épilepsie. 1784, premier semestre.

Histoire noso-météorologique pour l'année 1784.

Mémoire sur la qualité contagieuse de quelques espèces de fluxions de poitrine. Deuxième semestre.

Mémoire sur le brouillard qui a régné en juin et en juillet 1783.

Analyse de l'eau du lac de Cherchiaïo, près de Monte-Rotundo, en Toscane.

Suite de l'histoire météoro-nosologique de 1784.

Mémoire dans lequel on examine si la mine d'antimoine, les éthiops antimoniaux et les mercuriels, pris intérieurement, peuvent être dangereux par leur décomposition dans les premières voies. 1785, premier semestre.

Analyse de la pierre de Maulay. En commun avec MM. de Morveau et Chaussier. Notes historiques, p. 2.

Histoire météorologique, nosologique et économique pour l'année 1785; par M. Maret et par M. Picardet, prieur de Neuilly.

Mémoire sur la maladie de Saint-Jean de Pontailler. 1785, deuxième semestre.

Réflexions sur les inductions que l'on tire de la mort d'un homme, arrivée dans l'espace des quarante jours qui ont suivi le moment où il a été blessé.

Mémoire sur les maladies épidémiques observées en Bourgogne dans le printemps de 1785.

Suite de l'histoire météoro-nosologique de 1785.

(Vicq-d'Azyr, *Éloge de Maret.*)

MARHERR (Philippe Ambroise), physiologiste assez distingué, né à Vienne en 1738, y fut reçu docteur en médecine en 1762. En 1766, il fut nommé professeur d'institutions de médecine à Prague. Il mourut à la fleur de l'âge le 28 mars 1771. Haller l'a jugé un peu sévèrement ; pour être juste, il ne faut pas oublier que son principal ouvrage est un livre posthume, et qu'il n'y avait peut-être pas mis la dernière main.

Diss. præs. Nepom. Cranz quæstio medica : quæ sint causæ musculorum motrices. Vienne, 1761, in-4.

Diss. chymica de affinitate corporum. Vienne, 1762, in-4.

Programma de electricitatis aereæ in corpus humanum actione. Prague, 1766, in-4.

Prælectiones in Hermanni Boerhaavii institutiones medicas; edente Cranz. Vienne et Leipzig, 1772, in-8.

Editio nova, Vienne, 1785, in-8. — *Index in Phil. Ambr. Marherr prælect. in Boerh. inst. med. a Jac. Voegen van Engelen.* Leyde, 1777, in-8.

Ant. Barthel publia sous son nom une leçon de Marherr sur la digestion, qui fut imprimée pour la seconde fois à Prague, sous ce titre : *Disp. de digestione.* 1771.

(Rotermund. — Haller. — Meusel.)

MARIANO SANTO, disciple de Jean de Vigo et de Jean de Romani, dont il a fait connaître la méthode lithotomique, était de Bari, capitale de la province de ce nom, dans le royaume de Naples. Il vivait pendant la première moitié du seizième siècle, et a publié les ouvrages suivans :

De lapide renum. Rome, 1535. — *De lapide renum, curiosum opusculum. Ejusdem de lapide vesicæ per incisionem extrahendo libellus.* Venise 1535, in-8; Paris, 1540, in-4.

De putredine digressio. Venise, 1535, in-8.

Commentaria in Avicennæ textum de apostematibus calidis : de contusione et attritione: de casu et offensione : de calvariæ curatione. Ejusdem Mariani. Compendium in chirurgiá. Libellus de lapide renum. Libellus aureus de lapide vesicæ per incisionem extrahendo. Libellus de quidditatibus, de modo examinandi medicos chirurgos. Oratio de medicinæ laudibus. Venise, 1543, in 4, Lyon, 1543, in-8. *Cum chirurgiá Johannis de Vigo.* Venise, 1647, in-4.

De ardore urinæ et difficultate urinandi libellus. Venise, 1558, in-8.

(Tiraboschi. — Manget.)

MARQUE (Jacques de), chirurgien distingué du commencement du dix-septième siècle, auteur d'un traité des bandages qui fut long-temps le meilleur qu'on possédât, était Gascon, suivant Haller, Parisien, selon l'*index funereus* de Jean Devaux. Portal nous apprend que sa famille était d'Ousle, petit bourg près de Tartas, en Gascogne, mais qu'il était né à Paris. La date de sa naissance est en 1569; il mourut le 22 mai 1622. On se ferait difficilement l'idée d'un éloge plus emphatique que celui accordé à de Marque (qui fut un homme de mérite, mais non un prodige) par Quesnay, dans ses recherches critiques sur l'origine de la chirurgie en France. J'en donnerai quelques fragmens.

« Ambroise Paré et Pigray trouvèrent bientôt des émules ; leur réputation et leurs écrits ne purent effacer Jacques de Marque. Ces grands hommes avaient pour ainsi dire asservi le public par leur habileté; celui-ci mérita comme eux l'estime des savans. C'était un esprit exact, qui saisissait les rapports des objets les plus composés, qui savait leur marquer leur place, les lier par leur ressemblance, les exposer au jour par leurs côtés les plus frappans, les pénétrer pour y chercher leurs parties et leurs propriétés. Cet esprit si juste était nourri de l'étude des anciens; leurs idées lui étaient si familières, qu'elles se présentaient à lui sur toutes sortes de sujets. Par l'ordre qu'elles prenaient dans son esprit, il semblait qu'elles y étaient nées..... Mais ces auteurs ne trouvaient pas dans son esprit une admiration de préjugé; ils y trouvaient au contraire des corrections, des additions, des idées même contraires à leurs préceptes. Ce profond savoir et cette justesse d'esprit donnèrent à de Marque des idées exactes de son art; il les soumit d'abord à l'épreuve de l'expérience et il les donna ensuite au public. Dans cet ouvrage, où il les développe, la chirurgie prit une nouvelle forme : elle n'était qu'un art vague dans les ouvrages des anciens; les plus éclairés n'en avaient suivi que les branches, c'est-à-dire les parties séparées les unes des autres : ces parties, n'étaient, pour ainsi dire, que des membres épars ou rassemblés sans liaison, sans suite et sans choix. Ce fut dans cet amas confus de travaux que de Marque porta l'ordre et l'unité... Il en fit un assemblage tout géométrique; sur certaines vérités reconnues il jeta les fondemens de son art...... Cet ouvrage, où brille également l'industrie et l'esprit, renferme deux parties : l'une est une introduction à toutes les parties de l'art, c'est un effort de logique digne des plus grands dialecticiens..... l'autre est un traité sur les bandages : c'est pour ainsi dire l'application et l'usage de la théorie; un tel ouvrage ne trouve point de modèle parmi les anciens : c'était pourtant le premier que la nécessité devait inspirer. Cette partie de l'art n'est pas la plus aisée, ni la plus indifférente........ Elle est la base des opérations, elle en prépare et en assure le succès, elle demande des ressources du génie et de la main : l'esprit doit être guidé par une mécanique industrieuse; sans elle il n'atteindra jamais à l'art des bandages. C'est cette mécanique qui est développee dans l'ouvrage de de Marque; on ne saurait imaginer un cas que l'auteur n'ait prévu, ou qui ne soit renfermé dans ceux qu'il a examinés, etc. » Portal a fait, dans le même goût, un très-long extrait des ouvrages de de Marque, qui n'en donne pas une idée plus juste. Haller, en douze lignes, les fait beaucoup mieux connaître. Ces ouvrages de de Marque sont assez rares.

Paradoxe, ou traité médullaire, auquel est amplement prouvé, contre l'opinion vulgaire, que la moelle n'est pas la nourriture des os. Paris, 1609, in-8. — Launay ayant attaqué les opinions de de Marque, celui-ci se défendit dans l'opuscule suivant :

Paradoxe de Jacques de Marque contre Launay. Paris, 1609, in-8.

Question chirurgicale en laquelle il est proposé et débattu que le chirurgien ne doit jamais pratiquer les opérations appelées périscythisme et hypospatisme. Paris, 1616, in-8.

Introduction méthodique à la chirurgie. Paris, 16.., in-8; *ibid.,* 1652, in-8; *ibid.,* 1662, in-8; *ibid.,* 1675, in-8; Lyon, 1687, in-12.

Traité des bandages. Paris, 1618, in-8; *ibid.,* 1631, in-8.

(Quesnay. — Portal. — Haller.)

MARSHALL (André) naquit en 1742 à Park-Hill, dans le comté de Fife, en Ecosse; appartenant à une famille de fermiers, il demeura jusqu'à seize ans dans la maison paternelle. Ce n'est qu'à cet âge qu'il commença l'étude du latin; il s'appliqua ensuite à la théologie. Quelques écrits polémiques qu'il publia le firent excommunier par le synode d'Édimbourg ; il alla à Glascow étudier le grec et les mathématiques, fut pendant quatre ans instituteur dans une maison particulière à Islay, et accompagna en 1774 le lord Balgonie dans son voyage en France. A son retour, Marshall étudia la médecine à Édimbourg et ensuite à Londres. Il fut employé en 1778 comme chirurgien militaire en Écosse, et il obtint le grade de docteur en médecine en 1782. En 1785, il établit un amphithéâtre anatomique à *Londres,* et commença à enseigner l'anatomie et la chirurgie. Il pratiquait en même temps la chirurgie, qu'il abandonna plus tard pour la médecine. Marshall mourut le 4 avril 1813 d'une maladie des voies urinaires. Fondé sur des observations anatomico-pathologiques, Marshall fait jouer à la surexcitation et à l'engorgement des vaisseaux sanguins de l'encéphale un rôle important dans la production de l'hydrophobie et de la manie.

Nous n'indiquons pas les ouvrages de Marshall étrangers à la médecine.

Treatise on the preservation of the health of soldiers.

The morbid anatomy of the brain in mania and hydrophobia ; with the pathology of these two diseases, as collected from the papers of the late A. Marshall; by S. Sawrey. Londres , 1815, in-8, XXIV-294 pp. — L'éditeur a mis en tête de l'ouvrage une notice sur Marshall.

MARTEAU (Pierre Antoine), docteur en médecine des Universités de Reims et de Caen, médecin de l'hôpital d'Aumale, né à Granvilliers, en Picardie, mourut en 1772. Il s'était fait connaître comme un bon observateur par de nombreux articles insérés dans le Journal de médecine, et par quelques ouvrages, notamment par sa description des maux de gorge gangréneux.

Lettre sur la chaleur. Paris, 1748, in-8.

Analyse des eaux de Forges. Paris, 1756, in-12.

Analyse des eaux minérales d'Aumale. Paris, 1759, in-12.

Description des maux de gorge épidémiques et gangréneux qui ont régné à Aumale et dans le voisinage. Paris, 1768, in-12.

Mémoire sur l'action et l'utilité des bains, soit d'eau douce, soit d'eau de mer, qui a remporté le prix, en 1767, de l'Académie de Bordeaux. Bordeaux, 1778, in-4.

Traité de l'analyse des eaux minérales, qui a remporté le prix, en 1769, de l'Académie de Bordeaux. Bordeaux, 1778, in-4.

(*France littéraire.—Journ. de méd.* — Ersch.)

MARTEL (François), chirurgien ordinaire de Henri IV, puis son premier médecin, était un habile opérateur et un chirurgien ingénieux. On connaît peu les circonstances de sa vie, et il n'a laissé que les opuscules suivans :

Apologie pour les chirurgiens, contre ceux qui publient qu'ils ne doivent se mêler de remettre les os rompus et démis, et plusieurs paradoxes, en forme d'aphorismes, très-utiles pour la pratique de la chirurgie. Lyon, 1601, in-12.

Discours sur la curation des arquebusades. —Avec les écrits de Philippe de Flesselles. Paris, 1635, in-12.

MARTENS (François Henri), né à Weimar le 4 novembre 1778, reçu docteur en médecine à Iéna le 5 juillet 1800, était professeur particulier à Leipzig en 1803. Il fut appelé l'année suivante à Iéna comme professeur extraordinaire de médecine; il fut nommé professeur ordinaire en 1805, et il mourut le 1er. mai de la même année. Quoique ayant à peine alors vingt-six ans, Martens avait déjà publié d'assez nombreux ouvrages.

Diss. inaug. med. obstetr. sistens criticen forcipum nonnullarum in arte obstetriciâ usitatarum. Iéna, 1800, in-8.

Critic der neuesten Geburtszangen in Hinsicht auf ihre praktische Anwendung, nebst Abbildung einer neuen Geburszange. Iéna, 1800, in-8, 84 pp.

Bouvier Desmortiers Untersuchungen über Taubstumme.... mit Anmerkungen übersetzt. Leipzig, 1801, in-8.

Briefe an der Bürger Baudelocque über einigen Stellen seiner Entbindungskunst von D. Kentisch; aus dem Franzœsischem, mit einem Anhange. Leipzig, 1801, in-8.

Paradoxien; eine Zeitschrift für die Kritik wichtiger Meynungen und Lehrsœtze, aus allen Fœchern der theoretischen und praktischen Medicin. Tome I, 1801, in-8, deux numéros ; 1803, 1804, tom. II-III.

*Beschreibung und Abbildung einer

*sonderbaren Misstaltung der mænn-
lichen Geschlechtstheile von Maria
Dorothea Darrier zu Berlin, nebst
den Meynungen von Stark, Hufeland,
Mursinna und Monorchis über diese
Person, mit Zwey colorirten Kupfern.*
Leipzig (1802), in-4.

*Versuch eines vollstændigen Sys-
tems der theoretischen und praktischen
Geburtshülfe, nach einem durchaus
neuen Plane als Handbuch zu Vorlesungen bearbeitet.* Leipzig, 1802,
in 8.

*Kritisches Jahrbuch zur Verbrei-
tung der neuesten Entdeckungen und
Befœrderung der Aufklærung in der
Geburtshülfe ; nebst Anzeige der
neuesten wichtigsten Schriften dieser
Wissenschaft.* Tome I, Leipzig, 1802,
in-8, fig.

*Ueber den Galvanismus, oder
Beantwortung der Frage : was hat der
Galvanismus bisher als Heilmittel ge-
leistet? und wie ist er in Krankheiten
anzuwenden?* Leipzig, 1802, in-8.

*Anmerkungen zu D. C. F. Geiger's
Abhandlung über den Galvanismus
und dessen Anwendung.* Leipzig,
1802, in-8.

*Beleuchtung und Beurtheilung der
neuen Fiebertheorie des Prof. Reich.*
Leipzig, 1802, in-8.

*Abhandlung zur Prüfung der Beer-
rischen Methode, den grauen Staar
mit der Kapsel auszuziehen.* Leipzig,
1802, in-8. — Avec Redlich.

*Etwas über die Physiognomik, als
Beytrag zu der neuen Theorie der-
selben des Herrn Dr. Gall zu Wien.*
Leipzig, 1802, in-8.

*Leichtfassliche Darstellung der
Theorie der Gehirn-und Schœdel-
baues, und der daraus entspringen-
den physiognomischen und physiologischen Folgerungen des Herrn Dr.*

*Gall in Wien. Mit Rücksicht auf die
bisher darüber erschienenen Schriften.
Mit 10 Kupfertafeln, etc.* Leipzig,
1803, in-4.

*Abbildung und Beschreibung einer
sehr Bequemen tragbaren Voltaischen
Sœule, nach einer durchaus neuen
Einrichtung, vorzüglich für die Fœlle
brauchbar, wo der Arzt tæglich
mehrere Kranke in verschiedenen
Hœusern galvanisiren muss ; nebst
Abbildung und Beschreibung einiger
andern zur medicinischen Anwendung
der Galvanismus gehörigen instrumente, etc.* Leipzig, 1803, in-8, fig.

*Vollstændige Anweisung zur the-
rapeutischen Anwendung des Galvanismus.* Weissenfels, 1803, in-8.

*Ueber eine sehr complicirte Hasen-
scharte, oder einen sogenannten
Wolfsrachen, mit einer an demselben Subjecte befindlichen merkwürdigen Misstaltung der Hænde und
Füsse ; operirt von D. Joh. Gottl.
Eckold ; abgebildet und beschrieben
von Martens.* Leipzig, 1804, in-fol.,
fig.

*Icones symptomatum venerei morbi
ad naturam delineavit, æri incidit
atque publici juris facit, etc. — Assumpto in delineandis tabulis socio
Guil. Theoph. Tilesius. adsunt XXIV
Tab. æri incisæ atque ad naturam
coloribus obductæ.* Leipzig, 1804,
in-4. — Il y a aussi un titre français.

*Einige worte an meine künftigen
Herrn Zuhörer als notwendige Einleitung zu meinen Vorlesungen.* Iéna,
1804, in-8, 16 pp.

*Tabellarische Uebersicht der prak-
tischen Entbindungskunst in Hinsicht
auf die verschiedenen Lagen des Kinder und die wichtigsten Manual-und
Instrumental-Operationen, zur bequemen Uebersicht für Junge Geburts-*

helfer und zum Leitfaden bey meinen practischen Uebengen am Phantom. Iéna, 1805, in-fol.

Handbuch zur Kenntniss und Cur der venerischen Krankheiten. Zum Selbstgebrauch für angehænde Aerzte und Wundærzte und als Leitfaden zu meinen Vorlesungen, etc. Leipzig, 1805, in-8; 2 parties de 249 et 214 pages.

(*Med. chir. Zeitung. — Allg. med. Annalen.* — Rotermund.)

MARTIANO (Prosper), un des plus habiles commentateurs d'Hippocrate, naquit à Sassuolo, dans le duché de Modène, vers le milieu du seizième siècle. Il se fixa à Rome, où il jouit d'une grande réputation. Son ouvrage, devenu rare, a pour titre :

Magnus Hippocrates Cous explicatus, sive operum Hippocratis interpretatio. Rome, 1626, in-fol.; *ibid,* 1628, in-fol.; Venise, 1652, in-fol.; Padoue, 1718, in-fol.

MARTINE (George), auteur important pour l'histoire de l'anatomie dans l'école italienne du seizième siècle, était né en Écosse, et fut reçu docteur en médecine à Leyde. Il se fixa à Saint-André, ville de sa patrie, et y pratiqua l'art de guérir avec distinction. Il périt malheureusement dans un voyage à Carthagènes, où il accompagnait le lord Catheart, l'an 1750. Il a composé, dit Lauth, un beau commentaire dans lequel il explique non seulement les tables d'Eustache, mais il les compare aussi avec les ouvrages de Vesale et de plusieurs autres, postérieurs. C'est dommage que ces commentaires ne soient pas aussi connus qu'ils méritent de l'être, et qu'ayant été composés avant l'édition d'Albinus, quoique publiés postérieurement, Martine n'ait pu employer dans ses citations que les tables de Lancisi qui ne sont pas aussi commodes que celles d'Albinus ; inconvénient léger, à la vérité, dans un ouvrage où les découvertes de l'école d'Italie sont bien développées.

G. Martine in B. Eustachii tabulas anatomicas commentaria. Edimbourg, 1740, in-8; 1755, in-8.

De similibus animalibus et animalium calore libri II. Londres, 1740, in-8; trad. en français (par Lavirotte) sous ce titre : *Dissertations sur la chaleur, avec des observations nouvelles sur la construction et la comparaison des thermomètres.* Paris, 1751, in-12; autre traduction (par D. Castel), Bordeaux et Paris, 1751, in-12.

Essays medical and philosophical. Londres, 1740, in-8; trad. en français par Boyer de Prébandier.

Les tomes I, II, III, V et VI des essais de la société d'Edimbourg, contiennent divers articles de Martine.

(Rotermund. — Lauth. — Rob.; Watt.)

MARTINI (Ferdinand), né à Rendsbourg le 24 mars 1734, fut quelque temps chirurgien du comte de Lœwenskiod et devint chirurgien du régiment du prince royal à Copenhague; il eut avec Tode une dispute littéraire dans laquelle il fut fort mal traité. Martini mourut le 21 mars 1794. La plus grande partie de ses écrits roule sur les plaies de tête.

Noten ohne Text für den Wundarzt...

Chirurgische Streitschrift, welche statt des gewœhnlichen Examinis zur œffentlichen Vertheidigung unter dem Hrn. Prof. Hennings als œffentlichen Lehrers der Wundarzney und Zergliederungskunst in kœnigl. Hœhrsaale der Wundœzte von Ferd. Martini, Wundarzt, aufgesetzt worden. Copenhague, 1764, in-8. 182 pp.

Spuren zum Begriffe von der Erschüterung des Hirns. Copenhague, 1764, in-8.

Beytrœge zur Verbesserung der Heilkunst. 1stes Stück. Mit Kupfern. Soroe, 1767, in-8.

Ein Dutzend Beobachtungen, welche das Hirn betreffen. Kopenhague, 1768. — *2tes Dutzend. Ibid,* 1769, in-8.

Die Zeichen der Ergiessungen zwischen Schedel und Hirnhaut. Flensburg, 1769, in-8.

Untersuchung der Frage, ob ausgetretenes Blut wieder aufgenommen und dem Triebe des Herzens unterwürsig gemacht werden kœnne? Copenhague, 1770, in-8.

Versuche und Erfahrungen über die Empfindlichkeit der Sehnen. Copenhague, 1770, in-8.

Betractungen in der Lehre von der Kopfwunden. 1ster Theil. Hambourg, 1780. — *2ter Theil, ibid.,* 1781. *3ter und 4ter Theil, ibid.,* 1782.

— *5ter Theil, ibid.,* 1784. — *6ter Theil, mit einem Register über alle Theile, ibid.,* 1786, in-8.

Versprochene Antwort auf die in den neuesten Copenhageschen Nachrichten von gelehrten Sachen Nr. 12. u. 13. d. J. eingerückten sogenannten Erlœuterungen, in Veranlassung durch meine Erklœrung an meine Mitbürger, und die vermeynte Unterdrückung der diese mir zukœmmt, durch H. Callisen, aus dem Dœnischen übersetzt und mit Anmerkungen versehen. Hadersleben, 1785, in-8.

Svar paa Prof. Callisen Svar efter Lovte. Copenhague, 1785, in-8.

Martini an Tode. Copenhague, 1785, in-8.

Recension der beyden jüngsten Streitschriften vom Jahre 1785. Für die Dœnischen Wundœrzte, gezogen aus der 40 und 41sten Nummer der neuesten Kopenhagenschen Nachrichten von gelehrten Sachen. Aus dem Dœnischen (N. Rigel's) übersetzt und mit Anmerkungen versehen. Hadersleben, 1786, in-8.

Ferd. Martini Wecker; in Gestalt eines Sendschreibens an den Hrn, Fr. Nicolai. Copenhague, 1789 — *N° 2, ibid,* 1789, in-8.

Das Glaubensbekenntniss; ein Aktenstuck aus der medicinisch-chirurgischen Fehde. Copenhague, 1789, i 8.

MASCAGNI (Paul), l'un des plus grands anatomistes des temps modernes, naquit en 1752 au Castellet, hameau du Haut-Siennois. Après une éducation première assez négligée, il fit ses études médicales à Sienne, où le professeur Tabarani remarqua son zèle et son adresse, et dirigea ses travaux anatomiques. Mascagni fut en état de succéder à son maître, en 1774, dans la chaire d'anatomie que la perte de sa vue ne lui permettait plus d'occuper. Le jeune professeur commença dès-lors à ajouter à l'exposition de la science anatomique connue les résultats de ses propres recherches, faites avec le microscope, sur la structure intime des parties, et ses premières vues sur leurs tissus élémentaires. L'étude du système lymphatique préoccupait vivement alors les esprits; Mascagni se livra à des recherches toutes spéciales sur ce système. Les prémices de ses travaux en ce genre furent adressés par lui à l'Académie des sciences de Paris, qui avait proposé trois fois de suite pour sujet de prix l'exposition de l'ensemble de ce système. Ses mémoires étaient en français et mal écrits; le vice de la forme nuisit au mérite de l'ouvrage, et le prix ne fut point donné par l'Académie. Du reste, ces mémoires ne formaient qu'une ébauche de la grande œuvre de Mascagni; le prodrome dont il vient d'être question fut publié par lui en 1784, mais ce fut en 1787 que parut sa magnifique iconographie des lymphatiques. La publication de cet ouvrage plaça Mascagni au rang des plus grands anatomistes de l'Europe et des savans les plus considérés de son pays. En 1800, il passa de l'Université de Sienne dans celle de Pise, et un an après il fut appelé à Florence pour enseigner, dans le grand hôpital de Santa-Maria-Nova, l'anatomie, la physiologie et la chimie. Mascagni mourut le 19 octobre 1815.

Dei Lagoni del Senese e del Volterano. Sienne, 1779, in-8.

Prodrome d'un ouvrage sur le système des vaisseaux lymphatiques, contenant 24 planches in-folio. Sienne, 1784.

Lettera di Aletofilo al Giornalista medico di Venezzia. Misopoli (Sienne) 1785, in-12.

Mascagni défend l'ouvrage précédent contre la critique qu'en avaient faite Gallini et Aglietti.

Vasorum lymphaticorum corporis humani historia et iconographia. Sienne, 1787, in-fol. avec 41 pl.

Anatomia per uso degli studiosi di scultura e pittura, opera postuma. Florence, 1816, in-fol. avec 15 pl.

Prodromo della grande anatomia, seconda opera postuma di Paolo Mascagni, posta in ordine, et poblicata a spese di una società innominata, da Francisco Antommarchi. Florence, 1819, in-fol. — *Tavole figu-*

rate di alcune parti organiche del corpo umano degli animali e dei vegetabili, esposte nel prodromo della grande anatomia di Paolo Mascagni. Florence, 1819, in-fol.; *seconda edizione.* Milan, 1824, in-8, 2 vol. et planches.

Pauli Mascagni anatomia universa 44 tabulis æneis juxta archetypum hominis adulti, accuratissimè repræsentata, dehinc, ab excessu auctoris, curá et studio eq. Andreæ Berlinghieri, Jac. Barzellotti, et Joan. Rosini, in Pisana universitate professorum absoluta atque edita, Firmini Didot typis. Figures noires et figures peintes, Pise, 1823, in-18. (Prospectus.).... —Il a paru plusieurs livraisons de ce grand ouvrage, mais il n'est point encore achevé.

Il faut mettre à côté de cette édition originale, l'ouvrage publié sous ce titre:

Antommarchi, planches anatomiques du corps humain, exécutées d'après les dimensions naturelles, accompagnées d'un texte explicatif, publiées par le comte de Lasteyrie. Paris, 1824 et années suivantes, in-folio atlantique.

Mascagni a inséré quelques articles dans plusieurs collections académiques. (Desgenettes.)

MASIUS (George Henry), professeur distingué et écrivain laborieux, naquit à Schwerin en 1770. Il fit ses études médicales à Gottingue et y fut reçu docteur en 1796. La place de médecin titulaire de la cour ducale de Mecklembourg-Schwerin et celle de médecin pensionné du canton de Gnoyen lui furent conférées bientôt après. En 1806, il fut nommé professeur ordinaire de médecine à l'Université de Rostock. Il devint premier médecin conseiller du grand-duc. Masius est mort le 25 août 1822.

Theses inaugurales. Gottingue, 1795, in-8.

Dissertatio inauguralis de vesaniis in genere, et præsertim de insaniá universali. Gottingue, 1796, in-8.

Almanach für die medicinische Polizey - gerichtlich - Arzneywissenschaft und Volksarzneikunde, mit besonderer Hinsicht auf die Medicinal-Bedürfnisse Mecklenburgs für das Jahr 1797. Schwerin, 1797, in-8.

Gemeinnütziger Unterricht über die Behandlung der Scheintodten, nebst einem Plan zur Errichtung eines Leichenhäuser. Schwerin, 1797, in-4.

Untersuchungen und Beobachtungen über natürliche, zufællige und geimpfte Kuhpocken. Leipzig, 1802 in-8.

Progr. quid de trismo Sauvagesii dolorifico experientiá duce statuendum sit. Rostock, 1807, in-4.

Medicinische Bemerkungen. über einige ältere und neuere Gesetze, besonders über einige Artikel du Code Napoléon. Erste Abtheilung. Rostock, 1811, in-4.

Lehrbuch der gerichtlichen Arzneykunde für rechtsgelehrte. 1ster Theil: Propædeutik zur gerichtliche Arzneykunde. 2te sehr vermehrte und verbesserte Ausgabe. Altona, 1812. — *2ter Theil: System der gerichtliche Arzneykunde. 2te sehr vermehrte und verbesserte Ausgabe.* Altona, 1812, in-8.

Med. Kalender auf Jahr 1813. Rostock, in-8. — *Auf J. 1814. Ibid,* in-8. — *Auf J. 1815,* in-8. — *Almanach für Aezte auf J. 1817. Ibid,* in-8. — *Auf J. 1818. Ibid,* in-8.

Grundriss anthropologischer Vorlesungen für Aerzte und Nichtærzte. Rostock, 1814, in-8. — Cet ouvrage avait paru par articles dans un journal, en 1813.

Die Hundetollheit, ihre Folgen und Verhütung; ein zunæchst für das Nichtærztliches. Publicum entworfene. Abhandlung. Stralsund, 1815, in-8.

Ueber die Hundetollheit und Wasserscheu; eine für jüngeren Aerzte geschriebene Abhandlung. Rostock, 1815, in-8.

Handbuch der Volksarzneywissenschaft. Rostock, 1818, in-8.

Handbuch der Medizinal-Polizei-Gesetzgebung im Grossherzogthum Mecklenburg-Schwerin. Rostock, 1818, in-8.

Handbuch der gerichtlichen Arzneywissenschaft. 1ster Band, 1e, 2e, 3e Abtheilungen. 2ter Band, 1e Abtheil. Stendal, 1821-1823, in-8. — Klose a donné la 5e partie de ce manuel de médecine légale en 1831.

Beitrœge zu einer künftigen Monographie über den nervœsen Gesichtsschmerz. In Hecker's litterarische Annalen der Gesammten Heilkunde. 1826, T. VI. — Publiés par Spitta.

Masius a inséré un assez grand nombre d'articles dans divers journaux, notamment deux mémoires intéressans sur le tic douloureux, dans le *Journal d'Hufeland,* dont le premier a été traduit en français et inséré dans la nouvelle *Bibliothèque Germaque médico-chirurgicale.*

(*Med. chir. Zeitung.* — *All. med. Annalen.*—Rust und Casper, *Rerpertorium.* — Meusel.)

MASSA (Nicolas), l'un des premiers anatomistes qui aient refusé de plier sous l'autorité des anciens et qui se soit arrogé le droit de voir autrement que n'avaient vu Aristote et Galien, fleurit à Venise dans la première moitié du seizième siècle. On ne connaît des circonstances de sa vie que celles dont il a lui-même parlé dans ses ouvrages. Dans une lettre écrite en 1543, il s'appelle un homme vieux. Haller place sa mort en 1564. Tiraboschi, d'après l'Alberici, dit que son tombeau, placé dans l'église de Saint-Dominique à Venise, portait une épitaphe qu'y avait fait mettre sa fille Marie, et datée de 1569, ce qui fait présumer à ces historiens que cette année pourrait bien être celle de la mort de Massa.

Parmi les ouvrages de Massa, dit Lauth, qui traitent de l'anatomie, le principal porte le titre d'introduction, et c'est en cette qualité qu'il devait servir à un traité plus étendu sur cette science. Massa s'explique plusieurs fois à ce sujet : il se proposait d'écrire une anatomie des muscles, dans laquelle il ferait connaître beaucoup de découvertes inconnues à Aristote et à Galien, et il voulait donner aussi une description des veines; mais ces ouvrages ne furent pas publiés. Lauth a donné un extrait détaillé de ce qu'il y a de neuf dans l'anatomie de Massa. Cet auteur fut aussi un habile praticien; on lui doit un des premiers, et pendant long-temps, le meilleur ouvrage qui ait existé sur les maladies vénériennes.

Anatomiæ liber introductorius. In quo quamplurimæ partes, actiones atque utilitates humani corporis, nunc primum manifestantur, quæ à cæteris tam veteribus, quam recentioribus prætermissa fuerant. Venise, 1536, in-4; la même édition a été reproduite avec un nouveau titre. Venise, 1559.

De febre pestilentiali, petechiis, morbillis, variolis, et apostematibus pestilentialibus, ac eorumdem omnium curatione : necnon de modo, quo corpora à peste præservari debeant. In quo omnes modi possibiles sanandi ipsum, mirâ quâdum et artificiosâ doctrinâ continentur. Addita est epistola ad Thom. Cademustum, in quâ quamplurima, ad perfectionem operis totius, et multarum aliarum ægritudinum curam leguntur. Venise, 1536, in-4. Venise, 1540, in-4.... 1556, in-4.

Epistolarum medicinalium tomus primus. In quo tractantur ea, quæ tum ad theoriam tum ad praxin medicam pertinere videntur, et quæstiones etiam continentur de animarum immortalitate; de mundi creatione, deque logicâ facultate. Venise, 1542, in-4, ibid, 1550, in-4. *Huic secundæ*

editioni accesserunt epistolæ aliquot; seu consultationes quæ antehac divulgatæ non erant, præsertim opusculum de pestilentiâ urbem Venetam vexante ann. 1556.

Epistolarum medicinalium tomus alter. In quo methodus universalis curandi, et ad profliganda varia morborum genera consultationes saluberrimæ continentur. Multæ item Hippocratis, Galeni, Avicennæ aliorumque insigniorum medicorum obscuræ enodantur sententiæ. Venise, 1558, in-4.

De balneis calderianis, ex epistol. libro primo epistola XXVI. Extat pag. 300 *operis Veneti de balneis.*

Examen de venæsectione et sanguinis missione in febribus ex humorum putredine ortis, ac in aliis præter naturam affectibus. Venise, 1550. 1568, in-4.

Liber de morbo gallico, tertiæ editioni addita sunt ab aucthore de vi ac potestate ligni indici : de cognitione sarsæ parigliæ : de radicibus chinæ; et hujus modi alia. Venise, 1563, in-4.

Vita Avicennæ, latinè. Extat cum canone, edito per Johan. Costæum. Venise, 1595, in-fol.

(Tiraboschi. — Manget. — Lauth.)

MASSARIA (Alexandre), un des plus savans médecins du seizième siècle, naquit à Vicence vers l'an 1515. Il commença ses études grecques et latines dans sa ville natale, sous Grifoli, et alla les achever à l'Université de Padoue. Il se donna ensuite tout entier à l'étude de la médecine. Après avoir été promu au doctorat, il revint à Vicence. Devenu l'un des principaux membres de l'Académie des Olympiques de cette ville, il fit en cette qualité des cours d'anatomic, et expliqua les livres d'Aristote sur les météores. Les sollicitations de ses amis et de ses protecteurs le déterminèrent à aller se fixer à Venise. Il y eut un succès incroyable comme praticien, et y gagna une immense fortune dont il usa avec une noble libéralité en faveur des gens de lettres et des pauvres. Mercuriali ayant quitté l'Université de Padoue pour celle de Bologne, Massaria fut appelé par le sénat, en 1587, à le remplacer dans la première chaire ordinaire de médecine pratique.

Massaria mourut subitement, dans un âge fort avancé, le 17 octobre 1598. Il fut un des principaux restaurateurs de la médecine grecque, et l'un des partisans les plus enthousiastes de Galien.

De peste, libri duo. Venise, 1579, in-4.

De abusu medicamentorum vesicantium et theriacæ in febribus pestilentialibus, disputatio. Padoue, 1591, in-4.

De abusu medicamentorum vesicantium, disputatio secunda apologetica ad librum Herculis Saxoniæ de phœiginiá. Vicence, 1593, in-4.

Disputationes duæ, quarum prima de scopis mittendi sanguinem, cum specialiter in febribus: altera de purgatione in morborum principio. Vicence, 1598, in-4; Lyon, 1622, in-4. *Cum additamento apologetico ad priorem.*

Prælectiones de morbis mulierum, conceptus et partus. Editæ in gratiam studiosorum medicinæ ut quasi prodromum haberent omnium totius corporis humani morborum σχρκπεας edendæ. Leipzig, 1600, in-16.

Practica medica, seu prælectiones academicæ continentes methodum et rationem cognoscendi et curandi totius humani corporis morbos, ad nativam genuinamque Hippocratis et Galeni mentem verè optimèque institutam in antiquiss. et celeberr. Patavino gymnasio habitæ; cum libro de morbo gallico: de medicamentis purgantibus: de collegiandi seu consultandi ratione. Francfort, 1601, in-4. *Hæc editio primum, quantum fieri potuit, studio politissimè adornata, certisque libris ac capitibus distincta, publicoque medicinæ studiosorum commodo foras data est à Johanne Baumanno.* Tarvisii, 1606, in-fol.; Francfort, 1608, in-4; Venise, 1613, 1617 et 1622, in-fol.; Lyon, 1616, 1622, in-4. *Adjectis quatuor tract.: I. De Peste: II. De affectibus renum et vesicæ: III. De pulsibus: IV. De urinis; et pro exemplo annexo consilio de febre catarrhali cum totius macie, mesenterii obstructione. mœstitiá et vigiliis.* Venise, 1613, in-4.

Iidem tractatus quatuor utilissimi: I. De peste: II. De affectibus renum et vesicæ: III. De pulsibus: IV. De urinis: seorsim etiam editi sunt post aucthoris obitum. Quibus annexum est pro exemplo consilium de febre catarrhali cum totius macie, mesenterii obstructione, mœstitiá et vigiliis. Francfort, 1608, in-4.

*Opera medica, quibus methodus ac ratio cognoscendi et curandi totius humani corporis morbos, ad nativam genuinamque Hippocratis et Galeni *mentem verè optimèque instituitur. Sub-jiciuntur tractatus quatuor utilissimi, seorsim Francofurti, 1608, in-4 editi, nempè de peste : de affectibus renum et vesicæ : de pulsibus : et de urinis : consilium pro febre catarrhali cum totius macie, ventriculi imbecillitate, mesenterii obstructione, mæstitiâ et vigiliis : liber responsorum et consul-tationum medicinalium. Accedunt pos-tremo loco disputationes duæ, una de scopis mittendi sanguinem, altera de purgatione in principio morborum, quam excipit additamentum apolege-ticum ad priorem.* Lyon, 1634, in-fol.; *ibid,* 1654, in-fol.; *ibid,* 1669, in-fol.; *ibidem,* 1671. in-fol.

Liber responsorum et consultatio-num medicinalium. In quo methodo accuratissimâ cum praxi theoria con-jungitur per consultationes quæ hac-tenùs haberi potuerunt, unam et vi-ginti, ratioque, causas, et morbo-rum naturas in individuo indagandi, traditur, iisdemque cibis ac medica-mentis occurrendi modus, quantum per humanas vires aut liceat, vel per artis industriam fieri possit, quasi intento digito demonstratur. Venise, 1613, in-fol.; *ibidem,* 1618 et 1622, in-fol.

(Tomasini. — Manget.)

MATANI (Antoine), médecin de quelque mérite au milieu du dernier siècle, était de Pistoye, et occupa une chaire à l'Université de Pise. On lui doit l'édition publiée en Italie de la grande physio-logie de Haller; il est auteur aussi de quelques ouvrages dont le plus connu est celui sur les anévrismes internes.

De anevrysmaticis præcordiorum morbis animadversiones. Florence, 1756, in-4; *editio italica secunda,* Livourne, 1761, in-4; et dans la col-lection de Lauth sur les anévrysmes.

De osseis tumoribus observationes, etc. Pistoye, 1760.

De remediis, tractatus. 1769, in-8.

MATTHIÆ (George), laborieux, mais peu judicieux biographe, naquit à Schwesing, près de Husum, dans le duché de Schleswig, le 20 mars 1708. Il étudia à Husum, à Hambourg, à Helmstadt, à Berlin et à Gottingue; il fut nommé en 1736 gardien (custos) de la bibliothèque de cette dernière Université, et fut chargé de la partie des livres en langues grecque et latine. En 1741, il fut promu aux grades de maître en philosophie et de docteur en médecine, et eut le droit de faire des cours sur les belles-lettres et toutes les parties de la médecine. En 1748, il fut nommé l'un des bibliothécaires, en 1755 professeur extraordinaire, et en 1764 professeur ordinaire de médecine. Matthiæ mourut le 9 mai 1773. Il a traduit du français en allemand divers ouvrages de Winslow, Ledran, Fauchard et Garengeot, et publié, de sa façon, les ouvrages suivans, dont le plus important est son exquisse de l'histoire des médecins, qui serait assez utile si l'auteur eût donné, comme il l'avait promis, la deuxième partie, dans laquelle devaient se trouver les tables nécessaires.

Idea professorum academiæ Georgiæ Augustæ, , etc. Gottingue, 1737, in-4. *Idea professorum edita A.* 1737. *Ipsis inaugurationis festis diebus : nunc auctior et emendatior recusa.* Gottingue, 1738, in-4. *Et in J. Heinr. Lift 's Jetztlebendem Gottingen und dazu dienenden Nachrichten* (1749, in-8). *T. I. et in Roenike'ns Recentiorum Poëtarum Germanorum carmina latina selectiora.* Helmstadt, 1749, in-8, t. I.

Conditor academiæ minister : carmen immortalibus virtutibus illustrissimi herois togati, Gerlaci Adolphi L. B. de Munchhausen dicatum et in anniversario dedicatæ Georgiæ Augustæ Festo. d. XVII. Sept. A. 1738 *editum.* Helmstadt, in-8.

De habitu medicinæ ad religionem, secundum Hippocratem περι ευτυχημοσυνης *T. VI.* 2. *seqq. Lind. dissertatio epistolica, qua viro.... Carolo Philippo Jo. Matthiæ F. Gesnero, etc. gratulationis officium præstitit.* Helmstadt, 1739, in-4.

Tractatus de philosophiâ medici sive Ιπποκρατους Κωου περι ευσχημοσυνης *Hippocratis Coi liber de honestate : quem recensuit, interpretatione latinâ, notisque perpetuis et commentario illustravit, itemque prolegomena de statu antiquæ philosophiæ et medicinæ germanicæ, etc., præmisit, et ex communicatione V. Exp. Henr. Christ. Crugeri, Med. et Phys. Luneburg. adhuc inedita græca scholia et gnomas MS. Bibliothecæ Reg. Paris. hujusque et edit. Alt. Venet.* 1526 *varietatem lectionis atque ipsius lau-*

dati viri animadversiones in eumdem librum adjunxit G. M., etc. Adjecta est commentatio περι χρεους αδιδακτου *eodem auctore.* Helmstadt, 1740, in-4.

Diss. inaug. medica (Præs. J. A. Segnero) de praxi medicinali secundum theoriam instituendâ. Helmstadt, 1741, in-4.

Allocutio ad medicinæ cultores in universitate Georgiâ Augustâ, quâ suam iis offert operam et officia, unaque veram institutionum medicinæ rationem in exemplo curati morbi exponit. Helmstadt, 1742, in-4.

Disquisitio de cognitione veritatis in medicinâ, quâ ad lectiones suas invitat. Helmstadt, 1743, in-4.

Untersuchung der Frage : ob die christlichen Religion einen besondern Nutzen in der Medicin habe ? — Hrn. D. Ge. Heinr. Ribov zugeschrieben. Helmstadt, 1745, in-4.

Frage, ob Hippocrates Wind gemacht habe als er vor mehr dem 2000 Jahren geschrieben, die Medecin sey schon ganz erfunden? u. s. w. Hemltadt, 1745, in-4.

Novum locupletissimum Manuale Lexicon latino-germanicum et germanico-latinum opera G. M. adornatum consilio, et cum præfatione J. M. Gesneri, etc. Halle, 1748. *Pars. I et II.* in-8.

Progr. de laude Dei ex Hippocrate. Gottingue, 1755, in-4.

Conspectus historiæ medicorum chronologicus, in usum prælectionum academicarum confectus. Gottingue, 1761, in-8.

Diss. de verâ sanitatis humanæ notione. Gottingue, 1765, in-4.

Diss. de AureliiCornelii Celsi medicinâ, continens additiones ad D. Clericum, J. A. Fabricium, J. H. Schulzium, J. B. Morgagnum et alios. Gottingue, 1766, in-4.

L'édition de Celse, in-4, publiée à Leyde chez Luchtmans, contient un immense vocabulaire de cet auteur, par J. Matthiæ.

(Bœrner. — Saxe. — Meusel.)

MATTIOLI (Pierre André), en français *Matthiole*, célèbre commentateur de Dioscoride, naquit à Sienne en l'an 1501. Suivant Tommasini et Papadopoli, il passa ses premières années à Venise, où son père pratiquait l'art de guérir, et il aurait été envoyé à Padoue pour y étudier la jurisprudence; mais il aurait négligé cette science pour se livrer à l'étude de la médecine qu'il préférait; rappelé par sa mère, devenue veuve, il se serait fixé à Sienne, et aurait pratiqué l'art de guérir avec assez de succès pour gagner en quelques années une fortune suffisante pour négliger désormais la pratique et se livrer selon ses goûts à la culture de la science. Tiraboschi rejette ce récit, par la raison qu'on sait que Mattioli était à Rome sous la fin du pontificat de Léon X, avant 1527, et par conséquent étant encore bien jeune. Tiraboschi pense que de Rome Mattioli alla à la cour du cardinal Bernard Clesio, évêque et prince de Trente, qui ne pouvait se passer de ses avis, non seulement en ce qui était relatif à sa santé, mais pour toute sorte d'affaires, tant il avait d'estime pour lui et de confiance en son jugement. Après quatorze ans de séjour dans le val d'Anania, Mattioli alla en 1540 à Gorice. La célébrité dont il jouissait fit désirer à Ferdinand, roi des Romains et depuis empereur, de le donner pour médecin à son second fils. Mattioli entra dans cette cour en 1554. En 1562, il fut nommé conseiller aulique, et reçut des lettres de grande noblesse. Il fut près de Maximilien II dans la même faveur qu'auprès de son père; mais il ne tarda pas à quitter la cour pour aller passer sa vieillesse dans le repos à Trente. Il y mourut de la peste en 1577.

Mattioli fut long-temps consulté comme un oracle, et il y a peu d'exemples d'un succès aussi prodigieux que celui qu'obtinrent ses commentaires sur Dioscoride, dont près de quarante mille exemplaires furent vendus en vingt années. Haller a apprécié le mérite et les défauts de Mattioli avec impartialité; le jugement de Sprengel se rapproche beaucoup de celui de Haller : voici comment il s'exprime :

« Lumen novum exortum est ac concitatius studium P.-A. Matthioli conatibus... Vir laboriosus, studio, eruditione, plantarun cognitione superior fere plerisque sui temporis botanicis; ambitiosus tamen etiam, et opinionum, quas semel imbiberat, satis pertinax. A multis adjutus fuit, a liberalitate principum Germaniæ et oratoris austriaci Busbequii, tum ab ejus medico Quakelbeen, a Luca Ghinio, Franc. Calceolario, pharmacopœo veronensi, Cortuso patricio Patavino et celeberrimo Ulysse Aldrovando. In Dioscoride explicando totam fere vitam consumpsit, codices antiquos... compa · ravit, versiones, correxit, plantas et italicas et austriæ meridionalis summâ industriâ examinavit, aliorum opiniones acerrimè quidem et nonnunquam rusticè, plerumque tamen justè refutavit, icones ligno incidi curavit adeo eximias fidasque, quales ante nunquam in lucem editæ fuerant. »

De morbo gallico liber unus. Venise, 1535, in-8; et dans l'aphrodisiacus Luisini.

Epistola ad Gabrielem Fallopium de Bulbo castaneo, Oloconiide, Mamira traso, Moly, Doronico, Grano Zelin, Zedoria Zurumbeta Carpesio. Prague, 1558, in-8.

Apologia adversus Amatum Lusitanum cum censurâ in ejusdem enarrationes. Venise, 1558, in-8.

Il Dioscoride con gli suoi discorsi, aggiuntovi il sesto libro degli antidoti contra tutti i veleni. Venise, 1544, in-fol.; *ibid*, 1548, in-4; Mantoue, 1549, in-4; Venise, 1550, in-4, *ibid*, 1568, in-fol.; *ibid*, 1604, in-fol.; *ibid*, 1645, in-fol. Mattioli mit lui-même son ouvrage en latin, et le publia sous ce titre :

Commentarii in VI libros Pedacii Dioscoridis, anazarbei, de medicâ materiâ, ab ipso aucthore recogniti et locis plus mille aucti; adjectis magnis et novis plantarum, ac animalium iconibus, supra priores editiones longè pluribus, ad vivum delineatis. Accesserunt quoque ad margines græci contextus quamplurimi, ex antiquissimis codicibus desumpti, qui Dioscoridis ipsius depravatam, lectionem restituunt. Venise, 1565, in-fol. Ceci est le titre et la date de l'édition la plus belle et la plus recherchée; il y en a eu beaucoup d'autres. 1568, in-fol. *ibid*, 1583, in-fol.; *ibid*, 1554, in; fol.; *ibid*, 1557, in-fol.; *ibid* 1558 in-fol.; *ibid*, 1560, in-fol.; *ibid*. 1562 in-fol.; Lyon, 1562, in-4; Venise, 1563, in-fol.

Les commentaires de Mattioli ont été traduits en français par Antoine du Pinet, et ont eu de nombreuses éditions dans cette langue, savoir: Lyon, 1561, in-fol.; *ibid*, 1566, in-fol.; *ibid*, 1572, in-fol.; *ibid*, 1573, in-fol.; *ibid*, 1580, in-fol.; *ibid*, 1619, in-fol. Trad. en franç. par Desmoulins, Lyon, 1572, in-fol.; *ibid*, 1579, in-fol.

Epistolarum medicinalium libri quinque. Prague, 1581, in-fol.; Lyon, 1564, in-8.

De plantis epitome utilissima, novis planè et ad vivum expressis iconibus, descriptionibus, longè et pluribus et accuratioribus, nunc primum diligenter aucta et locupletata à Johanne Camerario. Accessit liber singularis de itinere ab urbe Verona ad Baldum montem, plantarum ad rem medicam facientium feracissimum, auctore franc. Calceolario. Francfort, 1686, in-4.

Disputatio adversus XX problemata Guilandini. Venise, 1561, in-8 ; Padoue, 1562, in-8.

De simplicium medicamentorum facultatibus, secundum locos in genere. Venise, 1569, in-12 ; Lyon, 1571, in-16.

Compendium de plantis omnibus de quibus scripsit in commentariis in Dioscoridem. Venise, 1571, in-4 ; ibid, 1586, in-4 ; Francfort, 1586, in-4.

Opera quæ extant, omnia, hoc est commentarii in VI libros Pedacii Dioscoridis, anazarbei, de medicâ materiâ : adjectis in margine variis græci textûs lectionibus, ex antiquissimis codicibus desumptis, qui Dios-

coridis depravatam lectionem restituunt: nunc à Casparo Bauhino D. botanico et anatomico basiliensi ordinario, post diversarum editionum collationem infinitis locis aucti : synonymiis quoque plantarum iconibus, supra priores editiones plus quam trecentis (quarum quamplurimæ (scil. L. novæ nec visæ) nunc primum describuntur) ad vivum delineatis. De ratione distillandi aquas ex omnibus plantis : et quomodo genuini odores in ipsis aquis conservari possint. Item apologia in Amatum Lusitanum, cum censurâ in ejusdem enarrationes. Epistolarum medicinalium quinque libri. Diologus de morbo gallico. Francfort, 1598, in-fol.; Bâle, 1674, in-fol.

(Tiraboschi. — Manget. — Haller. Sprengel.)

MAUCHART (Burkard David), né à Marbach, dans le Wurtemberg, le 19 avril 1696, fit ses études à Stuttgard, à Tubingue, à Altdorf et à Paris. Nommé licencié en médecine à Tubingue en 1722, il fut la même année médecin de la cour de Wurtemberg. En 1726, il fut nommé professeur ordinaire d'anatomie et de chirurgie à l'Université de Tubingue. Ce n'est qu'en 1729 qu'il prit le gra de dedocteur en médecine, et, peu de temps après, il fut nommé premier médecin du duc. Il devint enfin premier professeur de la Faculté de médecine. Il mourut le 11 avril 1751. Ses écrits consistent en des opuscules académiques parmi lesquels on estime ceux relatifs aux maladies des yeux et à la médecine légale.

Diss. (Præs. L. Heistero) de verâ glandulæ adpellatione. Altorf, 1718 in-4.

Diss. de herniâ incarceratâ. Tubingue, 1722, in-4.

Diss. de οϛϑαλμοξυσι nov-antiquâ seu Woolhusiano-Hippocratica, nobilissimâ operatione oculariâ, e textu

græco erutâ, et bis mille annos neglecta, nunc demum emergente et defensâ. Altorf, 1726. in-4.

Diss. de injectionibus anatomicis. Altorf, 1726, in-4.

Diss. de butyro cacao, novo atque commendatissimo medicamento. Altorf, 1736, in-4.

Diss. de inspectione et sectione legali, harumque exemplo speciali. Altorf, 1736, in-4.

Diss. de medicinâ in nuce, seu Idea compendii medici portatilis. Altorf, 1737, in-4.

Diss. sistens caput obstipum, adfectum rariorem in libris et praxi. Altorf. 1737, in-4.

Diss. de lumbrico terete in ductu pancreatico reperto. Altorf, 1738, in-4.

Diss. de inflammatione in genere. Altorf, 1740, in-4.

Diss. de resolutione massæ sanguineæ præternaturaliter auctâ et imminutâ. Altorf. 1740, in-4.

Diss. de hypopyo, dem Eiterauge, gravi et intricato oculi adfectu. Altorf, 1742, in-4.

Diss. de vini turbidi clarificatione. Altorf, 1742, in-4.

Diss. de strumâ æsophagi hujusque coalitu difficili ac abolitæ deglutitionis singularibus causis. Tubingue, 1742, in-4.

Diss. de fistulâ corneæ. Tubingue, 1742, in-4.

Diss. de empyesi oculi, sive pure in secundâ oculi camerâ stagnante. Tubingue, 1742, in-4.

Diss. de setaceo nuchæ, auricularum, ipsiusque oculi. Tubingue, 1742, in-4.

Diss. de ulceribus corneæ. Tubingue, 1742, in 4.

Diss. de ungue oculi sive pure inter corneæ lamellas collecto. Tubingue, 1742, in-4.

Diss. sistens Tobiæ Leucomata. Tubingue, 1743, in-4.

Diss. sistens corneæ oculi tunicæ examen anatomico-phisiologicum. Tubingue, 1743, in-4.

Diss. de maculis corneæ earumque

operatione apotrypsi. Tubingue, 1743, in-4.

Diss. de hydrophthalmiâ s. hydrope oculi. Tubingue, 1744, in-4.

Diss. de paracenthesi oculi in hydrophthalmiâ et amblyopiâ senum. Tubingue, 1744, in-4.

Diss. I. et II. de lue vaccarum Tubingensi. Tubingue, 1745, in-4.

Diss. de mydriasi, pupillæ præternaturali dilatatione. Tubingue, 1745, in-4.

Diss. de pupillæ phthisi ac synezesi, sive angustiâ præternaturali et concretione. Tubingue, 1745, in-4

Diss. de oleo animali Dippelii. Tubingue, 1745, in-4.

Diss. de luxatione nuchæ. Tubingue, 1747, in-4.

Diss. quâ epiplo-enterocele cruralis incarcerata sphacelata cum notabili deperditione substantiæ intestini sponte separati feliciter curata alvusque naturaliter restituta sistitur. Tubingue, 1748, in-4.

Diss. de Synechiâ sive præternaturali adhæsione corneæ cum iride Tubingue, 1748, in-4.

Diss. de indole varioque usu liquoris amnii. Tubingue, 1748, in-4.

Diss. conjunctivæ et corneæ tunicarum vesiculæ et pustulæ. Tubingue, 1748, in-4.

Diss. staphyloma, vexatum nomen, affectusque oculi difficilis et intricatus. Tubingue, 1748, in-4.

Diss. de pulsu intermittente et decrepitante. Tubingue, in-4.

Diss. oculus artificialis εκβλεφαρος και υποβλεφαρος. Tubingue, 1749, in-4.

Diss. de lethalitate per accidens. Tubingue, 1650, in-4.

Diss. sistens palpebrarum tumores cysticas casumque specialem magni

tumoris steatomatico-scirrhosi e palpe-
brâ superiori et orbitâ faciliter exstir-
pati. Tubingue, 1750, in-4.

De Joh. Tayloris, angli, meritis
famâque. Tubingue, 1751, in-4.

Lettre critique sur le traité des ma-
ladies des yeux de M. St-Yves. Supplément au *Mercure* du mois de mai
1722, et *Mercure* du mois de mai
1723.

Les thèses de Manchart sur les maladies des yeux ont trouvé place dans
la collection des thèses chirurgicales
publiées par Haller, dont elles forment plus d'un volume. Reuss en a
donné une édition à part sous ce titre :

Dissertationes medicæ selectæ Tu-
bingenses oculi humani affectus me-
dico-chirurgicè consideratos sistentes.
Tubingue, 1783, in-8, 3 vol.

(Boerner. — Baldinger. — Meusel.)

MAUNOIR (JEAN PIERRE), chirurgien distingué, né à Genève,
vers 1770, fut professeur d'anatomie à l'Académie de cette ville,
membre de la Société de médecine deParis, et de plusieurs autres
Sociétés savantes. Il est mort le 25 février 1830. Maunoir s'est
fait un nom honorable dans l'histoire de la chirurgie par ses recherches sur l'organisation de l'iris et une méthode de pratiquer la pu-
pille artificielle, par ses travaux sur les fongus hématode et médullaire, et par ses observations sur l'hydrocèle du cou.

Mémoires physiologiques et prati-
ques sur l'anévrysme et la ligature des
artères. Genève et Paris, 1802, in-8.

Éloge historique de M. Jean Sene-
bier, pasteur et bibliothécaire de la
république de Genève, membre associé
de l'institut de France et la Société
des arts de Genève, lu le 19 décembre
1809. Genève, 1810, in-4.

Mémoires sur l'organisation de l'iris,
et l'opération de la pupille artificielle.
Genève et Paris, 1812, in-8.

Mémoires sur les amputations,
l'hydrocèle du cou et l'organisation
de l'iris, Genève et Paris, 1825,
in-8.

Maunoir a fourni en outre des articles à la bibliothèque britannique ;
il a été l'un des rédacteurs des *Mé-*
langes de chirurgie étrangère.

MAURICEAU (FRANÇOIS), le plus célèbre accoucheur du dix-
septième siècle, est un de ces hommes dont on aimerait à connaître
la vie avec quelque détail, et il est de ceux sur lesquels les biographes sont les plus stériles. Il était né à Paris en 1637. Il fut prevôt
du collége de chirurgie, et exerça quelque temps toutes les parties
de l'art du chirurgien ; mais il se borna bientôt à la partie des accouchemens. Il fut long-temps accoucheur en chef de l'Hôtel-Dieu,
et l'homme le plus répandu dans la pratique obstétricale de la ville.
L'exercice pénible de son état, et les travaux du cabinet, hâtèrent
pour lui la vieillesse ; il fut forcé de se condamner au repos, et passa
les dernières années de sa vie retiré dans un faubourg de la capi-

tale. Il mourut le 17 octobre 1709. Ce n'est point par des inventions d'une haute portée que Mauriceau marque dans l'histoire de l'art des accouchemens mais pour avoir le premier présenté avec méthode et netteté l'ensemble de la science et de l'art, et pour avoir fourni un immense recueil de faits propres à éclairer presque tous les points de quelque importance. Ses ouvrages furent traduits dans la plupart des langues de l'Europe, et nul n'a plus fait que lui pour répandre dans tous les pays les progrès d'un art qui, sous bien des rapports, était encore nouveau à cette époque.

Traité des maladies des femmes grosses et de celles qui sont nouvellement accouchées, enseignant la bonne et véritable méthode pour bien aider les femmes en leurs accouchemens ; ouvrage très-utile aux chirurgiens et nécessaire à toutes les sages-femmes pour apprendre à bien pratiquer l'art des accouchemens. Paris, 1668, in-4, fig. *Seconde édition, corrigée par l'auteur et augmentée de quelques figures très-convenables au sujet, et de plus d'un tiers du discours, contenant toutes les plus particulières observations, touchant la pratique des accouchemens, avec une ample table des matières principales.* Paris, 1675, in-4 ; *ibid*, 1681, in-4 ; *ibid*, 1683, in-4 ; *ibid*, 1694, in-4 ; *ibid*, 1712, in-4 ; *ibid*, 1718, in-4 ; *ibid*, 1721, in-4 ; *ibid*, 1740. Trad. en latin par l'auteur. Paris, 16.., in-4.

Observations sur la grossesse et l'accouchement des femmes, et sur leurs maladies et celles des enfans nouveaux nés. Paris, 1694, in-4 ; *ibid*, 1715, in-4 ; *ibid*, 1728, in-4 ; *ibid*, 1738, in-4.

Dernières observations sur les maladies des femmes grosses et accouchées. Paris, 1703, in-4 ; *ibid*, 1715, in-4 ; *ibid*, 1728, in-4.

Aphorismes touchant la grossesse, l'accouchement, les maladies et autres dispositions des femmes, etc. Paris, 1694 in-16 ; *ibid*, 1721, in-4. — Voyez LEVRET.

Ces divers ouvrages ont été réunis en collection dans les éditions postérieures à celle de 1712.

MAY ou MAI (FRANÇOIS ANTOINE), médecin distingué par sa philanthropie et par son zèle pour l'avancement de la science, le premier sur le continent qui ait préconisé l'accouchement prématuré artificiel, comme moyen de sauver la mère et l'enfant dans le cas d'étroitesse du bassin, était né à Heidelberg le 16 décembre 1742. Il fit ses études, d'abord au gymnase catholique, puis à l'Université de cette ville. Il fut promu au grade de docteur en philosophie le 2 septembre 1762, et à celui de licencié en médecine en 1765. L'année suivante, il prit le bonnet doctoral à Manheim, et y fut nommé presque aussitôt professeur à l'école d'accouchemens. En 1767, il devint médecin de la maison de correction et des orphelins de Manheim. Six ans plus tard, il fut nommé en même temps professeur extraordinaire de médecine à l'Université d'Heidelberg et médecin de la cour. En 1786, il eut le titre de professeur ordinaire. Il était regardé comme un des plus habiles praticiens d'Heidelberg, et comme un des ornemens de l'Université, quand il leur fut enlevé par Élisabeth, épouse de l'électeur de Pfalz, Charles Théodore, qui le nomma son premier médecin. May usa de la faveur dont il jouissait à la cour pour obtenir la création d'établissemens utiles à Manheim et à Heidelberg, parmi lesquels il faut compter ceux destinés à former des gardes-malades des deux sexes. Ce médecin estimable mourut le 20 avril 1814, d'une pneumonie. Ses écrits sont assez nombreux: ils intéressent par l'esprit d'observation qui s'y fait remarquer.

Die Hæmorrhoiden. Manheim, 1775, in-8.

Stolpertus, ein Junger Arzt am Krankenbette. Manheim, 1777, 1778, 1801, 1802 et 1807, in-8, 5 vol.

Unterricht für Hebammen. Manheim, 1778, in-8.

Vorbeugungsmittel wider den Kindermord. Manheim, 1781, in-4.

Unterricht für Krankenwærter. Manheim, 1782, in-8; *ibid*, 1785, in-8; 1820, in-8.

Vermischte Schriften. Manheim, 1786, in-8.

Fata et funera puerperarum ex solutione placentæ artificiali oriunda. Diss. resp. Jon. Nepom. *Buchmüller.* Heidelberg, 1786, in-4.

Crisium salutarium impedimenta. Diss. resp. K. *Müller.* Heidelberg, 1786, in-8.

Auszug aus den Vorlesungen ueber die Lebensart der Studirenden, um bey ihren Beruf lang und gesund zu leben. Heidelberg, 1786, in-8.

Diss. resp. Fr. L. Dez, exhibens aphorismos circa sequelas ex prolapsu uteri oriundas. Heidelberg, 1786, in-4.

Medicinische Fastenpredigten oder Vorlesungen über Kœrper-und Seelen-Diætetik, zur Verbesserung der Gesundheit und Sitten. Manheim, 1793-94, in-8, 2 vol.

Oratio, quænam est genuina, decora necnon homine digna DD. Academiæ civium libertas, æqualitas et fraternitas ? Heidelberg, 1798, in-8.

Sendschreiben an die auf der Hohen Schule zu Heidelberg studirende Jugend. Heidelberg, 1798, in-8.

Bemerkungen über das Baden im Neckarstrom. Heidelberg, 1798, in-8.

Programma de variis ex paradoxá Brunonis doctriná in praxim chirurgicam commodis. Heidelberg, 1799, in-4.

Programma de fatis archiatri manus aggravantibus. Heidelberg, 1799, in-4.

Programma de necessitate partûs quandoque præmaturè promovendi. Heidelberg, 1799, in-4.

Palatini dispensatorii prototypum, climati, vitæ generi, mortis, ac moderno medici studii genio accommodatum. Quod ad confutandos atrocis calumniæ bonam Facultatis medicæ famam obnubilantis nisus delineavit author lesæque famæ defensor. Fr. Aut. Mai. Manheim, 1802, in-4, 52 pp.

Heidelbergensis universitatis ab infelici bello fata, necnon subsidia e pace nata, fugitivo depicta calamo. Heidelberg, 1802, in-8.

Paradoxum asthma cum corde e situ naturali deturbato. Heidelberg, 1803, in-4.

Mammalis cancri cura, sepulchrum ægrotantis. Heidelberg, 1803, in-4.

Ein Wort am rechten Orte, oder Beantwortung der Frage : ist es vernünftig und nützlich, wenn edelmüthige Fürsten den Lehreifer der Nationaljugend, stats mit geschwind verschallenden Lob, mit wirklichen und bleibenden Belohnung aufmuntern ? Heidelberg, 1803, in-8.

Religiœses weltbürgerliches und litterarisches Glaubenbekenntniss F. A. May's. Heidelberg, 1805, in-8.

Programma de influxu neo-chemiæ in pathologiæ et therapiæ studium. Heidelberg, 1807, in-4.

Ueber die Sittlichkeit und Gesundheitsgefahren bey der aus dem væterlichen Hause auswandernden mœnnlichen und weiblichen Jugend. Heidelberg, 1809, in-8.

Frage : worauf sollten Eltern, Vormünder und Erzieher bey der Berufsbestimmung ihrer heranreifenden Sœhne, Pupillen und Zœglinge vorzüglich aufmerksam seyn, um nicht nur das einzle Wohl dieser Staatzœglinge, sondern auch das Beste des allgemeinen Wesens zu gründen und befestigen ? eine Anrede an Eltern, etc. Heidelberg, 1810, in-8.

Die Kunst, die blühende Gesundheit zu erhalten, und die verlohrne durch Krankenpflege herzustellen. Manheim, 1811, in-8, 2 vol.

(*Med. chir. Zeitung.* — Meusel.)

MAYER (Jean Christophe André), docteur en médecine et en philosophie, conseiller intime et premier médecin du roi de Prusse, professeur de botanique et de matière médicale au collége médico-chirurgical de Berlin, doyen du collége supérieur de médecine et de santé, membre de l'Académie royale des sciences de Berlin et de celle des Curieux de la nature, était né à Greifswald le 8 décembre 1747. Il y fit ses études médicales et y fut promu au doctorat en 1771. En 1777, il fut appelé à occuper la chaire d'anatomie du collége médico-chirurgical, avec le titre de second professeur de ce collége; il la quitta l'année suivante pour aller occuper à Francfort-sur-l'Oder celle de professeur en médecine, jusqu'à ce qu'il fut rappelé à Berlin, en 1787, pour être professeur de botanique et de matière médicale, et en même temps directeur du jardin botanique. Mayer mourut le 5 novembre 1801. Il occupa un rang distingué parmi les anatomistes, et il mit au jour un ouvrage classique sur cette science, qui est un des plus étendus que nous ayons.

Dissertatio de calore naturali in febribus, vel aucto, vel imminuto. Greifswald, 1771, in-4.

Examen quarumdam optimarum cataractam extrahendi methodorum, imprimis Wenzelianæ. Greifswald, 1772, in-4.

Abhandlung von dem Nutzen der systematischen Botanik und der Arzney- und Haushaltungskunst. Greifswald, 1772, in-8.

Beschreibung der Blutgefæsse der menschlichen Koerpers. Berlin, 1777, in-8; *ibid*, 1788, in-8. — Avec 16 planches.

Dissertatio de debilitate symptomate febrili. Francfort-sur-l'Oder, 1779, in-4.

Anatomische-physiologische Abhandlung von Gehirn, Rueckenmark und Ursprung der Nerven. Berlin, 1779, in-4.•

Exemplum hydropis pectoris in feminâ LXXI annorum, per ipsas naturæ vires maximâ ex parte sanati. Francfort-sur-l'Oder, 1780, in-4.

Descriptio herniæ umbilicalis veræ. Francfort-sur-l'Oder, 1780, in-8.

Dissertatio vomicæ lienalis, quæ, rupto, uti suspicari licet, ventriculi fundo, pus in illum infundebat, historiam exibens. Francfort-sur-l'Oder, 1781, in-4.

Dissertatio sistens spicilegia quædam ad curationem luis venereæ uni-
versalis pertinentia. Francfort-sur-l'Oder, 1782, in-4.

Præcipua experimenta de effectibus putredinis in pulmones infantum ante et post partum mortuorum, subjunctis novis quibusdam experimentis circâ pulmones infantum antè partum mortuorum institutus. Francfort-sur-l'Oder, 1782, in-4.

Saluberrimus usus aquæ frigidæ externè applicatæ in sistendis hæmorrhagiis internis, novissimis observationibus confirmatus. Francfort-sur-l'Oder, 1783, in-4.

Dissertatio de ductibus hepaticocysticis. Francfort-sur-l'Oder, 1783, in-4.

Analecta ad artem obstetriciam pertinentia, de dilaceratione velamentorum artificiali et de convulsionibus parturientium. Francfort-sur-l'Oder, 1784, in-4.

Varietates præcipuæ musculorum corporis humani, præsertim circâ numerum, novi simis observationibus auctæ. Francfort-sur-l'Oder, 1784, in-4.

Beschreibung des ganzen menschlichen Koerpers, mit den Wichtigsten neuern anatomischen Entdeckungen bereichert. Berlin et Leipzig. T. I, II, III, 1784; IV, 1786; V, 1788, VI, VII, VIII, 1794, in-8.

MAYERNE (Théodore Turquet de), médecin à qui son amour pour les remèdes chimiques, quand ces remèdes étaient proscrits, a valu quelque célébrité, était né près de Genève en 1573. Il fut reçu docteur en médecine à Montpellier en 1597, puis nommé médecin du duc de Rohan. Il suivit ce seigneur dans son ambassade à la diète de Spire, et revint à Paris en 1602, où il exerça la médecine, quoique n'appartenant pas à la Faculté de cette ville, en vertu de la charge de médecin du roi par quartier dont il était revêtu. Il ouvrit en outre des cours pour les jeunes chirurgiens, où il vantait par-dessus tout les remèdes chimiques. La Faculté de Paris, jalouse de le voir empiéter sur ses priviléges, lança un décret portant défense à tous ses membres de consulter avec lui. Attiré en Angleterre par un seigneur anglais qu'il avait guéri, et présenté au roi Jacques Ier, Mayerne fut nommé son médecin. Après la mort de Jacques, il fut revêtu de la même charge auprès de Charles Ier. Comblé d'honneurs et de richesses, il fut agrégé aux Universités d'Oxford et de Cambridge. Quand Charles Ier eut porté sa tête sur l'échafaud, Mayerne se retira à Chelsea, où il mourut le 15 mars 1655. On a de lui plusieurs ouvrages, dont un seul, son apologie contre la Faculté de Paris, fut publié de son vivant. La théorie qui règne dans ces ouvrages, dit Astruc, n'est point bonne et ne mérite aucune attention; la pratique pourrait être plus utile par le grand nombre de remèdes qu'on y propose, si on pouvait s'y fier. Ils sont, pour la plupart, nouveaux, bizarres, singuliers; et, quoiqu'on en parle d'un ton de confiance comme de remèdes excellens, ils sont absolument hors d'usage dans la pratique.

Apologia in qua videre est, inviolatis Hippocratis et Galeni legibus, remedia chymicè præparata tuto usurpari posse, etc. La Rochelle (Paris), 1603, in-8,

De gonorrhœæ inveteratæ et carunculæ ac ulceris in meatu urinario curatione epistola. Oppenheim, 1619, in-4; Francfort, 1627, in-4.

Medicinal counsels and advices. Londres, 1667, in-4; trad. en latin, Genève, 1674, in-12; Londres, 1676, in-8.

De morbis internis, præcipuè gravioribus et chronicis. Londres, 1690, in-8; Vienne, 1691, in-12; avec un traité du même auteur, *De curâ gravidarum;* Genève; 1692, in-12.

Praxeos Mayernianæ ex consiliis ac epistolis ejus concinnatum syntagma alterum, tractatus quatuor continens: I. de febribus, II. de morbis externis, III. de arthritide, IV. de lue venereâ. Londres, 1695, in-8.

Opera omnia medica, complectentia consilia, epistolas et observationes, pharmacopœam, variasque medicamentorum formulas. Londres, 1700, in-fol.; *ibid,* 1703, in-fol.

(Astruc. — Bayle. — Geoffroy.)

MAYGRIER (Jacques Pierre), né à Angoulême le 11 juin 1771, commença ses études médicales à Brest en 1787. Il fut successivement élève entretenu de la marine, sous-aide, puis chirurgien de seconde classe, et enfin chirurgien-major sur les vaisseaux de l'Etat. En 1797, il abandonna le service de la marine, et vint reprendre à Paris le cours de ses études. Il fut élève interne à l'hôpital Cochin de 1800 à 1803, et ensuite à l'Hôtel-Dieu. Maygrier commença dès lors à se livrer à l'enseignement; il fit des cours d'anatomie et de physiologie qu'il interrompit en 1814, quand les amphithéâtres particuliers furent supprimés, et des cours d'accouchemens qu'il a continués jusque dans les dernières années de sa vie, et qui furent toujours très-suivis. Dans ces cours, comme dans ses ouvrages d'obstétrique, il s'est efforcé de simplifier l'étude des positions du fœtus et des manœuvres de l'accouchement artificiel.

Maygrier est mort en 1835 ; il avait publié :

Des qualités physiques et morales de l'accoucheur. Paris, 1801, in-8.

Dissertation sur la délivrance. Paris, 1802, in-8.

Manuel de l'anatomiste, ou traité méthodique et raisonné sur la manière de préparer toutes les parties de l'anatomie; suivi d'une description complète de ces mêmes parties. Paris, 1807, in-8 ; *ibid*, 1811, in-8; *ibid*, 1814, in-8, *ibid*, 1818, in-8.

Nouvelle méthode pour manœuvrer les accouchemens. Paris, 1802, in-8; *ibid.* 1804, in-8.

Nouveaux élémens de la science et de l'art des accouchemens. Paris, 1813, in-8. *Seconde édition, revue et augmentée du traité des maladies des femmes et des enfans.* Paris, 1817, in-8, 2 vol.

Annuaire médical. Années 1809, 1810, Paris, in-18, 2 vol.

Le guide de l'étudiant en médecine, ou essai d'une méthode analytique, appliquée à l'étude de toutes les branches de la médecine, etc.; deuxième édition, revue, corrigée et augmentée d'une bibliographie à l'usage de l'étudiant en médecine. Paris, 1818, in 8. — La première édition ne porte que le second des deux titres de celle-ci; elle est de 1807.

Nouvelles démonstrations d'accouchemens, avec des planches en taille-douce, accompagnées d'un texte raisonné propre à en faciliter l'explication. Paris, 1822-27, in-fol. avec 80 pl.

Maygrier a fourni en outre divers articles au *Dictionnaire des sciences médicales.*

MEAD (Richard), homme également distingué par ses talens et par la noblesse de son caractère, naquit à Stepney, petit village près de Londres, le 2 août 1673. Son père, théologien estimé parmi les presbytériens, après avoir eu l'église paroissiale de Stepney dans le temps que son parti était dominant, en fut chassé la seconde année après le rétablissement de Charles II, comme accusé d'avoir trempé dans quelques projets contre la cour. Il alla chercher en Hollande un repos qu'il ne trouvait plus dans sa patrie. Avant de s'exiler, il mit son fils Richard dans une école régie par un maître habile et attaché à la même cause. Le jeune homme y fit en peu

d'années de grands progrès. A l'âge de dix-sept ans, il fut envoyé
à Utrecht pour achever ses humanités sous Grævius. Après trois
années de séjour dans cette ville, Mead se rendit à Leyde pour étudier la médecine; il sut gagner les bonnes graces de Pitcairn, qui
ne les accordait pas facilement. Aux études académiques succédèrent les voyages. Mead prit le titre de docteur en philosophie et en
médecine à Padoue, le 26 août 1696, et passa ensuite quelque
temps à Naples et à Rome. De retour dans sa patrie vers le milieu
de 1696, il s'établit d'abord au lieu de sa naissance, et y pratiqua
la médecine pendant quelques années avec un succès et un éclat
qui décidèrent de sa réputation et assurèrent sa fortune. Bientôt
ses titres s'augmentèrent avec ses occupations : il fut admis au nombre des membres de la Société royale de Londres; il fut fait médecin du premier hôpital de cette ville en 1703; et la compagnie des
chirurgiens le chargea pendant six ou sept ans de faire des cours
d'anatomie dans son amphithéâtre; l'Université d'Oxford lui envoya
en 1707 un diplôme de docteur; il fut agrégé au collége des médecins de Londres en 1716, et en remplit successivement les divers
postes, à l'exception de celui de président, qu'il refusa en 1744. Le
prince de Galles l'avait eu pour médecin, il lui continua ce titre à
son avénement au trône, en 1727.

Mead était né avec des mœurs douces, un cœur bien fait, une
ame noble et délicate. Lié avec les médecins dont les qualités du
cœur et de l'esprit assortissaient le plus avec les siennes, il ne res-
treignit point ses attachemens à une seule secte ni à un seul parti :
Garth et Arbuthnot furent ses amis. Whig zélé lui-même et attaché
à la cour par principe autant que par reconnaissance, il n'eut point
d'ami plus intime que Freind. Lorsque ce dernier fut enfermé à la
tour, sur un soupçon assez fondé d'avoir été complice de l'évèque
Atterbury, Mead ne cessa point de l'y voir, et il fut un de ceux qui
devinrent ses cautions pour l'en faire sortir. Il lui remit, le jour
même, près de cinq mille guinées qu'il avait reçues pour honoraires en traitant les malades de son ami pendant sa détention.

Pendant près d'un demi siècle il jouit de la pratique la plus brillante et la plus étendue. Elle lui rapportait par an de sept à huit
mille guinées. Malgré ses gains prodigieux, il ne mourut pas extrêmement riche, ayant cru devoir rendre aux lettres ce qu'il tenait
des produits de son savoir. Dans la vaste maison qu'il possédait, il
avait fait bâtir une galerie pour contenir ce qu'il aimait le mieux :
sa riche et précieuse bibliothèque, sa superbe collection de mé-

dailles et d'antiques, et son beau recueil de tableaux des grands
maitres, d'estampes et de dessins. Peu jaloux de tant de trésors,
Mead en permettait avec plaisir la vue et l'usage. On trouvait chez
lui dans presque tous les genres des secours uniques. Rien ne le
flattait plus que de posséder quelque chose qui pût servir, de déter-
rer des talens cachés, d'animer à de grands projets et de les voir
s'exécuter sous ses yeux. Il faisait continuellement travailler pour
lui, ou plutôt pour le public, un grand nombre d'artistes et de savans. Le beau lui était connu en tout genre, et comme il ne recevait que le beau, il l'achetait ce qu'il vaut, c'est-à-dire à tous prix.
Sa table, ouverte aux talens et au mérite, réunissait la magnificence
de celle des princes et les plaisirs de celle des sages.

· Ce fut par les conseils de Mead que M. Guy, libraire opulent,
consacra des sommes immenses à la fondation du bel hôpital qui
porte son nom. Le collége d'Eaton fut enrichi par lui d'une belle
collection de dessins faits en Italie. Ami de Pope, de Bentley, de
Newton, il joignait dans sa maison leurs bustes à ceux des Grecs et
des Romains les plus illustres. Il fit faire à ses dépens et placer dans
le collége des médecins la statue de Harvey.

Mead mourut le 16 février 1754. Il avait mis au jour les ouvrages
suivans :

Mechanical account of poisons.
Londres, 1702, in-8; *ibid*, 1708, in-8;
ibid, 1711. in-8 ; Dublin, 1729, in-8;
Londres, 1738, in-8; *ibid*, 1745,
in-8; *ibid*, 1747, in-8; trad. en latin
par Josué Nelson, Leyde, 1737, in-8;
Londres, 1737, in-8.; Naples, 1739,
in-8 ; Londres, 1750, in-4; Leyde,
1750, in-8 ; Amsterdam, 1749,
in-8; Naples, 1758, in-8; Francfort, 1763, in-8. — En retouchant
la dernière édition de son ouvrage,
publiée quarante ans après la première,
Mead donna un grand exemple aux
savans en retranchant d'anciennes
idées, et en avouant qu'il s'était trompé
sur quelques faits et trop précipité
dans quelques raisonnemens. Jeune,
il avait cru pouvoir expliquer mécaniquement l'action des divers poisons
par leur simple mélange avec le sang.
Muri par l'expérience et par l'âge, il
s'était convaincu du rôle important
que joue le système nerveux, sur
lequel les poisons agissent d'une manière réelle, quoique inexplicable. Tel
est le progrès de la raison dans l'étude
des sciences. On commence par croire
tout facile à expliquer; on finit par
sentir qu'à la rigueur rien ne s'explique.

*De imperio solis et lunæ in corpora
humana et morbis indè oriundis.* Londres, 1704, in-8; Leyde, 1737, in-8 ;
Naples, 1739, in-8; Londres, 1746,
in-8; Amsterdam, 1749, in-8; Londres, 1762, in-4; Naples, 1763, in-8.
— L'influence du soleil et de la lune
sur le corps humain, admise par l'antiquité et établie en effet par quelques

phénomènes, parut à Mead pouvoir s'expliquer par les découvertes de Newton sur l'attraction. C'était la mode alors parmi les médecins de faire entrer le newtonianisme dans leur science. Mais indépendamment du système, on trouve dans l'ouvrage de Mead des observations intéressantes.

A short discourse concerning contagion and the method to be used to prevent it. Londres, 1720, in-8; *ibid*, 1721, in-8; *ibid*, 1722, in-8; *ibid*, 1744, in-8. Trad. en latin, Londres, 1721, in-8; La Haye, 1725, in-8; *ibid*, 1728, in-8. En français, Paris, 1721, in-8. — Mead, consulté par le conseil de la régence sur la question de savoir si la peste qui régnait à Marseille, en 1719, exigeait des mesures de police sanitaire pour prévenir son introduction en Angleterre, se prononça pour la contagion de la maladie, prescrivit des quarantaines, des lazarets, des lignes, la purification de l'air, etc. On fit en un an sept éditions de cet ouvrage.

Oratio harveiana in theatro collegii regii medicorum londinensium habita anno 1723. Adjecta est dissertatio de nummis quibusdam Smyrnæis

in medicorum honorem percussis. Londres, 1724, in-4; Leyde, 1725, in-8.

De variolis et morbillis liber. Londres, 1747, in-8.

Dissertation on the scurvy. Londres, 1749, in-8. Trad. e français par Lavirotte, Paris, 1749, in-8.

Medicina sacra, sive de morbis insignioribus qui in bibliis memorantur. Londres, 1749, in-8; Amsterdam, 1749, in-4; Lausanne, 1764, in-8.

Monita et præcepta medica. Londres, 1751, in-8; Hambourg et Leipzig, 1752, in-8; Venise, 1554, in-8; Louvain, 1755, in-12; Paris, 1757, in-8; Leyde, 1758, in-8; Leipzig, 1759, in-8; trad. en français, Paris, 1758, in-12.

Pharmacopœa meadiance. Londres, t. I, 1756; II, 1757; III, 1758, in-8.

Les œuvres de Mead ont été réunies en latin, Paris, 1751, in-8; Gottingue, 1748-49, in-8; Naples, 1752, in-4; Paris, 1757, in-8; Naples, 1758, in-4; en anglais, Londres, 1744, in-8; *ibid*, 1762, in-4; trad. franç. par Coste, Bouillon, 1774, in-8, 2 vol.

(Maty, *Eloge de Mead*, dans le *Journal britannique*, 1754. T. XIV.)

MECKEL (Jean Frédéric), anatomiste célèbre, l'un des disciples les plus distingués de Haller, naquit à Wetzlar le 31 juillet 1724. Après avoir fait ses études littéraires dans la maison paternelle, il alla à Gottingue étudier la médecine; de Gottingue il se rendit à Berlin, où il obtint bientôt la place de prosecteur. Après deux ans de séjour dans cette Université, il revint à Gottingue, où il se livra avec la plus grande ardeur aux travaux anatomiques, sous la direction de Haller. Meckel fut reçu docteur en médecine en 1748, après avoir soutenu une dissertation devenue célèbre sur les nerfs de la cinquième paire. En 1751, il fut appelé à occuper à Berlin, dans l'école d'accouchemens récemment fondée, les places de démonstrateur d'accouchemens et de prosecteur d'anatomie. Il succéda peu de temps après à Buddeus dans les chaires d'accouchemens et d'anatomie. Meckel mourut le 18 septembre 1774.

Diss. inaug. de quinto pare nervorum cerebri, duabus figurarum tabulis illustrata. Gottingue, 1748, in-4. Et aussi sous ce titre : *Tractatus anatomico-physiologicus,* etc.

Physiologische und anatomische Abhandlung, von einer ungewöhnlichen Erweiterung des Herzens, und denen Spannadern des Angesichts; aus den Nachrichten der Akademie der Wissenschaften zu Berlin. Berlin, 1755, in-4.

Diss. epistol. ad Alb. de Haller, de vasis lymphaticis glandulisque conglobatis. Berlin, 1757, in-8 : et dans ses *Opusculis anatomicis de vasis lymphaticis N. II.* Leipzig, 1770, in-8.

Nova experimenta et observationes de finibus venarum ac vasorum lymphaticorum in ductus visceraque excretoria corporis humani, ejusdemque structuræ utilitate. Berlin, 1771, in-8.

Tractatus de morbo hernioso congenito singulari et complicato feliciter curato. Berlin, 1772, in-8.

Observation anatomique sur un nœud ou ganglion du second rameau de la cinquième paire des nerfs du cerveau nouvellement découvert; avec l'examen physiologique du véritable usage des nœuds ou ganglions des nerfs; dans les *Mémoires de l'Académie des sciences de Berlin,* 1749. — *Observation d'anatomie et de physiologie, concernant une dilatation extraordinaire du cœur, qui venait de ce que le conduit de l'aorte était trop étroit;* dans les *Mémoires de l'Académie des sciences de Berlin,* 1750. — *Description anatomique des nerfs de la face;* dans les *Mémoires de l'Académie des sciences de Berlin,* 1751. — *Recherches anatomiques,* 1) *sur la nature de l'épiderme et du réseau qu'on appelle Malpighien,* 2) *sur la diversité de couleur dans la substance médullaire du cerveau des nègres,* 3) *description d'une maladie particulière de poitrine;* dans les *Mémoires de l'Académie de sciences de Berlin,* 1753. — *Observations anatomiques sur des pierres trouvées dans les différentes parties du corps humain;* dans les *Mémoires de l'Académie des sciences de Berlin,* 1754. — *Observations sur des maladies du cœur;* dans les *Mémoires de l'Académie des sciences de Berlin,* 1755-1756. — *Nouvelles observations sur l'épiderme et le cerveau des nègres;* dans les *Mémoires de l'Académie des sciences de Berlin,* 1757. — *Observations anatomico-pathologiques sur l'enflure extraordinaire de l'abdomen procédant de diverses causes;* dans les *Mémoires de l'Académie des sciences de Berlin,* 1758. — *Observations sur quelques maladies assez rares;* dans les *Mémoires de l'Académie des sciences de Berlin,* 1759. — *Observation sur le squirre et les abcès de cerveau, avec l'explication physiologique et pathologique;* dans les *Mémoires de l'Académie des sciences de Berlin,* 1761. — *Recherches anatomico-physiologiques sur les causes de la folie, qui viennent du vice des parties internes du corps humain;* dans les *Mémoires de l'Académie des sciences de Berlin,* 1764. — *Observations anatomiques sur la glande pinéale, sur la cloison transparente, et sur l'origine du nerf de la septième paire; dans les Mémoires de l'Académie des sciences de Berlin, 1765.*

La collection publiée par Haller des lettres latines qui lui avaient été adres-sées par divers savans, en contient un grand nombre de Meckel.

(Baldinger. — *Nouv. Mém. de l'Acad. de Berlin.* — Haller. — Meusel.)

MECKEL (Philippe Frédéric Théodore), fils du précédent et père des deux suivans, naquit à Berlin le 30 avril 1756. Son père soigna lui-même sa première éducation, et l'envoya en 1773 à l'Université de Gottingue; il la quitta l'année suivante, après la mort de son père, pour aller à Strasbourg, où il fut quelque temps prosecteur de Lobstein et où il prit le grade de docteur. Il employa ensuite trois années à suivre les Universités de France, d'Angleterre et d'Ecosse, et fut nommé en 1779 professeur d'anatomie et de chirurgie à Halle. Il fut appelé en 1783 à occuper à Strasbourg les chaires d'anatomie et de chirurgie. Sa réputation s'étendit de plus en plus : il fut appelé en Russie en 1795, et l'empereur Paul I le fit venir à Saint-Pétersbourg en 1797 pour l'accouchement de l'impératrice. Il lui confia aussitôt après l'inspection des hôpitaux de la capitale. Meckel mourut le 18 mars 1803.

Dis. inaug. de labyrinthi auris contentis. Strasbourg, 1777, in-4.

Neues Archiv der praktischen Arzneykunst für Aerzte, Wundærzte und Apotheker, von verschiedenen Verfassern. Leipzig, 1789-1790, in-8.

Ueber die Lungenprobe, ein Fragment. In Pyls Repertorium für die œffentliche und gerichtliche Arzneywissenschaft. 1789, t. I.

Von einem zwar lebendig, aber œussert schwach und mit einem unheilbaren Schaden (einer Spinâ bifida) zur Welt gebornem, auch gleich nach der Geburt gestorbenen Kinde. In Pyls Aufsætzen und Beobachtungen; VI Sammlung, 1789.

Leicheneræffnungen der in der Pockenepidemie zu Halle 1791 Verstorbenen. In Eyerels medic. Chronik 1793. T. I.

Meckel a donné une traduction allemande de *l'art des accouchemens* de Baudelocque, enrichie de notes estimées. Il a ajouté des remarques à la traduction allemande de la physiologie de Haller *(primæ lineæ, etc.)* publiée par Sœmmerring, et mis quelques notes au manuel d'anatomie pathologique de Voigtel.

Dans le journal des *variétés anatomiques,* publié par son fils Jean Frédéric, on trouve 1 mémoire de Meckel sur les utérus doubles.

(*Der Biograph.* — Rotermund.)

MECKEL (Jean Frédéric), le membre le plus illustre d'une famille célèbre dans la médecine durant trois générations, était fils de Philippe-Frédéric-Théodore, et vit le jour à Halle le 17 octobre 1781. Il fit ses études médicales dans cette Université, et y fut reçu docteur en médecine en 1802. Il entreprit bientôt après un voyage scientifique en France et en Italie, auquel il consacra plusieurs années. A son retour, il fut nommé, au commencement de 1808, professeur ordinaire d'anatomie et de chirurgie en remplacement de Loder, qui avait été appelé à Moscou. Ses premiers ouvrages le placèrent au rang des anatomistes les plus distingués; et ses deux grands ouvrages d'anatomie humaine et comparée l'ont mis depuis en tête de ceux de son pays et de son siècle. Un grand nombre d'Académies lui conférèrent le titre de membre; il fut décoré de divers ordres.

Meckel est mort le 31 octobre 1833, laissant inachevé, mais fort avancé, son manuel d'anatomie comparée.

Diss.-inaugural. de cordis conditionibus abnormibus. Halle, 1802, in-4, fig.

Abhandlungen aus der Menschlichen und Vergleichenden Anatomie und Physiologie. Halle, 1806, in-8.

Versuch über den Bau des kleinen Gehirns in Menschen und Thieren (avec Reil), dans *Reil, Archiv für Physiologie.* 1808.

Handbuch des Pathologischen Anatomie. Leipzig, 1812, 1816, 1818, in-8, deux tomes en trois volumes.

Diss. de ascidiarum structurâ. Halle, 1814, in-4, fig.

De duplicitate monstrosâ commentarius. Halle et Berlin, 1815, in-fol. 8 pl.

Handbuch der menschlichen Anatomie. Halle et Berlin, 1815-1820, in-8, 4 vol. Trad. en français et augmenté des faits nouveaux dont la science s'est enrichie jusqu'à ce jour, par G. Breschet et A. J. L. Jourdan. Paris, 1825, in-8, 3 vol.

Berichtigender Nachtrag zu der Apologie des Herrn Dzondi. Halle, 1817, in-8.

Tabulæ anatomico - pathologicæ modos omnes quibus partium corporis humani omnium forma externa atque interna a normâ recedit, exhibentes. Leipzig, 1817-1826, in-fol., 4 *fascic.*

System der Vergleichenden Anatomie. Halle, 1821-1831, in-8; 5 tomes en 6 volumes. — *Traité général d'anatomie comparée. Trad. de l'allemand et augmenté de notes, par Riester et Alph. Sanson, précédé d'une tre de l'auteur.* Paris, 1827-1830, in-8; 6 vol. 183.. T. VII.

Anatomisch-physiologische Beobachtungen und Untersuchungen. Halle, 1822, in-8.

Jo. Frid. Blumenbachio semisecularia gratulatur die 16 septembr. Leipzig, 1825, in-4. 14 pp.

Descriptio monstrorum nonnullorum cum corollariis anatomico-physiologicis. Leipzig, 1826, in-4, 6 pl.

Ornithorynchi paradoxi descriptio anatomica. Leipzig, 1826, in-fol. 63 pp. 8 pl.

Samueli Thomæ Sœmmerringio die 7. aprilis. Halle, 1828, in-fol. 20 pp. 6. pl. — Six planches, sur le système lymphatique, qu'avait fait dessiner J. Fréd. Meckel, grand père de celui-ci, et qui étaient restées inédites.

Outre ces ouvrages, J. F. Meckel a publié les recueils et les mémoires suivans :

Journal für anatomische Varietæten, feinere und pathologische Anatomie. Von Phil. Frid. Meckel. Band I. Stück I. Halle, 1805, in-8. 152 pp. 4 pl. — Le premier mémoire est de Phil. Fréd. Meckel; les autres sont de son fils.

Beitræge zur vergleichenden Anatomie. Leipzig, 1808-1812, in-8. 2 vol. — Tous les mémoires contenus dans ce recueil sont de J. Fréd. Meckel, à l'exception d'un seul, qui est d'Albert Meckel, frère de J. Frédéric.

Deutsches Archiv für Physiologie. Halle, 1815-1825, in-8. 8 vol.

Archiv für Anatomie und Physiologie, etc. Halle, 1826-183., in-8. 4 vol.

Ueber die Bildungsfehler des Herzens. In Reil, Archiv für Physiol., t. VI, 1805.

Ueber die Divertikel am Darmkanal, Reil, Archiv, t. IX, 1809.

Ueber die Zwitterbildungen. Reil, Archiv, t. II, 1812.

Versuch einer Entwickelungsgeschichte der central-theile des Nervensystems in den Sæugthieren. In Meckel, Deutsches Archiv für Physiol. t. I, 1815. — Trad. dans le *Journal complémentaire du dic. des sc. méd.*, 1818, t. II.

Beytrag zur Geschichte der Bildnugsfehler des Herzens, welche die Bildung des rothen Blutes hindern. In Meckel, Deutsches Archiv, etc., t. I, et Journal complémentaire, etc., t. III, 1819.

Ueber den Verlauf der Arterien und Venen. In Meckel, Deutsches Archiv, t. I; Journ. complémentaire, t. 3, 1819.

Beytrag zur Entwickelungsgeschichte des Darmkanals. Meckel, Deutsches Archiv, etc., t. I.

Hornbildungen im allgemeinen und insbesondere an der Menschlichen Eichel. Meckel, Deutsches Archiv, etc., t. I; Journal complémentaire; t. IV, 1819.

Ueber die Dauer der Pupillarmenbran. Meckel Archiv, etc., tomes I et II.

Ueber einige ungewœhnliche Erscheinungen an Leberknoten. Meckel Archiv, etc., tom. I.

Ueber die Verschiedenheiten zwischen der rechten und linken Kœrperhælfte, in Hinsicht auf die verhæltnissmœssige grœsse *Arterien und Venen.* Meckel Archiv, etc., tom. I.

Ueber die Concretionen in menschlichen Darmkanal. Meckel Archiv, tom. I, et Journal complémentaire, etc., tom. III, 1819.

Ueber die Zeugung der Regenwürmer. Meckel Archiv, etc., tom. I.

Ueber das Rückengefœss der Insekten. Meckel Archiv, etc., t. I.

Ueber regelwidrige Haar und Zahnbildungen. Meckel Archiv, etc., t. I; Journ. complém., 1819, t. IV.

Ueber einige Abnormitæten der Knochen. Meckel Archiv, etc., t. I.

Betræchtliche Vergrœsserung der Zirteldrüse. Meckel Archiv, etc., tom. I.

Ueber den regelwidrigen Verlauf der Armpulsadern. Meckel Archiv, etc., t. II. Journ. complém., t. III. 1819.

Beytræge zur Geschichte der Bildungsfehler des Herzens. Meckel Archiv, etc., t. II.

Ueber ungewœhnlichen Neigung zu Blutungen. Meckel Archiv, etc., t. II.

Beytræge zur Bildungsgeschichte des Herzens und der Lungen der Sæugthiere. Meckel Archiv, etc., t. II. Journ. complém., tom. I, 1818.

Zur Lehr von der blauen Krankheit. Meckel Archiv, etc., tom. II.

Bildungsgeschichte des Darmkanals der Sæugthiere und namentlich des Menschen. Meckel Archiv, etc., tom. III.

Ueber den Darmkanal der Reptilien. Meckel Archiv, etc., t. III.

Beytrag zur Entwickelungsgeschichte der menschlichen Zœhne. Meckel Archiv, etc., t. III. Journal complémentaire, etc., t. I.

Ueber das Respirations-system der Reptilien. Meckel Archiv, etc., t. IV.

Ueber die Blendung im Auge des Hochschauers (anableps tetrophthalmus). Meckel Archiv, etc., t. IV.

Ueber das Zungenbein der Amphibien. Meckel Archiv, etc., t. IV.

Beytrag zu Geschichte der Acephalen. Meckel Archiv, etc., t. IV.

Ueber einige seltene Bildungsabweichungen. Meckel Archiv, etc., tom. IV.

Anatomie des Zweizehnigen Ameisenfressers. Meckel Archiv, etc., tome V.

Ueber mehrere Abweichungen im Muskelsystem desselben Kœrpers. Meckel Archiv, etc., t. V.

Beytrag zur Entwickelungsgeschichte der Wirbel. Meckel Archiv, etc., t. VI.

Ueber einige merkwürdige Gefæssabweichungen. Meckel Archiv, etc.,

t. VI. Journal complémentaire, t. II, 1821.

Beschreibung einer merkwürdigen Missgeburt. Meckel Archiv, etc., t. VII, Journal complémentaire, tome XIII, 1822.

Ueber das Harnen des Fœtus. Meckel Archiv, etc., t. VII.

Beschreibung zweier, durch sehr æhnliche Bildungsabweichungen antstellter Geschwister. Meckel Archiv, etc., t. VII.

Ueber den in dem Skelet ausgeprochnen Uebergang von den Wiederkœuern durch die Kameale zu den Einhufern. Meckel Archiv, etc., t. VIII.

Beschreibung einer neuen Moluske (pleurophyllidia). Meckel Archiv., etc., t. VIII.

Ueber die Oeffnungen des Speisekanals bey den Comotulen. Meckel Archiv, etc., t. VIII.

Beschreibung einiger Muskelvarietæten. Meckel Archiv, etc., t. VIII.

Ueber den Stachel und das Giftorgan des Ornithorhyngus. Meckel Archiv, etc, t. VIII.

Ueber die Luftwege des Schnabelthieres. Meckel Archiv, etc., t. VIII.

Ueber die Kopfdrüsen (und Gichtdrüsen) der Schlangen. Meckel Archiv für Anat. med. physiol., t. I.

Ueber die Pleurophyllidia (eine neue Moluske). Meckel Archiv für Anat. und Physiol., t. I.

Beytrag zur Geschichte den Gefæss-systems der Vœgel. Meckel Archiv für Anat. und Physiol, t. I.

Ueber die Gallen-und Harnorgane der Insekten. Meckel Archiv für Anat. und Physiol., t. I.

*Beschreibung einer merkwürdigen

Missgeburt. Meckel Archiv für Anat. und Physiol., t. I.

Ueber die Verschmelzungsbildungen. Meckel Archiv für Anat. und Physiol., t. I.

Ueber die Prioritæt der centralen Theile vor den peripherischen. Meckel Archiv für Anat. und Physiol., t. I.

Ueber die Brustdrüse des Ornythorhynchus. Meckel Archiv. für Anat. und Physiol , t. II.

Ueber einige Punkte aus der Lehre von den Bildungsabweichungen , vorzüglich mit Bezug auf die beiden Aufsætze von Geoffroy Saint-Hilaire. Meckel Archiv für Anat. und Physiol.

Beytrag zur Entwickelungsgeschichte der Lungen. Meckel Archiv, etc., t. II.

Beytrag zur Geschichte ungewœhnlicher Knochen. Meckel Archiv für Anat. und Physiol., t. II.

Beytræge zur Anatomie des Indischen Kasuars. Meckel Archiv für Anat. und Phys., t. III.

Meckel a fourni des articles à l'encyclopédie de Ersch et Gruber. Il a traduit de l'anglais les observations médico - chirurgicales d'Abernethy, et du français les leçons d'anatomie comparée de Cuvier. Il a eu part à diverses thèses soutenues sous sa présidence.

MECKEL (Albrecht), petit-fils, fils et frère des précédens, né à Halle en 178., y fut professeur d'anatomie, de médecine légale et de diététique. Dans la guerre de 1813, *il avait servi dans le corps libre de Lutzow et avait gagné la croix de fer.* Il mourut à Berne le 19 mars 1829, à la suite d'une longue maladie. Outre plusieurs mémoires insérés par Albrecht Meckel dans les recueils publiés par son frère, on a de lui les ouvrages suivans :

Einige Gegenstænde der gerichtlichen Medicin. Halle, 1818, in-8.

Beytræge zur gerichtlichen Psychologie. I. Heft. Halle, 1820, in-8.

Lehrbuch der Gerichtlichen Medicin. Halle, 1821, in-8.

MÉDICUS-(Frédéric Casimir), médecin connu en France par la traduction de son traité des maladies périodiques sans fièvre, a été un botaniste distingué. Né à Grumbach en 1736, il devint médecin, pensionné de la garnison de Manheim, directeur du jardin botanique, membre de l'Académie des sciences de la même ville. Médicus mourut le 15 juillet 1809. Il a écrit un grand nombre d'ouvrages et inséré beaucoup de mémoires dans les actes de l'Académie de Manheim et ailleurs.

Sendschreiben von Ausrottung derer Kinderblattern. Francfort et Leipzig, 1763, in-8.

Geschichte periodischer Krankheiten. Carlsruche, 1764, in-8; Francfort, 1794, in-8. Trad. en français par

Lefebvre de Villebrune. Paris, 1790, in-12.

Sammlung von Beobactungen aus der Arzneywissenschaft. Zurich, 1764-1766, 2 vol. in-8; *ibid*, 1776, in-8.

Briefe an den Hrn. J.-G. Zimmermann, ueber einige Erfahrungen aus der Arzneywissenschaft. Mannheim, 1766, in-8.

Deux lettres à M. Petit sur les rechutes et sur la contagion de la petite vérole. Mannheim, 1767, in-8.

Von dem Bau auf Steinkohlen. Mannheim, 1768, in-8.

Von dem Bevoelkerungsstand in Kurpfalz, besonders in Mannheim. Mannheim, 1769, in-8.

Index plantarum horti electoralis mannheimiensis. Mannheim, 1771, in-16.

Von der Glueckseligkeit eines Staates, worinn der Ackerbau bluehet. Mannheim, 1774, in-4.

Vorlesung von der Lebenskraft. Mannheim, 1774, in-4.

Vorlesung ueber den Satz : nicht das Klima sondern eine glueckliche buergerliche Regierung ist die Mutter der Wissenschaften. Mannheim, 1775, in-8.

Ueber die Art, Verbesserungsvorschlaege abzufassen. Mannheim, 1780, in-4.

Programma ueber die Veredlung der Rosskastanie. Lautern, 1780, in-4.

Programma ueber den Nutzen, den die Stadt Lautern von der Kameral hohen Schule hat. Mannheim, 1780, in-8.

Programma das die Kameralwissenschaften auf einer besonders hierzu gestifteten hohen Schule vorgetragen werden muessen. Mannheim, 1780, in-4.

Verzeichniss der Chymischen Versuche, so im Sommerhalbenjahr 1780 auf der Kameral hohen Schule zu Lautern angestellt worden. Lautern, 1781, in-8.

Beytraege zur schoenen Gartenkunst. Mannheim, 1782, in-8.

Ueber den Merkwuerdigen Bau der Zeugungsglieder einiger Geschlechter aus der Familie der Contorten. Mannheim, 1782, in-8.

Botanische Beobachtungen. Mannheim, 1782-1783, in-8.

Wie kann elender Ackerbau einer Gemarkung in einen besseren verwandelt werden ? Mannheim, 1785, in-8.

Theodora speciosa, ein neues Pflanzengeschlecht. Mannheim, 1786, in-8.

Ueber einige kuenstliche Geschlechter aus der Malvenfamilie. Mannheim, 1787, in-8.

Kurzer Umriss einer systematischen Beschreibung der mannigfaltigen Umhuellung der Saamen. Mannheim, 1789, in-8.

Philosophische Botanic. Mannheim, t. I, 1789 : II, 1789, in-8.

Lettre à de La Métherie, dans laquelle il répond à la réfutation que M. le baron de Beauvois à fait insérer dans le Journal de physique du mois de février 1790, sur l'origine des champignons. Mannheim, 1790, in-8.

Pflanzengattungen, nach dem Inbegriff soemmtlicher Fructificationstheile gebildet, und nach dem Sexual pflanzenregister geordnet. Mannheim, 1792, in-8.

Ueber Nordamerikanische Baeume und Straeuche, als Gegenstaende der teutschen Forstwissenschaft und der schoenen Gartenkunst. Mannheim, 1792, in-8.

*Kritische Bemerkungen über Gegen-
stænde auf dem Pflanzenreiche.*
Mannheim, 1793, in-8.

Geschichte de Botanik unsrer Zeiten,
Mannheim, 1793, in-8.

*Unæchter Acacienbaum zur Ermun-
terung des Anbaues, dieser in ihrer
Art einzigen Holzart.* Leipzig, 1794-
1803, in-8, 3 volumes en 31 parties.
— *Auszug daraus.* Dusseldorf, 1798,
in-8. 47 pp.

Beytræge zur Forstwissenschaft.
Mannheim, 1796, in-8.

*Ueber die wahren Grundsætze des
Futterbaues.* Mannheim, 1796, in-8.

Forest Journal. Mannheim, 1797-
1800, in-8.

Beytræge zu Pflanzenanatomie.
Mannheim, 1799, in-8.

Kleine œkonomische Aufsætze.
Mannheim, 1804, in-18.

OEkonomische Abhandlungen. Leipzig, 1805, in-16.

Medicus a fourni en outre un grand
nombre d'articles à divers recueils ou
journaux; Rotermund en donne l'indication.

(Meusel. — Rotermund.)

MEIBOM (Jean Henri), médecin érudit, naquit à Helmstadt le
27 août 1590. Il y commença ses études médicales, qu'il continua
à Wittemberg et à Leipzig. Il vint à Strasbourg, passa ensuite en
Italie, revint à Bâle, où il prit le bonnet doctoral en 1619, fut
nommé l'année suivante professeur de médecine en l'Université de
sa ville natale, se retira à *Schwerin* en 1625, à cause des troubles
de la guerre, et de là à Lubeck en 1626, devint médecin du prince-
évêque de Brême et de l'évêque de Lubeck, et premier médecin
pensionné de cette dernière ville. Meibom mourut le 16 mai 1655.

*Diss. de medicinâ et medico in ge-
nere. Præs. Jo Wolfio.* Helmstadt,
1613, in-4.

Positiones inaugurales de phthisi.
Bâle, 1619, in-4.

Disp. de phrenitide. Helmstadt,
1721, in-4.

Disp. de scorbuto. Helmstadt, 1623,
in-4.

*Diss. de dysenteriâ, venæ sectione
et peripneumonia.*

*Epistola de cavis portatione igno-
miniosâ ad Jo. Marquardum,* Lubecæ
1643 *scripta.* Helmstadt, 1661, in-4;
Nuremberg, 1685, in-8.

*Epistola de flagrorum usu in re
venereâ et lumborum renumque offi-*

cio, ad Christianum Cassium. 1639,
in-32; Leyde, in-4. *Auctior curante
Thoma Bartholino.* Copenhague,
1680, in-32.

*Index scriptorum Henr. Meibomii
senioris parentis sui, editorum et ine-
ditorum, cum chronico marientha-
lensi.* Helmstadt, 1651, in-4.

*Discursus de mithridatio et the-
riaca.* Lubec, in-4; ibid, 1759, in-4.

*Mæcenas s. de C. Cilnii Mæcenatis
vita, moribus et rebus gestis, liber.
Accedit. C. Pedonis Albinovani Mæ-
cenati scriptum epicedium notis illustratum.* Leyde, 1653, in-4.

*Carmen panegyrieum in obitum Jo.
episcopi Lubec.* Lubec, 1655, in-4.

De cerevisiis potibusque et ebriaminibus, extra vinum, aliis, commentarius posthumus ab Henr. Meibomio juniore, auctoris filio, editus. Accedit Ad. Turnebi libellus de vino. Helmstadt, 1668, in-4; et dans le t. IX du *Thesaur. antiq. græc.* de Gronovius.

Hippocratis magni Ορκος *s. jusjurandum, recensitum et commentario illustratum.* Leyde, 1643, in-4;

Magni Aurelii Cassiodori, formula archiatrorum a J. H. Meibomio commentario illustrata. Helmstadt, 1668, in-8.

Meibom laissa en mourant divers ouvrages manuscrits qui sont restés inédits.

(Jœcher. — Rotermund.)

MEIBOM (Henri), savant médecin, antiquaire et historien, naquit à Lubec le 29 juin 1638; après avoir fait ses humanités dans sa ville natale, il alla étudier la médecine à Helmstadt. Il passa ensuite dans les provinces unies, et après quelque séjour à Groningue et à Franeker, il se rendit à Leyde, où brillait alors Sylvius. Il revint momentanément en Allemagne, et entreprit bientôt un voyage scientifique en Italie, en France et en Angleterre. En passant à Angers, en 1663, il s'y fit recevoir docteur en médecine. L'Université de Helmstadt lui avait donné en 1661 une chaire de professeur extraordinaire, quoiqu'il n'eût alors que vingt-trois ans; mais ses voyages ne lui permirent d'en prendre possession qu'en 1664. En 1665, il fut fait professeur ordinaire, quoiqu'il n'y eût point alors de place vacante. En 1678, on lui donna un nouvel emploi qu'il remplit conjointement avec le premier, ce fut celui de professeur d'histoire et de poésie. Il les conserva tous les deux jusqu'à sa mort, qui arriva le 26 mars 1700, dans sa soixante-deuxième année.

Disputatio moralis de fundamentis Peripateticorum, quibus Aristoteles doctrinam de moribus superstruxit, necnon Stoicorum et aliorum recentiorum inter se collatis. Helmstadt, 1657, in-4.

Exercitatio de incubatione in fanis deorum medicinæ causâ olim factâ. Helmstadt, in-4.

De hydrophobiâ. Helmstadt, in-4.

Disp. de re physiologicâ. Helmstadt, in-4.

Henrici Meibomii opuscula historica varia ad res germanicas spectantia, partim primum, partim auctius edita ab Henr. Meibomio, auctoris nepote. Helmstadt, 1660, in-8.

Libri septimi continuationis historiæ slavicæ Arnoldi lubecencis, capita ultima ex msto edita. Helmstadt, 1660, in-4.

Epistola ad Theoph. Spizelium de chemicorum artificiis, quæ a nonnullis phænomenis naturalibus, resurrectionem mortuorum illustrantibus, adduntur. Au-devant de l'ouvrage de Spizelius: *Consideratio corporis gloriosi.* Nuremberg, 1662, in-8.

Arnoldi Bootii observationes me

dicæ de affectibus omissis cum præfa-tione secundum editæ. Helmstadt, 1664, in-4.

· *Epistola de longævis ad Ser. D. Augustum ducem brunsvicensem et luneburgensem octogesimum sextum annum agentem.* Helmstadt, 1664, in-4.

De vasis palpebrarum novis epistola ad V. C. D. Joelem Langelottum. Helmstadt, 1666, in-4.

Exercitatio medica de ossium con-stitutione naturali et præternaturali. Helmstadt, 1668, in-4.

De medicorum historiâ scribendâ epistola ad Geor. Hieron. Velschium. Helmstadt, 1669, in-4.

· *Disputatio medica de oleorum stilla-titiorum naturâ et usu in genere.* Helmstadt, 1670, in-4.

Disputatio de hæmorrhoidibus. Helmstadt, 1670, in-4.

· *Disputatio de hæmorrhoidibus.* Helmstadt, 1671, in-4.

Disputatio de paracentesi in hydro-pe. Helmstadt, 1670, in-4.

Disputatio de suffusione. Helm-stadt, 1679, in-4.

·*Exercitatio anatomica medica, de valvulis seu membranulis vasorum earumque structurâ et usu.* Helmstadt, 1672, in-4.

Disputatio medica de colicâ. Helm-stadt, 1674, in-4.

Disputatio de sanguinis eductione. Helmstadt, 1674, in-4.

Disputatio de concoctione ventri-culi læsâ. Helmstadt, 1678, in-4.

Disputatio de febribus intermitten-tibus epidemicis. Helmstadt, 1678, in-4.

Disputatio de vomitu. Helmstadt, 1678, in-4.

Disputatio de febribus malignis. 1679, in-4.

Disputatio de calculo renum, 1679, in-4.

Dissertatio. histor. de metallifodina-rum hartzicarum primâ origine et progressu et quomodo ad seren. Bruns-vic. et Luneburg. Duces anno 1235, pervenerint. Helmstadt, 1680.

Exercitatio medica de consuetudi-nis naturâ, vi et efficaciâ ad sanita-tem et morbum ejusque in medendo observationis necessitate. Helmstadt, 1681, in-4.

Disputatio medica de lue venereâ. Helmstadt, 1682, in-4.

Programma de nummorum vete-rum in illustrandâ imperatorum roma-norum historiâ usu. Helmstadt, 1682, in-4.

De Divi Julii, ducis Brunsvic. et Luneburg. fundatoris academiæ Juliæ, posteritate in masculis quidem ex-tinctâ, sed per fæminas in nepotibus florescente, oratio, ipso academiæ natali 15 octobris anni 1685, habita. Helmstadt, 1686, in-4.

De Ducum Brunsvicens. et Lune-burg. contra infideles Saracenos et Turcas à sexcentis amplius annis expe-ditionibus bellicis narratio. Helmstadt, 1686, in-4.

Programm. publicis in Taciti ger-maniam lectionibus præmissum. Helm-stadt, 1686, in-4.

Exercitatio medica de fluxu tumo-rum ad oculos naturali et præterna-turali hujusque curatione. Helmstadt, 1687, in-4.

Exercitatio medica de phthisis cu-ratione per lac. Helmstadt, 1687, in-4.

Ad Saxoniæ inferioris imprimis

historiam introductio, etc. etc. Helmstadt, 1687, in 4.

*Rerum germanicarum tomi III.
I. Historicos germanicos ab Henr.
Meibomio seniore, primum editos, et
illustratos, nunc auctiores. II. Historicos germanicos ab Henr. Meibomio
juniore e mstis nunc primum editos et
illustratos. III. Dissert. histor. varii argumenti utriusque Meibomii*, etc., etc.
Helmstadt, 1688, in-fol., 3 vol.

Diss. med. de aquæ calidæ potu.
Helmstadt, 1689, in-4.

Diss. de leniorum medicamentorum eximio usu. Helmstadt, 1692,
in-4.

*Progr. in historiam anglicanam et
ejud. felix memoria Elisabethæ Angliæ
reginæ.* Helmstadt, 1689, in-4.

Progr. ad historiæ germanicæ cultores. Helmstadt, 1692, in-4.

Diss. de vulneribus lethalibus. Helmstadt, 1694, in-4.

Diss. de hydrope ascite. Helmstadt,
1695, in-4.

*Exercitatio medico-chirurgica de
catheterismo.* Helmstadt, 1699, in-4.

*Valentini Henr. Vogleri introductio
universalis in notitiam cujuscumque
generis bonorum scriptorum, cum notis
et augmento H. Meibomii.* Helmstadt,
1691, in-4; *ibid*, 1700, in-4.

*Observationes rariores in subjectos
anatomicos, edente Haller.* Gottingue,
1751, in-4.

De motu sanguinis naturali et præternaturali, edente Haller. Gottingue,
1747, in-4.

(Niceron. — Rotermund.)

MEIBOM (Brandanus), fils du précédent, né le 14 janvier 1678
à Helmstadt, y fit ses études, et alla en 1695 les achever à Leyde.
En 1699, il revint une seconde fois en Hollande, et en 1701 il prit
le grade de docteur en médecine à Utrecht. Il passa ensuite en
Angleterre, où il séjourna quelque temps. Peu après son retour à
Helmstadt, il fut nommé professeur de pathologie et de séméiotique en 1707; dix ans plus tard, il eut la chaire de botanique; et
enfin il fut premier professeur de médecine, conseiller de la cour
d'Hanovre, et premier médecin du prince de Wolfenbuttel. Meibom
mourut le 16 octobre 1740.

*Dissertatio de externorum medicamentorum operatione et in morbis
internis usu.* Utrecht, 1701, in-4.

*Diss. de rei medicæ per observationes incremento, eorum fallaciá et recto
usu.* Helmstadt, 1712, in-4.

*Diss. de naturæ in conservandá et
restituendá salute viribus.* Helmstadt,
1714, in-4.

Diss. de lochiorum suppressione.
Helmstadt, 1717, in-4.

Diss. de abscessuum interiorum naturá et constitutione. Dresde et Leipzig, 1718, in-4.

*Diss. de animæ ad restituendam
sanitatem impotentiá.* Helmstadt, 1719,
in-4.

*Diss. de provido atque tempestivo
medicamentorum evacuantium usu pro
diversitate temporum morborum prudenter instituendo.* Helmstadt, 1723,
in-4.

Diss. de ægrâ paralysi laborante. Helmstadt, 1723, in-4.

Diss. de apoplexiâ. Helmstädt, 1723, in-4.

Fundamenta brevioris vitæ quæ hujus ævi hominibus observatur. Helmstadt, 1729, in-4.

Diss. de arsenico. Helmstadt, 1729, in-4.

Diss. de tuendâ valetudine recens natorum. Helmstadt, 1731, in-4.

Diss. de usu vaporationum et suffi-

tuum in curatione morborum. Helmstadt, 1734, in-4.

Diss. de cruditatibus ventriculi. Helmstadt, 1735, in-4.

Dissert. de morbis ex viscido oriundis. Helmstadt, 1737, in-4.

Diss. de epilepsiâ stomachicâ. Helmstadt, 1740, in-4.

Diss. de pilis eorumque morbis. Helmstadt, 1740, in-4.

(Jœcher. — Rotermund.)

MELLI (Sébastien), fils de Bernard Melli, chirurgien de Venise, dont il a publié l'ouvrage (*la Lancetta in pratica*) étudia sous son père, se fixa dans la même ville que lui, y devint professeur en chirurgie. Il a publié plusieurs ouvrages sur la chirurgie et les accouchemens, où il se montra écrivain fort médiocre, mais où il a consigné un certain nombre de faits intéressans.

Pratica chirurgica nelle cure de tutti li tumori, ferite, ulcere ed escrescenze. Venise, 1713, in-8. — *Il chirurgo segliato ovvero pratica chirurgica; parte II.* Venise, 1717, in-8. Les deux parties ensemble, Venise, 1724; 1733 ou 1734; in-8; 1738 et 1740, in-8.

Arte medico-chirurgica esaminata da suoi principi e liberata da molti inganni. Venise, 1721, in-8. *Parte II.* Venise, 1732, in-8.

Delle fistole lacrimali il pro e con-

tro nel nuovo metodo di guarirla proposto dal Sig. D. Anel, ed impugnato dal S. Francisco Signorotti, con riflessioni chirurgiche ed anatomiche. Venise, 1713, in-8; 1740, in-8.

F. Signorotti informazione fatta ad uno degli academici di Parigi contro M. D. Anel. Gênes, 1713.

La commare levatrice istrutta nel suo offizio. Venise, 1721, in-4; *ibid,* 1737, in-4; *ibid,* 1750, in-4.

Storia di una ferita di arma de fuoco. in-8.

MÉNDE (Louis Jules Gaspard), docteur en médecine, professeur ordinaire d'accouchemens et de médecine légale, et directeur de la maison d'accouchemens de Gottingue, membre de l'Académie des sciences de cette ville, de l'Académie des Curieux de la nature et de diverses autres Sociétés savantes, chevalier de l'ordre de Wasa, était né à Greifswald le 14 septembre 1779. Il fit ses études médicales à Greifswald, à Berlin et Gottingue, et visita, pour les perfectionner, Wurzbourg, Bamberg et d'autres lieux réputés par leurs établissemens scientifiques. Il commença en 1801 à faire des cours particuliers dans sa ville natale, y fut nommé adjoint de la Faculté de médecine en 1807, professeur extraordinaire en 1814, et professeur ordinaire de médecine pratique en 1815. Il occupa bientôt les postes les plus élevés dans les conseils de salubrité et établissemens sanitaires, et il eut la plus brillante clientelle : il refusa deux chaires qui lui furent offertes à Bonn et à Berlin ; mais enfin il se décida à accepter en 1823 celle de Gottingue, parce qu'il devait trouver dans cette ville plus de facilité pour les travaux littéraires qu'il avait entrepris. Mende mourut le 23 avril 1832.

Diss. inaug. de exanthemate tutorio, quod vulgo variolas vaccinas dicunt. Gottingue, 1801.

Beytræge zur Prüfung und Aufhellung ærztlicher Meinungen für Heilkünstler. 1stes Bændchen. Leipzig, 1802, in-8.

Diss. de organis in fœtu tantum obviis. P. I : De membraná pupillari. Greifswald, 1803.

Die Krankheiten der Weiber, nosologisch und therapeutisch bearbeitet. Berlin et Leipzig, 1810, 1811, in-8, 2 vol. — *Die Geschlechtskrankheiten des Weibes, nosologisch und therapeutisch bearbeitet. Erste Theil.* Gottingue, 1831. — Le second tome a été publié en deux parties, après la mort de Mende, par Balling.

Von der Bewegung der Stimmritze beim Athemholen (en latin et en allemand). Greifswald et Leipzig, 1819, in-8.

Ueber das Verhœltniss der Medicin zur Schule, zur den Kranken und zum Staate. Greifswald, 1819, in-8.

Ausfürliches Handbuch der gerichtlichen Medicin. Leipzig, 1819-30, in-8, 5 vol. — Le tome sixième était sous presse à la mort de l'auteur.

Beobachtungen und Bemerkungen aus der Geburtshülfe und gerichtlichen Medicin. Gottingue, 1824-183., in-8, 5 vol.

Zeitschrift für gerichtliche Medicin. Gottingue, 1827-1830, in-8, 2 vol.

Mende a fourni de nombreux articles à divers journaux et à l'encyclopédie de Ersch et Gruber.

(*Neue Zeitschrift für Geburtskunde.*)

MENURET DE CHAMBAUD (Jean Jacques), naquit à Montélimart en 1733. Il fit ses études médicales à Montpellier, et vint se fixer à Paris : d'Alembert et Diderot jetèrent les yeux sur lui pour la partie médicale de l'Encyclopédie, et Menuret fut du nombre des collaborateurs de ce grand ouvrage qui ne restèrent pas au-dessous de la tâche qu'ils avaient acceptée. Menuret était médecin de Dumouriez quand ce général, quittant nos armées, passa à l'étranger ; il se trouva compromis dans cette affaire, et chercha lui-même un asile en pays étranger. Il se fixa à Hambourg, d'où il rentra en

France dès qu'il put le faire sans danger. Il mourut le 15 décembre 1815. Ses ouvrages, où l'on remarque un esprit philosophique, se font lire avec intérêt.

Nouveau traité du pouls. Amsterdam (Paris), 1767, in-12.

*Avis aux mères sur la petite vérole et la rougeole, ou Lettres à madame de *** sur la manière de traiter et de gouverner ses enfans dans ces maladies ; suivies d'une question proposée à Messieurs de la Société royale des sciences de Montpellier, relativement à l'inoculation.* Lyon, 1770, in-12.

Eloge historique de M. Venel, médecin. Grenoble, 1777, in-8.

Essai sur l'action de l'air dans les maladies contagieuses. (*Dissertation couronnée par la Société royale de médecine de Paris.*) Paris, 1781, in-12.

Essai sur l'histoire médico-topographique de Paris. Paris, 1786, in-12. Nouvelle édition, augmentée de quelques lettres sur différens sujets. Paris, 1804, in-12.

Essai sur les moyens de former de bons médecins, sur les obligations réciproques des médecins et de la société ; partie d'un projet d'éducation natio-nale relative à cette profession. Paris, 1791, in-8. Edition revue et augmentée de quelques notes relatives aux changemens survenus dans cette partie depuis la première, en 1791. Paris, 1814, in-8.

Mémoire sur la culture des jachères ; couronné par la Société royale d'agriculture. Paris, 1790, in-8.

Observations sur le débit du sel après la suppression de la gabelle, relatives à la santé et à l'intérêt des citoyens. 1790, in-8.

Essai sur la ville de Hambourg, considérée dans ses rapports avec la santé, ou Lettres sur l'histoire médico-topographique de cette ville. Hambourg, 1797, in-8.

Discours sur la réunion de l'utile à l'agréable, même en medecine ; lu à la séance publique de la Société philotechnique, etc. Paris, 1809, in-8.

Notice nécrologique sur P. Chappon, docteur en médecine. Paris, 1810, in-8.

MERCADO (Louis), en latin **MERCATUS**, l'un des plus célèbres médecins espagnols du seizième siècle, était de Valladolid, où il naquit en 1513. Il y fit ses études médicales, y resta fixé et y devint premier professeur de médecine. Appelé à Madrid comme premier médecin de Philippe II, il occupa cette charge durant vingt années, et fut promu au même emploi sous Philippe III. Il mourut en 1599, dans sa quatre-vingt-sixième année, d'une rétention d'urine. Mercado fut un des partisans les plus enthousiastes de Galien ; il passa lui-même pour un des médecins les plus savans de son siècle, réputation qui n'empêche pas que ses écrits n'aient perdu à peu près toute espèce d'intérêt. Haller caractérise le principal dans les termes qui suivent :

« Ut in reliquis operibus fusissime , ad veterum morem disserit, et plurimorum medicamentorum ubertate morbos obruit, neque in tantâ verborum copiâ quidquam proprium distinguas. »

Lib. de essentiâ, causis, signis et curatione febris malignæ, in quâ maculæ rubentes similes morsibus pulicum erumpunt per cutem. Valladolid, 1574, in-8; Bâle, 1584, in-8. — Il y a une édition espagnole de cet ouvrage, qui est probablement l'édition originale. *Lib. en que se trata la naturaleça, causas, providencias, y verdadero orden, y modo de curar la enfermidad y peste que en estos annos ha divulgado en tota Espanna....* Madrid, 1648, in-8.

De pulsibus libri II, quibus tota ars cognoscendi morbos et prognosticandi dissertissimè pertractatur. Valladolid, 1584; Padoue, 1592, in-4

De indicatione curativâ libri II, Cologne, 1588, in-8.

De communi et peculiari præsidiorum artis medicæ indicatione. Acc. proœmii loco methodus universalis in tres classes dissecta, ut prima partes affectas, secunda effectus ipsos, tertia medendi rationem commonstret lib. II. Valladolid, in-fol.; Cologne, 1588, in-8.

Gynæciorum Lib. de mulierum, virginum, viduarum, sterilium, prægnantium, puerperarum et nutricum morbis communibus. Bâle , 1586, in-4; Madrid, 1594, in-fol; 1604, in-fol.

De febrium essentiâ, differentiâ, curatione, et de febre pestilentiali. Valladolid, 1586, in-4.

Institutiones medicæ. Madrid, 1594, in-8.

De puerorum educatione et custodiâ. Valladolid, 1611, in-foi.

De essentiâ et naturâ caloris febrilis.

Consultationes morborum complicatorum et gravissimorum, cum disputationibus necessariis ad naturam cujusque morborum capessendam, præsagium et curationem. Acc. tract. unicus rerum continens abditarum dissertationem; II. Lib. de puerorum educatione.

Opera omnia. Francfort, 1608, in-fol.; *ibid,* 1614, in-fol. 5 vol.

(Jœcher. — Nic. Antonio. — Haller.)

MERCURIALI (Jérôme), Patricien, naquit à Forli (Forolivium), ville de la Romagne, le 30 septembre 1530. Ses parens l'envoyèrent fort jeune à l'Université de Bologne, où il fit beaucoup de progrès. S'étant ensuite rendu à Padoue, il y fut reçu docteur en médecine.

Retourné dans sa patrie, Mercuriali fut accueilli avec intérêt et distinction. Ses concitoyens le députèrent à Rome en 1552 pour traiter des affaires importantes à la cour de Pie IV (Jean-Ange de Médicis ou Médichino). Le cardinal Alexandre Farnèse, qui jouissait du plus haut crédit, invita Mercuriali à se fixer à Rome. Celui-ci déféra aux sollicitations de son Mécène et de plusieurs autres personnages distingués, et il passa environ sept ans dans cette capitale, qui était encore, sous quelques points de vue, celle du monde.

Mercuriali se livra à la pratique et à l'enseignement de la médecine; et, mettant à profit les trésors littéraires entassés dans les bibliothèques publiques et particulières de Rome, il amassa les nombreux matériaux qui lui servirent à composer son traité de la gymnastique des anciens.

La grande réputation qu'acquit promptement Mercuriali le fit nommer en 1569 professeur en médecine à l'Université de Padoue.

L'empereur Maximilien II, fatigué par les longues guerres qu'il eut à soutenir malgré son amour pour la paix, appela, avec l'agrément de la république de Venise, Mercuriali à Vienne en 1573, ainsi que deux autres célèbres médecins du temps, pour les consulter sur sa santé. Ce prince très-éclairé préféra les avis de Mercuriali et lui témoigna sa reconnaissance et son estime par des présens considérables. Il lui conféra en outre les titres de chevalier et de comte palatin.

La peste ayant éclaté à Venise en 1576, Mercuriali fut appelé avec Capivacci. Ils ne furent point heureux, mais irréprochables dans cette circonstance, sur laquelle nous reviendrons tout à l'heure en traitant de la bibliographie.

Après avoir professé pendant six à huit ans à Padoüe, Mercuriali fut appelé en 1587 à Bologne, puis en 1599 à Pise, où il fut attiré par les généreuses propositions du grand-duc Ferdinand I. Mercuriali parut à la cour et dans la première école de Toscane avec le même éclat que sur les grands théâtres où il avait déjà pratiqué et enseigné la médecine.

Ayant éprouvé le besoin de prendre quelque repos, Mercuriali se rendit à Forli, sa patrie, où il fut attaqué d'une maladie aiguë qu'il jugea lui-même incurable, et dont il mourut le 13 novembre 1606. Il avait annoncé aux médecins qui l'avaient assisté dans sa dernière maladie qu'on lui trouverait deux calculs dans les reins, ce qui fut vérifié par l'ouverture du cadavre, faite d'après ses ordres positifs.

On éleva à plus d'un million de notre monnaie la fortune qu'il amassa aussi noblement qu'il s'en servit.

Son fils Maximilien lui fit faire de pompeuses obsèques, et il fut enterré dans une chapelle qu'il avait fait construire et magnifiquement décorer pour servir de sépulture à sa famille, dans l'église de Saint-Mercurial, patron de Forli. Les habitans de cette ville, voulant perpétuer le souvenir du mérite éclatant de Mercuriali et témoigner en même temps leur reconnaissance pour ses nombreux bienfaits, lui élevèrent une statue dans leur principale place publique.

Il a paru un très-grand nombre d'écrits sous le nom de Mercuriali. Ceux que ses disciples publièrent comme recueillis d'après ses leçons sont fort inférieurs à ce qu'il a publié lui-même. Mais on doit faire observer que les écrits dont il ne fut point l'éditeur parurent de son vivant et portèrent ainsi, en quelque sorte, le sceau de son approbation. Quelques écrivains contemporains prétendirent, et on a répété depuis, que Mercuriali, en faisant publier par d'autres la plupart de ses ouvrages, se ménagea le moyen de les corriger; on a été même jusqu'à dire, de les désavouer au besoin. La dernière de ces accusations est une injure gratuite faite à la réputation et à la mémoire d'un homme qui se distingua constamment par sa candeur et sa loyauté. En se reportant au temps où vécut et enseigna Mercuriali, on voit combien il dut intéresser ses disciples en faisant revivre parmi eux les doctrines des anciens. Il suivait la route que la nature trace d'ordinaire à l'esprit humain à la restauration des sciences. Une autre marche n'appartient qu'au génie. Rejettons donc sur l'enthousiasme irréfléchi des disciples de Mercuriali et sur sa condescendance le reproche d'avoir trop écrit, et excusons une erreur qui prit sa source dans des sentimens aimables et généreux, la bonté et la reconnaissance.

Voici ce que l'on pensait en Italie de Mercuriali, considéré comme professeur, environ trente ans après sa mort :

Eo in munere ita voce valuit et quantâ ingenii prœstantiâ polleret expressis, ut ejus opera in lucem edita, nequaquàm nomen ejus et famam auxerint, sed œternitati tantum consecrarint.(Jac. Ph. Tomasini illustrium virorum elogia.)

Nomothesaurus, seu ratio lactandi infantes. Padoue, 1550. Livre très-rare cité par Morgagni.

De arte gymnastica libri sex. Venise, 1569, 1575, 1587, 1601, in-4; Paris, 1577, in-4; Amsterdam, 1672, in-4, avec figures de Christophe Corsiban, de Nuremberg, habile dessinateur et graveur en bois.

La gymnastique est la partie de l'hygiène qui traite des mouvemens naturels de l'homme et qui dirige toutes les espèces d'exercices du corps, pour la conservation, l'augmentation et le rétablissement de la santé. Elle est applicable, sous quelques points de vue, aux animaux domestiques les plus précieux et les mieux étudiés. La gymnastique est un art antique, cultivé et réduit en principes par les Grecs. Ils la définissaient : l'art ou la science des divers exercices du corps,

et la divisaient : 1° en athlétique ;
2° en médicinale ; 3° en militaire.
Mercuriali a spécialement traité de
la gymnastique médicale des Grecs et
des Romains.

En joignant à ses écrits ceux de
Pierre Fabri (*Agonisticon*), ceux d'Oc-
tavien Falconien (*Notæ ad inscriptiones athleticas*), ceux de van Dale
(*Dissertationes antiquorum marmo-
rum*), ceux de Jean Meursius (*De
orchestrâ seu de saltationibus veterum*), enfin ceux de Burette (*Mém.
de l'Acad. des inscriptions et belles
lettres*); en réunissant, disons-nous ,
ces divers ouvrages aux écrits de Mercuriali, on possède tout ce que les
anciens ont fait sur la gymnastique.
Mais on veut aujourd'hui, avec raison, reconstruire cet art précieux
sur des bases plus solides, telles que
l'anatomie et spécialement la théorie
et le jeu des puissances musculaires ,
ainsi que sur les lois de l'organisme
animal et les résultats de l'observation.

*Variarum lectionum libri quatuor
Alexandri Tralliani de lumbricis epistola, Mercurialis opera græcè et latinè
nunc primum edita.* Venise, 1571,
in-4. *Quinto libro auctior et in prioribus quatuor locupletior deinde editio prodiit Basilææ,* 1576, in-8.
*Posteà sexto libro instructior publicata
est.* Paris, 1585, in-8. *His demùm
adjecta sunt capita sex anteâ num-
quam edita.* Venise, 1588, in-4 ; 1598,
in-4 ; 1601, in-4 et in-fol. Bâle, 1676,
in-8 ; Paris, 1585, in-8.

*Repugnantia, quâ pro Galeno
strenuè pugnatur.* Venise, 1572, in-4.
Avec une réfutation de Guilandini.

*De morbis cutaneis libri duo, et de
omnibus corporis humani excrementis*

libri tres, opera Pauli Picardii. Venise, 1572, in-4 ; Bâle, 1576, in-8 ;
1601 1625, in-4 ; Bâle, 1577, in-4.

Cet ouvrage, rédigé et publié par
Pione Picardi, d'après les leçons orales
ou d'abondance de Mercuriali est en
tout conforme à la doctrine des anciens.

*De pestilentiâ in universum præ-
sertim vero de Venetâ et Patavinâ.*
Venise, 1577, in-4 ; Padoue, 1780,
in-4 ; Leyde, 1601, in-4 ; ce sont aussi
des leçons recueillies à Padoue en
1573, par Jérôme Zuechi.

*Tractatus de maculis pestiferis et
de hydrophobiâ.* Padoue , 1580, in-4 ;
Venise, 1601, in-4.

De morbis muliebribus prælectiones.
Bâle, 1582, in-8, par les soins de
Gaspard Bauhin ; Venise, 1601, 1608,
in-4. Ces deux dernières éditions ont
été augmentées par Michel Columbo.

. De morbis puerorum. Venise, 1583,
in-4, par les soins de Jean Chroscsie-
yorosckii ; *ibidem,* 1615, in-4 ; Francfort, 1584, in-8.

*Censura et dispositio operum Hip-
pocratis.* Venise, 1583, in-4 ; Francfort, 1685, in-8.

De venenis et morbis venenosis ;
publié par Albert Schlegel ; Francfort,
1584, in-8 ; Bâle, 1588, in-8 ; Venise, 1601, in-4.

*De decoratione liber , accedit de
naribus et de reficiendo naso.* Venise, 1585, avec le traité des maladies cutanées ; *ibid,* 1601, 1625,
in-4 ; par les soins de Jules Mancini ;
Francfort, 1687, in-8.

*Responsorum et consultationum
medicinalium tomus primus ; nunc
primum à Michaële Columbo collectus
et in lucem editus.* Venise, 1587,
in-fol.

Responsorum et consultationum medicinalium tomus alter; nunc primum à Michaële Columbo editus. Addita collegiandi (ut vocant) ratione. Venise, 1587, in-fol.

Reponsorum et consultationum medicinalium tomus tertius. Venise, 1597, in-fol.

Responsorum et consultationum medicinalium tomus quartus. Venise, nise, 1567, in-fol.

Responsorum et consultationum medicinalium tomus quintus; nunc primum à Guilielmo Athenio editius. Venise, 1604, in-fol.

Hippocratis opera græcè et latinè. Venise, 1588, in-folio.

Tractatus de compositione medicamentorum, de morbis oculorum et aurium. Venise, 1590, 1601, in-4.

Commentarii eruditissimi in Hippocratis Coi prognostica, porrhetica, de victûs ratione in morbis acutis, et epidemicas historias, sub titulo prælectionum pisanarum. Venise, 1597, in-fol. *Quibus accessere tractatus lucu-*

lentissimi de hominis generatione vino et aquâ, balneisque pisanis, à Marco Cornacchino ex ore ipsius diligenter excepti; nunc primum in lucem editi. Venise, 1597, in-fol. Francfort, 1602, in-fol.

Medicina practica, seu de cognoscendis, descernendis, et curandis omnibus humani corporis affectibus, earumque causis indagandis, lib. V. In lucem editi studio et operâ Petri de Spina, aquisgranensis. Francfort, 1602, in-fol.; Lyon, 1623, in-4; Venise, 1627, in-fol.

De ratione discendi medicinum ἐπιγραφή, extat cum Joh. Georgii Schenckii Enchiridio de formandis medicinæ studiis. Strasbourg, 1607, in-fol.

In omnes Hippocratis aphorismos prælectiones patavinæ.

In secundum librum epidemicorum Hippocratis, prælectiones bononienses.

Opuscula aurea et selectiora.

(Article communiqué par M. Desgenettes.)

MERTENS (Charles de), maître en philosophie, docteur en médecine, chevalier du Saint-Empire, né en 1737, pratiqua la médecine à Vienne, et mourut le 26 septembre 1788. Mertens fut un bon observateur; il tient rang parmi les meilleurs écrivains sur la peste. Ses ouvrages sont peu nombreux et peu étendus. En voici les titres :

Diss. epidemiæ Viennæ observatæ febris catarrhalis anni 1762 et dysenteriæ anni 1763. Vienne, 1766, in-8.

Observationes medicæ de febribus putridis, de peste, nonnullisque aliis morbis. Vienne, 1778. — *Observationes medicæ. Tomus II.* Vienne, 1784, in-8. — En allemand avec des notes et des additions. Gottingue, 1779, in-8.

MERY (Jean) naquit à Vatan le 6 janvier 1645, de Jean Mery, maître chirurgien. On lui fit commencer ses études, mais il s'en dégoûta bientôt. Il ne passa pas là quatrième, et s'attacha uniquement à la profession de son père. Il vint à Paris à dix-huit ans; il suivit avec assiduité l'école de l'Hôtel-Dieu, et se livra avec une ardeur extraordinaire à l'étude de l'anatomie. En 1681, Mery fut pourvu d'une charge de chirurgien de la reine, et en 1683 il fut nommé chirurgien des Invalides; il devint membre de l'Académie des sciences en 1688; enfin, en 1700, il fut élevé au poste de premier chirurgien de l'Hôtel-Dieu. Ce fut à son amour pour la science et à son zèle pour son avancement qu'on dut l'établissement dans cet hôpital d'un amphithéâtre et de cours réguliers sur l'anatomie et la chirurgie. Mery, que rien ne pouvait arracher à la solitude et à ses occupations de cabinet, sollicita vivement la faveur de multiplier ainsi, pour le profit des études, les fonctions et les travaux dont il était chargé. A l'âge de soixante-quinze ans, Mery sentit ses jambes lui manquer, ce qui l'obligea à se renfermer absolument chez lui, où il s'était jusque là tenu volontairement renfermé. Il s'affaiblit peu à peu, quoique en conservant toujours la liberté de son esprit, et mourut le 3 novembre 1722, âgé de soixante-dix-sept ans.

Observations sur la manière de tailler dans les deux sexes pour l'extraction de la pierre, pratiquée par frère Jacques. Nouveau système de la circulation du sang par le trou ovale dans le fœtus humain, avec les réponses aux objections qui ont été faites contre cette hypothèse. Paris, 1700, in-12.

Problèmes de physique : 1° savoir si la génération du fœtus dépend ou non de sa nourriture ; 2° s'il y a ou non entre lui et la mère une réciproque circulation; 3° si le fœtus se nourrit d'un prétendu lait de la matrice ou du sang de la mère; 4° si, devenu fort, il suce ou non de ce lait supposé; 5° si sa vie dépend ou non de celle de la mère; 6° si l'enfant sort de la matrice parce qu'il y est privé d'aliment ou parce qu'il en est chassé par la contraction de cette partie; résolus par M. Mery, Paris, 1712, in-4.

On trouve de Mery, dans l'Académie des sciences, les mémoires et observations dont les titres suivent :

De la manière dont la circulation du sang se fait dans le fœtus. 1692.

Pourquoi le fœtus et la tortue vivent long-temps sans respirer. 1693.

Observation de deux fœtus enfermés dans une même enveloppe. 1693.

Pourquoi la respiration est nécessaire pour entretenir la vie de l'homme depuis qu'il est sorti du sein de sa mère, et même lorsqu'il y est encore renfermé, et qu'au contraire la tortue peut vivre long-temps sans respirer. 1693.

Observations sur la peau du pélican. 1693.

Question physique : S'il est vrai que l'air qui entre dans les vaisseaux sanguins, par le moyen de la respiration, s'échappe avec les vapeurs et les sueurs par les pores insensibles de la peau. 1700.

Observations sur les hernies. 1701.

Traité physique contenant : 1° un examen des faits observés par M. Duverney au cœur des tortues de terre ; 2° une réponse à la critique de la circulation du sang par le trou ovale du cœur du fœtus humain ; 3° une critique des observations qu'a faites M. Bussiere sur le cœur de la tortue de mer ; 4° une description du cœur de ce même animal ; 5° une description du cœur d'une grande tortue terrestre de l'Amérique. 1703.

Des mouvemens de l'iris, et par occasion de la partie principale de l'organe de la vue. 1704.

Description d'une exostose monstrueuse. 1706.

Observations faites sur le squelette d'une jeune femme âgée de 16 ans, morte à l'Hôtel-Dieu de Paris, le 22 février, en 1706. 1706.

Question physique, savoir : Si, de ce qu'on peut tirer de l'air de la sueur dans le vide, il s'ensuit que l'air que nous respirons s'échappe avec elle par les pores de la peau. 1707.

Question de chirurgie, savoir : Si le glaucoma et la cataracte sont deux différentes ou une seule et même maladie. 1707.

Problème d'anatomie, savoir : Si pendant la grossesse il est entre la femme et son fœtus une circulation de sang réciproque. 1708.

De la cataracte et du glaucoma. 1708.

Remarques sur un fœtus monstrueux, 1709.

Observations sur les mouvemens de la langue du pivert. 1709.

Réponse à la critique de M. de Lahire sur les mouvemens de l'iris. 1710.

Remarques faites sur les moules des étangs. 1710.

Observations sur le nerf optique. 1712.

Observations sur différentes maladies. 1713.

Description de deux exomphales monstrueuses. 1716.

Observations faites sur un fœtus humain monstrueux. 1720.

Description d'une main devenue monstrueuse par un accident. 1720.

Mery publia dans le *Journal des Savans,* de janvier 1684, une observation sur le corps d'un soldat mort à l'âge de 72 ans.

Dans le *Journal de Trevoux,* des réflexions sur la description du cœur de la tortue, faite par M. Bussière, et sur la lettre approbative de M. Petit, maître chirurgien de Paris. Décembre 1713.

(Fontenelle. — Rozier. — Quérard.)

MESNARD (Jacques), l'auteur sur les accouchemens le plus distingué qui ait paru en France entre de La Motte et Levret, était de Rouen, où il avait le titre de chirurgien juré, après avoir été prévôt de la communauté des chirurgiens de la ville. Son traité d'accouchemens n'est pas sans quelque talent d'exposition ; mais il renferme peu de choses nouvelles en fait de principes. L'auteur y fait connaître, entr'autres instrumens de son invention, deux sortes de tenettes qui sont de véritables forceps. Ces instrumens étaient encore tout nouveaux alors en France.

« L'instrument avec lequel je peux sauver la vie d'une femme et
celle de son enfant (dit Mesnard dans sa préface), et qui est celui
que j'ai fait annoncer dans le journal de Verdun du mois d'avril
1741, est une tenette en double cuiller, des pièces de laquelle je
donne ici la figure et en enseigne l'usage. »

Le Guide des accouchemens, ou le Maistre dans l'art d'accoucher les femmes, et de les soulager dans les maladies et accidens dont elles sont très-souvent attaquées: ouvrage des plus utiles pour les personnes qui veulent faire une pratique particulière de l'opération des accouchemens; le tout en forme d'examen. Paris, 1743, in-8, fig.; *ibid*, 1753, in-8.

MÉSUÉ. Ce nom est celui de deux célèbres médecins arabes,
dont l'histoire, fort obscure, se trouve chargée de plus d'une contradiction. On a souvent attribué à l'un d'eux les ouvrages qui appartiennent à l'autre. Hahn, et après lui Fabricius et beaucoup d'autres, ont prétendu retrouver dans les ouvrages publiés sous le nom
de Jean Damascène les écrits perdus de Mésué l'ancien; mais Hensler démontra, vers la fin du dernier siècle, que ces prétendus ouvrages de Jean Damascène n'étaient autres que ceux de Sérapion le
jeune.

Mésué l'ancien, Syrien de nation, chrétien de religion, et de la
secte de Nestorius, était fils d'un apothicaire de Nisabour, et fleurit
dans la première moitié du neuvième siècle. Il était regardé comme
l'homme le plus lettré de son temps et le meilleur médecin; il fut en
grande faveur auprès de plusieurs califes, et fut particulièrement
employé par Raschid à ramasser et à traduire les livres grecs qu'on
pourrait trouver à Ancyre et dans les autres villes de cette partie de
l'Asie, principalement ceux d'Aristote et de Galien. Il enseigna ou
pratiqua, et écrivit pendant quarante ans à Bagdad. Tous ses ouvrages sont perdus ; il n'en est resté que des fragmens conservés dans
le *Continens* de Rhazes.

Mésué le jeune, fils de Hamech, et natif de Maridin, sur les bords
de l'Euphrate, était, dit-on, chrétien, disciple d'Avicenne, et vécut
au Caire, auprès du calife Alhaken. Ses ouvrages sur la matière
médicale et la médecine pratique furent long-temps classiques, et
au seizième siècle ils étaient encore l'objet de nombreux commentaires. Jourdain (Biogr. univ.), Rotermund et beaucoup d'autres se
trompent certainement quand ils attribuent à Mésué l'ancien les
ouvrages suivans, qui sont du dernier. Les titres de ces ouvrages
diffèrent dans les diverses traductions et éditions.

Canones universales divi Mesue de consolatione medicinarum et correctione operationum earumdem. Grabadin ejusdem Mesue medicinarum universalium, quod antidotarium nuncupatur. Liber ejusdem medicinarum particularium. Additio Petri Apponi in librum Jo. Mesue. Antidotarium domini Nicolai. Summula Jacobi de Partibus per alphabetum super plurimis remediis ex antidotario ipsius Mesue excerptis. Lyon, 1611, in-8.

Practica medicinalis particularium ægritudinum. Venise, 1471, in-fol. *Cum addit. Petri de Apono.* Naples, 1475, in-fol.

Mesue græcorum ac arabum clarissimi medici opera quæ extant omnia. Ex duplici translatione altera quidem antiqua altera vero nova Jacobi Sylvii. Item auctores omnes qui cum Mesue imprimi consueverunt. Accesserunt his annotationes in eumdem Mesuem Joan. Manardi et Jacobi Sylvii. Adjectæ sunt etiam nunc recens Andreæ Marii annotationes in simplicia cum imaginibus desideratis. Scholia item ejusdem in olea quædam : quæ omnia maxima diligentia ab eodem Marino e vetustissimis exemplaribus sunt castigata. Venise, 1561, in-fol.; *ibid,* 1562, in-fol.; *ibid,* 1575, in-fol. *Cum additionibus variorum.* Venise, 1602, in-fol.; *ibid,* 1689, in-fol.

(Herster.—Amoreux.)

METZGER (Jean Daniel), célèbre médecin légiste et écrivain laborieux, naquit à Strasbourg en 1739. Il y fit ses études médicales, particulièrement sous les soins de Lobstein, et fut reçu docteur en médecine en 1766. Il devint bientôt après premier médecin du comte de Steinfurt, et médecin pensionné du comté. Il fut appelé en 1777 à occuper la chaire d'anatomie de l'Université de Kœnigsberg. Il ajouta successivement à ce titre celui d'assesseur du premier collége de médecine, de professeur d'accouchement, de chirurgie, etc.; enfin il fut premier professeur de médecine de l'Université. Metzger mourut le 16 septembre 1805. Il a écrit sur presque toutes les parties des sciences médicales. On estime particulièrement ce qu'a publié sur la médecine légale. Son esquisse d'une histoire littéraire de la médecine, faite sur le plan et le modèle de l'introduction de Blumembach, n'est pas absolument dépourvue de mérite. Plusieurs de ses écrits sur la chirurgie sont intéressans. On trouve dans tous ses ouvrages un homme instruit et judicieux.

Dissertatio de primo pare nervorum. Strasbourg, 1766, in-4.

Curationum chirurgicarum, quæ ad fistulam lacrymalem hucusque fuere adhibitæ. Munster, 1772, in-12.

Adversaria medica. Francfort, 1774-1778, 2 vol. in-8.

Grundriss der Physiologie. Kœnigsberg, 1777, in-4.

Dissertatio de secretione generatim. Kœnigsberg, 1777, in 4.

Programma de translocatione viscerum. Kœnigsberg, 1777, in-4.

Dubia physiologica. Kœnigsberg, 1777, in-4.

Gerichtlich-medicinische Beobachtungen. Kœnisberg, 1778-1780, in-8.

Programma de sectione anatomicâ cadaveris fœminæ maniaco-epilepticæ. Kœnigsberg, 1781, in-4.

Programma de rubidine sanguinis. Kœnigsberg, 1781, in-4.

Vermischte medicinische Schriften. Kœnigsberg, tome I, 1781; II, 1782; III, 1784, in-8. — *Ibid*, 1784, 3 vol. in-8.

Beytrag zur Geschichte der Frühlingsepidemie in Jahre 1782. Kœnigsberg, 1782, in-8.

De controversâ fabricâ musculosâ uteri, diatribe prior. Kœnigsberg, 1783, in-4. — *Diatribe posterior*, 1790, in-4.

Programma de pulmone dextro ante sinistrum respirante. Kœnigsberg, 1783, in-4.

Entwurf einer Medicina ruralis. Kœnigsberg, 1784, in-4.

Medicinisch - gerichtliche Bibliotheck Kœnigsberg, 1784, 2 vol. in-8. Publiée avec C.-F. Elsner.

Programma de veneficio cautè dijudicando. Kœnigsberg, 1785, in-4.

Grundsætze der allgemeinen Semiotik und Therapie. Kœnigsberg, 1785, in-4.

Dissertatio de assimilatione humorum. Kœnigsberg, in-4.

Observationes anatomico-pathologicæ cum epicrisi. Kœnigsberg, 1784, in-4.

Dissertatio de causâ morbi. Kœnigsberg, 1787, in-4.

Dissertatio de versionis in partûs negotio periculis. Kœnigsberg, 1787, in-4.

Dissertatio de morbis militum. Kœnigsberg, 1787, in-4.

Programma de spinâ ventosâ in vertebris dorsi visâ. Kœnigsberg, 1787, in-4.

Animadversiones ad docimasiam pulmonum. Kœnigsberg, 1787, in-4.

Analecta de potu. Kœnigsberg, 1787, in-4.

Programma quo somnambulismum magneticum hodiè solemnem perstringit. Kœnigsberg, 1787, in-4.

Handbuch der Staatsarzneykunde. Zullichau, 1787, in-8.

Bibliothek fuer Physiker. Kœnigsberg, 1787-1789, in-8.

Opusculorum academicorum ad artem medicam spectantium fasciculus I. Kœnigsberg, 1788, in-8

Animadversiones in novam Goodwynii de morte submersorum hypothesin. Kœnigsberg, 1789, in-4.

In casum quemdam medico-forensem commentatio. Kœnigsberg, 1789, in-4.

Die Physiologie in Aphorismen. Kœnigsberg, 1790, in-8.

Annalen der Staatsarzneikunde. Zullichau, 1790, in-8.

Opuscula anatomica et physiologica. Gotha, 1790, in-8.

Medicinische-philosophische Anthropologie fuer Aerzte. Weissenfels, 1799, in-8.

Handbuch der Chirurgie. Iéna, 1791, in-8.

Programma de R. Moyse Ben Maimon. Kœnigsberg, 1791, in-8.

Materialen fuer die Staatsarzneikunde und Jurisprudenz. Kœnigsberg, 1792, in-8.

Ueber die Kennzeichen des Todes, und den auf die Ungewissenheit derselben gegruendeten Vorschlag, Leichenhœuser zu errichten. Kœnigsberg, 1792, in-8.

Skizze einer pragmatischen Littera-

turgeschichte der Medicin. Kœnigsberg, 1792, in-8.

Grundsœtze der sœmmtlichen Theile der Krankeitslehre. Kœnigsberg, 1782, in-8.

Ein Wort zur Berichtigung der Gemuether gegen die Furcht von einen uebereilen Begræbniss. Kœnigsberg, 1782, in-8.

Kurzgefasstes System der gerichtlichen Arzneywissenschaft. Kœnigsberg, 1793, in-8; *ibid*, 1798, in-8.

Ueber die Independenz der Lebenskraft von den Nerven. Kœnigsberg, 1794, in-8.

Ueber Irritabilitæt und Sensibilitæt, als Lebensprincipien. Kœnigsberg, 1794, in-8.

Materialien fuer die Staatsarzneykunde und Jurisprudenz. Kœnigsberg, 1795, in-8.

Die Lehre von der Natur des Menschen in Aphorismen. Kœnigsberg, 1795, in-8.

Physiologische Adversarien. Kœnigsberg, 1796, in-8.

Zusœtze und Verbesserungen zu einer Skizze einer pragmatischen Litterærgeschichte der Medicin. Kœnigsberg, 1798, in-8.

Unterricht in der Wundarzneykunst. Kœnigsberg, 1798, in-8.

Neuë gerichtlich-medicinische Beobachtungen. Kœnigsberg, 1798, in-8.

Kurzer Inbegriff der Lehre von den Lustseuche. Kœnigsberg, 1800, in-8.

Neue vermischte medicinische Schriften. Kœnigsberg, 1800; in-8.

Beytrag zur Geschichte der Fruehlingsepidemie in Jahre 1830. Altenbourg, 1801, in-8.

Ueber die Krankheiten sœmmtlicher zur Oekonomie gehœrigen Hausthiere. Kœnigsberg, 1802, in-8.

Ueber den Menschlichen Kopf, in anthropologischer Ruecksicht. Kœnigsberg, 1803, in-8.

Gerichtliche medicinische Abhandlungen Kœnigsberg, tome I, 1803; II, 1804, in-8.

(*Med. chir. Zeitung.*—Meusel.)

MEYSEREY, médecin militaire au milieu du dernier siècle, a écrit sur les maladies des gens de guerre. Son ouvrage est bien médiocre, mais en l'absence d'un meilleur, il fut accueilli favorablement.

Meyserey mourut vers 1760.

Méthode aisée et peu coûteuse de traiter avec succès plusieurs maladies épidémiques. Paris, 1758, in-12.

Le medecin d'armée, contenant des moyens aisés de préserver de maladies et de guérir les gens de guerre. Paris, 1754, in-12, 3 vol.

MEZLER (FRANÇOIS XAVIER), collaborateur d'Hartenkeil pour la publication de la gazette médicale de Salzbourg, né à Krotzingue, près de Fribourg, en Brisgau, le 3 décembre 1756, fut reçu docteur en médecine à Fribourg en 1779. Il fut successivement médecin à Gengenback, conseiller et premier médecin du prince de

Hohenzollern-Sigmaringen, à Sigmaringen, médecin des eaux minérales de Imnau, et en dernier lieu médecin particulier du roi de Bavière et médecin conseiller à Augsbourg. Mezler est mort le 8 décembre 1812. Ses écrits sont assez nombreux et assez remarquables par l'érudition qui y règne.

Dissertatio inauguralis de Rheumatismo. Fribourg, 1779, in-4.

Unfehlbares Wehrmittel gegen die Wuth und Wasserscheue, welche auf Bisse wüthender Thiere folgen. Leipzig, 1781, in-8.

Bedenklichkeiten über die jetzige Lage der Heilkunst. Augsbourg, 1785, in-8.

Entwurf für das medicinische Studium; eine Parodie des Entwurfs für das philosophische Studium. Augsbourg, 1785, in-8.

Von der Wassersucht; eine gekrœnte Preisschrift; aus dem lateinischen; nebst einem Anhange über die Ansteckung. Ulm, 1787, in-8.

Preisschrift von der schwarzgallichten Konstitution; aus dem lateinischen. Ulm, 1788, in-8.

Ueber die Vortheile der Fieber, in langweirigen Krankheiten; ein Preisschrift; aus dem lateinischen. Ulm, 1790, in-8.

Preisfrage: welche Methode ist die beste, veraltete Geschwüre an den untern Gliedmassen zu heilen? mit einem Anhange praktischer Beobachtungen. Vienne, 1792, in-8.

Versuch einer Geschichte des Aderlassens. Ulm, 1793, in-8.

Ueber den Einfluss der Heilkunst auf die praktische Theologie; ein Beytrag zur Pastoralmedicin. Ulm, 1794, in-8, 2 vol.

Vorlæufige Nachrichten über den Kurort zu Imnau. Ulm, 1795, in-8, 1 vol.

Bemerkungen über die Viehpest. Ulm, 1798, in-8.

Beschreibung der Braunischen Maschine, zur zweckmœssigsten Lage einfacher und complicirter Beinbrüche an den untern Gliedmassen. Ulm, 1800, in-4, 1 pl.

Angewandte Naturgeschichte für die bürgerliche Mœdchenschule zu Habsthal. Fribourg et Constance, 1809, in-8.

Allgemeine Technologie, oder Verarbeitung, Zubereitung und Benutzung der Naturproducte für bürgerliche Mœdschenschulen, zunæchst für die zu Habsthal. Nach Funke kurz entworfen. Karlsruhe, 1810, in-8.

Vorlæufige Nachrichten über den Curort zu Imnau. Fribourg, 1810, in-8.

Neueste Nachricht von Jahr etc. *Ibid,* 1811, in-8.

Unterricht über die physischen Pflichten der Eheleute. Fribourg, 1812, in-8.

Versuch eines Leitfadens zur Abfassung medic. Topographieen. Fribourg, 1814, in-8, 3 pl.

Einricht und Gesetze der Vaterländ. Geselschafft der Aerzte und Naturforschen Schwabens. Fribourg, 1814, in-8.

Versuch einer medic. Topographie der Stadt Siegmaringen, mit lit. Tabellen und Situationsplan. Fribourg, 1822, in-8.

(*Med. chir. Zeitung.*—Meusel.)

MICHAELIS (Chrétien Frédéric), né le 13 mai 1754, fit ses humanités sous des maîtres particuliers, les acheva au gymnase de Cobourg, et commença en 1771, à Gottingue, l'étude de la médecine. En 1775, il vint à Strasbourg, et y fut reçu docteur en médecine l'année suivante; il vint ensuite à Paris, d'où il regagna sa patrie en 1778. La même année, il fit un voyage en Angleterre, où il séjourna huit mois. En 1779, il fut nommé médecin du corps de troupes de Hesse, en 1783 professeur de médecine pratique et d'anatomie à Cassel, avec le titre de premier médecin du Landgrave. En 1786, il passa à l'Université de Marbourg, pour y occuper la chaire d'anatomie. En 1798, il fut nommé conseiller supérieur à la cour; il mourut le 17 février 1814. Michaelis est principalement connu en France par sa dissertation sur l'angine *polypeuse* ou *membraneuse*. Il a publié plusieurs autres ouvrages.

Diss. de causis commutatæ quarumdam regionum fertilitatis. Cobourg, 1771, in-4.

Diss. inauguralis de anginá polyposá seu membranaceá. Gottingue, 1778, in-8. Trad. en français par Ruette. Paris, 1811, in-8.

Ueber die Regeneration der Nerven, ein Brief an Peter Camper. Cassel, 1785, in-8.

Medicinische Beytræge. I. Theil. Gottingue, 1785, in-8.

Medicinisch-practische Bibliothek.

I, Band. Gottingue, 1786, in-8, en trois parties avec fig.

Progr. de instrumentis quibusdam chirurgicis seu novis seu mutatis cûm duabus tab. æneis. Marbourg, 1801, in-4.

Michaelis a en outre publié plusieurs traductions; il a fourni d'assez nombreux articles à la bibliothèque chirurgicale de Richter et à d'autres journaux.

(Strider.— Meusel.— Rotermund.)

MICHELOTTI (Pierre Antoine), l'un des sectateurs les plus distingués de l'école iatro-mathématique, était natif de Trente, et pratiqua la médecine à Venise. Il était membre du collége des médecins de cette ville, de la Société royale de Londres, de l'Académie royale des sciences de Berlin et de l'Institut de Bologne. Il est auteur des ouvrages suivans:

Conghietture sopra la natura, cagioni, e remedi dell' infermita regnanti negli animali bovini di molti citta, villagi, e castelli del Seren. Dominio di Venezia e paesi vicini, nell' autunno dell' anno cadente. 1711. Venise, 1712, in-8.

De separatione fluidorum in corpore animali, diss. physica, mechanica, medica. Venise, 1721, in-4.

Epistola ad illustrem celeberrimum virum Bernhardum Fontenellium, regiæ scientiarum academiæ parisiensis a secretis; in quá aer pulmones

influens cogat ne, an solvat sangui-
nem eorum canales permeantem, in-
quiritur. Paris, 1726 in-4.

Rari ac propè inauditi ex utero
morbi historia una cum necessariis
medicis animadversionibus. Venise,
1726. — Cas d'abstinence prolongée.

Apologia pro Bernouillo. Venise,
1727, in-4.

Epistola ad Zanottum complectens
specimen mechanico-medicæ scien-
tiæ universalis morborum sanguinis
ductuum. Dans les mémoires de l'Institut de Bologne.

(Manget. — Haller.)

MILLAR (John), médecin anglais, né un peu avant le milieu du
dernier siècle, mort au commencement de celui-ci, est connu en
France par son opuscule sur l'asthme. Il a écrit plusieurs autres ouvrages qui n'ont point été traduits dans notre langue.

Observations on asthma, and on
the hooping coug. Londres, 1769,
in-8. Trad. en français par L. Sentex.
Paris, 1808, in-8.

Observations on the prevailing di-
seases of Great Britain ; with a re-
view of the history of those of former
and periods and other countries. Londres, 1770, in-4 ; *ibid.,* 1798, in-4.

Observations on antimony ; read
before the royal society of London,
and published at their request. Londres, 1774, in-8.

Observations on the practice in the
medical department of the Westmin-
ster general dispensary ; together
with an arithmetical calculation of

the comparative success of various
establishments for the relief of the
sick. Londres, 1777, in-4.

Observations on the management of
the diseases of the army and navy,
during the american war ; with some
account of the loss of Senegal, and
the army at York in Virginia ; in
answer to D. Monro. Londres, 1784,
in-4.

Observations on the change of pu-
blic opinion in religion, politics, and
medicin ; on the conduit of the war ;
on preventing diseases in Great Bri-
tain ; and on the medical arrange-
ment, of the army and navy. Londres, 1804, in-4, 2 vol.

MILLOT (Jacques André), habile accoucheur et mauvais écrivain, naquit à Dijon en 1738. Il fit ses études chirurgicales à Paris,
et s'y fixa après sa réception. Il devint membre du collége et de
l'Académie de chirurgie, et acquit dans la partie des accouchemens
une réputation distinguée et une brillante clientelle. Au commencement de la révolution, Millot se retira à la campagne, mais la perte
de sa fortune, placée dans les fonds publics, l'obligea à revenir
reprendre à Paris l'exercice de sa profession. Ce fut la même
cause qui le détermina à se faire auteur ; et ses ouvrages ne se ressentent que trop du puissant motif qui les fit écrire. Millot mourut
d'apoplexie au mois d'août 1811.

Observations sur les pertes des femmes. Paris, an VI (1798), in-8.

Observations sur l'inutilité et le danger des astringens dans les pertes de sang qui ont pour cause la présence d'un corps étranger après l'accouchement, et des moyens qu'il faut substituer. Paris, 1798, in-8.

Observation sur l'opération dite césarienne faite avec succès, ou sur l'accouchement contre nature, avec une description d'une nouvelle manière de l'opérer. Paris, an VII (1799), in-8 .

Réfutation de l'opinion nouvelle publiée dans un mémoire sur les douleurs de l'enfantement et sur la cause qui détermine cette précieuse fonction, etc. Paris, 1800. in-8 .

L'art de procréer les sexes à volonté, ou système complet de génération, etc. Paris, 1800, in-8 ; cinquième édition, *ibid,* 1813, in-8 ; sixième édition (la même que la précédente, avec un titre nouveau et une introduction, sur les systèmes physiolo-giques de la génération), Paris, 1828, in-8 .

L'art d'améliorer et de perfectionner les hommes, au moral comme au physique, Paris, an X (1801), in-8, 2 vol. Deuxième édition, revue et beaucoup augmentée dans sa partie physique. Paris, 1803, in-8, 2 vol.

Supplément à tous les traités, tant étrangers que nationaux, sur l'art des accouchemens. Paris, 1804, in-8 ; deuxième édition, *ibid,* 1804 ou 1809, in-8, 2 vol.

Le Nestor français, ou Guide moral et physiologique pour conduire la jeunesse au bonheur. Paris, 1807, in-8.

La Gérocomie, ou Code physiologique et philosophique pour conduire les individus des deux sexes à une longue vie, en les dérobant à la douleur et aux infirmités, etc. Paris, 1807, in-8 ; avec le portrait de l'auteur.

La Médecine perfective, ou le Code des bonnes mères. Paris, 1809 ; in-8 , 2 vol.

MILMAN (sir Francis), baronnet, docteur en médecine, membre de la Société royale de Londres, naquit vers le milieu du dernier siècle. Après avoir pris le grade de docteur en médecine, il employa cinq années à visiter et à suivre les Universités les plus célèbres de l'Europe. De Haen, dans une lettre à Haller, raconte une anecdote du séjour de Milman à Paris. Il y était venu dans l'intention d'étudier d'une manière particulière la doctrine du pouls de Bordeu. L'ingénieux Béarnais, trop occupé par la pratique pour pouvoir lui donner des leçons, le renvoya à Thierry qu'il lui assura être de même force que lui dans la connaissance de l'art sphygmique. « Oui, de même force, dit Thierry à Milman, car nous n'y voyons pas plus clair l'un que l'autre. » Thierry ajouta qu'il estimait infiniment Bordeu, qui était son ami, mais qu'il faisait peu de cas de sa doctrine du pouls, et qu'il avait bien des fois vu l'inventeur rire de ses découvertes et de la crédulité avec laquelle les médecins français et étrangers avaient accueilli, et de l'enthousiasme avec lequel ils avaient prôné des idées qu'il n'avait émises que pour leur singularité et pour fixer sur lui l'attention du beau monde, en quoi il avait parfaitement réussi. On doit à Milman :

Animadversiones de naturâ hydropis ejusque curatione. Londres, 1776, in-8.

An inquiry into the source from whence the symptoms of the scurvy ad of putrid fevers arise, and into the seat which those affections occupy in the animal œconomy; with a view of ascertaining a more just idea of putrid diseases, than has generally been forwed of them. Londres, 1782, in-8. Trad. en français. Paris, 1786, in-8.

An account of two instances of the true scurvy, seemingly, occasioned by want of nourishment. In Med. trans. of soc., etc., 1772, tom. IV, p. 471. (Haller.—Rob. Watt.)

MINDERER (Raymond), écrivain estimé sur la médecine militaire, au commencement du dix-septième siècle. En 1590, il alla étudier la médecine à l'Université d'Ingolstadt; il y fut reçu docteur en 1597. Après avoir fait divers voyages, il se fixa en 1606 à Augsbourg, y pratiqua l'art de guérir avec beaucoup de distinction, et mourut en 1621. Il avait publié les ouvrages suivans :

De pestilentiâ liber unus veterum et neotericorum observatione constans. Augsbourg, 1608, in-8; *ibid,* 1619, in-8.

Aloedarium Marocosticum. Augsbourg, 1616, in-8. *Ed. Hæchstetter, ibid,* 1622, in-12; *ibid,* 1626, in-12.

De calcantho seu vitriolo ejusque qualitate, virtute ac viribus. Augsbourg, 1618 (1617) in-4.

Threnodia medica, seu planctus *medicinæ lugentis.* Augsbourg, 1619, in-8.

Medicina militaris. Augsbourg, 1620, in-12; *ibid,* 1623, in-12; *ibid,* 1634, in-12.

Gutachten, die jetzschwebende und unter den Soldaten mehrentheils grassirende Sucht, morbus hungaricus genannt. Augsbourg, 1620.

Pharmacopœia augustana. (Jœcher. — Rotermund.)

MIQUEL (Antoine) naquit à Béziers le 6 mars 1797. Il y commença ses études médicales, qu'il alla terminer à Montpellier, où il fut reçu docteur en médecine en 1818. Il vint ensuite à Paris; des succès littéraires l'y retinrent et l'y fixèrent. Devenu rédacteur de la *Gazette de Santé* en 1821, il commença dans ce journal un examen critique de la doctrine médicale de M. Broussais, critique qui devint plus sérieuse et plus approfondie dans le principal ouvrage qu'ait publié Miquel, et qui dégénéra enfin en une polémique ardente. De graves symptômes d'une affection pulmonaire chronique faisant sentir à Miquel le besoin d'un climat plus doux que celui de Paris, il se détermina à aller disputer à Montpellier, dans un concours, une place d'agrégé à laquelle la nomination prochaine d'un professeur à la chaire que la mort de Baumes avait laissée vacante donnait de l'importance. Il parut avec éclat dans les épreuves; mais il vécut à peine assez pour connaître les résultats du concours. Il mourut vers le mois de juillet 1829. Miquel a publié les ouvrages suivans :

La médecine vengée, poème en quatre chants. Paris, 1819, in-8; 2e édit., *ibid.*, 1819, in-8.

Éloge de Parmentier. Paris, 1822, in-8.

Éloge de Xavier Bichat. Paris, 1822, in-8.

Traité des convulsions chez les femmes enceintes, en travail et en couche; mémoire qui a remporté le prix proposé par la Société de médecine de Paris, pour l'année 1820. Paris, 1823, in-8.

Lettre à un médecin de province, ou *Exposition critique de la doctrine médicale de M. Broussais.* Paris, 1825, in-8. Deuxième édition, augmentée d'une *Lettre sur les variations de la médecine physiologique.* Paris, 1826, in-8. — La lettre sur les variations, etc., a été tirée à part.

Un mot de réponse à un mot de critique de M. Broussais. Paris, 1825, in-8.

Lettre nouvelle à un médecin de province, ou *Résumé des discussions qui ont eu lieu entre MM. Roche, Bousquet, Casimir Broussais et Miquel, sur la doctrine physiologique et sur la mortalité du Val-de-Grace; supplément à la première et à la seconde édition des lettres à un médecin de province.* Paris, 1828, in-8.

Thèse de concours pour l'agrégation. Montpellier, 1829, in-4.

(*Gazette médicale.*)

MOEGLING (Chrétien Louis), né à Tubingue le 12 juillet 1715, y fut reçu licencié en médecine l'an 1735. Pour perfectionner ses études, il voyagea en Allemagne, en Hollande, en France et en Italie. Reçu docteur en médecine en 1738, il fut nommé médecin pensionné de la ville et du canton de Tubingue en 1741, professeur extraordinaire en médecine à l'Université en 1748, et professeur ordinaire en 1752. Six ans plus tard, il fut nommé conseiller et premier médecin du Margrave de Bade-Dourlach. Il mourut le 22 janvier 1762.

Diss. inaug. medica pro licent. (*præs. Alex. Camerario*) *de peste.* Tubingue, 1735, in-4.

Diss. de saluberrimo aeris moderate calidi et sicci in microscomum influxu. Tubingue, 1746, in-4.

Oratio exhibens dilucidationes principiorum chymicorum, qua munus professoris extraord. auspicatus est. Tubingue, 1746, in-4.

Tentamina semiotica exhibentia methodum 1. cognoscendi morbos in *genere ; 2. cautè dijudicandi urinas in morbis ; 3. crises. pars I.*Tubingue, 1746, in-4.

Tentamina semioticæ exhibentia methodum 1. cautè dijudicandi sudores in morbis; 2. vomitus et diarrhoeas; 3. salivam et sputum ; 4. pulsum ; 5. sanguinem. pars II. Tubingue, 1748, in-4.

Tentamina semioticæ exhibentia methodum 1. eruendi signa et genuinos morborum characteres ; 2. cognoscendi morbos ab aucto æque ac imminuto spirituum animalium elatere promanantes; 3 cognoscendi morbos a corruptione lymphæ ortos, pars III. Tubingue, 1749, in-4.

Tentamina semioticæ.,exhib.metho-

dum cautè instituendi prognosin medicam, pars IV. Tubingue, 1754, in-4.

Diss. pro loco præs. ord. de tutissima methodo curandi morbos plurimos eosque gravissimos. Tubingue, 1752, in-4.

Tractatus pathologico - practicus, exhibens 1. febres continuas , et 2. febres intermittentes. Tubingue, 1758, in-4.

Diss. divinum Hippocratis in morbis epidemicis malignis. Tubingue, 1758, in-4.

Le *Journal helvétique* et le *Mercure de France* contiennent divers mémoires de Moegling.

(Boerner.—Meusel.)

MOEHRING (Paul Henri Gerhard), médecin et naturaliste, né à Sever le 21 juillet 1710, étudia de 1729 à 1732 à Dantzig; il continua ses études à Breslau, Dresde et Wittemberg, et fut reçu docteur en médecine dans la dernière de ces Universités en 1733. Il revint pratiquer l'art de guérir dans sa ville natale, où il obtint en 1742 le titre de médecin pensionné de la ville et du canton. L'année suivante, il fut nommé premier médecin du comte d'Anhalt-Zerlst. Il mourut le 28 octobre 1792. Mœhring fut un bon observateur; il a publié un assez grand nombre de cas intéressans dans ses ouvrages de pratique.

Diss. (præs. J. A. Kulmo) schediasma de quibusdam præjudiciis medicis Gedani. 1732, in-4.

Diss. inaug. med. (præs. Abrah. Vatero) de inflammationis sanguineæ theoria medica. Wittemberg, 1733, in-4.

Primæ lineæ horti privati , in proprium et amicorum usum per triennium exstructi. Oldenbourg, 1736, in-8.

Historiæ medicinalis , junctis fere ubique corollariis , praxin medicam illustrantibus. Amsterdam, 1739,

in-4; *ibid.*, 1761, in-8. — C'est la même édition; le titre seul est nouveau. *Cum III , tabb. aen.*

Mytulorum venenum et ab eo natas papulas cuticulares , epistola ad D. D. Paul Gottlieb Werlhof, illustrat et utriusque rationem definit. Brême. 1742, in-8.

Kurzer entwurf der jetzo in den Niederlanden befindlichen pestilenzialischen Viehseuchen , nebst den dagegen dienlichen Mitteln , abgefasset im Jenner 1745, und auf hoch Fürstl.

*Anhalt-Zerbstischen Befehl zum Ge-
brauch der Unterthanen der Herr-
schaft Sever herausgegeben.* Aurich,
1745, in-4.

Avium genera. Brême, 1752, in-8.

Il a publié dans le *Commercium litterarium noribergense:*

D. D. Mencelii vita. Vol. II,
1732, hebd. 8, p. 377 sq. — *Observatio de anatome vegetabilium.* Vol. III,
hebd. 5, p. 37 sq. — *Memoria D. D.
Jo. Gekulmi. Ibid.,* hebd. 17, p. 127
sq. — *Status meteorico-epidemicus
sevenarus. Ibid.,* vol. IV, hebd. 31,
p. 241. — *Obs. de pleuripneumonia a
catarrho,* cum febre continua quoti-
diana periodica. Ibid., hebd. 32, p.
249 s. — *Status meteorico-epidemicus
Severensis per hiemem anni* 1734 *et*
1735. *Ibid.,* vol. V, hebd. 15, p. 123.
—*De usu stellarum marinarum. Ibid.,*
hebd. 19, p. 145. — *De mercurii
dulcis compositione. Ibid.,* hebd. 20,
p. 185. — *De periaplicis turcicis.
Ibid.,* hebd. 26, p. 204 sq., fig. —
*De allio, medicamento lithomtriptico.
Ibid.,* hebd. 28, p. 219. — *De affectu
plenarii mensium defectus. Ibid.,* hebd.
34, p. 216. — *De epilepsia sympa-
thetica inter duos fratres. Ibid.* — *De
partu difficili ex prmaturis laboribus. Ibid.,* hebd. 42, p. 327 sq. — *De
empyemate duplici, altero rupto, altero
resoluto. Ibid.,* p. 332.—*De obsessione
ficta. Ibid.,* hebd. 49. p. 385. — *De
papaveris rhoeadas degeneratione et
de vi prolifica plantarum. Ibid,* p. 286.
— *De lumbrico umbilicum perforante.
Ibid.,* vol. VI, hebd. 3, p. 17. — *De
corticis castaneæ equinæ, aurantio-
rum et Peruviani vi febrifuga. Ibid.,*
p. 20. — *De dysuria ex venere nimia.
Ibid,* hebd. 11, p. 82. — *De fluxu
hepatico infantum. Ibid.,* p. 83. —

*De pleuritide vera, ex subsequente
paraphrenitide cordisque inflammatione lethali. Ibid.,* hebd. 15, p. 115
et 123. — *De imaginatione bestiarum.
Ibid.,* hebd. 20, p. 154. — *De abortu
frequenti, gravibus symptomatibus
stipato. Ibid.,* p. 155, hebd. 21, p.
162 sq. — *De seminis profluvio invito
cronico. Ibid.,* hebd. 27, p. 200. —
*Observationes meteorologicæ et epide-
micæ Severæ.* 1735 *et* 1736, *habitæ.
Ibid.,* hebd. 3, p. 18 et hebd. 32, p.
249. — *De plantis monstrosis. Ibid,*
hebd. 32, p. 250. — *Meditationes
ulteriores de paraphrenitide. Ibid.,*
hebd. 52, p. 412. — *Observationes
meteorico-epidemicæ Severæ factæ.
Ibid.,* vol. VII, hebd. 6, p. 41. —
De tussi infantum convulsiva. Ibid.,
p. 42. — *Scapi monstrosi martagonis
vulgaris flore punctato rubente icon et
explicatio. Ibid.,* hebd. 21, p. 163.
— *De aphthis in scorbuticá virgine
integrum alimentosum canalem per-
meantibus. Ibid,* hebd. 46, p. 361.
— *De muliere abortus et partus præ-
coces sæpius passa. Ibid.,* vol. VIII,
hebd. 8, p. 47 sq. — *De validis convulsionibus, febri quotidianæ remit-
tenti in bimulo junctis. Ibid.,* p. 59.
— *Fumariæ radice cava et non cava
character specificus. Ibid.,* vol. X,
hebd. 6, p. 41 sq. — *De radicis scillæ
virtutibus. Ibid.,* hebd. 32, p. 249. —
*Illecebri Linn. character genericus
emendatus. Ibid.,* vol. XII, hebd. 1,
p. 4 — *Verbascum foliis cordatis cre-
natis acutis glabris floralibus ternis.
Ibid.,* hebd. 10. — *Digitalis foliis
calicis lanceolato lacinearibus acutis,
flore intus venoso, labio infimo acuto.
Ibid.,* vol. XIII, hebd 4, p. 28.
— *Digitalis foliis calicis lanceolatis
acutis, corollæ labio infimo obtuso.*

Ibid., p. 28. — *Lapsana, calicibus fructus undique radiatis subulatis patentibus : dorsi linea pilosa ; undique radiatis subulatis patentibus glaberrimis. Ibid.*, p. 94.—*Senecio, foliis pinnatifidis subtus tomentosis : pinnis linearibus patentissimis, rariter incisis. Ibid.*, hebd. 15, p. 117 sq. — *Felix pinnata, pinnis ad costam confluentibus pinnatifidis : inferioribus natantibus, laciniis ellipticis, sæpe integerrimis. Ibid.*, p. 118 sq. — *Felix fronde duplicatopinnata, pinnulis confertis oblongisintegerrimis. Ibid.*, p. 119.—*Felix fronde duplicato-pinnata pinnis pinnatis et pinnatifidis, foliolis laxis obtusis, apicem versus serratis. Ibid.*, p. 119 sq., it. 1744, hebd. 50, p. 390 sq. — *Atriplex incana, caule annuo plamari, fructibus sessilibus et aliis longe pedunculatis. Ibid.*, vol. XIV, hebd. 4, p. 31. — *De medulla sine globulis sago, ejusque præparatione et usu. Ibid.*, hebd. 49, p. 390 sq.—*Lapsana calicibus fructus angulatis, florum umbellulis subsellibus et aliis e longis pedunculis rigidis ramosissimis. Ibid.*, vol XV, hebd. 31, p. 247 sq.

Il a inséré dans les *Act. Acad. naturæ curiosorum :*

De pleuropneumonia, a sanguine menstruo per vomitorium thoracem versus presso, oborta. Vol. IV, obs. 92, p. 344 sq. — *De aurigine. Ibid.*, obs. 93, p. 348 sq. — *Pleuropneumoniæ epidemicæ species, e vociferatione in peripneumoniam desinens. Ibid.*, obs. 94, p. 352 sq. — *Hydrops universalis, cum apoplexia, epilepsia, phrenitide, vermibus, etc., sanatus.* Vol. V, obs. 15, p. 15-33. — *Tumor sine sensu durus, in pharyngis laryngisque musculis. Ibid.*, obs. 4, p.

43 sq. — *Rabies canina infantem quatrimulam media hieme trucidans. Ibid.*, obs, 5, p. 35 sq. — *De paralysi dextri lumbi ac femoris. Ibid.*, obs. 42, p. 159 sq. — *De paralysi manus dextræ. Ibid.*, obs, 43, p. 63 sq. — *Lutræ maris systema biliosum. Ibid.*, obs. 44, p. 166 sq. *Cum fig.* — *Lutræ maris systema urinosum et spermaticum. Ibid.*, obs. 45. p. 169 sq. *Cum fig.*— *Pleuripneumonia dextri lateris, vigesimo octavo demum morbis die perfectè soluta. Ibid.*, obs. 174, p. 407 sq. —*Cotula foliis lanceolato-linearibus pinnatifidis amplex caulibus.* Vol. VI, obs. 84, p. 298 sq. — *De valerianis cornucopiodibus vulgo dictis. Ibid.*, obs. 85; p. 301 sq. — *De Narthecio, novo plantarum genere. Ibid.*, obs. 117, p. 384. *Cum fig.* — *Caucalis involucro universali monophyllo : partiali triphyllo. Ibid.*, obs. 118, p. 401 sq. — *Erysimum foliis radicalibus pinnato dentatis, apicè subrotundis, caulinis superioribus lineari pinnatifidis acutis. Ibid.*, obs. 119, p. 403 sq. — *Raja varia, dorso medio glabro, unico aculeorum ordine in cauda, Artedi. Ibid.*, obs. 144, p. 482. — *Rajæ clavatæ auctorum adfinis. Ibid.*, obs. 145, p. 485. — *Raja varia, corpore medio glabro, cartilagine transversa in dorso et ventre, triplici aculeorum ordine in caudâ. Ibid.*, obs. 146, p. 485 sq.— *Hypericum floribus trigymicaule quadrato annuo.* Vol. VII, obs. 117, p. 402 sq. — *Hypericum floribus trigynis, caule annuo, foliis punctatis, obtusis Linn. royal, Haller. Ibid.*, obs. 118 p. 404. — *Hypericum humi fusum, villosum, floribus lateralibus triginis, pedunculis nudis. Ibid.*, obs. 119, p. 405 sq. — *Polytholitus Reæ Linnei in*

schisto nigro duriusculo. Vol. VIII, obs. 122, p. 448 sq. *Cum fig.—Fucus caule tereti, folio singulari oblongo, marginibus undulatis. Ibid.,* obs. 123, p. 450 sq. *Cum fig.*

Eine Beobachtung über die sogenannte Liguster-Raupe oder den

Sphinx des Hrn. von Reaumur, mit einem Kupfer; in Rœsel's Insektenbelustigungen.

Il y a plusieurs lettres de Moehring dans le recueil de Haller.

(Boerner. — Haller.)

MOEHSEN (Johann Karl Wilhelm), l'un des médecins du dernier siècle qui aient le plus cultivé la littérature médicale et l'histoire de la médecine, était né à Berlin le 9 mai 1722. Il fit ses études médicales à Iéna, à Halle, et fut reçu docteur en médecine dans la dernière de ces Universités en 1741. Bientôt après, il fut médecin du gymnase de Joachimsthal, à Berlin, place qui lui fut cédée par son grand-père Storch. En 1747, il fut membre du collége supérieur de médecine, en 1763 membre du collége supérieur de santé, en 1766 médecin du corps des Cadets et de l'Académie militaire, et enfin, en 1778, premier médecin du roi. Il joignit à ces titres celui de membre d'un grand nombre d'Académies, et mourut le 22 septembre 1795. Ses ouvrages sont estimés.

Diss. inaug. de passionis iliacæ causis et curatione. Halle, 1741, in-4; Berlin, 1742, in-4.

De manuscriptis medicis, quæ inter codices Bibliothecæ regiæ berolinensis servantur. Epist. I. II. Berlin, 1746-1747, in-4.

Versuch einer historischen Nachricht von der künstlichen Gold-und Silberarbeit in den œltensten Zeiten. Berlin, 1757, in-4.

Commentatio de medicis equestri dignitate ornatis. Berlin, 1768, in-8.

Verzeichniss einer Sammlung von Bildnissen, grœsstentheils berühmter Aerzte, sowohl in Kupferstichen, schwarzer Kunst und Holzschnitten, als auch einigen Handzeichnungen; diesen sind verschiedene Nachrichten und Anmerkungen vorgesetzt, die sowohl zur Geschichte der Arzneygelahrtheit, als vornehmlich zur Ge-

schichte der Künste gehœren. Mit. Vignetten. Berlin, 1771, in-4.

Beschreibung einer Berlinischen Medaillen Sammlung, die vorzülich aus Gedæchtnissmünzen berühmter Aerzte besteht; in welcher verschiedene Abandlungen, zur Erklærung der alten und neuen Münzwissenschaft, imgleichen zur Geschichte der Arzneygelahrheit und der Litteratur eingerückte sind. 1ster und 2ter Theil. Mit vielen Kupfern. Berlin et Leipzig, 1772-1773, in-4.

Geschichte der Wissenschaften in der Mark Brandenburg, besonders des Arzneywissenschaft, von den œltesten Zeiten an bis zu Ende des schszehnten Jahrhunderts; in welcher zugleich die Gedæchtnissmünzen berühmter Aerzte, welche in diesem Zeitraum in der Mark gelebt haben, beschrieben werden. Berlin, 1781.

Sammlung merkwürdiger Erfahrungen, die den Werth und grossen Nutzen der Pokeninoculation nœher bestimmen kœnnen; ates und 3tes Stück.... Berlin, 1775, in-8.

Beytrœge zur Geschichte der Wissenschaften in der Mark Brandenburg von den œltesten Zeiten an bis zu Ende des sechszehnten Jahrhunderts, herausgegeben u. s. w. I. Leben Leonhard Thurneisser's zum Thurn, churfürstl. Brandenb. Leibarztes; Beytrag zur Geschichte der Alchymie, wie auch der Wissenschaften und Künste, in der Mark Brandenburg. u. s. w. II. Fragmente zur Geschichte der Chirurgie von 1417 bis 1598. Wie auch, zu Beantwortung der Frage: Ob die alte Verbindung der Chirurgie mit Barbirern aufzuheben sey? III. Verzeichniss der Dohm-und Kollegiatstifter; wie auch Mœnch-und Nonnenklœster, die ehemahls in der Mark Brandenburg florivet, oder auch auswœrtig von den Landesfürsten gestiften worden. Berlin et Leipzig, 1783, in-4.

Ob die bisherige Verbindung der Chirurgie mit dem Barbieren beyzubehalten oder abzuschaffen sey? in dem Magazin für die Gerichtliche Arzneyhunde und medicinische Policey B. 2. St. 2 (1784). — Ueber die Aqua Tofana. Berlin et Leipzig, 1784, in-4.

Promemoria über die mœglichst beste Bestimmung der Begriffe in Ertheilung medicinischer Responsorum über zweifelhafte Gemühszustœnde, im J. 1763, bey Gelegenheit eines verlangten Gutachten über eine eines zweifachen Kindermords schuldige Person, dem Obercollegio medico ubergeben; in Pyl's Repertorium für die œffentliche u. gerichtliche Arzneywissenschaft B. 2, st. 1. s. 28-78. (Berlin, 1790.)

Ueber die Branderburgische Geschichte des Mittelalters und deren Erlœuterung durch gleichzeitige Münzen; et dans les Mémoires de l'Académie royale des sciences, depuis l'avènement de Frédéric Guillaume II, au trône. Août 1786, jusqu'à la fin de 1787. (Berlin, 1792.)

Rede, dem Andenken des geheimen Raths Cothenius gewidmet; in der Samml. der Teutschen Abhandl:, welche in des konigl. Akad. der Wissensch. zu Berlin vorgelesen worden in den J. 1788 u. 1789. Berlin, 1793, in-4.

MOHRENHEIM (Joseph), chirurgien et accoucheur assez distingué, professeur d'ophthalmologie et de chirurgie à l'école médico-chirurgicale pratique de Vienne, fut appelé à enseigner à Saint-Pétersbourg la chirurgie et les accouchemens, et nommé, en 1783, conseiller à la cour de l'empereur de Russie. Il mourut dans les dernières années du siècle, ayant publié les ouvrages suivans, dont le dernier est moins intéressant qu'il n'est coûteux, et dont les autres renferment un assez grand nombre d'observations intéressantes.

Beobachtungen verschiedener chirurgischer Vorfœlle 1ster Band. Vienne, 1780. — ater Band. Dessaux, 1783, in-8.

Wienerische Beytrœge zur Arzneykunde, Wundarzneykunst und Geburtshülfe. 1ster Band. Vienne, 1781. — ater Band. Desseaux, 1783, in-8.

Abhandlung von der Entbindungskunst verfasst auf hœchsten Befehl Jhro Majestæt der Kaiserin aller Reussen, zum Nutzen Jhres *Reichs. Mit 46. Kupfertafeln, nebst deren besonderen Erklærung.* Saint-Pétersbourg, 1792, royal folio.

MOLINELLI (Pierre Paul), chirurgien distingué, laissé à tort dans l'oubli par les auteurs de la *Biographie universelle* et de la *Biographie médicale*, était professeur en médecine et en chirurgie dans l'Université de Bologne, membre de l'Institut de la même ville, premier chirurgien de l'hôpital de Sante-Marie-de-Vie, et associé étranger de l'Académie royale de chirurgie de Paris. Molinelli mourut le 15 octobre 1764, à l'âge de soixante deux ans. Il n'a point publié d'ouvrage étendu ; ses travaux ont été consignés dans les mémoires de l'Institut de Bologne, savoir :

Expériences anatomiques. T. I. 1731.

Sur une femme morte à la suite de longs et fréquens vomissemens. Ibid.

Sur l'extraction d'une masse fongueuse remplie de pierres, qui remplissait l'intestin rectum. Ibid.

Sur la fistule lacrymale. T. II.

Sur un anévrysme du bras, survenu à la suite d'une piqûre de l'artère brachiale. T. II; et séparément, Bologne, 1745, in-4.

Sur la blessure du tendon d'Achille. Ibid.

Sur les effets qu'on observe en liant ou en coupant les nerfs d'un animal vivant. Ibid, t. III, 1755.

Programma ad publicam chirurgicarum operationum in cadaveribus ostensionem. Bologne, 1742.

De la luxation de l'os hyoïde.Ibid, t. V.

De la rupture du tendon de la rotule. Ibid.

(Haller. — Portal.)

MOLINETTI (Antoine), anatomiste distingué, était de Venise. Il prit ses degrés à l'Université de Padoue, et revint pratiquer l'art de guérir dans sa ville natale. La réputation dont il jouissait comme anatomiste le fit appeler en 1649 à Padoue pour remplacer Vesling dans la première chaire d'anatomie. Il soutint dignement l'éclat dont l'Université jouissait pour cet enseignement, éclat qui disparut avec lui, et ne recommença à briller que quand Morgagni monta dans cette chaire illustrée par tant de grands hommes. En 1667, Molinetti succéda à Licetti, premier professeur de médecine théorique, tout en conservant sa première chaire. Il mourut vers 1675. On remarque dans ses ouvrages l'union qu'il a faite de la pathologie avec l'anatomie, et l'attention qu'il a d'éclairer la première des lumières de celle-ci. Ses ouvrages ont pour titres :

Dissertationes anatomicæ et patho-logicæ de sensibus, et eorum organis Padoue, 1669, in-4.

Dissertationes anatomico-patholo-gicæ, quibus humani corporis partes accuratissimè describuntur morbique singulas divexantes explicantur. Opus philosophis utile, medicis verò neces-sarium. Venise, 1675, in-4.

(Manget — Haller.)

MONDINO, en latin **MUNDINUS**, le rénovateur de l'anatomie chez les modernes, fut professeur à Bologne. On a long-temps dis-puté sur le lieu de sa naissance, et parmi les historiens, les uns l'ont fait naître à Florence, d'autres à Milan, à Bologne, à Forli ou dans le Frioul. Cette incertitude venait en partie de ce qu'il y a eu plu-sieurs médecins du nom de Mondino, un entre autres qui était de Forli, et qui alla s'établir à Bologne. Tiraboschi, d'après des docu-mens découverts par Fantuzzi, a démontré que Mondino l'anato-miste était de Bologne. Il y était professeur en 1316, on ignore depuis quelle année; et une ancienne chronique italienne de Bolo-gne, publiée par Muratori, place sa mort sous l'année 1326. Un document fourni par un autre ouvrage, et qu'on a lieu de présu-mer plus exact, place sa mort en 1325. C'est cette date qu'adop-tent Fantuzzi et Tiraboschi.

Mondino est le premier anatomiste depuis l'antiquité grecque qui ait disséqué des cadavres humains. Il publia une anatomie qui ser-vit pendant plus de deux siècles de manuel aux élèves, et de base aux leçons des professeurs. On faisait même une loi à ces derniers de lire et de commenter l'ouvrage de Mondino. Cet ouvrage n'est qu'un abrégé très-peu étendu, dans lequel les parties sont indiquées plutôt que décrites. La splanchnologie y est seule exposée avec assez de clarté, mais l'auteur passe rapidement sur les muscles, les vaisseaux et les os, et il ne parle pas des nerfs. Son ignorance dans ces parties de l'anatomie tient à la grossièreté de ses dissections et préparations. Voyez comme il s'y prend pour arriver aux mus-cles profonds des extrémités. Après les veines (de l'avant-bras), dit-il, on remarque beaucoup de muscles et beaucoup de cordons (ten-dons) grands et gros : donc il ne faut pas tenter l'anatomie sur un pareil cadavre (cadavre frais), mais dans un corps desséché au soleil pendant trois ans.

Ses procédés pour découvrir les nerfs ne sont pas moins mau-vais.

L'ouvrage de Mondino a eu de nombreuses éditions, nous don-nerons les titres des principales.

*Anathomia Mundini præstantissi-
morum doctorum almi studii ticinen-
sis curà diligentissimè emendata. Im-
pressa papie per magistrum Antonium
de Carcano.* 1478, in-fol.; Bologne,
1482, in-fol.; Padoue, 1484, in-4.
— *Anatomia totius corporis humani,
in Jo. de Ketham Fasciculo medicinæ.*
Venise, 1495, in-fol, 1500 et 1522,
avec fig. — *Anatomia emendata per
Mart. (Pollichium) Mellerstat. Accedit
Gentilis de Fulgineo additio, quæ est
reprobatio aliquorum dictorum Mundini in anatomiá præscripta.* Leipzig,
1505, in-4, Strasbourg, 1509, in-4;
Pavie, 1512, in-4; Strasbourg, 1513,
in-4; Rostock, 1514, in-8. — *Carpi
commentaria cum amplissimis additionibus super anatomiam Mundini
unà cum textu ejusdem in pristinum
et verum nitorem redacto.* Bologne,
1521, in-4; Lyon, 1525, in-8; *ibid,*
1527, in-24; *ibid,* 1528, in-8; Venise, 1538, in-12. — *Anatomia,
ad vetustissimorum aliquot Mss. codicum fidem collata justoque ordini
restituta per Joh. Dryandrum, cum
ejusdem scholiis.* Marbourg, 1541,
in-4; Lyon, 1551, in-12; Pavie, 1550,
in-8; Venise, 1580, in-12.

(Tiraboschi. — Hamberger. —
Haller.)

MONRO (Alexandre), célèbre anatomiste et chirurgien distingué, naquit à Londres en 1697. Après des études soignées, il voyagea, pour perfectionner ses connaissances, dans les contrées de
l'Europe les plus renommées pour la culture des sciences; il suivit
particulièrement les hôpitaux de Paris, et alla passer quelque temps
à Leyde, où il eut l'avantage d'obtenir l'amitié de Boerhaave. En
1719, il fut de retour à Edimbourg, où il fit des leçons publiques
d'anatomie; en 1721 et 1722, il en fit sur la chirurgie; et depuis
lors, il continua ces cours pendant quarante ans. Il mourut en 1767.
Membre d'un grand nombre de Sociétés savantes, Monro fut secrétaire de celle de médecine d'Edimbourg, et c'est lui qui publia les
six premiers volumes des Essais de cette Société, recueil dans lequel on trouve de lui beaucoup d'articles intéressans. Ses ouvrages
sont estimés.

*Osteology; or a treatise on the
anatomy of the bones. To which are
added a treatise of the nerves, an
account of the reciprocal motions of
the heart, and a description of the
human lacteal sac and duct.* Edimbourg, 1726, in-8; *ibid,* 1732, in-8.
6th edit. corrected and enlarged.
Edimbourg, 1758, in-8; *ibid,* 1763,
in-8. — Trad. en français (l'ostéologie
seulement), par Sue, avec des planches et leurs explications. Paris,
1759, in-fol. 2 vol.

Essay on comparative anatomy,
Londres, 1744, in-8. *A new edition,
with considerable improvements and
additions by his son, and other hands.*
Edimbourg, 1783, in-8. Trad. en
français, Paris, 17.., in-12.

*Observations anatamical and phy-
siological; wherein Dr. Hunter's claim
to some discoveries is examined. Illus-*

trated with figures. Edimbourg, 1758,
in-8.

*Answer to notes on the postscript
to observations anatomical and physiological.* Edimbourg, 1558, in-8.

*An expostulatory epistle to Dr. Wil-
liam Hunter.* Edimbourg, 1762, in-8.

*An account of the inoculation of
smal-pox in Scotland.* Edimbourg,
1765, in-8. Trad. en français par
M. *** D, m. p. Edimbourg et Paris,
1766, in-8. 75 pp.

*Whole works, collected and pu-
blished by his son Alexander. To which
is prefixed, a life of the author, written by his son Donald.* Edimbourg,
1781, in-4.

Les Essais de la Société de médecine d'Edimbourg renferment les articles suivans d'Alexandre Monro.

*Essay on the art of injecting the
vessels of animals.* Ed. med. ess. T. I,
p. 94. 1731.

*On the articulation, muscles, and
luxation of the Lower-Jaw.* Ed. med.
ess. T. I, p. 124.

*Improvement in performing the ope-
ration of the paracentesis or tapping
of the Belly.* Ed. med. ess. T. I, p. 214.

Of a tympany. Ed. med. ess. T. I,
p. 204.

Essay on the nutrition of the fœtus.
Ed. med. essays. T. II, p. 121 et p.
203. 1743.

*On the nourishment of plants while
in a fœtus state.* Ed. med. essays.
T. II, p. 225. — *Practical corollaries,*
etc. Ibid., p. 232,

*On the coats of the arteries, their
diseases, and particularly aneurism.*
Ed. med. essays. T. II, p. 264.

*On the aneurism occasioned by
blood letting.* Ed. med. essays. T. II,
p. 279.

*Anomalous appearances after an
ague.* Ed. med. ess. T. II, p. 301.

On the effects of the Conissi Bark.
Ed. med. ess. T. III, p. 32.

Remarks on chalybeate Waters, Ed.
med. ess. T. III, p. 47.

*Essay on the method of preparing
and preserving the parts of animal
bodies for anatomical use.* Ed. med.
ess. T. III, p. 107.

*On the diseases of lachrymal ca-
nals.* Ed. med. ess. T. III, p. 280.

Account of a procidentia uteri, Ed.
med. ess. T. III, p. 205.

An uncommon angina, Ed. med.
ess. T. III, 342.

*Asthma whith uncommon symp-
toms.* Ed. med. ess, T. III, p. 349.

*Description and uses of the intesti-
num duodenum,* Ed. med. ess. T. IV,
p. 65.

*An aneurism caused by a puncture
in bleeding.* Ed. med. ess. T. IV,
p. 299.

Of a white swelling. Ed. med. ess.
T. IV, p. 302.

*Of a loose cartilage in the joint of
the knee.* Ed. med. ess. T. IV, p. 305.

History of an ulcer of he leg. Ed.
med. ess. T. IV, p. 313.

*Remarks on the amputations of the
larger extremities.* Ed. med. ess. T. IV,
p. 321.

Dropsy from steatomatous omentum.
Ed. med. ess. T. IV, 428.

*On peruvian Bark in gangrenous
ulcers and small-pox.* Ed. med. essays.
T. V, p. 98.

*A Skull, uncommon for the num-
ber and size of the ossa triquetra,* Ed.
med. essays. T. V, p. 220.

*Mechanism of the cartilage betwen
the true vertebræ.* Ed. med. ess. T. V,
p. 224.

Remarks on the spermatic vessels and scrotum, with its contents. Ed. med. ess. T. V, p. 249.

On inguinal hernia in men. Ed. med. ess. T. V, p. 270.

Of hydrocele, hæmatocele, pneumatocele, varicocele, spermatocele, and sarcocele. Ed. med. essays. T. V, p. 299.

An essay on caries of the Bones. Ed. med. ess. T. V, p. 339.

Histories of the cure of lymphatics opened in Wounds. Ed. med. ess. T. V, p. 395.

Artificial passages for natural liquors. Ed. med. essays. T. V, p. 403.

On collections of bloody lymph in cancerous breats. Ed. med. ess. T. V, p. 410.

Description of several chirurgical instrumens. Ed. med. essays. T. V, p. 454.

Histories of successful indulgence of Bad habits in patients. Ed. med. ess. T. V, p. 491.

Unexpected cures. Ed. med. ess. T. V, p. 94.

Dissection of a cataractous eye. Ed. med. ess. T. V, p. 603.

The ureters obstructed by small stones. Ed. med. ess. T. V, p. 665.

Four cures of the tumefied ovarium. Ed. med. ess. T. V, p. 770.

Proofs of the contiguity of the lungs and pleura. Essays physical and litterary. T. II, p. 276.

Of a child escaping at a rent of the woumb into the abdomen. Ess. phys. and litt. T. II, p. 339.

Histories of tophacious concretions in the alimentary canal. Ess. phys. and litt. T. II, p. 345.

Remarks on procidentiæ ani, intersusceptio, inflammation, and valvula of the intestines. Ess. phys. and litt. T. II, p. 353.

Attempt to determine by experiments how far some of the most powerful medicines, such as opium; ardent spirits, et effect animals by acting on the nerves, to which they are primarily applied. Ess. phys. and litt. T. III, p. 292.

(Haller. — Hutchinson. — Rob. Watt.)

MONRO (ALEXANDRE), fils du précédent, et non moins distingué que son père comme anatomiste, né vers 1733 à Edimbourg, y fit ses études médicales sous son père, fut reçu docteur en médecine en 1755, devint professeur de médecine et d'anatomie de l'Université, et président du collége royal des médecins. Parmi ses ouvrages, qui sont estimés, on distingue son traité des bourses muqueuses, première monographie qu'on ait eue sur ce sujet.

De testibus et semine in variis animalis. Diss. inaug. Edimbourg, 1755, in-8.

De venis lymphaticis valvulosis et deearum imprimis origine. Londres, 1757, in-8; *ibid,* 1770, in-8; Edimbourg, 1773, in-12.

Oratio anniversaria harveiana in theatro coll. reg. medic. Lond. habita die 18 *octob.* 1757, 1758, in-4.

State of facts concerning the first proposal from the lungs into the cavities of the pleuræ, in answer to

M. Hewson. Edimbourg, 1770, *ibid.,* 1772, in-8 et in-12.

Observations on the structure and functions of the nervous system. Illustrated with tables. Edimbourg, 1783, in-fol.

The structure and physiology of fishes explained and compared with of men and other animals. Illustrated with figures. Edimbourg, 1785, in-fol.

A description of all the bursæ mucosæ of the human body, their structure explained and compared with that of the capsular ligament of the joints, and of these say which line the cavities of the thorax and abdomen; with remarks on the accidents and diseases which affect these several say, and on the operations necessary for their cure, with plates. Edimbourg, 1788, in-fol.

Experiments on the nervous system with opium and metallic substances; made chiefly with a view of determining the nature and effects of animal electricity. Edimbourg, 1793, in-4.

Observations on the muscles, and particulary on the effects of their oblique fibres. Edimbourg, 1794, in-4; et dans les *Transact. of the soc. of Edimb.* T. III, p. 250.

Three treatises, on the brain, the eye, and the ear. Illustrated by tables. Edimbourg, 1797, in-4.

Description on the seminal vessels. Ess. phys. and litt. T. I, p. 390.

Observations on gravid uteri. Ess. phys. and litt. T. I, p. 426.

Remarks on the intercostal muscles. Ess. phys. and litt. T. I, p. 447.

The cure of a fractured tendo Achilles. Ess. phys. and litt. T. I, p. 450.

History of a genuine valvules of the intestines. Ess. phys. and litt. T. II, p. 368.

Description of a human male Monster; illustrated by tables and remarks. Transact. of soc. of Edimb. T. III, p. 215.

Experiments relating to the animal electricity. Transact. of soc. of Edimb. T. III, p. 231.

(Reuss. — Rob. Watt.)

MONRO (Donald), frère aîné du précédent, né à Edimbourg en 1731, reçu docteur en médecine en 1753, servit comme médecin dans les troupes anglaises, et se fixa à Londres. Il est mort le 9 juin 1802. Donald Monro fut un praticien habile et un écrivain laborieux.

Thesis de hydrope. Edimbourg, 1753, in-8.

An essay on the dropsy, and its different species. Londres, 1755, in-12; *ibid,* 1756, in-8; 1765, in-8. Trad. en français (par Savary), Paris, 1760, in-12.

An account of the diseases, which are most frequent in the british military hospitals in Germany, from january 1761, till the return of the troops to England, in march 1763; to which is added an essay on the means of preserving the health of soldiers and conducting military hospitals. Londres, 1764, in-8.

Treatise on mineral waters. Londres, 1770, in-8, 2 vol.

Prælectiones medicæ ex Croonii instituto, et oratio Harveii, etc. Londres, 1775, in-8.

Observations on the means of preserving the health of soldiers, and of conducting military hospitals; on the diseases incident to soldiers in the time of service; and of the same diseases, as they have appeared in London. Londres, 1780, in-8. 2 vol. Trad en français par Lebégue de Presle, Paris, 1769, in-8. 2 vol.

A treatise on medical and pharmaceutical chemistry, and the materia to which is added an english translation of the pharmacopæia of the royal college of physicians in London of 1788. Londres, 1788, in-8. 3 vol. — *Appendix*. Londres, 1789, in-8. — T. IV. Londres, 1790, in-8.

An account on some neutral salts. In Philos. transac. 1767. *Abridg.* T. XII, p. 479.

On the good effects of the quassia root in some fevers. Philos. transact. 1768. *Abridg.* T. XII, p. 515.

Of a pure native crystallized natron, or fossil alkaline salt found in the country of Tripoli in Barbary. Philos. transact. 1771. *Abridg.* T. XIII, p. 216.

On the sulphureous mineral waters of Castle-Leed and Fairburn, in Ross-shire, and of the salt purging water of Githcaithly, in Pertshire, Scotland. Philos. transact. 1772. *Abridg.* T. XII, p. 271.

Dissection of a woman with child, and remarks on gravid uteri-plates. Essays phys. and litt. T. I, p. 403.

Cases of aneurism; with remarks. Ess. phys. and litt. T. III, p. 178.

Account on the Lisbon diet drink, in venereal cases. Ess. phys. and litt. T. III, p. 402.

On the state of the intestines in old dysenteries. Ess. phys. and litt. T. III, p. 516.

On the use of mercury in consumptive disorders. Ess. phys. and litt. T. III, p. 551. — *Additional case by* D. A. Monro. *Ibid*, p. 557.

Uncommon cases: violent scurvy: venereal disorders: obstinate intermittent fever: tumour in the brain: hydrocephalus: ossifications in mesentery. Medical transact., etc. 1772, T. II, p. 325.

On the method of making the otto of roses, at it is preparate in the east Indies. Transact. of. soc. of Edimb. 1790. T. III, p. 12.

MONTAGNANA (BARTHÉLEMY), l'un des plus célèbres médecins du quinzième siècle, était professeur en médecine à l'Université de Padoue en 1422, continuait les mêmes fonctions en 1441 et vécut jusque vers 1460. On a de lui un recueil de consultations qui fut long-temps en grande estime. Il y règne, à la vérité, une prolixité fatigante, les subtilités des doctrines scolastiques en rendent la lecture désagréable, mais il y a des faits curieux et quelques résultats intéressans d'une expérience longue et judicieuse. Montagnana était un médecin fort instruit pour son époque. D'ailleurs, un homme qui assure avoir fait quatorze autopsies cadavériques doit être rangé parmi les phénomènes extraordinaires de ce siècle.

Selectiorum operum in quibus con- silia variique alii, tum proprii, tum ascititii, continentur, liber unus et alter. Venise, 1497, in-fol. — *Con- silia magistri Bartholomei Monta- gnanæ. Tractatus tres de balneis patavinis. De compositione et dosi me- dicinarum. Antidotarium ejusdem.*

Consilia domini Antonii Cermisoni. Tractatus de theriacâ a Francisco Caballo editus. Cum tabulâ consiliorum et numero foliorum recenter additâ. Lyon, 1525, in-4; Venise, 1567, in-fol.; Francfort, 1604, in-fol.; Nu- remberg, 1652, in-fol.

(Tiraboschi. — Manget.)

MONTANO ou DA MONTE, en latin **MONTANUS** (Jean Bap- tiste), l'un des restaurateurs de la médecine grecque au seizième siècle, était de Verone, où il naquit en 1488. Après avoir pris soin de sa première éducation, son père l'envoya à Padoue pour étudier la jurisprudence; contre le gré de ses parens, Montano préféra la médecine, et il ne put être détourné de se livrer à l'étude de cette science par la rigueur avec laquelle on le priva de tout secours pécuniaire pendant le temps qu'il passa à Padoue et dans d'autres Universités. Il exerça l'art de guérir dans diverses villes, et finale- ment à Naples, puis à Venise, où il gagna en peu de temps une fortune qui lui permit de se livrer à loisir aux travaux littéraires. Ce fut à Padoue qu'il se retira alors. Appelé à occuper une chaire de médecine à l'Université de cette ville, il professa avec beaucoup de succès et de réputation. Montano mourut en 1551. On lui doit la traduction de plusieurs ouvrages de médecins grecs, notamment celle de plusieurs livres d'Aetius, que Cornarius n'avait pu traduire, n'ayant eu jusqu'alors qu'un manuscrit incomplet du grand ouvrage de cet auteur. Montano a beaucoup écrit. Ses ouvrages ont perdu la plus grande partie de l'importance qu'ils eurent à l'époque de leur publication.

Interpretatio latina libr. IV Medi- cinæ ex veteribus contractæ Aetii amideni. Bâle, 1535, in-fol.

Tabulæ in tres libros artis parvæ Galeni, per quas unusquisque facilè paterit uno intuitu totam artem me- dicam definitivo ordine traditam con- templari. Venise, 1546, in-fol. Pa- doue, 1558, in-fol.

Metaphrasis summaria eorum quæ ad medicamentorum doctrinam atti- nent in libris Aetii amideni medici.

Augsbourg, 1550, in-8; Padoue, 1550, in-8.

Consultationes medicæ de variorum morborum curationibus : operâ Hier. Donzellini et Philippi Bechii in con- gruum ordinem congestæ. Nurim- berg, 1550, in-fol; Bâle, 1557, in-8. *Idem opus tot ferè quot antè edita fuerant, consiliis auctum operâ Jo- hannis Cratonis à Crafftheim, edi- tum est.* Bâle, 1583, in-fol. *Nunc vero, post secundæ editionis appen-*

dicem et additiones, insigni novorum consiliorum auctuario ex *Ludovici Demoulini, rochefortii, codicibus exornatæ prodierunt* 1583, *in-fol.* Sans lieu d'impression. Francfort, 1587, in-fol.

Explicatio eorum, quæ pertinent ad tertiam partem de componendis medicamentis. Venise, 1553, in-8.

Libellus de gradibus et facultatibus medicamentorum. Wittemberg, 1553, in-8.

Quæstio : Examinans, quomodo médicamentum dicatur æquale, aut inæquale, videlicet, calidum, frigidum, humidum aut siccum. Padoue, 1554, in-8.

De excrementis, libri duo. Alter de fecibus ; alter de urinis. Quibus accessit quæstio ejusdem, quomodo medicamentum æquale vel inæquale dicatur. Padoue, 1554, in-8; Paris, 1555, in-16. *Accedit præterea huic editioni tractatus utilissimus de Morbo Gallico.*

Opuscula. I. Dé characterismis febrium, II. Quæstio de febre sanguinis, III. De uterinis affectibus : a Valentino Lublino, Polono, collecta. Vénise, 1554, in-8.

In libros Galeni de arte curandi ad Glauconem explanationes. Venise, 1554, in-8; Lyon, 1596, in-16.

In artem parvam Galeni explanationes à Val. Lublino, Polono, collectæ. Venise. 1554, in-8.

In primam fen primi Canonis Avicennæ, explanatio, à Valentino Lublino Polono, collecta. Venise, 1554, in-8.

In nonum librum Rhazis ad Almansorem regem expositio. Venise, 1554, in-4; Bâle, 1562, in-8. *Integritati à Johanne Cratone restituta.*

Explicatio eorum quæ pertinent tum ad qualitates simplicium medicamentorum, tum ad eorumdem compositionem. Venise, 1555, in-8.

Expectatissimæ in primam et secundam partem Aphorismorum Hippocratis lectiones. Venise, 1555, in-8.

Opusculum de uteri affectibus, maximè utile. Paris, 1556, in-16; et in libris gynæciorum ab Isr. Spachio editis, p. 303.

In quartam fen primi Canonis Avicennæ lectiones, à Val. Lublino collectæ. Venise, 1556.

In secundam fen primi Canonis Avicennæ lectiones in quibus agitur de causis, ægritudinibus, accidentibus, pulsibus et urinis à Francisco Pegaloto, Regiensi, collectæ et editæ. Venise, 1557.

Opuscula varia ac præclara: In quibus tota ferè medicina methodicò explicatur. Omnia post alios eruditos viros, qui in eis corrigendis desudarunt, nunc tandem Hieronymi Donzellini, Brixiani, opera in duo volumina digesta. Bâle, 1558, in-8 ; ibid, 1565, in-8.

Medicina universa, ex lectionibus éjus, cæterisque opusculis tum impressis, tum scriptis collecta, et in tres tomos nunc primùm decenti ordine digesta, studio et operá Martini Weinrichii Uratislaviensis. Francfort, 1587, in-fol.

In Galeni libros de elementis, de naturá humaná, de atrá bile, et tempéramentis : editi à Johanne Cratone. Hanovre, 1595.

Idea doctrinæ hippocraticæ de generatione pituitæ ; de melancholico humore : de coctione et præparatione humorum : De victûs ratione. Extat

cum methodo curativâ Alphonsi Ber-   (Manget. — Tiraboschi.)
toû. Francfort, 1621, in-8.

MONTEGGIA (Jean Baptiste), l'auteur du meilleur traité de chirurgie que possède l'Italie, était de Laveno, où il naquit en 1762. A l'âge de dix-sept ans, il fut reçu au nombre des élèves du grand hôpital de Milan, où il se fit remarquer par son ardeur pour le travail, et bientôt par ses talens. A vingt-quatre ans, il était déjà avantageusement connu par la publication d'un certain nombre de faits intéressans d'anatomie pathologique ; il mit successivement au jour des traductions, enrichies de notes, de l'ouvrage de Fritz sur les maladies syphilitiques, et du traité d'accouchemens de Stein, un discours académique sur l'étude de la chirurgie, beaucoup d'articles de journaux, et enfin ses institutions de chirurgie, ouvrage sur lequel l'illustre Scarpa porta le jugement le plus avantageux, et qui a placé Monteggia au rang des auteurs les plus judicieux qui aient entrepris des traités généraux de chirurgie. En 1791, Monteggia fut nommé médecin des prisons, en 1795 professeur de chirurgie, et plus tard premier chirurgien du grand hôpital de Milan. Il mourut au commencement de 1815. Il était membre des Académies de Mantoue, Génes, Venise, Livourne, Florence, Lucques, etc.

Fasciculi pathologici. Milan, 1789, in-8.

Annotazioni pratiche sopra i mali venerei. Milan, 1793, in-8.

Instituzioni chirurgiche. Milan, 1802, in-8, ... vol.; 2ᵉ édit., *ibid.,* 1813-181., in-8, 8 vol.

MONTEGRE (Antoine François Jenin de), physiologiste et médecin distingué, naquit à Bellei le 6 mai 1779. Après quatre ou cinq ans de service militaire, il vint étudier la médecine à Paris. Au bout de quelques années, il accepta une place d'ingénieur dans le cadastre ; mais il revint à la médecine et se fixa dans la capitale. En 1810, il fut appelé à la direction de la *Gazette de Santé*. Cette feuille, qui, depuis plusieurs années, n'était qu'un bulletin d'annonces ouvert au charlatanisme, prit, entre ses mains, un caractère plus honorable et plus scientifique. Montègre se fit d'ailleurs remarquer par des recherches physiologiques intéressantes et des ouvrages écrits avec science et avec goût. En 1818, il partit pour Saint-Domingue. Arrivé au port Jacquemel, il fut accueilli avec distinction par le président de la république, qui le pria de se rendre au Port-au-Prince, où lui-même devait bientôt retourner. Montègre s'étant jeté à l'eau pour sauver la vie à une femme qui se noyait, fut pris peu après de la fièvre jaune, à laquelle il succomba le 4 septembre 1818.

Du magnétisme animal et de ses partisans, ou *Recueil de pièces importantes sur ce sujet, précédé des observations récemment publiées.* Paris, 1812, in-8.

Expériences sur la digestion dans l'homme, présentées à la première classe de l'Institut de France, le 8 septembre 1812; suivies du rapport des commissaires nommés par l'Institut. Paris, 1814, in-8.

Examen rapide du gouvernement des Bourbons en France, depuis le mois d'avril 1814 jusqu'au mois de mars 1815. Paris, 1815, in 8; deuxième édition, *ibid,* 1815, in-8.

Observations sur les lombrics ou vers de terre, présentées à la première classe de l'Institut de France, et suivies du rapport fait à l'Institut par MM. Lamark et Cuvier. Paris, 1815, in-8, 1 pl. — Imprimées d'abord dans les *Mémoires du Muséum d'histoire naturelle.*

Des hémorrhoïdes, ou *Traité analytique de toutes les affections hémorrhoïdales. Nouvelle édition publiée par la veuve de l'auteur.* Paris, 1819, in-8. — Cet ouvrage avait d'abord paru dans le *Dictionnaire des sciences médicales,* où Montègre a inséré beaucoup d'autres articles.

MORAND (Sauveur François), fils d'un habile chirurgien, et lui-même un des chirurgiens les plus célèbres du dernier siècle, naquit à Paris le 2 avril 1697. Il fut nommé en 1730 censeur royal et chirurgien en chef de l'hôpital de la Charité. Il devint plus tard chirurgien major des gardes-françaises, et enfin chirurgien en chef de l'hôtel royal des invalides. C'est Morand qui occupa avant Louis la place de secrétaire général de l'Académie royale de chirurgie. Il était aussi membre de celle des sciences et d'une foule de Sociétés savantes, nationales et étrangères. Morand mourut le 21 juillet 1773.

Traité de la taille au haut appareil, avec une lettre de M. Winslow sur la même matière. Paris, 1728, in-12.

Lettre sur la taille. Paris, 1732, in-12.

Éloge historique de M. Mareschal, premier chirurgien du roi. Paris, 1737, in-4.

Réfutation d'un passage du traité des opérations de chirurgie. Paris, 1739, in-12.

Discours dans lequel on prouve qu'il est nécessaire au chirurgien d'être lettré. Paris, 1743, in-4.

Recueil d'expériences et d'observations sur la pierre (par MM. Morand et Bremond). Paris, 1743, in-12, 2 vol.

Catalogue des pièces d'anatomie, etc. qui composent l'arsenal de chirurgie, formé à Paris pour la chancellerie de médecine de St-Pétersbourg. Paris, 1759, in-12.

*Opuscules de chirurgie. Paris, 1768,
1772, in-4, 2 vol.*

*Histoire de l'Académie royale de
chirurgie, en tête du second volume
des pièces qui ont concouru pour les
prix.*

*Observations sur les sacs membra-
neux, pleins d'hydatides sans nombre
attachées à plusieurs viscères du bas-
ventre. Mém. de l'Acad. des sc. 1722.*

*Description d'un réseau osseux
observé dans les cornets du nez de plusieurs quadrupèdes. Ibid, 1724.*

*Nouvelles observations sur le sac et
le parfum de la civette, avec une analogie entre la matière soyeuse qu'il
contient et les poils qu'on trouve quelquefois dans les parties intérieures du
corps de l'homme. Ibid, 1728.*

*Observation anatomique sur une
altération singulière du crystallin et
de l'humeur vitrée. Ibid., 1730.*

*Recherches sur l'opération de la
taille par l'appareil latéral. Ibid.,
1731.*

*Sur quelques accidens remarquables
dans les organes de la circulation du
sang. Ibid., 1732.*

*Description anatomique d'un mou-
ton monstrueux. Ibid., 1733.*

*Sur la réunion des deux bouts d'un
intestin, une certaine portion du canal
étant détruite. Ibid., 1735.*

*Observations anatomiques du cœur
d'un soldat blessé d'un coup d'épée,
qui a vécu neuf jours et quatre heures.
Ibid., 1735.*

*Sur les changemens qui arrivent
aux artères coupées, où l'on fait voir
qu'ils contribuent essentiellement à la
cessation des hémorrhagies. Ibid., 1736.*

*Observation sur l'anatomie de la
sangsue. Ibid., 1739.*

*Examen des remèdes de Mademoi-
selle Stephens pour la pierre. Ibid.,
1740, 1741.*

*Sur des pierres de fiel singulières.
Ibid.*

*Sur les eaux minérales de St-Amand,
en Flandre. Ibid., 1743.*

*Observations anatomiques sur quel-
ques parties du cerveau. Ibid., 1744.*

*Description d'un veau monstrueux.
Ibid., 1745.*

*Description d'un petit faon de biche
monstrueux, envoyé par le roi à l'A-
cadémie. Ibid., 1747.*

*Histoire de l'enfant de Joigny qui
a été trente-un ans dans le ventre de
sa mère, avec des remarques sur les
phénomènes de cette espèce. Ibid.,
1748.*

*Expériences de l'électricité appli-
quée à des paralytiques. Ibid., 1749.*

*Description d'un hermaphrodite que
l'on voyait à Paris en 1749. Ibid.,
1750.*

MORAND (Jean François Clément), fils aîné du précédent, naquit à Paris le 28 avril 1726. Il fut reçu docteur en médecine en
1743, et chargé bientôt après de faire des cours d'anatomie et des
leçons sur les accouchemens. Il devint pensionnaire de l'Académie
des sciences, médecin adjoint de l'hôtel des Invalides, et membre
d'un grand nombre d'Académies nationales ou étrangères. Il s'occupa beaucoup de l'emploi économique du charbon de terre, et
publia les ouvrages et opuscules suivans, séparés ou dans divers
recueils.

Question de médecine sur les hermaphrodites. Paris, 1748.

Mémoire sur la qualité dangereuse de l'émétique des apothicaires de Lyon. Paris, 1751, in-4.

Histoire de la maladie singulière et de l'examen du cadavre d'une femme devenue en peu de temps toute contrefaite par un amollissement général des os. Paris, 1752, in-12.

Lettre à M. Leroi sur l'histoire de la femme Supiot. Paris, 1753, in-8.

Recueil pour servir d'éclaircissement sur la maladie d'une fille de Saint-Geomes, près Langres, laquelle depuis plusieurs années jetait des pierres, tantôt par la bouche, tantôt par la voie des urines. Paris, 1754, in-12.

Lettre sur l'instrument de Roger Roonhuysen, med. Paris, 1755, in-12.

Lettre à M. Le Camus sur les médecins-chirurgiens du Val-d'Ajol. Paris, 1755, in-12.

Quæstio medica : ergo ex heroibus heroes. Paris, 1757, in-4.

Lettre à M. Rönnov sur un remède anti-vénérien du sieur Nicole. Paris, 1764, in-12.

Recherches anatomiques sur les rats. Paris, 1769.

L'art d'exploiter les mines de charbon de terre. Paris, 1769, 1779, in-fol.

Diss. ergo Lithanthraces, vulgo Hullæ, pabulum igni præbent sanitati innoxium. Paris, 1771; in-4.

Mémoire sur la nature, les effets, propriétés et avantages du feu de charbon de terre apprêté. Paris, 1770, in-12.

Mémoire sur le feu de houille ou charbon de terre. Paris, 1770, in-fol.

Lettre sur feu M. Morand, son père, adressée aux différentes Académies dont il était membre. Paris, 1773, in-8.

Recherches anatomiques sur la structure et l'usage du thymus. Mém. de l'Acad. des sciences de Paris. 1759.

Histoire de la maladie d'une femme dont les membres sont devenus en peu de temps contrefaits d'une façon singulière. Mém. de l'Acad. des sciences. 1761.

Description de la grotte de la Bolme, en Dauphiné. Mém. présentés à l'Acad. des sc. 1755, t. II.

Mémoire pour servir à l'histoire naturelle et médicale des eaux de Plombières. Mém. présentés à l'Acad. des sciences. 1768. T. V.

Histoire d'une maladie très-singulière arrivée à deux bouchers de l'Hôtel royal des Invalides. Mém. de l'Acad. des sciences. 1766.

MOREAU (Réné), savant médecin de Paris au dix-septième siècle, était né à Montreuil-Bellay, en Anjou. Après avoir commencé ses études médicales sous son père, il vint se mettre sur les bancs de l'école de Paris en 1616, fut licencié en 1618 et docteur l'année suivante. Il demeura long-temps chez Simon Piètre, deuxième du nom, fameux médecin de son temps, qui conçut de l'estime pour lui, et lui fit épouser sa nièce. Moreau fut fait doyen de la Faculté de médecine pour les années 1630 et 1631, et s'acquitta très-dignement de cette charge. En 1632, on le nomma professeur royal en médecine et en chirurgie; il mourut le 17 octobre 1656. Moreau avait formé une riche bibliothèque qui fut vendue par son fils, et dont la partie médicale passa dans celle de Fouquet. Réné Moreau est auteur des ouvrages suivans :

Renati Morelli, Molinæi Andegavensis, anticalotta. Ad Eud. virum Joannem Morellum. Paris, 1614, in-4, pp. 16. Moreau prétend faire voir dans cette pièce qui est en vers que la calotte est mal saine; *insalubre admodum capitis operimentum.* Elle est opposée à l'éloge de la calotte, faite aussi en vers par Jean Morel. *Joannis Morelli calotta, salutare admodum capitis operimentum.* Paris, 1611, in-4, pp. 18.

Petri Brissoti apologetica disceptatio, in quâ docetur per quæ loca sanguis mitti debeat in viscerum inflammationibus, præsertim in pleuritide. Editio nova à Renato Moreau illustrata, qui dialexin de missione sanguinis in pleuritide subjunxit. Adjuncta est Petri Brissoti vita. Paris, 1622, in-8. — La *Dialexis* de miss. sanguinis a été réimprimée à la suite de l'*Histoire abrégée de la médecine*, de Schulze.

Schola salernitana, hoc est, de valetudine tuendâ opus, novâ methodo instructum, infinitis versibus auctum, commentariis Villanovani, Curionis, Crellii et Constansoni illustratum. Adjectæ sunt animadversiones novæ et copiosæ Renati Moreau. Paris, 1625, in-8.

Jacobi Slyvii, Ambiani, opera medica, jam demum in sex partes digesta, castigata et indicibus necessariis instructa. Adjuncta est ejusdem vita et icon, operâ et studio Renati Moræi; doctoris medici parisiensis. Genève, 1630, in-f.

De manu regia oratio panegyrica et inauguralis, habita in collegio cameracensi regio, die jovis 21. Aprilis, a Renato Moreau, medicinæ et chirurgiæ professore regio. Paris, 1633, in-4, pp. 22.

Gulielmi de Baillou vita. A la tête des *Consilia medicinalia* de cet auteur. Paris, 1635, in-4.

Joannis Martini junioris prælectiones in librum Hippocratis Coi, de morbis internis, editæ à Renato Morello. Paris, 1637, in-4.

Défense de la faculté de médecine de Paris contre son calomniateur (Théophraste Renaudot). Paris, 1641, in-4.

Epistola exegetica ad Cl. V. Baldum de affecto loco in pleuritide. Paris, 1641, in-8.

Discours curieux du Chocolate, traduit de l'espagnol d'Antoine Colmenero de Ledesma; avec des annotations par René Moreau. Paris, 1643, in-4.

De laryngotomiâ. Avec : *Thomæ Bartholini de anginâ puerorum Campaniæ, Siciliæque epidemicâ exercitationes.* Paris, 1646, in-8.

Centonis Κακοῤῥαφιας *diffibulatio, in quâ plæraque diplomata academiæ monspeliensis falsi convincuntur.* Paris, 1646, in-4.

(Nicéron.)

MOREAU (de la Sarthe) (JACQUES LOUIS) naquit à Montfort, près de Mons, en 1771. Il fit chez les oratoriens de cette dernière ville ses études, qu'il vint achever à Paris. Très-jeune encore, il obtint au concours une place d'officier de santé dans les armées. Forcé par une blessure qu'il reçut à la main droite de renoncer à cette carrière, il revint à Paris et s'y fixa. De nombreux articles de critique et quelques ouvrages qu'il publia le firent avantageusement connaître. Il fut nommé sous-bibliothécaire de la Faculté de médecine , puis bibliothécaire. En 1814, il obtint le titre de professeur d'histoire de la médecine; il y joignit en 1817 celui de professeur de bibliographie médicale. L'ordonnance qui abolit la Faculté de médecine en 1822 détruisit cette position. Moreau de la Sarthe ne fut point compris, lors de la réorganisation de la Faculté en 1823, dans le nombre des nouveaux professeurs; il partagea la proscription dont furent frappés les Desgenettes, les Pinel, les Vauquelin, les Chaussier, etc. Il ne lui fut pas donné, comme au premier de ceux de ses collègues qui viennent d'être nommés, de voir le jour des réparations qu'amena la révolution de 1830. Il était mort le 3 juin 1826. Moreau avait légué en mourant sa bibliothèque à l'élève qui, dans un concours ouvert devant l'Académie royale de médecine, ferait preuve des connaissances les plus étendues en littérature et en philosophie médicales; il avait voulu ainsi encourager après sa mort la culture d'une branche des études médicales dont il s'était occupé avec prédilection.

Essai sur la gangrène humide des hôpitaux, d'après l'état actuel des connaissances chimiques et physiologiques, par Moreau et Burdin. Paris, an V (1796), in-8, 48 pp.

Eloge de Félix Vicq-d'Azyr, suivi d'un précis des travaux anatomiques et physiologiques de ce célèbre médecin, présenté à l'Institut, etc. Paris, an VI, in-8. 56 pp.

Esquisse d'un cours d'hygiène ou médecine appliquée à l'art d'user de la vie et de conserver la santé. Extrait d'une partie des leçons d'hygiène faites pour la première fois au lycée républicain, en l'an VIII, accompagné de notes, de deux tableaux analytiques, et d'un précis d'histoire naturelle de l'homme et de physiologie. Paris, 1797, in-8; ibid, 1800, in-8, 130 pp.

Quelques réflexions philosophiques et médicales sur l'Emile. — Amicus Plato, magis amica veritas. Paris, an VIII, in-8, 38 pp.

Observation sur une manie guérie par la coupe des cheveux; et, à ce sujet, quelques considérations physiologiques sur les poils, suivies d'une notice sur le mémoire de Lavoisier et Seguin, sur la transpiration des animaux. In-8, 17 pp.

Notice et observations médicales sur le recueil des mémoires relatifs aux établissemens d'humanité, traduit de l'anglais et de l'allemand, et publiés par ordre du ministre de l'intérieur, etc. In-8, 19 pp.

Quelques observations sur différentes maladies, à la guérison desquelles les ressources pharmaceutiques n'ont point concouru, suivies de considérations sur la consomption, et de réflexions physiologiques sur l'emploi médical des passions considérées comme des modifications du système nerveux, susceptibles d'être comparées à l'action des médicamens qu'elles peuvent souvent remplacer avec avantage. Paris, an VII, in-8, 44 pp.

Dissertation sur la gangrène humide des hôpitaux, présentée et soutenue à l'Ecole de médecine de Paris, l'an XI. Paris, an XI (1803), in-8, 19 pp.

Histoire naturelle de la femme, suivie d'un traité d'hygiène appliqué à son régime physique et moral, aux différentes époques de la vie. Paris, 1803, in-8, 3 vol. 11 pl.

Traité historique et pratique de la vaccine, qui contient le précis et les resultats des observations et des expériences sur la vaccine, avec un examen impartial de ses avantages et des objections qui leur sont opposées, et tout ce qui concerne la pratique du nouveau mode d'inoculation. Paris, an IX (1801), in-8.

Description des principales monstruosités dans l'homme et dans les animaux, précédée d'un discours sur la physiologie et la classification des monstres, avec fig. color. et grav., par Regnault. 1800, in-fol.

OEuvres de Vicq-d'Azyr, avec des notes et un discours sur sa vie et ses ouvrages. Paris, 1805, in-8, 6 vol.

L'art de connaître les hommes par la physionomie, par Lavater, avec une notice historique sur l'auteur, une exposition des recherches et des opinions de Lachambre, de Porta, de Camper, de Gall, sur la physionomie; une histoire anatomique et physiologique de la face, ainsi que d'articles nouveaux sur les caractères des passions, des tempéramens et des maladies. Paris, 1806-1809, in-4 et in-8, 10 vol.

Exposition et critique du système du docteur Gall, sur la cause et l'expression des principales différences de l'esprit et des passions, lues à l'Athénée de Paris. Décad. philosophique.

Sur les leçons d'anatomie comparée de G. Cuvier. Dans la *Revue philosophique, littéraire et politique.*

Sur la nosographie chirurgicale, par A. Richerand. Ibid.

Notice sur des recherches présentées à la Société de médecine de Paris, par M. Dupuytren, et relatives au genre d'asphyxie dont plusieurs ouvriers ont été récemment atteints dans une fosse d'aisance. Revue philos. litt. et polit.

Remarques physiologiques sur la physionomie de la voix, faisant suite à un article de Lavater sur le même sujet, et tirées d'une nouvelle édition de son ouvrage sur l'art de connaître les hommes par la physionomie. Revue philos.

Notice sur Hippocrate. in-12, 12 pp.

Lettres sur la vie des plantes, à madame Ad. Br. Revue philosop.

Notice sur les rapports du physique et du moral de l'homme, tirée de l'ouvrage de M. Cabanis. Revue philos.

Remarques philosophiques et médicales sur la nature de l'homme. Revue philosophique.

Fragmens pour servir à l'histoire des progrès de la médecine en France.

Paris, 1813, in-8, 60 pp.— C'est un titre particulier mis en tête d'articles sur l'ouvrage de Corvisart, tirés à part.

Fragmens pour servir à l'histoire de la médecine des maladies mentales et de la médecine morale. Paris, 1812, in-8, 102 pp. Titre mis à des articles sur le traité de Pinel sur la manie, insérés dans le *Moniteur.*

Notice sur la partie du magnétisme, relative à l'histoire de la physiologie et de la médecine morale. (Extrait du *Moniteur.*) Paris, 1813.

Fragmens et notes pour servir à l'histoire des maladies mentales et de la médecine morale. Deuxième série. Paris, 1814. Exemplaires d'articles insérés dans le *Moniteur : Sur Bedlam.* — *L'établissement du Dr. Willis.* — *L'ouvrage de Cox.*

De l'influence exercée par la médecine sur la renaissance des lettres, par M. Prunelle. Deux articles extraits du *Moniteur.*

Notice sur la vie et les ouvrages de Lavater. (Extrait du *Mercure de France.*) Paris, 1814, in-8.

Notice et réflexions sur la séance publique de la Faculté de médecine de Paris, pour l'ouverture de ses cours et la distribution des prix à ses élèves de l'école pratique, pour l'année 1816. Paris, 1816, in-8. (Extrait du *Moniteur.*)

Des études du médecin, de leurs connexion et de leur méthodologie, par Prunelle ; extrait par J. L. Moreau (de la Sarthe). Bibliothèque médicale, et à part.

Moreau (de la Sarthe) a fourni des articles au *Dictionnaire des sciences médicales ;* il succéda à Petit-Radel dans la rédaction générale du *Dictionnaire de médecine de l'encyclopédie méthodique,* dont il a publié les tomes....., tomes dans lesquels on remarque ces articles : *Médecine morale, Médecine mentale, Médecine clinique, Médecine légale, Nourriture,* Paris (*Hist. de la Fac. de méd. de*).

MORGAGNI (JEAN BAPTISTE), l'un des plus grands anatomistes du dernier siècle, et le prince des anatomo-pathologistes, naquit à Forli le 25 février 1682. Il perdit son père dès l'âge de sept ans, mais sa mère donna les plus grands soins à son éducation. Il en profita admirablement, et à quatorze ans il avait déjà des connaissances assez profondes en littérature pour qu'une Académie de Forli pût lui conférer le titre d'un de ses membres. En 1698, Morgagni se rendit à Bologne pour étudier la médecine. Il y eut pour maîtres, et bientôt pour amis, Hipp. F. Albertini et Ant.-Mar. Valsalva. Il fut reçu docteur en médecine en 1701. Quand Valsalva partit de Bologne pour Parme, Morgagni lui succéda dans la place de démonstrateur d'anatomie. La manière dont il en remplit les fonctions, et la publication de la première partie de ses *Adversaria anatomica,* lui acquirent la réputation d'un des premiers anatomistes de l'Europe. Après avoir passé plusieurs années dans ces exercices, Morgagni quitta Bologne pour aller à Padoue et à Venise. Au bout de quelques années, il alla à Forli pour y pratiquer l'art de guérir. Ce furent les succès même qu'il obtint qui l'empêchèrent de s'y fixer pour toujours. L'exercice pénible de la médecine était trop fatigant pour lui, et son activité s'accommodait mieux de travaux d'un autre genre. Appelé à remplacer à Padoue Ant. Vallisniéri dans la chaire de médecine théorique, il l'accepta volontiers, et en prit possession le 17 mars 1712. Il passa plus tard à la chaire d'anatomie. Morgagni fut pendant près de soixante années l'ornement de cette Université. Les nombreux ouvrages qu'il publia lui assignèrent une des places les plus élevées dans la classe des hommes du savoir le plus varié; mais ce qui lui assure l'immortalité, c'est son livre *de sedibus et causis morborum per anatomen indagatis*, trop connu et trop généralement admiré pour qu'il soit nécessaire d'en développer ici le mérite. Morgagni mourut chargé d'ans et d'honneurs le 6 décembre 1771.

Adversaria anatomica prima. Bologne, 1706, in-4; Leyde, 1714, in-4; Padoue, 1719, in-4; Leyde, 1723, in-4; *ibid*, 1741, in-4. — *Adversaria anatomica altera et tertia.* Padoue, 1717, in-4; et 1723, 1741 avec les précédens. — *Adversaria anatomica quarta, quinta et sexta.* Padoue, 1719, in-4; 1723, 1741 avec les précéd. — *Adversaria omnia.* Padoue, 1741, in-4.

De genere mortis Cleopatræ epistolæ duæ, dans l'appendice ajouté par Lancisi à la *Metallotecha vaticana* de Mercati. Rome, 1719, in-fol.

Nova institutionum medicarum idea. Padoue, 1712, in-4; Leyde, 1740, in-4; Padoue, 1741, in-4, avec les *Adversaria.*

De anatomicis Eustachii tabulis epistola. Dans l'édition d'Eustachi publiée par Lancisi, Rome, 1714, in-fol.; Genève, 1717, in-fol.; et dans le *Theatrum anatomicum* de Manget.

De lacrymalibus ductibus eorumque obstructione epistola. A la suite de l'ouvrage d'Anel sur sa nouvelle méthode de guérir les fistules. Turin, 1714, in-4.

De vitâ et scriptis Dominici Gulielmini. Genève, 1719, in-4; et dans les *Ephém. de l'Acad. des cur. de la nature.* 1715.

Epistolæ in Aurelium Cornelium Celsum et Q. Ser. Samonicum. In quibus de utriusque auctoris variis editionibus, libris quoque manuscriptis et commentatoribus disseritur. La Haye, 1724, in-4. — *Epistolæ decem, quarum sex nunc primum prodierunt.* Padoue, 1750, in-8; Venise, 1762, in-12; 2 vol.; et dans l'édition de Celse donnée par Volpi.

Epistolæ anatomicæ II. Edente Boerhaave. Leyde, 1728, in-4. — *It. cum XVIII epistolis, quæ Valsalvæ tract. de aure humanâ à Morgagno annexæ sunt.* Venise, 1762, in-fol.; Padoue, 1764, in-fol.

Ant. Maria Valsalva tractatus de aure humanâ, cum dissertationibus anatomicis (posthumis) recensuit et XVIII epistolis illustravit J. B. Morgagni. Venise, 1740, in-4, fig.

De calculis felleis epistola. In Miscel. Acad. nat. curios. 1730.

De iis quæ à Valsalvá in bononiensis academiæ instituto scientiarum recitata fuerunt epistola. Bologne, 1731, in-4.

Responsum medico-legale circà obstetricium judicium de mulieris virginitate. Rome, 1739, in-4.

De vitâ et scriptis Antonii Mariæ Valsalvæ commentariolum. Dans la Collection des œuvres de Valsalva, publiée par Morgagni. Venise, 1740-1741, in-4.

De sedibus et causis morborum per anatomen indagatis. Venise, 1762,
in-fol.; 2 vol.; Naples, 1762, in-4; Leyde, 1767, in-4, 4 vol.; Yverdun, avec une préface et une biographie de l'auteur, par Tissot, 1779, in-4; 3 vol.; Paris, éd. Chaussier et Adelon, 1820-22, in-8, 8 vol. Leipzig, 1827-29, in-8, 6 vol. Traduit en français par Désormeaux et Destouet. Paris, 1820-182., in-8, 10 vol.

Opuscula miscellanea, quorum non pauca nunc primum prodeunt, tres in partes divisa. Venise, 1763, in-fol., 3 part. Naples, 1763, in-4, 3 vol.

Opera omnia. Venise, 1762, in-fol., 6 vol.; Bassano, 1765, in-fol.; 5 vol.

MORTON (Richard), fils d'un prédicateur du Suffolk, étudia la théologie à Oxford : il fut ensuite précepteur, puis chapelain d'une famille du Worcestershire; mais comme il se sentait disposé à être du parti des non conformistes, il renonça à l'état ecclésiastique pour se donner à la médecine. Il obtint le titre de docteur en 1670, à Oxford, où il accompagnait le prince d'Orange. Il fut ensuite agrégé au collége des médecins de Londres, et il jouit d'une grande réputation comme praticien. Morton mourut dans le Surrey le 30 août 1698.

Phthisiologia, seu exercitationes de phthisi. Londres, 1689, in-8; Francfort, 1690, in-12; Ulm, 1714, in-4.

Πυρετολογ υ, *seu exercitationes de morbis universalibus acutis.* Londres, 1692, in-8; *ibid.,* 1693, in-8; Berne, 1693, in-8.

De febribus inflammatoriis. Londres, 1694, in-8.

Opera omnia. Amsterdam, 1696,
in-8; Genève, 1696, in-4; Leyde, 1697, in-4; Amsterdam, 1699, in-8.
— *Opera medica. Editio novissima in quâ præter tractatus varios prioribus subjunctos, alii rursus ad majorem illustrationem, et utilius augmentum adjiciuntur.* Genève, 1727, in-4, 2 vol.; Venise, 1733; Lyon, 1737; Genève, 1754, in-4, 2 vol.

(Jœcher. — Manget.— Haller.)

MOSCATI (le comte Pierre), fils d'un habile chirurgien, naquit à Milan au mois de juin 1739. Après avoir commencé ses études médicales sous son père, il alla les continuer en Toscane, puis à Turin, sous la direction de Bertrandi et Beccaria. Il prit depuis le grade de docteur en médecine et en chirurgie à l'Université de

Pavie, passa de là comme aide-médecin dans l'hôpital de Florence. Il vint enfin à Bologne, profitant partout des leçons des plus célèbres professeurs de ces Universités. Nommé en 1764, et au concours, professeur d'anatomie et de chirurgie dans l'Université de Pavie, nouvellement rétablie par l'impératrice Marie-Thérèse, Moscati publia, outre ses leçons d'anatomie en forme de tableaux, un discours sur les différences physiques qui existent entre l'homme et les animaux, qui fit beaucoup de bruit. En 1772, il fut aussi choisi par Marie-Thérèse pour professer les accouchemens et diriger l'établissement des Enfans-Trouvés. Entraîné dans la carrière politique par les évènemens de 1796, Moscati fut d'abord membre du conseil, puis du directoire de la république cisalpine; et, sous les gouvernemens qui se succédèrent en Italie, il occupa la direction générale de l'instruction publique, et obtint successivement les dignités de sénateur, comte, conseiller d'état, grand dignitaire de la Couronne-de-Fer et chevalier de la Légion d'honneur : il était en même temps médecin du vice-roi Eugène et de sa famille. Les changemens politiques de 1814 l'éloignèrent des affaires publiques; mais malgré le rôle assez important qu'il avait joué pendant la domination de Bonaparte, le comte Moscati resta dans sa patrie, et ne cessa point d'y jouir de la considération due à son mérite. Il mourut à Milan en 1824.

Observation sur une plaie au bas-ventre, avec issue et gangrène d'une portion d'intestin. Dans les *Mém. de l'Acad. roy. de chir.*, t. III.

Observation sur la rescision des amygdales tuméfiées; sur l'amputation faite avec succès, avec la méthode d'y procéder. Dans les *Mém. de l'Acad. roy. de chir.*, t. V.

Mémoire sur la fracture du col de l'humérus. Dans les *Mém. de l'Acad. de chir.*, t. IV.

Delle corporee differenze essenziali che passano fra la struttura de' brutie la umana. Milan, 1770, in-8; Brescia, 1771, in-8, avec supplément.

Osservazioni ed esperienze sul sangue e sull' origine del calor animale. Milan, 1776, in-12.

Osservazioni sulla medicina dei Morlachi, e sulla conformita del loro empirismo antichissimo con piu ricevuti principi della teoria medica. Dans les *Memorie dell' instit. nazion. italiano*, t. I.

Discorso academico dei vantaggi della educazione filosofica nello studio della chimia. Milan, 1784, in-8, 90 pp.

Sur une maladie convulsive observée dans l'hospice des Enfans-Trouvés de Milan (en italien). Milan, in-8.

De l'emploi des systèmes dans la médecine pratique. Discours inaugural, trad. de l'italien par Ch. Sultzer. Strasbourg, an VIII (1800), in-8, 32 pp.

Congietture sull' azione del mer-

curio vivo nel volvolo, et sulla natura del sugo gastrico. Dans les *Memor. della soc. italiana*, t. X.

Memoria sopra alcuni prodotti singolari dell' animale economia morbosa. Dans les *Mem. della soc. italiana*, t. XIII.

Sur la structure des tendons, (en italien) dans les *Atti fisico - critichi di Siena*, t. IV.

Moscati a mis une préface en tête de la traduction latine de la médecine de Brown.

(Desgenettes.—*Med. chir. Zeitung.*)

MOSCHION, l'unique auteur, dans l'antiquité, d'un ouvrage spécial d'obstétrique, vécut au second siècle de l'ère chrétienne, et appartint à l'école méthodique. On a eu beaucoup d'opinions erronées sur son compte et sur son mérite, jusqu'à l'époque, encore récente, où fut publiée la seule édition correcte que nous ayons de son ouvrage. Moschion ne doit point être compté, comme on l'avait cru, parmi les écrivains grecs; on sait positivement maintenant (car c'est lui-même qui nous l'apprend dans sa préface) qu'il écrivit en latin pour les sages-femmes qui n'entendaient pas le grec. Mais son ouvrage fut mis dans cette dernière langue à l'époque de la décadence, et l'original s'est perdu. Une version de seconde main fut faite en latin, dans le moyen-âge, et ce n'est que par ces copies que l'œuvre de Moschion nous est connue. Telle qu'elle est, elle suffit néanmoins pour lui assigner un rang honorable dans la littérature médicale de l'antiquité, et le premier, après Hippocrate, dans la littérature spéciale de la gynécologie.

L'ouvrage de Moschion se trouve, mais fort imparfait, dans la collection des *Gynæcia*; ce n'est que par l'édition suivante qu'on peut le connaître :

Moschionis de passionibus liber (græc. et lat.), quem ad mentem manuscriptigræci in bibliothecâ Cæsareoregiâ Vindobonensi asservati, tum propriis correctionibus emendavit, additâque versione latinâ edidit. F. O. Dewez. Vienne, 1793, in-8.

MOSELEY (Benjamin), savant médecin, né dans le comté d'Essex, mort en 1819, fut d'abord chirurgien et apothicaire à Kingston (Jamaïque) pendant la guerre des colonies contre la métropole, et devint chirurgien en chef de l'île. A la paix, il visita New-York, Philadelphie et la plupart des provinces américaines. Élu membre de la société philosophique, il passa quelque temps à Londres, alla prendre son premier grade comme médecin à Leyde, et après avoir parcouru l'Europe, revint se fixer définitivement à Londres en 1785. Il fut nommé médecin de l'hôpital militaire de Chelsea. Malheureusement pour sa réputation, il se montra l'un des plus ardens détracteurs de la vaccine, qu'il regardait comme une innovation des plus dangereuses, comme un véritable empoisonnement.

Moseley est auteur des ouvrages suivans :

Observations on the dysentery of the West-Indies; with a successful method of treating it. Londres, 1781, in-8.

Observations on the properties and effects of coffee. Londres, 1785, in-8, 2e edit. *with large additions*, 1785, in-8. 5e edition, *with considerable additions*, 1792, in-8.

Treatise on tropical diseases, and on the climate of the West-Indies. In which are included the treatment of the stings of scorpions, and of the stings and bites of other poisonous insects; of the bites of deadly venemous serpents; of the bites of mad dogs; of the dysentery; of the yellow-fever; of the tetanus, or locked-jaw; of cancers; of the belly-ache to which painters, printers, etc., are liable; of hæmorrhage from the lungs; of the hooping-cough, etc. Londres, 1788, in-8; *ibid.*, 1795, in-8. 4e edit. *with considerable additions*, Londres, 1803, in-8.

A treatise on sugar; with miscellaneous medical observations. Londres, 1799, in-8. 2e edition *much enlarged*, ibid, 1800, in-8.

Medical tracts. 2e edition. Londres, 1803, in-8.

A treatise on the lues bovilla, or Cow-pox: 2e edition with considerable additions. Londres, 1805, in-8, trad. en français (par Depping) et inséré dans le recueil intitulé : *La vaccine combattue dans le pays où elle a pris naissance.*

An Oliver for a Rowland; or, a Cow-pox epistle to the rev. Rowland Hill « under the wing of Surry chapel. » 5e edit. Londres, 1807, in-8.

Hydrophobia, its prevention and cure; with a description of the different stages of canine madness illustrated with cases. Londres, 1808, in-8.

A review of the report of the royal college of physicians of London on vaccination. Londres, 1808, in-8.

(Reuss. — Rob. Watt.)

MOTHERBY (George), docteur en médecine, né en 1731, pratiqua l'art de guérir à Highgate, près de Londres, et mourut à Beverley le 30 juillet 1793. Motherby se proposa d'enrichir la littérature anglaise d'un dictionnaire de médecine qui, tenant un juste-milieu entre l'extrême concision de Quincy et la prolixité de James, offrit en outre le tableau des nouvelles découvertes faites dans les diverses branches de l'art de guérir. Le succès dépassa ses espérances. Ce dictionnaire méritait une partie de sa réputation. En voici le titre :

A new medical dictionary or general repository of physic, containing an explanation of the terms, and a description of the various particulary relating to the anatomy, physiology, physic, surgery, materia medica, chemistry, etc., etc. Londres, 1778, in-fol.; deuxième édition, *ibid*, 1785, in-fol.; troisième édition, revue par

Wallis, *ibid*, 1794; *ibid*, 1805, *ibid*, 1807.

(Reuss. — Robert Watt. — Chaumeton.)

MUDGE (John), docteur en médecine, membre de la Société royale de Londres, né dans le Devonshire en 1720, exerça l'art de guérir à Plymouth, et mourut le 26 mars 1793. Il s'est particulièrement fait connaître par ses principes sur le traitement des affections catarrhales et de la phthisie commençante, contre lesquelles il recommande particulièrement l'emploi de nombreux et vastes cautères, et le régime adoucissant.

Dissertation on the inoculated Small-Pox; or an attempt to investigate the cause of the greater mildness of the disease in this form. Londres, 1777, in-8.

A radical and expeditious cure for a recent and catarrhous cough; also observations on respiration; remarks on some other diseases of the lungs; on the vis vitæ, as concerned in preserving and reinstating the health of an animal; strictures on the treatment compound fractures. Londres, 1778, in-12; *ibid*, 1782, in-8; *ibid*, 1783, in-8. — L'auteur veut que les fractures, même compliquées, soient pansées beaucoup plus rarement qu'on n'a l'habitude de le faire.

On removing the only defect in the lateral operation for the stone. In Philos. Transact. 1749, abridg. t. IX, p. 625.

Directions for making the best composition for the metals of reflecting telescopes; with a description of the process for grinding, polishing, and giving the great speculum the true parabolic curve. In Philos. transact. 1777, abridg. t. XIV, p. 157.

An experienced and successful method of treating the fistula in ano. Memoirs of the med. soc. of. London, 1795, t. IV, p. 16.

(Reuss. — Rob. Watt.)

MULLER (Gerhard Andreas), né à Ulm le 23 février 1718, alla à Tubingue en 1732 pour étudier la médecine, revint chez lui l'année suivante, et continua ses études en son particulier, voyagea ensuite pour perfectionner ses connaissances, s'arrêta à Strasbourg en 1738, et y reçut le grade de docteur en 1740. De Strasbourg, il se rendit à Worms où vivait alors sa famille; il s'y livra à la pratique, et il obtint bientôt la place de médecin pensionné de la ville. Ayant eu à faire un voyage à Weimar, il y fut nommé en 1743 médecin de la garnison, et il eut peu après l'inspection de la bibliothèque et le titre de conseiller du grand-duc. En 1750, il alla en

Pologne et y occupa un poste élevé; mais l'année suivante il fut appelé à Giessen en qualité de professeur ordinaire d'anatomie, de chirurgie et de botanique. En 1754, il passa à la première place de la Faculté de médecine; en 1755, il eut le titre de conseiller à la cour; en 1756, il fut médecin pensionné de la ville. Müller mourut le 26 février 1762.

Untersuchung der wahren Ursache von Newton's allgemeiner Schwere; wie auch der bewegenden Kræfte der Kærper. Weimar, 1743, in-4.

Vermischte Gedanken über allerhand zur Naturlehre, Arzneykunst und überhaupt zur Litteratur gehœrige Materien. 1ste Sammlung. Iéna, 1745, in-8.

Schreiben an einen guten Freund von der Ursache und von dem Nutzen Elektricitæt; als ein Anhang der Allgemeine schwere. Weimar, 1746, in-4.

Un partheyische Critic Leibnitzischen Monadologie, wie auch der vorher bestimmten Harmonie der Seele und des Leibes; bey Gelegenheit der Berlinischen Aufgabe entworfen. Iéna, 1748, in-8.

Oratio inauguralis de longævitate acquirandâ. Giessen, 1751, in-4.

Entwurf eines neuen Lehrgebœudes der naturlichen Philosophie und der Arzneykunst. Francfort-sur-le-Mein, 1752, in-8.

Nothdürftige Ablehnung einiger ihm gemachter empfindlincher Vorwürfe. Francfort, 1753, in-8.

Betrachtung über die Art und Weise der Mitwirkung der Nerven zu den muscülœsen Zusammenziehungen; bey Gelegenheit der Berlinischen Aufgabe kürzlich entworfen. Francfort, 1753, in-8.

De utilitate anatomes practicæ. Francfort, 1753, in-8.

Einleitung zu dem Entwurfe einer neuen Methode. Francfort, 1754, in-8.

Giessische Nebenstunden, die Arzneykunst Naturlehre und Litteratur betreffend. 1ste Sammlung. Francfort et Leipzig, 1755, in-8.

Diss. de oleis essentialibus, s. æthereis vegetabilium absque distillatione parandis. Giessen, 1756, in-4.

Diss. de solutione aluminis vitriolatâ, medicamento euporisto, polychresto. Giessen, 1757, in-4.

Diss. biga observationum chirurgico-medicarum. Giessen, 1757, in-4.

Diss. functionum corporis humani manifestarum genera et species reformata. Giessen, 1757, in-4.

Diss. de generibus et speciebus statuum præternaturalium, qui in partibus fluidis contentisque corporis humani locum habent. Giessen, 1757, in-4.

Diss. Iatrarche contracta. Giessen, 1757, in 4. — On attribue cette thèse au répondant C. Gruninger.

Diss. de vitiis motuum corporis humani in genere. Giessen, 1757, in-4.

Diss. de emendatâ an et ulterius emendandâ membra amputandi ratione. Giessen, 1757, in-4.

Richard Mead's medicinische Lehren und Erinnerungen; aus dem lateinischen übersetzt, mit grœsstentheils praktischen Anmerkungen. Francfort-sur-le-Mein, 1759, in-8.

Diss. sylloge observationum qua-

rumdam anatomicarum, imprimis de cisternâ lumbari ductuque chylifero. Giessen, 1760, in-4.

Diss. de oleo turtari, fœtido. Giessen, 1760, in-4.

Diss. de formatione indicationum generalium in febribus exanthematicis. Giessen, 1761, in-8.

(Boëmer. — Baldinger. — Mensel.)

MULLER (JEAN VALENTIN), laborieux, mais peu judicieux compilateur, né à Francfort-sur-le-Mein le 8 avril 1756, fit ses études médicales à Iéna, et y fut reçu docteur en 1780. Il s'établit ensuite dans sa ville natale, et commença au bout de quelques années à publier, avec une effrayante rapidité, des ouvrages sur des branches diverses des sciences médicales, et notamment sur la médecine domestique. Dans les dernières années du siècle précédent, les volumes s'échappaient de ses mains aussi vite qu'auraient pu faire de minces brochures de la plume d'un autre; mais aussi ne se faisait-il point scrupule d'y entasser une multitude de lambeaux enlevés à tous les livres qui lui tombaient sous la main.

Dissertatio de nervorum originibus. Iéna, 1778, in-4.

Dissertatio de scirrho. Iéna, 1780, in-4.

Abhandlung von der Drüsenverhœrtung. Leipzig, 1784, in-8.

Einige Vorschlæge zur Verhütung des Kindermords. Francfort, 1786, in-8.

Medicinisches praktisches Handbuch der Frauenzimmerkrankheiten. Francfort, 1788-1795, in-8, 4 vol.

Praktisches Handbuch der medicinischen Galanteriekrankheiten. Marbourg, 1788, in-8; Francfort, 1802, in-8.

Physiologie, oder Lehre von dem gesunden Zustand des menschlichen Kœrpers. Mayence, 1790, in-8.

Frankfurter medicinische Annalen. Francfort, 1789-90, in-8. — Journal publié avec G. F. Hoffmann, et continué sous ce titre :

Medicinisches Wochenblatt. Francfort, 1790-93, in-8. — Puis sous le titre de :

Medicinisches Rathgeber. Francfort, 1794-96, in-8.

Gemeinnützige Anleitung wie man sich für deu gegenwærtig herrschenden Ruhr bewahren kœnne. Francfort, 1794, in-8; *ibid*, 1794, in-8.

Gemeinnützige Rath, wie man sich bey herrschenden Krankheiten von der Ansteckung sichern kann. Francfort, 1794, in-8.

Anleitung, Kindbetterinnen in der vorkommenden Krankheiten zu behandeln. Francfort, 1795, in-8.

Praktisches populær Haus- und Handbuch, die gewœhnlichten Krankheiten zu heilen. Francfort, 1795, in-8.

Für Hypochondristen, Nervenkranke, Gichtpatienten, und Auszehrende. Francfort, 1795, in-8.

Der Selbstmord, nach medicinischen und moralischen Ursachen betrachtet. Francfort, 1796, in-8.

Ueber Bleykrankheiten. Francfort, 1796, in-8.

*Gründliche Anleitung; alle Arten

von venerischen Krankheiten genau zu erkennen, und richtig zu behandeln. Francfort, 1795, in-8.

Entwurf einer gerichtlichen Ärzney-wissenschaft. Francfort, 1796-1801, in-8, 4 vol.

Kurze Anleitung, wie man den männlichen und Frauenzimmertripper heilen kœnne. Francfort, 1796, in-8; *ibid,* 1802, in-8.

Abhandlung über verschiedenen Krankheiten welche ursprunglich aus einer Schœrfen stehen. Francfort, 1796, in-8.

Vermischte Aufsœtze und Bemerkungen aus der theoretischen und praktischen Heilkunde. Francfort, 1796, in-8.

Orthodoxie und Heterodoxie, oder Bemerkungen über den richtigen Gebrauch der Arzneymittel. Francfort, 1798, in-8.

Medicinisches Repertorium über Gegenstœnde allen Fœchern der Arzneywissenschaft, 1798, in-8.

Beweis, dass die Kuhpocken mit den natürlichen Kinderblattern in keiner natürlichen Verbindung steht. Francfort, 1801, in-8.

Kleines Handbuch der praktischen Arzneymittellehre, Francfort, 1803, in-8.

Ueber den Einfluss der Ideen auf die menschlichen Handlungen. Francfort, 1804, in-8.

Der Artz für Wœchnerinnen. Francfort, 1805, in-8.

Rapsodien in Bezug auf technische Heilkunde. Francfort, 1805, in-8.

Der Arzt für Venerisch-verlarvte Krankheiten. Francfort, 1808, in-8.

Der diætœtische Arzt. Francfort, 1808, in-8.

Neues medicinisches Taschenbuch. Francfort, 1804, in-8.

Praktische Anleitung zu Erkenntniss und Heilung der Lungensucht. Francfort, 1812, in-8.

Praktische Bemerkungen über die Kur des halbseiten Kopfwehes. Francfort, 1815, in-8.

Handbuch zur Toilettenlektüre für gebildete Frauen und medicinischer Rathgeber für das schœne Geschlecht zur Erhaltung der Schœnheit und Gesundheit, in jedem Alter und allen Lebensverhœltnissen. Francfort, 1813, in-8; *ibid,* 1817, in-8.

(*Med. chir. Zeitung.*—Meusel.)

MUNNICKS (Jean), né à Utrecht le 16 octobre 1652, y fit ses études, et fut reçu docteur en médecine le 29 octobre 1677. Le 11 décembre de l'année suivante, il fut nommé démonstrateur d'anatomie; et le 9 février 1680, il obtint la chaire d'anatomie, de médecine et de botanique. Munnicks mourut le 11 juin 1711.

Ses ouvrages ne renferment rien qui lui soit propre et n'ont plus qu'une bien mince valeur.

Dissertatio de urinis earumdemque inspectione. Utrecht, 1674, in-12; *ibid,* 1683, in-8.

Oratio de præstantiá rei herbariæ. Utrecht, 1678, in-4.

Oratio inauguralis de utilitate anatomiæ et fine. Utrecht, 1680, in-4.

Chirurgia ad praxim hodiernam adornata. Utrecht, 1689, in-4; Francfort, 1691, in-8; Amsterdam (Genève), 1715, in-4.

Oratio de discorde hominum con-cordiâ. Utrecht, 1693, in-4.

De re anatomicâ liber. Utrecht, 1697, in-4.

Oratio de morte. Utrecht, 1710, in-4.

Munnicks a travaillé à la quatrième et à la cinquième partie de *l'Hortus malabaricus.* 1683 et 1685.

MURALT (Jean), anatomiste et chirurgien de mérite, était de Zurich. Il fit ses études médicales à Montpellier, à Paris, à Leyde, et fut reçu docteur dans l'Université de Bâle en 1672. La chirurgie et les accouchemens l'avaient occupé d'une manière particulière. A son retour à Zurich, il pratiqua, et avec un égal succès, toutes les branches de l'art de guérir. Il fut chargé d'enseigner la physique, l'anatomie et la chirurgie. Muralt mourut en 1733. Il était membre de l'Académie des curieux de la nature. Outre une multitude d'observations consignées dans les mémoires de cette Société, Muralt a donné au public :

Dissertatio (præside Sylvio) de inflammatione et ulcere vesicæ. Leyde, 1668, in-4.

Diss. de inflammatione et ulcere virgæ. Leyde, 1668, in-4.

Diss. de morbis parturientum, et accidentibus quæ partum insequuntur. Bâle, 1671, in-4.

Diss. de bile et concrementis biliosis. Zurich, 1673, in-4.

Diss. de sanguine et excrementis humanis. Zurich, 1675, in-4.

Collegium anatomicum, in welchem alle Theile des Menschlichen Leibes samt den Krankheiten beschrieben werden. Nuremberg, 1687, in-8.

Vade-mecum anatomicum, sive clavis medicinæ. Zurich, 1677, in-12 ; Amsterdam, 1688, in-12.

Curationes medicæ, observationibus et experimentis anatomicis mixtæ. Amsterdam, 1688, in-12.

Kindbüchlein, oder Unterricht für

Wehemütter. Zurich, 1689, in-8.

Schriften von der Wundarzney. Bâle, 1691, in-8; *ibid,* 1711, in-8.

Hippocrates helveticus, oder der getreue sichere und wohlbewæhrte eydgenossische Stadt- Land- und Hausarzt. Bâle, 1692, in-8.

Physices specialis quatuor partes, Helvetiæ paradisus. Zurich, 1710, in-8.

Kriegs-und Soldaten Diæt. Zurich, 1712, in-8.

Neu eræfneter Gesundheitschaz wider den ansteckende Seuche an Menschen und Wieh. Zurich, 1714, in-8.

Preservatif, oder Verwahrungsmittel wider die dismaligen Wiehpesten. Zurich, 1714, in-fol.

Kurze Beschreibung der Ansteckenden Seuche der Pest. Zurich, 1721, in-8.

(Kestner. — Manget. — Haller.)

MURRAY (Jean André), le plus savant et le plus judicieux des auteurs du dernier siècle qui ont écrit sur la matière médicale, naquit à Stockholm le 27 janvier 1740. Il fit ses études d'abord dans sa ville natale, ensuite à Upsal, depuis 1756. En 1759, il voyagea dans les provinces méridionales de la Suède, et alla à Copenhague. Depuis 1760, ce fut à Gottingue qu'il continua ses études; il y fut reçu docteur en médecine en 1763. L'année suivante, il eut le titre de professeur extraordinaire, en 1768 celui de maître de philosophie. En 1769, il fut professeur ordinaire de médecine et inspecteur du jardin de botanique de l'Université. En 1780, il fut décoré du titre de chevalier de l'ordre de Wasa, et en 1782 de celui de conseiller à la cour. Murray mourut le 22 mai 1791. Tous ses ouvrages méritent d'être lus; mais son traité de matière médicale est un ouvrage du premier ordre.

Enumeratio vocabulorum quorumdam, quibus antiqui linguæ latinæ auctores in re herbariá usi sunt. Ulm, 1756, in-4.

Diss. de fatis variolorum insitionis in Suecià. Gottingue, 1763, in-4.

Historia variolarum insitionis in Suecià ad novissimum usquè tempus producta. Gottingue, 1767, in-8.

Herrn. Peter Kalm's, Professors der Haushaltungskunst und Mitglied der kœnigl Scwed. Akademie der Wissenschaften, Beschreibung der Reise, die er nach dem nœrdlichen Amerika auf Befehl gedachter Akademie und offentliche Kosten unternommen hat : aus dem Schwedischen übersetzt. 3ter Theil, Gottingue, 1764, in-8.

Diss. de hydrophobià absque morsu prævio. Bàle, 1768, in-4.

Programma commentatio de arbuto uvà ursi, exhibens descriptionem ejus botanicam, analysin chemicam, ejusque in medicinà et œconomià varium usum. Gottingue, 1765, in-4.

Diss. de puris absque prægressà inflammatione, origine. Gottingue, 1766, in-4.

Des Herrn Nils Rosèn von Rosenstein, konigl. Schwedischen Archiaters und Ritters vom Nordstermor-

den, Anweisung zur Kenntniss und Cur der Kinderkrankheiten ; aus dem Schwedischen übersetzt und mit Anmerkungen erlæutert. Gotha et Gottingue, 1766, in-8, 2te vermehrte Ausgabe. Gottingue, 1768, in-8. 3te vermehrte und verbesserte Ausgabe. Gottingue, 1774, in-8. 4te vermehrte u. verbess. Ausgabe. Gottingue, 1781, in-8. 5te verm. u. verbess. Ausgabe. Gottingue, 1785, in-8.

Diss. de cognatione inter arthritidem et calculum. Gottingue, 1767, in-4.

De vermibus in leprà obviis, junctà leprosi historià, et de lumbricorum setis; observationes R. S. Sc. Gottiug. prælectæ. Ibid, 1769, in-8.

Des Hrn. D. David von Schulz, Professor's der Entbindungskunst zu Stackholm, u. s. w. Unterricht von dem Schwedischen. Gottingue et Gotha, 1769, in-8.

Prodromus designationis stirpium Gottingensium. Gottingue, 1770, in 8.

Diss. de conciliandis medicis quoad variolas internas dissentientibus. Gottingue, 1771, in-4.

Primæ lineæ pharmaciæ, in usum prælectionum, suecico idiomate editæ ab Andreâ Joanne Retzio, chem. et hist. natur. in Acad. Lund. Goth. doct, jam latine conversæ. Ibid, 1771 (1770), in-8.

Tal om de pa Djur austældte Ræus och Fœrsœks opælitelighet vid tillæmpnungen pæ Manniskans kropp Stockholm, 1772, in-8.—Trad. dans le recueil des *Opuscula,* t. I, p. 227 sqq. sous ce titre: *Observationes et experimenta apud bruta capta cautè ad corpus humanum applicanda.*

Enumeratio librorum præcipuorum medici argumenti. Leipzig, 1772, 1773, in-8. — *Recudi curavit et permulta additamenta adjecit Frid. Guil. von Halem. Aurici,* 1792, in-8.

Caroli a Linné, equitis, systema vegetabilium. Editio decima tertia accessionibus et emendationibus novissimis manu perillustris auctoris scriptis adornata, etc. Gottingue et Gotha, 1774, in-8. *Editio decima quarta præcedente longè auctior et correctior.* Gottingue et Gotha, 1784, in-8 ; Pavie, 1789, in-8 ; Londres, 1783, in-8.

Medicinische praktische Bibliotheck. 3 *Bande.* Gottingue, 1774 - 1781, in-8.

Apparatus medicaminum tàm simplicium quàm præparatorum et compositorum in praxeos adjumentum consideratus. Vol. I, ibid., 1776. *Editio altera auctior et emendatior,* ibid. 1793.—Vol. II, *ibid,* 1777. *Editio altera, ibid.,* 1794.— Vol. III, *ibid.,* 1784. — Vol. IV, *ibid.,* 1787. — Vol. V, *ibid.,* 1790. — Vol. VI, *post mortem auctoris edidit. L. C. Althof.* —*Ibid,* 1792, in-8.—C'est aussi à Althof qu'on doit la deuxième édition, fort augmentée, des deux premiers volumes de ce bel ouvrage.

Programma de phthisi pituitosâ. Gottingue, 1776, in-4 ; réimprimé avec augmentation dans *Baldingeri sylloge selectiorum opusculorum,* volume V.

Progr. de tempore corticis peruviani in tussi convulsivâ exhibendi. Gottingue, 1776, in-4.

Diss. de redintegratione partium cochleis limacibusque præcisarum. Gottingue, 1776, in-4.

Herrn Olof Acrel, chirurgische Vorfælle in dem kœniglichen Lazareth und ausserhalb demselben angemerkt; aus dem schwedischen übersetzt. Mit 12. *Kupferplatten.* Gottingue, 1777, in-8, 2 vol.

Progr. observationum et animadversionum super variolarum insitione sect. I. — III. Gottingue, 1777, in-4.

Diss. de ascaride lumbricoïde Linnei vermium intestinalium apud homines vulgatissimo. Gottingue, 1779, in-4.

Diss. de catechu. Gottingue, 1779, in-8.

Diss. dulcium naturam et vires expendens. Gottingue, 1779, in-4.

Oratio de limitandâ laude librorum medicorum practicorum usui populari destinatorum. Gottingue, 1779, in-4.

Commentatio de hepatide maximâ Indiæ Orientalis. Gottingue, 1780, in-4.

Progr. spinæ bifidæ malâ ossium conformatione initia. Gottingue, 1780, in-4.

Des Ritters und kœnigl. schwedischen Archiaters, Hrn Rosen von Rosenstein Haus- und Reiseapotheke ; aus dem schwedischen nach der zweyten schr vemehrten and verbesserten

Ausgabe übersetzt. Leipzig, 1781 , in-8.

Oratio : Præstet uno medico an pluribus junctium uti ? Gottingue, 1781, in-4.

Progr. vindiciæ nominum trivialium stirpibus a Linneo Equ. impertitorum sect. I et II. Leipzig, 1782 in-4.

Diss. difficultates in curatione morborum infantilium obvenientes. Leipzig, 1782, in-4.

Diss. de tempore exhibendi emetica in febribus intermittentibus maximè opportuno. Gottingue, 1782, in 4.

Progr. de medendi tineæ capitis ratione paralipomena. Gottingue, 1782, in-4.

Progr. I et II, de materiâ arthriticâ ad verenda aberrante. Gottingue, 1785, in-4.—*Aucta in Frankii Delectu opusculor.* — *Murray's Abhandlung über den gichtischen Tripper; aus dem Lateinischen übersetzt und mit Anmerkungen begleitet.* Gottingue, 1794, in-8.

Opuscula, in quibus commentationes medicas et ad rem naturalem spectantes retractavit, emendavit, auxit. Vol. I, Gottingue, 1685. — Vol. II, Gottingue, 1786, in-8.

Oratio de laude magnetismi sic dicti animalis ambiguâ. Gottingue, 1789, in-4.

Memorial für den Herrn Dr. Paulus Usteri in Zurich. Gottingue, 1790, in-8.

Besküfning œfver Aletria capensis; in K. Swenska Wetenskaps Handlingar. 1770.

Commentatio naturam foliorum de arboribus cadentium expendens; in Novis comment. soc. reg. scient. Gotting., tome II, pag. 27 sqq., 1771. — *Descriptiones et icones stirpium novarum vel rariorum. Ibid.*, tom. III, p. 60 sqq., 1772. — *Commentatio de polypis bronchiorum. Ibid.*, tome IV; p. 44 sqq., 1773. — *Descriptiones et icones stirpium novarum vel rariorum. Ibid.*, tome III, 1772 ; tome V, 1774; tome VI, 1775; tome VII, 1776 ; tome VIII, 1777. — *Commentat. soc. reg. soc. Gotting.*, vol. I, 1778 ; vol. II, 1779; vol. III, 1780; vol. IV, 1781; vol. V, 1782 ; vol. VI, 1783; vol. VII, 1784; vol. VIII, 1785. — *Commentatio de arboribus gummi guttæ fundentibus, nominatim ea quæ verum erogat, subjunctis aliquot aliis observationibus botanicis. Ibid.*, vol. IX, p. 169 sqq., 1789.

Die verbesserte Einrichtung des botanischen Gartens zu Upsal; in J. J. Ræmer's und P. Usteri's, Magazin für die Botanik St. 2 (1788).

(Heyne, Élog. de Murray, *In N. comment. soc. Gotting.*)

MURRAY (Adolphe), anatomiste distingué, naquit à Stockholm le 13 février 1750. Il fut prosecteur du Théâtre anatomique de cette ville en 1772, premier professeur d'anatomie et de chirurgie à Upsal en 1774, premier médecin du roi en 1799. Il était membre des Académies des sciences et des Sociétés de Stockholm, Upsal, Bâle, Florence, Sienne, Montpellier, et de la Société des naturalistes de Berlin. Murray mourut le 5 mai 1803. Il n'a publié que des opuscules académiques, la plupart intéressans.

Disp. fundamenta testaceologiæ præs. Linn. Upsal, 1771, in-4.

Observationes circa infundibulum cerebri ; ossium capitis in fœtu structuram alienam, partemque nervi intercostalis cervicalem. Upsal, 1772, in-4.

Disp. de fasciâ latâ. Upsal, 1777, in-4.

Nonnulla circa methodum luis venereæ curandæ, medicamenta. Upsal, 1777, in-4.

Disp. de paracentesi cystidis urinariæ. Upsal, 1778.

Auschlag betreffend Carl Peter Thumbergs Lebens-Umstænde. Upsal, 1779.

Programma de dentium et pilorum in ovario generatione. Upsal, 1780.

Diss. grad. de osteosteatomate. Upsal, 1780.

Disp. descriptio arteriarum corporis humani in tabulas redacta. Upsal, 1782, in-4; *ibid.*, 1782.

Disp. in aneurismata femoris observationes. Upsal, 1782, in-4.

Disp. de cirsocele. Upsal, 1784, in-4.

Disp. de tumoribus salivalibus. Upsal, 1785, in-4.

Disp. de usu inustionum vario, et præcipuè animadversiones in hernias incompletas, casu singulari illustrata. Upsal, 1788, in-4.

Diss. in vulnera sclopetaria observationes. Upsal, 1791, in-4.

(*Der Biograph. — Rotermund.*)

MURSINNA (Chrétien Louis) naquit à Stolpe le 17 décembre 1744. Son père était un marchand sans fortune, qui l'envoya néanmoins jusqu'à douze ans aux écoles de la ville; il l'en retira à cet âge pour l'occuper à son comptoir.

Le jeune Mursinna, en qui l'amour de l'étude s'était développé de bonne heure profitait de tous ses instans de liberté pour s'y livrer : il commença chez un chirurgien l'étude de son art ; il la continua sous Theden, Cothenius, Schmucker, à l'hôpital de Torgau. Il profita en même temps des leçons de Wolf sur l'anatomie; et, à l'âge de dix-huit ans, il put commencer à donner lui-même des leçons d'ostéologie. Licencié du service militaire où il avait été employé, et ne sachant pour ainsi dire que devenir, il vécut de pain et d'eau pendant plusieurs mois, et fut forcé de se mettre au service d'un barbier.

En 1764, il servit d'aide au docteur Wolf, et se procura quelques ressources par des leçons de logique qu'il donnait à de pauvres étudians: en 1765, il fut nommé chirurgien d'une compagnie à Postdam, où il eut l'avantage de connaître Voitus.

En 1772, Schmucker le fit nommer chirurgien pensionné, et il put aller reprendre ses études à Berlin.

Quelques années plus tard, il fut nommé chirurgien assistant à l'hôpital de la Charité; enfin, en 1776, il fut élevé au grade de chirurgien de régiment. Divers ouvrages qu'il publia bientôt après le firent avantageusement connaître.

Après la mort de Voitus, en 1787, il fut nommé chirurgien général, et bientôt après professeur. Sa réputation grandit de jour en jour; l'Université d'Iéna lui envoya le diplome de docteur. Durant les longues guerres qui suivirent, il occupa (et avec distinction) les postes les plus élevés dans l'armée, et soutint dignement le nom qu'il s'était fait dans le monde littéraire, par la publication d'un journal estimé, principalement consacré à la chirurgie et aux accouchemens.

Mursinna mourut le 18 septembre 1823, ayant publié les ouvrages suivans :

Betrachtungen über die Ruhr, nebst einem Anhange von den Faulfiebern. Berlin, 1780, in-8 ; *ibid.,* 1787, in-8.

Medicinisch-chirurgische Beobachtungen. Berlin, 1782, 1783, in-8 ; *ibid.,* 1796, in-8.

Abhandlung von den Krankheiten der Sehwangern, Gebæhrenden und Sæugenden. Berlin, tome I, 1784 ; tome II, 1786, in-8 ; *ibid.,* 1792, in 8.

Schilderung eines Wundarztes, in einer Rede. Berlin, 1787, in-8.

Berichtigung der Sendschreibens des Hofrath Hagen in Berlin an Hrn. Hofrath Stark in Iena, ueber zwey schwere Geburtsfælle. Berlin, 1791, in-8.

Neue medicinisch-chirurgische Beobachtungen. Berlin, 1796, in-8.

Journal für die Chirurgie, Arzneykunde und Geburtshülfe. Berlin, 1800-1811, in-8, 4 vol.

Neues Journal, in-8.

Neuestes Journal. Berlin, 1817-1820, in-8.

Mursinna a en outre inséré des articles dans divers journaux, tels que les *Archives de Stark,* le *Journal de chirurgie de Loder.* Il a donné lui-même une notice sur sa vie dans la *Gazette de Salzbourg* de 1811.

(*Med. chir. Zeitung.* — Meusel.)

MUSGRAVE (Guillaume), auteur renommé pour ses ouvrages sur la goutte, naquit à Carlton-Musgrave, dans le comté de Sommerset, en 1657. Il étudia pendant quelque temps le droit à Oxford, mais il donna ensuite la préférence à la médecine, et il fut reçu docteur le 6 juillet 1689; il avait été reçu dès l'an 1684 membre de la Société royale de Londres, et il en avait même été secrétaire. En 1691, Musgravé alla se fixer à Exeter, où il exerça la médecine avec beaucoup de réputation. Il mourut le 23 décembre 1721. Nous passons sous silence plusieurs ouvrages importans de Musgrave sur les antiquités ; nous n'indiquons que ce qu'il a écrit sur la médecine.

Dist. de arthritide symptomaticâ. Oxford, 1703, in-8.

De arthritide anomalâ sive internâ dissertatio. Oxford, 1707, in-8 ; Amsterdam, 1710, in-8, et à la suite des œuvres de Sydenham, dans les éditions de Genève.

Dissertatio de deâ salute, in quâ illius symbola, templa, statuæ, nummi, inscriptiones exhibentur, illustrantur. Oxford, 1716, in-4.

De arthritide primigeniâ et regulari, opus posthum. edit. a Sam. Musgrave. Londres, 1774, in-8.

Les *Transactions philosophiques* renferment les articles suivans de Musgrave.

An account of the cutting of the cœcum of a Bitch. philos. transact. 1683. *Abridg.* t. II, p. 661.

Some experiments relating to digestion, and of a large bed of glands observed in the stomach of a yack. Philos. trans. 1684. *Abridg.* t. III, p. 71.

On the cause and use of respiration. Philos. trans., 1698. *Abridg.* t. IV, p. 270.

On throwing warme water into the thorax of a dog. Philos. transact. 1698. *Abridg.* t. IV, p. 271.

Of a periodical palsy in a young woman. Philos. trans. 1698. *Abridg.* t. IV, p. 293.

Experiments upon freezing. Philos. transact. 1698. *Abridg.* t. IV, p. 322.

Argument for the most frequent use of laryngotomy. Philos. transact. 1698. *Abridg.* p. 448.

Of a polypus found in a dog. Philos. transact. Abridg. t. IV, p. 525.

An extraordinary periodical hæmorrhage in the thumb. Philos. trans. 1700. *Abridg.* t. IV, p. 586.

On transmitting blue coloured liquors into the lacteals. Philos. trans. 1700. *Abridg.* t. IV, p. 642.

Account of hydatids voided by stool. Philos. transact. 1705. *Abridg.* t. V, p. 179.

Of a jaundice caused by a stone in the ductus communis, afterwards voided by stool. Philos. trans. 1707. *Abridg.* t. V, p. 292.

(*Biogr. britann. — Robert Watt.*)

MUSGRAVE (Samuel), petit-fils du précédent, exerça la médecine à Exeter, et y mourut le 3 juillet 1782. C'est lui qui a publié l'ouvrage posthume de son grand-père sur la goutte régulière. Il est d'ailleurs auteur des ouvrages suivans :

Some remarks on Dr. Boerhaave's theory of the attrition of the blood in the lungs. Londres, 1760, in-8.

Apologia pro empiricâ medicinâ Londres 1763, in-4.

An essay on the nature and cure of the (so called) worm fever. Londres, 1776, in-8.

Speculations and conjectures on the qualities of the nerves. Londres, 1776, in-8.

Gulstonian lectures on the dyspnœa, on pleurisy and peripneumonia ; on pulmonary consumption. Londres, 1778, in-8.

MUSITANO (Charles), prêtre-médecin des dix-septième et dix-huitième siècles, naquit à Castro-Villari, dans la Calabre citérieure, le 3 janvier 1635. Il avait à peine dix ans qu'il parlait déjà latin avec facilité et qu'il possédait bien les principes de la poésie et de la rhétorique. Il fut obligé d'étudier d'abord la philosophie scolastique, quoiqu'il en sentît déjà le faux et le ridicule; mais s'étant engagé dans les ordres sacrés, et étant allé à Naples, il y trouva des philosophes plus de son goût. Après l'étude de la philosophie, il s'appliqua à la médecine, dans laquelle, par une étude assidue, il devint un habile maître. Il en donna des preuves par la guérison de quantité de personnes attaquées de maladies vénériennes. Les malades de toute espèce recherchèrent alors ses soins avec empressement. Cela lui attira des envieux qui disaient que l'exercice de la médecine ne convenait pas à un ecclésiastique; mais il leur ferma la bouche par la permission que le pape Clément IX lui donna de la pratiquer, quoique prêtre. Il le fit avec un tel désintéressement qu'il refusait tout salaire des gens peu fortunés et renvoyait tous les présens qu'ils lui faisaient. Musitano jouit d'une santé parfaite jusqu'en 1698. Depuis cette année, ses forces s'affaiblirent, et il mourut à Naples en 1714, âgé de près de quatre-vingts ans.

Trutina medica antiquarum et recentiorum disquisitionum gravioribus de morbis habitarum. Venise, 1688, in-4; Genève, 1701, in-4.

De lue venereâ libri quatuor. Naples, 1689, in-8 ; trad. en français par J. Devaux. Trévoux, 1711, in-12, 2 vol.

Mantissa ad thesaurum et armamentarium medico-chymicum Adriani Mynsicht. Naples, 1697, in 8.

Chirurgica theoretico-practica, seu trutina chirurgico-physica. Cologne, 1698, in-4; Genève, 1718, in-8.

Opera medica chymico-pratica, seu trutina medico-chymica. Cologne, 1700, in-4.

De morbis mulierum tractatus. Cologne, 1799, in-4.

Opera omnia, seu trutina medica, chirurgica, pharmaceutico-chymica, etc., omnia juxta recentiorum philosophorum principia et medicorum experimenta, excogitata et adornata. Accesserunt huic novæ editioni tractatus tres nunquam editi, nempe de morbis infantum, de luxationibus et de fracturis, etc. Genève, 1616, in-fol., 2 vol.

(Manget. — Goujet, *Supplém. au dict. historique.*)

MUYS (JEAN), habile chirurgien, était de Arnheim, et exerça l'art de guérir à Leyde. Chemiatre comme tous les médecins de son pays et de son siècle, il a fait de fort mauvaise théorie, mais il a donné en même temps la relation de faits intéressans.

Praxis chirurgica rationalis, seu observationes chirurgicæ secundum solida veræ philosophiæ fundamenta resolutæ decades quatuor. Leyde, 1684, in-12. *Acced. decas quinta, ibid.* 1685, in-12. *Praxis chirurgica ratio-nalis, decas sexta et septima.* Leyde, 1690, in-12; Amsterdam, 1690.

Podalirius redivivus. Leyde, 1686, in-12.

(Manget.—Haller.)

MUYS (WIER GUILLAUME), fils du précédent, né à Steenwyk, dans l'Over-Yssel, le 5 janvier 1682, fit ses humanités au collége de Kemper, dans la même province. Il alla ensuite à Vollenhoree près de son frère aîné, Isaac Muys, qui, pendant deux ans, lui donna des leçons de géométrie, d'algèbre et de médecine. A l'âge de seize ans, il se rendit à Leyde pour y continuer ses études médicales. Il se fit recevoir docteur en médecine à Utrecht, au mois d'octobre 1701. Il se livra dès-lors à la pratique, d'abord à Steenwyk, puis à Arnheim. En 1707, les curateurs de l'Académie de Groningue lui offrirent la chaire de philosophie et de mathématiques, devenue vacante par le départ de Jean Bernouilli, mais quelques démêlés entre les autorités empêchèrent l'effet de cette offre, qu'il aurait volontiers acceptée. Muys fut nommé en 1709 professeur de mathématiques à Franeker; il n'entra en fonction dans cette chaire qu'à la fin de 1711. L'année suivante, on lui donna encore une chaire de médecine, qu'il quitta en 1720 pour celle de chimie; enfin, en 1726, il fut nommé professeur de botanique et chargé de l'inspection du Jardin des plantes. Muys mourut le 19 avril 1744. Il avait été cinq fois recteur de l'Université, et il appartenait à plusieurs Sociétés savantes. Haller a fait de lui un bien grand éloge, que les ouvrages qu'il a laissés sur la médecine ne justifieraient que faiblement; mais il a écrit aussi sur la physique et les mathématiques.

Oratio de usu matheseos in perficiendo ingenio et judicio. Franeker, 1711, in-fol.

Elementa physices, methodo mathematicâ demonstrata, quibus accedunt dissertationes duæ : prior de causâ soliditatis corporum, posterior de causâ resistentiæ fluidorum. Amsterdam, 1711, in-4.

Oratio de theoriæ usu, atque rectâ illam excolendi ratione. Franeker, 1714, in-fol.

Dissertatio et observationes de salis ammoniaci præclaro ad febres intermittentes usu, ad regiam societatem londinensem missæ. Franeker, 1716, in-4.

Dissertationes duæ de materiâ luminis seu ignis, coloris et lucis naturæ Franeker, 1721, in-4.

Investigatio fabricæ quæ in partibus musculos componentibus exstat. Leyde, 1738, in-4; *ibid.*, 1741; in-4; *ibid*, 1751, in-4.

Dissertation sur la perfection du monde corporel et intelligent, où l'on démontre en détail le merveilleux mécanisme par lequel Dieu a voulu que les espèces des hommes, des animaux et des plantes se perpétuassent pendant un temps déterminé, etc. Leyde, 1745, in-12; *ibid*, 1750, in-12.

Opuscula posthuma, seu sermones Academici de selectis materiis, et dissertatio de distinctione mentis et corporis, cum Hermanni Venema oratione funebri in ejus (Muys) memoriam. Edente J. H. G. Muys filio. Leeuwarden, 1749, in-4.

(Paquot. — Haller.)

MUZEL (Frédéric Hermann Louis), docteur en médecine, conseiller intime du roi de Prusse, membre du collége supérieur de médecine, médecin de la Charité de Berlin, né dans cette ville en 1715, mort le 7 décembre 1784, est auteur du recueil suivant, dans lequel on trouve des observations intéressantes.

Medicinische und chirurgische Wahrnehmungen: 1ster. Sammlung; herausgegeben u. s. w. Berlin, 1754. — *2te. Sammlung.* Berlin, 1764,

in-8. *Neue Auflage. Mit Kupfern.* Berlin, 1772, in-8.

(Haller. — Richter. — Metisel.)

MYNORS (Robert), habile chirurgien, grand partisan de la réunion immédiate des plaies, exerçait son art à Birmingham, et y mourut en 1806, à l'âge de soixante-sept ans. Il n'a écrit que deux opuscules peu étendus, mais intéressans; l'un sur l'amputation, l'autre sur le trépan. Rejetant la méthode d'amputation à lambeaux, d'Alençon, il veut qu'on relève fortement la peau, qu'on coupe d'un seul coup les chairs jusqu'à l'os, et qu'on fasse la réunion immédiate de la plaie. Dans son mémoire sur le trépan, il a donné une bonne histoire de cette opération depuis Hippocrate. Voici les titres des écrits de Mynors:

Practical observations on amputation. Birmingham, 1783, in-12.

History of the practice of trepanning the skull, and the after-treatment; with observations on a new method of

cure, illustrated by a case. Birmingham, 1785, in-8.

(Richter, *Bibliothek.* — Rob. Watt.)

MYREPSUS (Nicolas), écrivain important pour l'histoire de la pharmacologie des anciens, était un Grec d'Alexandrie. Il vécut au treizième siècle, comme l'ont démontré Freind et Fabricius, car il cite Actuarius et Mésué, et il est cité par Pierre d'Abano et par d'autres auteurs de la même époque. C'est donc à tort qu'on a confondu souvent Nicolas Myrepsus avec Nicolas Præpositus , auteur, comme lui, d'un antidotaire, mais de deux siècles plus ancien. L'ouvrage de Myrepsus n'a point été imprimé dans sa langue originale. On ne le connaît que par deux traductions latines qui en ont été publiées. L'une, fort incorrecte, mise au jour par Agricola Ammonius, est de Nicolas Rheginus Calaber ; l'autre , par Leonhard Fuchs, a été faite sur un bon manuscrit et est estimée.

Voici les titres des deux :

Nicolai Alexandrini liber de compositione medicamentorum secundum loca, latinè, Nicolao Rhegino interprete, cum annotationibus Jo. Agricolæ Ammonii. Ingolstadt, 1541, in-4 ; Venise, 1543 ; ibid., 1560.

Nicolai Myrepsi Alexandrini medicamentorum opus, in sectiones quadraginta octo digestum , hactenus in Germania non visum; omnibus tum medicis , tum seplasiariis mirum in modum utile, a Leonharto Fuchsio medico , et scholæ Tubingensis professore publico e græco in latinum recens conversum , luculentissimisque annotationibus illustratum. Accessit non solum rerum et verborum , sed et medicamentorum singulis morbis destinatorum locupletissimus index: Bâle , 1549, in-fol. — Cette traduction a été insérée par Henri Étienne dans sa collection des *Artis medicæ principes.*

N

NANNONI (Ange), célèbre chirurgien, naquit à Jussa, bourg situé à trois milles de Florence, en 1715. Il fit ses études à l'hôpital Santa-Maria-Nuova de Florence, sous Antoine Benevoli, qu'il eut pour maître pendant sept années. Il mit au jour son premier ouvrage, et vint en France pour se perfectionner dans les parties de son art qu'on y cultivait avec le plus d'éclat. A son retour, il fut nommé chirurgien en chef de l'hôpital de Florence. Sa réputation s'étendit au loin, et ses soins furent recherchés. « Il acquit, dit M. Desgenettes qui le connut personnellement, une grande fortune, et encore bien qu'il passât pour fort intéressé, on vante sa libéralité envers les indigens. C'était un homme d'une sévérité de mœurs qui approchait souvent de la rudesse. Son caractère était empreint sur sa physionomie, dans *son langage, ses mouvemens et jusque dans son costume. Dans le monde, où il s'observait davantage, il n'était que grave. Au milieu de sa famille, il était aussi craint que respecté. Au reste, il ne donnait aux siens que de bons préceptes et de bons exemples. » Il mourut en 1790.

En rendant compte d'un des ouvrages de Nannoni, Haller caractérise ainsi l'esprit dans lequel ils sont faits :

« Noster ad Benevoli ductum mitiori favet chirurgiæ, quæ incisiones, quantum possit, avarissimè exerceat, parcat doloribus, aerem ad interiora corporis non admittat, neque carnem spiritu vini tangat, siccoque carpto in vulneribus contenta sit. Hæc sua axiomata et sua experientia per plurimorum casuum felicitatem confirmat, tunc aliorum in quibus incisiones repetitas et spirituum vinosorum prodigalitas nocuit. Neque tamen ferro uti metuit. »

Voici les titres des ouvrages d'Ange Nannoni :

Trattato sopra i mali delle mamelle. Florence, 1746, in-4.

Dissertazioni chirurgiche cioe della fistola lagrimale, delle catarette, dei medicamenti exsiccanti e caustici. Paris, 1748.

Discorso chirurgico per l'introduzione al corso dell' operazioni da dimostrarsi sopra il cadavere. Florence, 1750.

Memorie ed osservazioni chirurgiche colla storia di molte e diverse ma-

lattie felicemente guarite. Flórence, 1755, in-4.

Della simplicita di medicare i mali attenenti alla chirurgia, con aggiunta sopra le malattie delle mamelle. Venise, 1764, in-4.

Lettera scritta in difesa della simplicita del medicare a Giuseppe Bianchi, chirurgico in Cremona, 1758.

Della simplicita del medicare, 1761 et 1767, 3 vol.

Trattato chirurgico sopra la simplicita del medicare, con osservazioni e ragionamenti appartenenti alla chirurgia, aggiuntovi il trattato sopra le malattie delle mamelle. Venise, 1770, in-4.

Memoria sull' anevrisma della picgatura del cubito. Florence, 1784.

NANNONI (Laurent), fils du précédent, naquit à Florence en 1749. Son père donna tous ses soins à son éducation littéraire et chirurgicale. A l'âge de vingt ans, Laurent Nannoni, en compagnie de Félix Fontana, de Jean Fabroni et de Georges Sancti, voyagea en France, en Angleterre et en Hollande, aux frais du grand-duc Pierre Léopold. A son retour, il fut successivement placé en tête de divers hôpitaux secondaires de Florence, et il établit dans l'un d'eux un enseignement qu'il ne discontinua jamais. Nannoni, dit M. Desgenettes, eut une très-nombreuse clientelle parmi ses concitoyens et les étrangers que l'amour des arts et la douceur du climat amenaient à Florence. Il fut moins recherché par la noblesse que par les autres classes de la société, à cause de ses opinions politiques très-connues. A son tour il ne laissait échapper aucune occasion de faire voir aux grands qu'il n'estimait que leur argent, et en conséquence il en exigeait beaucoup en échange de ses services. Cette âpreté fut tempérée par une grande générosité envers les pauvres. Jusqu'aux derniers jours de sa vie, il se rendit, ou se fit porter, à l'hôpital pour visiter les malades et faire des leçons. Nannoni mourut le 14 août 1812.

A treatise on the hydrocele. Londres, 1779, in-12. — La méthode par incision est celle à laquelle Nannoni donna la préférence.

Trattato di chirurgia teorico-pratica, con un corso completo di ostetricia. Florence, 1785, in-8, 6 vol.;..., in-4, 3 vol.

Trattato d'anatomia e fisiologia. Florence, 1788, in-4; 3 vol. *ibid.,* 1793, in-4, 3 vol.

Elogio del professore di chirurgia Angeolo Nannoni, composto dal di lui figlio Lorenzo Nannoni, e letto dal medesimo la mattina del de 21 maggio 1790, nella publica scuola del Regio Arcispedale di S. M. Nuova. Florence 1790, in-8. 23 pp.

Pendant son séjour à Paris, Nannoni avait inséré des articles dans le *Journal de Médecine,* sur la cure radicale des hernies inguinales et ombilicales par l'ablation du sac herniaire;

Sur la luxation et la fracture de la rotule ;

Sur le traitement de la blennorrhagie virulente et de ses suites, par les onctions, de préférence aux frictions mercurielles.

Nannoni avait encore publié divers opuscules qui ont été refondus dans ses grands ouvrages.

(Desgenettes. — *Med. chir. Zeitung.*)

NAVIER (PIERRE TOUSSAINT), né à Saint-Dizier le 1 novembre 1712, d'une famille peu aisée, dut à l'affection que lui portait son oncle, chanoine à Châlons-sur-Marne, les moyens de recevoir une éducation soignée. Il fut reçu docteur en médecine à Reims en 1741, et fixa sa résidence à Châlons. Il occupa bientôt le premier rang parmi les plus habiles praticiens de la contrée. Quelque étendue que fût sa pratique, il ne cessa jamais de s'occuper avec activité de travaux littéraires et de recherches chimiques. Plusieurs Académies l'associèrent à leurs travaux, et il fut lui-même le fondateur et long-temps le membre le plus actif de celle des sciences, arts et belles-lettres de Châlons. Navier mourut le 16 juillet 1779.

Mémoire contenant la découverte de l'éther nitreux, présenté à l'Académie royale des sciences en 1741.

Lettre à M. Aubert, dans laquelle on examine si le péritoine enveloppe immédiatement les intestins. 1741, in-4.

Réplique à la critique ou libelle de M......., imprimée en 1742, à Paris. In-12.

Lettre sur quelques observations de pratique et d'anatomie. 1751, in-4.

Dissertation en forme de lettres, sur plusieurs maladies populaires qui ont régné à Châlons-sur-Marne et dans une partie du royaume. Paris, 1753, in-12.

Dissertation sur une dysenterie épidémique, sur la petite vérole et la rougeole, et sur une fièvre pourprée. 1753, in-12.

Dissertation sur les lithontriptiques, communiquée à l'Académie de Châlons en 1754.

Observations théoriques et pratiques sur le ramollissement des os en géné-

ral, et en particulier sur celui qui a été observé sur la dame Supiot. 1755. Paris, in-12.

Notices sur quelques vertus particulières du baume de copahu. (Gaz. de Médec. Avril, 1762.)

Observations sur les bons et mauvais effets du tabac, et sur les moyens de lui donner une qualité bienfaisante et agréable. (Gaz. de Méd., n. 5. Juillet 1762.)

Remarques qui prouvent combien il est utile, dans le traitement des maladies, de connaître l'action du petit lait, et les sels de saignette et végétal. (Gaz. de Méd. n. 31, 1762.)

Observations sur les dangers auxquels on s'expose en mangeant des fruits qui n'ont point encore atteint leur degré de maturité, lues dans une assemblée de l'Académie de Châlons-sur-Marne.

Mémoires sur les accidens occasionnés par l'usage d'une plante vé-

néneuse, nommée *Jusquiame noire,* mangée en salade. (*Journal de Médecine.* Février 1756.)

Mémoire contenant des recherches économiques sur la manière d'augmenter la production et la végétation des graines dans les terres arides de la Champagne; lu à l'Académie de Châlons, en juin 1756.

Mémoire contenant l'examen et l'analyse de l'eau minérale de Bonay, situé à trois lieues de Reims ; communiqué à la même Académie en 1757.

Mémoire contenant l'effet singulier de la teinture de pavots rouges sur le corps humain; etc., présenté à l'Académie des sciences en 1757, et imprimé dans le *Journal de Médecine,* tome VII, p. 333.

Recherches médico-physiques sur les différens moyens de dissoudre le mercure par l'acide végétal, par l'acide même animal, envoyées à la même Académie, 1760.

Nouvelles observations sur l'éther nitreux provenant de différentes solutions métalliques nitreuses, etc, communiquées à l'Académie des sciences en 1771.

Découverte d'un éther d'or avec lequel on peut facilement faire une liqueur entièrement semblable aux fameuses gouttes du général La Motte.

Observations sur le cacao et le chocolat, où l'on examine les avantages et les inconvéniens qui peuvent résulter de l'usage de ces substances nourricières. Paris, 1772, 144 pp.

Mémoire sur les moyens d'obtenir, par l'union du mercure à l'acide du vinaigre, un sel soyeux d'une grande utilité dans le traitement de plusieurs maladies ; présenté à l'Académie des sciences en décembre 1774.

Mémoire contenant des observations sur l'usage du petit lait ; lu à l'Académie de Châlons.

Observations sur la plus redoutable des maladies que l'on nomme la peste, envoyées à la Faculté de médecine de Paris, en juillet 1774.

Observation sur une dilatation singulière du gros intestin et du rectum. 1750.

Mémoire sur la manière d'unir le mercure au fer sous une forme salino-androgine ; sur les moyens de rendre le mercure soluble dans l'eau, sans le secours d'aucun acide ; lu à l'Académie des sciences, le 8 août 1764.

De Thermis Borboniensibus apud campanos specimen medico-practicum. 1774, in-4.

Réflexions sur les dangers des inhumations précipitées, et sur les abus des inhumations dans les églises; suivies d'observations sur les plantations des arbres dans les cimetières. Paris, 1775, in-12.

Contre-poisons de l'arsenic, du sublimé corrosif, du vert-de-gris et du plomb; suivis de trois dissertations sur le mercure, le fer et l'éther. Paris, 1777, 2 vol. in-12.

Questions sur l'usage du vin de Champagne mousseux contre les fièvres putrides, etc. Paris, 1778, in-8.

Précis des moyens de secourir les personnes empoisonnées par les poisons corrosifs ; extrait de l'ouvrage des contre-poisons, etc. 1778, in-8.

(Vicq d'Azyr, *Éloges.*)

NEBEL (Christophe Louis), né à Nidda, dans la Hesse-Darmstadt le 30 août 1738, fit ses études à Giessen et à Strasbourg. En

1760, il fut médecin militaire dans les troupes du Hanovre; il abandonna cette carrière au bout de quatorze mois et se fit recevoir docteur en médecine à Giessen en 1761. En 1766, il fut nommé prosecteur du théâtre anatomique de cette Faculté, et il commença à faire des cours de médecine. En 1771, il fut nommé professeur extraordinaire à l'Université, et professeur ordinaire en 1775. Il fut particulièrement chargé d'enseigner la chirurgie et les accouchemens. Il obtint plus tard diverses places ou distinctions, et il mourut le 2 juin 1788. Il n'a écrit que des opuscules académiques dont plusieurs offrent quelque intérêt.

Diss. inaug. (præs. J. C. Voigt) de mola sive conceptu fatuo. Giessen, 1761, in-4.

Diss. phys. med. de secali cornuto ejusque noxis, experientiis atque experimentis chemicis nixa. Giessen, 1771, in-4. En allemand par J. S. L. (Liedemann) *mit E. G. Baldinger's Vorrede.* Iéna, 1772, in-8.

Progr. quo dissertationem suam de secali cornuto a temerariis et contumeliosis objectionibus, D. D. Schlegeri vindicat. Iéna, 1772, in-8.

Diss. de pericardio cum corde concreto. Iéna, 1778, in-4.

Diss. de osse ileo fracto. Iéna, 1778, in-4.

Progr. de ossium inflammationibus. Iéna, 1778, in-4.

Progr. I et II, de aeris effectibus in morbis chirurgicis. Iéna, 1780, in-4.

Progr. de synchondrotomia. Iéna, 1780, in-4.

Diss. de nuper proposita sectione synchondroseos ossium pubis in partu difficili. Iéna, 1780, in-4.

Observationes de asbesto; in Actis philos. med. societ. Giessensis, 1751, p. 50 sqq. — *De glandis imperforatæ acu tricuspide facta adpertione. Ibid.,* p. 133 sqq. — *De femore introrsum luxato ejusque repositione. Ibid.,* p. 137 sqq. — *De umbilico infantis per suppurationem destructo, morte insequente. Ibid.,* p. 142 sqq.

Nebel a eu part à l'*Encyclopédie* allemande publiée à Francfort-sur-le-Mein.

(*Teutsc. Encyklop.* — Meusel.)

NEBEL (Daniel Guillaume), né le 1 janvier 1735 à Heidelberg, où depuis deux siècles sa famille n'avait cessé de tenir honorablement un rang à l'Université, étudia d'abord au gymnase des réformés de cette ville, et ensuite à l'Université. En 1749, il se rendit à Gottingue, où il passa environ trois années. Au bout de ce temps, il alla suivre les cours de l'Université de Leyde, puis ceux d'Utrecht. De retour à Heidelberg en 1758, il y fut promu au doctorat, et commença à se livrer à la pratique. En 1764, il fut nommé professeur extraordinaire de médecine, et professeur ordinaire de chimie de pharmacie en 1771. Nébel mourut le 3 juillet 1805.

De potentia oblique agentibus.
Utrecht, 1755.

Diss. de magnete artificiali. Utrecht,
1756, in-4.

Diss. de electricitatis usu medico.
Heidelberg, 1758, in-4.

Diss. de hæmorrhoidibus. Heidelberg, 1775, in-4.

*Progr. de hæmorrhagia penis enor-
mi ex glandis exulceratione venerea
orta feliciter sanata.* Heidelberg,
1778, in-4.

*Progr. de paralysi membrorum tum
superiorum tum inferiorum electricitatis ope sanata.* Heidelberg, 1778,
in-4.

Progr. de plumbo. Heidelberg, 1778,
in-4.

*Aquæ martiales muriaticæ studer-
nheimenses.* Heidelberg, 1779, in-4.

Disp. de ferro. Heidelberg, 1780,
in-4.

*Progr. sectio infantis exulceratione
enormi in abdomine demortui.* Heidelberg, 1782, in-4.

*Progr. de ulcere prope umbilicum
sinuosa in ventriculum penetrante,*
ex quo alimenta effluebant. Heidelberg, 1782, in-4.

*Disp. de cognitione febrium nervo-
sarum.* Heidelberg, 1785, in-4.

*Progr. I-III, de apoplexia ex abs-
cessu cerebri lethali.* Heidelberg, 1790,
in-4.

*Contin. de abscessibus cerebri a
caussa externa ortis.* Heidelberg,
1794, in-4.

*Fœtûs ossei per LIV annos extra
uterum in abdomine detenti historia.*
Dans les *Comment. Acad. sc. Theod.
Palat., vol. II.*

*Orat. inaugur. de vita meritisque
profess. medicinæ, qui a festo sæcula-
ri tertio ad quartum usque in Acad.
Heidelberg. floruerunt, in actis Jubil.
univers.* Heidelberg, 1787.

*Hippocratis doctrina semiotica de
spasmis atque convulsionibus.* Dans
la deuxième section de la *Collectio
dissert. medicarum Marpurgensium.*
Heidelberg, 1791, in-8.

Progr. de lauro ceraso. Heidelberg,
1798, in-4.

(*Med. chir. Zeitung. —*Meusel.)

NEIFELD (ERNEST JEREMIE), né à Zduny, en Pologne, vers
l'an 1720, fit ses études à Leipzig, fut reçu docteur en médecine dans l'Université de cette ville en 1744, devint médecin pensionné de Lissa et conseiller à la cour de Pologne, et mourut en 1772. Il était membre de l'Académie des curieux de la nature.
Neifeld avait entrepris un traité de médecine pratique que sa mort
interrompit, et dont on n'a que le premier volume. Ce volume
traite des maladies du système sanguin, et comprend les fièvres, les
exanthèmes, les inflammations et les hémorrhagies. Il n'est pas sans
mérite.

*Diss. de genesi caloris febrium in-
termittentium.* Leipzig, 1744, in-4.

*Abhandlung vom Altwasser Sauer-
brunnen in Schlesien.* Züllichau, 1752,
in-8.
*Specimen I, de secretione humorum
in specie, ex mechanica solidorum
structura fluidorumque genio demonstrata.* Züllichau, 1757.—*Specimen II.*
Glogau, 1763, in-8.

Physikalische Abhandlung von der gœldenen Ader, welche sowohl die Eigenschaften, Wirkungen und Ursachen, wie auch die Heilungsart derselben, in sich fasset; herausgegeben u. s. w. Glogau, 1761, in-8.

Ratio medendi morbis circuli sanguinei, monumentis præstantissimorum medicorum tum veterum tum vel maxime recentiorum superstructa. Breslau, 1772, in-8.

Neifeld a fourni la préface du volume III des *Primitiarum physico-medicarum, ab iis, qui in Polonia et vicinia ejus medicinam faciunt, collectarum.* (Züllichau, 1753, in-8.) — Ce recueil contient beaucoup d'articles de Neifeld.

(*Præf. rat. medend.* — Comment. *de rebus in med. gestis.* — Meusel.)

NENTER (GEORGE PHILIPPE), partisan du Stahlianisme, sur la vie duquel on manque de renseignemens. Il fut reçu docteur en médecine à Strasbourg en 1704, et devint, quelques années après, professeur de médecine dans cette Faculté. Si ses ouvrages ne sont pas de ceux où la doctrine de Stahl est enseignée avec le plus de pureté, ils sont, en revanche, de ceux où elle est dégagée des exagérations spiritualistes dans lesquelles se perdirent tant de disciples de Stahl. Les ouvrages de Nenter portent les titres suivans:

Diss. inauguralis de vesicatoriorum usu. Strasbourg, 1704, in-4.

De usu physicæ in medicinâ. Strasbourg, 1707, in-4.

De statu medicinæ hodierno. Strasbourg, 1713, in-4.

Specimina commentarii in Dan. Ludovici pharmacopœam moderno sæculo applicandam. Strasbourg, 1708, in-4.

Theoria hominis sani; seu physiologia medica, in quâ expunctis minimè necessariis superfluis aa curiosis, quæ vera artis medicæ fundamenta magis evertere, quam confirmare solent, ea quæ ad medicum ejusque scopum præcipuè spectant, traduntur, et ex veris naturæ, in corpore humano agentis principiis solidè demonstratur, præmissa est introductio de requisitis boni medici. Strasbourg, 1714, in-8.

Theoria hominis ægroti, sive pathologiæ medicæ pars generalis: quæ remotis inutilibus, ea tantum quæ ad praxin vere medicam necessaria sunt, tradit. Præmissa est introductio de nævis pathologiæ modernæ, etc. *Subnectitur autem fasciculus dissertationum inauguralium quæ agunt de medico naturæ ministro: de secretionibus et excretionibus: de affectibus cum hæmorrhagiis uteri connexionem habentibus: de quâ vitâ et morte. Item additio de defectu librorum in medicinâ.* Strasbourg, 1716, in-4.

Fundamenta medicinæ theoretico-practica. Tomes I-II, Strasbourg, 1718-1721, in-4, 2 vol. Venise, 1753, in-fol.

(Manget. — Kestner. — Haller.)

NESSI (JOSEPH), docteur en philosophie et en médecine, professeur d'accouchemens et d'opérations chirurgicales à l'Université de

Pavie, et, depuis 1790, directeur de l'hôpital de cette ville, s'est fait honorablement connaître par la publication de deux ouvrages sur les accouchemens et la chirurgie, remarquables par l'érudition qui y règne et par la solidité des principes. Nous ignorons l'époque de la mort de Nessi.

Arte ostetricia teorico-pratica. Pavie, 1779, in-8 ; Venise, 1784 , in-8; *ibid.*, 1790, in-8; *ibid.*, 1797, in-8.

Instituzioni di chirurgia. Pavie, 1786-89, in-8, 4 vol.; Venise, 1787-89, in-8, 4 vol.; *ibid.*, 1795, in-4.

NEUBAUER (Jean Ernest), habile anatomiste mort à la fleur de l'âge, était né à Giessen en 1742, il y avait fait ses études, et avait été promu au doctorat en 1767. Il fut nommé peu de temps après professeur d'anatomie et de chirurgie à l'Université d'Iéna et conseiller à la cour de Saxe-Weimar. Il mourut de phthisie pulmonaire le 30 janvier 1777. Il avait déjà la réputation d'un excellent anatomiste, et le petit nombre d'opuscules qui nous restent de lui prouvent qu'il la méritait.

Diss. inaug. de tunicis vaginalibus testis. Giessen, 1767, in-4.

Tract. de epiploo-oscheocele. Iéna, 1770, in-4.

Descriptio anatomica nervorum cardiacorum, sectio prima de nervo intercostali, dextri imprimis lateris. Iéna, 1772, in-4.

Descriptio anatomica arteriæ innominatæ et thyroideæ imæ. Iéna, 1772, in-4.

Observatio anatomica rarior de triplici nympharum ordine. Iéna, 1774, in-4.

Descriptio anatomica rarissimi peritonœi conceptaculi tenuia intestina a reliquis abdominis visceribus reclusa tenentis. Iéna, 1776, in-4.

(Baldinger, *Magazin.* — *Comment. de rebus in med. gestis.* — Haller.)

NICOLAI (Ernest Antoine), docteur en philosophie et en médecine, professeur ordinaire de médecine pratique et de chirurgie à l'Université d'Iéna, conseiller du roi de Prusse, du grand-duc de Weimar, etc., etc., doyen de l'Académie et de la Faculté d'Iéna, naquit à Sondershausen le 7 septembre 1722. Après avoir fait ses humanités dans sa ville natale, il alla étudier la médecine à Halle, où il trouva dans Hoffmann un protecteur et un guide. Il fut promu au doctorat en 1745, et nommé professeur extraordinaire à Halle en 1748. Dix ans plus tard, il alla occuper la chaire ordinaire de médecine à l'Université d'Iéna. En 1759, il fut chargé d'enseigner la chimie et la médecine pratique. Nicolaï mourut le 28 août 1802.

Gendanken von den Wirkungen der Einbildungskraft im menschlichen Kœrper. Halle, 1744, in-8; 1750, in-8.

Die Verbindung der Musik mit der Arzneygelahrheit, Halle, 1745, in-8.

Abhandlung von dem Lachen. Halle, 1746, in-8.

Theoretische und praktische Betrachtung des Pulsschlages. Halle, 1746, in-8.

Gedanken von der Erzeugung des Kindes im Mutterleibe. Halle, 1746, in-8.

Abhandlung von der Schœnheit des menschlichen Kœrpers. Halle, 1746, in-8.

Methodus concinnandi formulas medicamentorum. Halle, 1747, in-8.

Gedanken von Thrœnen und Weinen Halle, 1748, in-8.

Bemühungen in dem theoretischen und praktischen Theile der Arzneywissenschaft zur Befœrderung und Aufnahme derselben; aus den Gründen der neuen Weltweisheit hergeleitet. Halle, 1748, in-8.

Gedanken von der Erzeugung der Steine in menschlichen Kœrpers. Halle, 1749, in-8.

Gedanken von der Erzeugung der Missgeburten und Mondkalber. Halle, 1749, in-8.

De spissitudine. Halle, 1749, in-4.

Systema materiœ medicœ ad praxin applicatœ. Halle, 1750, 1752, in-4, 2 vol.

D. S. Schaarschmiedts Physiologie, mit Zusœtzen. 2 vol. Berlin, 1715, in-8.

(Ejusd.) Abhandlung von der Geburtshülfe, mit Zusœtzen. Berlin, 1751, in-8; 1762, in-8.

Unterweisung zu dem studio medi-co-chirurgico, mit Zusœtzen. 3 vol. Berlin, 1753, 1754, 1760, in-8.

Semiotik. Berlin, 1756, in-8.

Diœtetik, oder Lehre von den Lebensordnung. Berlin, 1755, in-8.

Versuch eines Lehrgebœudes von den Fiebern überhaupt. Halle, 1751, in-8.

Vertheidigung seines Lehrgebœudes von den Fiebern. Iena, 1754, in-8.

Frid. Hoffmanni operum omnium physico-medicorum supplementum secundum edid. Genève, 1753, in-fol.

Abhandlung von Fehlern des Gesichts. Berlin, 1754, in-8.

Dis. sistens hydropis pathologiam. Iena, 1554, in-4.

Theoretisch und praktische Abandlung von kalten Fiebern. Kopenhague, 1758, in-8.

Gedanken von der Werwirrung des Verstandes, dem Rasen und Phantasiren. Kopenhague, 1758, in-8.

Progr. de sensatione ac sensibilitate. Iena, 1758, in-4.

Diss. de dolore. Iena, 1758, in-4.

Progr. I — III. Ratio structurœ quarumdam auris partium. Iena, 1760, in-4.

Progr. I-IV, de genuina arthritidis naturâ. Iena, 1760, in-4.

Diss. de irritatione. Iena, 1760, in-4.

Diss. de sudore ut signo. Iena, 1760, in-4.

Diss. de caloris febrilis effectibus. Iena, 1760, in-4.

Diss. sistens genuinam cachexiœ indolem. Iena, 1760, in-4.

Diss. de acrimoniœ in corpore humano existentis actione, causis et effectibus. Iena, 1760, in-4.

Diss. de obstructione mesenterii

ut causa multorum morborum varia-
rum. Iena, 1760, in-4.

Diss. de tono. Iena, 1761, in-4.

Diss. de pulsibus. Iena, 1761, in-4.

Diss. de congestionibus, Iena, 1761, in-4.

Diss. de secretione corporis humani in genere. Iena, 1762, in-4.

Diss. de genesi ebrietatis. Iena, 1763, in-4.

Diss. de habitu faciei ut signo. Iena, 1763, in-4.

Diss. de ortu effectuum imprimis febrium ex irritatione. Iena, 1763, in-4.

Diss. de catarrho suffocativo. Iena, 1763, in-4.

Diss. de derivatione ac revulsione. Iena, 1763, in-4.

Diss. de diversis doloris capitis speciebus. Iena, 1763, in-4.

Diss. de quibusdam excretionis urinæ vitiis. Iena, 1764, in-4.

Diss. de mixtione corporis humani. Iena, 1765, in-4.

Diss. de lethalitate vulnerum in genere. Iena, 1765, in-4.

Diss. de venæsectione exanthematum eruptionem promovente ac impediente. Iena, 1765, in-4.

Diss. de curatione febrium per vomitum. Iena, 1765, in-4.

Diss. de methodo febres intermittentes curandi. Iena, 1766, in-4.

Diss. de reditu hæmoptyseos præcavendo. Iena, 1766, in-4.

Diss. de præstantiä methodi antiphlogisticæ febres continuas curandi. Iena, 1767, in-4.

Diss. de purpurä. Iena, 1767, in-4.

Diss. de spasmi effectibus. Iena, 1767, in-4

Diss. de oleorum expressorum virtute ac usu. Iena, 1768, in-4.

Diss. de putredine. Iena, 1769, in-4.

Pathologie, oder Wissenschaft von krankheiten. 6 Theile. Halle, 1769, 1779, in-8.

Diss. de diabete. Iena, 1770, in-4.

Diss. de quibusdam ad apoplexiam spectantibus. Iena, 1771, in-4.

Diss. de cucurbitularum effectibus et usu. Iena, 1771, in-4.

Diss. de naturä phrenitidis ac paraphrenitidis. Iena, 1772, in-4.

Diss. de febribus malignis. Iena, 1772, in-4.

Diss. de carie ossium. Iena, 1772, in-4.

Diss. de vitiis fluidorum corporis humani in genere. Iena, 1772, in-4.

III progr. de causis pelluciditatis partium corporis humani præsentis et sublatæ.

II. progr. de genesi vertiginis.

Progr. quo demonstratur quod calor corporis humani non oriatur ex attritu fluidorum.

II progr. de deliriis.

Progr. de notione morbi maligni.

Progr. de cordis et arteriarum in sanguinem actione.

V progr. de virtutibus sulphuris antimonii aurati.

III prog. de pulsu celeri crebro et frequenti.

Progr. de digestivis.

Progr. de gummi ammoniaci virtute.

Diss. de curatione nimiæ in puerperis hæmorrhagiæ ex utero. Iena, 1773, in-4.

Progr. de diabete ex spasmo. Iena, 1773, in-4.

Diss. de fame naturali, et præter naturam uncta. Iena, 1774, in-4.

Diss. de nyctalopia et hemeralopia, visu simplici ac duplici. Iena, 1774, in-4.

Diss. de anthelminticis. Iena, 1775, in-4.

Diss. de viribus ac usu mercurialium. Iena, 1775, in-4.

Diss. de utilitate et necessitate paracenteseos thoracis. Iena, 1775, in-4.

Diss. de generatione chyli. Iena, 1776, in-4.

Progr. de causâ, cur ferrum per cuprum præcipitetur. Iena, 1776, in-4.

Diss. de causis cataractæ externis, Iena, 1776, in-4.

Diss. de modo agendi aperientium et martialium medicamentorum. Iena. 1776, in-4.

Diss. de affinitate corporum chemica. Iena, 1776, in-4.

Diss. de generatione puris. Iena, 1777, in-4.

Diss. de fluxu hæmorrhoidali nimio cum nimiâ diarrhæâ conjuncto. Iena, 1777, in-4.

Progr. II de fine ductus thoracici. Iena, 1778, in-4.

Diss. de sanguinis colore rubro. Iena, 1778, in-4.

Progr. de rubore sanguinis. Iena, 1778, in-4.

Recepte und Kurarten, nebst theoretischen und pratiktichen Anmerkungen. 5 vol. Iena, 1780-1794, in-8. — Nouvelles éditions des premier et deuxième vol. Iéna, 1780 et 1797.

Fortsetzung der Pathologie. 1ster Band. Halle, 1781. — 2te Band. Iena, 1782. — 3ter und letzter Band. Iena, 1784, in-8.

Progr. II de pulsu duro et molli. Iena, 1782, in-4.

Progr. III de virtute et usu clysterum ex aceto. Iena, 1783, in-4.

Progr. de decubitu ægrotorum. P. I-XII. Iena, 1785-1787, in-4.

Theoretische und praktische Abhandlung über die Entzündung und Eiterung, den Brand, Scirrhus und Krebs, und über die Kurarten dieser Krankheiten. Iena, 1786, in-8, 2 vol.

Progr. de sanguinis missione in febribus intermittentibus; particula. I-XVII. Iena, 1787-1790, in-4.

Progr. VIII de urinâ tenui et crassâ. Iena, 1791-1792, in-4.

Progr. de origine febrium ex irritatione et spasmo corporis humani vivi universali particula I-II. Iena, 1791, in-4.

Progr. de diagnos. inflammationum, particula I-IV. Iena, 1792-1794, in-4.

Progr. de morbis gastricæ originis particula I-IV. Iena, 1792-1794, in-4.

Progr. I-III de curatione febrium intermittentium per evacuantia. Iena, 1794-1795, in-4.

Progr. de phænomenis quibusdam corporis humani vivi, ex cerebri irritatione oriundis. Iena, 1794, in-4.

Progr. de historiâ cephalalgiæ periodicæ moro offic. sanatæ. Iena, 1794, in-4.

Diss. de febribus gastricis. Iéha, 1795, in-4.

(Meusel. — Rotermund.)

NIEMEYER (Louis Henri Chrétien), jeune homme de talent, mort à la fleur de l'âge, était né à Blumenau au mois de juin 1775. Il fit ses études médicales à l'Université de Gottingue, et ne les avait pas encore terminées quand il remporta le prix proposé en 1794 par l'Académie de cette ville. Reçu docteur le 23 septembre 1796, il fixa sa résidence à Hanovre. Là mort l'enleva le 23 mars 1800, comme il commençait l'impression de son principal ouvrage. Il n'avait pas encore accompli sa vingt-cinquième année.

Commentatio de commercio inter animi pathemata, hepar, bilemque, de causis ejusdem, necnon de usu ex moderamine illius pro practicâ medicinæ expectando. In certamine litterario civium Academiæ Georgiæ Augustæ die IV jun. 1795; præmio a rege Britanniæ Aug. constituto, ab ordine medicorum ornata. Gottingue, in-4; 62 pp.

Dissertatio inauguralis de menstruationis fine et usu. Gottingue, 1796, in-8. 68 pp.

Materialen zur Erregungstheorie, herausgegeben von Dr Georg. Fried. Mühry. Gottingue, 1800, in-8. XVI-214 pp.

La gazette de Salzbourg donne des extraits de ces trois ouvrages de Niemeyer.

(*Med. chir. Zeitung.*—Rötermund.)

NIETZKI (Adam), né à Rein, dans la Prusse orientale, le 10 août 1714, étudia d'abord la théologie à Kœnigsberg. Il laissa ensuite les études ecclésiastiques pour la médecine, et l'Université de Kœnigsberg pour celle de Halle. Il fut reçu docteur en médecine en 1753. En 1768, il obtint la seconde chaire de médecine à l'Université d'Altdorf, mais il la quitta au bout d'un mois, revint à Halle, et y fut nommé professeur ordinaire de médecine en 1769. Il mourut le 26 septembre 1780. Quoique Nietzki appartienne par ses principes à l'école d'Hoffmann, cependant il a une méthode qui lui est propre dans la classification et la systématisation des faits.

Diss. de febribus complicatis in genere. Halle, 1753, in-4.

Diss. de callorum circa ulcera ortu, effectu, præservatione et curatione. Halle, 1762, in-4.

Diss. sistens tumoris hydropici in abdomine cum flatulentiâ et molâ complicati casum notabilem quemdam. Halle, 1755, in-4.

Cette dissertation paraît être l'ouvrage du candidat Phil. Dan. Saudrart.

Elementa pathologiæ universæ. Halle, 1758, in-8; Yverdun, 1766, in-8.

Diss. de morbi salutaris notione rite explicanda. Halle, 1 ., in-4.

Diss. de methodo morbos inflammatorios a fulmine ortos curandi. Halle, 1771, in-4.

(*Comment. de rebus in med. gestis.* — Meusel.)

NIGRISOLI (François Marie), fils du précédent, naquit à Ferrare l'an 1648. Reçu docteur en médecine, il fut appelé à Commachio, et fut pendant trois ans premier médecin de cette ville. De retour à Ferrare, il fut chargé de faire les dissections anatomiques, remplit successivement les chaires de professeur en médecine théorique et en médecine pratique ; eut ensuite celle de premier professeur en philosophie. Il mourut le 10 décembre 1727, âgé de soixante-dix-neuf ans.

Dell' anatomia chirurgica delle glandole di Francesco Maria Gilio da Pasaro, chirurgo primario di commacho. Parte I. Ferrare, 1681 ; *parte II,* ibid., 1682. — Quoique publié sous un autre nom, cet ouvrage est de Nigrisoli.

Ad anchoram sauciatorum Joannis Cornelii Weeber observationes a medico Ferrariensi habitæ. Ferrare, 1687. — Anonyme.

Febris China Chinæ expugnata, seu illustrium aliquot virorum opuscula quæ veram tradunt methodum febres China Chinæ curandi : collegit medicus Ferrariensis. Ferrare, 1687, in-4. Anonyme ; ibid., 1700, in-4., avec le nom de Nigrisoli.

Anonymi tractatus varii de morbis ad recentiorem mentem concinnati, nunc primum in unum collecti, notulis aucti, et publici juris facti. Ferrare, 1690, in-8.

Lettera del dottor Franc. Maria Nigrisoli, cui si contiene l'argomento, l'idea, e disposizione d'un opera, il di cui titolo e : Considerazioni interno alla generazione de' viventi, etc. Ferrare, 1710, in-4; 53 pp.

Considerazioni intorno alla generazione de' viventi e particolarmente de' mostri. Ferrare, 1712, in-4, 382 pp.

Parere del dottor franc. Maria Nigrisoli intorno alla corrente epidemia degli animali bovini. Ferrare, 1713, in-8.

De onocrotalo exercitatio subcesiva. Ferrare, 1720.

Pharmacopœæ Ferrariensis prodromus, seu determinationes et animadversiones circâ plurium medicamentorum compositionem, habitæ à Franc. Maria Nigrisolo, et ab eodem traditæ pharmacopæis Ferrariensibus, ea occasione, qua in primo quadrimestri anni 1723 uti prior almi medicorum Ferrariensium collegii, pharmacopolia intra civitatem posita visitavit. Ferrare, 1723,

Consigli medici molti nella volgar lingua italiana, altri nell' idioma latino. Ferrare, 1726.

(Manget. — Nicéron.)

NIGRISOLI (Jérôme), médecin du dix-septième siècle, sur lequel feu M. Guilbert essaya de rappeler l'attention en renouvelant l'emploi d'un moyen proposé par lui dans le traitement de diverses affections de l'utérus, savoir : l'application directe et immédiate des sangsues sur cet organe. Nigrisoli était professeur de médecine à

Ferrare, sa patrie, et y mourut en 1689, à l'âge de soixante-neuf ans.

Progymnasmata, in quibus novum præsidium medicum, appositio videlicet hirudinum internæ parti uteri, in puerperis, ac mensium suppressione exponitur, rationibus, auctoritatibus et experimentis confirmatur, de venâ in febribus malignis secandâ disseritur, et alia medicis non solum, sed omnibus bonorum artium cultoribus utilia simul atque jucunda expenduntur. Gnastalla, 1665, in-4.

(Manget.)

NIHELL (Elisabeth), sage-femme de Londres au milieu du dernier siècle, combattit avec vivacité l'usage qui s'établissait de plus en plus chaque jour de préférer dans les accouchemens les soins d'un médecin à ceux d'une sage-femme. Elle attaqua en même temps l'abus qu'on faisait des instrumens, et en proscrivit presque l'usage. Quoique son livre ne soit pas resté confiné dans le pays où il avait été publié, il n'exerça pas une grande influence sur les dispositions des esprits, relativement aux questions qui y sont agitées.

Treatise on the art of midwifery setting forth various abuses therein, especially as to the practice with instruments. Londres, 1760, in-8. Traduit en français, sous ce titre : *La cause de l'humanité référée au tribunal de la raison, ou Traité sur les accouchemens par les femmes.* Paris, 1771, in-8.

An answer to the author of the critical review upon the article of her treatise on the art of midwifery, etc. Londres, in-8.

NISBET (Guillaume), docteur en médecine, membre du collége royal des chirurgiens d'Edimbourg, auteur d'un bon traité sur les maladies vénériennes et de divers autres ouvrages, naquit vers le milieu du dernier siècle, et écrivait encore au commencement de celui-ci. Nous ignorons les circonstances de sa vie.

First lines of the theory and practice in venereal disease. Edimbourg et Londres, 1787, in-8. Trad. en français par Petit-Radel. Paris.

An inquiry into the history, nature, causes and different modes of treatment hitherto, pursued in the cure of scrophula and cancer. Edimbourg et Londres, 1795, in-8.

The clinical guide ; or, a concise view of the leading facts on the history, nature and cure of diseases ; to which is subjoined an practical pharmacopœia, in three parts. Edimbourg et Londres, 1793, in-12, 184 pp. Edit. 2, *ibid.* 1796. 12. Nouvelle éd., *ibid.* 1800, in-12.

The clinical guide ; or a concise view of the leading facts on the history, nature and treatment of the diseases of infancy and childhood; with an appropriate pharmacopœia. To which is subjoined an introduction to nosology. Londres, 1800.

The clinical guide; or a concise view of the leading facts on the history, nature and treatment of the various diseases that from the subject of midwifery, or attend the pregnant, parturient and puerperal states. Intended as a memorandum book for practitioners. To which is subjoined an obstetrical pharmacopœia, divided into three parts : viz. materia medica, classification, and extemporaneous prescription. Edimbourg et Londres, 1800

A clinical pharmacopœia, or the general principles of pratice and prescription. Londres, 1800.

A practical treatise on diet and on the most salutary and agreable means of supporting life and health, by aliment and regimen, adapted to the various circumstances of age, constitution, climate, etc. Londres, 1801.

A medical guide for the invalid, to the principal watering places in Great-Britain : containing a view of the medicinal effects of water : 1irst as applied to the body in its simple state; 2d as exhibited in its impregnated or mineral form; 3d as employed in this form for the cure of particular diseases, with their modes of treatment ; 4th as assisted in its effects by the situation and climate of the watering places repaired to. Londres, 1804, in-12.

A general dictionary of chemistry; containing the leading principles of the science, in regard to facts, experiments and nomenclature. Londres, 1805, in-12.

The medical friend to asthmatic patients. Londres, 1815, in-12.

On milk and its preparations, in comm. *and agric.* Magaz, 1801.

(Reuss. — Rob. Watt.)

NOLDE (Adolphe Frédéric), né à Neustrelitz, dans le Mecklembourg, le 1 mai 1764, reçu docteur en médecine à Gottingue le 19 juin 1786, fut nommé professeur extraordinaire de médecine à Rostock en 1791, et professeur ordinaire d'accouchemens en 1794. En 1806, le duc de Brunswick-Lunebourg l'appela à Brunswick pour être professeur ordinaire au collége médico-chirurgical, il le nomma en même temps son conseiller et premier médecin, directeur de l'établissement ducal d'accouchemens et assesseur près du collége supérieur de santé. Un décret du roi de Westphalie l'appela en 1810 à occuper à Halle la chaire de thérapeutique, et le chargea de la direction de la clinique. Nolde mourut le 2 septembre 1813. Ses principaux ouvrages ont pour objet la systématisation des notions qui sont du domaine de l'obstétrique et la méthodologie de cette partie des sciences médicales; il s'y est montré penseur judicieux et observateur habile.

*Diss. inaug. sistens momenta quæ-
dam circa sexûs differentiam.* Gottingue, 1788, in-8.

*Progr. ueber die Bestimmung und
den Nutzen der medicinischen Aufklærung für studirende Nichtærzte.*
Rostock, 1789, in-4.

*Gallerie der ældern und neuern
Gesundheitslehrer für das schœnen Geschlecht. 1ster Band.* Rostock et Leipzig, 1794, in-8. — La suite sous le
titre suivant : *Beytrag zur Töiletten-
Lektüre für Tœchter edler Herkunft,
denen ihre Gesundheit und Schœnheit
Lieb und Werth ist.* Rostock, 1801,
in-8.

*Antwort auf des hrn. Prof. A. G.
Weber offene und deutliche Gegener-
klærung.* Rostock, 1794, in-8.

*Bitte an Aerzte, die Verbesserung
der Volksarzneykunde bretreffend.*
Rostock, 1795, in-8.

*Archiv der Verhandlungen einer
durchaus zweckmæssigen Methode zum
gebrauch der Brech- und abführenden
Mittel bey Kindbetterinnen.* Dans *Stark,
Archiv für Geburtshülfe.* 1793, t. V.

*Beytræge zur Geburtshülfe. Istes
Stück, über den systematischen Lehr-
vertrag der Geburtshülfe; ein Versuch
zur Verbesserung der bisherigen Form
dieser Wissenschafft.* Rostock, 1801,
in-8. — *2tes Stück die neuesten Systeme
teutscher Geburtshelfer seit dem Anfange des 19tes Jahrhunderts.* Erfurt,
1808, in-8; *ibid.*, 1810, in-8. —
*3tes Stück. Ueber die Grænzen der
Natur und Kunst in der Geburtshülfe.*
Erfurt, 1811, in-8; *ibid*, 1816, in-8.

Beobachtungen über die Kuhpocken,
nebst einigen Bemerkungen. Erfurt,
1802, in-8.

*Unmaasgebliche Vorschlæge zur
Verbesserung des Medicinalwesens in
Bayern; in einem Sendschreiben an
den Hrn. Medicinalrath D. Hagenmeier
in München.* Erfurt, 1803, in-8.

*Ueber die Verhæltnisse des Apothe-
kers und die darauf sich beziehenden
Pflichten der Staatenregierer.* Rostock
et Leipzig, 1805, in-8.

*Gedanken über die zweckmæssige
Einrichtung und Benutzung œffentli-
cher Entbindungsanstalten; eine gele-
genheitsschrift beym Antritt einer Lehr-
stelle der Geburtshülfe an dem Collegio
medico-chirurgico zu Braunschweig;
womit zugleich die Anzeige seiner Vorlesungen verbindet,* etc. Brunswick,
1806, in-4.

*Bemerkungen aus dem Gebiete der
Heilkunde und Anthropologie; in Rostock gesammelt und herausgegeben;*
t. I. Erfurt, 1807, in 8; 2 part. — Le
tome 2 sous le titre suivant: *Beobachtungen über den Gang der Krankheiten
zu Rostock wæhrend die sechs letzten
Jahre des 18ter Jahrhunderts.* Halle,
1812, in-8.

*Notizen zur Kulturgeschichte der
Geburtshulfe in dem Herzogthum
Braunschweig.* Erfurt, 1807, in-8.

Die Schulen für Aerzte. Brunswick,
1809, in-8.

*De mutuæ relationis principiis theo-
riæ med: æ inserviente.* Halle, 1811,
in-4.

(*Med. chir. Zeitung.* — *Allg. med.
Annalen* — Meusel.)

NONNIUS (Louis), savant médecin d'Anvers au dix-septième
siècle, a écrit sur la paléographie des ouvrages estimés dont nous
n'avons pas à nous occuper ici, et deux ouvrages de bromatologie

qu'on peut encore consulter, comme résumant toute la science des anciens sur cette matière. L'un de ces ouvrages traite en général des alimens de toute espèce, l'autre est consacré à l'histoire des alimens fournis par la classe des poissons.

Voici les titres de ces écrits de Nonnius :

Ichtyophagia, sive de piscium esu commentarius. Anvers, 1616, in-8.
Diæteticon, sive de re cibaria libri

IV. Anvers, 1627, in-8.; *ibid.*, 1645, in-8.

NONNUS (Theophanes), médecin grec du dixième siècle, vécut à Constantinople, et écrivit, à la demande de l'empereur Constantin Porphyrogenete, un traité de thérapeutique spéciale. Ce n'est qu'un extrait des ouvrages d'Oribase, d'Aétius, d'Alexandre de Tralles et de Paul d'Egine, dans lequel l'auteur fait à peine mention des causes et des signes des maladies, pour s'attacher exclusivement à en indiquer le traitement. Il existe deux éditions grecques-latines de l'ouvrage de Nonnus. La dernière est la meilleure. Voici les titres de l'une et de l'autre :

Noni, medici clarissimi, de omnium particularium morborum curatione, sic ut fibres quoque et tumores præter naturam complectatur, liber, nunc primum in lucem editus et summa diligentia conversus, etc., *ab Hieremia*

Martio. Strasbourg, 1568, in-8.

Theophanis Nonni epitome de curatione morborum græcè et latinè, ope codd. Mss. recensuit notasque adjecit J. Steph. Bernard. Gotha et Amsterdam, 1794-1795, in-8, 2 vol.

NOORTWYK (Guillaume), médecin à Leyde au milieu du dernier siècle, s'est fait connaître par ses recherches sur l'utérus humain en état de grossesse. Il avait eu occasion de disséquer le corps d'une femme morte dans le cinquième mois de sa grossesse; en ajoutant aux observations qu'il put faire le résultat de ses lectures sur le même sujet, et exposant le tout dans un style diffus, il y trouva la matière d'un volume in-4 de près de 220 pages. L'ouvrage d'Albinus, qui parut six ans plus tard, lui enleva les suffrages qu'il avait obtenus jusqu'alors.

Disp. de naturâ humanâ. Leyde, 1735, in-4. — Réimprimée avec une traduction que Noortwyk donna de l'ouvrage de Solano sur le pouls.

Uteri humani gravidi anatome et historia. Leyde, 1743, in-4. 217 pp. 4 pl.

(Haller. — Osiander.)

NORTHCOTE (William), chirurgien anglais de la seconde moitié du dernier siècle, servit dans la marine, et publia quelques ouvrages d'un mérite au-dessous du médiocre et qui valent à peine d'être cités. Son aperçu de l'histoire de l'anatomie est très-superficiel et plein d'erreurs.

The marine practice of physic and surgery; particularly useful to all those who visit the East and West Indies on the coast of Africa. To which is added a pharmacopœia marina, and some brief directions to be observed by the sea surgeon in any engagement Londres, 1770, in-8, 2 vol.

Anatomy of the human body (on an entire new plan) in a method very different from all anatomical writers, etc.; to which are subjoined some physiolo-gical tracts, and a copious index. Londres, 1772, in-8.

A concise history of anatomy, from the earliest ages of antiquity. To which are annexed a few thoughts on the uses of anatomy, and rules for giving a course of anatomical lectures. Londres, 1772, in-8.

Methodus præscribendi exemplificata pharmacopœis nosocomiorum Lond., Edin., Paris, Petrop., etc., Londres, 1772, in-8.

(Haller.—Rob. Watt.)

NUCK (Antoine), habile anatomiste et chirurgien, exerça d'abord l'art de guérir à La Haie, puis il devint professeur d'anatomie à Leyde, et président du collége des chirurgiens de la même ville. Il mourut vers l'an 1692.

De ductu salivali novo, salivâ, ductibus aquosis et humore aqueo oculorum. Leyde, 1686, in-12. — *Sialographia et ductuum aquosorum anatome nova.* Leyde, 1690, in-8, *ibid.,* 1695, fig.

Dans cette dernière édition, l'auteur cherche à défendre ce qu'il avait dit des canaux de l'humeur aqueuse. On peut voir ce qu'en dit M. Ribes dans un mémoire publié il y a quelques années dans les archives générales de médecine.

Adenographia curiosa et uteri fœminei anatome nova. Accedit epist. de inventis novis. Leyde, 1692, in-8.

Operationes et experimenta chirurgica. Leyde, 1692, in-8 ; Iena, 1698, in-8; Leyde, 1714, in-8.

(*Act. Lips.* — Manget.)

NUERNBERGER (Chrétien Frédéric), né à Zwickau en 1744, fit ses études dans cette ville, puis à Meissen et à Wittemberg; il fut reçu docteur en médecine dans cette dernière Université en 1773, il y fut nommé en 1782 professeur ordinaire d'anatomie et de botanique, et il mourut le 26 février 1795. Nürnberger n'a laissé que des opuscules académiques.

Diss. inaug. de damnis ex lactatione nimium protracta. Wittemberg, 1773, in-4.

Progr. observationes anatomico-physiologicæ super glandulis conglobatis. Wittemberg, 1780, in-4.

Progr. de sympathiâ œconomiæ animalis Wittemberg, 1782, in-4.

De incrementis Academiæ Wittebergensis ex liberalitate medicorum. Wittemberg, 1783, in-4.

Progr. de organorum et actionum sexus in œconomiâ anamali et vegetabili analogia. Wittemberg, 1785, in-4.

Progr. de chirurgiâ recentiorum absolutam vulnerum lethalitatem capitis præcipuè non infringente. Wittemberg, 1785, in-4.

Progr. de liquore gastrico et enterico, eorumque, organo secretorio singulari. Wittemberg, 1785, in-4.

Diss. de justâ fœminarum lactatione magno sanitatis præsidio ; sectio prior de virtute lactationis prophylactica Wittemberg, 1786.

Sectio altera de virtute lactationis therapeutica Wittemberg, 1787, in-4.

Meletumata super digitorum unguibus. Wittemberg, 1786, in-4.

Progr. II de unguium, de pilorum sorte post fata. Wittemberg, 1787, in-4.

Progr. de vitâ fœtuum excludendorum per manum obstetricantem ex ossium fractura non periclitante. Wittemberg, 1788, in-4.

Progr. I-IV causarum morbificarum criteria. Wittemberg, 1790, in-4.

Progr. Triga observationum anatomicarum, necessariam et perutilem incarcerationum distinctionem confirmantium. Wittemberg, 1792, in-4.

Progr. I-V epicrisis remediorum in herniarum incarcerationibus commendatorum; sect. I-II. Wittemberg, 1793-1794, in-4.

Progr. racematio epicriseos venæsectionum, in herniarum incarcerationibus commendatorum. Wittemberg, 1794, in-4.

Progr. I et II de nævis quibusdam politicæ medicæ academiis plerumque adhærentibus. Wittemberg, 1794, in-4.

Bemerkungen über das jetzige epidemiche Fieber. In Wittemb. Wochenbl. 1782 *St.* 21.

Nürnberger a fourni la partie anatomique du Nouveau spectacle de la nature (Allemand).

(Meusel.)

NYSTEN (Pierre Hubert), né à Liége le 30 octobre 1774, vint étudier la médecine à Paris en 1794. Il obtint au concours en 1798 la place d'aide d'anatomie; il fut aussi préparateur de chimie à la Faculté de médecine. En 1802, il fut adjoint à la commission médicale envoyée en Espagne pour observer la fièvre jaune, et envoyé en 1804 dans le midi de la France, pour rechercher les causes d'une épizootie qui sévissait sur les vers à soie. Nysten était depuis peu médecin de l'hôpital des enfans quand il mourut le 3 mars 1817. Il a fourni, seul ou en commun avec Hallé, divers articles au Dictionnaire des sciences médicales et publié les ouvrages suivans :

Nouvelles expériences faites sur les organes musculaires de l'homme et des animaux à sang rouge, dans lesquelles, en classant les divers organes sous le rapport de leur excitabilité galvanique, on prouve que le cœur est celui qui conserve le plus long-temps cette propriété. Paris, 1803, in-8.

Recherches sur les maladies des vers à soie, et les moyens de les prévenir; suivies d'une instruction sur l'éducation de ces insectes. Paris, 1808, in-8.

Nouveau dictionnaire de médecine, chirurgie, chimie, etc. 2e *édition.* Paris, 1810, in-8. (avec Capuron, auteur de la 1re édition) Paris, 1814, in-8, avec le nom de Nysten seulement.

4e édition, augmentée par M. Bricheteau. Pa·is, 1824, in-8 5e édition refondue de nouveau, et considérablement augmentée, par MM. Bricheteau, Henry et J. Briand. Paris, 1832, in-8.

Recherches de physiologie et de chimie pathologique, pour faire suite à celles de Bichat sur la vie et la mort. Paris, 1811, in-8.

Nysten a donné des éditions, augmentées par lui du *Traité de matière médicale de Schwilgué*, et du *Manuel médical* du même auteur. La dernière édition du dernier de ces ouvrages, 1816, in-8, est sous le nom de Nysten.

O

OBERKAMP (François Joseph de), né à Amorbach en 1710, étudia la médecine à Wurzbourg, et y fut reçu docteur en 1735, alla perfectionner ses études à Leyde, et vint ensuite à Paris. A son retour dans sa patrie, il fut nommé premier médecin du cardinal de Schœnborn, évêque de Spire, puis il devint conseiller à la cour de Bamberg-Wurzbourg, professeur ordinaire de médecine à l'Université et médecin de l'hôpital Julius de Wurzbourg. En 1748, il fut appelé à occuper à Heidelberg la chaire de professeur de médecine pratique et de botanique, et le poste de premier médecin de la princesse de Pfalz, dont il devint conseiller intime en 1753. Oberkamp mourut au mois de juillet ou d'août de l'an 1768. Ses ouvrages n'ont qu'une assez mince valeur.

Systema theoretico-practicum, etc., physiologiam, pathologiam et therapiam jungens. Nuremberg, 1737, in-8.

Diss. de mutatione esculentorum, poculentorum. Wurzbourg, 1743, in-4.

Diss. variolarum, præprimis malignarum, ratio et curatio. Wurzbourg, 1746, in-4.

Mechanismus s. fabrica intestinorum tenuium eorumque mechanicus usus. Wurzbourg, 1747, n 4.

Wahrer Mineralgehalt und davon obstammende Würkkœrfte der Kissinger und Bockleter Heil-Trink und Badebrunnen, in dem Furstenthum Würzburg. Nebst einem Kupfer. Wurzbourg, 1747, in-4.

Diss. de febribus malignis. Wurzbourg, 1748, in-4.

Nephritidis inflammatoriæ idea, causæ, symptomata et curatio. Heidelberg, 1750, in-4.

Collectio diss. med. inauguralium, Leyde, t. I. Francfort, 1767, in-4.

OBERKAMP (François Philippe), né à Heidelberg le 23 février 1749, fit ses études à l'Université de cette ville, y devint professeur ordinaire d'anatomie et de chirurgie, fut médecin pensionné de Ladenbourg, et mourut le 15 février 1793. Il n'a écrit que des opuscules académiques.

Progr. de moliminibus naturæ criticis, ac quibusdam illorum impedimentis in febribus. Heidelberg, 1773, in-4.

Diss. de febribus putridis. Heidelberg, 1775, in-4.

Diss. de bile cystica. Heidelberg, 1775, in-4.

Progr. quales abusus in exercendâ re medicâ magistratus tollere imprimis teneatur. Heidelberg, 1777, in-4.

Diss. de molestiis a febre putridâ relicta, iisque pedissequis. Heidelberg, 1778, in-4.

Diss. ossium pubis sinchondrotomia num prosit, num lædat. Heidelberg, 1780, in-4.

Progr. anne medicina ex nativitate gloriosa adversus calumnias sit victoriosa. Heidelberg, 1781, in-4.

Progr. quinam sit usus et abusus venæ sectionis in podugrâ et morbis arthriticis. Heidelberg, 1781, in-4.

Progr. quænam sit differentia rheumatismum inter et arthritidem? Heidelberg, 1781, in-4.

Progr. II. anne diæta vegetabilis fuerit caussa potissima, quod homines antediluviani majorem, quam post illud, attigerint senectutem. Heidelberg, 1781, in-4.

Progr. quænam sit diversitas circuitus sanguinis pro diversis tam visceribus quam cavitatibus corporis. Heidelberg, 1781, in-4.

Diss. semiotices medicæ generalia commentata. Heidelberg, 1783, in-4.

Progr. de palpitatione cordis ejusque causis, 1785, in-4.

Progr. de apnœa ejusque causis. Heidelberg, 1785, in-4.

Diss. de variolis earumque inoculatione. Heidelberg, 1785, in-4.

Progr. quis de fortunâ medicâ, de qua variæ adeò ac alienæ opiniones, verus ac genuinus sensus? Heidelberg, 1789, in-4.

Commentationes II de medicorum necessitate in republicâ in genere non tam medico, quam physico. Heidelberg, 1789, in-4.

Progr. quibus e causis urbium salubritas aut insalubritas potissimum derivanda sit. Heidelberg, 1789, in-4.

Progr. quæ potissima adfectuum hæmorrhoidalium nostro ævo frequentiorum causa sit. Heidelberg, 1789, in-4.

Progr. an nostro ævo præ antiquitate natura hominis minus firma, minus longæva sit. Heidelberg, 1789, in-4.

Progr. aeris efficacia in corpus humanum. Heidelberg, 1790, in-4.

(*Med. chir. Zeitung.—*Mensel.)

ODIER (Louis), médecin fort distingué, correspondant de l'Institut de France, etc., naquit à Genève le 17 mars 1748. Il commença ses études médicales dans sa ville natale, et alla les continuer à l'Université d'Edimbourg, où il reçut le titre de docteur en 1770. Il passa encore deux années à Edimbourg; puis il alla à Londres, où il suivit, à l'hôpital Saint-Thomas, les leçons de Hunter, Fordyce, etc.; de Londres, il se rendit à Leyde pour entendre Gaubius et Van Dœvern, et il vint à Paris. Rentré dans sa patrie, Odier, avant de se livrer à la pratique, fit un cours de chimie, et importa sur le continent les idées nouvelles qu'il avait entendu professer par Black. Bientôt la médecine l'occupa d'une manière

presque exclusive, et il porta dans tous ses travaux cette infatigable activité qu'il avait développée dans ses premières études : il
introduisit dans la pratique de la médecine plusieurs remèdes nouveaux; il fut le premier qui signala en France la découverte de la
vaccine.

En 1799, Odier fut agrégé à l'Académie de Genève, et nommé
professeur honoraire de médecine. La bibliothèque britannique
n'eut point de son vivant d'autre rédacteur que lui pour la partie
de la médecine. Les notes signées de la lettre O, qu'il joignait aux
extraits insérés dans cet ouvrage périodique, contiennent une multitude d'observations intéressantes. Au milieu de ces travaux et de
ceux où l'entraînait une pratique étendue, Odier trouvait encore du
temps pour divers objets étrangers à sa profession. Il fut membre
du conseil des Deux-Cents et suivit toujours avec intérêt les affaires publiques. En 1814, il fut atteint d'un premier accès d'angine
de poitrine; il succomba à une attaque de cette maladie le 13 avril
1817.

Epistola physiologica inauguralis de elementariis musicæ sensationibus. Edimbourg , 1770, in-8.

Pharmacopæa Genevensis. Genève, 1780, in 8.

Observations sur des morts apparentes produites par une cause accidentelle , sans aucune maladie antécédente, et sans aucune lésion visible des organes , etc.; traduit de l'anglais. (1800.)

Réflexions sur l'inoculation de la vaccine. Genève, 1800, in-8.

Instruction sur les moyens de purifier l'air et d'arrêter les progrès de la contagion , à l'aide des fumigations du gaz nitrique , rédigée à la demande du cit. Eymar, préfet du Léman. Genève, 1801, in-8.

Observations sur la fièvre des prisons. Trad. librement de l'anglais. (1802.)

Grammaire anglaise , contenant l'explication des huit parties du discours, les principales règles de la prononciation, celles de la prosodie et de la versification. Genève, 1817, in-12.

Manuel de médecine pratique , ou sommaire d'un cours gratuit donné en 1800, 1801 et 1804, aux officiers de santé du département du Léman, avec une petite pharmacopée à leur usage. Troisième édit., augm. Genève et Paris, 1821, in-8.

Outre les ouvrages que je viens de citer, on trouve encore de L. Odier plusieurs mémoires insérés dans divers recueils ; entre autres ceux-ci :

Observations sur l'épiderme d'une baleine, imprimées dans le Journal de Médecine, tom. VI.

Quatre lettres sur la mortalité de la petite-vérole inoculée, imprimées dans le Journal de Médecine, en septembre et octobre 1773, mai 1775, janvier 1776 et avril 1777. Ces lettres sont adressées à de Haen.

Lettre sur l'huile de ricin, impri-mée dans le Journal de médecine, en 1778.

Extrait mortuaire de Genève, pour 1778 et 1779, avec des considérations importantes ; impr. dans les Mémoires de la Société des sciences et des arts de Genève; tome I, seconde partie.

Mémoire sur l'hydrocéphale interne, ou l'hydropisie des ventricules du cer-veau ; imprimé dans le recueil de la Société de médecine, tome III.

Mémoire sur les causes de l'anasar-que qui accompagne la fièvre rouge ; envoyé à la Société de médecine. (1779.)

Histoire d'une femme qui avait un ovaire transformé en hydatides, et dans la matrice de laquelle on trouva une substance osseuse très-dure et très-compacte. Savans étr. de l'Institut, tom. I, 1806.

(*Notice de la vie et des écrits de L. Odier.* Genève, 1818. — Prevost.)

OETINGER (FERDINAND CHRISTOPHE), né à Goeppingen en 1719, fit ses études à Tubingue, à Leipzig, à Halle, voyagea en-suite, passa quelque temps à Leyde, revint à Halle, et y fut reçu docteur en 1739. En 1760, il devint professeur extraordinaire de médecine à Tubingue, et en 1762 professeur ordinaire. Il mourut le 15 avril 1772.

Diss. de Belladonâ, tanquam spe-cifico in cancro. Halle 1739, in-4.

Diss. de cinnabari exule reduce in pharmacopolium. Tubingue, 1760, in-4.

Diss. de problemate practico : An achorum insitio, imitando variolarum insitionem, pro curandis pueritiæ mor-bis rebellibus tuto tentari possit? Tu-bingue, 1762, in-4.

Diss. de præjudiciis et erroribus qui-busdam circà usum acidularum con-suetis, inveteratis. Tubingue, 1770, in-4.

Diss. de viribus radicis rubiæ tinc-torum antirachiticis a virtute ossa ani-malium vivorum tingendi non penden-tibus. Tubingue, in-4.

Diss de lapsu palpebræ superioris Tubingue, in-4.

OEtinger a eu quelque part à d'au-tres dissertations soutenues sous sa présidence, et fourni quelques articles aux *Select. œconom.*

(Mensel, *Lexikon.*)

O'HALLORAN (SYLVESTRE), né en Irlande en 1728, chirurgien de l'hôpital de Limerick, mort en 1807, est auteur d'un traité de la cataracte, publié en 1750, où il enseignait déjà à pratiquer la pu-pille artificielle, et de divers mémoires insérés dans le recueil de ceux de l'Académie des sciences de Dublin. O'Halloran ne fut pas seulement chirurgien, il fut aussi historien et antiquaire. On lui doit deux ouvrages sur l'histoire de son pays, dans lesquels il a dé-ployé le caractère d'un véritable Irlandais en cherchant partout à rabaisser le caractère des Anglais; mais il n'a pas montré autant de critique que de patriotisme.

A new treatise on the glaucoma or cataract. Dublin, 1750, in-4 ; *ibid.*, 1753, in-8.

A complet treatise on gangrene and sphacelus; with a new method of amputation. Londres, 1765, in-8.

A treatise on the different disorders of the head from external injuries. Londres, 1793, in-8.

On the operation for a cataract. Transact, of irish Acad. 1789, t. II.

An attempt to determine with precision such injuries of the head as necessarily require the operation of the trephine. Ibid., 1791, t. IV.

(Richter.—Reuss.—Rob. Watt.)

ORLOVIUS (Andaé Jean), né à Wilna le 31 décembre 1735, fit ses études médicales à Kœnisberg, y fut reçu docteur en médecine en 1761, et nommé professeur ordinaire en cette science l'an 1766. Il mourut le 28 février 1788.

Diss. inaug. de quæstione pathologicâ : sunt-ne hæmorrhoides morbus ? Kœnigsberg, 1761, in-4.

Diss. de plicâ polonicâ. Kœnigsberg. 1766, in-4.

Programma de utilitate sectionum anatomicarum. Kœnigsberg, 1781, in-4.

Diss. de hæmorrhagiâ oris Kœnigsberg, 1781, in-4.

Diss. de balneis frigidis, ad mercurii efficaciam adjuvandam, in curandâ lue venereâ adhibendis. Kœnigsberg, 1782, in-4.

Diss. de plethorâ. Kœnigsberg, 1783, in-4.

Programma de cortice peruviano rubro. Kœnigsberg, 1783, in-4.

Progr. de rubeolarum et morbillorum discrimine. Kœnigsberg, 1785, in-4.

Progr. de hæmorrhagiâ spontaneâ ex apice pollicis manûs sinistræ. Kœnigsberg, 1786, in-4.

Programma observatio de insigni calculo felleo per alvum excreto. Kœnigsberg, 1787, in-4.

(Mensel, *Lexikon.*)

ORIBASE, le premier auteur de quelque importance qui ait paru après Galien. Il était de Pergame, et vécut au quatrième siècle. Ses qualités personnelles et son habileté dans la médecine lui attirèrent de bonne heure une grande considération dans la métropole de l'empire d'Orient, et l'on prétend qu'il s'en servit pour aider Julien à monter sur le trône ; on ajoute que, par reconnaissance, le prince le fit son médecin et lui confia la questure de Constantinople. On croit, sur des fondemens assez peu solides, qu'Oribase accompagna Julien dans les Gaules, qu'il le suivit dans son expédition contre les Perses, et que ce fut lui qui pansa la blessure dont cet empereur mourut le 26 juin 363. Après la mort de Julien, la fortune d'Oribase changea de face ; il fut dépouillé de ses biens, de ses dignités, et envoyé en exil chez des peuples barbares. Les services qu'il y rendit, et les prodiges de son art, lui attirèrent le respect et le firent même adorer comme un dieu. Enfin il fut rappelé à Constantinople, où il jouissait de la plus grande réputation vers l'an 400. Malgré les malheurs, les voyages et les occupations qui partagèrent la vie d'Oribase, il trouva le temps de composer beaucoup d'ouvrages. Quelques-uns sont perdus, et parmi ceux qui nous restent, les plus considérables sont une *Collection médicinale* en soixante-dix livres, et un abrégé de celle-ci sous le titre de *Synopsis*, en neuf livres. Le *Synopsis* nous est parvenu tout entier; mais les *Collections*, ouvrage beaucoup plus important, n'ont pas eu le même sort; nous n'en possédons guère que le tiers.

Ces ouvrages ne sont au fond que des compilations, entreprises comme telles, l'une d'après l'ordre de Julien, l'autre pour l'usage du fils de l'auteur; et quoiqu'o n y trouve diverses choses qui n'existent point dans les auteurs plus anciens que nous possédons, comme il s'est perdu une multitude d'ouvrages de médecine sortis de l'école d'Alexandrie, il est difficile de dire si parmi ces choses nouvelles il s'en trouve qui appartiennent en propre à Oribase. Du reste, Oribase a souvent mieux traité les matières que les auteurs qu'il copie, parce qu'il enchaîne et concentre des préceptes dispersés et diffus. C'est ainsi qu'en copiant Galien pour le fond des choses il a quelquefois mis dans les matières un ordre très-méthodique, très clair, très favorable à l'instruction, et dans le style une concision qu'on chercherait en vain dans l'auteur original.

Collectaneorum artis medicæ liber (lib. 24, 25), quo totius corporis humani sectio explicutur ex Galeni commentariis, græcè. Paris, 1556, in-8. *Edente Gu. Dundass, græcè et latinè.* Leyde, 1735, in-4.

XXI veterum et clarorum medicorum varia opuscula. Primo ex Oribasii codice Mosquensi græce edidit, interpretationem latinam J. Bapt. Rasarii, item suas animadversiones et indicem vocabulorum adjecit Ch. F. de Matthæi, etc. Moscou, 1808, in-4. — Edition devenue très-rare par suite de l'incendie de Moscou.

Oribasii sardiani collectorum medicinalium libri XVII, qui ex magno septuaginta librorum volumine ad nostram ætatem soli pervenerunt, etc. Venise, in-8; Paris, 1555, in-8.

Oribasii synopseos ad Eustathium filium libri IX, quibus tota medicina in compendium redacta continetur. Venise, 1554, in-8; Paris, 1554, in-12.

Euporiston ad Eunapium, libri III. Medicinæ compend. lib. I. Curationum lib. I. Trochiscorum confect. lib. C. Aureliano. Bâle, 1529, in-fol. — *Oribasii ad Eunapium libri IV, quibus facile parabilia medicamenta, facultates simplicium, morborum et locorum affectorum curationes continentur,* etc. Venise, 1558, in-8.

Oribasii quæ restant omnia tribus tomis digesta J. B. Rasario interprete. Bâle, 1557, in-8.

Il existe plusieurs éditions d'un *Commentaire sur les aphorismes d'Hippocrate,* faussement attribué à Oribase. Les *Collectanea* de cet auteur ont été insérés dans la Collection des *Artis medicæ principes* d'Henri Etienne: des Traités sur les fractures, les luxations, les lacs et appareils se trouvent dans la collection chirurgicale de Gesner, et dans celle de Cocchi: un traité sur le régime est inséré dans la collection médicale imprimée à Bâle en 1528, in-fol.

(Hamberger. — Peyrilhe. — Choulant.).

ORTESCHI (Pierre), médecin de Venise, vécut dans la seconde moitié du dernier siècle. Il s'est fait honorablement connaître par la publication d'un journal de médecine qu'il continua pendant douze années. Nous ignorons du reste les circonstances de sa vie et la date de sa mort.

Giornale di medicina. Venise, 1763-1774, in-8. 12 vol.

La Costituzione corrente brevemente considerata. Venise, 1763, in-4.

OSBORN (William), médecin et accoucheur de l'hôpital général et professeur d'accouchemens à Londres, fut un des adversaires les plus déclarés de la symphyséotomie; il n'admettait non plus qu'avec répugnance l'opération césarienne, et préférait la perforation du crâne du fœtus. Il eut avec Hamilton des discussions dans lesquelles l'avantage ne fut pas de son côté.

On laborious parturition in wich the division of the symphysis pubis is particularly considered. Londres, 1783, in-8.

Essays on the practice of midwifery in natural and difficult labours. Londres, 1792, in-8; 1795, in-8. — Contre cet ouvrage, Alex. Hamilton écrivit : *Letters to Dr W. Osborn on certain doctrines contained in his essays,* etc. Edimbourg, in-8.

OSIANDER (Frédéric Benjamin), l'un des plus célèbres accoucheurs des temps modernes, naquit à Zell, dans le Wurtemberg, le 9 février 1759. Il fit ses études médicales à Tubingue, et fut reçu docteur en 1779. Il se fixa alors à Kirchheim, où il eut bientôt une pratique étendue, notamment pour les accouchemens, dont il faisait son étude de prédilection. En 1772, il fut appelé à occuper à Gottingue la chaire d'obstétrique et la place de directeur de la maison et de la clinique d'accouchemens. Osiander a occupé pendant près de trente ans ce poste avec la plus grande célébrité. Le caractère de sa pratique obstétricale, comme de son enseignement, formait un contraste frappant avec la pratique et l'enseignement de son compatriote Boer ; Osiander, moins confiant dans les efforts de la nature, était pour la pratique active. Ce célèbre professeur, membre de plusieurs Sociétés savantes, mourut à Gottingue le 23 mars 1822, laissant inachevé le grand traité d'accouchemens dans lequel il résumait les travaux de toute sa vie. Il avait beaucoup écrit.

Diss. de fonte medicato owensi. Tubingue, 1780, in-4.

Beobachtungen, Abhandlungen und Nachrichten, welche vorzüglich Krankheiten der Frauenzimmer und Kinder und die Entbindungswissenschaft betreffen, nebst Beylagen und Kupfern. Tubingue, 1787, in-8.

Abhandlungen von dem Nutzen und der Bequemlichkeit eines Steinschen Geburtstuhls ; Geburtshelfern Hebammen und Gebæhrenden zur Belehrung. Tubingue, 1790 (1789), in-4, 2 pl.

Progr. de causâ insertionis placentæ in uteri orificium, ex novis circà generationem humanam observationibus et hypothesibus declarata. Gottingue, 1792, in-4.

Progr. das Neueste aus meiner Gœttingischen Praxis. Gottingue, 1793, in-8.

Abhandlung über das vortheilhafte Aufbewahren thierischer Kœrper in Weingeist ; mit Zusætzen von Hrn. Hofrath Sæmmerring. Gottingue, 1793, in-4.

Denkwürdigkeiten für die Heilkunde und Geburtshulfe, aus den Tagebuchern der kœniglischen praktischen Anstalten zu erlernung dieser Wissenschaften in Gœttingen. Gottingue, 1794-1795, in-8.

Krankengeschichte einer Frauensperson, welche verschiedene Insekten, Larven und Wuermer durch Erbrechen und Stuhlgang von sich gab. Gottingue, 1794, in-8.

Kurze Uebersicht der Vorfælle in den Kœnigl. Entbindungshospital auf der Georg-Augustus Universitæt zu Gœttingen. Gottingue, 1795, in-4.

Tabellarisches Verzeichniss in der Kœnigl. Entbindungsanstalt zu Gœttingen vorgefallenen Geburten. Gottingue, 1795, in-fol.

Kurze Nachricht von der Entstehung und Einrichtung der Gesellschaft von Freunden der Entbindungswissenschaft. Gottingue, 1796, in-4.

Lehrbuch der Hebammenkunst. Gottingue, 1796, in-8.

Erinnerungen an Polizeyen, Aerzte und Hausræter, Viehseuchen betreffend. Gottingue, 1797, in-8.

Neue Denkwuerdigkeiten fuer Aerzte und Geburtshelfer. Gottingue, 1797-1798, in-8.

Zweyte Nachricht von den Verhandlungen der Gesellschaft der Freunde der Entbindungskunst. Gottingue, 1798, in-4.

Lehrbuch der Entbindungskunst. Gottingue, 1799, in-8.

Annalen der Entbindungs-Lehranstalt auf der Universitæt zu Gœttingen. Gottingue, 1800-1804, in-8.

*Ausführliche Abhandlung über die Kuhpocken, ihre Ursachen, Zufælle, Einimpfung, Behandlung, Verhæltnisse zu andern Hautauschlægen der

Menschen und Thiere u. s. w. nach eigenen und Anderer Beobachtungen. Mit einem ausgemahlten Kupfer. Gottingue, 1801, in-8.

Verlauf der mittelst Blasenpflaster geimpften Kuhpocken. Nach eigne Beobachtung, und Zeichnung vorgestellt in einer aufs genaueste illum. Kupfert. Gottingue, 1802, in-fol.

Grundriss der Entbindungskunst, zum Leitfaden bey seinen Vorlesungen 1ster u. 2ter Theil. Gottingue, 1802, in-8, 2 vol.

Ueber die Castration des Haushahns oder das Kapaunenmachen bey den Griechen und Rœmern; in Beckmann's Beytrœgen zur Geschichte der Erfindungen B. 5, st. 3, s. 485-504. (1804.)

Vera cerebri humani circà basin incisi imago; cum II tabb. œn; in commentationibus Societ. reg. scient. Gottingensis a. 1804-1808, volume XVI.

Epigrammata in complures musei sui anatomici res, quœ versuum amore fecit. Gottingue, 1807, in-8. Edit. alt. aucta et emendatior, 1814. c. VI, tub. œn.

Wie Kœnnen Pallœste, Schlœsser und Schauspielhœuser am besten gegen Feuergefahr geschützt, und Feuerbrünste Ueberhaupt vermieden werden, beantwortet, etc. Gottingue, 1812, in-8.

Ueber den Selbstmord, seine Ursachen, Arten, medicinisch-gerichtliche Untersuchung, und die Mittel gegen denselben. eine Schrift sowohl für Polizey-und Justitz-Beamte, als für gebildete Aerzte und Wundœrzte, für Psychologen Wund- und Volkslehrer. Hanovre, 1813, in-8.

Uebersicht der Ereignisse in der

Entbindungslehranstalt im Jahr 1815; dargestellt in einer Rede an seine Zuhœrer am 4 Januar 1816. Gottingue, 1816, in-8.

Ueber die Entwickelungskrankheiten in der blüten Jahren des Weiblichen Geschlechts. 1ster Theil, enthaltend die seltenen und wunderbaren Geistes- und Leibes-Zufœlle in diesem Alter. Gottingue, 1817, in-8. — 2ter Theil *von der medicinischen und psychologischen Behandlung dieserKrankheiten* 1818, in-8. 2te verbesserte und vermehrte Auflage, Tubingue, 1820-1822, in-8. 2 vol.

Handbuch der Entbindungskunst 1ster Band 1ste Abtheilung. Tubingue, 1818, in-8. 2te Abtheilung, ibid., 1819. 2ter Band 1ste Abtheilung, ibid., 1820. 2te Abtheilung, 1822, in-8. — Le dernier volume de cet ouvrage a été publié après la mort de l'auteur par son fils.

Abbildungen und Darstellungen in Kupferstichen zur Erlœuterung der Lehre der Entbindungskunst nach dem Handbuch. 1stes Heft mit 4 Kupfertafeln. Tubingue, 1818, in 8.

Das liblichste Bild der Unschuld, beschrieben für Freunde der bildenden Künste. Gottingue, 1819, in-8.

Die Geschichte der Schœnen Venetianerin und ihres Bildes. Gottingue, 1819, in-8.

Amor der Blumenrœuber, ein Oelgemœlde. Gottingue, 1819, in-8.

Achill unter der Tœchtern des Lykomedes, ein Oelgemœlde. Gottingue, 1819, in-8.

Einfache Erzœhlung der Veranlassung zu seiner Reise nach Leipzig im December 18·0 und der daselbst verrichteten chirurgischen Operationen. Tubingue, 1820, in-8.

Geburtstelle, oder Beschreibung und Abbildung eines Geburtsgestells, welches nach den in den Handbuche Osianders dargelegten Grundsætze eingerichtet, von ihm erfunden und durch eigenen und andern vieljarhrigen Gebrauch erprobt ist. Mit 2 Abbildungen. Tubingue, 1821, in-8.

Osiander a inséré un grand nombre d'articles dans divers recueils. Voici les principaux :

Geschichte der Harnverhaltung von scirrhœser Vorhaut mit ihren Folgen und ihrer Heilung. Durch Zeichnungen nach der Natur erlæutert, mit einem selbsterfundenen Harnrecipienten zum Gebrauch dener die den Harn nicht halten kœnnen, begleitet, in den Museum der Heilkunde. 1794, t. II, p. 1-19.

Heilung der Mutterkrebses und krankhafter Auswüchse aus der Gebœrmutter durch den Schnitt. im Reichanzeiger, 1803. und in Hufeland's Journal, etc., t. XVI.

De instrumentis et machinis ad pernoscendam optimam æquè ac vitiosam pelvis muliebris formam et inclinationem facientibus, ab ipso inventis multoque usu comprobatis, commentatio illustrata adumbrationibus cum tab. æn. VII. in Commentat. recentior. Soc. Reg. scient. Gotting., t. I, p. 1-24.

Nova methodus instituendi vivente fœminá ventris gravidi incisionem ab ipso inventa et bis peracta, adjectis observationibus huc facientibus ibid., t. II, p. 1-24.

De homine, quomodo fiat et formetur, series observationum unà cum descriptione stateræ portatilis ad examinandum infantum neonatorum pondus nuper inventæ. Ibid. t. III, p. 25-61.

De carbone ligneo, summo ad arcendam metallorum oxidationem remedio, novo ac certissimo experimento comprobato. Ibid., t. IV, p. 89.

De homine, quomodo formetur, continuatæ observationes, spectantes imprimis epidermidem, cutem et pilos fœtuum. Ibid., p. 109.

Ueber den Schwanzwurm der Kühe; im Hannœver. Magazin. 1804. St. 32.

Noch ein Aufschluss über die ælter. Zigeunergeschichte, aus einem latein. Schriftsteller. Ibid. St. 84.

Umstændliche Nachricht von einer unvolkommenen Frucht in dem Leichnam eines Knaben, mit erlæuternden Anmerkungen. Ibid. St. 88.

Ueber D. Galls Schædellehre und Vorlesungen in Gœttingen. Ibid. 1805 St. 60. 83. 85-90.

Beantwortung der Frage : hat man Beweise und Erfahrungen, dass im Handel der Weinen oder einigen Sorten derselben Spiessglanz beygemischt worden sey? Aus welchen Absichten konnte das geschehen? Ibid., 1806, St. 64.

Ueber die Anpflanzung der Obstbæume an Strassen und auf Weideplatzen. Ibid., 1807. St. 43-46.

Vohlfeile wasserdichte Schuhe ohne Leder zu verfertigen. Ibid., 1808. St. 19.

Ueber das Erdeessen der Menschen. Ibid., 1809. St. 26-27.

Wohlfeile and sichere Art, kleine thierische Kœrper, die in Weingeist aufbewahrt werden sollen, zu versenden. Ibid., St. 52.

Ein erprobtes neues Mittel, die Pferd von Fliegenstichen zu schutzen. Ibid., St. 75.

Ueber Sogenannte Geistererschein-

ung und Geisterscherey aus eigner Er-
fahrung. Ibid., 1809, *St.* 15-18.

Blüthenstaubregen oder vermeinter
Schwefelregen in und um Gœttingen.
Ibid , 1611, *St.* 22.

Ueber den innern Bauchbruch der
Zugochsen. Ibid., St. 31.

Einige Nachrichten von dem Leben
des Freyherrn Christian Heinrich von
Palm. Ibid., 1819, *St.* 63, 65, 66.

Krankheitsgeschichte eines Jungen
Mannes, der zwey Jahre lang an sei-
ner linken Seite krank war. in dem
Abhandlungen der Erlanger Societ.
t. I.

Litteræ ad J. B. Maunoir de carci-
nomatis uteri extirpatione. Dans les
Annales de la Soc. de méd. pat. de
Montpellier, t. II, p. 200.

Osiander a fourni en outre des articles critiques dans les gazettes littéraires de Gottingue, d'Iéna, etc., et
dans celle de Salzbourg.

OULD (Fielding), accoucheur irlandais du milieu du dernier
siècle, occupe une place honorable dans l'histoire de l'obstétrique, et notamment dans l'histoire des connaissances relatives au
mécanisme de l'accouchement, pour avoir établi, contre l'opinion
de son temps, que la tête du fœtus s'engage au détroit supérieur du
bassin, le diamètre occipital-frontal répondant, non au diamètre
antéro-postérieur, mais à un diamètre oblique de ce détroit. L'ouvrage d'Ould, fort rare en France, a pour titre :

A treatise of midwifery in three parts. Dublin, 1742, in-8.

P

PAAW (Pierre), habile anatomiste, naquit à Amsterdam en 1564. En 1580, il alla étudier la médecine à Leyde. Au bout de quatre ans, il vint en France, où il demeura assez long-temps à Paris et à Orléans. Il passa ensuite en Danemarck. Il fut à Rostock en 1587, s'y fit recevoir docteur en médecine, et commença à enseigner l'anatomie. Peu après il fit un voyage en Italie pour aller entendre à Padoue les leçons de Fabrizio d'Aquapendente. La mort de son père l'obligea, au bout de trois mois, de rentrer dans sa patrie; il revint à Leyde, où, pendant vingt-huit ans, il pratiqua l'art de guérir avec beaucoup de succès, et professa avec éclat l'anatomie et la botanique. C'est lui qui fit bâtir l'amphithéâtre public d'anatomie de Leyde. Paaw mourut en 1617. Ses ouvrages contiennent un assez grand nombre d'observations intéressantes.

Primitiæ anatomicæ de humani corporis ossibus. Leyde, 1615, in-4. *Ibid.,* 1638. Amsterdam, 1633, in-4.

Andreæ Vesalii epitome anatomica, opus redivivum cui accessere notæ ac commentarii Petri Paaw. Amsterdam, 1616, in-4; *ibid.,* 1633, in-4.

Hortus publicus Academiæ Lugduno-Batavæ, ejus ichnographia, descriptio, usus; addito quas habet stirpium numero et nominibus. Leyde, 1601, in-12; *ibid.,* 1603, in-8; *ibid.,* 1629, in-8.

Succenturiatus anatomicus, continens commentaria in Hippocratem de capitis vulneribus; addita in aliquot capita libri VIII Cornelii Celsi de po- *sitâ et structurâ ossium explicatione.* Leyde, 1616, in-4.

De valvulâ intestini epistolæ duæ. Oppenheim, 1619, in-4. — Avec la première centurie des observations de Fabrice de Hilden.

De peste tractatus, cum Henrici Florentii ad singula ejusdem tractatus capita additamentis. Leyde, 1636, in-12.

Le recueil d'*Histoires anatomiques* de Th. Bartholin renferme un certain nombre d'observations de Paaw.

(Niceron. — Moréri. — Manget. — Portal.)

PACCHIONI (Antoine), anatomiste qui jouit de son vivant d'une célébrité mal justifiée par les ouvrages qu'il a laissés. Il était de Reggio, où il naquit le 13 juin 1665. Après y avoir fait ses études, il alla à Rome, où il s'attacha à l'étude de l'anatomie avec une ardeur qui lui gagna la protection et l'amitié de Malpighi. Il fut appelé à Tivoli, où il exerça pendant six ans l'art de guérir avec le plus grand succès. Il revint à Rome, se lia particulièrement avec Lancisi, jouit d'une haute considération dans le public et le monde savant, et mourut le 5 novembre 1726. Les erreurs de Pacchioni sur la structure prétendue musculaire de la dure-mère et ses hypothèses sur le rôle de cette membrane dans l'économie n'auraient pas sauvé son nom de l'oubli, s'il n'était attaché aux granulations de la méninge, qu'il considéra à tort comme des glandes, et auxquelles on en donne encore aujourd'hui le nom, en y accolant celui de Pacchioni.

De duræ menyngis fabricâ et usu disquisitio anatomica. Rome, 1700, in-8.

Dissertatio epistolaris de glandulis conglobatis duræ menyngis humanæ, indeque ortis lymphaticis ad piam menyngem productis ad virum clariss. Lucam Schræckium, Cæsureo Leopoldinæ naturæ curiosorum Academiæ præsidem. Rome, 1705, in-8.

Dissertationes binæ, ad spectatissimum virum D. Johannem Fantonum datæ, cum ejusdem responsione illustrandis duræ menyngis ejusque glandularum structuræ atque usibus concinnatæ. Rome, 1713, in-8.

Dissertationes physico-anatomicæ de durâ menynge humanâ, novis experimentis et lucubrationibus auctæ et illustratæ. Rome, 1721, in-8.

Opera omnia. Rome, 1741, in-4.

(Manget.— Haller.)

PALDANUS (George Charles), né le 10 août 1735, à Hoyne, dans la principauté d'Anhalt-Bernbourg-Schaumbourg, fit ses études médicales à Halle, y fut reçu docteur en 1759, fit quelques voyages scientifiques, et revint se fixer dans sa patrie. Il fut conseiller intime et premier médecin du prince d'Anhalt-Bernbourg. Paldanus mourut le 20 mars 1810.

Dissertatio inauguralis de damnis ex malo affecto pancreate oriundis. Halle, 1759, in-4.

Nachricht von der Eigenschaften, wirkungen und Jetziger Einrichtung des im Jahr 1767 neuentdeckten Bades bey Harzigerode. Bernbourg, 1780, in-4.

Ueber die Schædlichkeit der Kaffees, Tobaks und Branntwein. Bernbourg, 1788, in-8.

Ueber das zufrühe und übereilte Begraben der Todten. In Anhalt-Bernburg vœchentliche Anzeigen 1798.

(*Med. chir. Zeitung.*)

PALFIN (Jean), chirurgien juré, anatomiste et lecteur en chirurgie à Gand, sa patrie, se distingua par son zèle à rechercher et recueillir les découvertes ou les vues nouvelles qui intéressaient son

art, et par son empressement à les propager. On l'a regardé long-
temps, mais à tort, comme l'inventeur du forceps. Il mourut à
Gand, en 1730, dans un âge avancé. Il publia en flamand des ouvrages dont il donna lui-même des traductions françaises, aidé
dans ce travail par le chirurgien Jean Devaux, avec qui il était lié
d'amitié.

Ostéologie, ou description des os (en flamand). Gand, 1702, in-8; Leyde, 1724, in-8. Trad. en franç., Paris, 1731, in-12.

Relation de la dissection de deux enfans monstrueux joints ensemble, avec une description particulière de quelques vaisseaux du fœtus (en fla- mand). Gand, 1703, in-8.

Description des parties de la femme qui servent à la génération, avec le traité des monstres de Licetus, et une dissertation sur la circulation du sang du fœtus, contre M. Méry, etc. Paris, 1708, in-4, fig.

Anatomie du corps humain, avec des remarques utiles aux chirurgiens dans la pratique de leurs opérations (en flamand). Leyde, 1718, in-8, fig. Trad. en français par l'auteur (et J. Devaux), avec des additions et des changemens. Paris, 1726, in-8, fig. Nouv. édition par B. Boudon, Paris, 1734, in-8, 2 vol. Nouvelle édition, revue, corrigée et augmentée, accom- pagnée de notes dans le premier vo- lume, et refondue dans le second ; le tout par l'auteur, qui y a joint les *Ob- servations anatomiques de Ruysch*, traduites du latin, et celles de M. Bris- seau, etc., par A. Petit. Paris, 1753, in-8, 2 vol.

PALLADIUS, surnommé l'iatrosophiste, médecin grec, posté-
rieur à Aétius et à Alexandre de Tralles, à qui il fait de fréquens
emprunts dans ses ouvrages, mais dont l'époque précise est incertaine, a écrit des commentaires sur quelques livres d'Hippocrate et
un opuscule sur les fièvres.

Les commentaires sur les fractures, dit Freind, sont incomplets;
mais il en reste assez pour nous faire juger qu'en les perdant on n'a
pas perdu grand'chose. Ceux que Palladius avait faits sur le sixième
livre des Epidémies ne vont pas plus loin que la septième section ;
le reste s'est perdu. Palladius dit que de son temps la pierre deve-
nait moins curable, ce qu'il attribue au luxe du siècle, aux excès de
la table et au défaut d'exercice. Le traité des fièvres est clair et
succinct; mais il est pris d'Aétius pour la plus grande partie.

Commentarii in librum Hippocra- tis de fracturis, graè et latinè, interprete Jac. Santalbino, cum ejus- dem notis. **In Fœsii Hippocr.** Genève, 1657, in-fol., p. 917. *In edit. Char- teriană,* t. XII, p. 270.

Scholia in sextum libr. de morbis popularibus Hippocratis, lat., Junia

Paulo Crasso interprete , cum ejusd. medicis antiquis græcis latio donatis. Bâle, 1581, in 4.

De febribus concisa synopsis, græcè et latinè, Joh. Charterio interprete. Paris, 1646, in-4. — *Cum notis Joh. Steph. Bernard.* Utrecht, 1745, in-8. (Hamberger. — Bernard.)

PALLAS (Simon), professeur de chirurgie au collége royal médico-chirurgical de Prusse, et premier chirurgien de l'hôpital de la Charité de Berlin, était né dans cette ville en 1694, et y mourut le 24 juillet 1770. Ses ouvrages ne sont que des traités élémentaires fort abrégés, mais écrits dans un assez bon esprit.

Anleitung zur praktischen Chirurgie, Berlin, 1763, in-8 ; *ibid.*, 1770, in-8.

Ueber die chirurgischen Operationen. Berlin, 1763, in-8. *Anhang dazu. Ibid.*, 1770, in-8.

Anleitung, die Knochenkrankheiten zu heilen. Berlin, 1770, in-8.

(*Comment. de rebus in med. gestis.* —Meusel.)

PALLAS (Auguste Frédéric), fils du précédent, naquit à Berlin le 5 septembre 1731. Il fut reçu docteur en médecine à Leyde en 1754, et devint professeur de médecine au collége médico-chirurgical de Berlin. Pallas mourut le 5 mai 1812.

Disp. de variis calculum secandi methodis. Leyde, 1754, in-4. *Recus. in Haller, disp. chirurg. select.*

Chirurgie oder Abhandlung von æusserlicken Krankheiten , worin vornæmlich auch die neueren Erfindungen in dieser Wissenschaft kurz vorgetragen werden, nebst einem vollstændigen Verzeichnisse der chirurgischen Werkzeuge, etc. Berlin, 1764, in-8. *2te sehr verbesserte Ausgabe.* Berlin, 1776, in-8.

Von den giftigen Wirkung des Toxicodendri Berlin. — Extrait de la *Gazette littéraire de Berlin.*

Beschreibung eines ohne Hirnschœdel neugebohrnen Kindes. Im Stralsundischen Magazin.

Pallas a fourni des articles critiques à divers journaux.

(Rotermund.)

PALLETTA (Jean Baptiste) naquit en 1747, à Montecrestesc, village de la vallée d'Ossola, dans les états sardes. Il fit ses premières études à Briga, et vint ensuite à Milan suivre les cours de médecine. Il se livra à l'étude avec ardeur, et devint bientôt élève pensionné du grand hôpital. Il possédait déjà des connaissances chirurgicales approfondies, quand il se rendit à Padoue pour entendre les leçons de Morgagni. Ce fut dans cette Université qu'il prit le grade de docteur en médecine. En 1774, il revint à Milan, se livra à des recherches suivies d'anatomie pathologique, et crut devoir aller prendre à l'Université de Pavie le grade de docteur en chirurgie, en 1778, avant de se donner tout entier à la pratique. De retour à Milan, Palletta y occupa successivement les places de chirurgien-adjoint, de chirurgien ordinaire, de démonstrateur d'anatomie et de professeur de clinique chirurgicale; enfin, en 1787, il fut nommé chirurgien en chef du grand hôpital de Milan. Les écrits de Palletta sont aussi remarquables par l'érudition que par le talent d'observation de leur auteur. Dans tous ses travaux, il se montre à la fois anatomiste profond et praticien habile. L'Académie médico-chirurgicale de Vienne, l'Institut national des sciences et arts de Milan, les Sociétés de médecine de Bologne, de Lucques, de Venise, de Modène, de Naples, etc., comptaient Palletta au nombre de leurs membres. Il était chevalier de la Couronne-de-Fer et membre de la Légion d'honneur. Ce chirurgien est mort le 27 août 1832, âgé de quatre-vingt-cinq ans.

Nova gubernaculi testis Hunteriani et tunicæ vaginalis anatomica descriptio. Milan, 1774, in-4. *Recus. in Sandifort. opusc. anat. select.* Leyde, 1788.

De nervis crotaphitico et buccinatorio. Milan, 1784, in-4, 38 pp., 1 pl. *Recus. in Ludwig script. nevrol. minor.*, tome III.

Adversaria chirurgica prima. Milan, 1788, in-4, 216 pp., 2 pl.

Exercitationes anatomico-pathologicæ. Milan, 1820-26, in-4, 2 vol.

Di un aneurisma vero alla coscia. In Nuovo giornale della più recente letteratura, 1782, t. II, p. 314.

Della puntura della vesica orinaria. In Giornale di Venezia, t. IX, p. 217.

Della colica fecale. In Giornale di Venezia, t. IX, p. 241.

Osservazioni sopra alcuni morbi del intestino retto. Giornale di Venezia. 1795, p. 159.

Le même journal contient des articles de Palletta, dont nous n'avons pas les titres, sur le traitement fort simple d'un anus contre nature, sur la réduction spontanée d'un bras luxé, des remarques anatomico-pathologiques sur l'articulation coxo-fémorale, sur le traitement de quatre personnes mordues par un chien enragé, sur le squirrhe et le cancer des mamelles, sur la tumeur des lymphatiques.

On trouve dans le *Journal de chirurgie* de Desault des articles sur la réduction d'un ancien prolapsus de matrice, sur une hydrophobie mortelle sans morsure, sur la guérison d'une hernie étranglée, sur une dysphagie traumatique.

Del movimento retrogrado del sangue, e della forza nervea. In Memor. dell' Instituto nazion. italiano, Cl. fisica e matematica, t. I, P. 1, p. 34.

Osservazioni pratiche di chirurgia. Ibid., p. 86.

Della vescichetta ombelicale. Ibid., p. 373.

L'el parto del braccio. Ibid., t. II, P. 1, p. 36r.

Sur la castration et la lithotomie. Dans le *Chiron* de Siebold , tome I, p. 26.

Observation sur la cure de l'anévrisme. Dans le *Journal gén. de méd.*, tome LIX, p. 311 ; tome LX, p. 231.

Sur la cyphosis paralytique. Journ. gén. de méd., t. LX, p. 352.

Storia d'una matrice amputata. In Memor. dell I. R. instituto del Re- gno Lombardo-Veneto , t. I, 1819.

Dello spasmo della faccia. Ibid.

Ricerche sopra la malattia dei neonati ditta volgarmente indurimento cellulare. In Omodeï, annali universali 1823 , et Archives gén. de méd. 1824, tome V.

Fractures rares. Annales d'Omodeï et Bulletin des sciences médicales, 1826, tome VIII.

Rupture de l'utérus. Annales d'O. modeï, 1822.

PALLONI (Gaetan), professeur honoraire à l'Université de Pise, mort à Livourne le 17 février 1830, à l'âge de soixante-quatre ans, était membre du conseil sanitaire d'Etrurie, et fut commissionné en cette qualité pour observer de grandes épidémies qui se développèrent dans cette contrée. Dans les observations qu'il publia sur celle de Livourne en 1804 , il assimula cette maladie à la fièvre jaune ; et l'étude que depuis lors on a maintes fois eu occasion de faire de ce dernier fléau a donné de la célébrité à l'opuscule de Palloni. Je ne connais de lui que les ouvrages suivans :

Osservazioni mediche sulla malattia febbrile dominante in Livorno per servire d'istruzioni ai signori medici destinati al servizio del nuovo spedale provisorio di S. Jacopo. Livourne, 1804, in-8, 34 pp. Trad. en français par Revolat, ..., in-8.

Rapporto sull' operetta di D. Luigi Sacco , memoria sul vaccino, etc. *Atti della soc. econom. di Firenza,* tome V.

Ragguaglio del felice successo d'un publico experimento di vaccinazione aseguito, in Lucca. Atti della soc. econom. di Firenza , tome V.

Istruzioni a' medici delle comuni, dovè si e sviluppato il tifo petecchiale. Livourne, 1817, in-4.

Commentario sul morbo petecchiale dell' anno 1817. Livourne, 1819 , in-8.

PALLUCCI (Noel Joseph), chirurgien italien, à qui l'on pourrait peut-être reprocher d'avoir cherché à faire plus de bruit de ses inventions qu'elles ne méritaient d'en faire, était né en 1716. Après avoir fait en grande partie ses études dans sa patrie, il vint les achever à Paris. Il exerça la chirurgie d'abord à Florence, puis à Vienne, et il mourut le 28 juillet 1797. Pallucci s'est principalement occupé des maladies des yeux et de la lithotomie.

Description d'un nouvel instrument pour abattre la cataracte avec tout le succès possible. Paris, 1750, in-12.

Histoire de l'opération de la cataracte, faite à six soldats invalides. Paris, 1750, in-12.

Remarques sur la lithotomie. Paris, 1750, in-12.

Lettres à M. le marquis de....sur les opérations de la cataracte, faites par M. Pallucci. Rouen, in-8, sans date.

Lithotomie nouvellement perfectionnée, avec quelques avis sur la pierre et sur les moyens d'en empêcher la formation. Vienne, 1757, in-8.

Methodus curandæ fistulæ lacrymalis. Vienne, 1762, in-8.

Descriptio novi instrumenti pro curâ cataractæ. Vienne, 1763, in-8.

Ratio facilis atque tuta narium curandi polypos. Vienne, 1763, in-8.

Lettre de M. Pallucci à M. Humelauer, sur la cure de la pierre. Vienne, 1764, in-4.

Saggio di nuove osservazioni e scoperte. Florence, 1768, in-8.

Sendschreiben über einige an ihm gemachte Entdeckungen, an Hern. Joh. Bapt. von Bernhard, D. der Arzneykunst an der Universitæt zu Wien. 1786, in-8.

PANAROLI (Dominique), professeur de botanique, puis d'anatomie à Rome, mourut dans cette ville en 1657. Son principal ouvrage est un recueil d'observations particulières, contenant beaucoup de faits intéressans, soit sous le rapport pratique, soit sous celui de l'anatomie pathologique.

Iatrologismorum, seu medicinalium observationum pentecostæ quinque, utilibus præceptis, singularibus medelis reconditis speculationibus, portentosis casibus, refertæ. Quibus diversa, eaque curiosa in calce adduntur opuscula ; nempe de simplicium cognitione medico necessariâ : Plantarum amphitheatralium catalogus : Chamelœæ examinatus, arcanorum fasciculus primus et secundus, etc. Rome, 1652, in-4; Hanau, 1654, in-4.

Polycarponia, seu variorum fructuum labores. Rome, 1647, in-12.

PARACELSE. Homme non moins remarquable par son arrogance que par ses talens, et par la révolution qu'il amena dans la chimie et dans l'art de guérir. Il fonda un nouveau système de médecine sur les débris de ceux de Galien et d'Avicenne, et ce système se maintint long-temps dans les écoles.

Philippe Auréole Théophraste de Hohenheim, dont le nom, latinisé, fut transformé en celui plus connu de **PARACELSUS**, naquit à Marien-Eisiedeln, en Suisse, l'an 1498. Son père, médecin instruit, lui donna les premiers principes de l'éducation et dirigea ses études vers la médecine et l'alchimie. Il reçut les leçons de plusieurs savans distingués, fréquenta les Universités d'Allemagne, de France et d'Italie, dont il goûta peu l'enseignement. Il visita les

mines du Tyrol et de Suède ; il fit même un voyage en Orient pour
se faire initier dans les mystères de la science de ces contrées. Il
conversa partout avec les médecins et même avec les charlatans. Il
parcourut la Croatie, la Hongrie, la Pologne, la Prusse, l'Espagne et
le Portugal ; enfin, au bout de dix ans, il revint en Allemagne, précédé d'une grande réputation. Les guérisons qu'il avait opérées
l'avaient rendu célèbre dans sa patrie, tant à cause de leur promptitude que parce que plusieurs se rapportaient à des maladies qu'on
était accoutumé à regarder comme incurables. Honoré par les médecins, il était chéri du peuple. Il fut appelé à Bâle en 1527 pour
remplir les fonctions de professeur en médecine et en chirurgie ; il
y fut applaudi à cause de la nouveauté de ses opinions, auxquelles
il adaptait souvent le jargon de la cabale, cherchant par toute sorte
de moyens à capter les suffrages de la multitude. Il parlait avec
mépris des médecins qui l'avaient précédé et de ses contemporains ; mais il était intarissable sur les éloges qu'il se donnait à lui-
même ; ce qui lui fit perdre la considération des personnes éclairées.
Son orgueil, sa médisance et son ivrognerie le privèrent bientôt
des fonctions honorables *dont on l'avait chargé, et dès lors il mena
une vie vagabonde : il s'attacha aux magiciens, aux bohémiens, aux
charlatans de toute espèce, et il se familiarisa avec la populace.* Il
erra dans l'Alsace, la Suisse, la Souabe, la Bavière, l'Autriche, et
mourut enfin à l'âge de quarante-huit ans, dans l'hospice de Saint-
Etienne, à Salzbourg.

Il serait difficile de donner des notions exactes sur son système,
soit parce qu'il se contredit souvent, soit parce que ses disciples,
qui ont publié la plus grande partie de ses ouvrages, ne l'ont pas
bien compris eux-mêmes, soit parce qu'ils l'ont mal expliqué. Il
faut avouer cependant qu'il a fait faire des progrès à l'art de guérir ; c'est lui qui le premier démontra l'importance de l'étude de la
chimie pour ceux qui cultivaient la médecine, importance à laquelle
les médecins de son temps ne croyaient pas. Il fut aussi le premier
à combattre la doctrine d'Avicenne et de Galien, que l'on suivait
aveuglément dans les écoles, et il apprit aux médecins à faire des
recherches par eux-mêmes. Il établit l'infaillibilité du mercure dans
les maladies vénériennes et dans d'autres affections, et il a fait connaître divers autres médicamens qui lui ont mérité la reconnaissance de la postérité.

Les médicamens qu'il employait avaient plus d'efficacité que ceux
de ses prédécesseurs, parce qu'il les préparait avec le plus grand

soin et d'après de meilleurs principes, et les extraits qu'il retirait
des plantes étaient plus parfaits que ceux dont d'autres faisaient
usage. A sa recommandation, on se servit beaucoup de la teinture
d'hellebore. Nous lui devons l'élixir proprietatis; l'onguent digestif,
préparé avec le jaune d'œuf et la térébenthine; différentes préparations tirées des minéraux, telles que les teintures martiales, le
safran martial, divers médicamens composés avec le soufre, etc.
C'est lui qui mit en avant cette grande vérité, que certains poisons
pouvaient être employés comme remèdes avec beaucoup de succès.
D'après ces principes, il faisait usage, tant à l'extérieur qu'à l'intérieur, des préparations de plomb pour les maladies de peau, qu'il
attaquait aussi avec différentes eaux corrosives, comme Valentin,
son prédécesseur, et se servait de plusieurs remèdes antimoniaux;
il administrait intérieurement le vitriol de cuivre dans les maladies
de l'estomac, dans l'épilepsie, dans les affections vermineuses; il se
servait extérieurement de l'arsenic contre les ulcères rongeans. Il
composa l'acide muriatique et l'eau forte par différens procédés.
Il connaissait la composition de l'alun, et ce qui constitue la différence qui existe entre ce sel et le vitriol. Il avait des notions plus
exactes que ses prédécesseurs sur l'arsenic et le zinc, et sur la solution des métaux par l'eau régale; il fait mention de la propriété
qu'a la vapeur de soufre d'altérer les couleurs végétales. Il avait des
idées assez justes, conformément aux notions de l'ancienne chimie,
sur le principe auquel Stahl a dans la suite donné le nom de phlo-
gistique; il le trouvait dans le soufre et dans les métaux, et il le
regardait comme indispensable dans la réduction de ceux-ci. Il
connaissait des fluides élastiques permanens autres que l'air, qu'il
regardait comme composé d'eau et de feu; une étincelle excitée
par le briquet était, suivant lui, un produit de ce feu contenu dans
l'air. On trouve ainsi dans ses ouvrages le germe de deux systèmes
célèbres qui ont paru long-temps après lui.

D'un autre côté, on ne peut pas nier que Paracelse n'ait retardé
les progrès de la chimie et de la médecine en les combinant avec la
cabale, l'astrologie, la magie, dont il empruntait les secours pour
résoudre divers problèmes; en donnant trop de prix à l'alchimie,
et en cherchant avec trop d'ardeur à se faire des partisans. Quoiqu'il eût annoncé qu'il n'y avait pas de panacée universelle, que
les remèdes avaient une action différente sur chaque individu, que
les plus actifs pouvaient même être sans effet chez certaines personnes, et que le médecin devait les choisir suivant la nature de la

maladie qu'il avait à traiter, il nuisit à la médecine et à la chimie en donnant trop d'éloges aux remèdes dont il était l'inventeur, en leur attribuant de trop nombreuses propriétés et en introduisant dans les pharmacies un grand nombre de médicamens non moins dangereux ou inutiles que ceux dont il les avait purgées. Parmi ceux qu'il a fait connaître, il y en a beaucoup dont il n'est pas l'auteur, quoiqu'ils portent son nom.

Cherchant à établir des rapports entre ses principes sur l'alchimie et ceux de la physiologie, il prétendait qu'il y avait dans chaque partie du corps du sel, du soufre et du mercure. Il attribuait les principales fonctions animales à un principe ou esprit auquel il donnait le nom d'archée; c'est ce principe qui, suivant lui, sépare les parties malfaisantes des alimens de celles qui servent à la nutrition. C'est lui qui donne aux alimens la préparation nécessaire à l'assimilation et qui convertit le pain en sang. Paracelse conseillait aux médecins de donner la plus sérieuse attention à son influence; car c'est à lui particulièrement qu'il attribuait les diverses altérations auxquelles le corps est sujet, ainsi que la guérison de beaucoup de maladies. Il prétendait reconnaître dans les urines la nature des viandes et des boissons dont on avait fait usage ; il attribuait à l'affaiblissement de son archée la disposition putride; il regardait ce qui s'échappe par les pores de la peau comme du mercure dissous; ce qui sort par le nez comme du soufre blanc ; l'humeur sécrétée par les oreilles comme de l'arsenic; la matière dissoute dans les urines comme du sel. L'influence funeste des vapeurs arsenicales et mercurielles ne lui était point inconnue; il connaissait aussi les gaz acides du soufre et du sel commun. Il cherchait dans le sel, le soufre et le mercure les *primordia* de toutes les maladies, et il attribuait leurs différens symptômes aux différentes proportions et combinaisons de ces principes.

Son opinion sur le tartre, connu dans l'école de Galien sous le nom d'atrabile, attira l'attention de ses contemporains; ce principe terreux était, suivant lui, la cause de toutes les maladies qui tiennent à l'épaississement des humeurs ou à la rigidité des parties solides, telles que le plus grand nombre des maladies du foie, la goutte, etc. Il regardait le tartre comme héréditaire, à moins qu'il fût déjà changé en goutte ou en pierre rénales, ou qu'il n'eût déjà formé des obstructions, etc.

On comprendra sans peine qu'un tel homme dut avoir beaucoup d'ennemis qui combattaient sa doctrine avec plus ou moins de talent. Mais au lieu de combattre, comme ils auraient dû le faire, les principes de Paracelse par des faits et des expériences, ils ne lui opposèrent que des argumens empruntés de la philosophie qu'on enseignait alors dans les écoles. Aussi, malgré les attaques qu'on dirigeait contre sa doctrine, le nombre de ses sectateurs augmenta de jour en jour en Allemagne. En France, les écoles se liguèrent de bonne heure contre les innovations de Paracelse; la Faculté de Paris, surtout, s'opposa obstinément à l'usage des préparations chimiques et surtout à celui de l'antimoine; elle obtint même, en 1566, un arrêt du parlement qui en interdisait absolument l'emploi comme remède. Ce qui n'empêcha pas les remèdes chimiques de pénétrer dans la pratique, d'y trouver faveur et de se répandre.

Explicatio figurarum magicarum quæ Norimbergæ inveniuntur. 1570, in-8.

Kleine Handbibel und Einführurg der Lehr zum ewigen Leben. Amsterdam, 1715, in-12.

De vitâ longâ lib. IV. Bâle, 1560, in-8.

Descriptio laudani, quo usus est in deploratis morbis. Bâle, 1560, in-8.

De duplici anatomiâ. Bâle, 1561, in-8.

De gradibus, compositionibus et dosibus receptorum et naturalium lib. VII. Milœcii, 1562, in-4.

Interpretatio aliquot aphorismorum Hippocratis. Augustæ Vindelicorum, in-8. En allemand. Cologne, 1567, in-4.

Tractatus de morbis tartareis. Bâle, 1563, in-8 ; 1570, in-8 ; Strasbourg, 1568.

Opus chirurgicum, germ. interprete Adamo a Bodenstein. Francfort, 1566, in-fol.

Defensiones septem. Strasbourg, 1566, in-4.

De urinarum ac pulsuum judiciis: tum de physionomiâ item de morborum physionomiâ fragmentum. Strasbourg, 1568.

Pyrophiliæ vexationumque liber, cui accesserunt tractatus metallorum septem, etc. Bâle.

Philosophiæ magnæ collectanea quædam per Ger. Dorn. latinè reddita. Bâle, 1569.

Chirurgia vulnerum, per Ger. Dorn. latinè reddita. Bâle, 1569.

De meteoris lib. per Ger. Dorn. latinè redd. Bâle, 1570 ; Bâle, in-8.

Archidoxorum de secretis naturæ mysteriis libri X. Genève, 1618.

De tincturâ physicorum per Ger. Dorn. lat. redd. Genève ; et en allemand, Munich, 1570.

Occulta philosophia, archidoxa. Genève, 1570.

Chirurgia minor, cum ejusdem tractatu de apostematibus; ex versione Dorni, liber Paramitum. Bâle, 1570.

De spiritibus plan arum seu metallorum lib. III. Bâle, 1571, in-8.

Septem defensiones adversus annulos suos. Cologne, 1573.

De naturâ rerum et de naturâ hominis. 1573.

De preparatione hellebori, item de

perforatâ, ed. Bodenstein, lib. IX. 1568.

De mysteriis naturæ;—de mineralibus. Cologne, 1570.

Tractatus quinque: 1 de rebus naturalibus, 2 de quibusdam herbis, 3 de metallis, 4 de mineralibus, 5 de gemmis. Strasbourg, 1570.

Astronomia magna. Francfort, 1571, in-fol.

De Thermis Faberianis in Helvetiâ. Strasbourg. En allemand, Bâle, 1576, in-4.

De proprietatibus perfecti chirurgi. Strasbourg.

De spiritu vitæ et ejus virtute, edent. Bodenstein. Bâle, 1572.

Metamorphosis. Bâle, 1572.

Libri paragraphorum XIV lat., serm. integritati restituti et explicatione illustrati, a D. Toxite primùm editi. Strasbourg, 1578, in-8.

Aurora thesaurusque philosophorum per Dorneum. Bâle, 1577, in-8.

De lapide philosophorum tractatus germ. editi. Anvers, 1572.

Thesaurus thesaurum, germ. Strasbourg, 1574.

De tribus principiis omnium generatorum, ed. Bodenstein, germ. Bâle, 1574, in-8.

De secretis creationis a Toxite edit. lib. Strasbourg, in-8.

Centum quindecim curationes experimentaque, e germ. in lat. vers. 1582, in-8.

Sextus liber de morbis calculosis et podagricis, germ. Bâle, 1574, in-8.

Libri III de curâ morbi gallici germ. Bâle, 1575; *latinè,* Oppenhein, 1613, in-4; Francfort, 1622, in-4.

Testamentum et inventorium Paracelsi, germ. Strasbourg, 1574.

Onomatiscon vocum et præparationum aliquot collectum per Adam a Bodenstein. Bâle, 1575, in-8.

De restitutâ utriusque medicinæ verâ praxi lib. I. Lyon, 1578, in-8.

De summis naturæ mysteriis commentarii III. Bâle, 1584, in-8.

Wundarzney. Bâle, 1586, in 8; *ibid.,* 1561, in-8; Francfort, 1563, in-4. Trad. en franç. par Dariot. Lyon, 1593, in-4 : *ibid.,* 1603, in-4 ; Montpellier, 1608, in-4.

Secretum secretorum. Francfort, 1563, in-8.

Vom wahren Heiligthum. Neustadt, 1618, in-4.

Astronomia et astrologia. Cologne, 1567, in-4.

Geheimniss aller seiner Geheimnisse. Francfort, 1770, in-8.

Natürliches Zaubermagazin. Francfort, 1771, in-8.

Secretum magicum.

Practica.

Philosophia de limbo æterno perpetuoque homine novo secundæ creationis, per Jo. Strackium. Magdebourg, 1618, in-4.

Philosophica mystica. Neustadt, 1618, in-4.

Auslegung des Vater unsers. Magdebourg, 1618, in-4.

Commentatio in epistol. Judæ.—Sermones in Antechristum und über die Worte sursum corda. Francfort-sur-le Mein, 1619, in-4.

Vom Ursprung und Herkommen des Bads Pfefers in Oberschweiz gelegen. Bâle, 1576, in-4.

Aristotelis et Paracelsi historiæ de naturâ animalium. Lyon, 1552, in-8.

Prognosticon über das Jahr. 1530, in-4.

Prophezeyung von Loeven aus Mitternacht 1631, in-4. *Mit andern Pro-*

*gnosticon von der mitternæchtlichen
Monachie.* 1632, in-4.

*De physionomiâ morborum , tere-
binthiuâ et helleboro , peste , ligno
guayaco et ad aliquot aphorismos Hippocratis.* Cologne, 1567, in-4; en
allemand , Cologne, 1564, in-4.

De morbis invisibilibus, germ. Cologne, 1565, in-4.

Von der Bergsucht. Dillingen, 1561,
in-4.

*Philosophia ad Athenienses. Drei
Bücher.* Cologne, 1564, in-4.

*De præsagiis, vaticiniis et divina-
tionibus.* Bâle. 1569, in-8..

Ces ouvrages et divers autres encore ont été réunis en collection.

*Bücher und Schriften , Jetz aufs
neue aus den Originalien an Tag geben durch J. Huserum.* Bâle , 1589-
90, in-4, 11 vol. , Strasbourg, 1603 ,
in-fol., 2 vol.; *ibid.*, 1616-18, in-fol.,
3 vol.

Opera medico-chemico-chirurgica.
Genève, 1658, in-fol., 3 part. en deux
volumes.

(Rixner , *Leben und Lehrmeinungen* , etc. — Gmelin. — Rotermund.)

PARÉ (Ambroise), le père de la chirurgie moderne, naquit à La-
val, dans le Maine, entre 1509 et 1510. Son éducation se ressentit
du peu d'aisance de sa famille. Privé dans sa jeunesse de la connaissance des *langues savantes*, il fut réduit au faible secours des
livres français, parmi lesquels les meilleurs étaient des traductions.
Mais son ardeur d'apprendre et l'impulsion de son génie le firent
avancer assez rapidement dans la connaissance de l'art pour lequel
il était né, puisque en 1536 il avait déjà passé trois ou quatre ans
dans l'Hôtel-Dieu de Paris, où l'on voit même qu'il opérait quelquefois sous les yeux de ses maîtres, faveur très-grande alors et qui
supposait dans l'élève un mérite déjà bien reconnu. Dès cette même
année 1536, on voit Paré, lancé dans la chirurgie militaire, s'y distinguer avec éclat, et pendant plus de trente années, ses expéditions
militaires se succédèrent de très-près.

Au milieu du mouvement des camps et des occupations de la pratique la plus active, Paré trouva le temps de refaire son éducation
première et de composer un grand nombre d'ouvrages. Le titre du
plus grand chirurgien de son époque ne suffisant pas pour le satisfaire, ou plutôt pour le mettre à l'abri des tracasseries de la Faculté de médecine, il voulut avoir celui d'agrégé au collége des
chirurgiens de Paris, et en conséquence il demanda à être admis
aux examens le 18 août 1554. Il fut nommé bachelier le 23 du
même mois, licencié le 8 octobre, et docteur en chirurgie le 18 décembre. Ce fut huit ans après cette époque que Paré devint premier
chirurgien du roi de France; car les biographes se sont trompés en

le faisant premier chirurgien de Henri II et de François II; il ne le fut que sous Charles IX et Henri III : il avait été auparavant chirurgien ordinaire des rois de France. Ce fut moins sans doute par un principe de justice (comme on l'a répété après Brantôme) que dans des vues d'intérêt personnel que Charles IX, en ordonnant l'horrible massacre de la Saint-Barthélemy, voulut sauver le chirurgien à qui il avait dû son salut dans une maladie dangereuse, et qui pourrait quelque jour lui rendre encore le même service. Paré quitta la cour avant la fin du règne de Henri III. Il mourut à Paris le 25 avril 1592.

Ambroise Paré, dit Quesnay, effaça ses prédécesseurs; il se fit jour à travers les obstacles que lui opposait la fortune. L'émulation et la curiosité le conduisirent aux connaissances les plus profondes de la chirurgie; il porta dans cet art le goût de la simplicité qui va droit aux principes, qui les abrége, qui ouvre des routes faciles. Les opérations des anciens paraissaient auprès des siennes des ouvrages gothiques; ce fut l'esprit d'invention qui le distingua surtout des autres chirurgiens. Véritablement né pour le vrai, il le démêlait souvent parmi tout ce qui le déguisait ou le cachait aux autres; il avait la fermeté de le prendre pour guide malgré les préjugés. Quoique plein de respect pour les anciens, il ne fut jamais entraîné par le goût servile de son siècle, il ne reconnut dans la doctrine d'Hippocrate, de Galien, d'Albucasis, que l'autorité de la raison; il ramena leurs opinions à l'expérience comme à une épreuve nécessaire et comme à la source de la vérité.

La manière de traiter les plaies faites tant par hacquebutes que par flèches. Paris, 1552, in-8. (Une première édition avait paru à Paris en 1545.)

Briève collection de l'administration anatomique avec la manière de conjoindre les os et d'extraire les enfans, etc. Paris, 1560. (Première édit. Paris, 1549.)

Méthode curative des plaies et fractures de la tête humaine, avec les portraits des instrumens. Paris, 1561, in-8.

Dix livres de chirurgie, avec le magasin des instrumens nécessaires à icelle. Paris, 1564, in-8.

Traité de la peste, de la petite vérole et rougeole, avec une brière description de la lèpre. Paris, 1568.

Deux traités de chirurgie: I, de la génération de l'homme; II des monstres. Paris, 1573, in-8.

Discours de la mumie de la licorne, des venins et de la peste. Paris, 1582, in-4.

Les œuvres d'Ambroise Paré, conseiller et premier chirurgien du roi, divisées en 27 livres, avec les figures et portraits, tant de l'anatomie que

*des instrumens de chirurgie et de plu-
sieurs monstres.* Paris, 1575, in-fol.,
deuxième éd., *ibid.*, 1579, in-fol; troisième éd. , *ibid.*, 15.., in-fol, ; quatrième éd. , *ibid.* , 1585 , in-fol. ; cinquième éd. , *ibid.*, 1598, in-fol. ;
sixième éd., Paris, 1607, in-fol. ; septième éd.,*ibid.*, 1614. in-fol.; huitième
éd., *ibid.*, 1628, in-fol.; neuvième éd.,
Lyon , 1633, in-fol. ; dixième édit.,

ibid., 1641, in-fol.; onzième éd.,*ibid.*,
1652 , in-fol. ; douzième édit. , *ibid.* ,
1664, in-fol. ; treizième éd., *ibid.*,
1685, in-fol. — Trad. en latin par
Guillemeau (et un anonyme). Paris ,
1582 , in-fol.; Francfort, 159   ,
1610; *ibid.*, 1612. Il y a des traductions hollandaise, allemande et anglaise.

(Quesnay. — Haller. — Peyrilhe.)

PARENT-du-CHATELET (Alexandre Jean Baptiste) naquit à
Paris le 29 septembre 1790. Sa famille, riche jusqu'alors, ayant
perdu dans la révolution une partie de sa fortune, se retira dans
une maison de campagne appelée le Châtelet, et située à une lieue
de Montargis. L'éducation d'Alexandre Parent fut soignée par son
père et par sa mère elle-même, femme qui possédait une instruction
fort supérieure à celle ordinaire à son sexe. A seize ans il fut envoyé
à Paris pour achever ses humanités et étudier la médecine ; il fut
reçu docteur en 1814. Après s'être livré pendant quelques années
à la pratique de l'art de guérir, il se voua tout entier à l'étude de
l'hygiène publique, et l'on peut dire qu'il y a usé sa vie. Devenu
membre du conseil de salubrité, il porta dans l'exercice des fonctions de cette place un zèle, un dévouement, un courage d'autant
plus dignes de la reconnaissance et de la vénération, que ces qualités,
réunies à un parfait désintéressement, sont chose rare dans notre
siècle. Parent-du-Châtelet est mort le 7 mars 1836 , âgé de quarante-cinq ans. On connaît assez le mérite de ses travaux pour qu'il
nous suffise de les indiquer ici par leurs titres :

*Recherches sur l'inflammation de
l'arachnoïde cérébrale et spinale , ou
histoire théorique et pratique de l'a-
rachnitis* (ouvrage fait en commun avec
Martinet). Paris, 1821, in-8.

*Recherches pour découvrir la cause
et la nature d'accidens très-graves développés en mer, à bord d'un bâtiment
chargé de poudrette.* Paris , 1821,
in-8.

*Recherches et considérations sur la
rivière de Bièvre ou des Gobelins , et*
*sur les moyens d'améliorer son cours ,
relativement à la santé publique et à
l'industrie manufacturière de la ville
de Paris* (avec M. Pavet de Courteille).
Paris, 1822, in-8.

*Essai sur les cloaques ou égouts de
la ville de Paris , envisagés sous le
rapport de l'hygiène publique et de la
topographie médicale de cette ville.*
Paris, 1824, in-8.

*Mémoire sur un moyen mécanique
nouvellement proposé pour respirer in-*

punément les gaz délétères, et pénétrer avec facilité dans les lieux qui en sont remplis (avec d'Arcet et Gaultier de Claubry). Dans les Annales d'hygiène, etc., 1829.

Rapport sur le curage des égouts Amelot, de la Roquette, Saint-Martin et autres, ou exposé des moyens qui ont été mis en usage pour exécuter cette grande opération, sans compromettre la salubrité publique et la santé des ouvriers qui y ont été employés. Dans les Annales d'hygiène, 1829.

Mémoire sur les véritables influences que le tabac peut avoir sur la santé des ouvriers occupés aux différentes préparations qu'on lui fait subir. (d'Arcet.) Dans les Annales d'hygiène. 1829.

Note sur les inhumations qui ont eu lieu à Paris, à la suite des évènemens du mois de juillet 1830. 1830.

Des inconvéniens que peuvent avoir les huiles pyrogénées et le goudron provenant de la distillation de la houille. Dans les Annales d'hygiène. 1830.

Rapport sur la cuisson des tripées de bœufs et sur la classification de cette industrie. Dans les Annales d'hygiène. 1830.

Mémoire sur les débardeurs de la ville de Paris, ou recherches sur l'influence que peut avoir sur la santé l'immersion long-temps prolongée des extrémités inférieures dans l'eau froide. Dans les Annales d'hygiène. 1830.

Recherches sur la véritable cause des ulcères qui affectent fréquemment les extrémités inférieures d'un grand nombre d'artisans de la ville de Paris Dans les Annales d'hygiène. 1830.

De l'influence et de l'assainissement des salles de dissection. Dans les Annales d'hygiène. 1831.

Observations sur les comptoirs en étain et en marbre dont se servent les marchands de vin de la ville de Paris. Dans les Annales d'hygiène. 1831.

Recherches pour déterminer jusqu'à quel point les émanations putrides provenant de la décomposition des matières animales peuvent contribuer à l'altération des substances alimentaires. Dans les Annales d'hygiène. 1831.

Penchans vicieux et criminels observés chez une jeune fille. Paris, dans les Annales d'hygiène. 1832.

Les chantiers d'équarrissage de la ville de Paris, envisagés sous le rapport de l'hygiène publique. Dans les Annales d'hygiène, 1832.

Le rouissage du chanvre considéré sous le rapport de l'hygiène publique. Dans les Annales d'hygiène. 1832.

Quelques considérations sur le Conseil de salubrité de Paris. Dans les Annales d'hygiène. 1833.

Rapport fait au Conseil de salubrité sur les nouveaux procédés de MM. Salmon, Payen et compagnie, pour la dessiccation des chevaux morts et la désinfection instantanée des matières fécales, précédé de quelques considérations sur les voiries de la ville de Paris. — (d'Arcet, Huzard fils.) Dans les Annales d'hygiène. 1833.

Notice sur cette question : Peut-on, sans inconvénient, laisser tomber en désuétude l'art. 6 de l'arrêt du Conseil d'État du 16 juillet 1784, relatif à l'enfouissement des animaux morts de maladies contagieuses? Dans les Annales d'hygiène, 1833.

Des puits forés ou artésiens employés à l'évacuation des eaux sales et infectes, et à l'assainissement de quelques fabriques. — (Girard.) Dans les Annales d'hygiène. 1833.

*Sur le battage des tapis et ses incon-
véniens.* Daus les Annales d'hygiène.
1833.

*Rapport fait au Conseil de salubrité
sur une épuration de sang.* Dans les
Annales d'hygiène. 1834.

*Rapport sur les féculeries de pom-
mes de terre , et considérations sur les
émanations marécageuses.* Dans les
Annales d'hygiène. 1834.

*Des obstacles que les préjugés médi-
caux apportent dans quelques circonstances à l'assainissement des villes et
à l'établissement de certaines manufactures.* Dans les Annales d'hygiène.
1835.

*Examen de cette question : Peut-on,
sans inconvéniens pour la santé publique, permettre la vente, l'abattage
et le débit des porcs engraissés avec de
la chair de cheval, soit que cette chair
ait été donnée à l'état cuit ou à l'état
de crudité?* Daus les Annales d'hygiène. 1835.

*De l'influence que peuvent avoir sur
la santé les émanations provenant de
la fonte et des préparations diverses que
l'on fait subir au bitume asphaltique.*
Dans les Annales d'hygiène. 1835.

*Rapport sur les améliorations à in-
troduire dans les fosses d'aisances,
leur mode de vidange et les voiries de
la ville de Paris.* Dans les Annales
d'hygiène, 1835.

*Note relative à quelques conditions
que doivent présenter les hôpitaux
destinés à des individus âgés de plus
de soixante ans et infirmes.* (Esquirol,
Chevallier, Villermé.) Dans les Annales d'hygiène. 1835.

*Projet d'un rapport sur la construc-
tion d'un clos central d'équarrissage
pour la ville de Paris.* Dans les Annales d'hygiène. 1836.

*De la prostitution dans la ville de
Paris, considérée sous le rapport de
l'hygiène publique, de la morale et de
l'administration; ouvrage appuyé de
documens statistiques puisés dans les
archives de la préfecture de police;
avec cartes et tableaux.* 2 vol. in-8.
Paris et Londres. 1836.

*Hygiène publique ou mémoires sur
les questions importantes de l'hygiène,
appliquée aux professions et aux travaux d'utilité publique.* Paris, 1836.
2 forts vol. in-8 , avec 18 planches.

(Leuret, *Notice sur Parent Duchâ-
telet.*)

PAROLINO (François Roncalli), médecin, littérateur et antiquaire, naquit à Brescia en 1692. Il acquit beaucoup de réputation
dans la pratique, devint médecin de la cour d'Espagne, et mourut
dans sa patrie en 1763. Dans l'intention de faire connaître l'état de
la médecine en Europe, vers le milieu du dernier siècle, il avait fait
appel à tous les médecins qui voudraient lui fournir des documens
sur la topographie des lieux qu'ils habitaient, sur les maladies qui
y régnaient, et sur leur traitement. Les résultats de cette correspondance furent publiés per Parolino. Il est auteur de plusieurs autres
ouvrages.

*Exercitatio agens novam metho-
dum extirpandi carunculas et curandi
fistulas urethræ.* Brescia, 1720, in-8.

Epistola ad Valisnerium. Brescia ,
1724.

De aquis Brixianis examen chymi-

co-medicum. Brescia, 1724-1725, in-4.

De aquis Caldorii in Mediolanensi ducatu. Brescia, 1724, in-4.

Historiæ morborum observationibus auctæ et clarissimorum virorum observationibus illustratæ. Brescia, 1741, in-fol.

Diss. IV quarum I de purgantium usu in aere Brixiano, etc. Brescia, 1743, in-4.

Diss. de ferreis multisque acubus anatomicâ inspectione in cadavere repertis, in Raccolta d'opuscoli scientifici e filologici. t. 32. Venise, 1746.

Diss. intorno all male, morte, etc., *della Maria Maddalena Cappucina.* Brescia, 1746, in-8; en latin. 1740.

Index testarum conchyliorum quæ adservantur in Museo Nicolai Gualtieri medici florent. Florence, 1742, in-fol., 1200 fig.

Europæ medicina a sapientibus illustrata et obs. adaucta. Brescia, 1749, in-fol.

In variolarum inoculationem dissertatio epistolica. Brescia, 1756, in-4.

Humanum genus a venenis quotidianis liberatum. Brescia, 1764, in-4.

PARR (Barthélemy), médecin à Exeter, s'est fait avantageusement connaître par la publication d'un Dictionnaire de médecine, estimé pour l'esprit pratique dans lequel il est composé.

Dissertatio medica inauguralis de balneo. Edimbourg, 1773, in-8.

The London medical dictionary; including under distinct heads, every branch of medicine; inz., anatomy, physiology, and pathology, the practice of physic and surgery, therapeutica and materia medica; with whatever relates to medicine in natural philosophy, chemistry, and natural history: numerous plates. Londres, 1809, in-4, 2 vol.

Account of the influenza at is appeared in Devonshire in May 1782. In Duncan's medical commentaries, t. IX, p. 404.

PARRY (Caleb Hillier), médecin d'un grand mérite, né vers 1760, mort en 1817, était membre du collége des médecins de Londres et médecin de l'hôpital général de Bath. On n'a pas donné autant d'attention qu'on aurait dû le faire aux grandes vues pratiques émises par ce médecin sur les déterminations anormales du sang ou sur l'inégale distribution du sang dans les divers organes. Dans ses recherches sur le pouls, Parry s'est montré physiologiste ingénieux et habile expérimentateur.

An inquiry into the symptoms and causes of the syncope anginosa, or angina pectoris; illustrated by dissections. Londres, 1797, in-8.

Facts and observations tending to shew the practicability and advantage to the individual and the nation, of producing in the British isles clothing-wool equal to that of Spain: togheter with some hints towards the mana-

gement of fine-wooled sheap. Londres, 1800, in-8.

Elements of pathology and therapeutics; being the outlines of a work, intended to ascertain the nature, causes, and most efficacious modes of prevention and cure, of the greater number of diseases incidental to the human frame, illustrated by numerous cases and dissections. Tome I, Londres, 1815, in-8.

Experimental inquiry into the nature, cause, and varieties of the arterial pulse. Bath, 1816, in-8.

On the effects of compression of the arteries in various diseases, and particularly in those of the head; with hints towards a new mode of treating nervous disorders. In Memoirs of med. soc. of London, 1792, tome III, p. 77.

On a case of nervous affection cured by pressure of the carotides; with some physiological remarks. In Philos trans. 1811, p. 89.

PARSON (Jacques), né à Barpstapel, dans le Devonshire, en 1705, fit ses études médicales à Paris, et commença à pratiquer à Londres en 1737. Il devint membre d'un grand nombre de Sociétés savantes, et mourut le 4 avril 1770. Il a écrit sur l'histoire naturelle, la physique, les antiquités, etc. Nous n'indiquerons que ce qu'il a publié sur la médecine.

Mechanical and critical inquiry on the nature of hermaphrodits. Londres, 1740, in-8.

A description of the human urinary bladder. Londres, 1742, in-8. — *Description de la vessie urinaire de l'homme et des parties qui en dépendent.* Trad. de l'anglais. Paris, 1742, iu-8. fig.

Microscopical theatre of seeds. Londres, 1745, in-4.

Philosophical observations on the analogy betwen the propagation of animals and that of vegetables. Londres, 1752, in-8.

The croonian lectures of muscular motion. Supplement to philosophical Transactions for 1744-1745.

A remarkable instance of the happy effects in a very dangerous case. Philos. transact. n. 478.

Of the case of a woman who speaks distinctly tho she has lost the apex and body of her tongue. Philos. transact. 484.

Of a præternatural conjonction of two female children. Philos. transact. 489.

Of the use of lycoperdon in stopping blood after amputations. Philos. transact. 1755.

Of a sheep having a monstrous horn growing from his throat. Philos. transact. 1755.

Of some extraordinary tumours upon the head of a labouring man. Philos transact. 1757.

PASTA (André), médecin renommé du milieu du dernier siècle, était né à Bergame et y fit sa résidence. Deux de ses ouvrages ont eu de la célébrité, l'un sur les concrétions polypiformes trouvées dans le cœur, qu'il considère comme l'effet et non comme la cause des maladies qu'on leur attribuait, et dans lesquelles il refusait par conséquent de voir une maladie particulière idiopathique; l'autre, sur les pertes de sang dans la grossesse, dans lequel il rassemblait avec érudition les résultats de toutes les notions acquises jusqu'alors, ouvrage qui a surtout fait connaître l'auteur en France par la traduction qu'en publia M. Alibert au commencement de ce siècle.

Defensio epistolarum de motu sanguinis post mortem et de cordis polypo in dubium revocato. In Raccolta d'opuscoli scientifici e filologici, t. XXX.

Discorso medico-chirurgico, intorno al flusso di sangue dall' utero delle donne gravide. Bergame, 1750, in-8; deuxième édition, *ibid.*, 1757, in-8. Trad en français, avec des additions, par Alibert, Paris, 180., in-8.

Dissertazione sopra i menstrui delle donne. Bergame, 1757, in-8, et à la suite de la deuxième édition de l'ouvrage précédent.

Hippocratis aphorismi atque præsagia, cum recognitione et notis Andr. Pastæ. Bergame, 1762, in-12.

Dissertazioni mediche intorno a diverse malattie delle donne. Tome I, Naples, 1782.

Consulti medici del celeb. And. Pasta (ed. Jos. Pasta). Bergame, 1791, in-4.

Dei mali senza materia discorso medico del Andr. Pasta, colla giunta di varii consulti medici inediti del medesimo. Bergame, 1791, in-4.

PASTA (Joseph), né à Bergame au mois d'avril 1742, fut promu au doctorat à Padone, et nommé médecin d'hôpital et premier physicien de la province de Bergame. Il mourut le 11 janvier 1823.

Saggio intorno alla natura e facolta medicinali di un' aqua minerale nuovamente scoperta nella valle Imagna. Bergame, 1772, in-8.

De sanguine et sanguineis concretionibus per anatomen indagatis et pro causis morborum habitis, quæstiones medicæ. Bergame, 1786, in-8, 157 pp.

La tolleranza filosofica delle malattie, osservazioni mediche pratiche. Bergame, 1788, in-8.

Del corraggio nelle malattie. Parme, 1792, in-8. — *Du courage et de la patience dans le traitement des maladies*, trad. de l'italien par Jouenne,

suivi du poème de l'*Esprit du sage médecin*, du docteur Delaunay. Paris, 1824, in-18, *ibid.*, 1820. C'est la même édition avec un nouveau titre.

Delle facolta dell' opio, nelle malattie veneree, nuove ricerche cliniche. Bergame, 1788, in 8. Trad en franç. par Brion. Lyon, 1816, in-8, 40 pp.

Errata corrige da opporre all' almanaco dei medici, chirurghi e speziali stampato in Bergamo l'anno 1788.

Lo spirito della medicina del celebre Andrea Pasta, tratto dai vari

suoi scritti e dal suo esercizio medici-
nale. Bergame, 1790. in-8.

Remarques (en italien) *sur l'ouvrage*
de Bertolassi : Ammaestramenti in-
torno ai parti. 1790, in-8.

Galateo dei medici. Bergame, 1791,
in-8. Trad. en franç. par Fr. Phil. Bel-
lay, 1799, in-8.

Delle aque minerali del Bergamasco.
Bergame, 1794, in-8.

Elogio del celebre botanico Carlo
Linneo, pubblicato nell' occasione
che vennero eretti i duo dotti stabili-
menti della libreria medica, e dell'
orto botanico nello spedale maggiore
di Bergamo, 1802, in-8.

Elogio dell' abbate Ceroni, biblio-
tecario in Bergamo. 1802, in-4.

L'anatomia. Bergame, 1820, in-8.

La musica medica. Bergame, 1822.

PATIN (Gui). « Nous allons, dit l'historien de la Faculté de médecine de Paris, décrire la vie d'un homme d'une rigide probité,
le censeur de son siècle, d'une grande littérature, célèbre parmi les
savans de son temps, dont le nom ne s'effacera pas dans la postérité,
sans cependant avoir beaucoup figuré dans la pratique de la médecine. Gui Patin naquit le 31 avril 1601 dans le bourg Oudan, en
Bray, diocèse de Beauvais. Après avoir fait ses humanités à Beauvais, Gui Patin vint à Paris pour la philosophie; il retourna dans
sa patrie, et revint dans la capitale contre le gré de ses parens qui
le destinaient à l'état ecclésiastique. A la persuasion de Riolan, il se
livra à la médecine.

» Pendant son baccalauréat, il fut fait archidiacre des écoles; et
il parvint au doctorat le 17 décembre 1622. En 1632, Gui Patin
fut nommé professeur de chirurgie à la Faculté de médecine, et
quelques années après professeur au Collége royal pour remplacer
Riolan. En 1642, il fut élu censeur à la Faculté, et doyen en 1650.
Ce fut un doyen vigilant et un rigide observateur des statuts. Il
soutint avec énergie contre Renaudot et contre d'autres les priviléges de la Faculté.

» Gui Patin affectionnait particulièrement Hippocrate, Galien,
Fernel, Duret, Houllier, Baillou et Heurnius. Il prétendait que les
autres ouvrages n'étaient que de pâles copies de ces bons auteurs.
Sa pratique était très-simple; il saignait beaucoup dans les maladies aiguës, et n'employait que les purgatifs minoratifs. Il était
trop servilement attaché aux anciens pour ne pas condamner l'antimoine, qui était un remède nouveau. Il serait hors de place de raconter ici les contradictions qu'éprouva l'introduction de l'antimoine dans la thérapeutique, et les procès qu'il occasionna sous le
décanat de Gui Patin. On ne pouvait pas seulement prononcer dans
les écoles le nom redouté de ce minéral, qu'on ne fût vertement

tancé par le doyen; et quiconque l'employait dans sa pratique n'é-
tait rien moins qu'un empoisonneur.

Patin ne courut point après la fortune; il ne se souciait pas des
grands, et refusa les places qu'on lui offrit à l'étranger.

Ses lettres, écrites d'un style incorrect, mais avec beaucoup de
verve et un esprit caustique, seront toujours lues avec plaisir.

*Lettres choisies.... Nouvelle édi-
tion augmentée de plus de trois cents
lettres.* 1692, in-12. 3 vol.

Nouveau Recueil de lettres choisies.
1695, in-12. 2 vol.; 1725, in-12.
2 vol.

*Nouvelles Lettres de Gui Patin, ti-
rées du cabinet de M. Spon.* Publiées
par Mahudel. 1718, in-12. 2 vol.

*Traité de la conservation de la
santé.* Paris, 1632, in-12. Réimprimé
dans le *Médecin charitable* de Guibert,
avec deux écrits du même Patin, savoir : *Notes sur le livre de Gulien de
la Saignée, et Observations sur le livre
de Nicolas Ellain de la Peste.*

Patiniana, imprimé avec le *Nau-
deana.* La meilleure édition est celle
publiée par Bayle, 1703, in-12.

L'esprit de Gui Patin. Paris, 1709,
in-12; 1713, in-18.

(Hazon. — Beuchot.)

PATUNA (Barthélemy), né à Santo-Nicolo en 1738, commença
ses études médicales à Padoue, sous *Morgagni*, dont il fut prosecteur, et les acheva à Vienne, où il fut reçu docteur en 1765. Il fut
quelque temps médecin de l'hôpital espagnol de Vienne, et fut
nommé en 1769 proto-médecin à Gradisca. La dissertation inaugurale, en forme de lettre, de Patuna, a pour objet un cas extrêmement curieux de grossesse extra-utérine; c'est une grossesse uté-
ro-tubo-abdominale.

*Epistola physico-medica ad J. B.
Morgagnum continens historiam fœtus
sine involucris extra uterum inventi,
placentâ intra uterum hærente.*
Vienne, 1765, in-8. *Recus. in Sandifort, thesaur. disputat.*

Specimen aeris Gradiscani, 1774,
in-8.

*Memoria sopra il trismo de' fanci-
ulli recentemente nati.* Gorice, 1785,
in-8.

Memoria sopra i crinoni. Gorice,
1785, in-8.   (Meusel.)

PAUL D'EGINE, le dernier auteur parmi les Grecs qui se soit
rendu célèbre en chirurgie, était né à Egine, comme l'indique son
nom. Les historiens ont beaucoup varié sur l'époque de sa naissance. Les uns la font remonter aux quatrième, cinquième, sixième
siècles; d'autres la fixent au commencement du septième. On ne sait
ni sous quel maître, ni dans quelle école il puisa les connaissances

solides qui caractérisent ses écrits. Il vit celle d'Alexandrie, et c'est lui qui nous l'apprend; mais à quelle époque de sa vie? est-ce comme disciple, comme maître ou simplement comme voyageur? c'est ce qu'on ne saurait dire.

Quoique Paul d'Egine ne puisse être classé parmi les auteurs originaux, il n'est point un simple copiste. Il a mis à profit Hippocrate, Celse, Galien, Arétée, mais en écrivain judicieux, qui fait toujours un bon choix, parce qu'il a toujours sa propre expérience pour guide. Quelquefois même il s'écarte de ses modèles, et substitue à leur doctrine les résultats de ses propres travaux. Partout il discute, choisit, rédige une méthode; il compile moins qu'il ne compose, d'après un plan qui n'est qu'à lui. C'est à peu près ainsi qu'il s'apprécie lui-même.

« Ce n'est pas, dit-il, dans la vue de surpasser les anciens que j'ai pris la plume, mais pour resserrer dans un petit volume toute la discipline médicale, pour en former un épitome que le médecin puisse porter avec lui dans ses voyages, etc.......... Tel est le motif de cet ouvrage; il a été pour moi une source d'étude; il pourra rappeler aux autres ce qu'ils ont lu dans des livres plus étendus ; enfin il soulagera la mémoire, qu'il est difficile, pour ne pas dire impossible, de charger à la fois des méthodes générales de guérir, et des moyens particuliers. J'ai pris de chaque écrivain ce qu'il y a de meilleur, et j'ai donné toute mon attention à n'omettre aucune des infirmités dont ils ont parlé. »

C'est surtout la partie chirurgicale de l'ouvrage de Paul d'Egine qui a eu de la célébrité, et à juste titre, car nul autre ouvrage de l'antiquité ne présente l'art à un degré aussi avancé, et n'en traite tous les points d'une manière aussi complète.

OEuvres de Paul d'Égine. Editions grecques : *Pauli Æginetæ de re medicâ libri septem, græcè.* Venise, 1528, in-fol.

Pauli Æginetæ libri septem græcè, collatione vetustissimorum exemplarium emendati et restituti, necnon aliquot locis ducti, etc. Bâle, 1538, in-fol.

Editions latines :

Lat. vert. Albanus Torinus. Bâle, 1532, in-fol. ; 1538, in-4; 1546, in-8 ; 1551, in-8. — *Vert. J. Guinterus Andernacensis.* Paris, 1532, in-fol. ; Cologne, 1534, in fol. ; Strasbourg, 1542, in-fol.; Venise, 1542, in-8 ; Lyon, 1551, in-8; Venise, 1553, in-8. — *Vert. Janus Cornarius cum comment. (Dolabellarum libri septem.)* Bâle, 1556, in-fol.; Lyon, 1562, in-8 ; ibid., 1567, in-8.

Editions partielles :

Pauli Æginetæ præcepta salubria vert. G. Copus. Paris, 1510, in-4 ;

Strasbourg, 1511, in-4 ; Paris, 1512, in-4. — *Vert. Erasmus.* Nuremberg, 1525, in-8. — *Sebastiani Austrii Rubecquensis de secundâ valetudine in Pauli Æginetæ librum explanatio.* Strasbourg, 1538, in-4.

Pauli Æginetæ de febribus et iis quæ febribus superveniunt liber unus, J. Guinther, *interprete, nunc recens recognitus et repurgatus per Rembertum Dodonæum.* Cologne, 1546, in-8.

Pauli Æginetæ de chirurgiâ lib. 1 Bernardo Feliciano *interprete, accedunt Albani Torini castigationes in suam tralationem.* Bâle, 1533, in-fol.

Le même livre, traduit en français par Pierre Tolet. Lyon, 1539, in-12, et dans la *Chirurgie française*, de Dalechamp.

Pauli Æginetæ pharmaca simplicia Othone Brunfelsio *interprete ; item de ratione victûs,* G. Copo *interprete.* Strasbourg, 1531, in-8 ; Paris, 1532, in-8.

Les *OEuvres de Paul d'Egine* ont aussi été insérées dans la collection des *Artis medicæ principes*, d'Henri Etienne.

(Haller. — Hamberger. — Peyrilhe. — Choulant.)

PAULET (Jean Jacques), savant botaniste et médecin, naquit à Andèse, département du Gard, en 1740. Il fit ses études médicales à Montpellier, et y fut reçu docteur en médecine l'an 1764. Le traité qu'il publia l'année suivante sur la variole, ouvrage remarquable comme premier essai d'un auteur encore bien jeune, au lieu des éloges qu'il méritait, lui valut des critiques acerbes de la part des journalistes, et de la part de l'autorité la menace de la prison s'il continuait à parler de la contagion de la variole. Mais la publication de son histoire des épizooties, de son excellent ouvrage sur les champignons, celle de la Gazette de Santé et d'autres écrits, dans des genres variés, placèrent Paulet au rang qui lui appartenait parmi les médecins les plus instruits de son temps. Il est mort à Fontainebleau, au mois d'octobre 1826, laissant divers ouvrages en manuscrit et ayant publié les suivans :

Histoire de la petite-vérole, avec les moyens d'en préserver les enfans et d'en arrêter la contagion en France, avec le traité de Rhazès sur la petite-vérole, traduit de l'arabe. Paris, 1768, in-12, 2 vol.

Avis au peuple sur son grand intérêt, ou l'art de se préserver de la petite-vérole. 1769, in-12 et in-4.

Lettre à M. Coste, médecin de Nanci, sur la traduction des œuvres de Mead, *tant louée par M. Roux le journaliste.* Amsterdam et Paris, 1775, in-12.

Mémoire sur les effets d'un champignon connu des botanistes sous le nom de Fungus phalloïdes annullatus, sordide virescens et patulus ; lu à l'Académie des sciences. Extr. du Journal de physique, etc. Paris, 1775, in-4.

Recherches historiques et physiques sur les maladies épizootiques, avec les moyens d'y remédier dans tous les cas ; publiées par ordre du roi. Paris, 1775, 2 vol. in-8.

Mémoire pour servir à l'histoire de la petite-vérole, dans lequel on démontre la possibilité et la facilité de préserver un peuple entier de cette maladie. Paris, 1768, in-12. — *Le seul préservatif contre la petite-vérole, ou troisième mémoire pour servir à l'histoire de la petite-vérole.* Paris, 1776, in-12.

Anti-magnétisme, ou origine, progrès, décadence, renouvellement et réfutation du magnétisme. Londres et Paris, 1784, in-8 de 252 pages avec fig.

Mesmer justifié. Constance et Paris, 1784, in-8 de 46 pp.

Tabula plantarum fungosarum. Paris, 1791, in-4 de 31 pp., avec un tableau et une pl. en taille-douce.

Traité des champignons, ouvrage dans lequel on trouve, après l'histoire analytique et chronologique des découvertes et des travaux sur ces plantes, suivie de leur synonymie botanique et des tables nécessaires, la description détaillée, les qualités, les effets, les différens usages, non seulement des champignons proprement dits, mais des truffes, des agarics, des morilles, et autres productions de cette nature, avec une suite d'expériences sur les animaux, l'examen des principes pernicieux de certaines espèces, et les moyens de prévenir leurs effets ou d'y remédier, le tout enrichi de deux cents (aujourd'hui deux cent quarante-sept) planches, où ils sont représentés avec leurs couleurs naturelles, et en général leur grandeur naturelle, et distribués suivant une nouvelle méthode. Paris, 1793, 2 vol. in-4 de 630 et 476 pp., avec un vol. petit in-fol. de 247 pl. gravées et coloriées d'après nature; plus, le portrait lithographié de l'auteur.

Observations sur la vipère de Fontainebleau et sur les moyens de remédier à sa morsure. Fontainebleau, 1805, in-8 de 60 pages.

Prospectus du traité des champignons, etc. — *De la mycétologie, ou traité historique, graphique, culinaire et médical des champignons.* Paris, 1808, in-4 de 48 pp., avec 3 pl.

Examen de la partie botanique de l'Essai d'une histoire pragmatique de la médecine, par Kurt-Sprengel, traduit sur la deuxième édition par Ch. Fréd. Geiger, médecin, etc. Paris. 1815, in-8 de 24 pp.

Examen d'un ouvrage qui a pour titre : Illustrationes Theophrasti, in usum botanicorum præcipuè peregrinantium, auctore Joh. Stackhouse, etc. Paris, 1816, in-8 de 62 pp.

Flore et Faune, de Virgile, ou histoire naturelle des plantes et des animaux (reptiles, insectes) les plus intéressans à connaître, et dont ce poète a fait mention. Paris, 1824, in-8, avec 4 planches.

PAULISKY (HENRI FÉLIX), docteur en médecine, conseiller du prince de Salm-Kyrbourg, médecin pensionné de Guntersblum, mort en 1792, est auteur d'un recueil d'observations de médecine, et d'un traité de médecine populaire, qui est fait avec beaucoup de soin et dans un fort bon esprit.

Medicinisch-praktische Beobachtungen. 1ste Sammlung. Francfort-sur-le-Mein, 1784, in-8; *2te Sammlung. Ibid,* 1786, in-8.

Anleitung für Landleute zu einer vernünftigen Gesundheitspflege; ein Handbuch für Landgeistliche, Wundærzte und verstændige Hausærzte zu- mal *in Gegenden, wo keine Aerzte sind.* Francfort-sur-le-Mein, 1791, in-8. *4te Ausgabe, mit Vermehrungen und Verbesserungen von D. Joh. Christ. Guil. Ackermann.* Francfort-sur-le-Mein, 1807, in-8. *5te Ausgabe.* Giessen, 1824, in-8, édition publiée par le fils de l'auteur.

PAULMIER de Grentemesnil (Julien LE), né en 1520, dans le Cotentin, acheva ses études à Paris, où il suivit dix ans les leçons de Fernel. Il se livra ensuite à la pratique de l'art de guérir. Pendant les guerres civiles, il se retira dans une maison de campagne près de Rouen. Pour mettre sa retraite à profit, il s'occupa de rédiger les résultats de ses observations pratiques. Il en fut tiré pour venir à la cour donner des soins à Charles IX, que tourmentaient des insomnies continuelles. Il eut, disent les historiens, *le bonheur* de le guérir. On sait ce que la nation gagna à cette cure; et quant à Paulmier, ce qu'il en retira de plus positif, ce furent de violentes palpitations de cœur et une profonde hypocondrie qui lui restèrent depuis la Saint-Barthélemy. Il s'en guérit par l'usage du cidre, et par reconnaissance pour cette boisson, il en fit une apologie dans laquelle il lui donne une grande prééminence sur le vin. Un ouvrage plus important de Paulmier est celui qu'il composa sur les maladies contagieuses.

Traité de la nature et curation des plaies de pistolet, arquebuse et autres bâtons à feu. Paris, 1568, in-8; Caen, 1569, in-4.

De morbis contagiosis libri septem. Paris, 1578, in-4; Francfort, 1601, in-4; La Haye, 1664, in-8.

De vino et pomaceo libri II. Paris, 1588, in-8. Trad. en franç. par l'auteur même. Caen, 1589, in-8.

PEARSON (Georges), docteur en médecine, membre de la Société royale, médecin de l'hôpital Saint-George, s'est beaucoup occupé de recherches chimiques et d'observations sur la vaccine. Il est mort en 1831, dans un âge avancé.

Disputatio physica inauguralis de putredine animalibus post mortem superveniente. Edimbourg, 1774, in-8.

Observations and experiments for investigating the chemical history of rhe tepid spring, *of Buxton; intended for the improvement of natural science and the art of physic.* Londres, 1783, in-8, 2 vol.

Directions for impregnating the

Buxton waters with its own and other Gases, and for composing artificial Buxton water. Londres, 1785, in-8.

Translation of the table of chemical nomenclature proposed by de Guyton formerly de Morveau, Lavoisier, Bertholet and de Fourcroy; with additions and attractions, to which are prefixed, an explanation of the terms, and some observations on the new system of chemistry. Londres, 1794, in-4., deuxième édit. *enlarged and corrected; ibid.,* 1799, in-4.

Experiments and observations on the constituent parts of the potatoe-root. Londres, 1795, in-4.

An inquiry concerning the history of the cow-pox, principally with a view to supersede and extinguish the small-pox. Londres, 1798, in-8.

The substance of a lecture on the inoculation of the cow-pox. Londres, 1798, in-8.

Arranged catalogus of the articles of food, seasoning, and medicine, for the use of lecturers on therapeutics and materia medica. Londres, 1801, in-8.

An examination of the report of the committee of the house of commons, on the claims of remuneration for the vaccine pock inoculation; containing a statement of the principal historical facts of the vaccina. Londres, 1802, in-8.

A statement of evidence from trials of variolous and vaccine matter in inoculation, to judge whether or no a person can undergo the small-pox after being affected with the cow-pock. Londres, 1804, in-8.

A communication to the Board of agriculture, on the use of green vitriol, on sulphat of iron, as a manure, *and on the efficacy of poring and burning depending partly on oxide of iron.* Londres, 1805, in-8.

Pearson a fourni beaucoup d'articles à divers recueils.

Experiments and observations to investigate the composition of Jame's Powder. In philos. transact. 1791. *Abridg.* t. XVII, p. 87.

Experiments made with the view of decompounding fixed air, or carbonic acid. Philos. transact. 1792. *Abridg.* t. XVII, p. 221.

Observations and experiments on a wax-like substance, ressembling the Pela of the Chineses collected at Madras by Dr Anderson, and by him called white-lac. Philos. transact. 1794. *Abridg.* t. XVII, p. 428.

Experiments and observations to investigate the nature of a kind of steel manufactured at Bombay, and there called wortz; with remarks on the properties and composition of the different states of iron. Philos. transact. 1795. *Abridg.* t. XVII, p. 580.

Observations on some ancient metallic arms and ustensils; with experiments to determine their composition. Philos. transact. 1796. *Abridg.* t. XVIII, p. 38.

Observations and experiments, made with the view of ascertaining the nature of the gaz produced by passing electric discharges throug water. Philos. transact. 1797. *Abridg.* t. XVIII, p. 104, et dans le Journal de Nicholson.

Observations and experiments tending to shew the composition and properties of urinary concretions. In philos. transact. 1798. *Abridg.* t. XVIII, p. 254.

Observations and experiments on

pus. Philos. transact. 1810, p. 294.

On the colouring matter of the black bronchial glands and of the black spots of the lungs. Philos. transact. 1813, p. 159.

Case of diseased kidney. In medical observations and inquiries. 1784. t. VI, p. 236.

Of the effects on the variolous infection on pregnant women. In medical commentaries. 1794. t. XIX, p. 213.

Some observations and experiments on vaccine inoculation. In Annals of medicine. 1799. t. IV, p. 318.

A statement of the progress in the vaccine inoculation, and experiments to obtain determinations concerning some important facts belonging to the vaccine disease. In medical and physical journal. 1799. t. II, p. 213.

On the eruption resembling small-pox, which sometime appears in the inoculated vaccine disease. Med. and phys. journal. 1800. t. III, p. 97.

On vaccination. Med. and phys. journal. 1800. t. 3, p. 309.

An account of a singular cure of a dropsy. In med. transact. 1785. t. III p. 319.

An account of a division of the liver, occasioned by a fall. Med. transact. t. III, p. 377.

On expectorated matter. Journ. med. de Nicholson. 1810. t. XXV, p. 216.

Observations and experiments on pus. Ibid. t. XXX, p. 17.

A reply to some observations and conclusions in a paper just published in the 2d volume of the medico-chirurgical transactions, on the nature of the alkaline matter contained in various dropsical fluids, in the serum of the blood. Ibid, 1812. t. XXXI, p. 145.

A rejoinder to a paper published in the Philosophical journal by Dr Marcet, on the animal fluids. Ibid., t. XXXII, p. 37.

Remarks on the correspondence between Dr Bostock and Dr. Marcet, on the subject of the uncombined alkali in the animal fluids. Ibid. t. XXXIII, p. 285.

(Reuss. — Rob. Watt. — *Med. chir. Zeitung.*)

PEARSON (Richard), de Sulton Coldfield, près de Birmingham, fut reçu docteur en médecine à Edimbourg le 24 juin 1786, et devint ensuite médecin de l'hôpital général, membre du collége royal des médecins et membre de la Société royale d'Edimbourg.

Dissertatio medica inauguralis de scrophulâ. Edimbourg, 1786, in-8.

A short account of the nature and properties of different kinds of airs, so far as to their medicinal use ; intended as an introduction to the pneumatic method of treating diseases, with miscellaneous observations on certain remedies used in consumptions. Londres, 1794, in-8.

The arguments in favour of an inflammatory diathese in hydrophobia considered ; with reflexions on the nature and treatment of that diseases. Londres, 1798, in-8, deuxième édit. 1812.

Observations on the bilious fever of 1797, 1798, 1799. Btim. 1799, in-8.

Some observations on the present epidemic catarrhal fever, of influenza chiefly in relation to the mode of treatment. To which are subjoined, histo-

rical abstracts concerning the catar-
rhal fevers of 1762, 1775 and 1782.
Londres, 1803, in-8; deuxième édition, 1804, in-8.

Abridgement of the philosophical
transactions, etc.

Outlines of a plan calculated to
put a stop to the progress of the ma-
lignant contagion which rages on the
Shores of the Mediterranean, in-8,
if it should unfortunately makeits way
into this country. Londres, 1804.

Practical synopsis of the materia
alimentaria and materia medica, com-
prising the latest improvements in the
London, Edimburgh and Dublin phar-
macopœias. Londres, 1807, in-8.

Thesaurus medicaminum, a selec-
tion of medical formulæ, distributed
into classes, and pharmaceutical re-

marks; 4t edition adapted to the last
editions of the pharmacopœias of the
London, Edimburgh and Dublin col-
leges. Londres, 1810, in-8.

Account of a particular preparation
of salted fish, to be used with boiled
rice, boiled potatoes, etc. Londres,
1812, in-8.

Description of the plague. Londres,
1813, in-8.

Some account of the effects of the
vapour of vitriolic ether in cases of
phthisis pulmonalis. Med. facts., t.VII,
p. 95. 1797.

Some observations relative to the
treatment of the hooping cough. Med.
chir. trans., t. I, p. 23. 1809.

(Reuss.—Rob. Watt. —*Med. chir.*
Zeitung.)

PEARSON (JEAN) naquit à York le 3 janvier 1758. Il commença
ses études médico-chirurgicales à Marpeth, les continua à Leed
sous le célèbre Hey, vint les achever à Londres, à l'hôpital Georges. En 1782, il fut nommé chirurgien d'un hôpital. Sa réputation
grandit rapidement; on lui confia le poste de chirurgien d'un dispensaire. Il fut un des. praticiens les plus employés dans le traitement des maladies vénériennes, et ce qu'il a écrit sur ces maladies
est ce qu'il y a de plus intéressant dans ses ouvrages.

Pearson mourut le 12 mai 1826.

Principles of surgery, part the first.
Londres, 1788, in-8. *A new edition:*
Principles of surgery, for the use of
chirurgical students. Londres, 1808;
in-8.

Plein and rational account of the
effects of animal magnetism. Londres,
1790, in-8.

Practical observations on cancerous
complaints; with an account of some
diseases which have been confounded
with cancer; also critical remarks on

some of the operations performed in
cancerous cases. Londres, 1793, in-8.

Observations on the effects of va-
rious articles of the materia medica in
the cure of lues venerea; illustrated
with cases. Londres, 1800, in-8; 2d
edit. with additions. Londres, 1807,
in-8.

Principles of surgery, for the use
of students. Londres, 1810, in-8.

An instance of the good effects
of opium, in a dangerous retention

of urine. In Medical observations and inquiries, 1784, tome VI, page 246.

An account of some extraordinary symptoms apparently connected with certain morbid alterations about the veins and nerves. In Medical facts, etc. 1795, t. VI, p. 96.

PECHLIN (Jean Nicolas), né à Leyde en 1646, y fit ses études. Après avoir été promu au doctorat en 1667, il fit un voyage en Italie; à son retour, il fut nommé en 1673 professeur de médecine à l'Université de Kiel. En 1678, il devint membre de l'Académie des curieux de la nature, et en 1691 de la Société royale de Londres. Premier médecin du duc de Holstein depuis l'an 1680, il accompagna en 1698 le prince à Stockholm. Il en revint en 1701, y retourna en 1704, et mourut dans cette ville en 1706.

Diss. inauguralis de apoplexiâ. Leyde, 1667, in-4.

Exercitatio nova de purgantium medicamentorum facultatibus. Leyde, 1672, in-8; Amsterdam, 1702, in-8.

Jani Leonicenï (pseudonyme), *metamorphosis Æsculapii et Apollinis pancreatici.* Amsterdam, 1673, in 8. — Satire violente contre Sylvius et de Graaf.

Progr. fun. de vitâ. D. Petri Musæi. Kiel, 1674, in-4.

Progr. anatomiæ cadaveris fœminæ Æthiopicæ præmissum. Kiel, 1675, in-fol.

De aeris et alimenti defectu, ac vitâ sub aquis, meditatio. Kiel, 1676, in-8.

. *Exercitatio anatomico-medica de fabrica et usu cordis.* Kiel, 1676, in-8. *Recus. in Haller disp. anat. select.*

De habitu et colore Æthiopum. Kiel, 1677, in-8.

Diss. de epilepsiâ et remediis contra illam. Kiel, 1678, in-4.

Historia vulneris thoracici, cum commentario ad eam disp. Kiel, 1682, in-4. Augmenté sous ce titre: *Ephemerides vulneris thoracici;* et dans *Obs. phys. medic. libri III.* Hambourg, 1691, in-4.

Theophilus Bibaculus. s. de potu herbæ the dialogus. Kiel, 1684, in-4; Paris, 1685, in-12.

Consultatio desultoria de optima christianorum sectâ, et vitis pontificiorum. Padoue (Amsterdam), 1688, in-8; Hambourg, 1709, in-8.

Pasquini historia orbis ad an. 1688. accedit prosopographia præcipuorum Europæ statuum in anni 1689 initio. 1689, in-4.

Observationum physico-medicarum libri tres. Hambourg, 1691, in-4.

Venus transmarina, lusus epithalamicus in nuptias Friderici ducis Gottorpiensis. Stockholm, 1693, in-fol.

Venantii Pacati solitudo, seu querela de tempore. Hambourg; 1704, in-8, et dans le recueil suivant:

Opuscula selecta. Hambourg, 1709 in-8.

Pechlin a inséré diverses observations dans le recueil de l'*Académie des curieux de la nature.*

(Haller. — Rotermund.)

PECQUET (JEAN), anatomiste français, célèbre par la découverte du réservoir qui porte son nom et du canal thoracique, naquit à Dieppe vers l'an 1622. Il fit ses études à Montpellier, et c'est dans le temps même qu'il y étudiait qu'il fit, en 1647, la découverte qui a immortalisé son nom. Il vint ensuite à Paris, où il continua ses recherches sur le système des vaisseaux lactés; ce fut alors qu'il démontra que ces vaisseaux ne se terminent ni dans les glandes du mésentère, ni dans la rate, ni dans le foie, comme on le croyait généralement; mais qu'ils viennent aboutir dans le renflement inférieur du canal thoracique, qui transmet leur contenu dans la veine sousclavière gauche. La découverte de Pecquet porta le dernier coup à l'ancienne doctrine sur l'hématosie par le foie, et détruisit jusqu'aux dernières objections qu'on faisait encore à la doctrine de Harvey sur la circulation du sang. Pecquet entra en 1666 à l'Académie des sciences. Quoiqu'il aimât à s'occuper de recherches anatomiques, il ne négligeait point la pratique de l'art de guérir, et il avait une clientelle brillante. L'abus qu'il faisait des liqueurs fortes abrégea ses jours; il mourut en février 1674.

Experimenta nova anatomica quibus incognitum hactenus chyli receptaculum, et ab eo, per thoracem in ramos usque subclavios vasa lactea deteguntur. Ejusdem Dissertatio anatomica de circulatione sanguinis et chyli motu. Paris, 1651, in-12 ; Hardervic, 1651, in-12. *Editio altera cui accessit dissertatio de thoracicis lacteis, in quâ Johan. Riolani responsio ad eadem experimenta nova anatomica refutatur, et inventis recentibus, canalis Virsungici demonstratur usus, et lacteum ad mammas a receptaculo iter indagatur. Sequuntur gratulatoriæ clarissimorum virorum, quibus et adjungitur brevis destructio, seu litura responsionis Riolani, ad ejusdem Pecqueti experimenta per Hyginum Thalassium.* Paris, 1654, in-4; Amsterdam, 1661, in-12; *ibid.*, 1700. — Réimprimés dans la *Messis aurea* d'Hemsterhuys; dans la *Bibliothèque anatomique* de Manget, et dans plusieurs éditions de l'*Anatomie réformée*, de Th. Bartholin.

Lettre de M. Pecquet à M. de Carcavi touchant une nouvelle découverte de la communication du canal thoracique avec la veine émulgente. Journal des savans, an 1668.

Lettre de M. Pecquet sur la nouvelle découverte touchant la vue. Ibid., 1668. (Manget. — *Journal des savans.*)

PELLETAN (PHILIPPE JOSEPH), célèbre professeur de chirurgie, né vers le milieu du dernier siècle, se livra de bonne heure à l'étude des sciences physiques. Successeur de Desault à l'Hôtel-Dieu, il fut nommé professeur de clinique chirurgicale à la Faculté de médecine de Paris, à la création de cette école. En 1815, il devint professeur

médecine opératoire, et passa de cette chaire à celle des accouchemens en 1818. A la réorganisation de la Faculté de médecine en
1823, Pelletan fut mis dans la classe des professeurs honoraires. Il
mourut ainsi exilé d'un corps savant qu'il avait autant illustré
qu'aucun autre de ses collègues. Sa mort eut lieu à Bourg-la-Reine
le 26 septembre 1829.

« C'est moins comme grand chirurgien que par ses brillans succès dans l'enseignement oral, que M. Pelletan a joui si long-temps
d'une réputation européenne. Dès l'âge de vingt-quatre ans, il s'é-
tait fait remarquer dans la carrière du professorat. Pendant plus de
trente ans, il a été suivi et admiré, soit à l'Hôtel-Dieu, soit dans ses
cours à la Faculté, comme le professeur le plus remarquable de notre école moderne. L'extrême facilité de ses paroles, l'élégance et le
choix heureux de ses expressions, sa vivacité spirituelle et entraî-
nante, la netteté de ses pensées, le grand éclat littéraire de ses im-
provisations, avaient étendu sa réputation au-delà de l'enceinte de
l'école. Sa supériorité oratoire était telle, qu'on lui eût désiré, pour
le voir se déployer dans toute sa force, un théâtre moins étroit et
des sujets moins spéciaux. Placé dans une chaire de philosophie ou
de littérature, il eût surpassé bien des célébrités académiques.
Quand on le comparait à Desault pour l'enseignement de l'anatomie, on avait coutume de dire que Desault en savait davantage,
mais que Pelletan savait mieux. Parmi les professeurs de son
temps, Fourcroy était le seul qui pût rivaliser avec lui, et les personnes qui les ont entendus l'un et l'autre assurent que le médecin
avait sur le chimiste plus d'un avantage. »

*Ephémérides pour servir à l'his-
toire de toutes les parties de l'art de
guérir.* (Avec Lassus.) Paris, 1790,
in-8.

*Clinique chirurgicale, ou mémoires
et observations de chirurgie clinique,
et sur d'autres objets relatifs à l'art de*
guérir. Paris, 1810-1811, in-8, 3 vol.
7 pl.

*Observations sur un ostéosarcome
de l'humérus simulant un anévrysme.*
Paris, 1815, in-8, 24 pp., 1 pl.

(Pesse.)

PELLIER DE **QUENGSY** (Guillaume), oculiste pensionné de
Toulouse et de Montpellier, mort vers la fin du dernier siècle.

*Recueil de mémoires et d'observa-
tions, tant sur les maladies qui attaquent l'œil et les parties qui l'environnent que sur les moyens de les
guérir,* etc. Montpellier et Paris,
1783, in-8.

*Précis ou cours d'opérations sur la
chirurgie des yeux.* Paris, 1787, in-8
2 vol.

PEMBERTON (C. . . . . R. . . . .), praticien renommé de Londres, naquit le 8 novembre 1765. Il fut reçu docteur en médecine en 1794, devint membre du collége des médecins en 1800 et médecin de l'hôpital Georges. L'année suivante, sa clientelle s'étendit extraordinairement, et bientôt il fut un des médecins les plus répandus, comme il était un des plus habiles. Au milieu de sa prospérité, un tic douloureux des plus violens vint empoisonner son existence. Pemberton mourut le 24 juillet 1822 à Fredville dans le comté de Kent.

A practical treatise on various diseases of the abdominal viscera. Londres, 1806, in-8 ; *third edition, revised and corrected.* Londres, 1814, in-8, 216 pp.

Oratio in theatro collegii Reg. med. Londinens. habita. Londres, 1806, in-4.

PENADA (Jacques), professeur public de médecine à Padoue, mort au mois de mai 1828, dans un âge très-avancé.

Delle osservazioni medico-pratico-meteorologiche. Quinquennio primo, dell' anno 1786 fino 1790. Padoue, 1792, in-8.

Saggio d'osservazioni e memorie sopra alcuni casi singolari riscontrati nell' esercizio della medicina e della anatomia pratica. Vol. I-III, Padoue, 1793-1804, in-4.

Memoria pathologico-pratica sulle ottalmie non solo epidemiche, ma ancora contagiose. Pavie, 1804, in-8.

Memoria sulla tosse convulsiva. Vérone, 1815, in-8.

PENNA (Jean Jacques Guillaume de), baron de Beintema, conseiller et médecin de la cour, archiatre et proto-médecin du royaume de Hongrie et des provinces qui en dépendent, président perpétuel du conseil sanitaire, a pris une place assez élevée parmi les loimographes du dernier siècle, par la publication de l'ouvrage suivant :

Λοιμολογια *id est historia constitutionis pestilentis, annis 1708, 1709, 1710, 1711, 1712 et 1713 per Thraciam, Sarmatiam, Poloniam, Silesiam, Daciam, Sueciam, Saxoniam inferiorem, Austriam, variaque loca S. R. I grassatæ.* Vienne, 1714, in-8.

PERCIVAL (Thomas), médecin distingué, naquit à Warrington dans le Lancastry le 29 septembre 1740. Orphelin en bas-âge, il dut aux soins d'une sœur ainée de recevoir une excellente éducation. Il fit ses études médicales à Edimbourg, à Londres et enfin à Leyde, où il fut reçu docteur en 1765. Il visita la Belgique et la

France, et alla se fixer en 1767 à Manchester pour y exercer l'art de guérir. Il eut bientôt une clientelle brillante; et il s'attacha à étudier dans sa pratique l'action des médicamens les plus employés. Il cultivait en même temps la chimie et les sciences physiques et naturelles. Percival fonda à Manchester la *Société philosophique et naturelle*, dont il fut nommé président. Il mourut le 30 août 1804, ayant mis au jour de nombreuses productions.

Account of a double chield. Dans les *Philos. transact.*, 1758, p. 360.

On the roman colonies and stations in Cheshire and Lancashire. Dans les *Philos. trans.*, 1758, p, 216.

Diss. de frigore. Leyde, 1765, in-4.

Experiments on the Peruvian bark. Dans les *Philos. transact.*, 1767, p. 221.

Essays medical, philosophical and experimental. Vol. I-III, 1768-76. éd. II, 1772, in-8; éd. IV, 1789, in-8.

On the disadvantages which attend the inoculation of children in early infancy. 1768, in-8.

Experiments and observations on water; particularly on the hara pump water of Manchester. Londres, 1768, in-8.

Account of the course of the ermi-nestreet through Northamptonshire and of roman burying place by the side of it. (*Arch.*, vol. I, p. 62.)

Of the efficacy of external applications in the angina maligna or ulcerous sore throat 1770.

Experiments and observations on the waters of Buxton and Matlok in Derbyshire. Dans les *Philos. transact.*, 1772, p. 455.

History and cure of a difficulty in deglutition of long continuance arising from a spasmodic affection of the œsophagus. Dans les *Med. transact.*, vol. II, p. 90.

On the different heights over the same sport of ground. (Hunter's, *Geor. ess.*, vol. III, p. 173.)

On the orchis root. (Hunter's, *G. e.*, vol. IV, p. 163.

On the effects of fixed air the colours and vegetation of plants. (Hunter's *G. e.*, vol. V, p. 17.

On the action of different manures. (Hunter's *G. e.*, p. 60.)

Observations and experiments on the poison of lead. 1774, in-8; 1786.

Account of an extra-uterine fœtus, voided by stool 22 years after pregnancy. *Med. commentar. of Ed.*, vol. III.

The case of an angina pectoris, which terminated fatally with the dissection. *Med. commentar.*, vol. III, p. 180.

On the use of flowers of zinc in epileptic cases. *Med. commentar.*, vol. II.

On the external use of preparations of lead. *Med. commentar.*, vol. III, p. 199.

Observat. on the state of population in Manchester and other adjacent places. *Philos. transact.*, 1774, p. 54; 1775, p. 552; 1776, p. 160.

Obs. on the medicinal uses of fixed air. In *Priestley's experim. on different kinds of air.* *Append.*, p. 300.

On the solution of stones of the urinary and of the Gall bladder by water, impergnated with fixed air. Ibid.

A father's instruction, to his children; consisting of tales, fables and reflexions. Vol. I-II, 1775, in-8.

Philosophical, medical and experimental essays, 1776, in-8.

Tables schewing the number of deaths occasioned by the smallpox in the several periods of life an different seasons of the year, with its comparative fatality to males and females. Med. obs., vol. V, p. 270.

Tables of the comparative mortality of the measles from 1768 to 1774. Med. obs., vol. V, p. 282.

Miscellaneous practical observat. Med. commentar., vol. V, p. 166.

Account of the earthquake at Manchester. Med. commentar. vol. V.

Account of a new and cheap method of preparing pothash, with observat. Philos. trans., 1780, p. 345.

Obs. on the medicinal uses of the oleum jecoris aselli; or cod liver oil, in the chronic rheumatism and other painfull disorders. Lond., Med. Journ., vol. III, p. 392.

Moral and literary dissertations, 1784, in-8.

Miscellaneous facts and observat. Lond. Med., Journ., vol. IV, p. 56.

History of the fatal effects of pickles impregnated with copper; together with observat. on that mineral poison. Med. trans., vol. III, p. 80.

Tribute to the memory of Charles de Polier, Esq. Mem. of m. Vol. I, p. 287.

On the different quantities of rain which fall, at different heights over the same spot of ground, with a letter from Benj. Franklin. Ibid., vol. II, p. 106.

Speculations on the perceptive power of vegetables. Ibid., p. 114.

On the pursuit of experimental philosophy. Ibid., p. 326.

Facts and queries relative to attraction and repulsion. Ibid., p. 429.

Narrative of the sufferings of a collier, who was confined more than seven days, without, substenance, and exposed to the choke-damp, in a coalpit not far from Manchester, with obs. on the effects of famine on the means of alleviating them, and on the action of foul air, on the human body. Ibid., p. 467.

Experiments on the solvent powers of camphor and other miscellan. communications. Mem. of M. S. of L., vol. II, p. 54.

Medical cautions and remarks particularly relative to pulmonary disorders. Mem. of M. S. of L, vol. II, p. 288.

Hints towards the investigations of the nature, causes and cure of the rabies canina, Lond. m. j., vol. X, p. 3.

Inquiry into the principles and limits of taxation as a branch of moral and political philosophy. Mem. of M., vol. III, p. 1.619.

A physical inquiry into powers and operations of medicines. Philosophy. med. of M., vol. V, p. 197. *Lond. m. j.,* vol. II, p. 187.

Practical observ. on the treatment and causes of the dropsy of the brain Simmon's. Med. facts and obs., vol. I, p. 111.

Medical jurisprudence or a code of ethics and institutes adepted to the professions of physic and surgery. 1800, in-8.

A father's instruction to his children, vol. V, 1800, in-8.

Some observ. on rabies canina. Duncans M. C. Dec. 2, vol. VI, p. 362.

Obs. on hopital duties. Ibid., v. IX, p. 374.

Observ. on the medicinal uses of cod-liver oil, in the chronic rheumatism and other painfull disorders. American museum, Jear. 1788 Dec., p. 519.

On the different qualities of rain which fall, at different heights, over the same spot of ground. Newyork's Magaz. X, 1791, Jul., p. 519.

Medical ethics ; or a code of institutes adapted to the professional conduct of physicians and surgeons in hospital practice ; in relation to apothecaries, and in cases which fall may require a knowledge of law. 1803, in-8.

(Reuss. — Rob. Watt.)

PERCY (Pierre François), l'une des gloires de la chirurgie militaire moderne, l'un des hommes qui furent chargés de soutenir et de continuer, dans l'école de santé de Paris, la célébrité de l'ancienne Académie de chirurgie, naquit à Montagney, dans le département de la Haute-Saône, le 24 octobre 1754. Il fit de brillantes études chirurgicales à Besançon, y fut reçu docteur en 1775, et vint bientôt après à Paris. Le célèbre Louis le prit en affection, et s'occupa de son avenir. En 1776, il fut nommé chirurgien aide-major de la petite gendarmerie de Lunéville. Il fit avec succès plusieurs opérations neuves et hardies. En 1782, il passa de Lunéville à Béthune, où était en quartier le régiment de Berry, dont on l'avait nommé chirurgien-major. La Société royale de médecine et l'Académie royale de chirurgie reçurent de lui des observations et des mémoires qui lui valurent plusieurs couronnes, et qui élevèrent très-haut l'estime qu'il avait gagnée dès son entrée dans la carrière. En 1789, Percy était chirurgien-major des divisions de Flandre et d'Artois ; dans le mois de juin 1792, il fut nommé médecin consultant de l'armée du Nord. « Depuis lors, dit M. Pariset, il parcourut avec nos victoires la plupart des contrées de l'Europe continentale; du Rhin jusqu'au Niemen, et de Tilsitt aux portes de Cadix. » L'art lui dut l'invention ou l'établissement solide de grands principes de traitement dans des lésions très-graves et de brillantes opérations qui ajoutèrent à ses ressources. Le service de santé des armées lui est redevable de l'institution de ces ambulances légères qui permettent de donner des secours aux blessés au moment même où ils viennent d'être frappés. L'école de santé de Paris compta dès l'origine Percy parmi ses professeurs. Il devint, sous le gouvernement consulaire, l'un des six inspecteurs généraux du service de santé des armées. Après la paix de Tilsitt, il fut comblé d'honneurs et de distinctions; il appartenait à presque tous les ordres et à presque toutes les Académies de l'Europe. Il fut en 1807 le successeur de Lassus à l'Institut. Percy mourut le 18 février 1825. Outre un grand nombre de rapports faits à l'Institut et dans diverses Académies, outre un grand nombre d'articles insérés dans divers recueils, et qu'on trouve indiqués dans l'Histoire de la vie de Percy publiée par M. Laurent, il a écrit les ouvrages suivans :

Mémoire sur les ciseaux à incision, ouvrage couronné par l'Académie royale de chirurgie. Paris, 1785, in-4.

Manuel du chirurgien d'armée. Paris, 1792, in-12, fig.

Pyrotechnie chirurgicale-pratique, ou l'art d'appliquer le feu en chirurgie. 1810, in-12, fig.

Réponses aux questions épuratoires qui lui ont été proposées par la commission de santé de Paris (séries I-III). Metz, an III (1795), in-8.

Éloge funèbre de Jos. Adam Lorentz. 1801, in-8.

Éloge historique d'Anuce Foës, savant médecin et très-habile helléniste du seizième siècle. Paris, 1812, in-8.

Exposition des faits, etc., concernant les effets de la vaccination. (1812)

Séance publique de la faculté de médecine de Paris, tenue le 27 novembre 1811, pour la rentrée des écoles et la distribution des prix; discours prononcé par M. le baron Percy, président. Paris, 1812, in-4.

Éloge historique de Sabatier. Paris, 1812, in-8 de 128 pp.

Mémoire couronné par la Société des sciences, belles-lettres et arts de Mâcon, en 1812, sur la question suivante : Les anciens avaient-ils des établissemens publics en faveur des indigens, des enfans orphelins ou abandonnés, des malades et des militaires blessés; et s'ils n'en avaient point, qu'est-ce qui en tenait lieu ? Paris, 1813, in-8 de 128 pp.

Despotats, ou Brancardiers (article extrait du *Dict. des sciences médicales*). Paris, 1814, in-8 de 12 pp.

Funérailles de M. Deschamps. Paris, 1824, in-4 de 8 pp.

Rapport sur le nouveau moyen du docteur Civiale pour détruire la pierre dans la vessie, etc., 1824.

Opuscules de médecine, de chirurgie, d'hygiène et de critique medico-littéraire publiés dans l'Hygiène par le baron Percy et C. J. B. Comet, avec le portrait lithogr. de chaque auteur, et une notice historique sur feu le baron Percy. Paris, 1826, in-8.

Percy a coopéré à différens journaux de médecine; il a donné des articles au *Magasin encyclopédique,* au *Dictionnaire des sciences médicales,* aux *Annales des faits et des sciences militaires.*

(Laurent, *Vie de Percy.* — Pariset, *Éloge de Percy.*)

PERENOTTI DI CIGLIANO (PIERRE ANTOINE), chirurgien de régiment au service du roi de Sardaigne, membre de l'Académie des sciences de Turin, s'est fait connaître pour un homme d'une érudition solide, par son histoire des maladies vénériennes. Quoique il n'eût pas connaissance quand il écrivit son ouvrage de ce qui avait été publié en Allemagne sur la question tant débattue de l'origine de la syphilis, il l'a traitée avec assez de solidité pour que Sprengel n'ait pas dédaigné de traduire cet ouvrage en allemand. Il offre moins d'intérêt dans l'histoire générale des maladies vénériennes que dans l'histoire spéciale des travaux relatifs aux divers symptômes en particulier et aux divers traitemens par lesquels on les combat.

Storia generale e raggionata dell' origine, dell' essenza o specifia qualità dell' infezione venerea, di sua sede ne' corpi, e de' principali suoi fenomeni. Turin, 1788, in-12; *ibid.*, 1790, in-8. 256. — *Von der Lust-seuche aus dem italienischen, mit Zusætzen von Kurt Sprengel.* Leipzig 1791, in-8.

Mémoire sur la construction et sur l'accroissement des os. Mémoires de l'Acad. des sc. de Turin. t. 2, p. 239.

PERFECT (William), docteur médecin et chirurgien de West-malling, dans le comté de Kent, membre de la Société de Londres, poète et grand-maître provincial des francs-maçons du comté de Kent, né à Oxford en 1740, est auteur d'ouvrages littéraires et scientifiques, parmi lesquels nous citerons ceux relatifs à l'objet de ce dictionnaire.

Methods of cure in some particular cases of insanity, etc. Londres, 1778, in-8.

Cases of insanity, the epilepsy, hypochondriacal affection, hysteric passion and nervous disorders successfully treated. Londres, 1781, in-8.

Cases of midwifery; with references and remarks. Londres, 1781, 1783, 2 vol. in-8. *New edit.* Rochester, 1789, 2 vol. in-8.

An address to the public on the subject of insanity. Londres, 1784, in-4.

Select cases in the different species of insanity, or madness; with the diet and medicines used in the cure. Londres, 1791, in-8.

Poetic effusions; pastoral, moral, amatory, and descriptive. 1796, in-8.

Annals of insanity, lunacy, or madness; with the modes of practice as adapted in the treatment of each. 2 edit. revised, corrected and enlarged. Londres, 1801, in-8.

PERRAULT (Claude), l'un des savans les plus distingués, et l'un des plus grands architectes du siècle de Louis XIV, naquit à Paris en 1613. Il étudia la médecine, et fut reçu docteur en. —

Chargé par Colbert de traduire Vitruve en français, les études qu'il fut obligé de faire pour entendre cet auteur lui inspirèrent le goût le plus vif pour l'architecture et dévoilèrent les rares dispositions qu'il avait pour cet art. On sait que le Louvre est l'œuvre de Perrault. Membre de l'Académie des sciences, il fut chargé de disséquer un grand nombre d'animaux dont l'anatomie était mal connue. Ses mémoires contiennent beaucoup de faits particuliers intéressans et nouveaux; et surtout ils ont servi à détruire une foule de préjugés accrédités. Perrault mourut le 9 octobre 1688, pour avoir disséqué un chameau qui avait péri d'une maladie contagieuse. Ses essais de physique renferment plusieurs mémoires physiologiques intéressans, notamment sur la mécanique animale.

Les dix livres d'architecture de Vitruve, corrigés et traduits nouvellement en français, avec des notes et des figures. Paris, 1673, in-fol.; *ibid.*, 1684, in-fol. — *Ordonnance des cinq espèces de colonnes selon la méthode des anciens.* Paris, 1683, in-fol. — *Abrégé de Vitruve. Ibid.*

Lettre à M. Mariotte sur le sujet d'une nouvelle découverte touchant la vue. . .

Essais de physique, ou recueil de plusieurs traités touchant les choses naturelles. Paris, 1680, in-12, 3 vol.; *ibid.*, in-12, 4 vol.

Mémoires pour servir à l'histoire naturelle des animaux. Paris, 1676, in-fol., fig.; Amsterdam, 1736, in-4.

OEuvres diverses de physique et de mécanique, par M. Claude Perrault, de l'Acad. royale des sciences, et de M. Pierre Perrault, son frère, etc. Paris, 1725, in-12, in-8.

Le recueil des *Mémoires de l'Acad. royale des sciences de Paris* renferme un grand nombre d'articles de Perrault sur des sujets très-divers : nous citerons ceux dont le sujet a quelque rapport avec l'objet de notre dictionnaire.

Obs. sur la communication de la veine émulgente avec le canal thoracique. 1666, t. I, p. 25.

Obs. sur la chaux. 1666, t. I, p. 31.

Obs. sur l'évaporation de l'eau et sur l'effet du froid sur différentes huiles. 1666, t. I, p. 76.

Obs. sur l'anat. de deux lions. 1666, t. I, p. 78.

Obs. sur la nature des eaux. 1666, t. I, p. 81.

Recherches sur le son. 1666, t. I, p. 145.

Obs. sur l'organe de l'ouïe. 1666, t. I, p. 158.

Traité de la mécanique des animaux. 1666, t. I, p. 181.

Description d'une espèce de grand lézard écaillé, appelé preneur de ville. 1666, t. I, p. 224.

Observation sur des pierres du Dauphiné, qui, appliquées sur l'œil, chassent les ordures qui y sont entrées. 1666, t. II, p. 2.

Observ. sur l'épée qui est au milieu du museau du poisson nommé espadon, dont les pointes ne sont pas adhérente à la partie osseuse. 1666, t. II, p. 28.

Mémoire pour servir à l'histoire des animaux. 1666, t. III, p. 1.

Description anatomique de quatre lions. 1666, t. III, p. 3.

Description anatomique d'une lionne. 1666, t. III, p. 19.

Description anatomique d'un caméléon. 1666, t. III, p. 27.

Description anatomique des chameaux. 1666, t. III, p. 59.

Description anatomique d'un ours. 1666, t. III, p. 69.

Description anatomique des dorcas, de la chèvre d'Afrique, du chevreuil d'Egypte, de la gazelle. 1666, t. III, p, 85.

Description anatomique du chatpard. 1666, t. III, p. 99.

Description anatomique d'un renard marin. 1666, t. III, p. 111.

Description anatomique de l'accipenser et de l'alopecias. 1666, t. III, p. 111.

Description anatomique d'un loupcervier. 1666, t. III, p. 121.

Description anatomique du lynx. 1666, t. III, p. 124.

Description anatomique d'un castor. 1666, t. III, p. 133.

Description anatomique d'une loutre. 1666, t. III, p. 149.

Description anatomique de cinq civettes. 1666, t. III, p. 155.

Description anatomique de l'hyène. 1666, t. III, p. 159.

Description anatomique de l'alcé, de l'animal Magnum, *d'un élan.* 1666, t. III, p. 171.

Description anatomique de quatre Coatis mondis. 1666, t. III, p. 183.

Description anatomique d'un veau marin. 1666, t. III, p. 193.

Description du bœuf marin, du manati et du phoca. 1666, t. III, p. 194.

Description anatomique du loup marin. 1666, t. III, p. 197.

Description anatomique du lamantin. 1666, t. III, p. 201.

Description anatomique d'une vache de Barbarie. 1666, t. III, p. 205.

Description anatomique du bubele. 1666, t. III, p. 206.

Description anatomique du Carbo aquaticus, *du schurbi, du cormoran et du corax.* 1666, t. III, p. 213.

Description anatomique du chamois. 1666, t. III, p. 225.

Description anatomique du Caprea *et du* Rupicapra. 1666, t. III, p. 236.

*Description anatomique de six porcsépics et de deux hérissons, de l'*Echinus *et de l'*Hystrix. 1666, t. III, p. 235.

Description anatomique de l'heggehogg et de l'ien-yscrevercken. 1666, t. III, p. 244.

Description anatomique du cercopythecus, du singe, de deux sapajous, de deux guenons, du cynocéphale. 1666, t. III, p. 251.

Description anatomique du cépi. 1666, t. III, p. 253.

Description anatomique d'un cerf du Canada et d'une biche de Sardaigne. 1666, t. III, p. 267.

Description anatomique de la poule d'Afrique, de Barbarie, de Numidie, de Guinée, de Mauritanie, de Tunis et Pharaon, du guesele, du méléagris, de dix pintades. 1666, t. III, p. 279.

Description anatomique de trois aigles. 1666, t. III, p. 291.

Description anatomique de l'haliaëtos et du chrysaëtos. 1666, t. III, p. 193.

*Description anatomique de l'*Ano, *du* Gallus persicus *et* Indicus, *du* Mitu-Poranga, *de deux coqs indiens.* 1666, t. III, p. 303.

PETIT (Jean Louis), le plus grand chirurgien du dernier siècle, naquit à Paris le 13 mars 1674. Etant encore enfant, il montra, non un goût prononcé, mais une véritable passion pour l'anatomie. Il l'étudia sous le célèbre Littre, dont il devint le prosecteur et le répétiteur. A l'âge de seize ans, il fut mis en apprentissage chez un chirurgien. Son ardeur à s'instruire était telle, que plus d'une fois Mareschal, chirurgien-major de la Charité, allant de très-grand matin faire sa visite, le trouva endormi sur le seuil de la porte pour attendre son arrivée et avoir la première place auprès de lui quand il pratiquerait des opérations. De 1692 à 1697, Petit fut employé au service de l'armée du maréchal de Luxembourg, et partout où les circonstances le lui permirent, comme à Lille, à Mons, à Cambrai, il fit des cours d'anatomie. A la paix de 1697, on lui donna la place de chirurgien aide-major de l'hôpital de Tournai. Il en partit vers le mois de mars 1698 pour venir à Paris : il se mit sur les bancs, et fut reçu maitre en chirurgie le 27 mars 1700. Il fit dans les premiers temps de son établissement plusieurs cours publics d'anatomie et d'opérations dans les écoles de médecine. Il avait établi chez lui une école d'anatomie et de chirurgie, où il eut pour disciples la plupart des médecins et des chirurgiens qui se distinguèrent le plus en Europe au milieu du dernier siècle. Il ne quitta ces exercices que quand ses occupations ne lui permirent plus de s'en acquitter avec l'assiduité qu'il aimait à y porter. En dépit des attaques que suscitèrent à J. L. Petit des hommes jaloux de son mérite, sa réputation grandit de jour en jour; l'Académie des sciences et la Société royale de Londres l'appelèrent au nombre de *leurs membres*, et *les succès de son immense pratique, et l'importance de ses travaux*, lui assignèrent le premier rang entre ces chirurgiens distingués qui s'efforcèrent de relever en France la chirurgie, tombée dans la déconsidération, qui fondèrent la plus utile Académie qui ait jamais existé (l'Académie royale de chirurgie) et qui donnèrent un code à la science. J. L. Petit travaillait depuis douze ans à son traité de chirurgie, quand il mourut, le 20 avril 1750, ne l'ayant pas encore achevé. Cet ouvrage, encore classique, à près d'un siècle de date, est trop connu pour qu'il soit nécessaire d'en exposer le contenu et d'en signaler la haute importance; nous ne ferons que l'indiquer, non plus que les autres productions de J. L. Petit.

Traité des maladies des os, dans lequel on a représenté les appareils et les machines qui conviennent à leur guérison. Paris, 1705, in-12; Leyde, 1709, in-8; 2 vol. Paris, 1723, in-12, 2 vol. *ibid.*, 1736, in-12, 2 vol.; *ibid.* 1759, in-12, 2 vol., avec un discours historique et critique sur cet ouvrage, par Louis.

*Lettre de M. Petit à M****, sans date. — C'est la seule réponse que Petit ait faite aux critiques acharnées de son *Traité des maladies des os* et de ses *Observations sur la rupture du tendon d'Achille*, dont les principales sont les suivantes :

Lettre à l'auteur de l'article second du Journal des Savans, du mois de

Mars 1724, *écrite au sujet du Traité des maladies des os.* Paris, 1724, *in*-12. 1725.

Lettre écrite au sujet de la réponse faite par le sieur Petit, dans l'amphithéâtre de St-Côme, à la dissertation qui a paru contre sa machine. Paris, *in*-12.

Lettre écrite à M. Bignon, par M. Winslow, au sujet de deux approbations qu'il a données, etc. Journal des Savans', janv. 1725.

Examen de divers points de chirurgie, etc., par M. Andry. Paris, 1727, *in*-12.

Dissertations en forme de lettres, etc. Paris, 1736, in-12.

Questio medico-chirurgica... præside Nicolao Andry... An in humeri luxatione ambe potiùs quam scala janua, polypastusque iterato novata? Paris, 1722, in-4, *affirmat.*

Le principal ouvrage de J. L. Petit est le suivant :

Traité des maladies chirurgicales et des opérations qui leur conviennent, ouvrage posthume, publié par De Lesne. Paris, 1774, in-8, 3 vol. avec 90 figures. — Supplément à ce traité, publié par De Lesne. *Paris,* 1776, in-8; ensemble, Paris, 1780, in-8; 3 vol.; *ibid.,* 1790, in-8, 3 vol.

J. L. Petit a fourni au *Recueil des Mémoires de l'Académie des sciences* les articles suivans :

De quelques-unes des fonctions de la bouche. Mémoires. 1715-1716.

Description d'un fœtus difforme. Mémoires. 1716.

Propriété et description d'une machine de nouvelle invention, servant à réduire les os cassés et démis ; ensemble la manière de s'en servir. Mémoires. 1716.

Observation sur un ulcère carcinomateux qui perce le fond de l'estomac en dedans, et les tégumens. Mémoires. 1716.

Hydrocéphale, ou tumeur aqueuse de la tête. Mémoires. 1718.

Sur un nouvel instrument de chirurgie. Mémoires. 1718.

Description d'une nouvelle boite pour les fractures compliquées de la jambe. Mémoires. 1718.

Sur la rupture des tendons qui s'insèrent aux talons, que l'on nomme tendons d'Achille. Mémoires. 1722.

Sur les chutes qui causent une luxation de la cuisse, dont les auteurs n'ont point écrit. Mémoires. 1722.

Observation sur une maladie des os, nouvellement connue. Mémoires. 1722.

Sur le dragoneau. Histoire. 1724.

Sur les usages de l'épiploon. Histoire. 1725.

Observation sur la rupture incomplète des tendons d'Achille. Mémoire. 1728.

Dissertation sur la manière d'arrêter le sang dans les hémorrhagies, etc. *Mémoires.* 1731.

Observation qui prouve que le sang s'arrête par un caillot. Mémoires. 1732.

Sur la fistule lacrymale. Mémoires. 1734.

Second mémoire sur la fistule lacrymale. 1740.

Troisième mémoire, renfermant plusieurs observations sur une maladie du siphon lacrymal, dont les auteurs n'ont point parlé. 1743.

Quatrième mémoire sur les maladies du siphon lacrymal. Ann. 1744.

Troisième mémoire sur les hémorrhagies. 1735.

Sur la tumeur qu'on appelle ané-vrysme. Mémoires. 1734.

Sur la maladie des enfans nou-veaux-nés, qu'on appelle filet. Mé-moires. 1742.

Petit a fourni aux *Mémoires de l'A-cadémie royale de chirurgie* les articles suivans :

Observations sur le bandage com-pressif destiné à la cure de la tumeur lacrymale. Mémoires. t. 1.

Observation sur une tumeur lym-phatique au bras, p. 10, *et sur une tumeur lymphatique devenue cancé-reuse à la mamelle, p.* 98, *tome* 1. *Mémoire de Quesnay, sur la dépra-vation des humeurs.*

Remarques sur les tumeurs formées par la bile retenue dans le vésicule du fiel, et qu'on a souvent prises pour des abcès au foie. p. 155, t. 1.

Observation sur une exfoliation du crâne, où il a fallu employer le ci-seau et le maillet de plomb. p. 297, t. 1. *Mémoire de Quesnay sur le tré-pan.*

Description d'un nouvel élévatoire, avec des réflexions sur ceux qui ont été mis en usage jusqu'ici. *Même Mé-moire. p.* 302, tom 1.

Observation sur un abcès au cerveau ouvert, naturellement guéri. Mémoire de Quesnay, p. 321, t. I.

Description d'une tumeur squir-rheuse très-compliquée, placée sur la trachée artère, avec des remarques sur la nature et la cure de cette tumeur. Même Mémoire. p. 347, tom. I.

Remarques sur différens vices de l'anus, que les enfans portent en nais-sant. p. 377, tom. I.

Mémoire sur quelques obstacles qui s'opposent à l'éjaculation empêchée de la semence. p. 434, tom. 1.

Observation sur des épingles avalées. p. 550

Sur un abcès gangreneux au fonde-ment.

Sur une hernie inguinale singulière.

Observation sur une fistule au pé-rinée, dont l'ouverture intérieure était au delà du sphincter de la vessie. p. 619. tom. 1.

Observations sur la suppuration de la membrane propre du testicule. tom. IV.

PETIT, fils du précédent, naquit à Paris le 28 mai 1710. Il reçut une éducation très-soignée, et montra, quand il fallut faire choix d'une profession, une vocation très-prononcée pour la chirurgie. Jean Louis Petit fut son maître ; et le maître dut être fier d'un élève aussi distingué, comme le père était heureux d'avoir un fils si digne de lui. Petit le fils fut reçu maître en chirurgie en 1730. En 1732, il fut nommé démonstrateur royal, substitut de son père aux écoles de chirurgie. L'année suivante, il obtint le titre de chirurgien aide-major d'armée, et fit en cette qualité les campagnes de 1733, 34 et 35. Revenu dans la capitale, il s'occupa avec beaucoup d'ar-deur de divers travaux sur des points importans de l'art. Il n'eut pas le temps de les mener à fin ; car il mourut le 19 août 1737, n'ayant pas encore vingt-huit ans accomplis. Le peu que nous pos-

sédons de ce jeune chirurgien prouve qu'il aurait dignement soutenu la gloire du grand nom qu'il portait.

Essai sur les épanchemens, et en particulier sur les épanchemens de sang. Mém. de l'Acad. roy. de chirurgie. 1741, t. I. — *Suite de l'essai sur les épanchemens du bas-ventre, en particulier. Ibid.,* 1753, t. II. — Selon le plan de l'auteur, cet ouvrage devait avoir six parties. A peine la mort lui a-t-elle laissé le temps d'en achever une.

Des apostèmes du foie. Mém. de l'Acad. roy. de chir. t. II.

(Morand, *Éloge de Petit le fils. Mém. de l'Acad. roy. de chir.*)

PETIT (FRANÇOIS POURFOUR DU) naquit à Paris le 24 juin 1664. Né avec une très-mauvaise mémoire et un génie, pour ainsi dire, obstrué (dit de Mairon), les humanités, la logique et la métaphysique ne firent sur lui aucune impression ; la physique parut, et, à sa vue, toutes les facultés de son ame s'ouvrirent pour la recevoir. Il entreprit de voyager en observateur physicien et naturaliste ; il trouva à la Rochelle, chez M. Blondin, un jardin de plantes médicinales, un cabinet de curiosités naturelles et d'anatomie. Ce fut là qu'il se détermina à suivre son goût pour la médecine. Il partit pour Montpellier en 1689, y fit ses cours, et y reçut le bonnet de docteur. Il revint à Paris en 1690 ; en 1693, il partit pour se rendre dans les hôpitaux de l'armée de Flandre, où il remplit, suivant les occasions, les fonctions de chirurgien et de médecin. Sa vie fut presque toujours ambulante jusqu'en 1722. De retour dans sa patrie, il se livra à la pratique de la médecine ; et l'Académie des sciences le nomma adjoint anatomiste le 25 février 1722, associé le 5 septembre 1722, et pensionnaire le 29 août 1725. Il mourut le 18 juin 1741. Il avait publié :

Trois lettres d'un médecin des hôpitaux du roi à un autre médecin de ses amis sur un nouveau système du cerveau. Namur, 1710, in-4.

Petit a fourni au recueil des *Mémoires de l'Académie des sciences* les articles suivans :

Description anatomique de l'œil de l'espèce de hibou appelée Ulula, 1736, p. 121.

Mémoire sur la végétation des sels. Dans les Mémoires de l'Académie des sciences de Paris. 1722.

Expériences sur la cause qui fait élever les dissolutions des sels sur les bords des vases pour y former des végétations salines. Dans les Mémoires de l'Académie des sciences de Paris. 1722.

Mémoire sur les yeux gelés. Dans les Mémoires de l'Académie des sciences de Paris. 1723.

Nouvelle hypothèse par laquelle on explique l'élévation des liqueurs dans les tuyaux capillaires et l'abaissement du mercure dans les mêmes tuyaux plongés dans ces liqueurs. Dans les Mémoires de l'Académie des sciences de Paris. 1724.

Diss. sur l'opération de la cataracte. Dans les Mémoires de Paris. 1724.

Mémoire sur plusieurs découvertes faites dans les yeux de l'homme, des animaux à quatre pieds, des oiseaux et des poissons. Dans les Mémoires de l'Académie des sciences de Paris. 1723.

Mémoire dans lequel on détermine l'endroit où il faut piquer l'œil dans l'opération de la cataracte. Dans les Mémoires de l'Académie des sciences de Paris. 1726.

Mémoire dans lequel il est démontré que les nerfs intercostaux fournissent des rameaux qui portent des esprits dans les yeux. Dans les Mémoires de l'Académie des sciences de Paris. 1727.

Pourquoi les enfans ne voient pas clair en venant au monde, et quelque temps après qu'ils sont nés. Dans les Mémoires de l'Académie des sciences de Paris. 1727.

Démonstration que l'uvée est plane dans l'homme. Dans les Mémoires de l'Académie des sciences de Paris. 1727.

Différentes manières de connaître la grandeur des chambres de l'humeur aqueuse dans les yeux de l'homme. Dans les Mémoires de l'Académie des sciences de Paris. 1727.

De la précipitation du sel marin dans la fabrique de salpêtre. Dans les Mémoires de l'Académie des sciences de Paris. 1729.

Mémoire sur le cristallin de l'œil de l'homme, des animaux à quatre pieds, des oiseaux et des poissons. Dans les Mémoires de l'Académie des sciences de Paris. 1730.

De la capsule du cristallin. Dans les Mémoires de l'Académie des sciences de Paris. 1730.

De l'adhérence des parties de l'air entre elles et de leur adhérence aux corps qu'elles touchent. Dans les Mémoires de l'Académie des sciences de Paris. 1731.

Diss. sur les moyens dont on s'est servi et dont on se sert actuellement pour arrêter les hémorrhagies causées par l'ouverture des veines et des artères dans les plaies. Dans les Mémoires de l'Académie des sciences de Paris 1732.

Dissertation sur l'amputation, où l'on déduit les différens moyens dont on s'est servi pour faire cette opération, et pour arrêter le sang des artères, depuis Hippocrate jusqu'à la fin du siècle dernier. 1732, p. 215.

Remarques sur un enfant nouveau-né dont les bras étaient difformes. Dans les Mémoires de l'Académie des sciences de Paris. 1733.

Histoire de la carpe. Dans les Mémoires de l'Académie des sciences de Paris.

Analyse des plâtras. Dans les Mémoires de l'Académie des sciences de Paris. 1734.

Description anatomique de l'œil du coq d'Inde. Dans les Mémoires de l'Académie des sciences de Paris. 1736.

Description de l'œil de l'espèce de hibou nommé ulula. Dans les Mémoires de l'Académie des sciences de Paris. 1736.

Description des yeux de la grenouille et de la tortue. Dans les Mémoires de l'Académie des sciences de Paris. 1737.

PETIT (Antoine), célèbre professeur et praticien du dernier siècle, naquit à Orléans en 1718. Quoique d'une famille peu aisée, il reçut une éducation soignée. Au sortir du collége, il commença l'étude de la chirurgie, et, après quelques années, vint se perfectionner à Paris. Il fut bientôt en état de se livrer à l'enseignement et de faire des leçons d'anatomie, de chirurgie, de médecine et d'accouchemens. Petit fut reçu docteur régent en 1746. La sûreté de son tact dans le diagnostic des maladies le fit distinguer, parmi les plus habiles médecins de son temps, comme le premier d'entre eux; aussi son cabinet de consultation ne désemplissait point, et l'on venait de toutes les parties de la France, et même de l'Europe, pour lui demander des conseils. Il amassa une fortune considérable; et, n'ayant point d'enfans, il en consacra une partie à des établissemens utiles. Il fonda dans la Faculté de Paris une chaire d'anatomie et une de chirurgie. Les professeurs pris dans la Faculté et nommés par elle devaient se livrer à l'enseignement pendant dix ans, et céder ensuite la place à de plus jeunes confrères. La fondation faite par Petit à Orléans, sa patrie, est plus considérable; il y a consacré plus de cent mille francs. Son objet est la nomination de quatre médecins et de deux chirurgiens pour donner des soins gratuits aux malades indigens de la ville, et, les jours de marché, des consultations à ceux de la campagne, dans un édifice qu'il fit bâtir à cet effet. Deux avocats et un procureur, ayant, comme les premiers, des appointemens fixes, remplissaient à des jours marqués leur ministère auprès des pauvres qui venaient le réclamer. A Fontenai-aux-Roses, il fit don d'une maison pour y loger l'officier de santé de la commune. Petit mourut à Olivet, près d'Orléans, le 21 octobre 1794.

Le Miroir, comédie en un acte et en vers libres, par M***. Paris, 1747, in-8.

Lettre d'un médecin de Montpellier, au sujet de l'examen public que le sieur Louis a subi à Saint-Come, en 1749, pour servir d'éclaircissement à ce qu'en a dit Fréron. 1749, in-4.

Discours sur l'utilité de la chirurgie. 1757, in-4.

Lettre de M. Duchanoy, prosecteur et disciple de M. Petit, à M. Portal, etc. Amsterdam, 1761, in-12. — Critique acerbe de l'*Histoire de l'anatomie* de Portal.

Consultation en faveur de la légitimité des naissances tardives. Sans nom de ville ni date. Paris, 1765, in-8.

Recueil de pièces relatives à la question des naissances tardives. Amsterdam et Paris, 1766, 2 vol. in-8.

Rapports (premier et second) en faveur de l'inoculation; lus dans l'as-

semblée de la Faculté de médecine. Paris, 1766, in-8.

Lettre sur quelques faits relatifs à la pratique de l'inoculation. Amsterdam et Paris, 1767, in-8.

Projet de réforme sur l'exercice de la médecine en France. Paris, 1791, in-4.

Traité des maladies des femmes enceintes, en couches, et des enfans nouveaux nés, etc., rédigé sur les leçons d'Ant. Petit, par Baignares et Perral. Paris, 1779. 2 vol., in-8.

On a encore de ce médecin deux *Mémoires sur un cas d'anévrisme, et sur les ligamens de l'utérus,* présentés à l'Académie des sciences.

Il a donné une nouvelle édition de l'*Anatomie chirurgicale de Palfin,* augmentée. 1753, 2 vol. in-12. Il ajouta des notes fort intéressantes dans cette édition, et en refit entièrement une portion considérable. Il y avait joint un *Discours sur l'utilité de la chirurgie,* et, déjà dans l'édition de 1753, un *Traité complet d'ostéologie.*

PETIT (Marc Antoine), célèbre chirurgien de Lyon, naquit dans cette ville le 3 septembre 1766. Il se distingua de bonne heure par une imagination vive, un grand amour pour les lettres et un goût décidé pour la poésie. Il commença fort jeune l'étude de la chirurgie à Lyon, se distingua dans les concours, et fut nommé interne à l'hospice de la Charité dès l'âge de dix-sept ans. A sa sortie de cet hôpital, en 1785, il vint continuer ses études à Paris. Il obtint à la fin de cette année la médaille d'or de l'école pratique. En 1787 il alla concourir à Lyon pour la place de chirurgien interne de l'Hôtel-Dieu. Il l'obtint sans contestation. En 1788, l'administration de cet hôpital devait nommer le chirurgien en chef; Petit obtint que cette place fût mise au concours, ce qui n'avait jamais eu lieu, et il l'emporta sur tous ses rivaux. Avant d'entrer dans l'exercice des fonctions de cette place importante, Petit crut devoir se rendre de nouveau dans la capitale et s'y attacher au célèbre Desault; il devint son disciple particulier. L'année suivante, 1789, il alla à Montpellier pour se perfectionner dans l'étude de la médecine interne, et se lia d'amitié avec son compatriote Dumas. En 1790, il y prit ses grades, et soutint une thèse latine sur la phthisie laryngée. Il revint alors à Lyon, et entra à l'Hôtel-Dieu en qualité de chirurgien en second. Il fut chirurgien en chef en exercice en 1793. Il institua dans cet hôpital des cours d'anatomie et de chirurgie clinique, à l'instar de ceux que Desault avait établis à l'Hôtel-Dieu de Paris. Sa réputation de grand chirurgien s'étendit au loin; il devint membre d'un grand nombre de Sociétés savantes. Il venait d'être, en dernier lieu, nommé correspondant de l'Institut de France, et voyait s'ouvrir devant lui la carrière la plus brillante, quand il succomba, le 7 juillet 1811, aux progrès d'une affection des organes digestifs, accompagnée des plus cruelles douleurs.

Diss. de phthisi laryngeá. Montpellier, 1790, in-4.

Eloge de Desault, prononcé à l'ouverture des cours d'anatomie et de chirurgie de l'Hôtel-Dieu de Lyon. Lyon, 1795, in-8.

Essai sur la meilleure manière d'exercer la bienfaisance dans les hôpitaux. Lyon, an VI (1798), in-8.

Discours sur la douleur, prononcé à l'ouverture du cours d'anatomie et de chirurgie de l'hospice général des malades de Lyon, le 28 brumaire an VII. Lyon et Paris (1799), in-8.

Essai sur la médecine du cœur. Lyon, 1806, in-8. — On trouve dans ce recueil, outre l'éloge de Desault et quatre épîtres en vers adressées à un jeune homme qui se destine à la médecine, un discours sur l'influence de la révolution sur la santé publique ; celui sur la manière d'exercer la bienfaisance, etc. ; celui sur la douleur; enfin un discours sur les maladies principales observées dans l'Hôtel-Dieu de Lyon dans le cours de neuf années.

Onan, ou le tombeau du mont Cindre, fait historique (poème). Lyon et Paris, 1809, in-8.

Collection d'observations cliniques, par Marc Antoine Petit, etc., *ouvrage posthume, publié par Antoine Lusterbourg, d. m.,* etc., etc., *et Théodore Jobert, d. m., héritiers des manuscrits de l'auteur.* Lyon, 1815, in-8.

Essai sur la médecine du cœur, auquel on a joint les principaux discours prononcés à l'ouverture des cours d'anatomie, d'opérations et de chirurgie clinique de l'Hôtel-Dieu. Deuxième édition, Lyon, 1823, in-8. — En tête de cette édition, on a mis l'éloge de M. A. Petit, par M. Parat ; l'hommage rendu à la mémoire de M. A. Petit, par J. B. Dumas, etc.

Petit est encore auteur de quelques poésies disséminées dans divers recueils, et de quelques articles qui ont été imprimés dans les actes de la Société de santé de Lyon.

(Lusterbourg et Jobert, *Notice historique sur M. A. Petit.*)

PETIT-RADEL (Philippe), né à Paris le 27 février 1749, quoique le huitième de treize enfans, reçut une éducation soignée. Il commença de bonne heure, sous Brasdor, ses études chirurgicales, obtint à dix-huit ans une médaille d'or au concours de l'école pratique, et bientôt après une place de chirurgien aide-major à l'hôtel des Invalides. Nommé chirurgien major pour les Indes-Orientales, il séjourna trois ans à Surate. A son retour, il reprit l'étude de la médecine, prit ses grades à Reims, et entra en licence à Paris en 1780. Petit-Radel fut reçu docteur régent de la Faculté en 1782, il obtint presque aussitôt la chaire de chirurgie. Ce fut vers cette époque qu'on entreprit la publication de l'Encyclopédie méthodique. Petit-Radel fut chargé, avec de La Roche, du Dictionnaire de chirurgie. Ses articles sont les plus nombreux, mais non les meilleurs. Il publia aussi, après Vicq-d'Azyr et Mahon, quelques volumes du Dictionnaire de médecine de la même collection, et ces volumes sont assez négligemment composés. A la révolution du 10 août 1792, Petit-Radel crut devoir quitter la capitale. Réfugié à Bordeaux, il y faisait des cours publics, quand, pour échapper au désagrément de se voir enrôlé comme soldat, il s'embarqua pour les Indes-Orientales, en juin 1793. Il passa deux ans à l'île Bourbon, se rendit en Amérique en avril 1796, et revint en France en 1797. L'année suivante, il fut nommé professeur de clinique chirurgicale à la Faculté de Paris. Il en remplit les fonctions avec zèle et assiduité, et se montra toujours sévère dans l'exercice d'autres fonctions non moins importantes, à savoir dans l'examen des candidats au titre de docteur. Petit-Radel mourut le 30 novembre 1815 d'un squirrhe à l'estomac. Il fut un écrivain fort laborieux, mais un homme médiocre, tant comme médecin et chirurgien que comme littérateur.

Essai sur le lait, considéré médicalement dans ses différens aspects, ou histoire de ce qui a rapport à ce fluide chez les femmes, chez les enfans et les adultes, soit qu'on le regarde comme cause de maladie, comme aliment ou médicament. Paris, 1786, in-8.

Nouvel avis au peuple, ou instruction sur certaines maladies qui demandent les plus prompts secours, et sur quelques autres qui, avec une apparence peu inquiétante, sont souvent accompagnées de suites fâcheuses. Paris, 1789, in-12.

Dictionnaire de chirurgie, contenant tout ce qui a rapport à cette partie de l'art de guérir. Paris, 1790, et années suivantes. 3 vol. in-4, avec planches. Avec de La Roche; ouvrage faisant partie de l'*Encyclopédie méthodique.*

Discours prononcé, le 4 décembre 1791, à l'ouverture de la Faculté de médecine de Paris, dans lequel on prouve qu'établir un enseignement uniforme pour tous ceux qui se destinent à l'art de guérir, c'est agir au préjudice de l'humanité. Paris, 1792, in-8.

De amoribus Pancharitis et Zoroæ, poema erotico-didacticon; seu umbratica lucubratio de cultu veneris Mileto olim peracto, ut Amathunto sacello mysta subduxit et variis de generatione cum vegetantium, tum animantium exemplis auctum vulgavit Athenis. Paris, 1798, in-8. *Secunda editio, planè reformata et tabulis æneis illustrata; cui accedit vita auctoris.* Paris, 1801, in-8. Avec le portrait de l'auteur, une carte et deux gravures. Le même ouvrage traduit en français, sous le titre de: *Mariage des Plantes.* Paris, 1798, in-8.

Erotopsie, ou coup d'œil sur la poésie érotique et les poètes grecs et latins qui se sont distingués en ce genre. Paris, 1802, in-8.

Les amours de Zoroas et de Pan-

charis, poème érotique et didactique, ouvrage traduit sur la seconde édition de l'original latin , et enrichi de notes critiques, historiques et philosophiques, par un amateur de l'antiquité (Petit-Radel lui-même.) Paris , 1803 , in-8.

Cours de maladies syphilitiques, fait aux écoles de médecine de Paris , en 1809 et années suivantes, ou histoire des affections, tant aiguës que chroniques , dérivées d'une infection vénérienne, avec leurs symptómes et leur traitement. Paris, 1812, 2 vol. in-8.

Voyage historique, chorographique et philosophique dans les principales villes de l'Italie, en 1811 et 1812. Paris, 1815, 3 vol. in-8 , plus une planche.

Pyretologia medica seu Discursio methodica in febrium continuarum remittentium , tum intermittentium silvam sistens earum accuratas descriptiones, extispicia et curationes , cui, opitulantibus priscis et neotericis ad studiosæ juventutis usum operam navavit auctor. Paris, 1806 , in-8.

Le même , traduit en français par l'auteur, sous le titre de Pyrétologie médicale, etc. Paris , 1812, in-8.

Les Mystères de Flore , ou coup d'œil sur la connaissance, les amours, le mariage et la mort des plantes, extrait de l'ouvrage du Dr. Petit-Radel, intitulé : De amoribus Panchariitis et Zoroæ, pœma erotico - didacticon, idalio stylo exaratum, etc. Sec. édition, revue et augm. de la traduction fran-

çaise, avec des notes. Paris , 1813; in-8, 56 pag.

Petit-Radel a inséré divers articles dans le *Magasin encyclopédique ;* il a été coopérateur de M. de Jussieu, pour la botanique du *Dictionnaire des sciences naturelles ,* par plusieurs professeurs du *Musée d'histoire naturelle.*

Il a aussi fourni quelques articles à la *Biographie universelle ,* et entre autres celui de *Celse.*

Il a donné en outre les traductions suivantes :

1. *Anatomie des vaisseaux absorbans du corps humain, par Cruikshank* (1787); 2. *Essai sur la théorie et la pratique des maladies vénériennes, par Nisbett* (1787); 3. *Introduction méthodique à la théorie et à la pratique de la médecine, par Macbride* (1787) ; 4. *Visite à la prison de Philadelphie, etc., par R. J. Turball* (1799); 5. *Conseil aux femmes de quarante-ci q à cinquante ans, par Fothergill* (1800); 6. *Voyage au cap Nord, etc., par Jos. Acerbi* (1804) ; 7. *La Médecine rendue familière, etc., par A. Thomsin* (1806); 8. *Le Manuel de médecine pratique, etc., du même* (1808). Il a aussi traduit du grec; 9. *Longi sophistæ pastoralia, poema , e textu græco in latinum numeris heroicis deductum* (1809), *et les Hymnes de Callimaque le Cyrénéen , traduits du grec en vers latins de même mesure que ceux de l'original , avec la version française, le texte et les notes* (1810).

PEU (Philippe), sorti en 1752 de l'Hôtel-Dieu, où il avait fait dix ans l'office de chirurgien, eut une pratique fort étendue dans l'art des accouchemens. Il en publia les résultats en 1694, dans un ouvrage qui mérite d'être compté parmi les meilleurs de l'époque.

Peu ayant porté un jugement défavorable sur le tire-tête de Mauriceau, cet auteur, peu endurant, l'attaqua avec une violence sans exemple, l'accusant d'une ignorance grossière dans les principes qu'il enseignait, et d'imposture dans les observations qu'il avait rapportées. Peu se défendit avec avantage et sans s'écarter autant de la modération. Il mourut le 10 février 1707, dans un âge avancé.

Nous avons de lui :

La Pratique des accouchemens, par M. Peu, maître chirurgien et ancien prevost et garde des maîtres chirurgiens jurés de Paris. Paris, 1694, in-8.

Réponse aux observations particulières de M. Mauriceau. in-8.

PEYER (JEAN CONRAD), habile anatomiste, naquit à Schaffhouse le 26 décembre 1653. Il commença ses études à Bâle, et vint les continuer à Paris, où il mit surtout à profit les leçons de du Verney, dont il gagna l'amitié. De retour à Bâle, il y prit le grade de docteur en médecine l'an 1687, puis il alla se fixer à Schaffhouse. Il y occupa avec beaucoup de succès la chaire d'éloquence, puis celles de logique et de physique. L'Académie des curieux de la nature l'admit au nombre de ses membres, sous le nom de Pythagore. Peyer mourut le 29 février 1712. Son nom est attaché pour toujours aux *glandes intestinales* dont on connaissait à peine l'existence avant lui, et dont il donna une description soignée. On lui doit un assez grand nombre d'observations intéressantes sous le rapport de l'anatomie pathologique.

Exercitatio anatomico medica de glandulis intestinorum, earumque usu et effectibus. Cui subjungitur anatome ventriculi gallinacei. Schaffhouse, 1677, in-8. Réimprimé dans *Parerga anatomica*, de l'auteur, et dans la *Bibliothèque anatomique* de Manget.

Pœonis et Pythagoræ, id est, Johannis Jacobi Harderi et Johannis Conradi Peyeri exercitationes anatomicæ-medico familiares bis. L. Hecatombe, non Hecatæ, sed illustri Academiæ naturæ curiosorum sacræ. Bâle, 1682, in-8.

Methodus historiarum anatomico-medicarum, exemplo ascitis, vitalium organorum vitio et pericardii co-alitu cum corde nati illustrata. Paris, 1677, in-12.

Parerga anatomica et medica septem, ratione ac experientiá concepta et edita. Amsterdam, 1682, in-8.

Les articles contenus dans ce recueil sont : *I. Exercitatio. De glandulis intestinorum cum anatome ventriculi gallinacei. II exercitatio de glandulis intestinorum certamine epistolari. III. Methodus historiarum anatomico-medicarum exemplo singulari illustrata. IV. Epistola de virginis natu cœcæ studiis et commercio litterario, ad medicum excellentissimum Carolum Sponium cum hujus responsione. V. Historia anatomica de muliere hydropicâ, cui lien erat minimus et ductus pancreatis valdè amplus. VI. Historia anatomica de muliere hydropica ; cujus abdomen fuit plenum tumoribus et uterus tuberosus. VII. Miraculum anatomicum in cordibus resuscitatis, et de salmonum sexu quædam.*

Experimenta, nova circa pancreas. Extant in Danielis Le Clerc, et Joh. Jacob Mangeti bibliotheca anatomica. Genève, 1683, in-fol.

Merycologia, sive, de ruminantibus et ruminatione commentarius. Quo primum exponuntur ruminantium species et differentiæ, per omnia animalium genera ; deindè organorum ruminationi inservientium admiranda structura detegitur, et de iconibus æri incisis ante oculos positis ac utilitate disseritur. Bâle, 1685, in-4.

Schediasma de pancreate et ejus usu. Dans l'ouvrage de Brunner : *Experimenta nova circa pancreas.* Amsterdam, 1683, in-8.

Observatio de uteri et vesicæ urinariæ procidentia. Extat in Ephem. Acad. Natur. Curios. Germ. Dec. II. An I, n. 84.

De Lupusculis, salmonum extis, intestino cæco, ventriculo anserino, et renibus anserinis. Ibid., ann. I, n. 85.

De singularis rupicaprarum post cornua, meatibus. Ibid., ann. I, n. 86.

De ceratographia desiderata mericologiæ syagraphia, et rupicaprarum cornubus perennibus. Ibid., ann. I, n. 87.

Observ. de ciconiæ ventre, et affinitate quâdam cum ruminantibus. Ibid., Decur. II, ann. II, n. 97.

De Gemellis monstrosis, coalitis partibus monstrosis. Ibid., ann. II, n. 111.

De tanaceti pro absinthio usurpati, felici successu. Ibid., ann. II, n. 112.

Observat. 163. Agnellus cyclops, monstroso capite.

Ibidem. Observatio 164. Canis bipes humano more ambulans.

Ibidem. Obs. 164. Pancreatis ductus bile plenus.

Ibidem, anno IV, observ. 99. De ruptione diaphragmatis ab immodicâ ventris extensione.

Ibidem. Observ. 100. De motu intestinorum.

Ibidem. Observ. 101. De muribus atrophiæ remedium.

Ibidem. Observ. 102. De febrium tertianarum et quartanarum intermittentium remedio.

Ibidem. Anno V. Observ. 176. De rete mirabili.

Ibidem. Anno VI. Obs. 131. De glandulis intestinorum, et in specie duodeni, ubi simul perculiaris complexio nervorum ostenditur.

Ibidem. Observ. 133. De secretione et ejus organo in animalibus.

Ibidem. Ann. VII. Obs. 204. Mulieris gravidæ anatome.

Ibidem. Obs. 205. Periösteum osseum.

Ibidem. Observ. 206. Hydatides in venis.

PEYRILHE (Bernard), l'auteur de la meilleure histoire de la chirurgie qu'on possède jusqu'à présent, naquit à Perpignan en 1735. Il étudia la médecine à Toulouse, et fut promu au doctorat ;

il vint ensuite à Paris, fut admis au nombre des membres de l'Académie royale de chirurgie en 1769, devint professeur de chimie au collége de chirurgie en 1780, et fut nommé, lors de l'établissement de l'école de santé, professeur de matière médicale. Il mourut, en 1804, à Perpignan, où il était allé dans l'espoir d'y rétablir sa santé. Chargé de continuer l'histoire de la chirurgie dont Desjardin avait donné le premier volume, Peyrilhe travailla avec la même conscience que son prédécesseur, et il le surpassa pour l'étendue des recherches et l'abondance des détails ; mais il ne sut pas toujours éviter ses défauts, qui sont la prolixité et les digressions étrangères au sujet. Peyrilhe publia le deuxième volume de cette histoire. Il était au moment de mettre sous presse le troisième, qui devait être, comme les autres, imprimé aux frais de l'état, quand la révolution vint y mettre obstacle. Ce volume est resté inédit. Il n'est pas inférieur en mérite aux précédens, et il embrasse une période de l'histoire beaucoup moins étudiée jusqu'alors que les époques antérieures. M. Dubois, héritier de la bibliothèque et des manuscrits de Peyrilhe, est possesseur de ce trésor.

Diss. de cancro, quam duplici præmio donavit Academia Lugdunensis. Toulouse, 1774, in-12 ; traduit en français par Mathey. Paris, 1777, in-8.

Remède nouveau contre les maladies vénériennes, tiré du règne animal, ou essai sur la vertu anti-vénérienne de l'alcali volatil. Paris, 1774, in-8 ; *ibid.*, 1786, in-8.

Histoire de la chirurgie, depuis son origine jusqu'à nos jours, t. II. Paris, 1780, in-4.

Précis théorique et pratique sur le pian, la maladie d'Amboine et de Therminthe, etc. Paris, 1783, in-8.

Tableau méthodique d'un cours d'histoire naturelle, où l'on a réuni et classé les principales eaux minérales de la république, etc. Paris, 1799, in-8 ; *ibid.*, 18.., in-8 ; quatrième édition, par Lhuillier Winslow. Paris, 1804, in-8, 2 vol.

PEZOLD (Jean Nathanael), né à Leipzig le 14 février 1739, y fit ses études, et fut reçu docteur en médecine le 27 août 1762. Pendant les trois années qui suivirent, il eut part à la rédaction des *Commentarii de rebus in scientiâ naturali et medicinâ gestis.* En 1766, il alla se fixer à Dresde, où il pratiqua avec beaucoup de succès. Le 27 août 1812 fut célébré le jubilé de son doctorat ; la Faculté de médecine de Leipzig renouvela son diplôme. Pezold mourut à Dresde le 8 décembre 1813. Il a traduit plusieurs ouvrages de l'anglais et du français en allemand, et composé les opuscules suivans :

Diss. de delirio febrili. Leipzig, 1762, in-4.

De prognosi in febribus acutis specimen semioticum. Leipzig, 1771, in-8; *ibid.*, 1777, in-8.

Kurze Abhandlung von faulen Fiebern. Leipzig, 1773, in-8.

Von Verhærtung und Verengerung des untern Magenmundes. Dresde 1787, in-8.

Versuche mit dem Thierischen Magnetismus. In Reil's Archiv für die Physiologie, 1797, t. II.

(*Comment. de reb. in med. gestis.—* Rotermund.)

PFANN (Matthias George), né à Bruch, près d'Erlang, le 3 octobre 1719, fit ses études à Nuremberg, à Iéna, à Altdorf, où il obtint, en 1739, le grade de licencié. En 1740, il vint à Strasbourg, et s'y appliqua à la botanique, à la clinique et aux opérations chirurgicales, à l'anatomie et aux accouchemens. L'année suivante, il fut promu au doctorat, fit divers voyages, et revint se fixer dans son lieu natal. En 1743, il fut nommé troisième professeur de médecine à Erlang. Au bout de sept ans, il revint à Bruck succéder à la clientelle de son père qui venait de mourir; mais il fut rappelé à Erlang en 1752, y occupa diverses places, et mourut le 16 juin 1762.

Diss. inaug. de usu venæ sectionis in rarefactione massæ sanguineæ nimia. Altorf, 1739, in-4.

Diss. de inani specifici cephalici in cephalalgia usu. Erlang, 1745, in-4.

Diss. de luxationibus generatim. Leipzig, 1743, in-4.

Diss. de entero-oscheocele antiquâ, restitutione sacci herniosi feliciter peractâ, absque bracherio et sectione curatâ. Leipzig, 1748, in-4.

Progr. de modo agendi medicamentorum anodynorum. Erlang, 1749, in-4.

Sammlung verchiedener merkwürdigen Fælle, welche theils in die gerichtliche theils in die praktiche Medicin einschlagen; nebst einigen aus physicalischen und andern medicinischen Materien bestehenden Zugaben und einen Vorrede, wie sich angehende Physici, Practici und Wund-Aerzte bey Abfassung der Wund-Sections-und Krankheits-Berichte zu verhalten. Nuremberg, 1750, in-8.

Sections-Bericht, so wie derselbe, bey deme an Franz Hortig verübten Morde verabfasset und den gerichtlichen Acten einverleibet worden. Erlang, 1756, in-4.

Merkwürdige Nachrichte von zweyen durch die giftigen Dœmpfe der Holzkohlen verunglückten Weibspersonen, mit Angefugten nützlichen Lehren und Warnungen. Erlang, 1757, in-8.

PIBRAC (Gilles Bertrand), né en 1693, mort le 14 juillet 1771, fut premier chirurgien de l'école royale militaire de Paris, et directeur de l'Académie royale de chirurgie; il est surtout connu par l'espèce de proscription qu'il jeta sur l'emploi des sutures pour la réunion des plaies. Il a fourni aux mémoires de l'Académie de chirurgie les articles suivans :

Mémoire sur l'abus des sutures. Dans les *Mémoires de l'Acad. roy. de chirurgie*, t. III, p. 408.

Remarques sur le traitement des plaies avec perte de substance. Mém. de *l'Académie royale de chirurgie*, tome IV, p. 63.

Mémoire sur l'usage du sublimé-corrosif. Mémoire de l'Académie roy. de chirurgie, t. IV, p. 153.

PICHLER (Jean Frédéric Chrétien), né à Bietigheim, dans le Wurtemberg, le 9 août 1754, fut reçu docteur en médecine à Strasbourg en 1781, se fixa dans cette ville, et mourut en 1807. Il est auteur de quelques ouvrages qui n'ont pas beaucoup d'importance, et dont un (l'Art de formuler) le fit accuser de plagiat par Grüner, qui le revendiqua comme sien.

Diss. inaug. de oleorum unguinosorum usu in morborum medela. Strasbourg, 1781, in-4.

Oratio de qualitatibus medici. Strasbourg, 1781, in-4.

Methodus formulas medicas conscribendi, in usum prlæectionum Academicarum. Strasbourg, 1785, in-8. *Editio secunda, aucta, emendata.* Strasbourg, 1789, in-8.

Mémoire sur les maladies contagieuses, dans lequel on examine quelles sont les maladies vraiment contagieuses. Paris, 1785, in-8.

Anhang zu Hrn. Professor Grüners Almanach für Aerzte und Nichtærtze auf das Jahr 1786. Strasbourg, 1786, in-8.

Der wahre Magnetist; ein Gegenstück zu des Hrn. geheimen Rath Hoffmanns Magnetisten. Francfort-sur-le-Mein, 1787, in-8.

Geschichte einer am Gallenfieber kranken; nebst Vertheidigung der dabey angewandten Kurart. 2 *Stücke.* Strasbourg, 1789, in-8.

(Dœring. — Grüner, *Almanach.* — Mensel.)

PIERER (Jean Frédéric), né en 1767, termina ses études médicales à Iéna, et y fut reçu docteur en 1788, se fixa à Altembourg, devint successivement médecin pensionné du canton, puis de la ville, conseiller à la cour grand-ducale de Saxe et premier médecin conseiller du grand-duc, et mourut le 21 décembre 1832, n'ayant pas achevé sa soixante-sixième année. Il fut le fondateur et pendant trente-cinq ans le principal rédacteur des Annales médicales d'Altembourg, l'un des journaux de médecine les plus répandus en Allemagne.

Diss. inaug. de noxis, ex anteacta sexus segnioris vita delicatiori ac molliori in graviditatem, partum et puerperium redundantibus. Iéna, 1788, in-4.

Bibliotheca iatrica, usui medicorum omnis ævi dicata, sive Collectio operum a primatibus artis medicæ...... relictorum, aut omnium, aut selectiorum, etc. vol. I-III. *Hippocratis opera.* — Et aussi sous ce titre : *Hippocratis coi opera quæ exstant, in sectiones VII divisa ; ex interpretatione Anut. Foësii recudi curavit, prolegomena de conditione artis medicæ antè Hippocratem, Hippocratis vita, scriptis et meritis, necnon cuique libro præfatiunculam præmisit, verborumque difficilium minusque cognitorum indicem explica-*

tionem adjecit J. F. Pierer. Altembourg, 1806, in-8. 3 vol. — Cette collection n'a pas été continuée.

Taschen- und Adressbuch für praktische Aerzte und Wundaerzte aus das Jahr 1813. Altembourg, 1813, in-8.

Medicinisches Realwœrterbuch zum Handgebrauch für praktische Aerzte und Wundaerzte, und zur belehrenden Nachricht für gebildete Personen aller Stande. 1ste Abtheilung Anatomie und Physiologie. Altembourg, 1816-182., in-8. 8 vol. —Cette section est la seule qui ait été publiée du grand ouvrage dont elle devait faire partie. Pierer y a fourni lui-même un grand nombre d'articles.

PIET, accoucheur, assez distingué de Paris dans le dernier tiers du siècle passé, chargé par le gouvernement de secourir les femmes indigentes dans les accouchemens difficiles, a écrit, sous le voile de l'anonyme, deux opuscules d'une critique fort acerbe, mais qui ne sont pas sans mérite, l'un contre l'histoire de l'art des accouchemens d'Alphonse Leroy, l'autre contre l'ouvrage de Baudelocque. En voici les titres, ainsi que de quelques autres écrits de Piet :

La Génération, ou exposition des phénomènes relatifs à cette fonction naturelle; trad. du latin (de Haller) avec des notes et une dissertation sur l'origine des eaux de l'amnios. Paris, 1774, in-8. 2 vol. —Anonyme.

*Lettre de M***, étudiant en chirurgie, sur la pratique des accouchemens d'Alphonse Leroy.* Paris, 1776, in-8.

Réflexions sur la symphyse du pubis, présentées et dédiées à M. Lenoir, conseiller d'état. La Haye et Paris, 1778, in-8.

Réponse aux observations de M. Robin sur le forceps courbe. Journal de méd. 1772, t. 2.

Sur l'usage du forceps. Dans le *Journal de médecine.* t. XXXVI, p. 350.

Sur l'usage du forceps courbe. Journal de médecine t. XXXVI, p. 264.

Lettres du docteur W. Kentisch (pseudonyme), neveu de Smellie, à M. Baudelocque, sur quelques passages de son traité d'accouchemens. Paris, 1799, in-8.

PIETSCH (Jean Godefroy), né à Hellstadt, dans la principauté de Mansfeld, fut reçu docteur en médecine à Helmstadt en 1747. Il

occupa successivement les postes de médecin pensionné de Neuhal-
dens–Leben, dans le Magdebourg ; de directeur supérieur des sal-
pétreries dans les états de Brunswick-Lunebourg ; de médecin royal
approuvé de Prusse et de médecin de la cour de Brunswick. Il vivait encore au commencement de ce siècle ; nous ignorons l'époque
de sa mort.

Diss. inaug. sistens schema novum systematis circa divisionem medica-mentorum. Helmstadt, 1747, in-4.

Erklærte Ursachen und Cur von den Ohnmacten und Colvulsionem, vornemlich aber der eigentlichen fallen-den Sucht. Hambourg et Leipzig, 1753. in-8.

Wahre Quelle und materielle Ur-sache des Podagra und aller gichti-gen Krankheiten Ueberhaupt, nebet der vernünftig und erfahrungsmæssig darauf gegründeten Kur. Halle, 1772, in-8.

Geschichte praktischer Fælle von Gicht und Podagra. 6 Theile. Halle, 1774-79, in-8.

Abhandlung von Erzeugung des Salpeters, welche bei der Akademie der Wissenschaften zu Berlin den Preis exhalten hat. Berlin, 1780.

Næher bestimmter Unterricht, wie sich Podagristen und mit andern Gich-tarten Beladene wæhrend der Anfælle eigentlich zu verhalten haben, um in kürzerer Zeit des Schmerzens los und für sonst gewæhnlichen bœsen Folgen bewahrt zu werden. Halle, 1781, in-8.

Beschreibung und Unterricht von der bequemsten und zuverlæssigsten Art, Betrunkenen zu helfen. Dans les Annonces littéraires de Brunswick. 1761. — Pietsch a encore fourni des articles au *Magasin de Hambourg*, et publié quelques écrits anonymes.

(*Comm. de reb. in med. gestis.* — Meusel.)

PIGRAY (Pierre), célèbre chirurgien des seizième et dix-septième
siècles, était de Paris. On n'a aucun renseignement précis ni sur son
origine, ni sur la véritable époque de sa naissance, qui doit être de
1532 ou 1533. Après avoir reçu une bonne éducation, il se consacra à l'étude de la chirurgie, et eut pour maître Ambroise Paré. Il
le suivit quelque temps dans les armées, et lui dut la faveur d'être
attaché plus tard à la personne de Charles IX et à celle de ses successeurs, Henri III et Henri IV, en qualité de médecin-chirurgien.

Pigray mourut le 15 octobre 1613. Son ouvrage est un abrégé
très bien fait des œuvres d'Ambroise Paré. Ce livre fut d'abord écrit
en français, mais peu de temps après l'auteur le revit, le retoucha
dans beaucoup d'endroits et le mit en latin. En voici les titres dans
les deux langues.

Chirurgie mise en théorie et en pra-tique. Paris, 1610, in-8.

Épitome des préceptes de médecine et de chirurgie, avec ample déclara-

tion des remèdes propres aux maladies. Rouen, 1638, in-8. *ibid.,* 1658, in-8; Lyon, 1673.

Chirurgia cum aliis medicinæ partibus conjuncta. Paris, 1609, in-8.

Epitome præceptorum medicinæ et chirurgicæ, cum amplá singulis morbis convenientium remediorum expositione. Paris, 1612, in-8.

PINEAU (SEVERIN), habile chirurgien et professeur distingué d'anatomie à la fin du seizième siècle, était né à Chartres, et fit ses études et fixa sa résidence à Paris. Il mourut le 29 novembre 1619, doyen du collége de chirurgie. Il s'était allié à la famille Colot, avait été initié par ce lithotomiste dans le secret de sa méthode d'opérer la taille, et avait joui lui-même d'une grande réputation comme opérateur. Mais ce qui a surtout donné une certaine célébrité à son nom, c'est l'ouvrage qu'il publia sur les caractères anatomiques de la virginité, ouvrage qui n'est pas resté exclusivement dans la bibliothèque des médecins, à qui il l'avait destiné, mais qui fut recherché par des lecteurs d'une autre classe, dans des vues qui n'étaient pas celle de s'instruire.

Opusculum physiologicum, anatomicum, φυτικος verè admirandum, libris que duobus distinctum, tractans analyticè primo notas integritatis et corruptionis virginum, deindè graviditatem et partum naturalem mulierum in quo ossa pubis et ilium distrahi dilucidè docetur. Paris, 1598, in-8; Francfort, 1599, in-8; *ibid.,* 1650, in-12; Leyde, 1610, in-12; *ibid.,* 1639, in-12; *ib.,* 1641, in-12; *ibid.,* 1660, in-12; Amsterdam, 1663, in-12.

Discours touchant l'invention et instruction pour l'opération et extraction du calcul de la vessie. Paris, 1610, in-4.

PINEL (PHILIPPE) naquit à Saint-Paul, près de Lavaur, département du Tarn, le 11 avril 1755. Il étudia d'abord la médecine à Toulouse; puis il alla perfectionner ses connaissances à Montpellier où il fut reçu docteur. Il vint ensuite à Paris, où il s'appliqua à la culture des sciences naturelles, à l'étude et à l'enseignement des mathématiques; enseignement dans lequel il trouvait des ressources que son peu de fortune lui rendait nécessaires. Les premiers travaux qui commencèrent à le faire connaître au public furent des traductions de l'anglais, notamment celle du précis de médecine pratique de Cullen, et une édition annotée des œuvres de Baglivi. Lié d'amitié avec les hommes les plus éminens de l'époque, Condorcet, Fourcroy, Berthollet, Cabanis, Thouret, Chaptal, Desfontaines,

Pinel aurait pu aspirer à quelque emploi élevé, mais il était modeste et aimait à se tenir à l'écart du tourbillon des affaires. Ce fut dans cet esprit qu'il accepta, en 1792, la place de médecin en chef de Bicêtre. C'est là qu'il acquit son plus beau titre de gloire. Non seulement il fit un ouvrage remarquable sur l'aliénation, et rendit par là service à la science, mais il rendit un grand service à l'humanité en brisant les chaînes dont on avait jusqu'alors chargé les aliénés, et en substituant à une méthode absurde et barbare celle de la bonté, de la douceur, de la justice et de la fermeté, toujours tempérées par la patience.

Mais la grande célébrité de Pinel eut une autre source que cette œuvre de philanthropie. C'est par sa nosographie philosophique qu'il prit rang parmi les médecins les plus renommés de l'Europe et qu'il se plaça en tête d'une école très-nombreuse et fort répandue. Il serait superflu de s'arrêter ici à apprécier le mérite de cet ouvrage, et à exposer l'influence qu'il exerça sur son époque.

Pinel, nommé médecin de la Salpétrière, professeur, d'abord de physique médicale, et bientôt après de pathologie interne à l'Ecole de médecine de Paris, membre de l'Institut, dans la section de zoologie, en remplacement de Cuvier, devenu secrétaire général de cette société, se vit entouré de l'estime et de la vénération des élèves et des savans. La suppression de la Faculté de médecine de Paris, en 1822, et la réorganisation qui suivit, le frappèrent de destitution. Pinel mourut le 26 octobre 1826, à l'âge de quatre-vingt-un ans.

Nosographie philosophique, ou la Méthode de l'analyse appliquée à la médecine. Paris, 1798. Deuxième édition augmentée, et dans laquelle sont insérés les caractères spécifiques des maladies. Paris, an XI, 1802, in-8. 3 vol. — Sixième édit. Paris, 1818, 3 vol. in-8.

Discours inaugural sur la nécessité de rappeler l'enseignement de la médecine aux principes de l'observation. Paris, an XIV (1806), in-4.

Traité médico-philosophique sur l'aliénation mentale, ou la Manie. Avec figures représentant des formes de crânes, ou des portraits d'aliénés. Paris, 1801, in-8. Ibid., 1809, in-8. fig.

La médecine clinique rendue plus précise et plus exacte par l'application de l'analyse, ou Recueil et résultat d'observations sur les maladies aiguës à la Salpétrière. Paris, 1802, in-8, troisième édit. Paris, 1815, in-8.

Mémoire lu à l'Académie des sciences sur l'application des mathématiques au corps humain, et sur le mécanisme des luxations. Dans le *Journal de physique.* 1787, t. 31, p. 350.

Mémoire sur le mécanisme de la

luxation de l'humérus. Journal de physique, 1788, t. 33, p. 12.

Mémoire sur les vices originaires de conformation des parties génitales, et sur le caractère apparent ou réel des hermaphrodites. Journ. de physique, 1789, t. 35.

Mémoire sur le mécanisme des luxations des deux os de l'avant-bras, le cubitus et le radius. Journ. de phys. 1789, t. 35.

Sur les moyens de préparer les quadrupèdes et les oiseaux destinés à former des collections d'histoire naturelle. Journal de physique. 1791, t. 39.

Observations sur une espèce particulière de mélancolie qui conduit au suicide. Dans la *Médecine éclairée par les sciences physiques*, etc. 1791, t. 1, p. 154.

Réflexions sur les buanderies, comme objet d'économie domestique et de salubrité. Médecine éclairée, etc. 1791, t. 2, p. 12.

Recherches sur l'étiologie ou le mécanisme de la luxation de la mâchoire inférieure. Médecine éclairée. 1792, t. 3, p. 183.

Mémoire lu à la Société d'histoire naturelle, sur une nouvelle méthode de classification des quadrupèdes, fondée sur les rapports de structure mécanique que présente l'articulation de la mâchoire inférieure. Dans les *Mémoires* de cette Société. 1791, t. 1, p. 359.

Mémoire sur la manie périodique ou intermittente. Mémoires de la Société médicale d'émulation de Paris. t. 1, p. 28 de la deuxième édition. 1802.

Recherches et observations sur le traitement des aliénés. Mém. de la Soc.

méd. d'émulat. t. 2, an VII, 1798, p. 215.

Nouvelles observations sur la conformation des os de la tête de l'éléphant. Mém. de la Soc. méd. d'émulat., an VII, 1799, t. 3, p. 253.

Observations sur les aliénés et leur division en espèces distinctes. Mém. de la Soc. méd. d'émulat. 1799, t. 3, p. 1.

Sur les vices originaires de conformation des parties génitales de l'homme et sur le caractère apparent des hermaphrodites. (Deuxième édit. augmentée.) *Méd. de la Soc. méd. d'émulat.* an IX (1801), t. IV, p. 324.

Résultats d'observations pour servir de base aux rapports indiqués dans les cas d'aliénation mentale. Mém. de la Soc. méd. d'émul. 1817, t. VIII, p. 675.

Résultats d'observations et construction de tables pour servir à déterminer le degré de probabilité de la guérison des aliénés. Mém. de l'Institut part. phys. 1807, p. 169.

Pinel dirigea quelque temps la publication de la *Gazette de santé;* il a travaillé aux premiers volumes de l'*Encyclopédie méthodique* (Médecine). Il a fourni des articles au *Dictionnaire des sciences médicales*, soit seul, soit en commun avec M. Bricheteau.

Il a traduit de l'anglais la *Médecine pratique de Cullen.* Paris, 1781, in-8, 2 vol.; le tome V (Chimie) de l'*Abrégé des transactions philosophiques*, et, avec Bosquillon, le tome VIII (Matière médicale et pharmacie).

(Bricheteau, *Discours sur Ph. Pinel*, etc. — *Notice sur Pinel, archives de méd.*, t. XIII.)

PIPELET (François), né à Coucy-le-Château en 1722, exerça d'abord la chirurgie dans sa ville natale; il vint ensuite à Paris, où Louis, son ami et son ancien condisciple, le fit entrer à l'Académie royale de chirurgie. Il devint plus tard conseiller de cette Société savante, et fut nommé premier chirurgien du roi. En 1792, il se retira dans sa ville natale, où il mourut le 14 octobre 1809. Pipelet fut un bon observateur et un habile chirurgien; il a fourni au recueil des mémoires de l'Académie de chirurgie les articles suivans :

Observation sur une plaie au bas-ventre (dans le mémoire de Pibrac sur l'abus des sutures). *Mémoire de l'Académie royale de chirurgie*, t. III, p. 413.

Nouvelles observations sur les hernies de la vessie et de l'estomac. Mém. de l'Académie royale de chirurgie, t. IV, p. 181.

Remarques sur les signes illusoires des hernies épiploïques. Mémoire de l'Académie royale de chirurgie, t. V, p. 643.

PIPELET (Claude), frère du précédent, né en 1718, mort en 1792, fut directeur de l'Académie royale de chirurgie, et communiqua à cette Société les mémoires dont les titres suivent :

Mémoire sur une hernie intestinale avec gangrène (dans le mémoire de Louis sur ce sujet). *Mém. de l'Acad. roy. de chir.*, t. III, p. 178.

Mémoire sur la ligature de l'épiploon. Mém. de l'Acad. roy. de chir., t. III, p. 394.

Mémoire sur la réunion de l'intestin qui a souffert déperdition de substance. Mém. de l'Acad. roy. de chir., t. IV, p. 164.

PIQUER (André), médecin savant, naquit à Fornoles, dans le royaume d'Aragon, le 6 novembre 1711. Il commença ses études dans la maison paternelle, les continua dans les écoles de Fresnado, et alla les achever à Valence. Il embrassa en 1730 la carrière de la médecine, et fut reçu docteur en 1734. Dès l'année suivante, il mit au jour un premier ouvrage; et cet ouvrage était celui d'un homme profondément instruit dans toutes les parties de son art. En 1742, Piquer fut nommé professeur d'anatomie à l'Université de Valence, puis professeur de médecine, médecin des épidémies et inspecteur du grand hôpital de la même ville. En 1751, il fut élevé au poste de médecin de la chambre du roi, et en 1752 nommé proto-médecin du royaume et vice-président de l'Académie royale de médecine de Madrid. Il mourut dans cette ville le 3 février 1772. On reconnaît dans ses ouvrages un homme profondément versé dans la lecture des anciens et un bon observateur.

Medicina vetus et nova. Valence, 1735, in-4. Il y a cinq éditions.

Fisica moderna, rational y experimental. Valence, 1745, in-4.

Cartas apologeticas por la fisica moderna del Dottor Andres Piquer, publicadas por Don Francisco Prado. Valence, 1745, in-8.

Manifestacion de las razones y fundamentos que tuvo Don Andres Piquer, para declarar ser hetico Vicente Navarro. Valence, 1746.

Reflexiones criticas sobre los escritos que han publicado los doctores y catedraticos de medicina Manuel Morera, Joseph Gonsalvez, y Luis Nicolau. Valence, 1746.

Carta jocoseria de D. Matias de Lanos, cirujano latino, al doctor Mariano Seguer. Valence, 1756.

Noticias del Parnaso sobre los escritos del doctor Nicolau, communicades por Don Matias de Llanos al doctor Andres Piquer en carta de 2 de julio de 1748. Valence, 1748.

Logica moderna o' arte de hallar la verdad y perfeccionar la razon. Valence, 1747, in-4; Madrid, 1771.

Tratado de calenturas, segun la observacion y el mecanismo. Valence, 1751.

Filosofia moral. Madrid, 1755, in-4.

Discurso sobre la explicacion de la filosofia a los asuntos de religion. Madrid, 1757.

Las obras de Hippocrates mas selectas con el texto griego y latino puesto in castellana, e illustrado con las obser-vaciones practicas de los antigos y modernos. Premier vol. Madrid, 1757, 1770 et 1778; le deuxième vol., *ibid.*, 1761 et 1774; le troisième en 17.. Madrid, 1781, édition indiquée comme la seconde.

Institutiones medicæ ad usum scholæ valentinæ. Madrid, 1762.

Praxis medica ad usum scholæ valentinæ. Première partie, Madrid, 1764; deuxième partie, *ibid.*, 1766.

Hidalguia de sangre de Don Andres Piquer. Madrid, 1767.

Discurso sobre el sistema del mecanismo. Madrid, 1768.

Ouvrages posthumes de Piquer.

Dictamen del tribunal del real proto-medicato sobre inoculacion de rionelas.

Juicio della embriologia sacra de Fr. Em. Cangiamila.

Dictamen leido en la Académia medico matritense, y presentato al supremo consejo de Castilla, como voto particular, sobre reforma de estudios medicos in Espanna, y modo de majorar la medicina en Madrid.

Oratio de medicinæ experimentalis prætantiá et utilitate. De Hispanorum mediciná instaurandá. — De procuranda veteris et novæ medicinæ conjunctione. — Informe de la Academia medico-matritense al supremo consejo de Castella so re censores de libros.

Discurso sobre la medicina de los Arabes leido en la Academia medico matritense.

(Desgenettes.)

PISON (GUILLAUME), médecin et naturaliste hollandais du commencement du dix-septième siècle, exerça d'abord l'art de guérir à

Leyde, puis à Amsterdam. Il accompagna le prince de Nassau dans son voyage au Brésil. Après avoir perdu ce protecteur, il passa au service du grand électeur Frédéric-Guillaume. On ignore l'époque de sa mort. Pison est le premier qui ait rapporté en Europe et décrit l'ipécacuanha, et qui l'ait fait adopter en médecine. Il nous a fait connaître le climat, les maladies et la matière médicale du Brésil.

De medicinâ Brasiliensi libri qua- *cinâ libri quatuordecim.* Amsterdam, *tuor.......,* 1648, in-fol., fig.—*De* 1658, in-fol.
Indiæ utriusque re naturali et medi-

PITSCHEL (FRÉDÉRIC LEBEGOTT), docteur en médecine, professeur d'anatomie et de physiologie au collége médico-chirurgical de Dresde, né à Tautenbourg, dans la Thuringe, en 1714, mort le 10 septembre 1785, est auteur des opuscules suivans :

Diss. de axungiâ articulorum. 174., *chricht von der Collegio medico-chi-* in-4. *rurgico zu Dresden vorangeschickt*
Anatomische und chirurgische An- *wird. nebst 5 Kupfertafeln.* Dresde, *merkungen, welchen eine kurze Na-* 1784, in-8.

PLANCHON (JEAN BAPTISTE) naquit à Renaix en 1734. Son père, médecin estimé, ayant été ruiné par un incendie, se trouva dans l'impossibilité de faire pour lui les frais d'une éducation soignée. Un chanoine lui enseigna les premiers principes de la langue latine, et obtint de l'envoyer au collége des prêtres de la ville d'Ath, où il fit ses humanités. Grace à l'appui du même protecteur, Planchon put aller étudier la médecine à Louvain, et il fut admis à la licence en 1758. Il pratiqua d'abord la médecine à Leuze, puis à Pernwelz, et il se fixa enfin à Tournay. Partageant son temps entre une pratique étendue et les travaux du cabinet, il adressa à diverses Académies des mémoires qui furent distingués, et qui lui firent une réputation honorable. Planchon mourut le 6 novembre 1781. Outre un grand nombre d'articles insérés dans le *Journal de médecine,* on a de lui :

Dissertation sur la fièvre miliaire *prix de l'Académie des sciences, arts* Tournay et Paris, 1772, in-12. *et belles-lettres de Dijon, sur la mé-*
Le naturisme, ou la nature consi- *decine agissante et expectante, le 18* *dérée dans les maladies et leur traite-* *août* 1776. Tournay et Paris, 1778, *ment, conformément à la doctrine et* in-8. *à la pratique d'Hippocrate et de ses*
sectateurs; ouvrage qui a remporté le (Vicq-D'Azyr.)

PLANQUE (François), laborieux compilateur, naquit à Amiens en 1696. Après y avoir fait de bonnes études, il vint à Paris, et se chargea de l'éducation du fils d'un chirurgien nommé Guérin. Il se mit sur les bancs de la Faculté de médecine; mais après avoir achevé ses cours, au lieu de se livrer à la pratique, il s'enfonça dans la retraite pour s'y livrer à la lecture et faire des extraits de tout ce qu'il lisait. Planque avait plus de cinquante ans lorsqu'il prit le grade de docteur en médecine à la Faculté de Reims. Il continua à donner son temps à l'étude, et mourut, au milieu de ses travaux, le 19 septembre 1765.

Planque a donné une édition augmentée de notes du traité des accouchemens de de La Motte, une édition des observations de Viardel, une du tableau de l'Amour conjugal de Venette, une traduction française des observations de Stalpart van der Wiel. On lui doit en outre les ouvrages suivans :

Chirurgie complète suivant le système des modernes. Paris, 1744, in-12, 2 vol.; *ibid.*, 1757, in-12, 2 vol.

Bibliothèque choisie de médecine, tirée des ouvrages périodiques, tant français qu'étrangers. Paris, 1748-70, in-4., X. vol., ou XXXI vol. in-12. — Les tomes X ou XXVIII-XXXI, publiés après la mort de Planque, sont de Goulin.

Planque avait entrepris une bibliographie médicale par ordre alphabétique des matières. 78 feuilles in-4 étaient imprimées quand il abandonna cet ouvrage pour la *Bibliothèque choisie*, et il n'a pas été repris depuis; il n'existe de ces feuilles que quelques exemplaires seulement.

(Goulin.)

PLATER (Félix), l'un des meilleurs observateurs, et l'un des écrivains les plus judicieux du seizième siècle, naquit à Bâle en 1536. Il fit ses études médicales dans cette ville, et fut reçu docteur à l'âge de vingt ans. Il se rendit ensuite à Montpellier, parcourut la France et une partie de l'Allemagne, et revint à Bâle en 1560. Nommé archiâtre et professeur de médecine pratique, il remplit cette double charge pendant cinquante-quatre ans. L'éclat et la solidité de son enseignement attirèrent en foule les élèves de toutes les parties de l'Europe. Divers princes d'Allemagne tentèrent de vains efforts et lui firent des offres brillantes pour l'attirer et le fixer dans leurs états; il aimait sa patrie; il y rendit de grands services durant de graves épidémies pestilentielles de 1564 et 1610. Il mourut le 28 juillet 1614.

De partium corporis humani structurâ et usu, libri tres, tabulis methodicè explicati, iconibusque accuratè illustrati. Bâle, 1585, in-fol.

Quæstiones physiologicæ, de partium in utero conformatione. — Dans l'ouvrage de Séverin Pineau : *de notis virginitatis.* Leyde, 1650, in-12.

Quæstionum medicarum paradoxarum et eudoxarum, juxta partes medicinæ dispositarum, centuria posthuma, opera Thomæ Plateri Fel. Fr. edita. Bâle, 1625, in-8 ; Paris, 1632, in-8; 1641, in-12.

Praxeos medicæ, tomi tres ; quorum primus agit de functionum læsionibus, libris duobus : quorum primus sensuum. Secundus motuum læsiones continet, illarumque symptomata in generibus : Morbos, eorumque causas in causis , et curam in curatione proponit. Secundus tractat de doloribus, libro uno, qui tertius est totius operis atque itidem doloris symptomata in generibus : Morbos eorumque causas in causis, et curam in curatione exhibet. Tertius recenset vitia, libris duobus : quorum primus corporis; secundus, excrementorum vitia continet, singulaque illorum symptomata in generibus , morbus eorumque causas in causis, et

curam in curatione , declarat. Omnia methodo novâ sed facili et perspicuâ, hactenusque desideratâ descripta : nec solum veterum et neotericorum , sed et propriis observationibus , ac remediis innumeris referta. Bâle, 1602-1608, in-8 ; *ibid.,* 1625 , in-4. 2 vol. *Accedente, operâ Thomæ Plateri Fr. quæstionum paradoxorum et eudoxarum juxta partes medicinæ dispositarum centuriâ posthumâ, etc.* Bâle, 1656, in-4.

De febribus liber : genera , causas, et curationes febrium tribus capitibus proponens. Præfixis tabulis tribus ordinem et methodum singulorum capitum demonstrantibus. Adjunctis insuper historiis vigenti curationes febrium præcipuorum generum , morborumque quorumdam febres comitari subsequique solitorum, describentibus. Francfort, 1597, in-8.

Observationum , in hominis affectibus plerisque , corpori et animo functionum læsione, dolore, ali ave molestiâ et vitio incommodantibus, libri tres, etc. Bâle, 1614, in-8. *Ibid.,* 1641, in-8. *Accessit selectiorum observationum mantissa operâ et studio Francisci Plateri.* Bâle, 1580.

PLATNER (Jean Zacharie), savant chirurgien, naquit à Chemnitz, dans la Misnie, le 16 août 1694. Sa famille, honorablement connue dans le commerce depuis plusieurs années, le destinait à la même carrière, mais un goût prononcé l'entraîna vers l'étude des lettres et des sciences. En 1712, il se rendit à Leipzig pour étudier la médecine. Au bout de trois ans, il quitta cette Université pour celle de Halle. Il séjourna un an dans celle-ci, soutint une dissertation sous la présidence d'Alberti, et s'en retourna à Chemnitz, quoique les professeurs cherchassent à le fixer sur un plus grand théâtre. Néanmoins le besoin d'une instruction plus approfondie le ramena bientôt à Leipzig, où il prit le grade de docteur en philosophie, puis à Halle, où il fut reçu docteur en médecine le 25 septembre 1715. Il entreprit alors un voyage scientifique en Allemagne, en France et en Hollande. Après avoir passé, à son retour, quelque temps à Chemnitz, il alla occuper à Leipzig la chaire d'anatomie et de chirurgie qui lui avait été offerte. Il passa successivement de cette chaire à celles de physiologie, de pathologie et de thérapeutique. Platner mourut subitement, le 19 décembre 1747, ayant mis au jour un traité de chirurgie fort estimé, et un assez grand nombre d'opuscules académiques, tous remarquables par une érudition de bon goût et par l'élégance du style.

Programma de chirurgiâ artis medicæ parente. Leipzig, 1721, in-4.

Dissertatio de fistulâ lacrymali. Leipzig, 1724, in-4.

Diss. de scarificatione oculorum. Leipzig, 1728, in-4.

Diss. de anatome subtiliori, ob usum imprimis chirurgicum, non negligenda. Leipzig, 1734, in-4.

Diss. de curatione τ3υ ακ33χ.ικαρυ(σ-μου in calvá. Leipzig, 1736, in-4.

Diss. de calculo vesicæ adhærescente. Leipzig, 1737, in-4.

Diss. de noxiis cohibitæ suppurationis. Leipzig, 1741, in-4.

Diss. de vulneribus superciliis illatis: cur cæcitatem inferant, ad locum Hippocratis..... Leipzig, 1741, in-4.

Diss. de noxiis ex suppuratione cohibita in nonnullis oculorum morbis. Leipzig, 1742, in-4.

Diss. de iis qui ex tuberculis gibberosi fiunt. Leipzig, 1743, in-4.

Diss. de hydrocele. Leipzig, 1745, in-4.

Diss. de fasciá infirmitatem adjuvante. Leipzig, 1745, in-4.

Diss de thoracibus. Leipzig, 1745, in-4.

Diss. de medicinâ oculariâ. Leipzig, 1745, in-4.

Diss. de arte obstetriciâ veterum. Leipzig, 1745, in-4.

Diss. de curatione articulorum infirmorum per stillicidium. Leipzig, 1746, in-4.

Opusculorum chirurgicorum et anatomicorum tomi duo. Leipzig, 1749, in-4. — Ce recueil renferme les opuscules précédens, et beaucoup d'autres, avec la vie de l'auteur.

Institutiones chirurgiæ rationalis tum medicæ tum manualis. Leipzig, 1745, in-8; ibid., 1758, in-8; ibid., 1761, in-8. *Ed. auct. a Krause.*

Ars medendi, singulis morbis accommodata. Leipzig, 1765, in-8.

PLATNER (ERNEST), fils du précédent, philosophe et médecin distingué, naquit à Leipzig le 15 janvier 1744. Successivement maître ès-arts, docteur en médecine, professeur dans cette Faculté et doyen perpétuel à dater de 1796, il réunit à ces titres académiques, en 1789, celui de décemvir de l'Université, et de conseiller aulique de l'électeur, depuis roi de Saxe. Platner mourut le 12 mai

1818, âgé de soixante-quatorze ans, après avoir célébré, l'année précédente, son jubilé doctoral, aux applaudissemens des maîtres et des élèves de l'Université, qu'il avait illustrée à la fois comme écrivain et comme professeur, étant doué d'un grand talent pour l'enseignement et de toutes les graces de l'élocution. Platner a été, en médecine, un des derniers partisans du stahlianisme.

Programma : anima quo sensu crescere dicatur. Leipzig, 1768, in-8.

Dissertationes II, de vi corporis in memoriam. Leipzig, 1769, in-4.

Historia litterario-chirurgica lithotomiæ mulierum. Leipzig, 1770, in-4.

Briefe eines Arztes an seinen Freund. Leipzig, 1771-1772, in-8, 2 vol.

Anthropologie fuer Aerzte und Weltweise. Leipzig, 1772-1774, 2 v. in-8.

Supplementa in J. Z. Platneri institutiones chirurgiæ. Leipzig, 1773, in-8. En allemand, *ibid.*, 1776, in-8.

Der Professor eine Wochenschrift. Leipzig, 1773-74, in-8.

Philosophische Aphorismen, nebst einigen Anleitungen zur philosophischen Geschichte. Leipzig, 1776-1782, 2 vol. in-8; *ibid.*, 1784, in-8; *ibid.*, 1793, in-8; *ibid.*, 1800, in-8.

Dissertatio de principio vitali. Leipzig, 1778, in-4.

Palæo-physiologia de inspiratione principii vitalis. Leipzig, 1780, in-4.

Dissertatio de morbis membranæ tympani. Leipzig, 1780, in-4.

Oratio de bonis academiæ Lipsiensis. Leipzig, 1781, in-4.

Repetitio brevis et assertio doctrinæ Stahlianæ de motu vitali. Leipzig, 1781, in-4.

Papiere von Joh. Karl. Wenzel wider D. Ernst Platner, von letztern nebst einem Vorbericht herausgegeben. Leipzig, 1781, in-8.

Ein Gespræch über den Atheismus. Leipzig, 1781, in-8. En tête de la traduction allemande des *Essais de Hume sur la religion naturelle*, et séparément. Leipzig, 1783, in-4.

Einige Betrachtungen über die Hypochondrie. Leipzig, 1786, in-8. En tête de la traduction allemande de l'ouvrage de Dufour sur les fonctions et les maladies de l'entendement.

Programma; vulgarem de fluido nerveo sententiam non antiquam esse, sed novam. Leipzig, 1786, in-4.

Secretio humorum ex disciplinæ principiis illustrata. Leipzig, 1788, in-4.

Adversus sepulturam in ædibus sacris oratio. Leipzig, 1788, in-4.

Dubitationes quædam de imperio cordis in venas. Leipzig, 1788, in-4.

Disputationes quædam de Boerhavii atque Halleri decretis de nutritione. Leipzig, 1788, in-4.

Programma : physiologiæ partitionem suam proponit et illustrat. Leipzig, 1789, in-8.

Programma in quo physiologiæ definitionem suam breviter illustrat et asserit. Leipzig, 1789, in-8.

Programma in quo partium corporis humani genera definiuntur. Specimen, I. Definitiones vasorum. Leipzig, 1789, in-4. *II. Instrumentorum secernendi genera.* Leipzig, 1789, in-4. *III Pars altera instrumenta secernendi glandulosa.* Leipzig, 1790, in-4.

Programma de causis consensûs

nervorum physiologicis. Leipzig, 1790, in-4.

Neue Anthropologie für Aerzte und Weltweise, mit besonderer Rücksicht auf Physiologie, Pathologie, moral Philosophie und Aesthetik. Leipzig, 1790, in-8.

Programma de naturâ animi quoad physiologiam. Leipzig, 1790, in-4.

Spes immortalitatis animarum per rationes physiologicas confirmata. Leipzig, 1791, in-4.

Vindiciarum sententiarum probabilium per systematis condendi festinationem de physiologiâ rejectarum. Leipzig, 1791-1793, in-4.

Quæstionum physiologicarum libri duo, quorum altero generalis, altero particularis physiologiæ capita illustrantur. Præcedit procemium tripartitum de constituendâ physiologiæ disciplinâ. Leipzig, 1794, in-8.

An ridendum sit, animi sedem inquirere. Leipzig, 1795, in-4.

Lehrbuch der Logik und Metaphysik. Leipzig, 1795, in-4.

Quæstionum medicinæ forensis partic., etc. Leipzig, 1796-1807, in-4.

Vermischte medicinische Aufsætze. Francfort et Leipzig, 1797, in-8.

Programm. I-VIII, medicinæ studium octo semestribus, descriptum. Leipzig, 1797-1798, in-4.

Programm. de inanibus clementiæ ergo medicos spurios excusandæ argumentis, ad latores legum et judices. Leipzig, 1807, in-4.

Quæstiones medicinæ forensis et medicinæ studium octo semestribus descriptum. Edid. indic. copios. et vitam Platneri adj. L. Choulant, etc. Leipzig, 1824, in-8.

Opuscula academica. Edit. C. G. Neumann. Berlin, 1824, in-8.

PLAZ (ANTOINE-GUILLAUME), né à Leipzig le 2 janvier 1708, commença ses études médicales dans sa ville natale, et fut reçu bachelier en 1726. En 1728, il alla suivre les cours de l'Université de Halle, et s'y fit recevoir docteur la même année. En 1733, il fut nommé professeur extraordinaire de l'Université de Leipzig, et professeur ordinaire de botanique en 1749. Il passa de cette chaire à celle de physiologie en 1754, et, plus tard, de celle-ci à celle de thérapeutique. Plaz mourut le 26 février 1784. Il n'a écrit que des opuscules académiques.

Diss. I-II, de corporis humani machinâ, sapientiæ et providentiæ divinæ teste. Leipzig, 1725, in-4.

Diss. de usu medico exercitiorum corporis potissimum personis illustribus familiarium. Leipzig, 1726, in-4.

Diss. de tabaco sternutatorio vulgo. Leipzig, 1727, in-4. *Editio II,* 1733, in-4.

Diss. inaug. (Præs. Michaele Alberti) de tussi infantum epidemica. Halle, 1728, in-4.

Progr. de medicâ arte instauratâ. Leipzig, 1732, in-4.

Diss. de potûs cofe abusu catalogum morborum augente. Leipzig. 1733, in-4. *Editio II,* Leipzig, 1744, in-4.

Progr. quo historiam radicum exponit. Leipzig, 1733, in-4.

Progr. de plantarum plethora. Leipzig, 1736, in-4.

Diss. de foliorum in plantis historiâ. Leipzig, 1740, in-4.

Diss. de caule plantarum. Leipzig, 1745, in-4.

Diss. de morbis ex munditie intempestiva. Leipzig, 1746, in-4.

Diss. de munditiei affectatæ incommodis. Leipzig, 1747, in-4.

Diss. de morbis ex oblectamentis. Leipzig, 1748, in-4.

Diss. de flore plantarum. Leipzig, 1749, in-4.

Progr. de brutorum imaginatione. Leipzig, 1749, in-4.

Diss. III. De oblectamentorum incommodis. Leipzig, 1749, 1750, in-4.

Organicarum in plantis partium historia physiologica antehac seorsim exposita, nunc revisa et aucta. Leipzig, 1751, in-4.

De jucundis morborum caussis dissertationes VII seorsim antehac editæ, nunc conjunctim recusæ. Leipzig, 1753, in-4.

Diss. de sanitatis publicæ obstaculis. Leipzig, 1753, in-4.

Progr. de plantarum plethora. Leipzig, 1754, in-4.

Diss. de partu debili reficiundo. Leipzig, 1754; in-4.

Diss. de illustrium oblectamentis noxiis. Leipzig, 1759, in-4.

Diss. de therapia per jucunda. Leipzig, 1760, in-4.

Progr. de naturâ plantas muniente. Leipzig, 1761, in-4.

Diss. III, de plantarum virtutibus, ex ipsarum charactere haud quaquam addiscendis. Leipzig, 1761-1763, in-4.

Diss. de therapiâ per injucunda. Leipzig, 1762, in-4.

Progr. III, de plantarum facultatibus. Leipzig, 1762, in-4.

Progr. III, de pedantismo medico. Leipzig, 1762-1764, in-4.

Progr. III, de saccharo. Leipzig, 1763, in-4.

Diss. de vulgatiorum remediorum usu non rejiciendo. Leipzig, 1763, in-4.

Diss. de morbis ex vitæ genere. Leipzig, 1764, in-4.

Progr. de plantarum sub diverso cœlo nascentium cultura. Leipzig, 1764, in-4.

Diss. de medico audace. Leipzig, 1765, in-4.

Progr. V, de signis mortis attentè explorandis. Leipzig, 1766-1767, in-4.

Diss. de voluptatibus studiorum impedimentis. Leipzig, 1767, in-4.

Or. de cœlibatu medicis fugiendo. Leipzig, 1767, in-4.

Progr. de sostris. Leipzig, 1768, in-4.

Progr. II, non omnia in re medicâ bono semper fieri exemplo. Leipzig, 1768, in-4.

Progr. de mortuis curandis. Leipzig, 1770, in-4.

Diss. de removendis sanitatis publicæ impedimentis. Leipzig, 1771, in-4.

Progr. de empiricis. Leipzig, 1771, in-4.

Diss. de sensibus internis, morborum caussis. Leipzig, 1772, in-4.

Progr. de piis medicorum desideriis. Leipzig, 1772, in-4.

Progr. de arte, naturam superante. Leipzig, 1772, in-4.

Progr. de abortibus medicis. Leipzig, 1772, in-4.

Progr. de scrupulositate medicâ Leipzig, 1772, in-4.

Progr. de minutiis non semper a medico posthabendis. Leipzig, 1773, in-4.

Diss. de curatione per injucunda. Leipzig, 1773, in-4.

Orationes quædam. Leipzig, 1774, in-4.

Progr. de non semper mortifera funis umbilicalis intermissa deligatione. Leipzig, 1774, in-4.

Progr. de medicinâ per hypotheses corruptâ. Leipzig, 1774, in-4.

Progr. de erroribus medicorum secantum vincibilibus. Leipzig, 1775, in-4.

Progr. de putredine a corporibus arcenda. Leipzig, 1775, in-4.

Progr. de nonnullis argumentis medicis. Leipzig, 1775, in-4.

Progr. de medicinâ polemicâ. Leipzig, 1776, in-4.

Progr. de juribus medicorum. Leipzig, 1776, in-4.

Progr. de atropa belladonna. Leipzig, 1776, in-4.

Progr. de erroribus medicorum invincibilibus. Leipzig, 1776, in-4.

Diss. de medicinâ morbos faciente. Leipzig, 1776, in-4.

Progr. I et II, de magiæ vanitate. Leipzig, 1777, in-4.

Progr. de caussis contemtus medicinæ. Leipzig, 1777, in-4.

Diss. de chirurgia morbos faciente. Leipzig, 1777, in-4.

Diss. de inevitabilibus morborum caussis. Leipzig, 1778, in-4.

Progr. II, subitaneæ super variis argumentis medicis cogitatiunculæ. Leipzig, 1778, in-4.

Progr. de famâ per doctrinam augendâ. Leipzig, 1778, in-4.

Progr. de inconstantiâ medicâ. Leipzig, 1778, in-4.

Diss. de subitaneis morborum caussis. Leipzig, 1778, in-4.

Progr. series decanorum Facult. med. Leipzig, 1778, in-4.

Progr. de naturâ non fatiscente. Leipzig, 1779, in-4.

Progr. de magnetismo et electricitate fascini experte. Leipzig, 1779, in-4.

Progr. de exiguo ex medicinâ lucro. Leipzig, 1780, in-4.

Progr. de officiis medicorum non dignè satis compensatis. Leipzig, 1780, in-4.

Progr. de medicæ vitæ commodis et incommodis. Leipzig, 1781, in-4.

Progr. de necessario eruditis otio. Leipzig, 1781, in-4.

Diss. de salubritate et insalubritate habitationum. Leipzig, 1781, in-4.

Progr. de brevioris et infirmioris vitæ caussis infantilis ætatis specimen: infantilis ætas. Leipzig, 1782, in-4.

Specimen II : Juventus. Leipzig 1782, in-4.

Progr. de licentiâ medicâ. Leipzig, 1782, in-4.

Progr. de medicina supra jurisprudentiam æstimandâ. Leipzig, 1782, in-4.

Progr. dulcedinum scientiæ naturalis commendatio. Leipzig, 1783, in-4.

Progr. de humoribus morborum caussis. Leipzig, 1783, in-4.

Progr. priscam et recentiorem medicinam commendans. Leipzig, 1783, in-4.

Progr. omnia propter hominem facta esse exponitur. Leipzig, 1783, in-4.

Progr. de potioribus studiorum impedimentis. Leipzig, 1784, in-4.

(Meusel. — Baldinger. — Dœring.)

PLEMP (Vopisque Fortuné), savant professeur de Louvain, naquit à Amsterdam le 23 décembre 1601. Après avoir fait son cours d'humanité à Gand et celui de philosophie à Louvain, il commença ses études médicales à Leyde, d'où il passa en Italie. Il séjourna principalement à Padoue et à Bologne, et reçut le bonnet doctoral dans la dernière de ces Universités. De retour dans sa patrie, il exerça l'art de guérir à Amsterdam. En 1633, il fut appelé à occuper à Louvain la chaire d'institut de médecine; il y prit, de nouveau, le grade de docteur, pour se conformer aux usages reçus. L'année suivante, il passa à la chaire de médecine pratique. Plemp mourut à Louvain le 12 décembre 1671.

Verhandelinge der Spieren. Amsterdam, 1630, in-8.

Ophthalmographia, sive tractatio de oculi fabricâ, actione, et usu, præter vulgatas hactenus philosophorum ac medicorum opiniones. Amsterdam, 1632, in-4. *Ed. alt. cui, præter alia, accessere affectionum ocularium curationes.* Louvain, 1648, in-fol. *Editio tertia, recognita et aucta, cui, præter alia, accessere Gerardi Gutischovii animadversiones in ophthalmographiam ad easque responsio.* Louvain, 1659, in-fol.

De fundamentis medicinæ, libri sex, acribologiâ scholasticâ accurati. Louvain, 1638, in-4. *Editio altera recognita, interpretata, aucta. Accessit Danielis Vermostii breve apologema pro authore, adversus dicteria et ineptiam cujusdam Κωτευρου. Ejusdem responsio ad consultationem apologematis. Ibid.,* 1644, in-fol. *Editio tertia cui accessere doctorum aliquot in academiâ Lovaniensi virorum judi-*cia, *de philosophia Cartesiana.* Louvain, 1653, in-fol.; *ibid.,* 1664, in-fol.

Animadversio in veram praxin curandæ tertianæ, propositam a doctore Petro Barba, regiæ majestatis et serenissimi Hispaniarum infantis Ferdinandi cubiculario medico, etc. Louvain, 1642, in-4.

Antonius Coningius peruviani pulveris defensor, repulsus a Melippo Protymo. Louvain, 1655, in-8.

Munitio fundamentorum medicinæ Vopisci Fortunati Plempii adversus Jacobum Primirosium. Amsterdam, 1659, in-4.

Tractatus de affectibus pilorum et unguium, etc. Louvain, 1662, in-4.

Loimographia, sive tractatus de peste. Amsterdam, 1664, in-4.

De togatorum valetudine tuendâ commentarius. Bruxelles, 1679, in-4.

Plemp a traduit de l'arabe et commenté les deux premiers livres du Canon d'Avicenne. Louvain, 1658, in-fol.

PLENK (Jean Jacques), professeur renommé de l'Académie Joséphine médico-chirurgicale de Vienne, naquit dans cette ville le 26 novembre 1738. En 1770, il fut nommé professeur de médecine et d'accouchemens à Bude; en 1783, il fut appelé à enseigner la chimie et la botanique à l'Académie militaire médico-chirurgicale de Vienne; il fut nommé en même temps directeur de la pharmacie militaire, conseiller et chirurgien de camp de l'empereur. Plenk mourut le 24 août 1807. Il publia, sur presque toutes les parties des sciences médicales, des traités élémentaires, dans lesquels il n'y a rien de propre à l'auteur, mais qui sont en général remarquables par la méthode, la précision, et le choix judicieux des principes.

Schreiben an Hrn. Rumpelt von der Wirksamkeit des Quecksilbers und Schierlings. Vienne, 1766, in-8.

Methodus nova et facilis argentum vivum ægris venereâ labe infectis exhibendi. Accedit hypothesis nova de actione metalli hujus in vias salivales. Vienne, 1766, in-8; *ibid.*, 1778, in-8. Trad. en franç. par Laflize. Nancy, 1770, in-8.

Novum systema tumorum, quo hi morbi in sua genera et species rediguntur. Vienne, 1767, in-8.

Anfangsgründe der Geburtshülfe. Strasbourg, 1769, in-8; Vienne, 1774, in-8; *ibid.*, 1795, in-8; *ibid.*, 1803, in-8.

Neues Lehrgebæude der Geschwülste. Dresde, 1769, in-8.

Sammlung von Beobachtungen über einige Gegenstænde der Wundarzneykunst. Vienne, tome I, 1769; tome II, 1770, in-8; *ibid.*, 1775, in-8.

Materia chirurgica, oder Lehre von der Wirkungen der in der Wundarzney gebræuchlichen Heilmittel. Vienne, 1771, in-8.

Lehrsætze der praktischen Wundarzneywissenschaft, zum Gebrauch seiner Zuhœrer. Vienne, tome I, 1774; tome II, 1776, in-8; *ibid.*, 1799, in-8.

Pharmacia chirurgica, sive doctrina de medicamentis præparatis ac compositis, quæ ad curandos morbos externos adhiberi solent. Vienne, 1775, in-8; *ibid.*, 1777, in-8; *ibid.*, 1786, in-8; *ibid.*, 1791, in-8.

Selectus materiæ chirurgicæ. Vienne, 1775, in-8.

Auswahl der chirurgischen Arzneymittel, nebst einem Verzeichniss der chirurgischen Werkzeuge und Bandagen. Vienne, 1775, in-8.

Primæ lineæ anatomes. Vienne, 1775, in-8; *ibid.*, 1777, in-8; *ibid.*, 1795, in-8.

Doctrina de morbis cutaneis, quâ hi in suas classes, genera et species riguntur. Vienne, 1776, in-8; *ibid.*, 1783, in-8.

Compendium institutionum chirurgicarum. Vienne, 1776, in-8; *ibid.*, 1780, in-8; *ibid.*, 1797, in-8.

Compendium anatomes, pro tyronibus chirurgiæ. Vienne, 1777, in-8.

Anfangsgründe der chirurgischen Vorbereitungswissenschaften für angehende Wundærzte. Vienne, 1777, in-8; *ibid.*, 1788, in 8; *ibid.*, 1790, in-8; *ibid.*, 1794, in-8; *ibid.*, 1801, in-8.

Doctrina de morbis oculorum. Vienne, 1777, in-8; *ibid.*, 1783, in-8.

Doctrina de morbis dentium et gengivarum. Vienne, 1778, in-8.

Doctrina de morbis venereis. Vienne, 1779, in-8,

Elementa medicinæ et chirurgiæ forensis. Vienne, 1781, in-8.

Elementa artis obstetriciæ. Vienne, 1781, in-8.

Pharmacologia chirurgica, sive doctrina de medicamentis quæ ad curationem morborum externorum adhiberi solent. Vienne, 1781, in-8.

Anfangsgründe der Chirurgie für die angehenden Wundærzte im kœnigreich Hungarn. Pesth, 1783, in-8.

Bromatologia, sive doctrina de esculentis et potulentis. Vienne, 1784, in-8.

Toxicologia, seu doctrina de venenis et antidotis. Vienne, 1785, in-8; *ibid*., 1802, in-8.

Icones plantarum medicinalium secundum systema Linnæi digestarum, cum enumeratione virium et usûs medici, chirurgici atque diætetici. Vienne, tome I, 1788-89; tome II, 1789-90; tome III, 1790; tome IV, 1791; tome V, 1792; tome VI, 1794-95; tome VII, 1803-1804, in-fol.

Physiologia et pathologia plantarum. Vienne, 1794, in-8.

Hygrologia corporis humani, sive doctrina chimico-physiologica de humoribus in corpore humano contentis. Vienne, 1794, in-8.

Elementa terminologiæ botanicæ ac systematis sexualis plantarum. Vienne, 1797, in-8.

Compendium institutionum chirurgicarum, in usum tyronum. Vienne, 1797, in-8.

Anfangsgründe der botanischen Terminologie und des Geschlechtssystems der Pflanzen. Vienne, 1798, in-8.

Anfangsgründe der Pharmaco-katagraphologie, oder der Lehre, Arzneyformeln vorzuschreiben. Vienne, 1799, in-4.

Elementa chimiæ. Vienne, 1800, in-8.

Anfangsgründe der pharmaceutischen Chemie, oder Lehre von der Bereitung und Zusammensetzung der Arzneymittel. Vienne, 1803, in-8.

Pharmacologia medico-chirurgica specialis, sive doctrina de viribus medicamentorum internè ac externè in curatione morborum adhiberi maximè solitorum. Vienne, 1804, in-8. En allemand, 1804, in-4.

Doctrina de cognoscendis et curandis morbis infantum. Vienne, 1807, in-8.

Doctrina de morbis sexûs feminei. Vienne, 1808, in-8.

PLENCIZ (Marc Antoine de) naquit à Salcan, près de Gœrtz, le 28 avril 1705. Après avoir suivi les cours de l'Université de Vienne, il passa en Italie, s'arrêta à Padoue pour y entendre les leçons de Morgagni, s'y fit recevoir docteur en médecine et revint à Vienne. Plenciz mourut le 25 novembre 1786. Ses ouvrages, peu nombreux, sont d'un bon observateur, et conservent par conséquent de l'intérêt.

Opera medico-physica. Vienne, 1762, in-8, 4 part.

Diss. physico-œconomica, seu nova ratio frumenta aliaque legumina quamplurimis annis integra salvaque conservandi. Vienne, 1764, in-8.

Tractatus de scarlatinâ, olim cum aliis ejusdem operibus, modo vero separatim et ab auctore ipso novis.

observationibus auctus in lucem prodit. Vienne, 1780, in-8.

(*Comment. de rebus in med. gestis. —*Meusel.)

PLENCIZ (Joseph de), observateur distingué, naquit à Vienne le 18 août 1752. Il fut reçu docteur en médecine en 1773, et, deux ans après, nommé médecin du comte de Lichtenstein. En 1778, il fut appelé à Prague pour professer la pathologie et la médecine pratique. Il fut aussi médecin de plusieurs hôpitaux, et il mourut le 26 avril 1785. Outre trois mémoires insérés dans le recueil de ceux de la Société des sciences de Bohême, l'un sur les Universités de l'empire, le second sur la transfusion du sang, l'autre sur la nature de la matière goutteuse, Plenciz a publié :

Observationum medicarum decas prima. Vienne, 1778, in-8.

1782, in-8.

Acta et observata medica. Vienne,

(Rotermund.)

PLESSMANN (Frédéric), né à Berlin en 1762, y fit ses études, fut reçu docteur en médecine, et vint à Paris. Il fut professeur de belles-lettres en l'Université, accoucheur de l'Hôtel-Dieu, sous Desault, et membre de la Société de médecine. Plessmann mourut à Paris, au mois d'octobre 1800. Il avait publié :

La médecine puerpérale, ou des accidens de la maternité. Paris, 1797, in-12. — Ce volume, qui renferme

des observations intéressantes, est terminé par un *Éloge historique de Desault.*

PLOUCQUET (Guillaume Godefroy), laborieux bibliographe et savant médecin, naquit à Rœtenberg, dans le Wurtemberg, le 20 décembre 1744. Il fit ses études médicales à Tubingue, et fut reçu docteur en 1766. En 1782, il fut nommé professeur ordinaire de médecine à l'Université de Tubingue ; en 1808, il fut décoré de l'ordre du mérite civil de Wurtemberg. Il mourut le 12 janvier 1814. Tout le monde connaît son vaste répertoire bibliographique de médecine pratique, ouvrage fort utile malgré les défauts qui le déparent et les erreurs qui y abondent. Ploucquet a écrit beaucoup d'autres ouvrages.

Dissertatio de vi corporum organisatorum assimilatrice. Tubingue, 1766, in-4.

Anweisung wie man ohne Früchte mit geringen Kosten dennoch ernæ-

hren kœnne. Tubingue, 1771, in-4.

Abhandlung ueber die gewaltsamen Todesarten, nebst einem Anhang von den geflissentlichen Missgebæhren als ein Beytrag zu der medicinischen

Rechtsgelahrheit. Tubingue, 1777, in-8.

Dissertatio sistens ætates humanas earumque jura. Tubingue, 1778, in-4. Traduit en allemand. Tubingue, 1779, in-8.

Ueber die physische Erforderniss der Erbfæhigkeit der Kinder. Tubingue, 1779, in-8.

Vollstaendiger Rossarzt, oder Unterricht die Krankheiten der Pferdenz erkennen und zu curiren mit angehængteme Receptsbuch. Tubingue, 1781, in-8; ibid., 1792, in-8.

Ueber den Holzmangel und die Mittel ihm abzuhelfen. Tubingue, 1780, in-8; ibid., 1790, in-8.

Warnung an das Publikum von einem in manchem Brandtewein enthaltenen Gifte, samt den Mitteln, es entdecken und auszuschciden. Tubingue, 1780, in-8.

Unterricht fuer die Barbierer und Bader der zur Grafschaft Ober- und Niederhohenberg gehœrigen Herrschaften und Orte, wie dieselben sich zu verhalten haben; wenn sie zu al jemand berufen werden, welcher von einen tollen oder sogenannten wuethigen Hunde oder einem andern dergleichen Thiere beschædiget worden ist. Tubingue, 1780, in-fol.

Diss. Nova pulmonum docimasia. Tubingue, 1782, in-4.

Skizze der Lehre von der menschlichem Natur Tubingue, 1782, in-8.

Dissertatio de vertigine. Tubingue, 1783.

Dissertatio an febris putrida sit contagiosa. Tubingue, 1783, in-4.

Noch eine Meinung über die Frage : Welches sind die besten ausführbaren Mitteln dem Kindermord Einhalt zu thun ? Tubingue, 1783, in-8.

Dissertatio de morbis periodicis. Tubingue, 1783, in-8.

Frenz Lana und Philipp Lohmeier von der Lustschiffkunst. Tubingue, 1784, in-8.

Dissertatio de gonorrhœá masculiná syphiliticá. Tubingue, 1785, in-4.

Fundamenta therapiæ catholicæ: subjungitur catalogus corporum medicamentosorum usitatiorum. Tubingue, 1785, in-4.

Von Veredlung der Wolle und Verbesserung des Schaafstandes, etc. Tubingue, 1785, in-8.

Dissertatio de signis mortis diagnosticis. Tubingue, 1785, in-8.

Dissertatio acquisitionem variolæ opportunam denuo commendans. Tubingue, 1785, in-4.

Dissertatio de amputatione incruentá. Tubingue, 1785, in-4; traduite en allemand. Tubingue, 1786, in-8.

Dissertatio de anthrace venenato. Tubingue, 1786, in-4.

Dissertatio de virtutibus violæ tricoloris. Tubingue, 1786, in-4.

Dissertatio de unicá verá mortis causá proximá. Tubingue, 1786, in-4.

Kommentar ueber das Projekt einer Kirchenvereinigung. Tubingue, 1786. in-4.

Dissertatio de bubonibus inguinalibus syphiliticis. Tubingue, 1786, in-8.

Vertrauliche Erzaehlung einer schweitzerreise im Jahr 1786. Tubingue, 1787, in-8.

Commentarius medicus in processus criminales supra homicidio, infanticidio et embryoctoniá. Strasbourg, 1787, in-8.

Cephalalgia, methodo naturæ accommodata. Tubingue, 1787, in-4.

Triga observationum medico-practicarum. Tubingue, 1787, in-4.

Abhandlung ueber die gewaltsamen Todesarten, als ein Beytrag zur medi-

cinischen Rechtsgelahrheit. Tubingue, 1788, in-8.

Dissertatio de febribus nervicis. Tubingue, 1788, in-4.

Dissertatio de extantiori frequentiâ et deterioratione morborum inter vulgus. Tubingue, 1788, in-4.

Dissertatio : Cur stimuli morbosi quandoque sileant. Tubingue, 1789, in-4.

Sciagraphia phthiseos nosologica. Tubingue, 1789, in-4.

Dissertatio de amaurosi. Tubingue, 1789, in-4.

Theses medicæ. Tubingue, 1789, in-4.

Ueber einige Gegenstænde in der Schweitz. Tubingue, 1789, in-8.

Dissertatio : porphyrisma in Helvetiâ observatum. Tubingue, 1789, in-4.

Ueber die hauptmaengel der Pferde, sowohl fuer Pferdeliebhaber und Hændler, als vornemlich fuer Rechtsgelehrte in Rücksicht der dahin einschlagenden Prozesse. Tubingue, 1790, in-8.

Dissertatio casûs morbi scrofulosi, cum epicrisi. Tubingue, 1790, in-4.

Dissertatio de ischuriâ cysticâ. Tubingue, 1790, in-8.

Dissertatio de myositide et nevritide, præsertim rheumaticâ, per historiam ægræ illustratâ. Tubingue, 1790, in-4.

Dissertatio de morbis nevricis, præsertim ex infractibus abdominalibus. Tubingue, 1790, in-4.

Unfehlbares Mittel, den Büchernachdruck zu verhindern, zum Besten rechtmæssiger Verleger und Schriftsteller. Tubingue, 1790, in-4.

Wie man das Erfrieren der Weinberge verhindern kænne. Tubingue, 1791, in-4.

Mittelhæuser und Gebæude unverbrennlich zu machen, nebst andern

Anstalten gegen Feuersbruenste. Tubingue, 1791, in-4.

Dissertatio Momenta quædam circà œolechtyma. Tubingue, 1792, in-4.

Dissertatio de emesiâ, sistens ejus differentias accidentales æque ac essentiales sive specificas. Tubingue, 1791, in-4.

Delineatio systematis nosologici naturæ accommodati. Tubingue, 1791, 1793, 4 vol. in-8.

Dissertatio experimenta circà vim bilis chylificam. Tubingue, 1792, in-4.

Aphorismi momenta quædam circà œolechtyma, sive vulgò dictas variolas sistentes. Tubingue, 1792, in-4.

Dissertatio de metroloxiâ, præsertim de causis et signis illius. Tubingue, 1792, in-4.

Dissertatio qua dyscatabrosi pharyngo-œsophagea thliptica chœradica casu illustratur. Tubingue, 1792, in-4.

Onomatopæœ nosologicæ fundamenta. Tubingue, in-4.

Dissertatio de bernicis succinatæ vi eximiâ in sanandis ambustionibus. Tubingue, 1793, in-4.

Initia bibliothecæ medico-practicæ et chirurgicæ realis, sive repertorii medicinæ practicæ et chirurgicæ. Tubingue, tome I, 1793; II, 1794; III, 1794; IV, 1795; V, 1795; VI, 1796; VII, 1797; VIII, 1798; IX, 1799; X, 1800, in-4. — *Ibid.,* 1804, 4 vol. in-4 suppl. 1814, in-4.

Observationes hepatitidis et metritidis consolidationem fistularum ani secutarum. Tubingue, 1794, in-4.

Dissertatio de chilocace. Tubingue, 1794, in-4.

Theses, primas lineas odontitidis, sive inflammationis ipsorum dentium sistentes. Tubingue, 1774, in-4.

Dissertatio de læsionibus mecanicis simulacrisque læsionum fœtui in utero contento accidentibus, ad illustrandas causas infanticidii. Tubingue, 1794, in-4.

Briefwechsel zweyer Schulmeister ueber ein schœn Gedicht, in dem jetzigen Zeitlœufen gar nützlich zu lesen. Francfort, 1794, in-8.

Dissertatio de perficiendâ remedicâ per momenta aliquot elegantiorem medicinam spectantia. Tubingue, 1795, in-4.

Reflexionen ueber die Art der Entrichtung der von Wuertemberg an die Franzosen zu bezehlenden Kontributionen. Tubingue, 1796, in-8.

Belerhrung ueber die Hornviehseuche, an die Landleute gerichtet. Tubingue, 1796, in-8.

Dissertatio de naturâ et usu aeris, ovis avium inclusi. Tubingue, 1796, in-4.

Aufmunterung zu Versuchen wirksames Mittel gegen die herrschende hornviehseuche. Tubingue, 1796, in-8.

Dissertatio de vi vitali, ejusque mutationibus in apoplexiâ. Tubingue, 1796, in-4.

System der Nosologie im Umrisse. Tubingue, 1797, in-8.

Ueber die Ausbildung, Pflicht und Klugheit des Arztes. Tubingue, 1797, in-8.

Momenta quædam physiologica circà visum. Tubingue, 1797, in-4.

Memorabile exemplum dyspnœæ et dyscatabroseos hyperroicæ. Tubingue, 1797, in-4.

Programma circà universalitatem legis quâ corpora viva ad stimulos specificos reagunt. Tubingue, 1797, in-4.

Pathologie, mit allgemeine Heilkunde in Verbindung gesetzt. Tubingue, 1798, in-8.

Das Wasserbett, ein Vorschlag zu einer bequemeren und sichereren Badeanstalt in Flüssen und Bæchen. Tubingue, 1798, in-8.

Dissertatio de talipedibus varis. Tubingue, 1798, in-8.

Memorabile physconiæ carcinæ, necnon osteogeniæ et odontogeniæ anomalæ exemplum. Tubingue, 1798, in-4.

Programma de ritè formanda indicatione antasthenicâ. Tubingue, 1798, in-4.

Programma de commodis et noxis quibusdam ex cultu corporis redundantibus. Tubingue, 1798, in-4.

Dissertatio sylloge observationum mixtarum. Tubingue, 1799, in-4.

Observatio pathologico-therapeutica circà photorexin. Tubingue, 1799, in-4.

Theses medicæ. Tubingue, 1799, in-4.

Dissertatio de ritè formanda judicatione antisthenica. Tubingue, 1799, in-4.

Animadversiones quædam in statum et therapiam submersorum. Tubingue, 1799, in-4.

Neue Erfahrungen ueber die Hornviehseuche. Tubingue, 1800, in-8.

Theses medicæ. Tubingue, 1800, in-4.

Expositio nosologica typhi. Tubingue, 1800, in-8.

Vorschlag zu einer schicklichern und allgemein annehmbaren Zeitrechnung. Tubingue, 1800, in-8.

Anmerkungen ueber die Schrift des herrn Cadet de Vaux : Die Gallerte aus Knochen. Tubingue, 1804, in-8.

Mittel, dem Mangel eines zür Gerberey erforderlichen Materials abzuhelfen. Tubingue, 1810, in-8.

POHL (JEAN CHRISTOPHE), né à Lobendau, dans la principauté de Liegnitz, le 22 juin 1706, fit ses études médicales à Leipzig, obtint la maîtrise et la faculté de faire des leçons en 1732, et fut promu au grade de docteur en 1734. Nommé assesseur de la Faculté de médecine en 1746, il devint professeur extraordinaire de médecine l'année suivante, professeur ordinaire de physiologie en 1758, de chirurgie et d'anatomie en 1763, et enfin de pathologie. Pohl fut successivement revêtu de tous les honneurs universitaires; il mourut le 26 août 1780. On lui doit un grand nombre de programmes académiques, la plupart intéressans.

Diss. philos. de vampyris. Leipzig, 1732, in-4.

Diss. de obesis et voracibus eorumque vitæ incommodis et morbis. Leipzig, 1734, in-4.

Diss. de prostatis calculo affectis. Leipzig, 1737, in-4.

Progr. de abscessu abdominali. Leipzig, 1737, in-4.

Progr. de tumoribus cysticis feliciter maleque curatis. Leipzig, 1738, in-4.

Diss. de respiratione sana et læsa Leipzig, 1738, in-4.

Progr. de herniis et in specie sarcocele. Leigzig, 1739, in-4.

Progr. de defectu lienis et de liene in genere. Leipzig, 1743, in-4.

Diss. de fibrá senili. Leipzig, 1746, in-4.

Progr. de hydrope saccato a caussa hydropica. Leipzig, 1749, in-4.

Exercitii disputatorii tentamen I de dysuriá ab acritudine humorum. — *Tent. II de spissitudine sanguinis a neglecto motu.* — *Tent. III de motu musculari sanitati restaurandæ conveniente.* — *Tent. IV de imminutá ventriculi coctione a deperdito liquore-gastrico.* — *Tent. V de læsá a vitiali chylosi.* — *Tent. VI de morbis epidemicis ab aere atmosphærico.* — *Tent. VII de morbo endemio ab impurá.* Leipzig, 1750, in-4.

Diss. de febre lochiali. Leipzig, 1753 in-4.

Progr. de callo ulcerum. Leipzig, 1757, in-4.

Progr. de chylificatione. Leipzig, 1758, in-4.

Diss. de effusis in cerebro aquis. Leipzig, 1763, in-4.

Diss. de dura-matre partim ossea facta. Leipzig, 1764, in-4.

Diss. de excretionum universalium moderamine. Leipzig, 1764, in-4.

Progr. de morbis contextus cellulosi in genere. Leipzig, 1765, in-4.

Progr. de genesi tumorum in contextu celluloso. Leipzig, 1766, in-4.

Progr. de callo ulcerum. Leipzig, 1767, in-4.

Progr. II de contextu celluloso fabricæ ossium varietatem efficiente. Leipzig, 1767, in-4.

Progr. de motu humorum in contextu cellulari corporis animalis. Leipzig, 1767, in-4.

Progr. de communicatione cellularum contextus cellulosi. Leipzig, 1768, in-4.

Diss. de sede obstructionis inflammatoriæ. Leipzig, 1768, in-4.

Diss. de caussis obstructionis lentæ. Leipzig, 1768, in-4.

Progr. de regimine caloris et frigo-

ris in morbis exanthematicis. Leipzig, 1768, in-4.

Progr. de caussis morborum in hominibus carcere inclusis observatorum. Leipzig, 1770, in-4.

Progr. de callositate ventriculi ex potus spirituosi abusu. Leipzig, 1771, in-4.

Progr. de curâ morborum in hominibus carcere inclusorum. Leipzig, 1772, in-4.

Progr. de apta musculorum disquisitione et divisione. Leipzig, 1772, in-4.

Progr. de periculo contusionum capitis. Leipzig, 1774, in-4.

Progr. de ossificatione vasorum præternaturali. Leipzig, 1774, in-4.

Progr. de corde adhærente. Leipzig, 1774, in-4.

Progr. de pericardio cordi adhærente ejusque motum turbante. Leipzig, 1775, in-4.

Progr. de fractura ossis bregmatis cùm fissura per suturam in os temporum penetrante. Leipzig, 1776, in-4.

Progr. de difficili infantum dentitione. Leipzig, 1776, in-4.

Progr. de abcessu vesicæ urinariæ et intestini coli. Leipzig, 1777, in-4.

Progr. de venæ sectione gravidarum. Leipzig. 1777, in-4.

Progr. de hydrocephalo infantis recens nati interno et externo. Leipzig, 1777, in-4.

Progr. de carcinomate mammæ singulari curato. Leipzig, 1777, in-4.

Progr. de lethalitate vulnerum lienis. Leipzig, 1777, in-4.

Progr. de difficili disquisitione cadaverum aqua submersorum. Leipzig, 1778, in-4.

Progr. de atrophiâ infantum. Leipzig, 1780.

Observatio de tumore capitis fungoso, cum cranii carie cerebri colliquatione; in Novis Actis Eruditorum.

Observatio de insigni capitis tumore cum carie cranii conjuncto cum fig.; in Actis Acad. Nat. Curios. vol. IV, p. 843. — *De hydrope pectoris et pericardii defuncti sectio anatomica; in Actis Acad. Natur. Curios.* vol. V, p. 401, figg. — *De fatali vesicæ urinariæ obstructione, ibid.* — *De hydrope saccato ab hydatidibus, ibid.,* vol. VIII, p. 338, figg. — *De tumore lienis saccato a caussa hydropica; ibid.,* vol. IX, p. 288. — *De fissurâ ossium occiptis, ibid.,* vol. X . . .

(Haller. — Meusel.)

POINTE (Honoré Joseph), né à Grasse, en Provence, le 24 décembre 1738, étudiait l'anatomie et la chirurgie à Paris en 1762. Chirurgien interne de l'Hôtel-Dieu de Lyon en 1765, 1766 et 1767, il remporta pendant ces trois années les prix d'anatomie et de chirurgie que l'administration de l'hôpital distribuait tous les ans, à la suite de concours publics. Pendant les deux dernières années (1766 et 1767), il remplaça fréquemment le chirurgien-major de cet hôpital (Jean Dufieu), toujours valétudinaire, et mort pendant l'exercice de ses fonctions. Pendant ces diverses vacances, Pointe pratiqua avec habileté toutes les opérations et particulièrement celle de la taille, que peu de chirurgiens avaient encore pratiquée à Lyon.

Pointe était alors assez intimement lié avec Bourgelat, qui fit de vains efforts pour le déterminer à suivre la carrière de la médecine vétérinaire. On sait que Bourgelat avait fondé à Lyon la première école vétérinaire de France.

H.-J. Pointe fut reçu maître en chirurgie à Lyon le 29 décembre 1769, et docteur en médecine de l'Université de Valence en 1774. Il mourut le 8 vendémiaire de l'an VII, âgé de soixante ans. Il fut une des nombreuses victimes de cette époque.

Pointe jouissait, comme homme, de l'estime publique, et, comme médecin praticien, d'une belle réputation. Il était très laborieux, et, sans les orages de la révolution, peu favorables à la culture de la science, il aurait sans doute publié plusieurs ouvrages.

Pointe a laissé un ouvrage imprimé en 1768, et intitulé : *Essai sur la nature et les progrès de la gangrène humide vulgairement dite pourriture ; maladie chirurgicale assez fréquente dans les hôpitaux, considérée comme la cause et l'effet de l'impureté de l'air, inséparable de ces maisons.*

Cet ouvrage, mentionné honorablement par Haller, est cité aussi dans le Traité expérimental du typhus traumatique, etc., par M. Ollivier, p. 177.

Il a laissé aussi un assez grand nombre de manuscrits conservés par son fils ; les principaux sont :

1° *Une traduction française, avec des commentaires, de quelques parties des ouvrages de Stahl.*

2° *Institutions de médecine, etc., fondées sur la doctrine de Stahl et sur celle des meilleurs auteurs.*

3° *Une traduction de la physique souterraine de Becher, etc., etc.*

(Article communiqué.)

POISSONNIER (Pierre Isaac) naquit à Dijon le 5 juillet 1720. Fils d'un habile pharmacien, il commença ses études chez son père, et vint les continuer à Paris. Il fut reçu docteur en médecine en 1743. En 1746, il obtint l'autorisation d'acheter de Dubois la chaire de chimie que ce médecin occupait au collége de France ; il la remplit avec distinction jusqu'en 1777. Nommé en 1754 suppléant d'Helvétius, dans les fonctions d'inspecteur des hôpitaux militaires du royaume, il fut, en 1757 et 1758, premier médecin de l'armée d'Allemagne. Vers la fin de cette dernière année, il fut envoyé à Saint-Pétersbourg, soit pour donner des soins à l'impératrice, de qui il reçut l'accueil le plus flatteur, soit, comme on le présume, pour une mission politique. Il fut de retour en 1761. Trois ans après, Poissonnier fut nommé inspecteur général de la marine et des colonies; il occupa cette place jusqu'à ce qu'elle fût supprimée en 1791. En 1768, on institua dans les hôpitaux des grands ports des cours d'anatomie, de chirurgie et de botanique, et des concours auxquels il présidait. Des élèves nombreux et distingués furent formés à ces écoles. Au temps de la terreur, Poissonnier fut incarcéré dans la prison de Saint-Lazare avec sa femme et son fils; la chute de Robespierre lui rendit la liberté. Il mourut le 15 septembre 1798.

Cours de chirurgie de Col. de Villars, continué par Poissonnier. t. V (Fractures et Luxations) et t. VI (Dictionnaire français-latin des termes de médecine et de chirurgie). Paris, 1749 et 1760, in-12, 2 vol.

Formulæ générales ad usum nosocomiorum castrensium. 1758, in-8.

Discours prononcé devant l'Académie impériale des sciences de St-Pétersbourg. Pétersbourg, 1759, in-4.

Discours prononcé au collége royal de France, à l'occasion de la naissance de M. le Dauphin. Paris, 1782, in-4.

Abrégé d'anatomie à l'usage des élèves en chirurgie des écoles de la marine royale (d'après les leçons de Courcelles). Paris, 1788, in-12, 2 vol.

(*Biogr. méd.* — Desgenettes.)

POISSONNIER des PERRIÈRES, frère du précédent, et son adjoint dans la marine, fut médecin par quartier, puis médecin consultant du roi, chevalier de saint Michel, et l'un des membres les plus zélés de la Société royale de médecine. On lui doit des ouvrages intéressans sur la médecine navale et sur les maladies des pays chauds.

Traité des maladies des gens de mer. Paris, 1767, in-8; *ibid.,* 1780, in-8. — Pringle ayant donné comme siens divers conseils d'hygiène navale déjà publiés par Poissonnier, celui-ci réclama contre ce plagiat. (Paris, 1778, in-8.)

Traité des fièvres de l'île St-Domingue. Paris, 1780, in-8.

(Desgenettes.)

POITEVIN (JACQUES) (1) naquit à Montpellier le 6 octobre 1742,

---

(1) Quoique cet article sorte du plan, et, jusqu'à un certain point, de l'objet de ce dictionnaire, M. Desgenettes m'ayant prié de l'y insérer comme un complément des *Éloges des Académiciens de Montpellier,* qu'il publia en 1811, je ne crois pas devoir refuser à sa mémoire ce que je lui refuserais probablement à lui-même s'il vivait encore. On comprend bien, sans que je le dise, que le disparate de cet excellent article avec les miens serait l'unique motif de ce refus. Cette note devra s'appliquer à un autre article dont je suis également redevable à M. Desgenettes, et qu'on verra plus loin. (*Voy.* DE RATTE)

de Durand-Eustache Poitevin, conseiller de la Cour des comptes, aides et finances, et de Marie-Anne Falgueiretes de Rebourgueil. Sa famille, originaire de Blois, où elle vivait dans des emplois honorables, s'était réfugiée en Languedoc en 1572 pour éviter les persécutions auxquelles l'exposaient ses opinions religieuses. Bien long-temps après, le père de notre académicien se vit obligé de faire le sacrifice de sa charge à sa conscience. Demeuré veuf de très bonne heure, et n'ayant conservé de ses enfans que le plus jeune, objet de cet éloge, il lui procura l'éducation littéraire la plus distinguée.

Sa carrière étant incertaine, à tout hasard on le fit étudier en droit. On sait combien ces études se faisaient légèrement dans nos écoles, et que tout se bornait, après trois ans d'inscriptions et non d'assiduité, à subir de prétendus examens, et à répondre en chaire à des argumens communiqués; ce vain simulacre de savoir ne pouvait convenir à un esprit aussi solide, et il crut devoir s'occuper plus sérieusement de l'étude de la jurisprudence. Il en retira au moins le fruit de n'être point étranger dans la suite aux principes et aux lois sur lesquels repose la fortune des citoyens. On l'a vu souvent servir de médiateur entre des propriétaires inexpérimentés dans les affaires, régler des intérêts compliqués de famille entre des voisins de campagne, et rédiger des transactions avec une précision et une clarté peu communes.

Les sciences et la littérature paraissaient devoir se disputer tour à tour une imagination vive et brillante, et en même temps une raison précoce et un esprit juste et méthodique; mais, malgré les attraits que les belles-lettres avaient pour M. Poitevin, il sut se soustraire de bonne heure à leur séduction. Sans abandonner la littérature, qu'il a toujours cultivée en secret, il prit son parti et se décida pour les sciences. Avant l'âge de vingt-trois ans, il était de la Société royale et uni à une jeune compagne douée de toutes les vertus et de toutes les qualités qui pouvaient la lui rendre chère.

Entouré de bonne heure de nombreux enfans donnant d'heureuses espérances qui n'ont point été trompées, jouissant d'une fortune qui suffisait à tous ses besoins et d'une considération personnelle qui faisait taire toute ambition, M. Poitevin forma une bibliothèque considérable; il se procura des instrumens de physique et d'astronomie qui le suivaient à la ville et à la campagne; et, ce qui est inappréciable, il parvint à rassembler chez lui une société composée des hommes les plus aimables et les plus instruits. Sa maison a réuni pendant trente ans les de Ratte, les Pouget, les Montet, les Venel, les Fouquet, les Lafosse, les Gouan, les Chaptal oncle et neveu, qu'une douce habitude y conduisit, pour ainsi dire, à toutes les heures de la journée.

M. Poitevin fut admis dans la Société royale des sciences au commencement de 1766, après avoir présenté plusieurs mémoires de physique. Il sentit bientôt après se développer en lui un goût dominant pour l'astronomie. MM. de Ratte et Danizy père furent ses guides dans les observations et les calculs de cette belle science, qui devint enfin pour lui une passion. Sa vue était forte; mais il était pourtant myope; il se procura des instrumens convenables à ses yeux, et surtout une excellente lunette achromatique de Dollond.

Les nombreuses observations qu'il a faites pendant l'espace de près de quarante années, soit à l'observatoire de Montpellier, soit à sa maison de campagne de Mézouls, ont presque toutes été publiées. Elles sont la plupart sur des éclipses de soleil et de lune, les satellites de Jupiter, la disparition de l'anneau de Saturne et sa réapparition, la comète de 1781, la *différence des méridiens* entre Toulouse et Montpellier, *plusieurs passages de Mercure*, etc.

Il est à remarquer que de toutes ces observations plus ou moins utiles celles qui concernent la planète de Mercure, peu facile à observer, sont précieuses sous plusieurs rapports; aucun des passages de cette planète sur le soleil ne pourra être vu en France avant le 5 mai 1832, et d'ailleurs elles ont presque toujours été faites par un temps très serein, avantage dont on a rarement joui dans les autres observatoires.

M. de Ratte rapporte que la comète de 1759 parut à Paris presque sans queue, tandis qu'à Montpellier il la vit avec une queue de 25°. Il ajoute que la fameuse éclipse de soleil du 1 avril 1764 fut observée par quatre personnes dont il faisait partie; et qu'ayant des vues différentes et des lunettes d'inégale force, ils s'accordèrent tous à marquer la fin de l'éclipse à la même seconde, indice certain de la grande sérénité du ciel; et enfin, qu'en 1773, M. de Lalande étant à l'observatoire de Montpellier, vit distinctement, à l'œil nu, Mercure à l'horizon, et ce fut pour cet habile astronome un spectacle bien intéressant que celui d'un horizon si net, si exempt de vapeurs.

Ces témoignages de la pureté de notre atmosphère sont si frappans, qu'ils m'ont paru devoir être rapportés, et excuser, s'il en était besoin, les réclamations multipliées de M. Poitevin pour un établissement public et réglé d'astronomie.

Les premiers travaux de notre académicien avaient été dirigés vers la météorologie, et il avait été chargé de suivre particulièrement les observations udométriques de M. Romieu ; il a rempli cet engagement pendant trente-cinq années, depuis 1767 jusqu'en 1802, mais sur un meilleur plan. Il abandonna la méthode de Romieu, qui, partant du principe du poids calculé d'un pied cubique d'eau de pluie, réduisait la quantité d'eau observée en pieds, pouces et lignes, sur un pied carré de surface ; cette méthode lui présentait des erreurs dans la pratique ; de très petites quantités étaient difficiles à évaluer ; et d'ailleurs la pesanteur de l'eau, plus grande pendant l'hiver que pendant l'été, le plus ou moins de pureté des eaux de la pluie, l'ordre dans lequel elles tombent, les premières ondées étant toujours chargées de parties hétérogènes, lui offraient des inconvéniens par la différence entre les résultats des hauteurs conclues par le poids et ceux qui sont obtenus par l'observation directe ; c'est ce dont il s'assura plusieurs fois, et le résultat d'une de ses expériences, faite le 27 janvier 1772, était que Romieu se serait trompé dans cette occasion de 5/16 de ligne, 0,705 millimètres en moins.

Trente-deux années complètes d'observations lui ont donné un résultat moyen de 764,724 millimètres 28 pouces trois lignes par année, quantité qu'il proposa d'adopter comme la plus certaine ; la comparaison des premières années et des dernières lui a démontré une diminution sensible dans la quantité annuelle moyenne de pluie qui tombe à Montpellier ; il en attribue la cause, si elle n'est que locale, à l'abus des défrichemens et à la destruction des arbres ; il indique la distribution de la pluie dans les différens mois de l'année ; il observe qu'un phénomène qui parait appartenir aux pays méridionaux, surtout à ceux qui sont situés près de la mer, est la quantité énorme de pluie qui tombe dans d'assez courts intervalles, puisqu'un jour (le 15 décembre 1768) a donné 8 pouces 3 lignes, 15, ce qui forme presque le tiers du contingent de l'année ; phénomène après lequel ce que j'ajouterai, qu'il tombe à Paris, année commune, 19 pouces d'eau, et à Montpellier 28 pouces trois lignes, pourra beaucoup moins étonner.

Ces observations ne font qu'une petite partie de l'*Essai sur le climat de Montpellier*. Cet ouvrage, publié en 1803, renferme l'histoire complète des variations de l'atmosphère pendant la seconde moitié du dix-huitième siècle, et remonte même jusqu'à l'époque de l'établissement de l'Académie. Des recherches topographiques sur les eaux, le sol, la nature des terres, la population, etc., en forment la première partie; les deux autres contiennent tous les faits météorologiques, fruits de ses observations ou de ses recherches. L'auteur se plaît à établir, par des conséquences certaines, la bonté des eaux, la salubrité de l'air et la longévité des habitans, telle que les contrées les plus salubres sont loin de présenter un pareil résultat; ce n'est pas seulement un bon ouvrage, mais c'est encore un ouvrage bien fait et bien écrit; intéressant pour tous les lecteurs, et d'une utilité directe pour la physique et la médecine.

L'influence présumée des astres sur notre atmosphère entrait dans le plan de l'ouvrage de M. Poitevin; celles de la lune et du soleil lui paraissent seules démontrées, comme elles le sont à presque tous les physiciens par l'analogie des marées; mais considérant leur action dans un sens inverse à l'égard de l'atmosphère, c'est-à-dire le soleil, comme cause perturbatrice, et la lune comme cause constante et seule en possession de produire des changemens considérables, il établit, d'après les observations relatives au climat de Montpellier, les rapports que les divers phénomènes pourraient avoir avec les points lunaires les plus remarquables; les variations de la chaleur, celles du poids de l'air, ne lui paraissent pas en dépendre particulièremement, et ce n'est que sur les pluies que l'influence lunaire lui paraît à peu près certaine. Sans entrer dans le détail des observations qu'il a recueillies sur les syzygies, les apsides et les lunistices, je dirai seulement que leur concours lui a paru souvent lié à des crises notables, à des orages extraordinaires. La révolution de l'apogée lunaire de huit années trois-cent onze jours peut être regardée comme un cycle qui ramène les pluies abondantes, et il cite à l'appui de cette opinion huit époques correspondantes.

Cette cause générale des variations de l'atmosphère, prise dans les phases de la lune et dans les différentes situations de ce satellite par rapport au soleil et à la terre, avait été déjà traitée dans un mémoire de Toaldo, couronné par la Société royale de Montpellier en 1774, rempli de faits, de conséquences, et même de préceptes relatifs à l'influence des météores sur la végétation. Cette cause étudiée par notre académicien lui a offert les mêmes résultats.

M. Poitevin sentait l'importance des résultats déduits d'une antique expérience par de simples cultivateurs; plusieurs savent comme par cœur l'histoire des variations de l'atmosphère, et n'auraient besoin que d'historiens pour l'écrire et de calculateurs pour en faire une science; elle serait sans doute d'une haute utilité pour l'agriculture et la médecine, et il appartient peut-être aux sociétés qui s'occupent spécialement de ces deux arts consacrés aux premiers besoins de l'homme de la fixer sur ses véritables bases.

Il n'est point de parties de l'économie rurale sur lesquelles M. Poitevin n'eût des connaissances très étendues; un domaine considérable dans lequel il faisait de longs séjours fournissait un aliment continuel à son goût pour l'observation; les résultats en sont consignés dans les journaux de physique, dans les portefeuilles de l'ancienne Société royale, dans ceux de la Société d'agriculture ou dans ses propres manuscrits. Deux mémoires méritent une distinction particulière.

Dans le premier, qui a pour objet *la manière dont on gouverne les troupeaux sur les montagnes de la haute marche du Rouergue, et celle que l'on emploie dans les communautés voisines de la mer, aux environs de Montpellier*, M. Poitevin présente comme une première vue générale que, dans le vaste bassin formé par les montagnes du Rouergue et des Cévennes, et terminé par la Méditerranée, la mortalité des bêtes à laine est en raison inverse de la proximité des montagnes; il y indique tous les désavantages de notre territoire, les causes destructives qui en dépendent et celles qui tiennent à des pratiques nuisibles. La diversité dans la nature et le mélange des terres, dans la production, dans la culture, un parcours trop varié, une nourriture jamais uniforme, l'air délétère des marais, les chaleurs excessives, le mélange des bêtes à laine dans les communaux, l'usage de les conduire dans les chaumes, tout y contrarie le régime nécessaire à des animaux dont la digestion est lente et pénible, et qui ne peuvent s'accommoder de ces variations fréquentes d'air, de température et de pâturages.

Le second mémoire présente des *observations sur l'effervescence et la chaleur du vin dans la fermentation spiritueuse;* il fut imprimé dans le volume de l'Académie royale des sciences de Paris pour l'année 1770. Cette matière, dont M. Poitevin a fait une étude constante, lui a fourni divers écrits, entr'autres un mémoire inséré dans les bulletins de la Société d'agriculture, *sur un moyen facile de déterminer l'époque où il faut préserver les vins nouveaux de l'action de l'air,* et un extrait lumineux de l'excellent traité d'œnologie de M. le sénateur comte Chaptal.

Parmi les nombreux services rendus par M. Poitevin à la Société royale des sciences, on doit compter la rédaction, dans le meilleur ordre, d'un recueil manuscrit contenant un choix de mémoires en six volumes in-folio · Si l'affection de notre académicien pour cette compagnie était vive et soutenue lorsqu'elle était richement dotée, comblée des faveurs de plusieurs grands personnages, jouissant d'une haute considération auprès des savans étrangers, et en relation constante avec l'Académie des sciences de Paris, ce sentiment ne fut que plus empressé, plus vif et plus ingénieux, quand vint à disparaître insensiblement la barbarie de mœurs et d'idées qui domina trop long-temps sur la France. Notre académicien avait subi le sort des autres; mais les académiciens existaient encore : cette Société se rallia tout entière, et ce fut à la voix de M. Poitevin. Il fut l'ame de nos délibérations, le mobile de nos travaux, le provocateur de toutes les mesures utiles.

Les sciences et les lettres avaient fait les délices de sa vie entière et semblaient, dans un âge déjà avancé, redoubler de charmes pour lui. Il pouvait se promettre pour long-temps encore ces heureuses jouissances, qui rendent la vieillesse intéressante, qui la sauvent du délaissement et de l'ennui, et lui conservent ses rapports avec tous les âges; mais l'Académie était destinée à éprouver des pertes successives et cruelles. M. Poitevin avait vu disparaître les de Ratte, les Barthez, les Fouquet, et il devait suivre de près ses illustres amis. Doué jusqu'alors d'une santé robuste et inaltérable, son activité paraissait avoir redoublé, lorsque quelques indispositions, en apparence légères, prirent, au commencement de 1807, un caractère grave et alarmant, et, après trois mois d'une cruelle maladie, il succomba le 1er avril de la même année.

Pendant cette période de temps, modèle constant de fermeté et de douceur, il n'a jamais laissé échapper une seule parole d'impatience et d'inquiétude, une seule plainte sur un état qu'il savait être sans espoir; il remerciait sans cesse sa femme et ses enfans de leurs tendres soins; il cherchait à les ramener à des idées enjouées, et il se conduisait comme si c'était eux qu'il fallût distraire de l'idée d'une séparation prochaine.

M. Poitevin a rempli diverses fonctions publiques avec les qualités qu'elles exigent; l'ordre, l'activité, les lumières et une probité scrupuleuse. Après le 18 brumaire an VIII, époque de salut et de gloire, il fut nommé président de l'administration du département, et, à l'organisation définitive, membre du conseil de préfecture.

Aux vertus publiques se joignaient, dans M. Poitevin, celles de la société. Il y apportait un commerce sûr et officieux, une politesse vraie, de l'agrément et de l'usage du monde. Né avec beaucoup d'esprit et d'imagination, il parlait bien; et une certaine gravité extérieure cachait un caractère naturellement gai et porté à la bonne plaisanterie, à laquelle il ne se livrait cependant qu'avec ses intimes connaissances. Le goût des arts et de la littérature aimable avait entretenu dans un esprit facile cette grace d'expression dont on trouve la preuve dans les éloges de MM. Marcot, Montet et de Ratte, ainsi que dans quelques ouvrages d'agrément et dans plusieurs poésies restées dans le secret de l'amitié.

M. Poitevin s'était marié avec mademoiselle des Pradels, de Milau, modèle des épouses et des mères de famille. Il a laissé trois fils, dont l'aîné est payeur de la 9ᵉ division militaire; le second est général de . . . . . distingué dans l'arme du génie; le troisième est attaché au ministère de l'intérieur. Il a aussi laissé une fille mariée au général de division Campredon. . . . . . .

. . . .

M. Martin Choisy, conseiller de la Cour impériale de Montpellier, auteur de l'éloge dont on vient de lire l'extrait, est neveu de M. Poitevin.

(*Article communiqué par M. Desgenette.*)

POMMÉ, né à Arles en 1735, docteur en médecine de l'Université de Montpellier, médecin consultant du roi, pratiqua d'abord la médecine dans sa ville natale. Ayant découvert une méthode qu'il croyait souveraine de guérir les maladies nerveuses, et s'étant fait une théorie de ces affections, il vint à Paris pour les propager. Il eut à soutenir bien des luttes pour y parvenir. Il passa ensuite quelques années à Montpellier. On n'indique pas l'époque de sa mort; mais elle a eu lieu dans un âge avancé.

Selon Pomme, la cause prochaine et immédiate des affections vaporeuses doit être attribuée à la tension et au raccornissement des nerfs. Pour exprimer sa pensée avec plus d'énergie, il se sert d'une comparaison. « Qu'on imagine, dit-il, un parchemin trempé, mou et flexible, tels doivent être les nerfs dans leur état naturel; si le suc qui arrose leur tissu pour entretenir leur souplesse et les rendre propres à exécuter librement leurs fonctions vient à manquer, le parchemin se raidit, et, par une sécheresse totale, il se raccornit. Pour rétablir les nerfs dans leur état naturel, il faut leur rendre tout l'humide dont ils sont dépourvus. » Partant de là, Pomme conseille, comme base de tout traitement, une abondante boisson d'eau de veau ou de poulet, et des bains tièdes de trois et quatre heures de durée tous les jours. Du reste, son ouvrage renferme, parmi de mauvaises théories, des faits intéressans.

Traité des affections vaporeuses des deux sexes, où l'on tâche de joindre à une théorie solide une pratique sûre fondée sur des observations. Lyon, 1760, in-12; Paris, 1763, in-12; Lyon, 1767, in-12. — *Traité des affections vaporeuses des deux sexes, ou maladies nerveuses vulgairement appelées maux de nerfs. Nouvelle édition, augmentée et publiée par ordre du gouvernement.* Paris, 1782, in-4; portrait. Quatrième édition, augmentée d'un supplément contenant les additions, corrections et notes des retranchemens faits dans les éditions subséquentes. Paris, 1803, in-12, 2 vol. Cinquième édition, revue, corrigée et augmentée. Paris, 1803, in-8, 2 vol.

Supplément au Traité des affections vaporeuses des deux sexes, dans lequel on trouve: 1º *Une nouvelle édition considérablement augmentée des Mémoires et des Observations cliniques sur l'abus du quinquina.* 2º *La réfutation de la doctrine médicale de Brown.* 3º *Une notice sur l'électricité, le galvanisme et le magnétisme.* Paris, 1804, in-8. — Le premier et le deuxième de ces Mémoires ont eu des éditions à part en 1803 et 1806.

Recueil de pièces publiées pour l'instruction du procès que le traitement des vapeurs a fait naître parmi les médecins. Paris, 1771, in-8.

PONSART (G. B.), médecin consultant des princes de Liége et de Stavelot, et des eaux de Spa, puis médecin de l'hôtel royal des Invalides, a publié les ouvrages suivans:

Traité de l'apoplexie et de ses différentes espèces particulières, ainsi que d'une nouvelle préparation mercurielle, propre à l'usage extérieur, en forme de frictions sèches, pour les dartres et les maladies vénériennes. Paris, 1775, in-12; Liège et Paris, 1781, in-8.

Traité méthodique de la goutte et du rhumatisme. Paris, 1770, in-12.

PORTAL (Antoine), professeur long-temps célèbre, et laborieux écrivain, naquit à Gaillac le 5 janvier 1742. Après avoir fait ses humanités à Alby et à Toulouse, il alla étudier la médecine à Montpellier. Il fut promu au doctorat en 1764. Il s'était déjà fait remarquer auparavant dans les cours d'anatomie qu'il avait ouverts aux élèves, et l'Académie des sciences de Montpellier l'avait honoré, avant l'âge de vingt ans, du titre de correspondant. Portal vint à Paris en 1766, pourvu de recommandations pour Senac et Lieutaud. Grace à leur appui, qu'il s'assura du reste par les services que ses connaissances en anatomie lui permirent de leur rendre, il fut bientôt répandu dans le grand monde. Senac le fit appeler pour faire, selon l'expression de M. Pariset, l'autopsie d'*une personne royale*; et, pour lui procurer les moyens d'exercer à Paris, malgré les jalousies de la Faculté de médecine, le même archiâtre le fit nommer professeur d'anatomie du dauphin. Portal était homme à tirer parti des moyens de parvenir que lui fournissait la faveur d'un homme si haut placé. En 1768, il fut nommé professeur de médecine au collége de France, et, peu après, adjoint de l'Académie des sciences, dont il ne tarda pas à être associé. Il publia en peu d'années de nombreux volumes. Buffon lui fit donner, en 1777, la place de professeur d'anatomie au Jardin-des-Plantes; et il se trouva ainsi élevé, bien jeune encore, aux postes les plus brillans où un médecin pût parvenir. Les faveurs qui l'avaient entouré dans sa jeunesse ne lui manquèrent pas dans un âge avancé. Premier médecin de Louis XVIII, il jouit de toute sa bienveillance, et il la mit à profit pour faire créer, en 1820, l'Académie royale de médecine, dont il fut président d'honneur perpétuel. Il était aussi membre du *conseil général des hôpitaux*. Portal mourut le 23 juillet 1832. Il légua par son testament à l'Académie royale de médecine les sommes nécessaires pour fonder un prix annuel sur celle des branches des sciences médicales qu'il avait cultivée avec le plus de zèle, sur l'anatomie pathologique. Éditeur du grand ouvrage anatomico-pathologique de Lieutaud, en 1767, il n'avait jamais cessé de recueillir des matériaux pour cette science, sinon avec beaucoup de précision et de goût, du moins avec une attention laborieuse, et il avait constamment publié, pendant un demi-siècle, les résultats de ses recherches, tant dans des mémoires destinés à l'Académie des sciences que dans des monographies, et surtout dans son *Anatomie médicale*; et c'est là, il faut en convenir, presque le seul côté par lequel ses travaux puissent soutenir jusqu'à un certain point, après sa mort, la célébrité dont il jouit pendant sa vie. Quoique auteur de la plus longue histoire qui existe de l'anatomie et de la chirurgie, il ne tient pas un rang bien élevé parmi les historiens.

Dissertatio medico-chirurgica generales luxationum complectens notiones. Montpellier, 1764, in-4.

Mémoire sur l'abus des machines dans le traitement des luxations. Dans l'ancien *Journal de médecine*, année 1766.

Sur deux reins monstrueux. 1767. Dans les *Mémoires de l'Académie des sciences.*

Précis de la chirurgie pratique, contenant l'Histoire des maladies chirurgicales et la manière la plus en usage de les traiter, avec des observations et remarques critiques sur divers points. Paris, 1768, 2 vol. in-8, avec fig.

Sur la structure et les usages de l'ouraque dans l'homme. Acad. des sc. 1769.

Sur l'action du poumon pendant la respiration. Acad. des sc. 1769.

Sur le canal thoracique. 1769. Dans les *Mémoires de l'Académie des sciences.*

Sur divers points d'anatomie. Acad. des sc. 1770.

Sur les parties génitales de la femme. Acad. des sc. 1770.

Histoire de l'anatomie et de la chirurgie, contenant l'origine et les progrès de ces sciences, avec un tableau chronologique des principales découvertes et un catalogue des ouvrages d'anatomie et de chirurgie, des mémoires académiques, des dissertations insérées dans les journaux et de la plupart des thèses qui ont été soutenues dans les Facultés de medecine de l'Europe. Paris, 1770. 6 vol. in-8. en 7 part.

Lettre à M. Antoine Petit, au sujet d'une critique sur l'Histoire de l'Ana-
tomie, par *M. Duchanoy, son disciple.* Paris, 1771, in-12.

Sur les tumeurs et engorgemens de l'épiploon. Acad. des sc. 1771.

Sur la situation des viscères du bas-ventre chez les enfans, et sur le déplacement qu'ils éprouvent dans un âge plus avancé. Acad. des sc. 1771.

Sur l'utilité de recourir à l'art dans la difformité de la taille qui survient dans un âge avancé. Acad. des sc. 1772.

Sur le cœur du veau marin. 1772. Dans les *Mémoires de l'Académie des sciences.*

Sur une nouvelle méthode d'amputer les extrémités. Acad. des sc. 1773

Sur la situation du foie et sur la manière de reconnaître ses maladies par le tact. Acad. des sc. 1773.

Rapport fait par ordre de l'Académie des sciences sur les effets des vapeurs méphitiques dans le corps de l'homme, et principalement sur la vapeur du charbon, avec un précis des moyens les plus efficaces pour rappeler à la vie ceux qui ont été suffoqués. Paris, 1774, in-12.

Sur quelques maladies du foie qu'on attribue à d'autres organes. Acad. des sc. 1777.

Observations sur la nature et sur le traitement de la rage, suivies d'un précis historique et critique de divers remèdes qui ont été employés contre cette maladie. Iverdun, 1779, in-12; Alençon, 1780, in-12.

Observations sur la nature et le traitement du rachitisme ou des courbures de la colonne vertébrale, et de celles des extrémités supérieures et inférieures. Paris, 1779, in-8.

Sur la structure et les altérations des

glandes du poumon, avec des remar-
ques sur la phthisie pulmonaire. Acad.
des sc. 1780.

Sur l'apoplexie. Acad. des sc. 1781.

Sur la phthisie de naissance. Acad.
des sc. 1781.

Sur les morts subites occasionnées
par la rupture du ventricule gauche
du cœur. Acad. des sc. 1784.

Sur la nature et le traitement d'une
maladie singulière. Acad. des sc. 1784.

Sur le traitement de la rage. Acad.
des sc. 1786.

Observations sur les effets des va-
peurs méphitiques dans l'homme, sur
les noyés, sur les enfans qui paraissent
morts en naissant, et sur la rage; avec
un précis du traitement le mieux
éprouvé en pareil cas. Sixième édition,
à laquelle on a ajouté des observations
sur les effets de plusieurs poisons dans
le corps de l'homme, etc. Paris, 1787,
in-8.

Observations qui prouvent que la
pleurésie n'est pas essentiellement dif-
férente de la péripneumonie ou de la
fluxion de poitrine. Acad. des sc. 1789.

Sur quelques voies de communica-
tion du poumon avec les bras et avec les
parties extérieures de la poitrine.
Acad. des sc. 1789.

Observations sur la nature et le trai-
tement de la phthisie pulmonaire. Pa-
ris, 1792, in-8; ibid., 1809, 2 vol.
in-8, avec des additions jointes aux
traductions de la première édition en
italien, par Federigo (Venise, 1801,
3 vol. in-8).

Sur quelques maladies de la voix.
An VI.

Sur un mouvement qu'on peut ob-
server dans la moelle épinière. An VII.

Sur la nature et le traitement du
melœna ou de la maladie appelée vul-

gairement maladie noire. An VII.

Observations sur la petite vérole.
Paris, an VII, in-8.

Sur la nature et le traitement des
fièvres qui ont régné dans la Vendée.
An VII.

Mémoires sur la nature et le traite-
ment de plusieurs maladies, avec le
précis des expériences sur les animaux
vivans, et un cours de physiologie pa-
thologique. Paris, 1800-1825. 5 vol.
in-8.

Cours d'anatomie médicale. Paris,
1804, 5 vol. in-4 et in-8.

Sur le grand nerf sympathique dans
l'homme. 1804. Dans les Mémoires
de l'Institut.

Observations sur la nature et le trai-
tement de l'apoplexie, etc. Paris,
1811, in-8.

Observations sur la nature et le trai-
tement des maladies du foie. Paris,
1813, in-8 et in-4.

Sur des cataractes guéries par l'an-
nihilation du cristallin, operée par la
nature ou par le secours de l'art; dans
les Annales du Muséum d'histoire na-
turelle, tome VI.

Mémoire sur l'inflammation des in-
testins ou les entérites qui surviennent
dans les maladies du foie. 1820. Dans
les Mémoires de l'Institut.

Observations sur la nature et le
traitement de l'hydropisie. Paris,
1824, in-8..2 vol.

Observations sur la nature et le trai-
tement de l'épilepsie. Paris, 1827, in-8.

Portal a été l'éditeur de l'*Histo-*
ria anatomico-medica de J. Lieutaud
Paris, 1767, 2 vol. in-4; et de la seconde édition, du *Traité de la struc-*
ture, de l'action et des maladies du
cœur; par Senac. (Paris, 1774. 2 vol.
in-4, fig.

PORTAL (Paul), accoucheur distingué, était de Montpellier. Il vint faire ses études à Paris. Après avoir suivi les cours de la Faculté et les leçons de René Moreau au collége de France, il fut admis à l'Hôtel-Dieu, à la place de gagnant maîtrise. C'est là qu'il étudia l'art des accouchemens, dans lequel il se distingua. L'ouvrage qu'il publia sur cet art étant composé en grande partie d'observations particulières conserve encore quelque intérêt. Portal mourut le 1ᵉʳ juillet 1703.

Discours anatomique au sujet d'un enfant d'une figure extraordinaire. Paris, 1671, in-12.

La pratique des accouchemens, soutenue d'un grand nombre d'observations. Paris, 1675, in-8.

PORTENSCHLAG-LEDERMAYER (Joseph de), membre et doyen de la Faculté de médecine de Vienne, mort le 27 juillet 1834, âgé de quatre-vingt-douze ans, est auteur d'un ouvrage sur l'hydrocéphale, dans lequel on reconnaît le praticien qui a beaucoup vu.

Ueber den Wasserkopf. Beytrag zu einer Monographie dieser Krankheit. Nebst Anhang, verschiedene Anmerkungen, einige Leichenœfnungen und einen Aufsatz über die Kuhpocken enthaltend. Vienne, 1812 (1811), in-8.

Ein Beytrag zur Geschichte der Kuhpocken in Oesterreich. Vienne 1801, in-8, 15 pp.

Portenschlag a publié pendant quatorze ans, en commun avec Seyfried, le recueil suivant :

Der Sammler ; eine Unterhaltungsschrift. Vienne, 1809-1822, in-4.

(*Med. chir. Zeitung.*—Meusel.)

PORZIO (Luc Antoine), en latin PORTIUS, naquit à Pasitano, près d'Amalfi, en 1639. Il était professeur en médecine à Rome en 1672. Il séjourna quelque temps dans les états de Venise et se rendit ensuite à Vienne. Les circonstances et le lieu lui donnèrent les moyens d'étudier la médecine des camps et des armées, et le mirent en état de composer un bon ouvrage sur l'hygiène militaire. Porzio s'était fait connaitre auparavant par son aversion pour l'abus et même pour l'usage de la saignée. Ce n'est que par des raisons théoriques qu'il attaquait ce puissant moyen, sans lequel, dans la plupart des maladies aiguës, la médecine serait un art impuissant.

Erasistratus, seu de sanguinis missione. Rome, 1672, in-12; Venise, 1683, in-12.

Apologia Galeni.

Paraphrasis in Hippocratis librum de veteri medicinâ. Rome, 1681, in-12; ibid., 1683; ibid., 1691, Utrecht, 1703, in-8.

Dissertationes variæ. Venise, 1683.

*De militis in castris tuendâ valetu-
dine.* Vienne, 1685 ; Naples, 1728,
in-8 ; La Haye, 1739, in-8.

Opuscula et fragmenta varia. Naples, 1701.

*De medicinæ difficultate artibusque
quibus bonus medicus indiget.*

De aere animalia enecante.

Medicæ considerationes variæ.

Opera omnia. Naples, 1736, in-4,
2 vol.

POSEWITZ (Jean Frédéric Sigismond), de la famille des Pose-
witzky, venue de Pologne durant la guerre de trente ans, naquit le
3 mai 1766, de Jean Chrestien David, apothicaire à Dahme, près
de Wittemberg. En 1786, il alla étudier à l'Université de Wittemberg, et à Iéna en 1788. Il fut reçu docteur en médecine et en chirurgie en 1790, et alla pratiquer l'art de guérir dans son endroit
natal. Après la mort de son père, au mois de mai 1791, Posewitz
revint à Wittemberg, où il séjourna deux années ; puis il alla à
Berlin, revint encore une fois à Wittemberg, où il fit des cours particuliers de médecine, fut appelé à Giessen le 11 juillet 1796, comme
professeur ordinaire d'anatomie, de chirurgie et d'accouchemens,
monta en 1798 à la seconde place de cette Université, et mourut le
23 mars 1805.

*Ueber den Ursprung der Würmer
des menschlichen Kœrpers.* Wittemberg, 1788.

*Lumbricum teretem, tœniam, asca-
rides et trichurides non esse vermes,
corpori animantium connatos, sed in
id potius inferri.* Wittemberg, 1788,
in-4.

*Dissertatio inauguralis, semiologia
aphtharum, acute idiopathicarum et
symptomaticarum.* 1790, in-4.

*Physiologie der Pulsœrdern des men-
schlichen Kœpers, nebst einer voraus-
geschickten Beschreibung des Herzens,
und einer tabellarischen Uebersicht
der beiden arteriœsen Systeme.* 1ster
Teil. Leipzig, 1798.

*Progr. disquisit. anatomico-angio-
log. sist. de arteriis majoribus, secundum naturæ leges, per superficiem
corporis humani externam, excurren-
tibus, vel saltem ad eamdem magis*
minusve accedentibus. P. 1. Giessen,
1795, in-4.

*Journal für Medicin, Chirurgie und
Geburtshülfe, vorzuglich mit Rücksicht
auf Aetiologie und Semiotik, von einer
Gesellschaft teutscher Aerzte.* 1stes
Heft, nebst einer Kupfertafel. Her-
born et Hadamar, 1799, in-8. 2tes
Heft., ibid., 1800, in-8.

*Aetiologische und semiotisches Jour-
nal für Medicin, Chirurgie, und Ge-
butshülfe,* etc. Giessen et Darmstadt,
1802, in-8. Deux numéros.

*Diss. Cardialgiæ brevis nosologia,
methodus curandi rationalis, ac morbi
ipsius feliciter curati historia.* Giessen,
1800, in-4.

*Bestimmungen des durch die Ge-
fæss und Nervenporen entweichenden
flüchtigen Stoffs. nebst einer Kupferta
fel.* Giessen, 1803, in-8.

Entwurf zur Anlegung einer Bade

und Baderettungsanstalt für Stadte an Flüssen. Giessen, 1804, in-8.

Synoptische Tafeln über die Osteologie des menschlichen Kœrpers, zur Erleichterung des Studium derselben

und zur geschwinden tabellarischen Uebersicht, für Aerzte und Chirurgen. Giessen, 1804, in-folio.

(Strider. — Rotermund.)

POTT (Percival), l'un des plus grands chirurgiens que l'Angleterre s'honore d'avoir produit, naquit à Londres en 1713. La mort de son père, qui arriva quand Percival n'avait encore que quatre ans, le livra aux soins d'un parent éloigné de sa mère, l'évêque de Rochester, Wilcox. Il fut élevé comme un sujet destiné à l'église ; mais il se sentit entraîné de bonne heure par un si vif penchant pour la chirurgie qu'il fallut le laisser suivre son goût à cet égard. Il fut placé chez un chirurgien de l'hôpital Saint-Barthélemy, et se fit bientôt distinguer comme un élève de la plus grande espérance. Il s'établit en 1736, et s'avança rapidement dans la pratique. En 1745, il fut élu chirurgien adjoint, et en 1749 l'un des principaux chirurgiens de l'hôpital où il avait fait ses études. En 1764, la Société royale de Londres l'admit au nombre de ses membres, il fut nommé associé des colléges des chirurgiens d'Irlande et d'Edimbourg. Pott ne se livra que fort tard à l'enseignement de la chirurgie; mais après avoir surmonté les premières difficultés du professorat, il excella dans cette carrière. En 1787, il résigna la place de chirurgien de l'hôpital Saint-Barthélemy, où il avait brillé près d'un demi-siècle. Il mourut le 22 décembre 1788. Doué à un haut degré du génie chirurgical, Pott a porté une lumière nouvelle dans tous les sujets qu'il a entrepris d'éclairer.

Treatise on ruptures. Londres, 1756, in-8. *Second edition corrected and improved.* Londres, 1763, in-8. — Il y a plusieurs autres éditions de cet ouvrage.

An account of a particular kind of rupture, frequently attendant on new-born children, and sometimes met with in adults viz. that in which the intestine or omentiun is found in the same cavity with the testicle. Londres, 1757, in-8.

Observations on that disease of the eye commonly called fistula lachrymalis. Londres, 1758, in-8.

Observations on the nature and consequences of wounds and contusions of the head, fractures of the skull, concussions of the brain , etc. Londres, 1760; in-8 ; ibid., 1775, in-8.

Practical remarks on the hydrocele, or watery rupture, and other diseases of the testicles. Londres, 1762, in-8.

Remarks on the disease commonly called fistula in ano. Londres, 1765, in-8.

Observations of the nature and consequences of those injuries to which the head is liable, from external violence. To which are added some few general remarks on fractures and dislocations. Londres, 1768, in-8.

Account of a method of obtaining a perfect cure of the hydrocele, or watery rupture, by means of a seton. Londres, 1771, in-8.

Chirurgical observations relative to cataract, the polypus of the nose, cancer of the scrotum, ruptures and mortifications of the toes. Londres, 1775, in-8.

Remarks on the kind of palsy of the lower limbs, wich is frequently found to accompany a curvature of spine cure also remarks on the necessity of the; and is supposed to be caused by it, with the method of propriety of amputation in certain cases. Londres, 1778, in-8. Trad. franç. par Duchanoy. Paris, 17.., in-8.

Farther remarks on the useless state of the lower limbs in consequence of a curvature of the spine; being a supplement to the former treatise on that subject. Londres, 1782, in-8

A few select remarks on fractures and dislocations. Account of tumours which rendered the bones sot. Philosophical transactions. 1740. Abridg. t. VIII, p. 464.

Of a hernia of the urinary bladder, including a stone. Philos. transact. 1764. Abridg. t. XII, p. 100.

The chirurgical works of Percival Pott, etc. Londres, 1771, in-8., 4 vol.; *ibid.*, 1775, in-4. — *A new edition, with his last corrections; to which are added a short account of the life of the author, a method of curing hydrocele by injection, and occasional notes and observations, by James Earle, esq.* Londres, 1790, in-8, 3 vol. *New edition with corrections and observations by sir James Earle.* Londres, 1808, in-8, 3 vol. Trad. française. Paris, 178.., in-8. 3 vol.

POUPART, docteur en médecine de l'Université de Montpellier correspondant de la Societé royale de médecine de Paris, s'est fait connaître par la publication d'un ouvrage sur les dartres, qui fut bien accueilli des médecins de son temps, mais qui a bien perdu de l'importance qu'il eut à son apparition.

Traité des dartres. Paris, 1782, in-12. Seconde édition augmentée de *Nouvelles observations sur ces maladies, et sur les différens remèdes les plus efficaces pour les combattre.* Paris, 1784, in-12.

POUTEAU (CLAUDE), célèbre chirurgien de Londres, naquit dans cette ville en 1725. Son père, chirurgien distingué, fut son premier maître. Claude Pouteau vint, jeune encore, suivre à Paris les leçons de J.-L. Petit, Ledran, Morand et autres. Reçu élève à l'Hôtel-Dieu de Lyon en 1744, il fut désigné dès l'année suivante pour remplacer Grassot comme chirurgien major. Il entra en exercice deux ans après. Les succès de sa pratique y furent brillans.

Pouteau fut continué dans le même exercice au-delà du terme ordinaire par l'administration de l'hôpital, qui, ne pouvant le conserver toujours, voulut du moins prolonger les succès qu'il avait dans cette maison. L'Académie de Lyon l'admit au nombre de ses membres. Sa réputation s'étendit au loin, et il fut compté parmi les plus grands chirurgiens de son époque, fertile en hommes distingués dans cette carrière. La pratique de Pouteau, quoique réglée par des principes sages (bien que ses théories ne fussent pas toujours dégagées des écarts d'une imagination trop active), était énergique et hardie. Opérateur des plus habiles, il ne reculait jamais devant l'emploi du fer et du feu.

Pouteau mourut presque subitement, en 1775, à la suite d'une chute qu'il fit en rentrant chez lui, et dans laquelle il reçut une violente contusion au crâne. Nous avons de lui les ouvrages suivans :

Mélanges de chirurgie. Lyon, 1760, in-8. fig.

Essai sur la rage, mémoire lu à *l'Académie de Lyon*, le 24 mai 1763, in-8.

La taille au niveau, avec addition de plusieurs *instrumens.* Paris, 1763, in-8.

OEuvres posthumes de M. Pouteau, docteur en médecine, chirurgien en chef de *l'Hôtel-Dieu de Lyon* (par Colombier). Paris, 1783, in-8, 3 vol.

PRESSAVIN, gradué de l'Université de Paris, membre du collége royal de chirurgie de Lyon, démonstrateur en matière médico-chirurgicale, est auteur de plusieurs ouvrages, dont le principal, sur les maladies des nerfs, peut être regardé, en quelque sorte, comme la contre-partie de celui de Pomme.

« Les humectans, dit Pressavin, les délayans et les rafraîchissans, ont été, depuis quelques années, annoncés pour des remèdes si souverains dans la plupart des maladies, qu'il est dangereux de voir aujourd'hui leur usage dégénérer en abus très-pernicieux.... Je n'ai pu voir accréditer ce système sans être effrayé des suites pernicieuses qu'il peut entraîner. Si les humectans et les délayans ont la propriété de diviser les humeurs, d'en adoucir l'âcreté, de détendre et de ramollir les solides; si, en conséquence, ils conviennent aux tempéramens qui pèchent par trop d'acrimonie et d'épaississement dans les fluides, trop de rigidité et de sécheresse dans les solides, il est aisé de comprendre qu'ils ne peuvent manquer de nuire à ceux qui se trouvent dans des dispositions toutes contraires, puisque leur effet, dans ces derniers, serait d'affaiblir le ressort des solides, et de diminuer la cohérence naturelle des fluides, d'où dépend la force du tempérament..... C'est pour combattre la fausse opinion sur laquelle ce dangereux préjugé paraît fondé que j'ai entrepris cet ouvrage; et, comme c'est dans l'affection hypocondriaque que l'usage des humectans a reçu les plus grands éloges, je n'ai pu choisir une matière plus propre à exécuter mon projet que celle que fournit le traité de cette maladie, qui fait aussi l'objet principal de mon livre. Cependant, bien loin que je veuille proscrire ces remèdes, je reconnais leur efficacité dans plusieurs maladies; mais, ne pouvant supporter l'excès et l'abus, j'ose leur fixer des bornes. »

Dissertation sur un nouveau remède anti-vénérien. Lyon, 1768, in-8, et à la suite du traité indiqué plus bas.

Traité des maladies de nerfs, dans lequel on développe les vrais principes des vapeurs. Lyon, 1769, in-12.

Traité des maladies vénériennes, dans lequel on indique un nouveau remède dont l'efficacité est constatée par des expériences réitérées, et un succès constant, depuis dix années. Genève, Paris et Lyon, 1773, in-12.

L'art de prolonger la vie et de conserver la santé, ou traité d'hygiène. Lyon et Paris, 1786, in-8.

PRIMEROSE (JACQUES), Ecossais d'origine, naquit à Saint-Jean-d'Angely, en Saintonge. Après qu'il eut fait ses humanités à Bordeaux, les libéralités du roi d'Angleterre, Jacques Ier, lui donnèrent les moyens de venir étudier la médecine à Paris. Il alla prendre le grade de docteur à la Faculté de Montpellier en 1617. Il passa au bout de quelque temps en Angleterre, se fit agréger à l'Université d'Oxford en 1629, et alla se fixer à Hull, dans le duché d'Yorck. Primerose, qui avait la réputation d'habile praticien, compromit gravement sa réputation d'auteur en attaquant la doctrine de la circulation du sang.

Exercitationes et animadversiones in librum de motu cordis et circulatione sanguinis, adversus Guillelmum Harveum. Londres, 1630, in-4; Leyde, 1639, in-4.

Animadversiones in Joannis Walæi disputationem quam pro circulatione sanguinis proposuit. Addita est de usu lienis sententia. Amsterdam, 1639, in-4; *ibid.*, 1641, in-4; Leyde, 1656, in-4.

De vulgi erroribus in medicinâ. Amsterdam, 1639, in-16; 1644, in-12; Rotterdam, 1658, in-12; 1668, in-12; Lyon, 1664, in-8. En français, par de Rostagny. Lyon, 1689, in-8.

Animadversiones in theses quas pro circulatione sanguinis, in Academiâ ultrajectensi Henricus Le Roy proposuit. Leyde, 1640, in-4; 1644, in-4; 1656, in-4.

Enchyridion medicum practicum. Amsterdam, 1650, 1654, in-12.

Ars pharmaceutica. Amsterdam, 1651, in-12.

De morbis mulierum et symptomatis libri V. Rotterdam, 1655, in-4.

Destructio fundamentorum medici- *næ Vó...... Fortunati Plempii.* Rotterdam, 1657, in-4, fig.

De febribus libri IV. Rotterdam, 1658, in-4.

De morbis puerorum partes duæ. Rotterdam, 1659, in-12.

(Georg. Matthiæ. — Haller.)

PRINGLE (Jean) naquit à Stikel-House, dans le comté de Roxburg, le 10 août 1707, d'une famille ancienne et fort considérée. Comme il était le plus jeune de quatre enfans, il n'avait d'autre héritage à prétendre qu'une profession littéraire; aussi son éducation fut-elle fort soignée. Il commença à Edimbourg l'étude de la médecine, qu'il alla bientôt continuer sous Boerhaave, à Leyde. Il fut reçu docteur le 20 juillet 1730. Il revint alors à Edimbourg dans l'intention d'y pratiquer l'art de guérir. Il fut chargé de faire à l'Université des cours de métaphysique et de morale. En 1742, Pringle fut ramené à la culture de la médecine par sa nomination à la place de médecin ordinaire d'armée. Il fut élevé deux ans après au grade de médecin en chef des hôpitaux, et ensuite à celui de premier médecin des armées britanniques. Il servit en Flandre et en Allemagne jusqu'en 1745, et depuis 1746 jusqu'en 1749 en Angleterre et en Ecosse. Ce fut à lui qu'on dut l'établissement de cette noble convention d'humanité en vertu de laquelle les hôpitaux de blessés, placés en quelque lieu que ce fût, seraient considérés comme neutres et respectés par tous les partis.

En 1750, Pringle publia une lettre à Mead, fort remarquable, sur la fièvre des prisons, et en 1752 son traité des maladies des armées, qui lui assura la première place parmi les auteurs de médecine militaire et un rang distingué parmi les meilleurs observateurs. Pringle, ayant définitivement quitté le service militaire en 1758, s'établit à Londres et se fit agréger au collége des médecins de cette capitale comme licencié. Quand George III monta sur le trône, Pringle fut nommé médecin de la reine. En 1763, il fut médecin extraordinaire, puis médecin ordinaire du roi. La même année, il fut membre ordinaire du collége des médecins de Londres, associé de la Société royale des sciences de Gottingue, et enfin le roi lui conféra le titre de son premier médecin, avec celui de baronnet. Entré dans la Société royale de Londres depuis 1745, Pringle devint membre du conseil dirigeant, y siégea en 1753, 1765, 1770, 1772, et fut, vers la fin de cette année, nommé à la présidence de la Société. Pringle occupa avec distinction; pendant six années, cette haute dignité, dont il se démit à la fin de l'année 1778. Sa santé s'était délabrée ; il crut la rétablir en quittant Londres pour aller habiter la ville où il avait passé sa jeunesse. Mais son séjour à Edimbourg ne dura pas plus d'une année. En changeant en quelque sorte de patrie, il n'avait point recouvré la santé ⸕et il avait perdu des plaisirs et des habitudes avec lesquels on ne rompt pas facilement dans un âge avancé. Pringle revint donc à Londres vers la fin de l'été de 1781. Ses forces s'affaiblirent rapidement; il eut, le 14 janvier 1782, une attaque d'apoplexie dont il mourut le 18 du même mois, à l'âge de soixante-quinze ans. On lui rendit les plus grands honneurs, et son tombeau fut placé à Westminster, à côté de celui de Hales.

Disputatio de marcore senili. Leyde, 1730, in-4. Londres, 1765, in-4.

Observations on the nature and cure of hospital and jail fevers, in a letter to *Dr. Mead.* Londres, 1750.

Observations on the diseases of the army, in camp and in garnison. Londres, 1752, 1753, 1761, 1765, 1768, 1775, 1783, in-8; *ibid.*, 1810, in-8. Traduit en français. Paris, 1755, in-12, 2 vol.: *ibid.*, 1771, *in-12.*

Discourse on the different kinds of air; delivered at the anniversary Meeting of the royal Society, 1773. Londres, 1774, in-4.

A discourse on the torpedo, delivered at the anniversary meeting of the royal Society. Londres, 1775, in-4.

Discourse on the attraction of mountains. Londres, 1775, in-4.

Discourse upon some late improvements of the means for preserving the health of mariners. Londres, 1776, in-4.

A discourse on the invention and improvements of the reflecting telescops. Londres, 1778, in-4.

Discourse on the theory of gunnery. Londres, 1778, in-4.

Six discourses delivered by sir John Pringle, *Bart. when president of the royal society*, *on occasion of six annual assignments of sir Godfrey Copley's Medal ; to which is prefixed the life of the author*, *by A. Kippis, D. D.* Londres, 1783, in-8. — C'est le recueil des six discours indiqués précédemment.

An account of the success of the vitrum ceratum antimonii. Edimb. med. Essays. 1736, t. V, p. 194.

Experiments on substances resisting putrefaction. Philosoph. transact. 1750. *Abridg.* t. X, p. 57. p. 73 et p. 84.

Several persons seized with the jail fever working at Newgate. Ibid., p. 313.

Remarkable case of fragility flexibility and dissolution of the bones. Ibid., p. 406.

Of the Earthquakes selt at Brussels. Ibid, p. 696. 1755.

On the agitation of the waters, Nov. 1, 1755, in Scotland and at Hamburg. Ibid., p. 697.

Accounts of the fiery meteor which appeared on Nov. 26, 1768, between 8 and 9 at night. Ibid., p. 377, 1759.

— *Remarks on the same. Ibid.*, p. 388.

Account of the influenza as it appea-
red in 1775. Medical observations and
inquiries. t. VI, p. 348.

(Vicq - d'Azyr. — Desgenettes. —
Rob. Watt.)

PROCHASKA (Gᴇᴏʀɢᴇ), chevalier de l'ordre de Léopold, conseiller d'état, professeur émérite d'anatomie transcendante de physiologie et d'ophthalmologie de la Faculté et de la Société de médecine de Vienne, était né à Lispitz le 10 avril 1749. Après avoir
fait, dans de bons colléges, d'excellentes humanités et étudié les
mathématiques et la physique, il se rendit à Vienne pour étudier la
médecine. Encore élève, il se fit avantageusement connaître en
publiant ses traités sur la chair musculaire et la structure des nerfs.
En 1773, il fut nommé aide de clinique du professeur de Haen, et
promu au doctorat la même année. En 1778, ses profondes connaissances en anatomie lui valurent le titre de professeur public
extraordinaire en cette science, et il obtint le diplôme d'oculiste.
La même année, il fut appelé à occuper à Prague la chaire d'anatomie et d'ophthalmiatrique ; il y joignit, en 1785, l'enseignement de
la haute anatomie unie à la physiologie et celui des maladies des
yeux. Il rendit de nombreux services à *l'Université de Prague, et
la laissa enrichie, quand il quitta cette ville, d'un beau cabinet d'a-
natomie pathologique qu'il avait formé.* En 1791, Prochaska vint
occuper une chaire à l'Université de Vienne. Comme anatomiste,
physiologiste et oculiste, Prochaska tint le premier rang dans cette
Université, et une place distinguée entre tous les médecins de l'Allemagne. Il se rapprochait dans ses doctrines des principes de
Reil, et fut de ceux dont les efforts tendirent à ramener les lois de
la vie aux lois générales de la nature, et à faire de la physiologie
une branche de la physique expérimentale. Prochaska mourut le
17 juillet 1820.

Diss. inaug. de urinis. Vienne, 1776,
in-4.

*Quæstiones physiologicæ , quæ vi-
res cordis et motum sanguinis per vasa animalia concernunt.* Vienne, 1778,
in-8.

*Gedanken über die anziehenden
Kræfte , welche bey den chemischen
Auflœsungen und der Erzeugung der
sogenannten fixen Luft kœnnen in
Betrachtung gezogen werden ; verfas-*
*set in einem sendschreiben an einem
Freund.* Prague , 1778, in-8.

*De carne musculari tractatus anato-
micus tabulis æneis illustratus.* Vienne,
1779, in-8.

*Annotationum Academicarum fasci-
culus, continens* 1 *Obs. anat. de decre-
mento dentium corporis humani ; accedit causarum dentitionis secundæ
elucidatio.* 11. *Descriptio anatomica
monstri humani bicipitis monocorporei.*

Vienne, 1780. — *Fasc. II.* Vienne, 1781. *Fasc. III.* Vienne, 1784, in-8.

Lehrsætze aus der Physiologie der Menschen: zum Gebrauch seiner Vorlesungen. 2 *Bande.* Vienne, 1797, in-8. 2 vol. — Deuxième éd. 1802, in-8; troisième, *ibid.*, 1810, in-8.

Beobachtungen über einiger Augenkrankheiten; in Mohrenheims Wienerischen Beytraegen B. 2. (1783.)

Beobachtungen bey Zergliederung eines Meerkalbes; in den Abhandlungen der Bœhm. Gesellsch. der Wissensch. aufs Jahr. 1785.

Von mephitischen Luftquellen in und bey Karlsbad, ibid.

Beschreibung zweyer in Becken vereinigter Missgeburten; ibid., aufs J. 1786.

Mikroskopische Beobachtungen über einige Roderthiere; ibid.

Nachricht von einer Widernaturlichen Harnblase, und der Geburtstheile eines siebenvierteljæhrigen Kindes; ibid., aufs. J. 1787.

Zergliederung eines menschlichen Cyclopen; ibid., aufs. J. 1788.

Beobachtungen über die Saamengœnge, ihre Klappen, und einer neuen Weg, auf dem der Saamen bey Mœnnern ins Blut geleitet wird; in den Abhandlung der K. K. Joseph. medicin. chirurg. Akad. B. 1. (1787).

Nœhere Berichtigung der in den einer in der Leber einerKuhe gemachten Beobachtung, mit einem Kupfer; in der Neuern Abhandl. der konigl Bœhm. Gesellsch. der Wissensch. B. 2. (1794).

Beobachtungen über die in den

Wasserblasen der Thiere erzeugten Insekten; vorgelesen im Saale der K. Bœhm. Gesellschaft der Wissenschaften in Gegenwart S. Maj. Kaiser Leopold II am 25 *septbr.* Prague, 1794, in-4.

Operum minorum anatomici, physiologici et pathologici argumenti, pars I et II. Vienne, 1800, in-8.

Institutionum physiologiæ humanæ in usum suarum prælectionum conscriptarum volumen primum. Editio latina, 1791. Vienne, 1805. *Volumen secundum.* Vienne, 1806.

Bemerkungen über den Organismus des menschlichen Kœrpers, und über die denselben betreffenden arteriœsen und venœsen Haargefœsse, nebst der darauf gegründeten Theorie von der Ernœhrung. Vienne. 1810, in-8.

Beschreibung zweyer im Becken vereinigten Missgeburten. In John's Arzneywissensch. Aufsætze bœhm. Gelehrten. (1798) p. 89-98.

Disquis. anatomico-physiol. organismi corporis humani ejusque processus vitalis. Vienne, 1812, in-4.

Versuch einer empirischen Darstellung des polarischen Naturgesetzes, und dessen Anwendung auf die Thœtigkeiten der organischen und unorganischen Kœrper, mit einem Rückblick auf den thierischen Magnetismus. Vienne, 1815, in-8.

Physiologie, oder die Lehre von der Natur des Menschen. Vienne, 1820 (1819, in-8). —

(*Allgem. med. Annalen. — Med. chir. Zeitung. — Meusel.*)

PROST (**P.-A.**), du département du Rhône, servit comme chirurgien à l'Hôtel-Dieu de Lyon et dans les armées, et vint ensuite à Paris. Il se livra avec un rare dévoûment aux recherches d'anatomie pathologique, et mit au jour divers ouvrages où se trouvaient des vues neuves et qui paraissaient promettre un réformateur de l'art. Il fut moins heureux dans ses publications ultérieures. Il succomba en 1832, au choléra, maladie sur laquelle il avait publié récemment une monographie. Quelques lignes empruntées à lui-même suffiront pour caractériser son principal ouvrage, dont il faut rappeler que la date est de 1804.

« Loin de chercher la cause des maladies dans les organes qu'on présume devoir en être le siége, j'ai cherché à connaitre tous les désordres des organes dans les maladies, et les différences qu'on peut observer dans les fluides et les solides pendant leur cours : ce travail demandait une volonté très-décidée, un courage inébranlable, et peut-être plus d'amour pour la vie des autres que pour la mienne. Avant de publier mes observations, j'ai fait plus de quatre cents ouvertures de corps ; beaucoup m'ont retenu pendant une journée, et aucune pendant moins de plusieurs heures.

» Les membranes muqueuses des intestins m'ont paru mériter une très-grande attention, et j'ai constamment observé celles de tous les organes de la digestion avec une application extrême : ce travail est horriblement dégoûtant, mais il donnera un jour des fondemens inébranlables à la médecine. Il est difficile d'exprimer, impossible de décrire avec précision la multitude des altérations qui ont lieu dans ces organes et qui se coordonnent aux symptômes du plus grand nombre des maladies. J'avais fait au moins cent cinquante ouvertures de corps de personnes mortes dans les fièvres ataxiques, sans pouvoir remarquer quelque chose de particulier dans le cerveau, mais toujours j'avais vu des inflammations de la membrane muqueuse des intestins, avec ou sans excoriation. Je reconnus que les inflammations de la surface intérieure des intestins peuvent exister sans que la tunique péritonéale y participe ; qu'elles ont lieu sans aucune douleur ; qu'elles produisent le trouble des fonctions animales, etc., etc. »

Médecine éclairée par l'observation et l'ouverture des corps Paris, 1804, in-8. 2 vol.

Dissertation sur les sympathies. Paris, 1806, in-4.

Coup-d'œil physiologique sur la folie, ou recherches analytiques sur les causes qui disposent à cette maladie, et sur celles qui lui donnent lieu et qui l'entretiennent, etc., etc. Paris, 1806, in-8. — *Deuxième coup-d'œil sur la folie, ou exposé des causes essentielles de cette maladie ; suivi de l'indication de divers procédés de guérison.* Paris,

1807, in-8. — *Troisième coup-d'œil,* etc. Paris, 1807, in-8.

.... *Science de l'homme,* Paris, 182., t. I, in-8. — Ouvrage rempli d'idées extravagantes ou ridicules, parmi lesquelles on rencontre quelques vues ingénieuses.

Traité du choléra-morbus, considéré sous les rapports physiologique, anatomico-pathologique, thérapeutique et hygiénique, etc. Paris, 1832, in-8.

PUGH (BENJAMIN), chirurgien à Chelmsford, dans le comté d'Essex, dans la seconde moitié du dernier siècle, fut un accoucheur distingué, et un des premiers partisans de l'usage fréquent du forceps.

Treatise of midwifery, chiefly with regard to the operation; with several improvements in that art. to which are added some cases and descriptions, with plates of several new instruments both in midwifery and surgery. Londres, 1748, in-8; *ibid.,* 1754, in-8.

Observations on the climate of Naples, Rome, and Nice; with some advice to those intending to visit these places in pursuit of health. Londres, 1784, in-8.

(Rob. Watt.)

PURCELL (JOHN), professeur d'anatomie au Collége de Dublin.

Treatise of vapours and Hysteric fits. Londres, 1701, in-8.

Treatise on the colick containing analytical proofs of its many causes, etc., *together with its cure at large.*

Londres, 1702, in-8; *ibid.,* 1714, in-8; *ibid.,* 1715, in-8.

Description of double uterus and vagina. Philosophical transactions. 1774. *Abridg.* t. VIII, p. 572.

PURMANN (MATTHIAS GODEFROY), célèbre chirurgien allemand, était né à Lubben en 1648. Après avoir long-temps servi dans les troupes de l'électeur de Brandebourg en qualité de chirurgien de régiment, et après s'être trouvé à plusieurs batailles, il se fixa à Halberstadt, en 1679. Une maladie contagieuse ayant paru peu de temps après dans cette ville, Purmann y rendit de grands services comme chirurgien supérieur d'épidémies. En 1685, il transporta sa résidence à Breslau. Il était médecin pensionné de cette ville quand il mourut, en 1711. Purmann pratiqua nombre de fois avec succès les opérations les plus délicates telles que les restaurations Tagliacozziennes et l'infusion de médicamens dans les veines. Il subit lui-même cette dernière, et il en a donné la relation en détail. Purmann a écrit plusieurs ouvrages, tous riches en observations curieuses, tirées de sa grande pratique.

Wahrhaftiger Feldscheerer. Halberstadt, 1680, in-8; Munden, 1682, in-8; Breslau, 1687, in-4; *ibid.*, 1690, in-8; *ibid.*, 1693, in-8; *ibid.*, 1698, in-8; Leipzig, 1715, in-8; *ibid.*, 1721, in-8; Breslau, 1725, in-8; Leipzig, 1735, in-8.

Der Pestbarbierer. Halberstadt, 1683, in-8; Leipzig, 1705, in-8; *ibid.*, 1715, in-8; *ibid.*, 1721, in-8.

Ausführlicher Unterricht, wie die Salivationskür nach allen Umstænden auf beste und sicherste vorzunehmen. Liegnitz, 1691, in-8; *ibid.*, 1700, in-8.

Grosser und gantz-neu-gewundener Lorbeer-krantz der Wund-arzney in III Theil und 127 Capitel abgetheilet, darinne ein jedweder Chirurgen auf beste und grund-richtigste sehen kan was bey allen Wunden und Verletzungen des gantzen menschlichen Leibes, auch Schæden, Fisteln, Geschwülsten, etc., etc., ... vor Cure Vortheile und Arzney-mittel mussen angewendet werden, wenn sie bestændig und geschwind curiret werden sollen. Wobey Zugleich merk-würdige casus. . . . . . beschrieben worden. Leipzig, 1692, in-4; *ibid.*, 1705, in-4; Francfort et Leipzig, 1722, in-4.

Chirurgia curiosa, darinnen ein jedweder Chirurgus nicht allein auffs gründlichste sehen und finden kan was in die gantze Wund-Arzney vor kunstliche Operationes, richtige Cur-Vortheile bewæhrte Arzney-Mittel, leichte und geschwinde Handgriffe gehæren, sondern auch solche durch mit sehr raren und sonderlichen Observationen bewæhret wird, alles in drey Theile und 73 Capitel abgetheilet, und mit vielen darzu dienenden Kupfern-Tabellen und vier Registern versehen. Francfort, 1694, in-4; *ibid.*, 1699, in-4; Francfort et Leipzig, 1716, in-4.

Sonderbare chirurgische observationes. Francfort et Leipzig, 1710, in-4.

Wunderbare Schusswunden-Curen. Breslau, 1687, in-8; *ibid.*, 1693, in-8; Iéna, 1721, in-8; Francfort et Leipzig, 1721.

(Kestner. — Haller — Rotermund.)

PUJOL (Alexis), habile observateur, naquit au Poujol, près Béziers, le 10 octobre 1739. Il fit ses études médicales à Toulouse et fut reçu docteur le 23 juin 1762, puis il alla perfectionner ses connaissances à Montpellier. Après avoir pratiqué quelque temps à Bédarieux, il se fixa à Castres. De nombreuses palmes obtenues dans les concours académiques, et une pratique considérable, donnèrent à Pujol tous les genres de succès que puisse désirer un médecin, et répandirent au loin sa réputation. Il mourut le 15 septembre 1804.

Essai sur les maladies de la face, avec quelques réflexions sur le raptus caninus de Cœlius Aurelianus. Paris, 1787, in-12.

Observations sur la fièvre miliaire épidémique qui régna dans le Languedoc et les provinces limitrophes, durant le printemps de 1782.

Dissertation sur les maladies de la peau, relativement à l'état du foie. —

Couronnée en 1786 par la Soc. roy. de méd.

Essai sur le vice scrophuleux. — Baumes eut le prix; cet essai obtint l'accessit.

Discours de réception à l'Académie d'Arras, en 1786.

Dissertation sur l'impossibilité de suspendre par les remèdes le cours des maladies aiguës, une fois déclarées, et sur les moyens d'en simplifier le traitement, d'après la doctrine des coctions et des crises. — Adressée à l'Académie d'Arras.

Dissertation sur l'art d'exciter et de modérer la fièvre, pour la guérison des maladies chroniques. — Couronnée en 1787.

Mémoire sur la nullité médicale des amulettes d'aimant et l'utilité du magnétisme minéral employé comme remède. — Approuvé par la Société royale de médecine, en 1787.

Mémoire sur une fièvre puerpérale, suivie d'un épanchement laiteux dans l'abdomen, et d'un dépôt énorme terminé par une fistule au nombril. — Communiqué à la Soc. roy. de Paris en 1787.

Mémoire et observations sur l'utilité de la méthode de M. Leroux, sur la cure prophylactique de la rage. —

Communiqué à la Soc. roy. de médec. en 1789.

Essai sur les maladies héréditaires. — Mentionné honorablement par la Soc. roy. de méd. en 1790.

Essai sur les maladies propres à la lymphe et aux voies lymphatiques. — Couronné par la Soc. roy. de médec. en 1790.

Essai sur les inflammations chroniques des viscères. — Couronné en 1791.

Essai sur la nature du vice rachitique et sur les indications essentielles et accessoires que ce vice offre à remplir. — Adressé à la Soc. roy. de médec. en 1792.

Mémoire sur la colique hépatique par cause calculeuse, sur les signes qui la font distinguer des autres genres de colique épigastrique, et sur les moyens les plus propres à la guérir et à en prévenir le retour.

OEuvres médicales de Pujol..... Castres, 1802, in-8. 4 vol. — C'est le recueil de tous les ouvrages précédens, à l'exception du premier. En 1823, la même édition fut reproduite, enrichie d'une Notice sur Pujol et de notes, par Boisseau.

(Boisseau.)

PUZOS (Nicolas), l'un des plus célèbres accoucheurs du dernier siècle, naquit à Paris en 1686. Fils d'un chirurgien-major des armées, il embrassa de bonne heure la même carrière que son père, et fut employé dans les hôpitaux militaires de 1703 à 1709. Il fut reçu maître en chirurgie en 1707. Le célèbre accoucheur Clément était l'ami de Puzos le père; trouvant dans le fils les plus heureuses dispositions, il crut travailler utilement pour son avenir en l'engageant à s'adonner d'une manière spéciale aux accouchemens. Nommé membre de l'Académie royale de chirurgie dès son institution, il en fut vice-directeur en 1741, et directeur de 1745 à

1751. C'est lui qui, le premier, depuis 1743, fut chargé de faire dans les écoles de chirurgie des cours d'accouchemens pour les sages-femmes. Puzos mourut le 7 juin 1753, dans sa soixante-septième année. Il a éclairé divers points de l'art des accouchemens, et notamment la doctrine des hémorrhagies des femmes grosses ou en couches. Il est à regretter qu'il n'ait pu publier lui-même son principal ouvrage, fruit d'une expérience aussi étendue qu'éclairée, et que ses manuscrits aient dû passer par diverses mains avant d'être mis en état de voir le jour.

Mémoire sur les pertes de sang qui surviennent aux femmes grosses, sur les moyens de les arrêter sans en venir à l'accouchement, et sur la méthode de procéder à l'accouchement dans les cas de nécessité, par une méthode plus douce et plus sûre que celle qu'on a coutume d'employer. — Dans les *Mémoires de l'Acad. roy. de chir.*, t 1.

Traité des accouchemens, contenant des observations importantes pour la pratique de cet art; deux petits traités, l'un sur quelques maladies de la matrice, et l'autre sur les maladies des enfans du premier âge; quatre Mémoires, dont le premier a pour objet les pertes de sang chez les femmes grosses, et les trois autres, les Dépôts laiteux. Paris, 1759, in-4. — Puzos avait remis ses manuscrits à Gervais, son élève et son ami, pour les compléter et les mettre au jour. Cet accoucheur n'ayant pu, à cause de ses continuelles occupations, s'acquitter de cette charge, Morisot-Deslandes fut chargé par la famille de Puzos de mettre ces manuscrits en état d'aller sous presse.

(Morand, *Éloge de Puzos.*)

PYL (Jean Théodore), médecin qui cultiva avec distinction l'hygiène publique et la médecine légale, naquit à Barth, en Poméranie, le 16 novembre 1749. En 1765, il alla au gymnase de Stralsund et commença à y étudier en même temps que les humanités un peu de botanique et d'anatomie. Au bout de trois ans, il alla étudier la médecine à Greifswald. Il fut reçu docteur en 1775, puis il se rendit à Berlin pour perfectionner ses connaissances en anatomie. En 1777, il commença à se livrer dans cette ville à la pratique de l'art de guérir. Après avoir servi quelque temps comme médecin militaire dans la guerre de 1778, il revint à Berlin, fut nommé médecin pensionné, conseiller royal et membre du collége supérieur de médecine. En 1786, il fut aussi conseiller et membre du collége supérieur de santé. Pyl mourut le 27 décembre 1794.

Diss. de rubedine sanguinis. Greifswald, 1775, in-4.

*Chemisch-Mineralogische Bebach-
tungern von D. Christ. Ehrenfr.
Weigel; aus dem Latein. übersezt, und
mit vielen Zusætzen vermehrt.* Breslau, 1779, in-8 , 2 part.

*Aufsætze und Beobachtungen aus
den gerichtlichen Arzneywissenschaft
1ste; — 8te Sammlung.* Berlin, 1783-
1793 , in-8. — La première et la
deuxième partie ont été réimprimées
en 1803 et 1805.

*Cothenius chemische Untersuchun-
gen der rothen Chinarinde, wie auch
deri enigen, welche bisher im gebrauch
gevesen ; nebst beygefugten vergleichenden Anmerkungen und ange-
hængter kurzen Geschihte der China-*

*rinde uberhaupt, aus dem Franzœsis-
chen.* Berlin et Stralsund, 1783, in-8.

*Magazin fur die gerichtliche Arz-
neykunde und medicinische Polizey.*
Stendal. 1783-84 , in-8; 2 vol. chacun de 3 numéros.

*Neues Magazin fur die gerichtliche
Arzneykunde und medicinische Polizey.* Stendal, 1785-88 , in-8; 2 vol.
chacun de 4 numéros.

*Repertorium fur die offentliche und
gerichtliche Arzneywissenschaft.* Berlin, 1789-91-93, in-8; 3 vol. chacun
de 2 numéros.

*Beobachtung venerischer Bubonen ;
in Selle, neue Beytræge zur Natur und
Arzneywissenschaft.* Part. II. 1783.
p. 145-52.

(Denina.— Rotermund. —Meusel.)

Q

QUARIN (Joseph de), praticien fort distingué du siècle dernier et du commencement de celui-ci, naquit à Vienne le 19 novembre 1733. A l'âge de quinze ans, il fut reçu docteur en philosophie, et à dix-huit il fut promu au doctorat en médecine à l'Université de Fribourg. Formé à l'enseignement par Van Swieten, il fut chargé, dès l'an 1754, de faire des leçons d'anatomie à l'Université de Vienne, et, depuis 1756, des leçons sur les institutions de médecine et la matière médicale. Nommé plus tard médecin en chef de l'hôpital des frères de la charité, place qu'il occupa pendant vingt-huit ans, il y fit aussi des leçons. En 1758, Quarin fut nommé conseiller d'état; il fut depuis comblé de titres, d'honneurs et de distinctions. Joseph II lui fit un présent de 1,000 souverains d'or pour la franchise avec laquelle il répondit à la question faite par cet empereur sur le temps qu'il pouvait avoir encore à vivre. Quarin mourut le 19 mars 1814.

Tentamina de cicutâ. Vienne, 1761, in-8.

Methodus medendarum febrium. Vienne, 1772, in-8; *ibid.,* 1774, in-8. Autre édition; sous ce titre : *Commentatio de curandis febribus et inflammationibus.* Vienne, 1781, in-8. trad. en franç. par Emmonot. Paris, 18.., in-8. 2 vol.

Methodus medendi inflammationibus. Vienne, 1776. trad.

Tractatus de morbis oculorum

D. eutomia noxia et utilis, physico-medice considerata.

Nachricht an das publikum über die Einrichtung des Hauptspitals in Wien. bei dessen Eræffnung von der Oberdirection Herausgegeben. Vienne, 1784, in-8.

Animadversiones practicæ in diversos morbos. Vienne, 1786, in-8; *ibid.,* 1814, in-8. trad. en français par Sainte-Marie. Paris, 18.., in-8.

(Rotermund. — Meusel.)

QUELLMALZ (Samuel Théodore), né à Freyberg le 11 mai 1696, y commença ses études. Il les continua à Leipzig, où il fut reçu bachelier en médecine en 1722. L'année suivante, il obtint la maîtrise à Wittemberg, et il revint prendre le doctorat à Leipzig. Il se livra dès lors à l'enseignement et à la pratique. En 1726, il fut nommé professeur extraordinaire d'anatomie et de chirurgie, professeur ordinaire de physiologie en 1737, d'anatomie et de chirurgie en 1747, de pathologie en 1748, et de thérapeutique en 1758. Il fut élu doyen cette même année, et mourut le 10 février 1758.

Diss. philosoph. de magnete. Leipzig, 1722, in-4.

Diss. med. inaug. (*Præs. M. E. Ettmüllero*) *de divinationibus medicis.* Leipzig, 17 *2*, in-4.

Progr. quo rationes quasdam, quare operationes chirurgicæ, hic locorum, non ita frequentatæ sint, quam penes exteros quosdam affert. Leiprig, 1726, in-4.

Diss. med. de venis absorbentibus. Leipzig, 1732, in-4.

Progr. de eo, quod reges ac principes haud dedecori habuerint, anatomen colere. Leipzig, ... in-4.

Progr. de ordine, quem natura in partium internarum situ observat. Leipzig, ... in-4.

Progr. de herniis. Leipzig, ... in-4.

Novum sanitatis præsidium ex æquitatione machinæ beneficio instituendâ, oder Anweisung zu eines der Gesundheit dienlichen neu erfundenen Art der Bewegung. Leipzig, 1735, in-4.

Progr. de artis medicæ complemento. Leipzig, 1737, in-4.

Diss. de pinguedine ejusque sede tam secundum quam præter naturam constitutis. Leipzig, 1738, in-4.

Diss. de salibus salsis seu mediis. Leipzig, 1741, in-4.

Diss. de adjumentis sanguinis ad cor regressus. Leipzig, 1741, in-4.

Progr. de salis communis necessitates Leipzig, 1743, in-4.

Progr. de homine electrico. Leipzig, in-4.

Diss. de balneorum aquæ simplicis usu diætetico. Leipzig, 1744, in-4. Par le répondant *Walther.*

Progr. de infuso picis liquidæ aquoso. Leipzig, 1745, in-4.

Progr. de serotino testium descensu eorumque retractione. Leipzig, 1746, in-4.

Progr. de infuso foliorum theæ. Leipzig, 1747, in-4.

Progr. de mirandâ corporis formatione ex ovulo. Leipzig, 1748, in-4.

Progr. de dispositionis cataractæ effectibus. Leipzig, 1748, in-4.

Diss. de evacuationum criticarum vicissitudine. Leipzig, 1748, in-4.

Diss. de liene. Leipzig, 1748, in-4.

Diss. de prosoposcopiâ medicâ. Leipzig, 1748, in-4. Par le répondant *Ackermann.*

Progr. de arteriæ pulmonalis motu singulari hujusque efficaciâ. Leipzig, 1748, in-4.

Progr. de maniacis hydropotis. Leipzig, 1748, in-4.

Diss. de salubri morborum per crises exitu. Leipzig, 1748, in-4.

Progr. quo hydrargyri vires a sulphure in corpore humano suspensas expendit. Leipzig, 1748, in-4.

Progr. de ptyalismo febrili. Leipzig, 1748, in 4.

Diss. de canvalescentium curâ. Leipzig, 1749, in-4.

Progr. de frictione abdominis. Leipzig, 1749, in-4.

Progr. de ileo ex herniâ, eâque demum cum intestino suppuratâ. Leipzig, 1750, in-4.

Progr. de narium earumque septi incurvatione. Leipzig, 1750, in-4.

Progr. de oleo palmæ, materia in sectionibus anatomicis aptissima. Leipzig, 1750, in-4.

Progr. de hæmorrhagiá auris sinistræ. Leipzig, 1750, in-4.

Progr. de cæcitate infantum, fluxûs alò materni ejusque virulenti pedissequá. Leipzig, 1758, in-4.

Progr. de effectibus caloris æstivi fervidioris. Leipzig, 1750, in-4.

Progr. de clysmatibus frigidis. Leipzig, 175t, in-4.

Diss. de potu morborum curá. Leipzig, 175r, in-4.

Progr. de obduratione meatûs auditorii in primis a polypo. Leipzig, 1752, in-4.

Progr. de epidemicá mentis alienatione. Leipzig, 1752, in-4.

Progr. de linctu oculorum, collyrio. Leipzig, 1753, in-4.

Progr. de virtutibus electricis medicis. Leipzig, 1753, in-4.

Progr. de vinis magazinatis. Leipzig, 1753, in-4.

Progr. de vasis æneis coquinæ famulantibus. Leipzig, 1753, in-4.

Progr. de delirio ex lactatu. Leipzig, 1754, in-4.

Progr. de musculorum capitis extensorum paralysi. Leipzig, 1754, in-4.

Progr. de frigoris acrioris in humanum corpus effectibus. Leipzig, 1755, in-4. *Recus. in Halleri disp. ad morbor. hist. et curat. t. VI.*

Progr. utrum arsenicum sit primum principium metallorum. Leipzig, 1755, in-4.

Progr. de uteri rupturá. Leipzig, 1756, in-4.

Progr. de pane succedaneo, corticeque tiliæ interiori. Leipzig, 1757, in-4.

Progr. de exhalationum putridarum ex cadaveribus bello trucidatorum suppressione. Leipzig, 1757, in-4.

Progr. de copiosá sabuli atque calculorum per alvum excretione. Leipzig, 1757, in-4.

(Boerner. — Meusel.)

QUESNAY (François) naquit à Merey, près Montfort-l'Amaury, le 4 juin 1694. Il ne reçut d'éducation que fort tard, ou plutôt il n'en reçut d'autre que celle qu'il se donna lui-même. Quand il fallut faire choix d'une profession, il se décida pour la chirurgie. Après avoir passé quelque temps près d'un chirurgien du voisinage, reconnaissant le peu qu'il y avait à apprendre d'un pareil maître, il vint à Paris, où il se livra à l'étude avec une ardeur incroyable. Assistant assidument aux leçons de la Faculté et à celles de Saint-Côme, il suivait en même temps les cours d'anatomie, de chimie et de botanique, et il ne manquait aucune visite dans les hôpitaux, surtout à l'Hôtel-Dieu, où il fut bientôt admis comme élève. Reçu maître en chirurgie en 1718, il alla se fixer à Mantes, où ses succès lui firent bientôt donner la place de chirurgien-major de l'Hôtel-Dieu.

Quesnay ayant publié une réfutation de l'ouvrage qui faisait le plus de bruit à cette époque, du traité de Silva sur la saignée, vit l'attention du public fixée sur lui. Lapeyronie le jugeant l'homme le plus propre à remplir la place de secrétaire perpétuel de l'Académie royale de chirurgie qu'il venait de faire créer, le détermina, non sans peine, à venir se fixer à Paris. Quesnay suivit Louis XV dans la campagne de 1744, et se fit recevoir docteur en médecine dans la Faculté de Pont-à-Mousson. Peu de temps après, étant déjà médecin consultant, il acheta la survivance de la charge de médecin ordinaire du roi. Quesnay mourut le 18 décembre 1774.

Ce n'est pas ici le lieu de parler de ses travaux et de ses principes en économie politique; on sait qu'il est le chef de l'école dite des économistes.

Considéré comme physiologiste et comme médecin, il s'est montré, selon l'esprit de son époque, fort entiché de l'amour des explications, et c'est avec la physique et la mauvaise chimie d'alors qu'il expliqua tout sans scrupule comme sans difficulté. Ses travaux en chirurgie ont plus de valeur, quoiqu'ils ne soient pas exempts de reproches.

Observations sur les effets de la saignée. Paris, 1730, in-12; *ibid.*, 1750, in-12.

Essai physique sur l'économie animale, avec l'art de guérir par la saignée. Paris, 1736, in-12; *ibid.*, 1743, in-12. 3 vol.

Recherches critiques et historiques sur l'origine, les divers états et les progrès de la chirurgie en France. Paris, 1744, in-4, ou in-12, 2 vol. *Histoire de l'origine et des progrès de la chirurgie en France.* Paris, 1749, in-4. fig.

Traité de la suppuration. Paris, 1749, in-12.

Traité de la gangrène. Paris, 1749, in-12.

Traité des fièvres continues. Paris, 1753, in-12, 2 vol.

La physiocratie, ou constitution naturelle des gouvernemens. Paris, 1768, in-8.

Recherches philosophiques sur l'évidence des vérités géométriques, suivies d'un projet de nouveaux élémens de géométrie. Amsterdam et Paris, 1773, in-8.

Observations sur la conservation de la vue.

Sur la psycologie ou science de l'ame.

Extrait des économies royales de Sully.

Ces trois ouvrages, imprimés à Versailles par ordre exprès du roi Louis XV, n'ont jamais été livrés au public.

Outre la préface du premier volume des *Mémoires de l'Académie royale de chirurgie*, Quesnay a fourni à cette collection quatre *Mémoires sur les plaies de tête et sur l'emploi du trépan.*

(Grandjean de Fouchy, *Éloge de Quesnay.*)

QUINCY (John), auteur d'une pharmacopée long-temps célèbre, vivait à Londres au commencement du dix-huitième siècle, et mourut vers l'an 1725. Les ouvrages qu'il a publiés sont les suivans :

Medicina statica; or a translation of the aphorisms of Sanctorius. Londres, 1712, 1720, 1723, 1728, 1737, in-8.

A poem to the memory of M. Joseph Stumet. Londres, 1713, in-

Pharmacopœia officinalis et extemporanea; or a complete english dispensatory; in four parts. Londres, 1718, 1721, 1722, 1724, 1726, 1727, 1730, 1733, in-8. Donzième édition, 1749, in-8 ; quatorzième édition, 1774, in-8. trad. franç. Paris.

Lexicon physico-medicum; or a new medical dictionary. 1719, in-8. Quatrième édit. Lond., 1730, in-8. *A new and improved edit.* Londres, 1794, in-8. — Hooper a refondu plus tard ce dictionnaire.

An examination of Dr. Woodward's state of physic and diseases. Londres, 1719, in-8.

An account of Dr. Quincy's examination of Dr. Woodward's state of physic and diseases. Londres, 1719, in-8.

Loimologia; or an historical account of the plague in London, in 1665. Londres, 1720, in-8.

An essay on the different causes of pestilential diseases. Londres, 1721, in-8.

The dispensatory of the royal college of physicians in London, with notes relating to the manner of composition. Londres, 1721, in-4. edit. very much enlarged. Londres, 1722, in-8.

A syllabus to a course of pharmacy. Londres, 1720, in-4.

Prælectiones pharmaceuticæ; lectures on pharmacy, chemical and galenical, explaining the whole doctrine of the art; edited by P. Shaw. Londres, 1723, in-4.

De secretis mulierum; or the mysteries of human generation fully revealed, translated from the latin of Albertus Magnus, and illustrated with notes. Londres, 1725, in-8.

Letter concerning the operation of medicines. In Philosoph. transact. 1720. Abridg. t. VI, p. 479.

(Haller. — Rob. Watt.)

R

RACCHETTI (VINCENT), professeur de pathologie et de médecine légale à l'Université de Pavie, mort à Crema le 9 avril 1819, à l'âge de quarante-deux ans, avait fait entrée d'une manière brillante dans le monde littéraire, dès l'âge de vingt-cinq ans, en mettant au jour la première partie d'un grand ouvrage sur la prospérité physique des nations, ouvrage qui est resté inachevé. Il s'est montré médecin érudit dans le traité qu'il publia en 1816 sur la structure, les fonctions et les maladies de la moelle épinière.

Teoria della prosperita fisica delle nazioni, nei rapporti d'economia pubblica, ossia espositione dei principi politici che servono di base a tutta l'opera. Vol. I. part. I. Milan, 1802.

Della struttura, delle funzioni e delle malattie della midolla spinale. Milan, 1816, in-8.

(*Allg. med. Annalen.*)

RAGGI (JOSEPH), professeur de thérapeutique à l'Université de Pavie, et directeur de la clinique médicale, mort le 29 janvier 1816, était un des plus savans médecins de l'Italie, et un habile praticien. On reconnaît l'un et l'autre dans les deux ouvrages qu'il a publiés, sur la glossite et sur la scarlatine.

Sulla glossitide ragionamento academico, tenuto, etc. Pavie, 1809, in-4; *ibid.,* 1811, in-4. *Sulla cinanche tonsillare e sulla laringotomia.* Pavie, 1814, in-4. *Sulla Scarlatina.*

(Ed. *von Loder, Bemerk. über Ital. —Allg. med Annalen.*)

RAHN (JEAN HENRI), observateur habile et médecin zélé pour l'avancement de l'art, naquit à Zurich le 23 octobre 1749. Il fit ses humanités dans sa ville natale, il y commença aussi ses études médicales, sous Burkard et Hirzel, en 1769, il alla à Gottingue, où il fut promu au doctorat en 1771. Il revint alors dans sa patrie en passant par Vienne. En attendant la clientelle, il fit des cours de physique au gymnase. En 1779, il publia ses mélanges de médecine pratique. Sa réputation s'étendit rapidement; il fonda à cette époque deux sociétés économiques dont les ramifications embrassèrent bientôt une partie de la Suisse, il fut aussi le fondateur d'un institut médico-chirurgical de Zurich, qui prit naissance en 1782. L'année suivante, il jeta les bases d'un séminaire médical pour l'instruction des médecins de la campagne et des sages-femmes; non seulement il consacra des sommes assez considérables à soutenir cet établissement, mais il lui donnait une partie de son temps, il y faisait des cours avec beaucoup de zèle. En 1788, il fonda la société helvétique des médecins et chirurgiens correspondans dont les travaux produisirent un recueil important d'observations intéressantes. C'est encore à lui qu'on dut, en 1810, la fondation cantonnale médico-chirurgicale de Zurich. Rahn mourut le 2 avril 1812. Usteri a publié l'éloge de ce médecin à qui l'on doit les ouvrages suivans :

Diss. de miro inter caput et viscera abdominis commercio. Gottingue, 1771 in-4.

Adversaria medico-practica. Vol. 1. Zurich, 1779, in-8.

Gazette de santé, oder gemeinnütziges medicinisches Magazin. Zurich, 1782-1786, in-8.

Briefvechsel mit seinen ehemahligen Schülern, 1ste *Sammlung.* Zurich, 1787. — 2te *Sammlung.* Zurich, 1790, in-8.

Archiv gemeinnütziger physischer und medicinischer Kenntnisse, 1sten *Bandes* 1te *und* 2te *Abtheilung.* Zurich, 1787. — 2ten *Bandes* 1ste *Abtheilung.* Zurich, 1788. — 2te *Abtheilung.* Zurich, 1789. — 3ten *Bandes* 1ste *Abtheilung.* Zurich, 1790. — 2te *Abtheil.* Zurich, 1791, gr. in-8.

Exercitationum physicarum de causis miræ tum in homine, tum inter homines et cætera naturæ corpora sympathiæ. I et II; Zurich, 1788. — III, ibid., 1790. — IV et V, ibid. 1792. — VI et VII, ibid, 1797, in-4.

Briefvechsel zwischen Dr Scherb und ihm über die Heilkræfte des thie- *rischen Magnetismus.* 1stes *und* 2tes *Stück.* Zurich, 1788, in-8.

Physische Abhandlungen von den Ursachen der Sympathie, von dem Magnetismus, und Schlafvandeln, herausgegeben von dr J. Weise. Leipsick, 1790, in-8.

Handbuch der Vorbereitungswissenschaften der Arzneykunst, zum Gebrauche seiner Zuhörer bey dem medicinisch-chirurgischen Institut und Seminarium. 1ster *Theil.* Zurich, 1792, in-8.

Handbuch der praktischen Arzneywissenschaft, zum Gebrauche seiner Zuhörer bey dem medicinisch-chirurgischen Institut und Seminarium. 1ster *Th.* Zurich, 1792, in-8.

Gemeinnütziges Vochenblatt physischen und medicinischen Inhalts. 1ster *Iahrg.* Zurich, 1792, in-8.

C'est sous la direction de Rahn que paraît le:

Museum der Heilkunde; herausgegeben von der Helvetischen Gesellschaft correspondirender Ærzte und Wundärzte. 1ster *Band.* Zurich, 1792. — 2ter *Band.* Zurich, 1794. — 3ter *Band.*

1795, in-8. 4ter Band. 1797 , in-8.

Anleitung zur Kenntniss und Heilung innerer Krankheiten. Zurich, 1797 , in-8.

Fieberlehre. Ein nachgelassenes Bruchstück des Handbuchs der praktischen Heilkunde, nebst einer Vorrede von D. Paul Usteri. Zurich, 1814, in-8.

(Rotermund.—*Med. chir. Zeitung.*)

RAMAZZINI (Bernardin) naquit le 5 novembre 1633, à Carpi, ville d'Italie, à dix milles de Modène. Après avoir fait ses humanités dans sa patrie, il alla à Parme étudier la philosophie et la médecine. Il fut reçu docteur en médecine le 21 février 1659. Pour se perfectionner dans la pratique, il alla à Rome se mettre sous la conduite d'Antoine-Marie Rubei, qui, quand il le trouva suffisamment exercé, lui procura un emploi dans le duché de Castro. La mauvaise santé de Ramazzini ne lui permit pas d'y rester long-temps; il fut obligé d'aller respirer quelque temps l'air natal. En 1671, il alla se fixer à Modène. En 1682, il fut fait professeur de l'Université que le duc François venait d'établir, poste qu'il occupa avec honneur pendant dix huit ans. Il le quitta en 1700 pour aller occuper à Padoue une chaire de médecine pratique. Ayant perdu la vue au bout de quelques années, il songeait à se démettre de sa charge, lorsque le sénat de Venise le nomma recteur du collége en 1708, et le fit passer, l'année suivante, de la seconde chaire de médecine pratique à la première. Une attaque d'apoplexie mit fin à ses jours le 5 novembre 1714.

De bello siculo cento ex Virgilio ad invictissimum Galliarum regem Ludovicum XIV. Modène, 1677, in-8.

Exercitatio intropologetica, seu responsum ad scripturam quamdam Annibalis Cervii. Modène, 1679, in-fol.

In solemni Mutinensis academiæ instauratione oratio. Modène, 1683. in-4.

Relazione sopra il parto e morte dell ill. sign. Marchese Marcelline Bagnesi, con una censura del D. Giovanne Andrea Moniglia e risposta alla censura. Modène, 1681, in-fol.

De constitutione anni 1690, de epidemiá quæ Mutinensis agri et vicinarum regionum colonos graviter afflixit dissertatio , ubi quoque rubiginis natura disquiritur, quæ fruges et fructus vitiando aliquam caritatem annonæ intulit. Modène, 1691, in-4.

De fontium Mutinensium admirânda scaturigine, tractatus physico-hydrostaticus. Modène, 1692, in-4.

Ephemerides barometricæ Mutinences, anni 1694. Una cum disquisitione causæ ascensûs et descensûs in Torricellianá fistulá, juxta diversum aeris statum. Modène, 1695, in-4.

De oleo montis Zibinü, seu petroleo agri Mutinensis, Francisci Ariosti libellus, etc. Modène, 1690, in-12.

De morbis artificum diatriba. Modène, 1701, in-8. Padoue, 1713, in-4. A cette édition est jointe une dissertation *De Sacrarum virginum valetudine tuendâ.* Trad. en français par Fourcroy, avec des notes. Paris, 1777, in-12 ; *ibid.,* 1822 , in-8 , avec des additions , par M. Pâtissier.

Orationes iatrici argumenti quas in Patavino gymnasio pro anniversariâ studio um instauratione habuit.

De principum valetudine tuendâ. Padoue, 1710, in-4. Leipzig , 1711, in-8 ; édit. d'Ettmuller.

Annotationes in librum Ludovici Cor- *nari de vitæ sobriæ commodis.* Padoue, 1713, in-12.

De abusu chinæ.

De contagiosâ epidemiâ quæ in Patavino agro et totâ ferè Venetâ ditione in boves irrepsit Padoue, 1712, in-8.

De peste Viennensi dissertatio.

Tous les ouvrages de Ramazzini ont été réunis sous le titre d'*Opera omnia medica et physica.* Londres , 1716, in-4. Genève , 1717 , in-4. Leipzig , 1828, in-8. 2 vol. édit. de Radius.

(Nicéron. — Haller.)

RANCHIN (François), né à Montpellier vers 1565, commença à étudier la médecine en 1587 et fut reçu docteur en 1592. Il succéda comme professeur à Jean Saporta en 1605. La charge de chancelier étant restée vacante pendant trois ans après la mort de du Laurens, de 1609 à 1612, Ranchin réussit à réunir les suf rages des professeurs en sa faveur, en promettant de donner un tapis pour la grande table du conclave, et de faire faire une robe de Rabelais neuve, à la place de celle dont on se servait; ce qu'il exécuta. Ranchin aimait la Faculté, et ne négligea rien pour embellir les écoles. Il fit construire un nouvel amphithéâtre à la place de l'ancien, bâti du temps de Rondelet, qui tombait en ruines, et il y plaça plusieurs anciens marbres, qu'il se procura des anciens édifices de Nîmes. Il orna la grande salle des actes des portraits des professeurs qui y avaient enseigné. Il répara le collége de Mende, fondé pour douze élèves en médecine du diocèse de Mende, qui menaçait de tomber en ruines. Et ces établissemens, ces réparations, Ranchin les fit à ses propres frais. « Il s'en payait en quelque manière, dit Astruc, par les inscriptions qu'il y mettait pour apprendre que c'est à lui qu'on en avait l'obligation. Ranchin pouvait fournir sans peine à ces dépenses; outre qu'il était riche et qu'il n'avait point d'enfans, il avait été pourvu dans sa jeunesse de trois bénéfices, dont il jouit toute sa vie, même étant marié, par un abus qui était assez commun dans ce temps-là. Par ces manières généreuses, il s'attira l'amitié et la confiance de ses collègues, qui consentirent qu'il eût la préséance dans toutes les assemblées en qualité de chancelier. Ils croyaient, dit encore Astruc, que cette complaisance ne tirerait pas à conséquence, en quoi ils se sont abusés; car les chanceliers suivans s'en sont fait un titre pour jouir de cette préséance, au grand préjudice de la Faculté. » Ranchin, qui était premier consul de Montpellier lorsque la peste ravagea cette ville en 1629 et 1630, s'acquitta avec un courage éclairé des fonctions d'administrateur, et saisit le caractère de ce fléau en médecin habile. Il mourut en 1641.

Questions françaises sur la chirurgie de Gui de Chauliac. Paris, 1604, in-12 ; Rouen, 1628, in-12.

Opuscula medica utili jucundâque rerum varietate referta. Lyon, 1627, in-4.

OEuvres pharmaceutiques. Lyon, 1628, in-12.

Opuscules, ou traités divers et curieux en médecine. Lyon, 1640, in-4.

De morbis ante partum, in partu et post partum. et de purificatione rerum infectarum post pestilentiam. Lyon, 1645, in-12 : ibid., 1653, in-12.

(Astruc, *Hist. de la fac. de Montp.* — Desgenettes.)

RASCHIG (Chrétien Eusèbe), médecin militaire, naquit à Dresde le 14 mars 1766. Il reçut une éducation soignée dans la maison de son père, prédicateur de la cour et assesseur du consistoire. Il étudia la médecine successivement à Wittemberg, à Dresde et à Iéna, et prit ses grades en 1787. Il revint alors se fixer à Dresde. L'année suivante, il fut nommé secrétaire surnuméraire du collége de santé. De 1793 à 1796, il servit en qualité de médecin militaire dans le contingent fourni par la Saxe à l'armée du Rhin. En 1798, il fut médecin principal et assesseur du collége de santé. Plus tard, il devint professeur de pathologie et de thérapeutique au collége médico-chirurgical de Dresde. A la nouvelle organisation de cette école, il fut nommé professeur d'encyclopédie médicale et de médecine militaire. Il avait beaucoup de goût pour la physique; aussi consacrait-il à la culture de cette science tous ses momens de loisir, et, depuis 1825, il faisait des leçons sur les points qui l'intéressaient le plus. Raschig mourut à Dresde le 19 mai 1827.

Diss. inaug de lunæ imperio in valetudinem corporis humani nullo. Wittemberg, 1787, in-4.

Untersuchung und Erklärung der allgemeinen pathologischen und therapeutischen Grundlehren. Dresde, 1803, in-8.

Handbuch der innern praktischen Heilkunde. Leipzig, 1808-1810, in-8. 4 part.

Pharmakopœ für die Königl. Sächs.

Feldspitäler. nebst einem Anhange der in den Kaiserl. Franzos. Apothen üblichen Mittel Dresde, 1812.

Raschig a fourni un assez grand nombre d'articles aux annales d'Altembourg, de 1803 à 1814, et d'autres aux annales physiques de Gilbert, etc.

(*Allg. med. Annalen.* — *Med chir Zeit.*)

RASORI (Jean), célèbre fondateur de la doctrine du Contre-stimulus, naquit en 1762. Après avoir achevé ses études en Italie, il voyagea en France et en Angleterre. Il se déclara zélé partisan du Brownisme, qui était alors dans toute sa splendeur, et il l'importa dans sa patrie. Il fut d'abord professeur à l'Université de Pavie, et médecin de l'hôpital. En 1799, il fut chargé de la direction de l'hôpital militaire de Gênes, où une épidémie violente exerçait alors ses ravages. Il revint à Pavie l'année suivante, d'où il passa bientôt à Milan ; il y devint professeur de médecine et directeur de la clinique médicale de l'hôpital militaire. Rasori est mort en 1837. Ses principes, souvent exposés en France depuis quelques années, n'ont pas besoin de l'être encore ici. Nous nous bornerons à indiquer ses ouvrages.

Storia dell' epidemia di Genova negli anni 1799 e 1800 ; aegiuntivi cenni sull' origine della petechiale. Milan, an IX (1801), in-8 ; *ibid.*, 1806, in-8 ; *ibid.*, 1812, in-8. — Traduit de l'italien, avec des notes, par F.-Ph. Fontaneilles. Paris, 1822, in-8.

Preteso genio d'Ippocrate.

Prospetto dei risultati della clinica medica nel regio spedale militare de S. Ambrogio in Milano, nel semestre de decemb. 1807. Milan, 1808, in-8.

Osservazioni sul prospetto dei resultati della clinica, etc. Milan, 1808, in-8,

Opuscoli di medicina clinica. Milan, 1830, in-8. — Ce recueil contient divers articles publiés auparavant dans les journaux.

Rasori a traduit en italien la *Zoonomie* de Darwin et la *Médecine de Brown*, l'une et l'autre avec des notes.

RATTE (Etienne Hyacinthe de) (1) naquit à Montpellier le 1er septembre 1722, de Jean Pierre de Ratte, conseiller de la Cour des comptes, aides et finances du Languedoc, et de Gillette Flaugergues.

M. de Ratte était d'une très ancienne noblesse : sa famille, dont une branche passa en France dans le quinzième siècle, originaire de Bologne, était déjà connue en Italie, dès 1125, par Hubert de Ratte, cardinal et archevêque de Pise, et Jean de Ratte, comte de Caserte, dans le royaume de Naples. Aimé de Ratte, chevalier, vint s'établir en 1433 à Clermont-l'Hérault ; Etienne, l'un de ses descendans, procureur général de la Chambre de l'édit de Castres, acquit

---

(1) Voir la note de l'article Poitevin.

une charge de président dans la Cour des comptes, aides et finances de Montpellier, et s'y fixa en 1605. Il forma la tige de plusieurs membres de cette compagnie, qui y ont successivement occupé des places d'avocat général et de conseiller jusqu'à l'académicien objet de cet éloge. Ses ancêtres ont encore donné plusieurs chevaliers à l'ordre de Malte, et, en 1597, un évêque à Montpellier, Guittard de Ratte, dont le tombeau subsiste encore dans l'île de Maguelone.

C'est une observation assez répandue que les hommes, parvenus à quelque célébrité, reçoivent de la nature des dispositions et de l'aptitude à l'étude des sciences, et que ces dispositions se manifestent dès leurs premières années. M. de Ratte ne fut point une exception à cette loi générale, et il annonça de très bonne heure ce qu'il devait être un jour. Il fit quelques vers dans sa jeunesse, mais il abandonna bientôt un genre peu conforme à ses goûts naturels pour se livrer avec toute la vivacité de son âge à l'étude des mathématiques, dans laquelle il fit des progrès assez marquans pour le faire citer avec éloge dans le public et même dans l'Académie. M. du Quetin fut son guide, et M. de Ratte a consigné sa reconnaissance dans l'éloge de cet académicien, mort en 1740. Des évènemens antérieurs, que nous ne devons pas omettre, avaient justifié l'opinion avantageuse que la Société royale avait conçue de l'élève de M. du Quetin. Dès 1741, il s'était présenté avec d'excellens titres, des mémoires qui prouvaient du savoir; elle désirait de l'admettre dans son sein; mais les réglemens exigeaient qu'un adjoint eût vingt ans. Le roi accorda à M. de Ratte une dispense, et il entra dans cette compagnie à l'âge de dix-neuf ans.

Une exception aussi honorable était le présage d'un avancement rapide. La place de secrétaire perpétuel, vacante par la mort de M. de Plantade, était exercée par M. de Sauvages, mais ce savant professeur n'avait consenti qu'à un service momentané, et il sollicitait son remplacement. M. de Ratte fut choisi, et nommé à cette place importante en 1743, avant même d'avoir atteint l'âge de vingt-un ans.

Que l'on se représente un jeune homme devenu tout à coup, et par une grande marque de confiance, l'organe et l'interprète de ses confrères, et obligé, pour la justifier, de vaincre les effets de la timidité et de la modestie; on n'aura qu'une idée imparfaite des sentimens qui durent agiter M. de Ratte, et on ne sera pas étonné qu'il fut effrayé par l'étendue des devoirs qu'il avait à remplir. Il fit part de ses craintes à M. de Mairan, alors secrétaire de l'Académie royale des sciences de Paris, qui lui répondit : « La jeunesse dont vous vous plaignez n'est qu'un avantage de plus pour parvenir à un savoir éminent. »

On voit que M. de Mairan cherchait moins à le consoler qu'à l'encourager en lui présentant la perspective des succès réservés aux jeunes gens; succès dont une application constante, dans l'époque où les facultés intellectuelles ont le plus d'énergie, est le garant assuré. Si M. de Ratte n'avait pas la conviction de sa supériorité, il avait au moins le désir de répondre aux espérances qu'on avait conçues de lui.

Il lut à l'Académie (dans cette même année 1743) *des recherches sur la pesanteur dans un milieu composé de petits tourbillons*. Ce mémoire est remarquable par l'époque où il a été écrit, c'est-à-dire à celle où le cartésianisme, presque éteint, ne comptait qu'un très petit nombre de partisans, qui faisaient de vains efforts pour retarder sa chute totale; et il est probable que notre académicien aurait dédaigné quelques années plus tard de s'occuper d'un pareil sujet.

Ces recherches avaient été précédées par un *mémoire plus intéressant, dans lequel M. de Ratte* présente la solution de plusieurs problèmes sur les pressions qui naissent du poids des parties supérieures d'un fluide en repos sur les inférieures, et sur les pressions latérales des fluides dans des vases de différentes figures.

L'accroissement subit de la tige d'une espèce d'aloès (*Aloë americana folio in longum mucronem abeunte*. Tournefort. *Agave americana* Linn.) fournit encore à M. de Ratte l'occasion d'entretenir l'Académie d'un phénomène très-singulier en botanique; car aucune science ne lui était étrangère.

Indépendamment des mémoires particuliers dont il a enrichi les portefeuilles de la Société-royale, il a été l'un des coopérateurs de l'Encyclopédie, de ce vaste dépôt des connaissances humaines, dont la publication, faite par Diderot et d'Alembert, a formé l'une des époques les plus remarquables de l'histoire des sciences vers le milieu du siècle dernier. Il a fourni à ce dictionnaire plusieurs articles de physique générale, tels que *Froid, Glace, Gelée*, etc. Mais ses connaissances étaient trop variées pour qu'il dût se fixer à un seul genre; et l'astronomie lui est redevable d'un grand nombre d'observations.

Nous nous bornerons à citer celles de la comète de 1757, et du

passage de Vénus devant le disque du soleil en 1761. Cette observation, dont on peut voir les détails dans le volume de l'Académie
royale des sciences pour 1761, prouva la sagacité de M. de Ratte,
son talent pour observer et son habileté pour le calcul. Il n'avait
cependant à sa disposition que la lunette d'un quart de cercle de
trois pieds et demi de rayon, garnie d'un réticule.

Nous remarquerons à cette occasion (et pourquoi craindrions-
nous de le dire?) que l'Observatoire de Montpellier, malgré le zèle
des académiciens qui l'ont fondé et le penchant reconnu des habitans de cette ville pour l'astronomie, offrait alors et offre encore
aujourd'hui peu de ressources, à cause de la pénurie des instrumens, et principalement par le défaut d'un établissement public,
d'un observateur qui soit invariablement attaché par état à la seule
astronomie.

Nous ajouterons que, pour mettre à profit les avantages incontestables qu'offre le midi de la France, il ne suffirait pas à l'homme
qui se dévoûrait tout entier à la pratique de l'astronomie d'être
secondé par un beau climat, s'il n'était indemnisé des sacrifices
permanens qu'il ferait de son repos et de sa santé. Que d'observations nous sont échappées, et combien nous échapperont encore,
si, tandis que l'astronomie est comblée de faveurs dans des pays
nébuleux où elle lutte sans cesse contre la rigueur des saisons,
elle reste languissante et privée de secours, dans les contrées *les
plus favorisées de la nature, sous un ciel presque toujours pur*, où
les astres ne demandent que des témoins assidus pour dévoiler les
secrets de leurs révolutions! Il est évident que de pareilles circonstances sont trop frappantes, pour ne pas fixer tôt ou tard l'attention d'un gouvernement que tant de lumières environnent, et qui
reconnaît l'astronomie comme une des causes les plus influentes sur
la navigation et le commerce, bases fondamentales de la destinée
des empires.

M. de Ratte, à qui ces considérations étaient toujours présentes,
partageait les vœux de ses confrères, et gémissait de ne pas voir
s'améliorer le sort d'un Observatoire, où il était attiré par goût et
dont il s'éloignait par nécessité; où il ne pouvait aller que dans les
courts intervalles que lui laissaient des occupations essentielles, et
dans ces occasions importantes et rares qui fixent jusqu'à l'attention de ceux qui n'observent pas.

L'une de ces occasions se présenta à lui dans le fameux passage
de Vénus devant le disque du soleil du 6 juin 1761. M. de Ratte ob

serva ce passage avec la plus grande exactitude, et s'empressa d'en calculer les résultats, ainsi que ceux des autres observations qu'il put recueillir, pour en déduire la parallaxe du soleil. Ses calculs donnèrent une parallaxe fort approchante de la véritable; mais cette observation, si intéressante par son objet, a resté long-temps perdu pour l'Académie. M. de Ratte l'ayant envoyée à Paris, elle fut égarée par la personne qui s'en était chargée, et l'auteur, par une circonstance qui peint bien sa modestie, n'a apporté aucun soin à la retrouver, quoiqu'il y fût très-souvent invité par ses confrères. On connaissait cependant les résultats qu'il avait communiqués; mais ce n'est qu'après sa mort que l'on a trouvé parmi ses papiers le manuscrit, écrit de sa main, qui renfermait cette observation précieuse, ce qui nous permettra de la publier.

Jusqu'à présent on n'a vu dans M. de Ratte qu'un académicien initié tour à tour dans la géométrie, la physique, l'astronomie; laissant échapper de sa plume les écrits ou les tributs dont se composent les recueils des corps littéraires : il nous reste à le considérer sous un aspect plus étendu, sur une scène plus imposante, dans ses fonctions de secrétaire de la Société royale. Mais, pour mieux juger des rapports que cette place lui donnait avec sa compagnie, et de la nature des services qu'elle était fondée à attendre de son zèle et de son savoir, il est peut-être nécessaire de faire connaître ce qu'elle offrait de remarquable par son organisation et par sa position particulière. Elle avait été créée en 1706 sous les plus heureux auspices; elle était unie par la loi même de son établissement, et ne faisait qu'un seul et même corps avec l'Académie royale des sciences de Paris. Cette prérogative honorable était cimentée par l'envoi périodique d'un mémoire, qui avait sa place marquée dans le Recueil annuel de l'Académie de la capitale. Elle jouissait encore, par sa position, de plusieurs avantages indépendans des formes légales qu'on lui avait imprimées dès sa naissances, et elle avait contracté de bonne heure des rapports intimes avec notre école de médecine, qui lui a donné dans tous les temps les membres les plus distingués dans les classes de chimie, d'anatomie et de botanique. Elle voyait autour d'elle les états de Languedoc attentifs à recueillir par l'impression les mémoires lus dans les assemblées publiques, et à mettre au rang des soins administratifs les plus importans ceux qu'on accorde aux progrès des lumières. Mais ces encouragemens et ces secours partiels étaient insuffisans pour donner à la Société tout l'éclat dont elle était susceptible. Les découvertes, les observations se succédaient avec assez de rapidité pour mériter d'être réunies et publiées.

M. de Ratte était très-jeune, timide et circonspect; il fallait que le temps et ses propres réflexions mûrissent le projet qu'il conçut d'écrire l'histoire de la Société royale. D'ailleurs on était arrêté par la dépense, et les ressources de cette compagnie étaient très-bornées. Les collections académiques n'auront jamais le succès des romans, quoique la philosophie ait aussi les siens, ni le débit de toutes ces productions brillantes qui sont le luxe de la littérature. Les avances qu'elles nécessitent peuvent alarmer l'éditeur le plus intrépide et le plus attaché aux sciences exactes. Cependant la réputation de l'Académie aplanit ces obstacles; elle trouva à Lyon un libraire qui se chargea de l'entreprise; et le premier tome de l'histoire et des mémoires de la Société royale parut en 1766, dans la même forme que ceux de l'Académie royale des sciences.

M. de Ratte lut dans une séance publique la préface placée à la tête de ce premier volume : son plan y est exposé avec la simplicité et la clarté qui caractérisent ses crits. On croit qu'il avait choisi pour modèle l'ingénieux Fontenelle, dans la partie historique qui précède les mémoires imprimés en entier.

Douze ans après, M. de Ratte, fidèle à son plan, et agissant toujours avec une sage lenteur, publia le second tome de cette collection, imprimée à Montpellier en 1778.

Ces deux premiers volumes, qui contiennent l'histoire de l'Académie depuis 1706 jusqu'en 1745, auraient été suivis d'un troisième, dont l'impression commencée a été arrêtée par les évènemens révolutionnaires.

M. de Ratte n'a pas poussé plus loin ce genre de travail; et s'il n'a pu vaincre les causes qui nous privent de la suite intéressante que l'on attendait de son zèle, on lui saura toujours gré d'avoir fait connaître les premiers temps de l'Académie, mis en ordre tous les faits antérieurs à 1745, analysé près de deux cents observations ou mémoires, et d'en avoir publié un assez grand nombre en entier.

On doit remarquer qu'il s'est arrêté à peu près à l'époque de sa nomination à la place de secrétaire, et qu'il a cru devoir, par une sorte de délicatesse, parcourir le long intervalle occupé par les académiciens qui l'avaient précédé. Contemporain des Sauvage, des Leroy, des Lamure, des Venel, des Fouquet, des Barthez, etc., il eût dû s'empresser de rendre compte de leurs travaux. Avec moins de respect pour les générations éteintes, et en se rapprochant des découvertes récentes, il eût donné à notre collection académique plus d'intérêt et de vie.

Au reste, ces remarques sur le plan que M. de Ratte a cru devoir suivre n'ont aucun rapport avec le mérite de l'exécution ; elles prouvent seulement combien il avait conçu de vénération pour les fondateurs de l'Académie : et il était bien difficile qu'il pût se défendre d'un sentiment exagéré envers des hommes d'un grand mérite, dont plusieurs existaient encore lorsqu'il est devenu leur confrère, et dont les talens avaient laissé une impression durable dans son esprit.

Les éloges des académiciens, que M. de Ratte a composés dans un assez long intervalle et qui sont la preuve la plus complète de ses connaissances variées, forment en quelque sorte le supplément de la partie historique qui lui restait à publier. Elle y est disséminée, à la vérité ; mais il serait aisé d'y retrouver les matériaux de ce supplément : et si l'on en excepte ceux qu'une étiquette rigoureuse l'avait déterminé à faire, on y remarque le mouvement progressif de la science dans les pas de ceux qui l'avaient réellement cultivée et agrandie.

M. de Ratte jouissait d'une *considération personnelle si justement méritée*, qu'il aurait pu renoncer à l'éclat accessoire que les hommes, même les plus recommandables, ne craignent pas d'emprunter à certaines places. Il perdit son père en 1770, et ses parens désirèrent qu'il se fît pourvoir d'un office de conseiller à la Cour des aides, héréditaire dans sa famille. Il n'hésita point, et se livra avec beaucoup d'empressement à ses nouvelles fonctions. Les sciences et l'Académie parurent perdre un peu à ce nouvel ordre de choses ; mais le tribunal acquit un magistrat pénétré de ses devoirs.

La destruction des Jésuites ayant entraîné celle du collége dont ils étaient chargés à Montpellier, le gouvernement s'empressa de le remplacer par un établissement du même genre. M. de Ratte fut l'un des notables nommés pour faire partie de la nouvelle organisation.

Il fut encore élu au nombre des syndics de l'Hôtel-Dieu Saint-Eloy C'était une place à vie accordée par la confiance publique aux lumières et à l'esprit de charité. Il avait mérité, sous ce double rapport, d'être appelé à diriger la fortune des pauvres, et il a conservé ce poste honorable jusqu'à la nouvelle organisation des hôpitaux.

Etranger à toute intrigue, et placé dans un cercle peu apparent de devoirs et d'occupations paisibles, M. de Ratte ne devait pas s'attendre à voir son repos troublé par les évènemens extraordinaires amenés par la révolution. Cependant il perdit la place qu'il occupait dans la magistrature; il vit la Société royale dissoute, avec toutes les autres Académies, par un décret de la Convention nationale du mois d'août 1793; et il fut arrêté, l'année suivante, à l'âge de soixante-douze ans, comme suspect, et mis dans une maison de détention où il resta plusieurs mois. Il n'opposa à toutes ces circonstances pénibles que le calme de la raison et de la résignation, son sang-froid ne l'abandonna jamais; il était impossible qu'il cessât d'être lui-même; et, dans sa prison, il se consolait de l'injustice des hommes en calculant des éclipses.

Rendu à la liberté, avec un frère, compagnon de son infortune, qui ne survécut pas long-temps à cette crise, M. de Ratte se trouva seul, car il est toujours resté célibataire. Mais est-ce être seul que d'avoir des livres, une raison exercée, le goût des sciences, et surtout une ame qui se suffit à elle-même?

L'objet favori de ses goûts devait cependant lui être rendu. Le culte des sciences, le retour des Académies, étaient annoncés. L'Institut national fut créé en l'an IV; M. de Ratte fut compris dans la liste des associés non résidans. Cette même année, il vit les membres épars de la Société royale se rallier autour de lui avec quelques littérateurs distingués, et former une société nouvelle, dans laquelle il vint occuper, sans affectation, et comme par l'effet d'une longue habitude, sa place de secrétaire.

Il paraissait même avoir oublié l'interruption des travaux académiques, et jusqu'à leur cause. Il se trouvait de nouveau au sein des lettres, et tout était pardonné.

M. de Ratte n'a exercé que pendant une année les fonctions de secrétaire : on jugea que la place de président convenait mieux à son âge, et il l'a occupée jusqu'à sa mort.

Il a présidé aussi, et assez long-temps, le jury central d'instruction publique, et il continuait, malgré le poids des années, à se livrer à de savantes occupations. Les bulletins de notre Société libre des sciences et belles-lettres renferment son observation de l'éclipse de soleil du 6 messidor an V, un Mémoire sur la longitude et la latitude de Montpellier, déduites des triangles de la méridienne de Paris, lu le 16 messidor an IX, et deux discours d'ouverture, prononcés dans les assemblées publiques des années X et XI.

Le 29 messidor an XII, il fut nommé membre de la Légion-d'honneur. S. M. l'empereur et roi récompensait ainsi les services qu'il avait rendus à la chose publique en cultivant les sciences d'une manière distinguée.

M. de Ratte, parvenu à un âge très avancé, et jouissant d'une constitution assez forte, qu'il devait peut-être à une égalité d'ame inaltérable et à une grande sagesse de mœurs, paraissait devoir atteindre à un terme plus éloigné, car de légères infirmités, qu'il éprouvait de temps en temps, n'étaient point alarmantes par leur nature : il conservait sa présence d'esprit, et continuait à se livrer à ses occupations ordinaires.

En messidor an XII, il fut forcé de se renfermer chez lui et d'appeler son médecin ; un affaissement considérable, joint à quelques maux habituels dont les symptômes devinrent tout à coup plus graves, lui firent entrevoir une fin prochaine ; mais son humeur douce et tranquille n'en fut point altérée. « Je sens que je me décompose, » dit-il. Le pronostic n'était que trop vrai, et il mourut le 27 thermidor, d'une hydropisie de poitrine, âgé d'environ quatre-vingt-trois ans.

Il a laissé plusieurs neveux, *fils d'une sœur qui avait épousé M. de Flaugergues, conseiller à la Cour des aides de Montpellier.* L'un d'eux, correspondant de l'Institut, paraît avoir recueilli particulièrement la partie la plus brillante de son héritage, par l'étendue de ses connaissances ; car ce savant, aussi modeste, aussi simple que l'était son oncle, tient aujourd'hui un des premiers rangs parmi les astronomes français.

M. de Ratte a observé pendant toute sa vie, avec la plus sévère exactitude, les pratiques extérieures de la religion. Il était en même temps pénétré de la philanthropie la mieux prononcée. La loi qui protége également tous les cultes était à ses yeux l'un des plus grands bienfaits accordés à la nation par le héros qui la gouverne avec tant de génie, de gloire et de sagesse.

Timide et circonspect envers tout le monde, il l'était moins avec ceux qu'il avait l'habitude de voir : il se livrait alors sans beaucoup de réserve ; sa mémoire, qui était étonnante, lui fournissait de nombreuses anecdotes, qu'il aimait à raconter, en conservant une douce gaîté qui ne l'abandonna jamais.

Il était d'une affabilité et d'une politesse extrêmement rares, et ses qualités étaient si dominantes, qu'elles perçaient même à travers de fréquentes distractions qui en atténuaient l'effet. Il communiquait volontiers ses vues et ses idées lorqu'il était consulté, mais jamais autrement ; et il se rangeait facilement à l'avis d'autrui, par un sentiment très louable, qui lui inspirait de la méfiance pour ses lumières.

(Article communiqué par M. Desgenettes.)

RAULIN (Joseph), écrivain laborieux, naquit à Aiguetinte, diocèse d'Auch, en 1708. Après avoir fait ses études médicales et obtenu le grade de docteur, il s'établit à Nérac. Il y pratiqua son art pendant une dizaine d'années, au bout desquelles il vint se fixer à Paris. Il fut bientôt médecin ordinaire du roi et censeur royal, et eut une clientelle assez étendue. Il mourut le 12 avril 1784. Raulin avait toujours eu le goût de l'étude, et il a publié un assez grand nombre d'ouvrages.

Traité des maladies occasionnées par les promptes variations de l'air. Paris, 1752, in-12, avec fig.

Dissertation en forme de lettre, contenant des observations sur le tænia, autrement ver solitaire. Paris, 1752, in-12.

Raisons pour et contre l'inoculation. Paris, 1752, in-12.

Observations de médecine, où l'on trouve des remarques qui tendent à détruire les préjugés sur l'usage du lait dans la pulmonie, avec une dissertation sur les ingrédiens de l'air. Paris, 1754, in-12.

Lettre sur l'alliage du camphre avec le mercure , et sur le succès de ce remède dans les maladies vénériennes. Paris, 1755, in-12.

Traité des maladies occasionnées par les excès de chaleur, de froid, d'humidité et autres intempéries de l'air. Paris, 1756, in-12. *Réponse à la critique du Journal des savans de cet ouvrage.* Paris, 1757, in-4.

Traité des affections vaporeuses du sexe. Paris, 1758, in-12.

Traité des fleurs blanches , avec la méthode de les guérir. Paris, 1766, 2 vol. in-12.

Traité de la conservation des enfans, ou les moyens de les fortifier et de les préserver et guérir des maladies, depuis l'instant de leur existence jusqu'à l'âge de puberté. Paris, 1768, 2 vol. in-12, (qui devaient être suivis de six autres qui n'ont pas paru); deuxième éd., 1779, 3 vol. in-12.

Observations sur l'usage des eaux minérales de Pougues. Paris, 1769, in-12.

Instructions succinctes sur les accouchemens, en faveur des sages-femmes des provinces. Paris, 1770, in-12.

Traité des maladies des femmes en couche, avec la méthode de les guérir. Imprimé par ordre du ministère. Paris, 1771, in-12.

Traité analytique des eaux minérales en général, de leurs propriétés et de leur usage dans les maladies. Paris, 1772, in-12. Tome II, 1774.

Traité des eaux minérales de Verdusan. Paris, 1772, in-12.

Examen de la houille considérée

comme engrais de terre. Paris, 1775, in-12.

Observations sur la maladie épizootique de la Flandre et du Hainault. 1774, in-4.

Parallèle des eaux minérales d'Allemagne que l'on transporte en France et de celles du royaume, avec des remarques sur l'analyse des eaux minérales en général. 1778, in-12.

Analyse des eaux minérales spatico-martiales de Provins. 1778, in-8.

Traité de la phthisie pulmonaire. 1782, in-8. Nouvelle édit., 1784, in-8.

RAVATON (HUGUES), chirurgien supérieur des armées françaises et de l'hôpital de Landau, inspecteur en chef des hôpitaux de Bretagne, correspondant de l'Académie royale de chirurgie, etc., fut un des praticiens les plus habiles et les plus expérimentés du dernier siècle. Quoiqu'il écrivît mal, on regrette que son ouvrage le plus étendu ait dû passer par les mains d'un chirurgien de cabinet avant d'être livré à la publicité.

Observations sur les plaies d'armes à feu. Paris. 1750, in-12.

Lettre sur l'accroissement des os et du bois. Paris, 1758, in-12. — Extrait du *Mercure de France* (février).

Chirurgie d'armée, ou traité des plaies d'armes à feu et d'armes blanches. Paris, 1767, in-8.

Pratique moderne de la chirurgie, publiée et augmentée par Sue le jeune. Paris, 1770, in-12. 4 vol.

RAYMOND (DOMINIQUE), docteur en médecine de la Faculté de Montpellier, doyen de l'agrégation de Marseille, pensionnaire du roi, président trésorier général de France, mort vers 1765, pratiquait l'art de guérir depuis près d'un demi-siècle quand il publia un ouvrage fort bien accueilli de son temps, et qui conserve encore quelque intérêt, sur les maladies qu'il est dangereux de guérir. Les explications de l'auteur ont perdu leur valeur, mais les faits restent, et ils sont nombreux. Voici le titre de cet ouvrage :

Traité des maladies qu'il est dangereux de guérir. Ouvrage utile et nécessaire aux médecins et aux personnes sujettes à des incommodités habituelles, avec dix observations nouvelles et intéressantes. Avignon, 1757, in-12. 2 vol. Montpellier, 18.., in-8.

RAYMOND. (FRANÇOIS), docteur en médecine de la Faculté de Montpellier, agrégé au collége des médecins de Marseille, membre de l'Académie des belles-lettres de la même ville, associé régnicole de la Société royale de médecine de Paris, fut un observateur distingué et un écrivain érudit. Il commença à être cônnu vers le milieu du dernier siècle, et il prolongea sa carrière jusque vers la fin de ce siècle. L'un de ses ouvrages (sur l'éléphantiasis) a été quelquefois attribué à Dominique Raymond, qui était mort quand François Raymond l'écrivit, comme on peut le voir dans l'ouvrage même.

Dissertation sur l'usage du bain aqueux, qui a remporté en 1755 le prix de l'Académie de Dijon. Avignon, 1756, in-4.

Dissertation sur l'efficacité du vésicatoire. 1762, in-12.

Histoire de l'éléphantiasis, contenant aussi l'origine du scorbut, du feu St-Antoine, de la vérole, etc., avec un précis de l'histoire physique des temps. Lausanne, 1767, in-8.

Mémoire sur les épidémies; dans lequel on recherche particulièrement : *quels sont les rapports des maladies épidémiques avec celles qui surviennent en même temps et dans le même lieu, et qu'on appelle intercurrentes ? Quelles sont leurs complications, et jusqu'à quel point ces complications doivent influer sur leur traitement ?* (Mémoire couronné en 1781.) Dans l'*Histoire de la Société royale de médecine*, années 1780 et 1781. Paris, 1785, in 4. *Mémoires*, p. 36.

RAZOUX (JEAN), docteur en médecine de la Faculté de Montpellier, médecin de l'Hôtel-Dieu de Nimes, membre de l'Académie royale de la même ville, correspondant de l'Académie royale des sciences de Paris et de celles de Montpellier et de Toulouse, fut un observateur distingué et un habile praticien. Il a publié les écrits dont les titres suivent :

Lettre à M. de Belletête sur les inoculations faites à Nîmes. Nîmes, 1764, in-4.

Tables nosologiques et météorologiques, dressées à l'Hôtel-Dieu de Nîmes, depuis le 1er juin 1757 jusqu'au 1er juin 1762. Bâle, 1767, in-4.

Dissertation en forme de lettre, contenant le détail d'une fièvre maligne laiteuse avec des avis pour les femmes en couche. Dans le *Journal encyclopédique.* 1772.

Dissertatio epist. de cicutâ, stramonio, hyosciamo et aconito. Nîmes, 1784; in-8.

Razoux a inséré plusieurs articles dans le *Journal de médecine*, t. 5, 7, 9, 18, 21, 22, 23, 37, 44.

READ, habile praticien, servit quelque temps comme médecin dans les armées, et devint, vers 1765, médecin de l'hôpital de Metz. Membre de diverses Académies, il fut correspondant de l'Académie royale des sciences, de la Société royale de médecine de Paris. On lui doit quelques ouvrages.

*Essai sur les effets salutaires du sé-
jour des étables dans la phthisie.* Paris,
1767, in-8.

Traité du seigle ergoté. Metz, 1771,
in-8; deuxième édit. 1776, in-8.

*Histoire de l'esquinancie gangré-
neuse pétéchiale qui a régné dans le
village de Mavron.* Metz, 1777, in-8.

*Lettre de M. Read, médecin de S.
A. R. Mgr. le duc d'Orléans, du corps
des hussards, et de l'hôpital militaire
de Metz, etc., etc., à l'auteur des réflexions sur un projet de géographie
médicale à l'usage des troupes.* Metz,
1787, in-8. 23 pp.

REDI (François), naturaliste célèbre, poëte élégant, et savant littérateur, naquit à Arezzo le 18 février 1626. Il fit ses études philosophiques et médicales à l'Université de Pise, et y reçut le grade de docteur en ces deux Facultés. Les marques qu'il donna de bonne heure de son génie lui gagnèrent les bonnes graces de deux princes connus par leur amour pour les sciences : le grand duc Ferdinand II et le prince Léopold. Le grand duc le fit son premier médecin, titre qui lui fut également donné par Cosme III. Redi devint membre d'un grand nombre d'Académies, et il prit beaucoup de part aux travaux de celle del Cimento. Ses recherches sur la génération des insectes, sur le venin de la vipère et sur les vers intestinaux portèrent sa réputation dans *tous les pays. Il découvrit* que la gale était due à la présence d'un insecte particulier dans la peau. L'épilepsie dont il fut affecté dans un âge avancé empoisonna les dernières années de sa vie. Le 1 mars 1694, il fut trouvé mort dans son lit.

Osservazioni intorno alle vipere.
Florence, 1664, in-4; Paris, 1666,
in-12; Florence, 1686, in-4.

*Lettera sopra alcune opposizione
fatte alle sue osservazioni intorno
alle vipere.* Florence, 1670, in-4.

*Esperienze intorno alla genera-
zione degli insetti.* Florence, 1688,
in-4; ibid., 1688, in-12.

*Esperienze intorno a diverse cose
naturali, e particolarmente a quelle
che ci son portate dell' Indie.* Florence, 1671, in-4.

*Osservazioni intorno agli animali
viventi, che si trovano negli animali
viventi.* Florence, 1684, in-4.

*Lettera intorno all' invenzione degli
occhiali di naso.* Florence, 1678, in-4.

Bacco in Toscana. Florence, 1685,
in-4.

Sonetti. Florence, 1702, in-fol. et
in-12.

*Opere di Fr. Redi, in questa nuova
edizione accresciute e migliorate.* Ve-
nise, 1712, in-8. 3 vol. Il y a eu plusieurs autres éditions des œuvres de Redi; la meilleure est celle de Naples, 1741, in-4, en 7 volumes. — La plupart de ses ouvrages ont aussi paru en latin.

(Fabbroni. — Tiraboschi.)

REGA (Henri Joseph) naquit à Louvain le 26 avril 1690. Après avoir fait de bonnes humanités, il se livra à l'étude de la médecine, et fut reçu à la licence le 7 avril 1712. Il fut nommé peu de temps après à une chaire de professeur. Dès que le temps assigné à son cours fut passé, Rega vint à Paris perfectionner ses connaissances en anatomie, en chirurgie et en chimie. En 1716, il fut nommé à la chaire de chimie. Le 22 février 1718, il reçut le bonnet de docteur. Peu de temps après, il passa à la chaire d'anatomie, qu'il abandonna le 11 septembre de la même année pour occuper celle de professeur primaire. En 1719, il fut élu recteur de l'Université ; on lui accorda encore le même honneur en 1722. Rega s'acquitta toujours avec beaucoup de zèle de ses fonctions de professeur , il eut une pratique fort étendue, et il ne cessa jamais de donner à l'étude tout le temps que lui laissaient ses occupations. Il mourut le 22 juillet 1754. Il est auteur des ouvrages suivans :

Dissertatio medica de sympathiâ seu consensu partium corporis humani ac potissimum ventriculi in statu morboso. Harlem, 1721, in-8; *ibid.,* 1743, in-8; Leipzig, 1762, in-12.

De urinis tractatus duo. Louvain, 1733, in-8; Francfort, 1761, in 8.

Accurata methodus medendi per aphorismos proposita. Louvain, 1737, in-4; Cologne, 1765, in-4.

Dissertatio medica de aquis mineralibus fontis Marimontensis in comitatu Hannoniæ. Louvain, 1740, in-12. En français par Servais-Augustin Devillers. Louvain, 1741, in-12.

Dissertatio medico-chimica quâ demonstratur sanguinem humanum nullo acido vitiari. Louvain, 1764, iu-8.

(Éloy. — Haller. — Bœhmer.)

REHMANN (Jean), médecin allemand, fixé en Russie, conseiller de cour de l'empereur, membre de la Société impériale des naturalistes de Moscou, et de celle des médecins de Wilna, enfin conseiller d'état et premier médecin de l'empereur de Russie, a contribué à nous faire connaitre l'état de la médecine dans le nord de l'Europe et dans quelques contrées de l'Orient, qu'il avait parcourues avec les armées russes. Il est mort à Saint-Pétersbourg, dans la nuit du 7 au 8 octobre 1831.

Notice sur un remède propre à remplacer le quinquina en beaucoup de cas , et surtout dans son application contre les fièvres intermittentes , découvert et publié par le docteur J. Rehmann , etc. ; suivie d'une analyse chimique de cette substance, par F.-F. Reuss, professeur de chimie à l'université de Moscou. Moscou, 1809, in-8, 40 pp.

Zwey Chinesische Abhandlungen uber die Geburtshülfe. Aus dem Mands-

churichen ins Russische und aus dem Russischen ins Deutsche uebersezt. Herausgegeben von Dr J. Rehmann. St.-Pétersbourg, 1810 , in-8, 36 pp. — On peut voir par ces mémoires , qui ont été reproduits dans la *Gazette de Salzbourg,* que l'art des accouchemens n'existe pas encore dans l'antique et savante nation chinoise.

Russische Sammlung fur Naturwissenchaft und Heilkunst. Riga et Leipzig, 1815-1816 , in-8, 4 cahiers, avec Chrichton et Burdach.

Rehmann a fourni divers articles au Journal de Hufeland.

(*Med-chir Zeitung.* — *Allg. med Annalen.*)

REICHEL (George Chrétién), né à Mulhausen en 1717, fit ses études médicales à Leipzig, y obtint la maîtrise en 1756, et le doctorat en 1759. En 1767, il fut nommé professeur extraordinaire près de l'Université. Il mourut en 1771. Il n'a écrit que quelques opuscules académiques, parmi lesquels on distingue celui sur la déduction des épiphyses des os, et un autre sur les fissures des os cylindriques. On lui doit aussi une édition latine et une traduction allemande des œuvres de Huxham. Voici les titres de ses écrits :

Diss. de succis plantarum, Leipzig, 1752, in-4.

Diss. de vasis spiralibus plantarum. Leipzig, 1758, in-4.

Diss. de epiphysium ab ossium diaphysi deductione. Leipzig, 1759, in-4.

Diss. de ossium ortu atque structura. Leipzig, 1760, in-8.

Joann. Huxhami, med. doct., etc. *Opera physico-medica , curante ,* etc.

III partes. Leipzig, 1764, in-8. en 2 vol.

Diss de ossium cylindraceorum fissura. Leipzig , 1764, in-4.

Diss. de capitis tumoribus tunicatis post cephalalgiam exortis. Leipzig, 1765, in-4.

Progr. de sanguine ejusque motu experimenta. Leipzig, 1767, in-8.

(Ludwig, *Adversaria*—Meusel.)

REID (Thomas), docteur en médecine, membre de la Société royale de Londres, né en 1739 à Holtenlodge,.près de Wragby, dans le Lincolnshire, mourut à Bath le 15 janvier 1802. Il est connu en France par un ouvrage sur la phthisie pulmonaire que Dumas jugea digne d'être transporté dans notre langue, et sur lequel l'auteur du Journal de médecine s'exprime de la manière suivante :

« Ce que dit Reid concernant la nature, la formation et les effets des tubercules et des vomiques, ses discussions concernant la véritable cause de la fièvre hectique; les doutes qu'il propose relativement à l'action du pus, et l'impression qu'il est supposé porter dans l'économie animale; ses réflexions sur les causes de la difficulté de guérir la pulmonie; enfin ses remarques sur le plan curatif et ses préceptes pratiques méritent sûrement l'attention la plus sérieuse. Le traitement qui lui est familier consiste dans les saignées répétées, l'usage des minoratifs et le régime le plus rafraîchissant possible pendant la première période où l'inflammation et la disposition in-flammatoire prédominent. De là, il passe à l'emploi de l'épica-cuanha, au moyen duquel il excite tous les matins de légers vo-missemens; et le soir, si les circonstances le demandent, il fait prendre une dose de l'élixir parégorique à l'heure du coucher. La maladie fait-elle des progrès plus considérables, il ordonne une diète plus nourrissante; il fait répéter le vomitif soir et matin, prescrit l'élixir vitriolique au moment que le malade se met au lit. Dans la dernière période, il joint à ces secours l'usage des astringens modérés selon l'exigence des cas. »

Essay on the nature and cure of the phthisis pulmonalis. Londres; 1782, in-8. 2 edit. *enlarged; with an appendix on the use of and effects of frequent vomits.* Londres, 1785, in-8. Trad. en français, par Dumas. Paris,... in-8.

Directions for warm and cold sea-bathing; with observations on] their application and effects in different diseases. Londres, 1795, in-8; *ibid.,* 1798, in-8.

(Reuss. — Rob Watt. — *Journ. de med.*)

REIL (JEAN CHRÉTIEN), anatomiste et physiologiste célèbre, et praticien renommé, naquit à Rhaude, dans la Frise orientale, le 28 février 1759. Son père, prédicateur à Rhaude, le destinait à l'état ecclésiastique, mais une répugnance marquée pour la théologie, et un entraînement invincible vers les études d'observation, décidè-rent autrement de son avenir. A l'âge de vingt ans, il se rendit à Gottingue pour étudier la médecine. Au bout de quelques années, il quitta Gottingue pour aller à Halle. Il y trouva dans Meckel et Goldhagen deux hommes également disposés à accueillir le talent avec faveur, et ses professeurs furent bientôt ses amis. Reil fut reçu docteur en médecine et en chirurgie le 9 novembre 1782, après avoir soutenu, sans président, une dissertation sur la *polycholie,* sujet sur lequel il publia depuis plusieurs suites de ce premier tra-vail. Il quitta l'Université et pratiqua pendant quelques années l'art de guérir dans la Frise orientale. En 1787, il fut nommé pro-fesseur extraordinaire à Halle, et à la mort de Goldhagen, en 1788, il devint professeur ordinaire et directeur de l'institut clinique. L'année suivante, il fut médecin pensionné de la ville. L'éclat de son enseignement fit affluer à l'Université de Halle des élèves de toute l'Allemagne, et les grands ouvrages qu'il publia portèrent sa réputation par toute l'Europe. En 1810, Reil fut appelé à occuper à Berlin la chaire de médecine. A l'époque de la dernière coalition contre la France, Reil fut nommé directeur des hôpitaux militaires établis à Leipzig et à Halle. Près de trente mille blessés ayant encombré ces hôpitaux après la bataille de Leipzig, le typhus y porta ses ravages. Reil fut atteint par la contagion, et succomba le 12 novembre 1813, à Halle, n'ayant pas achevé sa cinquante-cinquième année.

En anatomie, les travaux de Reil sur le système nerveux ont acquis une juste célébrité.

Le principe fondamental de Reil en physiologie est que la vie et tous ses phénomènes dépendent de la matière organique, et de la forme et du mélange de ses élémens. Il est absurde à ses yeux de chercher la cause de la vie ailleurs que dans la matière et ses modifications, car nous n'avons aucune idée d'un être immatériel, non susceptible de frapper nos sens. Reil a parfaitement démontré la vie propre dont chaque partie jouit.

Dans ses comptes rendus de la clinique de Halle et dans son traité des fièvres, Reil a prouvé qu'il n'était pas moins habile praticien que savant et ingénieux pathologiste. Il tient un des premiers rangs entre tous ceux qui se sont occupés depuis un demi-siècle du traitement de l'aliénation mentale. Reil n'était pas moins habile chirurgien que médecin. Il s'est surtout occupé avec succès de l'ophthalmologie, et nul n'a mieux décrit que lui les ophthalmies scrofuleuses. Cet homme célèbre a publié les ouvrages suivans :

Tractatus de Polycholiá. Halle, 1782, in-8.

Fragmenta metaschematismi polycholiæ. Halle, 1783, in-8.

Krankheitsgeschichte des seel.Prof. und Oberraths. J.-F.-G. Goldhagen, Halle, 1788, in-8.

Memorabilia clinica medico-practica. Halle, Fasc. I, 1790; II, 1791; III, 1793, in-8.

Diætetischer Hausarzt. Brême, 1791, 2 vol. in-8.

Dissertatio de irritabilitatis notione, naturá et morbis. Halle, 1793, in-8.— Sous le nom du répondant Gauthier.

Cœnœsthesis. Halle, 1794, in-8.

Sensus externus. Halle, 1794, in-8.

Functiones animæ peculiares. Halle, 1794, in-8.

Dissertatio de semeiologiá placentæ. Halle, 1794, in-8.

Archiv für die Physiologie. Halle, 1795-1815, in-8. 12 vol. — Publié en commun avec Autenrieth.

Exercitationum anatomicarum fasciculus primus de structurâ nervorum. Halle, 1796, in-fol.

Ueber die Erkenntniss und Kur der Fieber. Halle, tome I, 1797; II, 1799; III, 1800; IV, 1801; V, 1815, in-8.

Programma de pruritu senili. Halle, 1801, in-4.

Rhapsodien ueber die Anwendung der psychischen Kurmethode auf Geisteszerrüttungen. Halle, 1803, in-8.

Pepinieren zum Unterricht œrztlichen Routiniers, als Beduerfnisse des Staats, nach seiner Lage, wie sie ist. Halle, 1804, in-8.

Beytræge zur Befœrderung einer Kurmethode auf psychischen Wege. Halle, 1808, in-8. 2 vol. — En commun avec Hoffbauer.

Entwurf einer allgemeinen Pathologie. Halle, tome I, 1815; II, 1816, in-8.

J. C. Reil's Kleine Schriften wissenschaftlichen und gemeinnützigen Inhalts. Halle, 1817, in-8. — Publiés par Nasse.

Reil a inséré quelques articles dans le *Journal der Erfindungen*, et dans le *Magazin der Heilkunde* de Rœschlaub.

(*Med. chir. Zeitung. — Allg. med. Annalen.* —Meusel.)

REINHARD (Chrétien Tobie Ephraim), né à Camenz, dans la Haute-Lusace, le 26 mai 1719, fit ses humanités dans sa ville natale et à Bautzen. En 1739, il alla à Leipzig pour étudier la philosophie et le droit. En 1742, il se transporta à Halle, et y entreprit l'étude de la médecine. En 1745, il fut promu au doctorat à Francfort-sur-l'Oder. Il s'établit alors dans sa ville natale. Il la quitta en 1752, pour transférer son domicile à Sagan, en Silésie, dont il devint, en 1755, second médecin pensionné.

Reinhard mourut le 27 février 1792. Une partie de ses ouvrages sont écrits en vers latins.

Dissertatio de cardialgiâ spuria. Francfort-sur-l'Oder, 1745, in-4.

Carmen de leucorrhœâ seu fluore albo mulierum. Budissin, 1750, in-4.

Carmen de febribus intermittentibus spuriis, seu epidemiis anni 1747, 1748, 1749, 1750 et 1751. Dresde, 1752, in-8.

Untersuchung der Frage : ob unsere ersten Uræltern, Adam un Eve einen Nabel gehabt haben. Hambourg, 1752, in-8; Berlin, 1753, in-8 ; Francfort et Leipzig, 1755, in-8.

Carmen de plethorâ, morborum matre, non morbo. Sorau, 1753, in-8.

De pallore faciei salutari et morso. Sorau, 1754, in-3.

Beweis dass die meisten Krankheiten der Frauenzimmer ihren Grund in dem Kœrperbau dieses Geschlechts haben. Francfort et Leipzig, 1755, in-8.

Abhandlung von der blassen Farbe des Gesichts. Francfort, 1755, in-8.

Beweis das die Menschen nur einen einzigen Hauptsinn, nœhmlich das Gefühl, besitzen. Sorau, 1758, in-8.

Der physicalisch-moralische Wahrsager. Francfort, 1758, in-8.

De febre miliari libri III. Carmen. Glogan, 1757, in-8.

De hæmorrhagia pulmonum, Carmen. Glogau, 1757, in-8.

Von der Schædlichkeit des Blutlassens in Ansehung der Seelenwirkung. Glogau, 1760, in-8.

Gedanken von dem epidemischen oder unæchten Wechselfiebern. Glogau, 1762, in-8.

Medicus poeta. Leipzig et Glogau, 1762, in-8.

Satyrisch-moralische Abhandlung von der Krankheiten in der Frauenpersonen, welche sie sich durch ihren Putz und Anzug zuziehen. Glogau, 1756, 2 vol. in-8.

Abhandlung vom Mastdarm-Blutfluss. Glogau, 1757, in-8; ibid., 1764, in-8.

De jecinoris vulnerum lethalitate, Carmen. Glogau, 1758, in-8; Leipzig, 1760, in-8.

Nachricht von einem uebel formir-ten Kindeskopfe. Berlin et Leipzig, 1760, in-8.

Gedanken vom weissen Frieselfieber. Sagan, 1762, in-8.

Abhandlung vom dem Lungenblutflusse, oder Blutspeyen nebst Gedanken von den epidemischen und unæchten Wechselfiebern. Glogau, 1762, in-8.

Beweis dass die Eroeffnung der Mittelblutader zuweilen hæchst gefæhrlich worden kænne. Glogau, 1764, in-8.

Beweis, dass der Mann ælter als das Weib seyn soll. Glogau, 1766, in-8.

Ausmessung des menschlichen Kærpers, und der Theile desselben. Glogau, 1767, in-8.

Bibelkrankheiten, welche in dem alten Testament vorkommen. Glogau, 1767-1768, in-8.

(Otto. — Mensel.)

REISSEISEN (François Daniel), né à Strasbourg vers 1780, fit ses études médicales dans la Faculté de cette ville, y fut reçu docteur en médecine en 1803, et y est mort en 18... Il a acquis une juste célébrité par ses recherches sur la structure des poumons, recherches dont les résultats ont été pleinement confirmés par celles qu'a faites M. Bazin dans ces dernières années. Un monument a été élevé à Reisseisen dans la ville qui lui avait donné naissance. Ce médecin a peu écrit.

Diss. inaugur. de pulmonum structurâ. Strasbourg, 1803, in-4.

Ueber die Structur, die Verrichtungen und den Gebrauch der Lungen. Zwei Preisschriften (avec celui de Sœmmerring), *welche von der Kgl. Academie der Wissenschaften zu Berlin den Preis und das Accessit erhalten haben.* Berlin, 1808, in-8. — C'est Reisseisen qui avait obtenu le prix, et Sœmmerring l'accessit. Le Mémoire de Reisseisen parut dans cette édition, sans les planches qui l'accompagnaient. Elles ne furent publiées qu'avec l'édition suivante:

Uber den Bau der Lungen, etc., et en latin : *De fabricâ pulmonum commentatio, a regiâ academiâ scientiarum Berolinensi præmio ornata. Latinè expressit J.-L.-C. Hecker.* Berlin, 1822, in-fol. 6 planches color.

Uber die Typhusepidemie in Stras-

burg im Iahre 18 ¹³⁄₁₄. In Kopp, Iahr-
bücher der Staatsarzneikunde. 1814,
p. 425-432.

Ueber einen Kindermord. in Kopp,
Iahrbücher der Staatsarzneikunde.
1819.

RENARD (JOSEPH CLAUDE), de Mayence, médecin du canton de Werstadt, puis second médecin pensionné, médecin de l'hôpital civil, professeur de médecine légale et de police médicale à l'Université, conseiller, médecin du grand-duc de Hesse, mort le 18 décembre 1827.

Versuch die Entstehung und Ernäh-
rung, das Vachsthum und alle übri-
gen Veränderungen der Knochen im
gesunden und kranken Zustande zu
erklären. Leipsig, 1803, in-8.

Die inländischer Surrogate der Chi-
narinde, mit besonderer Rücksicht auf
den Continent von Europa. Mayence,
1809, in-8.

Die mineralsauren Räucherungen,
als Schutzmittel gegen ansteckende und
epidemische Krankheiten. Mayence,
1810, in-8.

Sammlung der gesetze und Veror-
dnungen Frankreich in Bezug auf Ærzte
Wundærzte und Apotheker, wie auch
auf das offentliche Gesundheitswohl
überhaupt, mit beigefügtem franzœsis-
chen Texte. Mayence, 1812, in-8.

Cullerier's Abhandlungen uber den
Tripper und Nachtripper, Bubonen
und Schanker. Mit Zusœtzen und ei-
nem Versuch uber die Entstehung der
Lustseuche. Mayence, 1815, in-8.

Ueber den Hospitalbrand. Mayence,
1815, in-8.

Ausserlesene med. praktische Ab-
handlungen der nuesten Franzosischen
Literatur. 1817-1819, in-8, 2 vol. en
3 part.—En commun avec Vittemann,

Der Brantwein in diœtetischer und
medicinisch - polizeilicher Hinsicht.
Mayence, 1818, in-8.

Somnambulismus, das merkwür-
digste Symptom der Hysterie. in Hufe-
land, Journ. der prakt. Heilkunde.
T. 40, février.

Ein Beitrag zu Geschichte der Hirn-
entzündungen und des ansteckenden
Typhus der Iahre 1813 und 1814;
ibid.

Eine sehr merkwürdige Krankheit
des Magens, nebst einem von der Ge-
burt an zu kleinem Herzen und Zunge.
Ibid.

Renard a traduit en allemand et enrichi d'additions plusieurs articles du *Dictionnaire des sciences médicales,* notamment ceux de Cullérier, outre ceux indiqués plus haut. Il a traduit aussi l'ouvrage d'Alphonse Leroy sur les *hémorrhagies des femmes grosses et en couches.*

RETZ (. . . . .), écrivain fécond, fut successivement médecin à Arras, médecin ordinaire de la marine royale à Rochefort, médecin ordinaire du roi, servant par quartier, et membre correspondant de la Société royale de médecine et de l'Académie des sciences de Dijon.

Météorologie appliquée à la médecine et à l'agriculture; ouvrage qui a remporté le prix de l'Académie impériale et royale de Bruxelles en 1778. Paris, 1779, in-8; avec un nouveau titre, 1784, in-8.

Traité d'un nouvel hygromètre imité de celui de M. de Luc. 1779. (Ce traité est aussi ajouté à la deuxième édition du livre précédent. 1784.)

Recherches pathologiques anatomiques et judiciaires sur les signes de l'empoisonnement. Londres et Paris, 1784, in-4

Lettre sur le secret de M. Mesmer, ou réponse d'un médecin à un autre, qui avait demandé des éclaircissemens à ce sujet. Extrait des numéros 19-20 de la *Gazette de santé.* Paris, 1782, in-12.

Mémoire sur les phénomènes du mesmérisme. 1783, in-8. Nouvelle édit. sous le nom de l'auteur et sous ce titre : *Mémoire pour servir à l'histoire de la jonglerie, dans lequel on démontre les phénomènes du mesmérisme; précédé d'une lettre sur le secret. de M. Mesmer.* Londres et Paris, 1787, in-8.

Précis d'observations sur la nature, les causes, les symptômes et le traitement des maladies épidémiques qui rè nent tous les ans à Rochefort. 1784, in-12.

Des maladies de la peau, et particulièrement de celles du visage, et les affections morales qui les accompagnent; leur origine, leur description et leur traitement. Amsterdam et Paris, 1785, in-12; deuxième édit., 1786, in-12; troisième édit., 1789, in-8.

Fragment sur l'électricité humaine. 1785, in-8.

Nouvelle instruction bibliographique historique et critique de médecine, chirurgie et pharmacie. Paris, 178. t. I-II. 1785-86, t. III-IV. (Sous le nom de l'auteur), 1787-1788. La continuation sous ce titre : *Nouvelles, ou annales de médecine, chirurgie et pharmacie.* t V, 1789; t. VI, 1790; t. VII, 1791.

Précis sur les maladies épidémiques qui sont les sources de la mortalité parmi les gens de guerre, les gens de mer et les artisans, avec la concordance des moyens de prévenir et de guérir ces maladies, selon les résultats de la pratique de Sydenham, Chirac, Lind, Monro, Pringle, Bertin, Clarke, Lucadou et Retz. 1788, in-8.

Le guide des jeunes gens de l'un et l'autre sexe à leur entrée dans le monde, pour former le cœur, le jugement, le goût et la santé. 1790. 2 vol. in-12.

Instruction sur les maladies les plus communes parmi le peuple français, avec la méthode simple et sûre de les guérir, et les remèdes qui leur conviennent, à l'usage des personnes bienfaisantes qui habitent les campagnes. 1791, in-8.

REUSS (Chrétien Frédéric), professeur de médecine à l'Université de Tubingue, membre de l'Académie des curieux de la nature, de l'Académie des sciences et de la Société économique de Danemarck, de l'Académie électorale de Mayence et de diverses autres Sociétés savantes, chevalier de l'ordre royal du Mérite-Civil de Wurtemberg, était né à Copenhague le 7 juillet 1745, et il mourut à Tubingue le 19 octobre 1813.

Rede ueber die Fruge: Ist von jeher eine Medicin gewesen, und warum soll man solche studiren? Tubingue, 1767, in-4.

Nova methodus lacte caprillo viribus medicatis digestionis animalis et artis ope imprægnato morbis chronicis curabilibus citò, tutò et jucundè medendi peritioribus medicis ulterius exploranda. Tubingue, 1769, in-4.

Dissertatio de diapalmate. Tubingue, 1771, in-4.

Compendium botanices systematis Linneani conspectum ejusdemque applicationem ad selectiora plantarum Germaniæ indigenarum usum medico et œconomico insignium genera eorumque species continens. Ulm, 1774, in-8; *ibid.*, 1785, in-8.

Untersuchung und Nachrichten von des berühmten Selzerwassers Bestandtheilen. Leipzig, 1775, in-8; *ibid.*, 1780, in-8.

Kenntniss derer Pflanzen, die Mahlern und Færbern zum Nutzen, und denen Liebhabern zum Vergnuegen gereichen kœnnen. Leipzig, 1776, in-8.

Sammlung einiger Abhandlungen aus der Oekonomie, Kameralwissenschaft, Arzneykund und Scheidekunst. Leipzig, 1777, in-8.

Sammlung der neuesten wichtigsten Nachrichten von Magnetkuren. Leipzig, 1778, in-8.

Medicinisch-OEkonomische Untersuchung der Eigenschaften und Wirkung eines æchten und verfælschten Puders. Tubingue, 1778, in-8.

Vom Anbau und Commerce des Krapps oder der Færberrœthe in Teutschland. Leipzig, 1779, in-8.

Untersuchung des Cyders oder Apfelweins. Tubingue, 1781, in-8.

Dictionarium botanicum, oder botanisches Wœrterbuch. Leipzig, 1781. 2 vol. Suppl. 1786, in-8.

Neue praktische Wersuche ueber die mit besondern Arzneykræften angeschwœngerte Geis-oder Ziegenmilch. Leipzig, 1783, in-8.

Dissertationes medicæ selectæ Tubingenses. Tubingue, tomes I, II, 1783; III, 1785, in-8. — La plus grande partie de ce recueil est remplie par les thèses de Mauchart sur les maladies des yeux.

Primæ lineæ encyclopædiæ et methodologiæ universæ scientiæ medicæ. Tubingue, 1783, in-8.

Beobachtungen, Versuche und Erfahrungen ueber des salpeters vortheilhafteste Verfertigungsarten. Tubingue, 1783-1786, in-8.

Rindvieharzneybuch. Tubingue, 1784, in-8.

Kurzer Abriss der Universitætsstudien fuer junge Studirende, als besonders auch der Arzneykunde beflissene, nebst einem Verzeichniss der dazu gehœrigen vorzueglichen Bücher. Tubingue, 1785, in-8.

Dispensatorium universale ad tempora nostra accomodatum. Strasbourg, 1786-1789; suppl., 1788, in-8.

Untersuchung des Kuechensalzes nach seinen vorzueglichen Egenschaften und Wirkungen. Heidelberg, 1786, in-8.

Medicinisch-chirurgische, theoretische und praktische Beobachtungen über alle Arten von venerischen Krankheiten. Leipzig, 1786, in-8.

Hausvieharzneybuch. Tubingue, 1787, in-8.

Physikalisch-medicinischen Untersuchung der unterschiedenen Salat-Pflanzen und ihrer Zugehœr. Francfort, 1787, in-8.

Botanische Beschreibung der Grœser. Francfort, 1788, in-8.

Selectus observationum practicarum medicarum. Strasbourg, 1789, in-8.

Allgemeines medicinisch - diætetisches Handbuch bey der Sauerbrunnenkur. Francfort, 1792, in-8.

Physikalisch OEkonomische Beobachtungen ueber die allgemeine vortheilhaftere Gewinnung und Benutzung des Torfes. Leipzig, 1793, in-8.

Vertilgung schœdlicher Thiere, bes-

sere Benutzung nützlicher Thiere. Leipzig, 1793, in-8.

Ueber den Vortheilhaften Anbau und die beste Benutzung der Kartoffeln zu Mahlzeiten. Leipzig, 1794, n-8.

Sammlung verschiedener vorzüglicher allgemein anwendbarer Feuerordnungen und bewœhrter Feueranstalten. Leipzig, 1798-1801, in-8.

Physisch-œkonomische Beobachtungen ueber einen sparsamern und nützlichern Gebrauch des Holzes, etc. Zum allgemeinen Nutzen für Kameralisten und Oekonomen mitgetheilt. 1ster Teil. Leipzig, 1801, in-8.

(*Med. chir. Zeitung. — Allgem. med. Annalen.* —Meusel.)

REVILLON (Claude), membre de l'Académie des sciences de Dijon, correspondant de la Société royale de médecine de Paris, mourut à Thionville en 1795. Willemet inséra une notice sur la vie de ce médecin dans le *Magasin encyclopédique* (n° 13). Revillon est auteur de l'ouvrage suivant, qui n'est pas sans intérêt.

Recherches sur la cause des affections hypochondriaques appelées communément vapeurs, ou Lettres d'un médecin sur ces affections. Paris, 1779, in-8. Nouvelle édition augmentée de plusieurs autres recherches sur le même sujet. Paris, 1786, in-8.

RHAZÈS (Abou-Beckr Mohammed ben Zacharia, connu sous le nom de) naquit en Perse environ l'an 248 de l'hégire, c'est-à-dire l'an 860 de l'ère chrétienne. On lui donna d'abord le nom de Zacharia al Razi, c'est-à-dire Zacharia le Rasien ou Raysien, parce qu'il était natif de Ray, ville la plus considérable de la Perse. Le *Raysien* est devenu Rases, et enfin Rhazès. Rhazès, dans sa jeunesse, se livra avec passion à la culture de la musique ; mais, dans la suite, il s'adonna entièrement à la philosophie et à la médecine ; et il le fit avec tant d'ardeur que , quoique il eût commencé tard ces études, il passait, à l'âge de quarante ans, pour le plus habile médecin de son siècle. On lui donna la direction de l'hôpital de Bagdad, ensuite de celui de Jondisabour ; et il fut pendant long-temps à la tête de celui de Ray. Devenu aveugle dans sa vieillesse, par l'effet de cataractes, il ne voulut pas se laisser toucher par un oculiste qui se présentait pour l'opérer, parce que celui-ci ne sut pas lui dire combien l'œil avait de tuniques. Il ajouta d'ailleurs qu'il n'avait pas grande envie de recouvrer la vue; qu'il avait assez vu le monde pour s'en dégoûter et pour le haïr. Rhazès mourut dans un âge très avancé.

Il composa un grand nombre d'ouvrages sur la philosophie, la médecine, l'alchimie et l'histoire, mais une partie de ces ouvrages s'est perdue ou est restée enfouie dans la poussière de quelques bibliothèques. Il nous reste néanmoins de lui deux corps de médecine, d'inégale étendue, et quelques opuscules. Son grand ouvrage, *Continens* ou *Comprehensor*, est un vaste recueil d'extraits compilés d'une foule d'auteurs, depuis Hippocrate jusqu'à Isaac, que Rhazès semble avoir écrit pour suppléer à la perte de sa mémoire dans la vieillesse, et où il ne s'est pas mis en peine de mettre de l'ordre et de l'élégance. La lecture en est d'autant plus pénible que la version latine qu'on en possède est fort barbare; or, ce n'est que dans cette version qu'on peut le lire. Un spirituel écrivain qui, sachant l'arabe *et croyant le savoir seul*, veut tirer parti de ce privilége, écrivait récemment dans un journal (*Eusèbe de Salle, dans la Gazette médicale*) que la seule partie de l'histoire de la médecine vraiment utile à étudier était l'époque des Arabes, et qu'il y avait des résultats immenses à *retirer* de cette étude. Il n'y mettait qu'une condition : c'était qu'on sût la langue dans laquelle ils écrivirent. Il aurait dû en ajouter une seconde à laquelle il est surprenant qu'un homme, à qui la littérature médicale arabe est sans doute familière, n'ait pas pensé. Cette seconde condition serait d'avoir à sa disposition les ouvrages originaux qu'il veut qu'on étudie. Or, les manuscrits des médecins arabes sont peu communs en France, et les *bons manuscrits* y sont excessivement rares. Et quant à des *éditions* arabes, il n'en existe pas d'autres que celles du canon d'Avicenne, de la chirurgie d'Albucasis et de ce petit traité de Rhazès sur la variole, où M. Eusèbe de Salle prétend que la connaissance qu'il a de l'arabe lui a fait faire deux découvertes importantes, mais où il n'a en réalité rien découvert, et où il n'a vu que ce qu'y avaient vu avant lui tous les traducteurs, jusqu'à Paulet, dont M. Eusèbe de Salle parle avec tant de dédain. Que M. Eusèbe de Salle commence donc par nous procurer, sans nous obliger à aller à la bibliothèque de l'Escurial, les nombreux ouvrages dont se compose la littérature médicale arabe, et qu'il soit sûr que les lecteurs ne manqueront pas à ces ouvrages, bien qu'on ne puisse leur promettre un grand nombre de connaisseurs de la force d'un professeur de langues orientales.

Les ouvrages de Rhazès ont eu d'assez nombreuses éditions.

Liber Elhavi, seu totum continentis Bubikir Zacharie Errasis filii, traducti ex arab. in latin. per Mag. Ferragium medicum Salerni, etc. Brescia, 1486, in-fol., 2 vol. Venise, 1500, in-fol.; *ibid.*, 1506, in-fol.; *ibid.*, 1509, in-fol. — Il y a eu plusieurs autres éditions dont la dernière est celle de 1542.

Libri ad Almansorem, liber divisionum, de juncturis, de morbis infantum, aphorismi, etc. Milan, 1481, in-fol., avec quelques écrits de divers auteurs. Venise, 1497, in-fol. Autre édition sous ce titre :

Opera parva Abubetri, etc.; Almansor, de ægritudinibus juncturarum, de morbis puerorum, aphorismi, parvum antidotarium, de præservatione ab ægritudine lapidis, liber introductorius parvus in medicinam, de sectionibus, canteriis ac ventosis, synonyma, liber divisionum. Lyon, 1510, in-8; autre édition sous ce titre :

Abubetri Rhasæ Maomethi opera exquisitiora, per Gerardum Toletanum medicum Cremonensem, Andream Vesalium Bruxellensem, Albanum Torinum Vitodurenum latinitate donata, ac jam primum quam castigatissimè ad vetustum codicem summo studio collata et restaurata, sic ut a medicinæ candidatis intelligi possint, insunt : introductio de arte medicâ, Almansor, de pestilentiâ, liber divisionum, de antidotis, de affectibus juncturarum, de morbis infantum, aphorismi, antidotarius, de præservatione ab ægritudine lapidis, de sectionibus, cauteriis et ventosis, de facultatibus partium animalium.* Bâle, 1544, in-fol.

De pestilentiâ. Vertente Georg. Valla. Bâle, 1529, in-8; *ibid.*, 1544, in-fol., avec d'autres traités. *Vertente Nic. Macchello.* Venise, 1555, in-8. *Edente Rich. Mead.* Londres, 1747, in-8; traduit par Salomon Negri et J. Gagnier, et revu par Th. Hunt. *Ed. arab. et lat., vertente J. Channing* Londres, 1766, in-8. *Recus. lat. in art. med. princip., ed. Haller. Ed. J. Casp. Ringenbrois.* Gottingue, 1781, in-8; trad. en français sur l'édition arabe et latine de Londres, par J.-J. Paulet. Paris, 1768, in-12; à la suite de son histoire de la petite vérole.

(Herbelot. — Paulet. — Choulant.)

RHODIUS (JEAN) naquit à Copenhague vers l'an 1587. Il sortit de bonne heure de son pays, et il est à présumer qu'il fit une partie de ses études à Wittemberg, puisqu'il y soutint en 1612 une thèse de philosophie. Il passa ensuite en Italie, et se rendit à Padoue en 1614. Ce fut apparemment dans cette ville qu'il se fit recevoir docteur en médecine. Ce séjour lui plut tellement, qu'il prit le parti d'y passer sa vie, livré à ses études et aux travaux du cabinet qu'il aimait par dessus tout. On lui offrit en 1631 la chaire de botanique de l'Université, avec la direction du jardin des plantes, mais il refusa l'une et l'autre, préférant l'indépendance à la fortune et aux honneurs. Il refusa également une chaire de physique qu'on lui offrait à Copenhague.

Rhodius mourut à Padoue le 24 février 1659, âgé de soixante-douze ans. Toutes ses productions sont celles d'un médecin érudit; mais les seules dont le fond offre encore aujourd'hui de l'intérêt sont ses observations de médecine.

Disputatio de modestiâ et magnanimitate. Vittemberg, 1612, in-4.

Libellus de naturâ medicinæ. Padoue, 1625, in-4.

De aciâ dissertatio ad Cornelii Celsi mentem, quâ simul universæ fibulæ ratio explicatur. Padoue, 1639, in-4. *Secundis curis ex autographo auctoris auctior et amendatior cum judiciis doctorum, edita a Thoma Bartholino: accedit de ponderibus et mensuris ejudem auctoris dissertatio et vita Celsi.* Copenhague, 1712, in-4. — Rhodius avait travaillé long-temps à une édition de Celse: une partie de ce qu'il avait fait sur cet auteur étant tombée entre les mains de Thomas Bartholin, ce savant se proposait de le donner au public; mais tout périt dans l'incendie de sa bibliothèque, à l'exception des deux opuscules qui sont ici joints à l'édition du traité *De Aciâ*. Allemoveen a fait entrer ces trois pièces dans son édition de *Celse*.

Analecta et notæ in Ludovici Septalii animadversiones et cautiones medicas. Padoue, 1652, in-8; *ibid.*, 1659, in-8, avec l'ouvrage de Settala.

Notæ et lexicon in Scribonium Largum, de compositione medicamentorum. Padoue, 1655, in-4, avec *Scribonius Largus*.

Observationum medicinalium centuriæ tres. Padoue, 1657, in-8, et avec les observations de Pierre Borel, Leipzig, 1676, in-8.

Mantissa anatomica. Copenhague, 1661, in-8, dans les *Hist. anat. et med. rar.*, de Thomas Bartholin.

De artis medicæ exercitatione consilia tria. Copenhague, 1662, in-8, dans la *Cista medica hafniensis de* Thom. Bartholin, et à la suite de l'*introduct. in univers. art. med. de Conringius*, édition de Schelhammer, 1687 et suivantes.

Observationes medicæ posteriores, e schedis Joh. Rhodii. Dans le 4 vol. des *Act. med. et philos. hafniensia.* Copenhague, 1677, in-4.

Justi Lipsii de re nummariá Breviarium a Johanne Rhodio editum. Padoue, 1643, in-8.

(*Alb. Bartholin.* — Moller. — Nicéron.)

RHUMEL (Jean Conrad), fils de Jean Rhumel, médecin, naquit à Neumark, dans le haut Palatinat, en 1597, fit ses études à Heidelberg et à Strasbourg, servit d'abord comme médecin dans les armées, fut reçu docteur en médecine à Altdorf en 1630, et se fixa à Nuremberg. Il fut premier médecin du prince d'Anhalt, et écrivit divers ouvrages qu'on peut consulter encore, non à cause de leur mérite, mais parce qu'ils fournissent quelques matériaux pour l'histoire si incomplète, quoique si utile, des épidémies du dix-septième siècle. Rhumel mourut le 23 janvier 1661.

Partus humanus, sive dissertatio de humani partûs naturâ, temporibus et causis. Nuremberg, 1624, in-4.

Prophylaxis medico-practica luis epidemicæ. Nuremberg, 1624, in-4.

Historia morbi qui ex castris ad rastra, a rastris ad rostra, ab his ad aras et focos in Palatinatu superioris Bavariæ penetravit anno 1621, et permansit annos 1622 et 1623. Nuremberg, 1625, in-8.

Loimographia. Nuremberg, 1626, in-8.

Theologia vegetabilis carminicè scripta Nuremberg, 1628, in-8.

Philosophia animalis, vivario, aviario, natatorio recensita et carminicè scripta. Nuremberg, 1630, in-8.

(Kestner. — Jœcher, — Haller.)

RHYNE (Guillaume Ten), médecin de la compagnie hollandaise des Indes, était né à Deventer, dans l'Over-Issel, et avait fait ses études à Leyde, sous Sylvius. Il était au service de la compagnie à Batavia vers la fin du dix-septième siècle, et la réputation d'habileté dont *il jouissait le fit choisir par l'empereur du Japon pour son médecin.* Il travailla à l'*Hortus Malabaricus,* entrepris sous la direction de Henri Van Rhede, et il fournit à Jacques Breynius beaucoup de notices pour ses *Centuriæ plantarum rariorum.* A son retour en Europe, Ten Rhyne publia divers ouvrages dans lesquels il fit connaître la médecine des Japonnais, et notamment l'emploi du moxa et de l'acupuncture.

Dissertatio de dolore intestinorum a flatu. Leyde, 1668, in-4.

Dissertatio de arthritide. Leyde, 1669, in-4.

Meditationes in Hippocratis textum vigesimum quartum de veteri medicinâ, cum laciniis de salium figuris. Leyde, 1669, in-4; *ibid.,* 1672, in-12.

Excerpta ex observationibus Japonicis de fructice Thee, cum fasciculo rariorum plantarum ab ipso in promontorio Bonæ-Spei et Sardanha sinu anno 1673 *collectarum, atque demum ex Indiâ anno* 1677 *in Europam ad Jacobum Breynium transmissarum.* Dantzick, 1678, in-fol.

Dissertatio de arthritide, mantissa schematica de acupuncturâ, orationes tres de chymiæ et botanicæ antiquitate et dignitate, de physiognomiâ, de monstris, singula ipsius auctoris notis illustrata. Londres, 1683, in-8.

(Kestner. — Haller.)

RICHARD DE **HAUTESIERK,** écuyer, chevalier de l'ordre de
Saint-Michel, premier médecin des camps et armées du roi, inspecteur général des hôpitaux militaires de France, et ayant la correspondance des mêmes hôpitaux et des autres du royaume où l'on
reçoit des soldats malades, médecin consultant du roi et ordinaire
des grandes et petites écuries, de l'Université de médecine de Montpellier et des Académies de Gottingue et de Béziers. C'est Richard
lui-même qui prend ces titres en 1766, et il nous apprend qu'ayant
alors trente-deux ans de service dans les hôpitaux et les armées, il
avait été « nommé médecin ordinaire de l'armée en Allemagne en
1735, où M. Castra était médecin en chef; remplacé en 1737 à
l'hôpital militaire de Sarlouis; dans l'intervalle, médecin en chef
des camps de paix à Sarelouis et Richemont, sous les ordres de
M. de Chevert, chargé de faire l'inspection des hôpitaux militaires
des trois évêchés, sous M. de Caumartin, alors intendant; premier
médecin des armées du roi en Allemagne, depuis le mois d'avril
1758 jusqu'à la paix. »

On doit à Richard de Hautesierck deux volumes d'un recueil
d'observations de médecine des hôpitaux militaires, où se trouvent
des matériaux importans pour la topographie médicale de France
et des faits intéressans de médecine et de chirurgie.

Formulæ medicamentorum ad usum nosodochiorum militarium. Cassel, 1761, et à la suite du tome I de l'ou-vrage suivant :	*Recueil d'observations de médecine des hôpitaux militaires.* Paris, 1766 et 1772, in-4, 2 vol. (Rich. de Hautesierk.)

RICHTER (GEORGE GOTTLOB), savant professeur de Gottingue,
était né à Schneeberg le 4 février 1694. Il fit ses humanités et ses études
philosophiques à Schneeberg, à Plauen et à Leipzig. Admis au baccalauréat en 1713, et à la maîtrise en 1714, il fit des cours de philologie
et de philosophie. La même année, il commença à se livrer sérieusement à l'étude de la médecine. En 1716, il quitta Leipzig pour
aller à Wittemberg. Dans l'été de 1717, il fit un voyage dans la
basse Saxe, et il alla continuer ses études à Kiel. En 1718, il passa
en Hollande pour aller écouter à Leyde les leçons de Boerhaave et
d'Albinus. Il revint l'année suivante à Kiel, où il fut reçu docteur
en médecine. Son temps fut depuis lors partagé entre l'enseignement de la philologie, de la philosophie, de la physique et de la
médecine, et la pratique de l'art de guérir.

Nommé en 1728 conseiller et premier médecin du duc de Holstein, prince évêque de Lubeck, il accompagna l'année suivante ce prince à Paris. Lors de la fondation de l'Université de Gottingue, Richter fut choisi pour y occuper la première chaire de médecine, et il reçut en même temps les titres de conseiller et premier médecin du roi de la Grande-Bretagne. Il se rendit à Gottingue le 24 mars 1736. Depuis lors, il se donna de tout son zèle à la carrière académique, qu'il remplit avec beaucoup d'éclat. Richter mourut le 28 mai 1773. A l'exception d'un traité d'hygiène, qui ne fut publié qu'après sa mort, il n'a laissé d'autres ouvrages que des programmes et des dissertations. Ackermann a pris soin de les réunir en une collection qui les conserve. En voici les titres :

Diss. de ortu et progressu morum humanorum. Leipzig, 1714, in-4.

Diss. (Præs. P. G. Schachero) de usu thermarum Carolinarum in morbis ventriculi et intestinorum. Leipzig, 1715, in-4.

Diss. (Præs. J. L. Hannemanno) somnium Arcadis de amico cauponis Megarici iufidiis interfecto. Kiel, 1718, in-4.

Diss. (Præs. eodem) de naturæ characteribus in triplici regno. Kiel, 1718, in-4.

Diss. de æquilibrio propensionum humanarum. Kiel, 1718, in-4.

Diss. de mirabili sanatione mulieris Bremensis secundum naturæ leges explicanda. Kiel, 1718, in-4.

Diss. de medicinâ firmis certisque fundamentis innixâ. Kiel, 1722, in-4.

Progr. de morte sine morbo, tanquam externo artis salutaris metu. Gottingue, 1736, in-4.

Progr. de causis instabilis medicaminum effectus. Gottingue, 1736, in-4.

Progr. de cautâ virium medicarum inquisitione pro diversis corporum partibus. Gottingue, 1737, in-4.

Progr. de celeri ingestorum mutabilitate non semper salubri. Gottingue, 1737, in-4.

Progr. de prudentiâ medicâ antiquos naturæ motus et crises determinandi. Gottingue, 1737, in-4.

Diss. de lacte insonte. Gottingue, 1737, in-4.

Diss. de medicamentorum efficaciâ generatim determinandâ. Gottingue, 1737, in-4.

Diss. de naturâ se ipsam nunc vindicante, nunc destruente. Gottingue, 1737, in-4.

Progr. de naturæ apparente prodigentiâ seminum. Gottingue, 1738, in-4.

Diss. de morbo hypochondriaco. Gottingue, 1739, in-4.

Diss. de divino Hippocratis. Gottingue, 1739, in-4; par le répondant C. P. Gesner.

Progr. de veterum empiricorum ingenuitate. Gottingue, 1741, in-4.

Progr. de nævis theoriæ medicæ. Gottingue, 1741, in-4.

Progr. de vario sensû vocis κρσιλις. Gottingue, 1741, in-4.

Progr. de morte repentinâ hominum specie sanorum. Gottingue, 1741, in-4.

Progr. de virtute stomachicâ vini calidi. Gottingue, 1741, in-4.

Progr. de purpurâ antiquo et novo pigmento. Gottingue, 1741, in-4.

Progr. de materiâ et sede podagræ. Gottingue, 1741, in-4.

Diss. de salutari frigoris in medicinâ usu. Gottingue, 1741, in-4.

Diss. de malo hysterico. Gottingue, 1741, in-4.

Diss. de fluxu ventris dysenterico. Gottingue, 1742, in-4.

Diss. sistens medicinam ex Talmudicis illustratam. Gottingue, 1743, in-4.

Diss. de scorbuto. Gottingue, 1744, in-4.

Diss. de erysipelate. Gottingue, 1744, in-4.

Progr. de viis sputi pleuriticorum. Gottingue, 1744, in-4.

Progr de maniâ eroticâ. Gottingue, 1744, in-4.

Progr. de nimiâ laude hæmorrhoidum. Gottingue, 1744, in-4.

Progr. de scorbuti antiquitatibus Hippocraticis. Gottingue, 1744, in-4.

Progr. de assuetudine venena ferendi in drimyphagis. Gottingue, 1744, in-4.

Progr. de phthisi sine ulcere. Gottingue, 1744, in-4.

Progr. de phthisi nervosâ. Gottingue, 1744, in-4.

Progr. vindicæ Bœrhaavii contra censorem anglum. Gottingue, 1744. in-4.

Diss. de cunis infantum imprimis nobiliorum. Gottingue, 1745, in-4.

Diss. de cachexiâ ictericâ. Gottingue, 1745, in-4.

Diss de medicinâ plagosâ. Gottingue, 1746, in-4.

Diss. de muscorum notis et salubritate. Gottingue, 1747, in-4.

Diss. de insolatione, sive potestate solis in corpus humanum. Gottingue, 1747, in-4.

Diss. de naturâ morborum per morbos victrice. Gottingue, 1747, in-4.

Diss. de tussi. Gottingue, 1747, in-4.

Diss. de medicamentis specificis. Gottingue, 1748, in-4.

Progr. de duplici novo inflammationum exitu, regescendo et desquamando. Gottingue, 1748, in-4.

Progr. de crisibus veterum et proprio iis tempore. Gottingue, 1748, in-4.

Progr. de balneo animali, etc. Gottingue, 1748, in-4.

Diss. de tenuitate humorum temere laudata. Gottingue, 1750, in-4.

Diss. de cardialgiâ. Gottingue, 1750, in-4.

Diss. de tremore. Gottingue, 1750, in-4.

Diss. qua vocem naturæ, sive sensus internos variæ corporis indigentiæ adstrictos sistit. Resp. auctor J. F. Ackermann pro gradu doctoris. Gottingue, 1751, in-4.

Diss. de spe et præsidiis longævorum. Gottingue, 1752, in-4.

Diss. de naturâ, labe et præsidiis memoriæ humanæ. Gottingue, 1752, in-4.

Progr. sistens quædam de constantiâ senilis valetudinis. Gottingue, 1752, in 4.

Diss. de silentio medico. Gottingue, 1752, in-4.

Progr. exhibens quædam de piscium salutari cibo. Gottingue, 1752, in-4.

Progr. de jejuniorum ac nimiæ sobrietatis noxâ. Gottingue, 1752, in-4.

Progr. de limitandis laudibus respirationis. Gottingue, 1752, in-4.

Diss. de justo febrium moderamine Gottingue, 1753, in-4.

Progr. de salutari somni naturá et tempore. Gottingue, 1753, in-4.

Diss. de salubritate fructuum horæorum. Gottingue, 1754, in-4.

Diss. de doctarum lucubrationum noxis. Gottingue, 1755, in-4.

Diss. de statu mixto somni et vigiliæ, quo dormientes multa vigilantium munera obeunt. Gottingue, 1756, in-4.

Progr. de lege consuetudinis legibus medicis concilianda. Gottingue, 1756, in-4.

Progr. de paralysi alio sensu priscis, alio recentioribus sumpta, ad paralyticos novi testamenti adplicata. Gottingue, 1756, in-4.

Progr. de salutari dormientium situ. Gottingue, 1756, in-4.

Progr. de salutari situs corporei varietate litteratis etiam, qui scribendo, legendo meditandoque occupantur, opportuna. Gottingue, 1756, in-4.

Progr. frigus capiti, calorem fotumque magis convenire pedibus. Gottingue, 1756, in-4.

Commentatio de morte servatoris in cruce. Gottingue, 1757, in-4.

Commentatio de sene valetudinis suæ custode. Gottingue, 1757, in-4.

Progr. de insalubri lactis et vini miscela. Gottingue, 1757, in-4.

Progr. de salutari limitando tamen equitationis exercitio. Gottingue, 1757, in-4.

Diss. de curá magistratus circà valetudinem civium. Gottingue, 1758, in-4.

Epistola I. Querelæ de tempore. Gottingue, 1748. — *Epistola II.* Gottingue, 1759. — *Epistola III-VI.* Gottingue, 1760-1762, in-fol. réunies sous ce titre : *Querelarum de tempore epistolæ sex. Accedit Jubilæm de pace;* edidit junctim Ern. Godofr. Baldinger, etc. Gottingue, 1782, in-4.

Diss. de coctionum præsidiis, evacuationum abusu eversis. Gottingue, 1759, in-4.

Progr. de medico morientis aspectum magis quam mortui fugiente. Gottingue, 1759, in-4.

Progr. de immunitate mentiendi, a Platone medicis concessa. Gottingue, 1759, in-4.

Progr. de antiquitate et salubritate victus animalis. Gottingue, 1762, in-4.

Progr. Academiæ nomine scriptum. Gottingue, 1762, in-fol.

Diss valetudo hominis nudi et cooperti. Gottingue, 1763, in-4.

Progr. de siccis et sobriis. Gottingue, 1764, in 4.

Progr. de commodis senectutis, et imprimis senili satietate vitæ. Gottingue, 1764, in-4.

Funebria conjugis. Gottingue, 1766, in-fol.

Elegia in funere Gerl. Adolphi L. B. Munchhusii. Gottingue, 1770, in-fol.

Ge. Gottlob Richter, etc. *Opuscula medica collecta studio Jo. Chr. Gottlieb Ackermann, M. D. præfatus est Dan. Wilh. Triller.* vol. I et II. Francfort et Leipzig, 1780; vol. III, *ibid.* 1781, in-4.

(Bœrner. — Heyne. — Meusel.)

RICHTER (Auguste Gottlob), l'un des plus savans et des plus judicieux chirurgiens du dernier siècle, et l'un des meilleurs médecins de l'Allemagne, naquit à Zoerbig, en Saxe, le 13 août **1742.** Il fit ses études à Gottingue, où son oncle George Gottlob

Richter occupait avec éclat la chaire de thérapeutique. Reçu docteur en 1764, Richter consacra deux années à visiter Londres, Paris, Amsterdam, Leyde. A son retour, en 1766, il fut nommé professeur extraordinaire à l'Université de Gottingue, et professeur ordinaire en 1771. En 1779, il fut nommé premier médecin du roi de la Grande-Bretagne, et conseiller aulique en 1782. Pendant quarante-six ans, Richter fut une des gloires de l'Université de Gottingue ; il brilla également dans la chaire de professeur, et au lit des malades, à la clinique. Son grand traité de chirurgie tient le premier rang entre tous ceux qui furent publiés dans le dernier siècle ; sa bibliothèque chirurgicale est un trésor de littérature et de bonne critique ; son traité des hernies n'a été surpassé que dans ces derniers temps et n'a pas encore perdu toute son importance, et son traité de médecine est un ouvrage savant et judicieux. Richter mourut le 23 juillet 1812.

Diss. de priscâ Româ in medicos suos haud iniquâ. Gottingue, 1764, in-4. — Cette thèse a été attribuée à Georges-Théophile Richter.

Diss. de intumescente et calloso pyloro cum triplici hydrope. Gottingue, 1764, in-4.

Programma de variis cataractam extrahendi methodis. Gottingue, 1766. in-4.

Observationum chirurgicarum fasciculus I. Gottingue, 1770, in-8. — *Fasciculus II, ibid.,* 1776, in-8. — *Fasciculus III, ibid.,* 1780, in-8.

Chirurgische Bibliothek. Gottingue, 1771-1797, in-8. 15 vol. et 2 vol. de tables. —Loder a eu part aux derniers volumes.

Abhandlung von der Ausziehung des grauen Staars. Gottingue, 1773, in-8.

Abhandlung von den Brüchen. t. I. Gottingue, 1777. t. II, 1779, in-8. Deuxième édition augmentée. Gottingue, 1785, in-8. Trad. en français par Rougemont. Cologne, 1784, in-4. Deuxième édit., an VII, in-8. 2 vol.

Progr. herniam incarceratam unà cum sacco suo reponi per annulum abdominalem posse, contra chirurgum gallum Ant. Louis monet. Gottingue, 1777, in-4.

Progr. de agarico officinali. Gottingue, 1778, in-8.

Progr. de remediis antiphlogisticis externis. Gottingue, 1780, in-4.

Progr. de fracturis cranii. Gottingue, 1780, in-4.

Anfangsgründe der Wundarzneykunst. t. I-VII. Gottingue, 1782-1804, in-8, 7 vol. Les premiers volumes ont eu plusieurs éditions.

Medicinische und Chirurgische Bemerkungen, Vorzüglich im œffentlichen Akademischen Hospitale gesammelt. t. I. Gottingue, 1793, in-8 ; Linz, 1794, in-8. T. II sous ce titre : *Neue medicinisch-chirurgische Bemerkungen, nach dem Tode des Verfassers herausgegeben von Georg August Richter.* Berlin, 1813, in-8.

Die specielle Therapie, nach den hinterlassenen Papieren des Vestorbenen Herausgegeben von Georg August

Richter. Berlin, 1813-1822, in-8. 9 vol.

Observationes de bronchotomiâ et herniis. In nov. commentat. Soc. reg. scient. Gotting. t. II, 1771.

Observationes de morbis sinuum frontalium. Ibid., t. III, 1772.

Obs. de amaurosi. Ibid., t. IV, 1773.

De opportuno herniotomium per-agendi tempore. Ibid., t. V, 1774.

Obs. de staphylomate. Ibid., t. VI, 1775.

Obs. chirurgicæ de herniis. Ibid.

Obs. de pterygio. Ibid., t. VII, 1777.

Obs. de fistulâ lacrymali in Comment. Soc. reg. scient. Gotting. t. I, 1778.

Obs. chirurgicæ. Ibid., t. II. 1779 et t. III, 1780.

Quelques observations dans le tome premier du Journal de chirurgie de Loder.

RICHTER (George Auguste), fils d'Auguste Gottlob, né à Gottingue le 9 avril 1778, fut reçu docteur en médecine le 21 décembre 1799. Après avoir employé cinq années à un voyage scientifique, il pratiqua d'abord la médecine à Berlin, puis servit comme médecin dans les armées prussiennes, fut nommé ensuite professeur extraordinaire de médecine à l'Université de Berlin, devint enfin professeur ordinaire de médecine à Kœnigsberg, où il est mort, le 18 juin 1832, d'une attaque d'apoplexie. C'est à lui qu'on doit la publication du grand ouvrage de médecine pratique dont son père avait laissé les matériaux. On lui doit en outre un important traité de matière médicale et divers autres ouvrages.

Diss. de cancro linguæ. Gottingue, 1799, in-8.

Darstellung des Wesens der Erkenntniss und Behandlung der gastrischen Fieber. Halle et Berlin, 1812, in-8.

Medicinische Geschichte der Belagerung und Einnahme der Festung Torgau, und Beschreibung der Epidemie, welche in den Jahren 1813 und 1814 daselbst herrschte. Berlin, 1814, in-8.

Die Specielle Therapie nach den hinterlassenen Papieren des Verstorbenen A. G. Richter herausgegeben von D. G. A. Richter. Berlin, 1813, t. I-II (*Die acuten Krankheiten*), in-8, 2 vol. t. III-VIII (*chronische Krankheiten*), in-8, 6 vol. T. IX (*Register und die Literatur - Angabe*); ibid., 1822, in-8. Supplément (*Die neuesten Entdeckungen, Erfahrungen und Ansichten in der practischen Heilkunde,* etc.). Berlin, 1825-26, in-8, 2 vol. —— Richter a donné un abrégé de ce grand ouvrage. Berlin, 1822-24, in-8, 4 vol.

Ausfürliche Arzneymittellehre. Berlin, 1826-1832, in-8, 6 vol. y compris un volume de supplément.

Das Quecksilber als Heilmittel. Berlin, 1830, in-8; tiré de l'ouvrage précédent.

(*Med. chir. Zeitung.* —— Lindner. —— Voss. —— Hecker, *Annalen.*)

RICHTER (Guillaume Michel de), conséiller d'état, chevalier de la seconde classe de l'ordre d'Anne, et professeur, naquit à Moscou le 28 novembre 1767. Il alla en 1779 faire son éducation au collége de Reval. A son retour, il commença, en 1782, l'étude de la médecine à l'Université de Moscou. Son cours fini, il partit en 1786, pour visiter l'Allemagne, la France, l'Angleterre et la Hollande, perfectionner ses connaissances médicales, et se préparer surtout, dans les maisons d'accouchement de Gottingue et de Berlin, à l'enseignement de l'obstétrique, dont il devait être chargé. Après avoir été promu au doctorat, il fut nommé à son retour à Moscou, le 26 juin 1790, professeur d'accouchemens à l'Université de cette ville. De 1795 à 1806, il fut en outre professeur pour les sages-femmes, et premier accoucheur pensionné de Moscou; de 1801 à 1807, directeur de l'Institut d'accouchemens, et depuis 1810 président de la Société physico-médicale. Enfin Richter fut élevé au poste de premier médecin de l'empereur. Il mourut au commencement du mois d'août 1822. On lui doit deux ouvrages d'un grand mérite, l'un sur les accouchemens, l'autre sur l'histoire de la médecine en Russie.

Dissertatio inauguralis medica pro gradu doctoris, sistens experimenta et cogitata circâ bilis naturam imprimis ejus principium salinum. Erlang, 1788, in-4, fig.

Commentatio pro munere professoris in universitate Cæsarea Mosquensi obtinendo, die VIII maii 1790 publi. è lecta: de incrementis artis obstetriciæ post obitum Rœdereri. Moscou.

Oratio academica in conventu publico universitatis Mosquensis habita die 29 junii 1792 sub titulo : Panegyricus sistens Catharinam magnam, de vitâ et sanitate civium suorum optimè merentem. Moscou, in-4.

Oratio de civium frequentiâ præsidiis medicis augendâ, die 29 junii 1797 habita. Moscou, in-4, et en russe.

Oratio quâ disseritur, an litterarum bonarumque artium studium, inter vqrios civium ordines undique propagatum, rei publicæ ac moribus proficiat vel obsit? Habita die 30 augusti 1803 in conventu publico Universitatis Mosquensis. in-4, et en russe.

De secundinis gemellorum superfœtationem mentientibus, cum icone æri inciso, epistola ad Joannem Wenssowitsch quâ eidem de summis in medicinâ honoribus gratulatur. 1803; à la suite de la thèse de Wenssowitsch: *De structurâ et usu secundinarum.* in-4, fig.; et dans les *Act. soc. phys. med. Mosquensis.* t. I, part. II.

Observationes de morbis organicis uteri cum descriptione novi instrumenti seu hyteromochlii pro repositione uteri gravidi retroversi, cum icone typis expresso. In *Act. soc. physico-medicæ Mosquensis.* t. I, part. II.

Oratio pro munere præsidii societatis physica-medicæ Mosquensis ad-

eundo : de Societatum litterarium utili-
tate, habita d. 5 decembris. 1810, in-8.

Relatio cum epicrisi de sectionæ
cæsarea Rigæ in eadem femina bis
feliciter facta, quam ipsam hic Mosque
examinare contigit, lecta die III junii
1811, *in conventu Societatis physico-*
medicæ Mosquensis.

Commentatio de medicamentis do-
mesticis in Russiá usualibus , lecta. d.
9 *septembre* 1811.

Observatio de vi terroris et imagi-
nationis fœminæ gravidæ in deforman-
do fœtu, lecta d. 9 *novembris* 1811.

Synopsis praxis medico-obstetriciæ,
quam per hos vigenti annos Mosquæ
exercuit Guil. Mich. Richter, cum IX
tabulis æneis. Moscou, 1810, in-4.

Oratio funebris in memoriam Fran-
cisci Keresturi in Societate phys.-med.
d. XI april. 1811 *habitu.* in-4. *In act.*
Soc. phys.-med. **t. I,** part. **II.**

Geschichte der medicin in Russland.
Moscou, 1813-1817, in-8. 3 vol.
Portrait de Lestocq.

Discours sur le mérite éclatant de
Pierre-le-Grand, relativement à la
médecine, et à la chirurgie dans son
empire, prononcé à la séance de la
Société physico-médicale de l'Univer-
sité impériale de Moscou, le 10 *février*
1817, *in-4.*

Richter a encore publié quelques
autres opuscules en langue russe.

(Richter *Geschichte der Medicin in*
Russland. t. III, p. 366-72. — Rust.,
(*Kritisches Repertorium,* etc., t. 1.)

RIEDLIN (Gui), fils de Georges Riedlin, chirurgien de qui nous
avons quelques *observations* publiées par son petit-fils, naquit à
Ulm le 28 juin 1628, fut reçu docteur en médecine à Strasbourg
en 1652, se fixa dans sa ville natale, où il jouit bientôt de la réputation d'habile praticien, et mourut le 16 novembre 1668.

On a de lui les opuscules suivans, publiés, à l'exception du premier, après sa mort par les soins de son fils Gui Riedlin.

Dissertatio de loquelæ symptomati-
bus. Strasbourg, 1652, in 4.

Observationum medicarum centuriæ
tres. Vienne, 1691, in-12.

Manuductio ad studium medicum,
etc.

(Jœcher. — Haller.)

RIEDLIN (Gui) naquit à Ulm le 19 mais 1656. Après avoir
fait ses humanités et sa philosophie dans le collége de sa ville natale, et y avoir appris les élémens de la médecine, il passa, au mois
de février 1674, à Tubingue, où il employa deux ans à l'étude de
cette dernière science. En 1676, il alla à Padoue, et s'y fit recevoir
docteur en philosophie et en médecine le 27 septembre de la même
année. Il revint dans sa patrie en 1677, et, ayant fixé sa demeure à
Augsbourg, il fut reçu, le 4 mai 1679, dans le collége des médecins
de cette ville. Le 19 septembre 1682, il fut nommé professeur ordinaire de physique. Le 5 novembre suivant, il fut élu doyen du

collége des médecins; dignité à laquelle il fut encore élevé en 1699. Le 29 mai 1689, il fut choisi pour présider à l'examen des sages-femmes, et peu de temps après il fut nommé membre de l'Académie des curieux de la nature. Riedlinus semblait établi pour toujours à Augsbourg; néanmoins, cédant aux sollicitations de sa ville natale, il retourna à Ulm le 19 septembre 1704, et on l'y dédommagea des emplois qu'il quittait par une bonne pension. En 1707, on lui commit le soin de l'examen des chirurgiens. Le 6 avril 1713, il fut fait doyen du collége de médecine, et passa depuis par d'autres dignités. Il mourut en 1724, âgé de soixante-huit ans.

Observationum medicarum centuria. I Vienne, 1682; II Ulm, 1721, in-12.

Anmerkungen zur sorgfæltigen Auferziehung der Kinder. Nuremberg, 1688, in-8.

Patavinarum observationum medicarum centuriæ. III Vienne, 1691, in-12.

Lineæ medicæ continentes observationes, historias experimenta et cautelas, à mense januario 1695, ad mensem julium 1700. Vienne, 1695-1702. 10 vol. in-8.

Iter medicum sanitatis recuperandæ causâ institutum. Vienne, 1702, in-4.

Methodus curandi febres genuina hodierna basi triginta annorum superstructa. Ulm, 1705, in-8.

Medulla pharmacopæiæ Augustanæ. Vienne, 1707, in-8.

Bericht von den fürnehmsten Verrichtungen eines Wundarztes samt einem Anhang von dem Urtheil aus dem Harn. Ulm, 1721.

Curarum medicinalium millenarius. Ulm, 1709, in-4; Francfort, 1736, in-4.

Unterricht von den Embrochis. Ulm, 1710, in-8.

Unterweisung wie die meisten Krankheiten sicher zu curiren seyn Francfort, 1709, in-8; *ibid.*, 1716, in-8; *ibid.*, 1728, in-8. — Sous le nom d'Iatrophilus Sincerus.

(*Acad. nat. curios.* — Niceron.)

RIOLAN (Jean), l'un des anatomistes les plus célèbres que la France ait produits, naquit à Paris en 1577, de Jean Riolan, fameux médecin, auteur d'ouvrages renommés alors, mais maintenant oubliés. Il fit ses études dans la capitale et fut reçu docteur en médecine en 1604. Dès son baccalauréat, il se fit estimer par la Faculté ; elle le nomma archidiacre des écoles, c'est-à-dire démonstrateur, fonction dont il s'acquitta d'une manière distinguée. En considération de son mérite et des services de son père, la Faculté lui fit remise d'une partie des droits de réception qu'entraînait alors le doctorat. Riolan fut médecin ordinaire des rois Henri IV et Louis XIII; il devint premier médecin de la reine-mère, qu'il suivit dans sa retraite et sa disgrace. Une nouvelle chaire royale ayant été créée pour l'anatomie, la botanique et la pharmacie, à la sollicitation d'André Du Laurens, Riolan fut pourvu de cette chaire. Son enseignement, où brillait une vaste érudition, attira toujours la foule des auditeurs. Riolan comprit bien la nécessité de rattacher par le lien de l'utilité l'anatomie à la médecine pratique, et, le premier, il unit les notions les plus nécessaires de l'anatomie pathologique à celles de l'anatomie. Partisan enthousiaste de la gloire des anciens, ou peut-être envieux de celle des modernes, il combattit avec acharnement les plus belles découvertes de son temps, telles que celle de la circulation du sang, et celle de Pecquet sur une portion du système lymphatique. Il fut, selon l'expression de Hazon, le bouclier de la Faculté de médecine, et défendit ses priviléges contre les envahissemens de Renaudot et de la chambre royale. Etant dans sa vieillesse tourmenté des douleurs de la pierre dans la vessie, il subit l'opération de la taille en 1641. La pierre ayant été brisée dans la vessie, il en resta une portion qui grossit, et obligea à pratiquer une seconde fois la cystotomie en 1642. Riolan mourut le 19 février 1657, âgé de soixante-dix-sept ans, d'une rétention d'urine.

Brevis excursus in Bathologiam Quercetani, quâ alchymiæ principia funditus diruuntur, et artis veritas demonstratur. Accessit censura scholæ Parisiensis. Paris, 1604, in-12.

Comparatio veteris medicinæ cum novâ, Hippocraticæ cum hermeticâ dogmaticæ cum spargyricâ. Adjunctum est examen animadversionum Bancyneti et Harveti. Paris, 1605, in-12.

Disputatio de monstro Lutetiæ 1605 nato. Paris, 1605, in-12.

Incursionum Quercetani depulsio. Paris, 1605, in-12.

Censura demonstrationis harveti pro veritate alchymiæ. Paris, 1606, in-12.

Schola anatomica novis et raris observationibus illustrata. Adjuncta est accurata fœtus humani historia. Paris, 1607, in-8; Genève, 1624, in-8.

In librum Claudii Galeni de ossibus ad tyrones explicationes apologeticæ pro Galeno adversus novitios et novatores anatomicos. Paris, 1613, in-8. — Avec le livre de Galien commenté par Jacques Sylvius.

Requête au roi (Louis XIII) pour l'établissement d'un jardin des plantes. Paris, 1618, in-8.

Gigantomachie. Paris, 1613, in-8. — Habicot ayant répondu à cet opuscule, qui est une critique d'un des siens, la dispute s'engagea de plus en plus entre les deux adversaires, et produisit, de la part de Riolan, les écrits suivans:

L'imposture découverte des os humains supposés et faussement attribués au roi Teuto-Bochus. Paris, 1614, in-8.

Jugement des ombres d'Héraclite et de Démocrite.

Gigantologie: Discours sur la grandeur des géans. Paris, 1618, in-8.

Osteologia ex veterum et recentiorum præceptis descripta. Paris, 1614, in-8.

Discours sur les hermaphrodites, où il est démontré, contre l'opinion commune, qu'il n'y a point de vrais hermaphrodites. Paris, 1614, in-8.

Anatomia, seu anthropographia. Paris, in-8 ; 1626, in-4: 1649, in-fol. Il y a plusieurs autres éditions.

Encheiridium anatomicum et pathologicum. Paris, 1648, in-12; Leyde, 1649, in-8 , avec les planches de Vesling. — Paris , 1658, in-8 ; Iéna et Leipzig , 1675, in-8 , avec les planches de Vesling. — Leyde, 1675, in-8. — Francfort , 1677, in-8 ; en français traduction de Sauvin. Paris , 1653 et 1661, in-12; Lyon , 1682 , in-8.

Opuscula anatomica nova. Londres, 1649, in-4.

Opera anatomica vetera recognita et auctiora : una cum opusculis anatomicis novis. Paris, 1649, in-fol.

Curieuses recherches sur les escholes en médecine de Paris et de Montpellier. Paris, in-8.

Opuscula anatomica varia et nova. Paris, 1652, in-12.

Opuscula anatomica nova, judicium novum de venis lacteis , tam mesentericis quam thoracicis , adversùs Thomam Bartholinum. Paris, 1653, in-8.

Animadversiones secundæ ad anatomicam reformationem Thomæ Bartholini. Paris, 1655, in-8.

Responsio prima edita anno 1652 , ad experimenta nova anatomica Joannis Pecqueti adversus hæmatosim in corde, ut chylus hepati restituatur, et nova Riolani de circulatione sanguinis doctrina sarta tecta conservetur. Paris, 1655, in-8.

Responsio altera. Paris, 1655, in-8.

Encheiridium medicum Hippocratico-Fernelianum. Lyon, 1685, in-8.

(Hazon. — Haller. — Portal.)

RIVIÈRE (LAZARE), célèbre professeur de Montpellier, et l'un des premiers qui aient introduit la chimie dans cette Faculté, naquit à Montpellier en 1589.

« Après avoir étudié en médecine le temps réglé, dit Astruc, il fut admis au point rigoureux le 6 décembre 1610, et n'ayant pas été trouvé assez instruit, eut une queue honoraire jusqu'à Pâques de l'année suivante, c'est-à-dire qu'il ne put continuer qu'après Pâques 1611 les autres actes subséquens pour parvenir au doctorat. Quoique ce fait ne soit pas honorable, Rivière s'étant mieux appliqué à l'étude, ne laissa pas de devenir un habile professeur et un médecin de réputation, et j'ai cru devoir rapporter cet exemple pour encourager ceux à qui pareil malheur pourrait arriver. Enfin Rivière fut reçu docteur sous Varandé le 9 mai 1611. En 1622, il succéda à la place de Laurent Coudin, mort en 1620; et il la remplit avec honneur jusqu'en 1655, où il mourut, âgé de soixante-six ans. »

Ses ouvrages eurent le plus grand succès en leur temps, et l'on doit convenir qu'ils le méritaient; mais on ne saurait taire que Rivière, pour les composer, avait fait de très nombreux emprunts à Sennert, sans le citer.

Quæstiones medicæ duodecim, pro cathedrâ regiâ vacante per obitum reverendissimi domini Laurentii Coudin. Montpellier, 1621, in-4.

Praxis medica. Paris, 1640, 1647, in-8; Gand, 1649, in-8; Lyon, 1652, 1654, 1650, in-8 ; *ibid ,* 1667, in-fol.; La Haye, 1651, 1658, 1664, 1670, in-8. En français, par de Rose. Lyon, in-8. 2 vol.

Observationes medicæ et curationes insignes quibus accesserunt observationes ab aliis communicatæ. Paris, 1646, in-4; Londres, 1646, in-8; Delft, 1651, in-8; La Haye , 1666, in-8; Lyon, 1659, in-4. — *Centuriæ medicæ.* La Haye, 1659, in-8 ; Genève, 1679, in-fol. En français, Lyon, 1684, in-12.

Methodus curandarum febrium. Paris, 1648, in-8; Lyon, 1649, in-8; La Haye, 1651, in-8.

Institutiones medicæ. Leipzig, 1655, in-8. D'autres éditions ont paru en 1656, 1657, 1662, 1672.

Riverii opera omnia. Lyon, 1663, 1679, 1698, in-fol. ; Francfort-sur-le-Mein, 1669, 1674, in fol.; Genève, 1720, 1737, in-fol.; Lyon, 1738, in-fol. Portrait.

François de la Calonette a publié un abrégé de Rivière, sous ce titre :

Riverius reformatus, s. praxis reformata. Lyon, 1690, in-8; *ibid.,* 1704, in-8; Geuève, 1695, in-8; Venise, 1733, in-4.

(Astruc. — Haller.)

RIVINUS (Auguste Quirin), plus célèbre comme botaniste que comme médecin, naquit à Leipzig, le 9 décembre 1652, d'André Bachman Rivinus, médecin renommé pour son érudition. Auguste perdit son père à l'âge de quatre ans; mais, grace aux libéralités de l'électeur de Saxe, il reçut une éducation soignée. Elevé au doctorat en médecine l'an 1676, il fut nommé professeur de physiologie et de botanique en 1691, devint doyen de la Faculté de médecine en 1709, et mourut d'une pleurésie le 30 décembre 1723. Ses travaux et ses vues en botanique ont été appréciés convenablement par du Petit-Thouars; en médecine, Rivinus se fit principalement remarquer par les réformes qu'il tenta de porter dans le chaos de la matière médicale d'alors.

An plantarum vires ex figurâ et colore cognosci possint. Leipzig, 1670, in-4.

Dissertatio de agrestis vitæ sanitate. Leipzig, 1677, in-4.

Dissertatio de acido fermento ventriculi. Leipzig, 1677, in-4.

Dissertatio de nutritione. Leipzig, 1678, in-4.

Dissertatio de sanguificatione. Leipzig, 1678, in-4.

Dissertatio de bile. Leipzig, 1678, in-4.

Dissertatio de spiritu hominis vitali. Leipzig, 1681, in-4.

Dissertatio de ischuriâ. Leipzig, 1682, in-4.

Dissertatio de febribus intermittentibus. Leipzig, 168?, in-4.

Dissertatio de febribus malignis. Leipzig, 1684, in-4.

Dissertatio de asthmate. Leipzig, 1684, in-4.

Dissertatio de thoracis empyemate. Leipzig, 1686, in-4.

Dissertatio de visu. Leipzig, 1686, in-4.

Dissertatio de dubio medicamentorum effectu. Leipzig, 1689, in-4.

Dissertatio de hæmoptisi. Leipzig, 1689, in-4.

Introductio generalis in rem herbariam. Leipzig, 1690, 2 vol. in-fol.; *ibid.,* 1696, in-12; *ibid.,* 1720, in-12.

Notitia morborum compendiosa, et manuductio ad chimiam pharmaceuticam. Leipzig, 1690, in-12.

Ordo plantarum, quæ sunt flore monopetalo irregulari. Leipzig, 1690, in-fol.

Manuductio ad chemiam pharmaceuticam. Leipzig, 1690, in-12; Nuremberg et Aldorf, 1720, in-8.

Ordo plantarum, quæ sunt flore irregulari tetrapetalo. Leipzig, 1699, in-fol.

Dissertatio de remediis analepticis. Leipzig, 1692, in-4.

Dissertatio de medicamentorum proprietatibus. Leipzig, 1692, in-4.

Dissertatio de remediis antepilepticis. Leipzig, 1692, in-4.

Dissertatio de astrologiæ vanitate et *abusu in medicinâ.* Leipzig, 1694, in-4.

Programma de auctoribus artis medicæ in Græciâ, præcipuè Chirone. Leipzig, 1694, in-4.

Epistola botanica ad Johannem Raium. Leipzig, 1694, in-4; *ibid.,* 1696, in-8, avec la réponse de Ray.

Dissertatio de cholerá. Leipzig, 1698, in-4.

Dissertatio de medico superstitioso. Leipzig, 1698, in-4.

Dissertatio de medico inculpato. Leipzig, 1699, in-4.

Ordo plantarum, quæ sunt flore irregulari pentapetalo. Leipzig, 1699, in-fol.

Dissertatio de situ ægrotorum commodo. Leipzig, 1700, in-4.

Censura medicamentorum officinalium. Leipzig, 1701, in-4.

Dissertatio de hæmorrhoïdibus apertis. Leipzig, 1709, in-4.

De peste Lipsiensi. Leipzig, 1680, in-8; traduit en allemand. Leipzig, 1714, in-8.

Dissertatio de auditus vitio. Leipzig, 1717, in-4.

Dissertatio de coagulatione humorum ejusque effectu. Leipzig, 1717, in 4.

Dissertatio de omento. Leipzig, 1717, in-4.

Dissertatio de symetriâ partium corporis. Leipzig, 1719, in-4.

Dissertatio de morbis a vestitu. Leipzig, 1721, in-4.

Dissertatio de sanguine stagnante. Leipzig, 1721, in 4.

Dissertatio de pruritu exanthematum ab acaris. Leipzig, 1722, in-4,

Dissertatio de lienis usu genuino, Leipzig, 1722, in-4.

Dissertatio de puellâ monstrosâ.
Leipzig, 1727, in-4.

Dissertationes medicæ. Leipzig,
1710, in-4.

ROBBI (JACQUES HENRI), né à Dresde le 25 octobre 1789, fit
ses études médicales à Leipzig, et fut reçu docteur en médecine et
en chirurgie le 28 juillet 1815. Il fit des cours particuliers près de
l'Université, et fut nommé médecin des pauvres. En 1832, il entreprit un voyage en Italie. Il fit quelques communications à Graefe et
Walther, éditeurs du Journal de chirurgie, sur l'état de la médecine
dans ce pays. Robbi mourut à Rome le 18 avril 1833. Outre un assez grand nombre de traductions du français et de l'anglais, il avait
publié :

*Diss. inaug. de viâ ac ratione, qua
olim membrorum amputatio instituta
est,* etc. Leipzig, 1815, in-4. 48 pp.

*Merkwürdige Beobachtungen über
den innern und æussern Gebrauch des
Phosphors, sowohl bei chronischen als
auch bei einigen acuten Krankheiten.*
Vienne. 1819 (1818), in-8. 60 pp.

*Gedrængte Darstellung der Taglia-
cozzischen Nasenbildung; nebst einigen
Bemerkungen über die Fortschritte
dieser Kunst durch Carpue und Græfe.*
Leipzig, 1821, in-8. 18 pl.

*Synopsis seu concinna compositio eo-
rum pharmacorum, quæ quotidie in
praxi medica occurrunt latio donata
atque in usum studiosæ juventutis accommodata* Leipzig, 1821 (1820),
in-8. 48 pp.

*Darstellung der Muskeln, zum Un-
terrichte für Aerzte und Wundærzte
bei chirurg. Operationen, und besonders für dijenigen, welche anatom.
Prüfungen zu bestehen haben* (et aussi
sous le titre d'*Allgemeine Encyclopædie der Anatomie. Th. 3 Muskel-
lehre*). Leipzig, 1821, in-8. 244 pp.
et 15 pl. in-4.

*Darstellung der Bænder, zum Un-
terrichte, etc.; nebst eine kurzen Anleitung zur Erkenntniss und Behandlung der Luxationen* (allg. *Encyclop.
der Anat. Th. 2. Bænderlehre*).
Leipzig, 1822, in-8. 13 pl. in-4.

*Die Veranlassungen zur Selbsts-
chwæchung bei der mænnlichen und
weiblichen Jugend, und ihre traurigen
Folgen, nebst Anweisung dieses grosse
Uebel zu erkennen, und die daraus
entstehenden schweren Krankheiten
gründlich zu heilen. Allen sorgsamen
Vætern, Müttern, Lehrern und Erzie-
hern Jünglingen und Jungfrauen an
das Herz gelegt und gewidmet.* Dresde
et Leipzig, 1827, in-8. 122 pp.

*Beleuchtung des homœopatischen
Heilverfahrens bei Behandlung venerischen Schanker; nebst einigen Bemerkungen über die gegenwærtige Be-
handlungsart der venerischen Krankheit in Rom. in Græfe's und Walther's
Journal der Chirurgie.* 1832. t. 18,
p. 56-100.

*Complicirte Harnrœhren-Verenge-
rung durch Ducamp's und Lallemand's
Heilverfahren radical geheilt. Ibid.,*
p. 181.

*Ueber den Zustaud der Medicin in
Rom; aus einem Sendschreiben an
C. F. von Græfe, datirt Rom. d. 4. apr.
1832; ibid.* p. 330.

(*Med. chir. Zeitung.* — **Callisen.**)

ROEBER (Frédéric Auguste), médecin qui s'est fait un nom en hygiène publique, naquit à Dresde le 22 janvier 1765. Il étudia la médecine d'abord à Leipzig, puis à Strasbourg, où il fut reçu docteur au mois de septembre 1787. Il revint à Dresde aussitôt après. En 1790, il fut nommé médecin pensionné de cette ville, poste dont il se démit en 1813 pour aller jouir du repos dans une campagne à trois lieues de Dresde. Il était, depuis 1807, conseiller à la cour de Saxe Weimar. Rœber mourut le 5 mars 1827, dans sa soixante-deuxième année.

Diss. inaug. fasciculus observationum medico - practicarum. Strasbourg, 1787.

Beschreibung des epidemischen Faulfiebers, welches vom Ausgange des 1787 Jahres bis in den Sommer 1788 in Dresden herrschte. Dresde, 1790, in-8.

Beytrag zur Erkenntniss der Natur und der Heilart des Kollers der Pferde. Leipzig, 1794, in-4.

Grundlicher Unterricht, wie man ein guter Pferdekenner werden und bey dem Pferdehandel verfahren solle; nebst einem augehængten Rossarzney-buch. Francfort (Weissenfels) 1795 (1794), in-12.

Verzeichniss der næthigsten einfachen und Zusammengesetzten Arzneymittel oder kurzgefasstes allgemein gültig seyn kœnnendes Dispensatorium. Dresde, 1803, in-8.

Von den Sorge des Staates für die Gesundheit seinen Bürger. Dresde, 1805, in-8.

Von den Ursachen der Jetzigen Theurung in Sachsen und den Mitteln derselben abzuhelfen. Dresde, 1805, in-8.

Kurze Anleitung die Lustseuche zu behandeln, für angehende Aerzte beschrieben. Dresde, 1818 (1817), in-8. (*Med. chir. Zeitung. — Lindner.*)

ROEDERER (Jean Georges), célèbre accoucheur et médecin distingué, naquit à Strasbourg le 15 mai 1727. Après y avoir fait d'excellentes études littéraires et médicales, il vint se perfectionner à Paris, puis il voyagea en Angleterre, en Hollande et en Allemagne. Il se rendit alors à Gottingue, jugeant qu'il y avait encore pour lui beaucoup à apprendre dans une Université où Haller était professeur. Il consacra encore plusieurs années à l'étude de la chirurgie et des accouchemens avant de prendre le grade de docteur : ce qu'il fit en 1750. Il revint aussitôt se fixer à Strasbourg et s'y livrer à la pratique. Mais Haller, qui avait connu tout le mérite de Rœderer, voulut l'avoir à Gottingue; il fut nommé professeur extraordinaire d'anatomie, de chirurgie et d'accouchemens de cette Université en 1751, et il devint professeur ordinaire en 1754. Il était médecin pensionné de la principauté avant cette dernière époque. L'éclat de son enseignement répandit sa réputation ; il fut nommé membre des Académies des sciences de Gottingue, Stockholm, Saint-Pétersbourg, de celle de chirurgie de Paris, etc. Rœderer, ayant voulu chercher dans les voyages un remède à la maladie qui minait lentement sa constitution, fut forcé de s'arrêter à Strasbourg, et y mourut le 4 avril 1763.

Disseratio inaug. exhibens decadem duplam thesium. Strasbourg, 1750, in-4.

Diss. de fœtu perfecto. Strasbourg, 1750, in-4.

Progr. de axi pelvis. Gottingue, 1751, in-4.

Oratio de præstantia artis obstetriciæ, quæ omnino eruditum decet. Gottingue, 1751, in-4.

Elementa Artis obstetriciæ, in usum prælectionum academicarum. Gottingue, 1752, in-8 ; édit. II. Emend. et auct. Gottingue, 1759, in-4. *Cum annott. Henr., Aug. Wrisberg.* Gottingue, 1766, in-8.

Progr. observationum medicarum de suffocatis saturæ. Gottingue, 1754, in-4.

Dissertatio de uteri scirrho, cum figuris. Gottingue, 1754, in-4. *Recusa in Halleri Disrp. pathol. pract. t. IV. n. 241.*

Diss. de nonnullis motús muscularis momentis. Gottingue, 1755, in-4.

De vi imaginationis in fœtum negato quando gravidæ mens a causâ quâcunque violentiore commovetur. Petersbourg, 1756, in-4.

Observationum medicarum de partu laborioso. Decades duæ. Gottingue, 1756, in-4.

Diss. utrum naturalibus præstent variolæ artificiales. Gottingue, 1757, in-4.

Diss. de temporum in graviditate et partu æstimatione. Gottingue, 1757, in-4.

Progr. de genitalibus virorum. Gottingue, 1758, in-4.

Observationes ex cadaveribus infantum morbosis. Gottingue, 1758, in-4.

Progr. de fœtu observationes. Gottingue, 1758, in-4.

Diss. de non damnando usu perforatorii in paragomphosi ob capitis molem. Gottingue, 1758, in-4.

Diss. paralipomena de vomitoriorum usu. Gottingue, 1758, in-4.

Diss. de catarrho phthisin mentiente. Gottingue, 1758, in-4.

Diss. de oscitatione in enixu. Gottingue, 1758, in-4.

Progr. de ulceribus utero molestis. Gottingue, 1758, in-4.

Progr. observationes de cerebro. Gottingue, 1759, in-4.

Icones uteri humani observationibus illustratæ. Gottingue, 1759, in-fol.

Diss. de raucitate. Gottingue, 1759, in 4.

Diss. de pathologiâ physiologiam informante, sive de morbosâ hominis naturâ. Gottingue, 1759, in-4.

Progr. observationes de ossium vitiis. Gottingue, 1760, in-4.

Progr. I et II de arcubus tendineis musculorum originibus. Gottingue, 1760, in-4.

Progr. de morsu canis rabidi sanato. Gottingue, 1760, in-4.

Prog. de febre ex intermittente continuâ. Gottingue, 1760, in-4.

Diss. de pulmonum scirrho. Gottingue 1762, in-8.

... *(resp. Wagler) de morbo mu-* ... Gottingue 1762, in-4. *Cum figg.* ... *præfat Wrisberg.* Gottingue, 1783, in-8. — Voy. l'art. Wagler.

Diss. de porrigine. Gottingue, 1762, in-4.

Progr. de phthisi infantum nervosâ. Gottingue, 1762, in-4.

De rachitide. Gottingue, 1768, in-4.

De molâ, in Comment. Soc. reg. Scient. Gottingue, T. 11. p. 354 sqq. — *De communicatione uteri gravidi et placentæ;* ibid., T. III, p. 397, sqq. — *De pondere et longitudine infantum recens natorum;* p. 136, sqq. — *Fœtus parasitici descriptio;* ibid., T. IV, p. 136 sqq. — *Fabricæ monstrosæ descriptio;* ibid., T. V, p. 118 sqq. — *Beschreibung der Theile des Unterleibes und des Gehirns eines Bären;* in den Gotting. gel. *Anzeigen,* 1775, S. 1141, u. ff. 1756, S. 1377, u. ff. — *Beschreibung des monstrosen Kalbskopfes,* welchen Prof. Hollmann der Konigl. Gesellschaft vorgezeigt, und eines Lammes, zwischen dessen beyden Vorderbeinen zwey andere unbewegliche und an dem obern Theil befestigte Vorderbeine hiengen; ibid., 1756. S. 489, u. ff. 491, u. ff. — *Bau einer einzelnen Niere aus einem Kinde welche in der Mitte des Unterleibes, doch etwas mehr gegen die rechte Seite zu auf den grossen Blutgefæssen lag, und sich bis in das Becken erstreckte, und dem ersten Ansehen nach aus den zwey Nieren zusammen gewachsen zu seyn schien;* ibid., S. 1378, u. f. — *Beschreibung eines Schafes mit sechs Füssen;* ibid., S. 1379. u. f. — *Beobachtungen über das Einpfropfen der Blattern;* ibid., 1717. — *Von einer gewissen, bisher noch nicht beschriebenen Art Würmer im menschlichen Kœrper, Trichuris (Haarschwanz), nebst einer genaueren Untersuchung der Spulwurmer (Ascarides);* ibid., 1761. u. 1762. S. 243. u. ff — *Zwey Gattungen von Fasciolis;* 1) *Fasciola truttæ intestinalis;* 2) *Fasciola muris hepatica;* ibid., S. 537. u. ff — *Von verschlükten Nadeln in Magen von Federvieh; nebst Abbildung eines Fasciolæ in den Gallengangen von Raben;* ibid., 763. S. 41. u. ff. —

Opuscula medica, sparsim prius edita, nunc demum collecta, aucta, recusa. Tomi II. Gœtt. 1763, in-4. *Cum figg. æn.*

(*Kæstner Elogium.* — Haller, — Meusel.)

FIN DE LA DEUXIÈME PARTIE DU TOME TROISIÈME.

ALIBERT (le Baron), chevalier de plusieurs Ordres, professeur de matière médicale et de thérapeutique à la Faculté de médecine de Paris, médecin en chef de l'hôpital Saint - Louis.— PHYSIOLOGIE DES PASSIONS, ou nouvelle doctrine des sentimens moraux, 2 vol. in-8. 3ᵉ édit. augmentée de deux chapitres sur les PASSIONS, l'AMOUR et la JALOUSIE. Paris, 1837, Ornée de 17 belles gravures.   16 fr.

La plupart des philosophes modernes appliquant aux sciences morales l'esprit de système qu'on admire avec raison dans les sciences exactes, ont cherché à établir sur un fait unique tous les phénomènes du cœur humain. C'est ainsi que La Rochefoucault croyait trouver dans l'amour-propre, le principe de toutes nos actions; Hobbes et Helvétius le plaçaient dans l'intérêt personnel, le docteur Hutcheson, à l'exemple des platoniciens, explique tout par la bienveillance, Adam Smith attribue tout à la sympathie.

L'auteur de la Physiologie des passions a reconnu, dans l'économie animale, quatre instincts primitifs ou lois fondamentales qui régissent tous les corps vivans, et dont il fait découler toutes les passions, ou si l'on veut tous les états de l'ame affectée; ces quatre instincts sont: *l'instinct de conservation, l'instinct d'imitation, l'instinct de relation, et l'instinct de reproduction.*

Ainsi l'ouvrage est divisé en quatre sections, dont les deux premières forment le premier volume, et les deux autres le second.

Première section. L'instinct de conservation est sans contredit le premier dont la nature ait gratifié l'homme, et tous les êtres qui partagent avec lui le bienfait de la vie; il prédomine chez l'enfant qui se porte par un mouvement naturel, vers le sein de sa nourrice; il se manifeste chez le sauvage, dont l'industrie étonne souvent l'homme civilisé; il se montre chez les animaux, et quelquefois avec une supériorité capable d'humilier notre superbe raison; il se fait admirer jusques dans les plantes, dont plusieurs donnent des signes frappans de prévoyance et de sensibilité. C'est donc une loi générale de la nature, et une loi immuable qu'atteste de mille manières le spectacle de l'univers.

L'auteur fai voir quelles passions naissent de cet instinct de conservation, il en trace le caractère et les effets avec une habileté remarquable; l'égoïsme, l'avarice, l'orgueil, sont considérés sous un rapport nouveau; le courage est présenté comme le plus noble produit de cet instinct, soit qu'il enflamme l'ardeur guerrière, ou qu'il inspire le zèle religieux, soit qu'il soutienne le zèle du magistrat dans ses devoirs, ou le philosophe dans sa résignation.

Le charme des récits vient quelquefois se mêler à des observations pleines d'intérêt, les anime, et les met en quelque sorte en action. Ici, par exemple, on trouve, l'histoire de *ce pauvre Pierre*, que la nature seule avait fait éloquent et philosophe, et qui, dans l'asile du malheur, prêchait à ses compagnons la résignation et le stoïcisme, avec un succès dont les témoins étaient émerveillés, et dont la célébrité, franchissant cette triste enceinte, s'est répandue jusques dans les brillans salons de la capitale.

L'auteur de la Physiologie des passions s'est livré assez fréquemment à l'attrait des épisodes ; mais il en a varié les formes, et les a toujours parfaitement adaptés au sujet. C'est ainsi que dans cette première partie, un excellent article sur l'intempérance considérée dans ses divers rapports avec l'instinct de conservation, est encore développé et embelli par un dialogue entre Epicure et Pythagore, où les doctrines de ces deux philosophes sont très-bien exposées ; cette manière empruntée aux sages de l'antiquité qui conversaient avec leurs disciples, est peut-être la plus ingénieuse et la plus utile pour répandre l'instruction.

Deuxième section. Après avoir prouvé que l'instinct d'imitation est une loi primordiale du système sensible, qu'elle influe sur l'économie et le perfectionnement des corps vivans, que tous les êtres y sont soumis, qu'elle est inhérente à leur organisation, l'auteur nous fait connaître les merveilleux phénomènes de cette loi d'imitation, chez les individus, chez les peuples et dans le monde entier qui ne paraît à ses yeux qu'un grand et magnifique spectacle d'imitation mutuelle.

Cette faculté se développe chez l'homme avec tant de facilité et de promptitude, elle dirige si habituellement ses actions morales et intellectuelles, que quelques métaphysiciens l'ont regardée comme un véritable sens moral.

C'est d'elle que sont nées l'émulation, si utile aux progrès de l'esprit humain, à la gloire des nations, au perfectionnement de l'ordre social : l'ambition qui produit les évènemens les plus glorieux, et les plus épouvantables catastrophes ; l'envie qui s'afflige de tous les biens et se réjouit de tous les maux, passion également funeste à ceux qui l'éprouvent, et à ceux qui en sont l'objet.

Les tableaux que présente cette seconde section sont animés par deux épisodes, dont l'un a pour titre la *Servante romaine*, et l'autre le *Nouveau Diogène*, ou le *Fou ambitieux*.

Troisième section. L'instinct de relation est cette loi qui détermine les hommes à se réunir en société ; elle est dans la nature qui nous a faits sociables, parce qu'elle nous a faits faibles et dépendans ; notre bonheur est donc attaché à ce penchant qui nous fait mettre en commun nos besoins, nos moyens, nos affections lie notre intérêt à l'intérêt général, et dispose nos cœurs a l'humanité. On a dit avec raison que le méchant seul pouvait s'éloigner de la société : cependant cette aversion se manifeste quelquefois dans des cœurs vertueux ; alors il faut la considérer comme une maladie.

L'instinct de relation produit sans doute des passions haineuses, le mépris, la vengeance, l'amour de la guerre si féconde en malheurs ; mais par une compensation bien avantageuse, nous lui devons aussi la bienveillance, l'estime, l'amitié, l'admiration, la pitié ; en traitant de cette dernière affection qui honore la grandeur, adoucit toutes les infortunes, se mêle à nos plaisirs, et s'associe aux bienfaits de la religion, notre auteur amène un épisode fort intéressant : c'est le tableau touchant et animé de la peste qui désola Ville-Franche de l'Aveyron, en 1628 ; il nous montre la pitié opérant plus de prodiges que tous les secours de l'art ; il consacre à la publique admiration, la conduite héroïque de son illustre compatriote le magistrat Pomairols.

Quatrième et dernière section. L'instinct de reproduction est relatif à la conservation de notre espèce : c'est encore une loi primordiale du système sensible ; le développement de cette loi conduit l'auteur à de hautes considérations sur les moyens employés par la nature pour assurer la perpétuité de ces œuvres, sur l'étonnante variété de ses modes de reproduction, et sur les mystères que sa sagesse interdit à notre pénétration. Car ce sujet ne présente que des faits épars, et désespère souvent notre téméraire curiosité.

Le but moral de cet ouvrage, sur lequel tout est dirigé dans les différentes parties qui le composent, a inspiré une foule de détails précieux, peu susceptibles d'analyse, et qu'on trouvera avec plaisir dans les chapitres sur l'amour conjugal, l'amour maternel, l'amour paternel, l'amour filial, dont les titres annoncent assez l'importance.

On lira surtout avec le plus grand intérêt l'épisode philosophique qui termine si agréablement l'ouvrage; c'est le banquet de Plutarque avec sa famille; le tableau des mœurs domestiques est peint ici avec tout le charme de son antique simplicité.

ALIBERT (le Baron), professeur de matière médicale , etc. — PRÉCIS sur les EAUX MINÉRALES de FRANCE les plus usitées. 1 fort vol. in-8, Paris , 1826. 8 fr.

BARRAS, docteur en médecine de la Faculté de Paris, médecin des prisons. — TRAITÉ SUR LES GASTRALGIES ET LES ENTÉRALGIES, ou maladies nerveuses de l'estomac et des intestins. 3ᵉ édit. revue, corrigée et considérablement augmentée. Paris , 1829. 1 vol. in 8. 7 f. 50 c.

BAUTIER. — TABLEAU ANALYTIQUE DE LA FLORE PARISIENNE , d'après la méthode adoptée dans la Flore française de MM. de Lamarck et de Candolle , etc. 3ᵉ édition , corrigée et augmentée Paris , 1836. in-18 br. 3 f.

BÉCLARD , professeur d'anatomie à la Faculté de médecine de Paris , chirurgien en chef de l'hôpital de la Pitié , membre titulaire de l'académie royale de médecine , etc.—ELEMENS d'ANATOMIE GÉNÉRALE ou description de tous les genres d'organes qui composent le corps humain. 2ᵉ édit. augmentée d'un portrait d'une parfaite ressemblance et d'une notice bibliographique sur l'auteur; par M. Ollivier d'Angers, docteur en médecine. 1 vol. in-8 de près de 700 pages. Paris , 1826. 9 f.
M. le professeur Béclard, livré depuis une dixaine d'années à l'enseignement de l'anatomie ; et chargé de professer cette partie de la science médicale auprès de la Faculté de médecine de Paris, en publiant la première partie de l'anatomie de l'homme , nous fait regretter vivement qu'une mort prématurée soit venue l'enlever à la science et à ses amis , en les privant des autres parties qu'il se proposait de publier successivement sur ce sujet.

Reconnaissant envers Bichat, son maître et son prédécesseur , il commença par nous donner une nouvelle édition de son Anatomie générale avec des additions, et , guidé par une expérience plus éclairée, cet illustre professeur fit paraître son Traité d'Anatomie générale, dont la dédicace est consacrée entièrement à perpétuer la mémoire de celui qui a paru comme un éclair avec l'empreinte du génie.

BÉCLARD. (Portrait sur grand papier.) 2 fr.

BÉCLARD. Son portrait, avec la notice historique, par M. le docteur Ollivier d'Angers, in-8. 1 fr. 75

BICHAT. — RECHERCHES PHYSIOLOGIQUES SUR LA VIE ET LA MORT; 5e édition, augmentée de notes par M. Magendie, membre de l'Institut et de l'Académie royale de médecine. Paris, 1830. in-8. br. 6.50 c.

M. le docteur Magendie a rendu un grand service à la science en donnant pour la seconde fois une nouvelle édition de l'ouvrage de Bichat. Aujourd'hui qu'il est devenu classique et que sa réputation ne peut plus croître, il était utile de le mettre à la portée des étudians pour les garantir des écueils dans lesquels l'imagination de l'auteur l'a entraîné, et qui sont d'autant plus à craindre que, pour convaincre, Bichat a déployé tous les prestiges de son style animé.

Tel a été le but des notes jointes à cette édition, que l'on a cherché en outre à mettre au niveau des connaissances actuelles.

BOIVIN (Mad. Ve), anc. élève, ex-surveillante en chef de l'Hospice de la Maternité, gratifiée de la médaille du mérite civil de Prusse.—NOUVEAU TRAITÉ SUR LES HEMORRAGIES DE L'UTERUS, d'Edouard Rigby et de Stewart-Duncan, avec 124 observations tirées de la pratique des deux auteurs; traduit de l'anglais accompagné de notes. *Paris, 1813. 1 v. in-8. br. 6 f. 50 c*

BOUVENOT. — RECHERCHES sur le vomissement. Paris, an X. in-8. 1 vol. br. 2 f.

BOYER (le baron), professeur à la Faculté de médecine de Paris, chirurgien en chef de l'hôpital de la Charité, etc. — TRAITÉ COMPLET D'ANATOMIE DESCRIPTIVE DE TOUTES LES PARTIES DU CORPS HUMAIN; 4e édition. Paris, 1815. 4 vol. in-8. 22 f.

BOYER (le baron) — TRAITÉ DES MALADIES CHIRURGICALES et des opérations qui leur conviennent; 4e édition Paris, 1831, 11 vol. in-8. 60 f.

Les tomes 5, 6, 7, 8, 9, 10 et 11 de la 3e édition se vendent séparément 5 f. 50 c. chacun.

TABLE ANALYTIQUE ET RAISONNÉE du Traité des maladies chirurgicales de M. le baron Boyer. Paris, 1828. in-8. br. 3 f. 50 c.

Les personnes qui possèdent l'excellent ouvrage de M. le baron Boyer s'empresseront de se procurer cette table qui en est le complément nécessaire.

BOYER (le baron Ph.) — TRAITÉ PRATIQUE DE LA SYPHILIS, Paris, 1836. 1 vol. in-8°. 3 fr. 50 c.

BRACHET, médecin de l'Hôtel-Dieu de Lyon, membre corres-

pondant de la société de médecine et de la société d'émulation.
— TRAITÉ DES CONVULSIONS CHEZ LES ENFANS, et
sur les moyens d'y remédier. Paris, 1824. in-8.   6 f.

BROWN. — ÉLÉMENS DE MÉDECINE traduits de l'original
latin avec des additions et des notes de l'auteur, d'après la traduction anglaise, et avec la table de Linche; par Fouquier, docteur en médecine. Paris, 1805. in-8. br.   5 f. 50 c.

BULLIARD. — HERBIER DE LA FRANCE, dictionnaire de
botanique ; histoire des champignons et des plantes vénéneuses
et suspectes de la France. Paris, 1780 - 1793 ; 7 vol. in-fol fig.
coloriées. Il n'en reste plus que 20 exemplaires parfaitement
complets. Cartonné à la Bradel.   350 f.
   Relié en basane, filet.   400 f.
   Et en feuilles.   300 f.

CABANIS. — RAPPORTS DU PHYSIQUE ET DU MORAL DE
L'HOMME, 4e édition revue et augmentée de notes par E. Pariset, secrétaire perpétuel de l'Académie royale de médecine.
Paris, 1824. 2 vol. in-8. imprimé sur papier fin satiné.   14 f.
   Dans cet ouvrage, l'auteur a recherché, non point quelle était la
nature du principe qui anime les corps vivans, mais bien de quelle
manière agit ce principe pour produire la vie avec toutes ses conséquences. Locke, Condillac et leurs disciples, ont prouvé que toutes
nos idées sont le produit des sensations. Cabanis a montré comment
les sensations produisent les idées; il a dévoilé les rapports qui existent entre l'organisation physique de l'homme et ses facultés intellectuelles et morales.
   Cet écrit est un des plus beaux morceaux de haute philosophie que
nous ayons.

CAPURON, professeur d'accouchemens. — COURS THÉORI-
QUE ET PRATIQUE D'ACCOUCHEMENS, 4e édition, revue, corrigée et augmentée. Paris, 1828.   8 f.

CATALOGUES ou description des cabinets de la Faculté de
médecine de Paris, publiés par MM. Thillaye, docteurs en médecine, et conservateurs de ses collections. (Premier catalogue),
matière médicale. Paris, 1829. Le premier volume a paru ; les
autres sont sous presse, et paraîtront successivement ; prix de
chaque, br.   6 f.

CAZENAVE et **SCHEDEL**, docteurs en médecine, anciens internes de l'hôpital St-Louis. — ABRÉGE PRATIQUE DES
MALADIES DE LA PEAU, d'après les auteurs les plus estimés, et surtout d'après les documens puisés dans les leçons de
cliniques de M. le docteur Biett, médecin de l'hôpital St-Louis,
Un fort vol. in-8., 2e édition, figures coloriées. Paris, 1833.
            8 f.
   Cet ouvrage est d'un grand secours à tous les praliciens éloignés
de la capitale qui ont besoin d'apprendre à bien connaître une des par-

ties les plus interessantes de l'art, d'approfondir les règles relatives au traitement des maladies cutanées, qui sont si nombreuses et si variées. On ne saurait étudier ces maladies avec fruit à l'aide d'une traduction plus ou moins fidèle de l'ouvrage de Batemann, qui n'est lui-même qu'un traité incomplet, et qui renferme des erreurs. Le prix du grand ouvrage de M. Alibert, est trop élevé pour être à la portée de tout le monde. Il fallait donc un livre essentiellement pratique, qui, dépouillé de tous détails inutiles, présentât les faits d'une manière succincte, mais exacte d'après l'ordre le plus généralement suivi. Ce sont ces conditions que réunit l'Abrégé pratique de MM Cazenave et Schedel. Ajouter que cet ouvrage est publié sous les auspices de M. le docteur Biett, c'est offrir au public toutes les garanties possibles.

CHASSAIGNAC (E), docteur en médecine, prosecteur de la Faculté de médecine. — DE LA FRACTURE DU COL DU FEMUR. Paris, 1835. in-8.   2 fr.

CHASSAIGNAC (E). — DE LA CIRCULATION VEINEUSE.
                                                    3 fr.

CHASSAIGNAC (E). — LE COEUR, LES ARTÈRES ET LES VEINES.   3 fr.

CHEVALLIER, professeur adjoint à l'école de phar. de Paris, membre de l'acad. royale de méd. des sciences de Bordeaux, des sociétés de chimie médicale et de pharmacie de Paris. — ART DE PREPARER LES CHLORURES DESINFECTANS, les chlorures de chaux, de potasse et de soude, suivi de détails sur les moyens d'apprécier la valeur réelle de ces produits, sur leur application aux arts, à l'hygiène publique, à la désinfection des ateliers, des salles des hôpitaux, des fosses d'aisance, à la préparation de divers médicamens et au traitement de diverses maladies, etc., etc. ; terminé par des considérations sur le chlore et sur son emploi dans diverses circonstances pour combattre la phthisie. Paris, 1829.   6 f.

CHEVALLIER, professeur adjoint à l'école de pharmacie de Paris. membre de l'académie royale de médecine, etc. et IDT, pharmacien à Lyon.—MANUEL DU PHARMACIEN, ou précis élémentaire de pharmacie, etc. 2 forts vol. in-8. 2ᵉ édition, considérablement augmentée. Paris, 1831.   14 f.
Les auteurs ont, dans cette édition, apporté tous les changemens que nécessitaient les progrès des sciences pharmaceutiques. Pour répondre au désir des pharmaciens, ils y ont ajouté un très grand nombre de formules ; sans adopter la nouvelle nomenclature pharmaceutique, ils ont fait connaître 1º la nomenclature de M. Chéreau et ses modifications ; 2º celle donnée tout récemment par M. Béral.
Tous les pharmaciens et médecins doivent lire avec attention cet ouvrage utile pour la pratique. La clarté, la précision et l'abondance des matières contenues dans son cadre font de cet ouvrage un excellent traité de pharmacie qui sera toujours consulté avec fruit.